Hefte zur Unfallheilkunde
Beihefte zur Zeitschrift „Unfallheilkunde/
Traumatology“
Herausgegeben von J. Rehn und L. Schweiberer

158

45. Jahrestagung

der Deutschen Gesellschaft
für Unfallheilkunde e.V.

22. bis 25. November 1981, Berlin

Kongreßthemen: Experimentelle Unfallchirurgie - Oberschenkelschaftbrüche - Schenkelhalsbruch im Kindesalter - Computertomographie in der Unfallchirurgie - Das isolierte stumpfe Thoraxtrauma - Spezielle Indikationen der mikrochirurgischen Unfallchirurgie - Krankenhaushygiene für medizinische Assistenzberufe - Qualität und Qualitätssicherung aus ärztlicher und juristischer Sicht - Gesichtsverletzung - Ischämie und Anoxaemie der traumatisierten Extremität

---

Kongreßbericht
im Auftrage des Vorstandes zusammengestellt von

A. Pannike

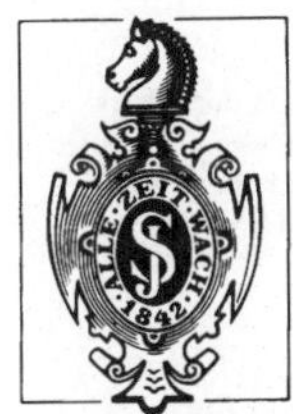

Springer-Verlag
Berlin Heidelberg New York 1982

Reihenherausgeber:

Prof. Dr. Jörg Rehn, Chirurg. Universitätsklinik und Poliklinik der Berufsgenossenschaftlichen Krankenanstalten „Bergmannsheil", Hunscheidstraße 1, 4630 Bochum

Prof. Dr. Leonhard Schweiberer, Direktor der Chirurgischen Universitätsklinik München - Innenstadt
Nußbaumstraße 20, 8000 München 2

Deutsche Gesellschaft für Unfallheilkunde

Geschäftsführender Vorstand 1981:
Präsident: Prof. Dr. L. Schweiberer
1. stellv. Präsident: Prof. Dr. W. Düben
2. stellv. Präsident: Prof. Dr. J. Probst
Generalsekretär: Prof. Dr. A. Pannike
Kongreßsekretär: Prof. Dr. G. Muhr
Schatzmeister: Dr. G. Dorka

Zusammenstellung des Berichts:
Prof. Dr. A. Pannike
Direktor der Unfallchirurgischen Klinik,
Klinikum der Theodor-Stern-Kai 7, 6000 Frankfurt/Main

Mit 289 Abbildungen

ISBN-13: 978-3-540-11718-6 e-ISBN-13: 978-3-642-81880-6
DOI: 10.1007/978-3-642-81880-6

CIP-Kurztitelaufnahme der Deutschen Bibliothek. Deutsche Gesellschaft für Unfallheilkunde: ... Jahrestagung der Deutschen Gesellschaft für Unfallheilkunde e.V. : Kongreßbericht / im Auftr. d. Vorstandes zsgest. - Berlin ; Heidelberg ; New York : Springer
Früher u.d.T.: Deutsche Gesellschaft für Unfallheilkunde, Versicherungs-, Versorgungs- und Verkehrsmedizin: Jahrestagung der Deutschen Gesellschaft für Unfallheilkunde, Versicherungs-, Versorgungs- und Verkehrsmedizin e.V. Titeländerung zwischen 38. 1974 u. 40. 1976
45. 1981. 22. bis 25. November 1981, Berlin. - 1982.
(Hefte zurUnfallheilkunde ; H. 158)
ISBN-13: 978-3-540-11718-6

2124/3140-543210

Inhaltsverzeichnis

Referentenverzeichnis

Achinger, R., Dr.; St.-Antonius-Hospital, D-5180 Eschweiler

Adolphs, W., Dr.; St. Vincenz-Krankenhaus, D-6250 Limburg 1

Ahlers, J., Dr.; Chirurgische Universitätsklinik, D-6500 Mainz 1

Alecozay, A., Dr.; Chirurgische Universitätsklinik, D-7800 Freiburg

Allgöwer, M., Prof. Dr.; Kantonsspital Basel, CH-4004 Basel

Altherr, W.F., Dr.; Chirurgische Universitätsklinik, D-6650 Homburg/Saar

Anders, A., Prof. Dr.; Klinikum Steglitz der Freien Universität, D-1000 Berlin 45

Baert, A.L., Prof. Dr.; Universitaire Ziekenhuizen, B-300 Leuven

Beer, R., Dr.; Allgemeines Krankenhaus, A-1090 Wien

Berger, A., Prof. Dr.; Oststadtkrankenhaus, D-3000 Hannover

Berndt, V., Priv.-Doz. Dr.; Städische Kliniken, D-4100 Duisburg 1

Berner, W., Dr.; Unfallchirurgische Klinik, D-3000 Hannover 61

Bernett, P. Prof. Dr.; Klinikum rechts der Isar der TU, D-8000 München 80

Bethke, R., O., Dr.; Unfallchirurgische Klinik, D-6800 Mannheim

Betz, A., Dr.; Chirurgische Universitätsklinik, D-8000 München 2

Biehl, Th., Dr.; Klinikum rechts der Isar der Technischen Universität, D-8000 München 80

Biemer, E., Priv.-Doz. Dr.; Klinikum rechts der Isar der Technischen Universität, D-8000 München 80

Böhler, J., Prof. Dr.; Unfallkrankenhaus Lorenz Böhler, A-1200 Wien

Börner, M., Dr.; Berufsgenossenschaftliche Unfallklinik, D-6000 Frankfurt 60

Bösch, P., Dr.; Orthopädische Universitätsklinik, A-1090 Wien

Boese-Landgraf, J., Dr.; Klinikum Steglitz der Freien Universität, D-1000 Berlin 45

Borchers, D., Dr.; Universitätskliniken Hamburg-Eppendorf, D-2000 Hamburg 20

Breyer, H.-G., Dr.; Klinikum Steglitz der Freien Universität, D-1000 Berlin 45

Brinkmann, K.E., Dr.; Rehabilitationszentrum Karlsbad-Langensteinbach, D-7516 Karlsbad

Brühl, P., Prof. Dr.; Urologische Universitätsklinik, D-5300 Bonn

Brug, E., Prof. Dr.; Chirurgische Klinik und Poliklinik der Westfälischen Wilhelms-Universität, D-4400 Münster

Brunner, Ch., Dr.; Kantonsspital St. Gallen, CH-9007 St. Gallen

Bugla, H.B., Dr.; Berufsgenossenschaftliche Krankenanstalten „Bergmannsheil Bochum", D-4630 Bochum

Burri, C., Prof. Dr.; Department Chirurgie der Universität, D-7900 Ulm

Claes, L., Priv.-Doz. Dr.; Department Chirurgie der Universität, D-7900 Ulm

Contzen, H., Prof. Dr.; Berufsgenossenschaftliche Unfallklinik, D-6000 Frankfurt 60

Cotta, H., Prof. Dr.; Orthopädische Klinik und Poliklinik der Universität, D-6900 Heidelberg-Schlierbach

Dambe, L.T., Dr.; Chirurgische Universitätsklinik, D-6650 Homburg/Saar

Daßbach, A., Bau-Berufsgenossenschaft, D-6000 Frankfurt am Main

Decker, S., Priv.-Doz. Dr.; Berufsgenossenschaftliche Krankenanstalten „Bergmannsheil Bochum", D-4630 Bochum 1

Dittmer, H., Dr.; Klinikum Großhadern, D-8000 München 70

Doenecke, P., Prof. Dr.; Medizinische Universitätsklinik, D-6650 Homburg/Saar

Domres, B., Prof. Dr.; Chirurgische Universitätsklinik, D-7400 Tübingen

Drutschmann, J., Dr.; Unfallchirurgische Klinik, D-3000 Hannover 61

Duspiva, W., Priv.-Doz. Dr.; Klinikum rechts der Isar der Technischen Universität, D-8000 München 80

Ecke, H., Prof. Dr.; Klinikum der Justus-Liebig-Universität, D-6300 Gießen

Egbers, H.J., Dr.; Klinikum der Christian-Albrechts-Universität, D-2300 Kiel 1

Ehmer, B., Berufsgenossenschaftliche Unfallklinik, D-7400 Tübingen

Eitel, F., Priv.-Doz. Dr.; Chirurgische Universitätsklinik, D-8000 München 2

Eigeti, H., Dr.; Unfallchirurgische Klinik, D-4300 Hannover

El Mouaaouy, A., Dr.; Chirurgische Universitätsklinik, D-7400 Tübingen

Encke, A., Prof. Dr.; Klinik für Allgemein- und Abdominal-Chirurgie, D-6000 Frankfurt 70

Enes-Gaiao, F., Dr.; Klinikum Steglitz der Freien Universität, D-1000 Berlin 45

Engelhardt, G.H., Priv.-Doz. Dr.; Städt. Krankenanstalten Köln-Merheim, D-5000 Köln 91

Ernst, St., Dr.; Berufsgenossenschaftliche Unfallklinik, D-8110 Murnau

Erttmann, M., Dr.; Christian-Albrechts-Universität, D-2300 Kiel 1

Faensen, M., Dr.; Klinikum Steglitz der Freien Universität, D-1000 Berlin 45

Faupel, L., Dr.; Justus-Liebig-Universität, D-6300 Gießen

Feldkamp, G., Dr.; Berufsgenossenschaftliche Krankenanstalten „Bergmannsheil Bochum", D-4630 Bochum

Feldmeier, C.H., Dr.; Chirurgische Universitätsklinik, D-8000 München 2

Feth, G., Dr.; Chirurgische Universitätsklinik, D-6650 Homburg/Saar

Fischedick, A.F., Dr.; Radiologische Klinik der Universität, D-4400 Münster

Flach, A., Prof. Dr.; Eberhard-Karls-Universität, D-7400 Tübingen

Fornaro, E., Dr.; Kantonsspital St. Gallen, CH-9007 St. Gallen

Friedburg, H., Dr.; Chirurgische Universitätsklinik, D-7800 Freiburg

Friedebold, G., Prof. Dr.; Klinik der Freien Universität, D-1000 Berlin 33

Gähler, R., Hygiene-Schwester; Westfälische Wilhelm-Universität, D-4400 Münster

Gerhard, R., Dr.; Städtische Kliniken, D-6200 Wiesbaden

Gerlach, D., Prof. Dr.; Institut für Rechtsmedizin der Universität, D-4400 Münster

Gerngroß, H., Dr.; Department Chirurgie der Universität, D-7900 Ulm

Giebel, G., Dr.; Unfallchirurgische Klinik, D-3000 Hannover

Glinz, W., Priv.-Doz. Dr.; Universitätsspital, CH-8091 Zürich

Glück, U., Dr.; Berufsgenossenschaftliche Unfallklinik, D-6700 Ludwigshafen 25

Göpferich, M., Dr.; Unfallchirurgische Klinik, D-6800 Mannheim

Gotzen, L., Dr.; Unfallchirurgische Klinik, D-3000 Hannover 61

Graeber, M., Dr.; Berufsgenossenschaftliche Unfallklinik, D-8110 Murnau

Groher, W., Dr.; Orthopädische Klinik der Freien Universität, D-1000 Berlin 33

Grohs, M., Dr.; Justus-Liebig-Universität, D-6300 Gießen

Gronert, H.J., Dr.; Krankenhaus Am Urban, D-1000 Berlin 61

Grote, R., Dr.; Unfallchirurgische Klinik, D-3000 Hannover

Grubel, G., Prof. Dr.; Universitätsklinik Hamburg-Eppendorf, D-2000 Hamburg 20

Gürtler, K.F., Dr.; Chirurgische Klinik, D-2000 Hamburg 20

Guthy, E., Prof. Dr.; Klinik für Abdominal- und Transplantationschirurgie, D-3000 Hannover

Gutschi, S., Univ.-Ass., Dr.; Department für Gefäßchirurgie, A-8036 Graz

Haas, N., Dr.; Unfallchirurgische Klinik, D-3000 Hannover 61

Härle, A., Dr.; Orthopädische Universitätsklinik, D-4400 Münster

Hahn, F., Dr.; Klinikum Steglitz, D-1000 Berlin 45

Hanfmann, B., Dr.; Klinikum rechts der Isar der TU, D-8000 München 80

Harms, J., Prof. Dr.; Rehabilitationskrankenhaus Karlsbad-Langensteinbach, D-7516 Karlsbad

Hartenauer, W., Dr.; Westfälische Wilhelm-Universität, D-4400 Münster

Havemann, Dr., Prof. Dr.; Christian-Albrechts-Universität, D-2300 Kiel 1

Heberer, G., Prof. Dr.; Klinikum Großhadern, D-8000 München 70

Heller, M., Dr.; Chirurgische Klinik, D-2000 Hamburg 20

Heller, W., Prof. Dr.; Eberhard-Karls-Universität, D-7400 Tübingen

Hendrich, V., Dr.; Albert-Ludwig-Universität, D-7800 Freiburg

Herr, G., Dr.; Chirurgische Klinik und Poliklinik, D-7400 Tübingen

Hertel, P., Prof. Dr.; Rudolf-Virchow-Krankenhaus, D-1000 Berlin 65

Hertz, H., Dr.; I. Universitätsklinik für Unfallchirurgie, A-1090 Wien

Hesoun, P., Dr.; Chirurgische Universitätsklinik, D-6650 Homburg/Saar

Heuck, F., Prof. Dr.; Katherinenhospital, D-7000 Stuttgart 1

Heuwinkel, R., Dr.; Bundeswehr-Zentralkrankenhaus, D-5400 Koblenz

Hierholzer, G., Prof. Dr.; Berufsgenossenschaftliche Unfallklinik, D-4100 Duisburg 28

Hierholzer, S., Dr.; Berufsgenossenschaftliche Unfallklinik, D-4100 Duisburg 28

Hiltmann, K., Dr.; Berufsgenossenschaftliche Unfallklinik, D-4100 Duisburg 28

Höltje, W.J., Priv.-Doz. Dr.; Nordwestdeutsche Kieferklinik, D-2000 Hamburg 20

Hörster, G., Dr.; Berufsgenossenschaftliche Unfallklinik, D-4100 Duisburg 28

Hofmann, G., Dr.; Berufsgenossenschaftliche Unfallklinik, D-8110 Murnau

Holz, U., Priz.-Doz. Dr.; Berufsgenossenschaftliche Unfallklinik, D-7400 Tübingen

Hughston, J.C., M.D.; Hughston Orthopaedic Clinic, P.C., USA-31995-Columbus

Hummel, A., Dr.; Unfallchirurgische Klinik, D-6800 Mannheim

Imhof, H., Dr.; I. Universitätsklinik für Unfallchirurgie, A-1090 Wien

Jäger, M., Prof. Dr.; Orthopädische Klinik, D-8000 München 70

Jahna, H., Dr.; Arbeitsunfall-Krankenhaus, A-1120 Wien

Jend, H., Dr.; Chirurgische Klinik, D-2000 Hamburg 20

Jungeblod, Th., Dr.; Berufsgenossenschaftliche Unfallklinik, D-7400 Tübingen

Jungbluth, J.H., Prof. Dr.; Chirurgische Universitätsklinik, D-2000 Hamburg 20

Kägi, F., Dr.; Kantonsspital St. Gallen, CH-9007 St. Gallen

Kant, J., Dr.; Unfallchirurgische Klinik, D-3000 Hannover

Karpf, P.M., Prof. Dr.; Klinikum rechts der Isar der Technischen Universität, D-8000 München 80

Keller, E., Dr.; Berufsgenossenschaftliche Unfallklinik, D-7400 Tübingen

Kingma, L., Dr.; Academisch Ziekenhuis Groningen, NL-9700 RB Groningen

Kirschner, P., Dr.; Chirurgische Universitätsklinik, D-6500 Mainz 1

Klammer, H.-L., Dr.; Bundeswehr-Zentralkrankenhaus, D-5400 Koblenz

Klapp, F., Prof. Dr.; Chirurgische Universitätsklinik, D-6650 Homburg/Saar

Klaue, P.C., Prof. Dr.; Chirurgische Universitätsklinik, D-8700 Würzburg

Kleinfeld, F., Dr.; Stadtkrankenhaus, D-8510 Fürth

Kleining, R., Priv.-Doz. Dr.; Berufsgenossenschaftliche Unfallklinik, D-4100 Duisburg 28

Klemann, Th., Dr.; Krankenhaus Am Urban, D-1000 Berlin 61

Klemm, K., Dr.; Berufsgenossenschaftliche Unfallklinik, D-6000 Frankfurt 60

Klußmann, A., Dr.; Städtische Kliniken, D-6200 Wiesbaden

Koch, A., Dr.; Klinik und Poliklinik für Allgemeinchirurgie, D-3400 Göttingen

Koch, B., Dr.; Chirurgische Universitätsklinik, D-6650 Homburg/Saar

Kötter, D., Priv.-Doz. Dr.; Chirurgische Klinik, D-2000 Hamburg 20

Koter, H., Univ.-Ass., Dr.; Department für Gefäßchirurgie, A-8036 Graz

Kramer, G., Dr.; Unfall- und Chirurgische Klinik, D-4600 Dortmund

Küper, K., Dr.; Eberhard-Karls-Universität, D-7400 Tübingen

Küsswetter, W., Dr.; Orthopädische Klinik König-Ludwig-Haus, D-8700 Würzburg

Kumm, M., Dr.; Chirurgische Universitätsklinik, D-7800 Freiburg

Kuner, E.H., Prof. Dr.; Chirurgische Universitätsklinik, D-7800 Freiburg

Kunze, K., Dr.; Justus-Liebig-Universität, D-6300 Gießen

Labitzke, R., Dr.; Universitätsklinik, D-4300 Essen 1

Laer, von, L., Dr.; Baseler Kinderspital, CH-4005 Basel

Lang, D., Dr.; Berufsgenossenschaftliche Unfallklinik, D-8110 Murnau

Langendorf, H.O., Dr.; Chirurgische Universitätsklinik, D-2000 Hamburg 20

Lanz, U., Prof. Dr.; Chirurgische Universitätsklinik, D-8700 Würzburg

Lauterjung, L., Dr.; Chirurgische Universitätsklinik, D-8000 München 70

Lenz, W., Dr.; Pathologisches Institut der Universität, D-4000 Düsseldorf

Lindner, F., Dr.; I. Universitätsklinik für Unfallchirurgie, A-1090 Wien

Linke, E., Dr.; Städtische Kliniken, D-6100 Darmstadt

Lob, G., Priv.-Doz. Dr.; D-7900 Ulm

Lorenz, G., Dr.; Berufsgenossenschaftliche Unfallklinik, D-8110 Murnau

Lund, O.E., Prof. Dr.; Universitäts-Augenklinik, D-8000 München 2

Lukowicz, von, J., Dr.; Städtische Kliniken, D-6100 Darmstadt

Marti, R.K., Prof. Dr.; Orthopedie Academisch Med. Centrum, NL-1105 AZ Amsterdam-Zuidoost

Meeder, P.J., Dr.; Berufsgenossenschaftliche Unfallklinik, D-7400 Tübingen

Mentzel, H.E., Dr.; Berufsgenossenschaftliche Unfallklinik, D-8110 Murnau

Millesi, H., Prof. Dr.; I. Chirurgische Universitätsklinik, A-1090 Wien

Mockwitz, J., Dr.; Berufsgenossenschaftliche Unfallklinik, D-6000 Frankfurt 60

Moll, G., Dr.; Klinikum der Justus-Liebig-Universität, D-6300 Gießen

Müller, Dr. Dr.; Berufsgenossenschaftliche Unfallklinik, D-7400 Tübingen

Müller, F.E., Priv.-Doz. Dr. Dr.; Abteilung für Verbrennungskrankheiten, D-4630 Bochum

Müller, H., Dr.; Klinikum Steglitz der Freien Universität, D-1000 Berlin 45

Müller, H.-P., Dr.; Institut für Rechtsmedizin, D-4400 Münster

Müller, M.E., Prof. Dr.; Inselspital Bern, CH-3000 Bern

Müller, R.P., Dr.; Radiologische Klinik, D-4400 Münster

Müller-Färber, J., Priv.-Doz. Dr.; Berufsgenossenschaftliche Krankenanstalten „Bergmannsheil Bochum“, D-4630 Bochum

Muhr, G., Prof. Dr.; Unfallchirurgische Klinik, D-3000 Hannover 61

Nath, G., Dr.; Klinikum Großhadern der Universität, D-8000 München 70

Nerlich, N., Dr.; Unfallchirurgische Klinik, D-3000 Hannover 61

Neugebauer, W., Priv.-Doz. Dr.; Eberhard-Karls-Universität, D-7400 Tübingen

Neusel, E., Dr.; Städtisches Krankenhaus Köln-Merheim, D-5000 Köln 91

Newesely, H., Prof. Dr.; Zahn-, Mund- und Kieferheilkunde der Freien Universität, D-1000 Berlin 33

Nierlich, I., Dr.; Klinikum Steglitz der Freien Universität, D-1000 Berlin 45

Niethard, U., Dr.; Universität Heidelberg, D-6900 Heidelberg-Schlierbach

Nowotny, R., Dr.; Allgemeines Krankenhaus, A-1090 Wien

Oellers, B., Dr.; Klinikum Mannheim der Universität Heidelberg, D-6800 Mannheim

Oestern, H.-J., Dr.; Unfallchirurgische Klinik, D-3000 Hannover

Olinger, A., Dr.; Chirurgische Universitätsklinik, D-6650 Homburg/Saar

Opitz, A., Dr.; Allgemeines Krankenhaus, A-1090 Wien

Osborn, J.F., Dr.; Nordwestdeutsche Kieferklinik, D-2000 Hamburg 20

Pahlow, J., Dr.; Unfallchirurgische Klinik, D-3000 Hannover

Pannike, A., Prof. Dr.; Johann-Wolfgang-Goethe Universität, D-6000 Frankfurt 70

Pennig, D., Dr.; Westfälische Wilhelms-Universität, D-4400 Münster

Perren, S., Priv.-Doz. Dr.; Schweizerisches Forschungsinstitut, CH-7270 Davos

Peter, K., Prof. Dr.; Klinikum Großhadern der Universität, D-8000 München 70

Pfeifer, G., Prof. Dr.; Nordwestdeutsche Kieferklinik, D-2000 Hamburg 20

Pfister, U., Priv.-Doz. Dr.; Berufsgenossenschaftliche Unfallklinik, D-7400 Tübingen

Pförringer, W., Dr.; Staatl. Orthopädische Klinik, D-8000 München 90

Piepgras, U., Prof. Dr.; Universitätskliniken, D-6650 Homburg/Saar

Poigenfürst, J., Prof. Dr.; Allgemeines Krankenhaus, A-1090 Wien

Probst, J., Prof. Dr.; Berufsgenossenschaftliche Unfallklinik, D-8110 Murnau

Puhl, W., Prof. Dr.; Orthopädische Klinik und Poliklinik, D-6900 Heidelberg-Schlierbach

Raaymakers, E.L.F.B., Dr.; Universitätsklinik für Chirurgie, NL-Amsterdam

Rahmanzadeh, R., Prof. Dr.; Klinikum Steglitz der Freien Universität, D-1000 Berlin 45

Rath, M., Dr.; Klinikum Großhadern, D-8000 München 70

Reill, P., Dr.; Berufsgenossenschaftliche Unfallklinik, D-7400 Tübingen

Reiser, M., Dr.; Klinikum rechts der Isar der Technischen Universität, D-8000 München 80

Reschauer, R., Univ.-Doz. Dr.; Unfallchirurgie, A-8036 Graz

Ritter, G., Prof. Dr.; Chirurgische Universitätsklinik, D-6500 Mainz 1

Robens, W., Dr.; Orthopädische Klinik König-Ludwig-Haus, D-8700 Würzburg

Rosemeyer, B., Prof. Dr.; Staatl. Orthopädische Klinik, D-8000 München 90

Rüter, A., Prof. Dr.; Department für Chirurgie der Universität, D-7900 Ulm

Ruidisch, M.H., Dr.; Berufsgenossenschaftliche Unfallklinik, D-8110 Murnau

Rupp, N., Priv.-Doz. Dr.; Klinikum rechts der Isar der Technischen Universität, D-8000 München 80

Sattel, W., Prof. Dr.; Klinik und Poliklinik für Allgemeinchirurgie, D-3400 Göttingen

Satter, P., Prof. Dr.; Johann-Wolfgang-Goethe Universität, D-6000 Frankfurt 70

Sauer, H.-D., Dr.; Universitätskrankenhaus Eppendorf, D-2000 Hamburg 20

Schabus, R., Dr.; Allgemeines Krankenhaus, A-1090 Wien

Schäfer, K., Dr.; Klinikum Großhadern, D-8000 München 70

Scharf, W., Dr.; Allgemeines Krankenhaus, A-1090 Wien

Schauwecker, F., Prof. Dr.; Kliniken der Landeshauptstadt, D-6200 Wiesbaden

Scheuer, I., Dr.; Berufsgenossenschaftliche Krankenanstalten „Bergmannsheil Bochum“ D-4630 Bochum

Schildberg, F.-W., Prof. Dr.; Klinikum der Medizinischen Hochschule, D-2400 Lübeck

Schippert, W., Dr.; Eberhard-Karls-Universität, D-7400 Tübingen

Schlegel, K.F., Prof. Dr.; Orthopädische Universitätsklinik, D-4300 Essen

Schmidt, H., Dr.; Universitätskrankenhaus Eppendorf, D-2000 Hamburg 20

Schmidt, J., Dr.; Klinikum Großhadern, D-8000 München 70

Schmidt, K.H., Dr.; Chirurgische Klinik und Poliklinik der Universität, D-7400 Tübingen

Schmit-Neuerburg, K.P., Prof. Dr.; Universitätsklinikum, D-4300 Essen 1

Schmidt-Tintemann, U., Prof. Dr.; Klinikum rechts der Isar der Technischen Universität, D-8000 München 80

Schmülling, F., Dr.; Universitätsklinikum, D-4300 Essen 1

Schneider, H.M., Dr.; Universitätsklinikum, D-6500 Mainz

Schroeder, L., Dr.; Christian-Albrechts-Universität, D-2300 Kiel 1

Schulitz, K.-P., Prof. Dr.; Orthopädische Universitätsklinik, D-4000 Düsseldorf

Schulz, R.F., Verw.-Direktor; Berufsgenossenschaft für den Einzelhandel, D-5300 Bonn

Schwarzkopf, W., Dr.; Chirurgische Universitätsklinik, D-6500 Mainz 1

Schweiberer, L., Prof. Dr.; Chirurgische Universitätsklinik Innenstadt, D-8000 München 2

Schwipper, V., Dr.; Nordwestdeutsche Kieferklinik, D-2000 Hamburg 20

Seggl, W., Dr.; Landeskrankenhaus, A-8036 Graz

Seifert, J., Prof. Dr.; Ludwig-Maximilianus-Universität, D-8000 München 70

Seiler, H., Dr.; Chirurgische Universitätsklinik, D-6650 Homburg/Saar

Siebert, H., Priv.-Doz. Dr.; Johann-Wolfgang-Goethe Universität, D-6000 Frankfurt 70

Simon, L., Dr.; Berufsgenossenschaftliche Krankenanstalten „Bergmannsheil Bochum“, D-4630 Bochum 1

Simon, N., Dr.; Johann-Wolfgang-Goethe Universität, D-6000 Frankfurt 70

Sommer-Tsilenis, E., Dr.; Universitätskrankenhaus Eppendorf, D-2000 Hamburg 20

Spann, W., Prof. Dr.; Institut für Rechtsmedizin, D-8000 München 2

Spier, R., Dr.; Berufsgenossenschaftliche Unfallklinik, D-6700 Ludwigshafen 25

Stangl, Th. Dr.; Klinikum Steglitz der Freien Universität, D-1000 Berlin 45

Stankovic, P., Prof. Dr.; Klinik und Poliklinik für Allgemeinchirurgie, D-3400 Göttingen

Stelter, W.J., Priv.-Doz. Dr.; Klinikum Großhadern, D-8000 München 70

Soltze, D., Dr.; Rehabilitationskrankenhaus Karlsbad-Langensteinbach, D-7516 Karlsbad

Strube, H.D., Priv.-Doz. Dr.; Johannes Gutenberg-Universität, D-6500 Mainz

Sturm, J.A., Dr.; Unfallchirurgische Klinik, D-3000 Hannover

Szyskowitz, R., Univ.-Prof. Dr.; Landeskrankenhaus, A-8036 Graz

Terbrüggen, D., Dr.; Kreiskrankenhaus, D-6920 Sinsheim

Thetter, O., Dr.; Chirurgische Universitätsklinik, D-6650 Homburg/Saar

Thiele, H., Priv.-Doz. Dr.; Klinikum der Stadt Mannheim, D-6800 Mannheim 1

Thielemann, F., Dr.; Chirurgische Klinik und Poliklinik, D-7400 Tübingen

Thimm, B., Dr.; Städtische Krankenanstalten, D-7900 Ulm

Tiedtke, R., Dr.; Klinikum Steglitz der Freien Universität, D-1000 Berlin 45

Tittel, K., Dr.; Kliniken der Landeshauptstadt, D-6200 Wiesbaden

Trede, M., Prof. Dr.; Chirurgische Klinik am Klinikum Mannheim, D-6800 Mannheim

Trostdorf, E., Prof. Dr. †, Schlichtungsstelle für Arzthaftpflichtfragen der Norddeutschen Ärtzekammern, D-3000 Hannover

Tscherne, H., Prof. Dr.; Unfallchirurgische Klinik, D-3000 Hannover 61

Uebelhör, A., Dr.; Berufsgenossenschaftliche Unfallklinik, D-8110 Murnau

Ultsch, B., Priv.-Doz. Dr.; Klinikum rechts der Isar der Technischen Universität, D-8000 München 80

Vaubel, E., Prof. Dr.; Klinikum Steglitz der Freien Universität, D-1000 Berlin 45

Vecsei, V., Univ.-Doz. Dr.; I. Universitätsklinik für Unfallchirurgie, A-1090 Wien

Veihelmann, D., Prof. Dr.; Chirurgische Universitätsklinik, D-7400 Tübingen

Voorhoeve, A., Dr.; St. Vincenz-Krankenhaus, D-6250 Limburg 1

Wagner, H., Prof. Dr.; Krankenhaus Rummelsburg, D-8501 Schwarzenbruck/Nürnberg

Weber, B.G., Prof. Dr.; Kantonsspital St. Gallen, CH-9007 St. Gallen

Weigand, H., Priv.-Doz. Dr.; Chirurgische Universitätsklinik, D-6500 Mainz 1

Weiß, H., Dr.; Universitätsklinikum, D-4300 Essen 1

Weissauer, W., Dr. med. h.c., Ministerialdirigent, D-8050 Freising

Weller, S., Prof. Dr.; Berufsgenossenschaftliche Unfallklinik, D-7400 Tübingen

Wentzensen, A., Dr.; Berufsgenossenschaftliche Unfallklinik, D-7400 Tübingen

Werhahn, C., Dr.; Krankenhaus Am Urban, D-1000 Berlin 61

Werner, H.-P., Prof. Dr.; Johannes Gutenberg Universität, D-6500 Mainz

Wernicke, E., Dr.; Johann-Wolfgang-Goethe Universität, D-6000 Frankfurt 70

Wetzel, E., Dr.; Klinikum Mannheim, D-6800 Mannheim

Wilhelm, K., Prof. Dr.; Chirurgische Universitätsklinik, D-8000 München 2

Wimmer, B., Dr.; Chirurgische Universitätsklinik, D-7800 Freiburg

Wissing, H., Dr.; Universitätsklinikum, D-4300 Essen 1

Witzel, U., Dr.; Universitätsklinik, D-4300 Essen 1

Wolff, R., Dr.; Freie Universität, D-1000 Berlin 33

Wolff, G., Priv.-Doz. Dr.; Kantonsspital Basel, CH-4031 Basel

Zellner, R., Prof. Dr. Dr.; Berufsgenossenschaftliche Unfallklinik, D-6700 Ludwigshafen 25

Zilch, H., Priv.-Doz. Dr.; Freie Universität, D-1000 Berlin 33

Zwank, L., Priv.-Doz. Dr.; Akademisches Lehrkrankenhaus Winterberg, D-6600 Saarbrücken

Wissenschaftliches Programm

Eröffnungsansprache des Präsidenten der Deutschen Gesellschaft für Unfalheilkunde 1981

L. Schweiberer, München

Meine sehr verehrten Damen, meine Herren,
liebe Kolleginnen und Kollegen,

mit der Serenade Nr. 11 in Es-dur, KV 375 von Wolfgang Amadeus Mozart, wurde die diesjährige Tagung der Deutschen Gesellschaft für Unfallheilkunde eingeleitet. Als dem Präsidenten obliegt es mir, die 45. Jahrestagung unserer Gesellschaft zu eröffnen, deren Beginn mit der erfolgreichen Sitzung der experimentellen Unfallchirurgie bereits auf den heutigen Nachmittag vorverlegt worden ist, eine inzwischen zur Tradition gewordene Gepflogenheit, um dem wissenschaftlichen Nachwuchs ein Forum der Aussprache zu geben.

Besonders begrüßen möchte ich den 1. Senatsdirektor der Senatsverwaltung für Gesundheit, Soziales und Familie, Herrn Klaus Wischner, als Vertreter des Regierenden Bürgermeisters, Richard von Weizäcker, und des Senators für Gesundheit, Soziales und Familie, Ulf Fink.

Weiter begrüße ich sehr herzlich unsere Ehrengäste, unsere Ehrenmitglieder und die korrespondierenden Mitglieder unserer Gesellschaft.

Darüber hinaus ist es für mich eine besondere Freude und Ehre, die Präsidenten uns eng verbundener Fachgesellschaften des In- und Auslandes, Persönlichkeiten aus Wissenschaft, öffentlichem Leben und unserer Standesorganisationen sehr herzlich willkommen zu heißen.

Ich hoffe, Sie rechnen es mir nicht als Mißachtung des Protokolls an, wenn ich nur ganz wenige Persönlichkeiten namentlich nenne.

Ich begrüße als ersten den Festredner des Abends, Herrn Professor Wolfgang Spann, Dekan der Medizinischen Fakultät der Ludwig-Maximilians-Universität München. Er wird aus der Sicht eines seit 10 Jahren amtierenden Dekans zu dem Thema „Medizin und Hochschulreform“ Stellung nehmen.

Ferner begrüße ich den amtierenden Präsidenten der Deutschen Gesellschaft für Chirurgie, Herrn Professor Siegfried Weller, der bereits Präsident unserer hiesigen Tagung war und mit dem mich wissenschaftliche, klinisch-fachliche und freundschaftliche Beziehungen gleichermaßen verbinden.

Vor knapp einer Woche jährte sich zum hundertstenmal die Verkündung des kaiserlichen Dekrets zu den gesetzlichen Unfallversicherungen, ein denkwürdiges Ereignis in der traditionsreichen Geschichte der deutschen Sozialgesetzgebung. Als Vertreter der gesetzlichen Unfallversicherungen ist Herr Dr. Watermann, Geschäftsführer des Zentralverbandes der Gewerblichen Berufsgenossenschaften hier. Mit meinem Gruß verbinde ich den Dank für

Hefte zur Unfallheilkunde, Heft 158
Zusammengestellt von A. Pannike

seine Worte im Tagungsführer und den Dank für die erfolgreiche Zusammenarbeit zwischen Unfallchirurgie und Berufsgenossenschaften.

Mit ganz besonderer Freude begrüße ich am heutigen Abend meinen chirurgischen Lehrer, Herrn Professor Heinrich Lüdeke, der in wieder bester Gesundheit an unserer Tagung teilnimmt.

Je mehr graue Haare auf dem eigenen Kopf wachsen, desto intensiver und dankbarer erkenne ich sein großes Vorbild als Arzt. Bei aller Hektik unseres Alltages, hervorgerufen durch unsere Aufgaben in Lehre, Forschung, Krankenversorgung, Berufspolitik und schier unüberwindlicher, bürokratischer Administration, ist es unsere eigentliche Lebensaufgabe Arzt zu sein. Dies hat er uns Schülern in unvergleichlicher Weise stets vorgelebt.

Ich begrüße die Damen und Herren der Presse und des Rundfunks. In der Information der Öffentlichkeit über aktuelle Themen der Unfallchirurgie, sieht die Gesellschaft für Unfallheilkunde eine wichtige und dankbare Aufgabe. Der Pressearbeit auf dem Kongreß wird daher unsererseits besonderes Augenmerk geschenkt.

Ich begrüße Sie alle, meine Damen und Herren, und danke Ihnen, daß Sie durch Ihre Anwesenheit Interesse an unserer Tagung bekunden.

Unsere Deutsche Gesellschaft für Unfallheilkunde ist eine Vereinigung verschiedener Fachrichtungen, wie Rechtsmedizin, Verkehrsmedizin, Versicherungsmedizin, Vereinigung zur Erforschung von Berufskrankheiten, Orthopädie und Unfallchirurgie. Sie ist in der Vielgestaltigkeit ein gewachsener Ort für das interdisziplinäre wissenschaftliche Gespräch, wie die Programmgestaltung bereits zeigen mag.

Man möge es mir jedoch nicht verübeln, wenn ich in meinen einleitenden Worten nun doch etwas mehr von der Unfallchirurgie und den Unfallchirurgen spreche, meiner persönlichen Entwicklung, meiner fachlichen Herkunft als Chirurg mit einem wissenschaftlichen Schwerpunkt Unfallchirurgie entsprechend.

Es war der *deutschsprachige* Raum, in welchem die Unfallchirurgie sich so entwickelt hat, daß sie weltweite Resonanz und Nachahmung gefunden hat. Nicht weil es protokollarisch üblich ist, nenne ich nun einige Namen, sondern weil aus der geschichtlichen, auch wissenschaftlich-fachlichen Entwicklung ein mehr als berechtigtes Selbstverständnis dafür resultiert. Lorenz Böhler, von den Universitäten nie und von der Chirurgengesellschaft sehr spät anerkannt, hat während und nach dem ersten Weltkrieg das geistige und praktische Fundament für eine geordnete, standardisierte und damit für wissenschaftliche Auseinandersetzungen vorbereitete Unfallchirurgie geschaffen.

Gerhard Küntscher erfand noch vor dem zweiten Weltkrieg das Prinzip intramedullärer Schienung und er hätte für einen so bedeutenden Markstein in der Entwicklung der Unfallchirurgie, für diese Pionierarbeit, schon in seiner aktiven, wissenschaftlich-klinischen Zeit mehr Anerkennung verdient.

C.E. Alken schreibt 1977 in einem vielbeachteten Artikel „Krise in der Medizin“: Es gibt natürlich auf allen Gebieten der Medizin eine Fülle diagnostischer und therapeutischer Weiterentwicklungen, auch mit origineller Kreativität, aber ohne grundlegend richtungweisende Impulse. Grundlegende Impulse, die von der deutschen Medizin um die Mitte dieses Jahrhunderts ausgingen, und die den Nobelpreis, so schreibt Alken, verdient hätten, kann man an den fünf Fingern einer Hand abzählen und er nennt unter Punkt eins: „Der Küntscher-Nagel, der eine neue Epoche der Extremitätenchirurgie bis zur Endoprothese einleitete.“ – Ende des Zitats –.

Die Schweizer Arbeitsgemeinschaft um Maurice Müller, Martin Allgöwer, Hans Willenegger, Robert Schneider u.a. haben – wohl aufbauend auf wissenschaftlichen Erkenntnissen von Danis und Küntscher – eine alte Methode umfassende, erfolgreiche *operative* Unfall- und Extremitätenchirurgie eingeleitet. Dies war es aber nicht alleine. Sie haben ein Team aus den verschiedensten Gebieten theoretischer und klinischer Medizin und aus Technik und Industrie gebildet, wodurch eine ganz neue wissenschaftliche Arbeitsweise sich formte, die letztendlich richtungweisend für viele andere Fachrichtungen wurde.

Unsere Generation hat sich, junge Assistenten aus chirurgischen Kliniken der Bundesrepublik, schon in den ersten Jahren dieser neuen Entwicklung mit Begeisterung angeschlossen und hat durch Grundlagen- und klinische Forschung einen wesentlichen Beitrag zum heutigen Standard der Unfallchirurgie auf der ganzen Welt beigetragen. Es kommt nicht von ungefähr, daß heute das erstrebenswerte Ziel junger Chirurgen und Orthopäden aus allen Ländern, so auch aus den USA, es ist, ein fellowship, ein Stipendium zur unfallchirurgischen Weiterbildung an einer der unfallchirurgisch orientierten Kliniken der Schweiz, der Bundesrepublik und Österreichs zu erhalten.

Ich erwähne bewußt die jüngste Entwicklung der Unfallchirurgie in unserem Land, weil ich glaube, daß unsere Generation mit Recht eine entscheidende Mitsprache bei der fachlichen Ausrichtung unserer Kliniken an den Universitäten und überall sonst fordert.

Wir sollten allerdings nicht die Gefahren übersehen, die eine allzu starke Differenzierung in sich birgt: die Gefahr der Isolierung. Ich kann, soweit es die Unfallchirurgie betrifft, unsere jungen Kollegen nur immer wieder ermuntern, die Komplixität von Unfallverletzungen, während ihrer Ausbildung und auch später, im Auge zu behalten. Der Umgang mit den Höhlenverletzungen erfordert eine ständige diagnostische und operative Betätigung in diesen Regionen – will man nicht eines Tages aus der Verantwortung, mangels genügender Kenntnisse, verdrängt werden.

Eine andere kritische Bemerkung sei mir noch gestattet. Diese Kritik betrifft jedoch nicht nur die Unfallchirurgie, sondern einen ganz allgemein zu beobachtenden Trend. Ich meine die fast unüberschaubare Fülle an Kongressen, Tagungen, Symposien usw. Natürlich ist die Zeit vorbei, da das Informationsbedürfnis des Chirurgen mit einem regionalen und nationalen Kongreß pro Jahr befriedigt war. Dafür ist die Halbwertszeit moderner Medizin zu kurz geworden. Ich möchte auch nicht die Regionalfortbildungen für die im Einzugsgebiet ansässigen Kollegen mit denen die Zusammenarbeit diesbezüglich unerläßlich ist, missen, auch nicht die operativ chirurgischen Kurse, die sich für die Knochen- und Gelenkchirurgie, Gefäßchirurgie, Mikrochirurgie u. dgl. außerordentlich bewährt haben. Die unüberschaubare Fülle an Angeboten von Veranstaltungen führt zu nutzlosen Wiederholungen. Darüber hinaus muß festgestellt werden, daß so ziemlich alles, was auf diesen Meetings gesprochen wird, auch gedruckt erscheint. Damit entfällt Zeit und auch Lust zur weiteren Vertiefung des Themas in Originalarbeiten. Die Originalarbeit erfordert jedoch weit mehr an Literaturstudium, kritischer Analyse und Wortwahl, hat dafür aber auch nach Jahren noch Aussagekraft und Gültigkeit. Ein weiterer Negativaspekt dieser Kongreß – Symposion – Workshop – Betriebsamkeit ist die ständige Abwesenheit von der klinischen Arbeit. Unsere Patienten haben uns nötig und bedürfen der ärztlichen Zuwendung, auch unserer operativen Erfahrung. Die möglichst lückenlose Tätigkeit in der Klinik, im Krankenhaus, am Krankenbett trägt letztendlich entscheidend zur Qualitätssicherung unserer Arbeit bei.

Mit dem Stichwort Qualitätssicherung bin ich an der Vorstellung unseres Kongreßprogrammes angelangt. Es gilt als Versuch der Standortbestimmung der Unfallchirurgie – ohne Anspruch auf Vollständigkeit.

Für die unfallchirurgische Praxis besonders wichtig erscheint die Gegenüberstellung der unterschiedlichen Behandlungsmethoden des Oberschenkelschaftbruches, der insbesondere auch bei Kindern unsere erhöhte ärztliche Sorgfaltspflicht und unbedingte Kenntnis in der konservativen Behandlung erfordert. Dieselbe Forderung müssen wir für die *operative* Behandlung des *Oberschenkelhalsbruches* im Kindesalter erheben.

Die neuen Möglichkeiten des wenig eingreifenden Röntgenverfahrens der Computertomographie hat in jüngster Zeit auch für die rasche Diagnostik und Versorgung von Unfallverletzten sehr an Bedeutung gewonnen.

Daß das Verfahren in gewissem Maße auch in der Extremitätenchirurgie seine Bedeutung erlangt hat wird der Verlauf dieser Tagung zeigen.

Das stumpfe, isolierte Thoraxtrauma bleibt eine ständige Herausforderung an Diagnostik und therapeutischer Entscheidung.

Mikrochirurgische Methoden der Unfallchirurgie haben erhebliche Fortschritte bei der Replantation abgetrennter Gliedmaßen, insbesondere des Daumens ermöglicht, haben jedoch auch ungeahnte Fortschritte in der Deckung großer Weichteildefekte und in der elektiven, peripheren Nervenchirurgie gebracht. Die Mikrochirurgie ist ganz gewiß eine der faszinierendsten Entwicklungen unserer Zeit und sie ist eine Herausforderung an die junge Chirurgengeneration.

Kaum einmal wurde auf unseren Kongressen über die Gesichtsweichteilverletzungen gesprochen, obwohl sie im Alltag so ungemein häufig vorkommen und das kosmetische Endergebnis so entscheidend von der Erstversorgung bestimmt wird.

Die Gefäßverletzung der Extremitäten mag mancherorts ein Spannungsfeld zwischen den einzelnen Fachrichtungen sein, muß jedoch im Interesse einer optimalen Patientenversorgung zum Behandlungsspektrum unserer täglichen klinischen Tätigkeit gehören.

Mit der Sitzung über „Qualität und Qualitätssicherung aus ärztlicher und juristischer Sicht" soll eine Initiative der Deutschen Gesellschaft für Chirurgie fortgeführt werden, die auf eine gute und gleichmäßige Patientenversorgung zielt.

Ganz besonders freue ich mich, daß sich für die Sitzung „Krankenhaushygiene für Assistenzberufe" eine so große Anzahl unserer nicht-ärztlichen Mitarbeiterinnen und Mitarbeiter angemeldet haben. Ich hoffe sehr und wünsche, daß sie sich in unseren Kongreß voll integriert fühlen.

Für die Sitzung „freie Vorträge" konnte nur ein Teil der zahlllosen Anmeldungen berücksichtigt werden. Ich bitte dafür um Verständnis. Die Auswahl erfolgte nach bestimmten Sachgebieten.

International renomierte Vertreter unseres Faches tragen an jedem Tag spezielle Erfahrungen in Gastvorträgen vor und ich möchte hierfür den Herrn Allgöwer, Hughston, Müller und Tscherne an dieser Stelle bereits herzlich für ihr Kommen und ihre Mühe danken.

Ich hoffe, daß auf unsrer Tagung bewährte Wege und Methoden in der Unfallchirurgie ebenso dargestellt werden wie neue Ergebnisse chirurgischer Grundlagenforschung und Perspektiven zukunftträchtiger Entwicklungen.

Ich wünsche Ihnen, meine Damen und Herren auf unserem Kongreß viel fachlichen Gewinn, Zeit zu persönlichen Gesprächen und einen angenehmen Aufenthalt in Berlin.

Ich darf nun Herrn Senatsdirektor Wischner zu seinem Grußwort bitten.

Grußworte

Senatsdirektor Wischner, Berlin

Herr Präsident! Meine Damen und Herren!

Im Namen des Senats von Berlin begrüße ich Sie recht herzlich in unserer Stadt. Der Deutschen Gesellschaft für Unfallheilkunde gebührt besonderer Dank dafür, daß sie dem Tagungsort Berlin in guter Tradition verbunden bleibt. Wir Berliner haben allen Grund, uns über Ihre Entscheidung für unsere Stadt und der damit verbundenen Wertschätzung der klinischen und wissenschaftlichen Leistungen Berlins zu freuen. Sie helfen dadurch auch mit, die Bedeutung und den Ruf Berlins als Kongreßstadt zu festigen.

Ich hoffe sehr, daß unsere Stadt Ihnen auch eine angenehme Gastgeberin sein wird.

Sie alle, meine sehr verehrten Damen und Herren, wissen, daß Berlin in der Verteidigung seiner Freiheit nicht nur in der Vergangenheit ständigen Bewährungsproben ausgesetzt war, sondern auch in Gegenwart und Zukunft immer wieder gefordert wird. Der Viermächtestatus der Stadt, die Einbeziehung Berlins in das Rechts- und Wirtschaftssystem der Bundesrepublik Deutschland und die Garantien der alliierten Schutzmächte sind existentielle politische Eckpfeiler. Um die Normalisierung für die Stadt werden wir uns stets bemühen und im Eifer darum nicht nachlassen.

Ich hoffe, daß Sie, meine sehr verehrten Damen und Herren, in den nächsten Tagen die Gelegenheit nutzen werden, auch den anderen Teil unserer Stadt zu besuchen. Durch die Aufrechterhaltung menschlicher Begegnungen werden die Hoffnungen unserer Mitbürger im anderen Teil der Stadt bestärkt. Berlin ist nach wie vor ein Ort, der der Anteilnahme auch von außen bedarf. Sie haben hier die Möglichkeit, unmittelbar und sehr praktisch den Unterschied zwischen einer demokratisch, freiheitlich und rechtsstaatlich verfaßten Staats- und Gesellschaftsordnung und einem totalitären Regime zu erfahren.

Ein Blick auf Ihr Programm zeigt, daß Sie sich für die nächsten Tage auch fachlich sehr viel vorgenommen haben. Die ständig steigende Zahl der Verkehrsunfälle mit Personenschäden unterstreicht bereits die Unverzichtbarkeit Ihrer Fachdisziplin für die medizinische Versorgung. Die sachgerechte Erstversorgung von Unfallverletzten stellt die entscheidenden Weichen für Weiterbehandlung und Rehabilitation. Je wirkungsvoller die Unfallheilkunde zum Einsatz kommt, desto geringer sind die bleibenden Schäden sowohl physischer als auch finanzieller Art für bei Betroffenen und die Gemeinschaft.

Ich hoffe sehr, daß die Erkenntnisse Ihrer Tagung auch Wirkung in der breiten Öffentlichkeit haben werden. Das zu Ende gehende Internationale Jahr des Behinderten hat zwar das Augenmerk auf die Probleme unserer behinderten Mitbürger gelenkt und unzweifelhaft auch Verbesserungen im Bereich der Rehabilitation und Integration erbracht. Die Unfallverhütung, für die es der Mitwirkung und Mitverantwortung aller Bürger bedarf, ist dabei möglicherweise etwas zu kurz gekommen. Die Verringerung von Unfallursachen im Haushalt und am Arbeitsplatz, besonders aber im Straßenverkehr, muß daher ins Zentrum der Überlegungen rücken.

Ich bin überzeugt, daß die regelmäßigen Tagungen der Deutschen Gesellschaft für Unfallheilkunde hier einen gewichtigen Beitrag geleistet haben und auch leisten werden. Ich wünsche Ihrer Tagung einen erfolgreichen Verlauf, Ihnen allen einen angenehmen Aufenthalt in unserer Stadt. Ich hoffe, daß Sie Berlin auch weiterhin treu bleiben werden.

Hefte zur Unfallheilkunde, Heft 158
Zusammengestellt von A. Pannike

Präsident L. Schweiberer

Herr Senatsdirektor Wischner, ich danke Ihnen für diese Worte. Der Treue können Sie gewiß sein. Wir haben alles getan, um weiterhin in Berlin zu tagen.

Ich darf nun Herrn Professor Weller, Präsident der Deutschen Gesellschaft für Chirurgie, um seine Grußworte bitten.

S. Weller, Tübingen, Präsident der Deutschen Gesellschaft für Chirurgie

Herr Präsident! Hohe Festversammlung!

Es gibt sicherlich wenige Beispiele in der Landschaft der wissenschaftlichen Gesellschaften, wo zwei wissenschaftliche Gesellschaften so eng miteinander verflochten sind und so gut zusammenarbeiten, wie das zwischen der Deutschen Gesellschaft für Unfallheilkunde und der Deutschen Gesellschaft für Chirurgie der Fall ist. Sie haben bereits darauf hingewiesen.

Es ist mir als ehemaligem Präsidenten dieser Gesellschaft eine ganz besondere Freude und zugleich eine Ehre, als amtierender Präsident der Deutschen Gesellschaft für Chirurgie die guten Wünsche von Vorstand und Präsidium Ihnen, Herr Präsident, zu übermitteln. Die Deutsche Gesellschaft für Chirurgie wünscht sich auch weiterhin die gute Zusammenarbeit und die enge Verflechtung, die wir bisher miteinander haben. Es sind verschiedene Punkte und verschiedene Dinge, die uns so eng berühren, und zwar sowohl der freundschaftliche Bereich als auch das große Reservoir der gemeinsamen Mitglieder, die wir haben. Nicht zuletzt ist auch die Tatsache zu erwähnen, daß beide Gesellschaften hier in Berlin ihre Bleibe und ihren Ausgangspunkt haben.

Ohne viele weitere Worte zu machen, Herr Präsident, wünsche ich Ihnen für Ihren Kongreß weiterhin einen guten Verlauf. Der Auftakt heute mittag hat bereits gezeigt, daß der Erfolg nicht ausbleiben wird.

Alles Gute und viel Erfolg!

Präsident L. Schweiberer

Schönen Dank, Herr Weller. Ich danke für diese guten Wünsche, die Sie uns mit auf den Weg geben.

Ich darf nun Herrn Dr. Watermann, Geschäftsführer des Hauptverbands der Gewerblichen Berufsgenossenschaften, Bonn, um seine Grußworte bitten.

Dr. Watermann, Bonn

Herr Präsident! Meine sehr verehrten Damen und Herren!

Im Namen des Hauptverbands der Gewerblichen Berufsgenossenschaften übermittle ich der Deutschen Gesellschaft für Unfallheilkunde zu ihrer 45. Jahrestagung unsere besten Wünsche für einen guten Verlauf.

Berlin ist der traditionelle Tagungsort der Gesellschaft. Daß wir in Berlin auf historischem Boden stehen, ist uns allen bewußt. Das bezieht sich nicht nur auf die politischen Geschicke dieser Stadt nach 1945. Wer Berlin als Schauplatz der Geschichte des Deutschen Reichs betrachtet, wird in dieser Hinsicht vielfältige Anknüpfungspunkte für historische Betrachtungen finden. Dies ist auch aus der Sicht der Medizin der Fall. Herr Präsident, Sie haben vorhin bereits darauf hingewiesen: Vor 100 Jahren, am 17. November 1881, verlas Bismark vor dem Deutschen Reichstag die von ihm redigierte kaiserliche Botschaft. In ihr waren Umfang und Aufbau der deutschen Sozialversicherung programmatisch vorgezeichnet. Damit wurde zugleich der Grundstein zur deutschen Sozialversicherung gelegt. Das war der Anfang einer positiven Entwicklung, die in der vorigen Woche, am 17.11.1981, hier in Berlin im Reichstag in einem Staatsakt gewürdigt wurde.

Es ist nicht unsere Aufgabe, die vielschichtige Motivation, die zur damaligen Gesetzinitiative geführt hat, zu würdigen. Sie ergab sich aus den Zeitumständen vor dem Hintergrund des Wandels des Deutschen Reichs vom Agrarstaat zum Industriestaat. Es wäre verfehlt, rückblickend unsere Vorstellungen in die damaligen Ereignisse hinein zu interpretieren. Ein solcher untauglicher Versuch würde sich den Einwendungen aussetzen, die Faust dem Wagner im ersten Akt des Dramas entgegenhält:

Was ihr den Geist der Zeiten heißt,
Das ist im Grund der Herren eigner Geist,
In dem die Zeiten sich bespiegeln.

Halten wir uns also an die Tatsachen. Vom Ausbau und Aufbau dieser Sozialversicherung ist die Medizin nicht unberührt geblieben. Im nächsten Jahr wird auch die Gesellschaft für Unfallheilkunde ihr sechzigjähriges Bestehen feiern können. Im Vordergrund der Entwicklung stand zunächst natürlicherweise das Verhältnis der Unfallversicherungsträger zu der sich damals entwickelnden Unfallheilkunde. Hier verzeichnen wir in zwei Bereichen die Ausstrahlungskraft, die Sie, Herr Präsident vorhin erwähnt haben: im Recht und in der Medizin.

Die kausale Fragestellung des Unfallversicherungsrechts bot Ansatzpunkte für die wissenschaftliche Durchdringung eines neuen Fachgebiets. Die Ergebnisse wissenschaftlicher Erkenntnisse befruchten wiederum die Maßnahmen der Berufsgenossenschaft.

Dieser Prozeß hat sich bis zum heutigen Tage im Rahmen eines gegenseitigen Gebens und Nehmens fortgesetzt und beeinflußt somit maßgeblich die Situation der Unfallheilkunde, die die Berufsgenossenschaften in ihrer praktischen Umsetzung zum Ausbau ihrer medizinischen Rehabilitation nutzen können. Daß dabei die Unfallverhütung nicht zu kurz kommt, sei nur am Rande erwähnt.

Ich danke Ihnen.

Ehrungen

Präsident L. Schweiberer

Ich komme nun zu einem besonders schönen Teil dieser Eröffnungszeremonie, und zwar zu den Ehrungen. Ich darf als ersten Herrn Dr. Jacques Hughston aus Columbus in Georgia zu mir bitten.

Meine Damen und Herren, ich darf Ihnen Dr. Hughston zunächst vorstellen. Dr. Hughston ist als Chirurg in Columbus. Er hat dort eine Privatklinik. Er hat während seines ganzen Lebens nur ganz wenig veröffentlicht. Aber das, was er veröffentlicht hat – es waren Originalarbeiten –, war so grundlegend, daß man immer wieder auf Jacques Hughston stößt.

Ich habe ihn in Columbus besucht. Ich kann nur sagen: Seine Kenntnisse, seine Fähigkeiten, sein Operieren am Kniegelenk sind eine Augenweide. Nicht alles, was Jacques Hughston geschrieben hat, wurde akzeptiert. Es wurde vieles wieder beiseite geschoben. Es wurde angezweifelt; zum Teil mit Recht, zum Teil zu Unrecht. Aber er hat die Geschicke der Kniegelenkschirurgie in den letzten dreißig Jahren ganz entscheidend mitgeprägt, insbesondere bei seinen Footballspielern amerikanischer Prägung.

Ich freue mich deshalb, ihn Ihnen, meine Damen und Herren, als neues Korrespondierendes Mitglied unserer Gesellschaft vorstellen zu dürfen.

Dear Dr. Hughston, I welcome you in Berlin at the Congress of the German Traumatologic Society. I am glad that I may introduce you as a new corresponding member of our society. We have elected you because you have added another essential contribution to the traumatology of the knee with your fundamental investigations about the pathophysiology of the knee and the differentiation of the instabilities of the knee, published in 1976 in the „Journal of Bone and Joint Surgery". I congratulate you, Jacques Hughston, and I am glad to know you belonging to our society.

Dr. J.C. Hughston, Columbus/Georgia

Thank you for the honour. I appreciate it very much.

Präsident L. Schweiberer

Meine Damen und Herren, nun darf ich noch zwei Kollegen und Freunde auf das Podium bitten, nämlich die Herren Rehn und Allgöwer.

Meine Damen und Herren, das Präsidium hat die Möglichkeit, Ehrenmitglieder zu benennen. Ich brauche Ihnen diese beiden Herren nicht weiter vorzustellen. Jörg Rehn war bereits Präsident unserer Gesellschaft – ich glaube, 1971 –, und er hat während dieser Zeit die Geschicke dieser Gesellschaft entscheidend mitgeprägt.

Ihnen Martin Allgöwer vorzustellen, hieße Eulen nach Athen zu tragen. Er ist weit über die Grenzen unseres Landes in der ganzen Welt bekannt als Traumatologe, als Allgemeinchirurg und als ganz besonders großer Redner.

Meine Damen und Herren, beide Herren sind vom Präsidium der Deutschen Gesellschaft für Unfallheilkunde zu Ehrenmitgliedern ernannt worden. Da die Ernennung von Herrn

Professor Allgöwer erst heute geschah, bin ich zwar nicht mit leeren Händen hier, aber mit einer leeren Urkunde. Sie können mir glauben, daß der Text nachgereicht wird.

Ich möchte beiden Herren sehr herzlich zu dieser Ernennung als Ehrenmitglieder unserer Gesellschaft gratulieren. Ich freue mich, Sie beide in der Mitte unserer Ehrenmitglieder begrüßen zu können.

J. Rehn, Bochum

Herr Präsident! Meine Damen und Herren!

Dem Präsidium und Ihnen allen als den Mitgliedern darf ich für diese außergewöhnliche Ehrung herzlichst danken. Ich beziehe sie, glaube ich, mit Recht auf meine Mitarbeiter und auf mich, die wir uns bemüht haben, in einer Zeit, die jetzt schon sehr lange zurückliegt, die Unfallchirurgie in unserem Land nach dem Vorbild anderer zu etablieren und weiterzuentwickeln. Ich glaube, daß unsere Gesellschaft hier wesentlich an der Erreichung dieses Ziels mitgewirkt hat.

Unser Präsident hat Ihnen ja einen kurzen Abriß gegeben, wie diese Entwicklung verlief.

Ich darf in diesem Namen nochmals herzlich danken und dieser Gesellschaft alles Gute wünschen.

M. Allgöwer, Basel

Herr Präsident! Meine Damen und Herren!

Die Überraschung ist tatsächlich total. Ich fürchte, daß der Text meiner Beförderung stark von dem abhängt, was ich nun sage.

Ich bin eigentlich zeit meines beruflichen Lebens in diesem Spannungsfeld der Spezialisierung und der allgemeinen Tätigkeit aufgewachsen. Ich habe mich immer wieder damit auseinandergesetzt. Vielleicht bin ich zum Schluß einer Karriere soweit gekommen, daß man vielleicht weniger von der Allgemeinchirurgie als vielmehr vom Allgemeinen in der Chirurgie sprechen sollte. Diese Gesellschaft ist wirklich eine Gesellschaft, die das ganz besonders unterstreicht.

Deshalb bin ich nicht nur gerührt, sondern sehr geehrt und glücklich, als Ehrenmitglied hier stehen zu dürfen. Herzlichen Dank!

Präsident L. Schweiberer

Meine Damen und Herren, nun darf ich den Festredner unseres Abends, Herrn Professor Spann, zu seinem Vortrag bitten.

Festvortrag: Medizin und Hochschulreform

W. Spann, München

Herr Präsident! Meine sehr verehrten Damen! Meine Herren!

Das Thema „Medizin und Hochschulreform" entspricht dem Wunsch des Präsidenten unserer Gesellschaft. Daß seine Wahl auf meine Person fiel, empfinde ich als eine große Ehre, für die ich zu danken habe.

Meinen Auftrag sehe ich in einer kritischen Würdigung der Geschehnisabläufe, die gemeinhin als „Hochschulreform" bezeichnet werden. Eine gewisse Einschränkung für den Begriff Hochschulreform muß gemacht werden, weil dem Wort Reform im allgemeinen Sprachgebrauch eine philologisch allein nicht begründbare positive Wertung zukommt, die bisher nicht erwiesen ist.

Die beabsichtigte enge Auslegung des Themas verlangt eine Beschränkung der Aussagen auf die Medizin, soweit dies bei der Gesamtproblematik Hochschulreform isoliert möglich ist. Meine Auffassung, daß die Medizin derzeit nicht ohne weiteres im Rahmen der Gesamtproblematik Hochschule gesehen werden dürfe, bringt mich in Gegensatz zu all denen, die während der letzten Jahre zu ähnlichen Fragen Stellung genommen haben und dabei der Meinung waren, daß die Bildungsstätten einschließlich der Universitäten homogene Gebilde seien, denen der Gesetzgeber einheitliche, für alle gültige Regeln verordnen könne und müsse.

Wer mit solchen oder ähnlichen Vorstellungen an das Problem Hochschule herangeht, wie dies der Bundesgesetzgeber mit dem Hochschulrahmengesetz getan hat, dem muß der Vorwurf gemacht werden, nicht bedacht zu haben, daß das jahrhundertelange erfolgreiche Zusammenleben von Fakultäten verschiedenster Geistesrichtungen aber auch unterschiedlicher Aufgabenstellungen nur durch äußerste Toleranz und strengste Respektierung der gegenseitigen Grenzen möglich war. Eine Organisationsform, die sowohl den verschiedenen Fachrichtungen, aber auch dem einzelnen Forscher eine Entfaltung erlaubte, die allen, speziell auch der Medizin, in unserem Lande einen Standard brachte, der an internationalen Maßstäben gemessen werden konnte.

Den medizinischen Ausbildungsstätten in der Bundesrepublik – insgesamt 26 – mit einer Gesamtzahl von ca. 70 000 Studenten und einem jährlichen Ausstoß von ca. 11 000 Ärzten kommen seit langer Zeit neben der Lehre zwei ebenso wichtige Aufgaben, die Forschung und die praktische Krankenversorgung zu. Diese Dreierfunktion ergibt sich nicht zwangsläufig aus dem Auftrag der Ausbildung zum Arzt und ist in dieser Form auch nicht in allen anderen Ländern üblich.

Allein die dritte Aufgabe, die praktische ärztliche Tätigkeit, läßt einen Vergleich der medizinischen mit den anderen Fakultäten, die ebenfalls jeweils ihre Specifica aufweisen, nur sehr eingeschränkt zu.

Das überkommene System war in den Jahren nach dem zweiten Weltkrieg unbestritten in der Lage, die schweren Schäden, die sowohl der Aderlaß durch Verlust bedeutender Wissenschaftler in den Jahren 1933–45 mit sich brachte, aber auch durch die Isolation von der übrigen wissenschaftlichen Welt entstanden war, innerhalb weniger Jahre zu beseitigen.

Hefte zur Unfallheilkunde, Heft 158
Zusammengestellt von A. Pannike

Die einzelnen Fächer der Medizin unseres durch den zweiten Weltkrieg schwer geprüften Landes hatten sowohl in der Forschung, aber auch in der praktischen Tätigkeit – wohl unterschiedlich, sicher auch abhängig von den finanziellen Möglichkeiten – bis etwa Mitte der 60iger Jahre im wesentlichen den Anschluß an das internationale Niveau erreicht.

Nach dem 2. Weltkrieg waren bis zum Erreichen des Anschlusses einerseits und dem Beginn der sogenannten Reformbewegung andererseits weniger als 20 Jahre vergangen. Jahre, die ohne Zweifel in unserem Lande von fast allen Mitbürgern unserer Generation mit Fleiß und Energie optimal genutzt wurden.

In dieser Situation begannen die zunächst theoretisch, hauptsächlich von der Frankfurter Philosophenschule entwickelten Reformgedanken praktische Bedeutung zu erlangen, die zu den ersten Unruhen an den Universitäten führte. Die Universitäten, ganz besonders die medizinischen Fakultäten – seit langem gewohnt ihren Aufgaben nachzugehen und unpolitisch zu arbeiten – wurden von diesen Unruhen mit dem Ziel einer Politisierung wie von einem Blitz aus heiterem Himmel getroffen und zunächst weitgehend paralysiert. Zu dieser Zeit war der Begriff Hochschulpolitik in der Medizin den Professoren, den übrigen Hochschullehrern, aber auch der Masse der Assistenten und sogar den meisten Studenten absolut fremd. Trotzdem kam es sehr rasch zu Fronten und wie immer bei geistigen Umwälzungen zu Gruppenbildungen.

Die Medizin – es sei nochmals betont nur für sie kann ich sprechen – war unter Berücksichtigung der gegebenen Möglichkeiten von der Leistung her gesehen in allen Aufgabenbereichen auch objektiv den an sie gestellten Anforderungen gerecht geworden. Somit bestand aus dieser Sicht keine Veranlassung, das bewährte System einer Reform zu unterziehen. Diese Aussage muß rückblickend auch heute noch, etwa 15 Jahre nach Beginn der Reformbewegung – zutreffender als Kulturrevolution bezeichnet – in vollem Umfange aufrecht erhalten werden.

Mit sehr einfachen, dem Niveau einer Universität zumindest als Anlaß für wesentliche Veränderungen inadäquaten Schlagworten, wie z.B.: „Unter den Talaren steckt der Muff von 1 000 Jahren" begann schlagartig der Zauber, dessen äußere Form von denen, die ihn unmittelbar in vorderster Linie miterlebt haben, zunächst als Politzirkus empfunden wurde, dessen Ernsthaftigkeit sich jedoch sehr rasch zeigte.

Im Gegensatz zu dieser rückblickenden Beurteilung, die heutige Meinung des Herrn Ministerpräsidenten des Landes Hessen vor wenigen Tagen in einem Interview: „1968 war ein Protest gegen den Muff von 1 000 Jahren, gegen eine Gesellschaft, die wirklich Reformen nötig hatte. Der demokratische Grundkonsens war bei der großen Mehrheit dieser Bewegung nicht in Frage gestellt und vor allem, sie hatten doch geistiges Profil." Aus heutiger und damaliger Sicht muß doch sehr bezweifelt werden, ob der demokratische Grundkonsens an der Basis bei unserer Bevölkerung – seinerzeit gegeben war. Unterliegt der Politiker hier nicht rückblickend einem Wunschdenken?

Die sogenannte Drittelparität: Professoren – Assistenten – Studenten wurde gefordert.

Medizin, Naturwissenschaft und Technik waren an manchen – nicht an allen – Universitäten weniger, z.T. kaum von der ersten Erschütterung mitbetroffen. Beseitigung der Ordinarien-Universität war eines der Schlagworte. Wohl überlegt, weil mit dieser Zielvorgabe die bis in unsere Zeit bitter nachwirkende Spaltung der Gruppe der älteren Hochschullehrer geschickt erreicht werden konnte. Das daraus resultierende zentrale Problem, die Veränderungen in der Personalstruktur mit einem Eingriff in die Hirarchie der medizinischen Hochschullehrer muß später noch angesprochen werden. Die Beobachtung, die während dieser Jahre, aus dem Kreis des Mittelbaues, aber auch der Assistenten so mancher seine Zeit gekommen glaubte, die Situation für seine persönliche Karriere oder gar die Politik als Vehikel zum Aufstieg zu nutzen, darf nicht verschwiegen werden.

Zahlreich sind auch in der Medizin die Fälle, in denen entgegen dem Berufungsprinzip von außen aus dem Hause besetzt wurde. In den einzelnen Bundesländern kam es unterschiedlich weitgehend noch ohne gesetzliche Grundlage durch Satzungsänderungen zu einer Beteiligung der Gruppen in den Entscheidungsgremien. Bei dieser Regelung konnte es an vielen Universitäten nicht verhindert werden, daß viele die für bestimmte Positionen in Betracht kamen, in die zuständigen Entscheidungsgremien einrückten.

So wurde vielfach auch in der Medizin nach dem Prinzip der Seilschaft mit Nachhieven als Belohnung für bestimmte Vorleistungen besetzt. Jeder Erfahrene weiß, daß diese Vorgänge in den einzelnen Bundesländern je nach dem Grad der Reformfreudigkeit und den direkt damit zusammenhängenden Mehrheitsverhältnissen in den Gremien unterschiedlich abliefen. In aller Bescheidenheit muß festgestellt werden, daß sowohl vor, aber auch nach Erlaß der Hochschulgesetze, die medizinischen Fakultäten an den Bayerischen Landesuniversitäten in hohem Maße bemüht waren, den Schaden so gering als möglich zu halten.

Die vom Bayerischen Hochschulgesetz den medizinischen Fakultäten eingeräumte Sonderstellung für die Zusammensetzung des Fachbereichsrates war ohne Zweifel hilfreich.

Es wird gerne übersehen, daß ohne Zutun von außen, als Automatismus sozusagen eine gewisse Beruhigung in dem Moment eintrat, als die nicht beliebig vermehrbaren Stellen zunächst alle besetzt waren. Persönlich bin ich davon überzeugt, daß für die Beruhigung an den Medizinischen Fakultäten nicht die Hochschulgesetze – von denen eines erst jetzt erlassen wird – verantwortlich waren, sondern z.T. die durch Selbsthilfe durchgeführten Satzungsänderungen, besonders aber der erwähnte personelle Sättigungseffekt.

Sehr rasch erkannten die Assistenten, daß durch die Umwälzung für sie nicht nur nicht viel gewonnen werden konnte, sondern sich eher Nachteile abzuzeichnen begannen.

Die bis heute immer wieder ins Feld geführte Behauptung, die Universitäten, besonders auch die Medizin, wären mit den anwachsenden Studentenzahlen nicht fertig geworden und hätten deshalb versagt, ist ein unfaires Argument. In keinem funktionierenden System kann ein einzelner Faktor beliebig nach oben oder unten geändert werden, ohne daß Rückwirkungen auf das gesamte System zu erwarten wären. Wenn z.B. eine räumlich vorgegebene Dreizimmerwohnung anstatt mit einer mit zwei oder gar drei Familien belegt wird, so kann für die vorhersehbare räumliche Enge nicht die Dreizimmerwohnung als solche verantwortlich gemacht werden.

Tatsache ist, daß gleichzeitig mit den ersten Erschütterungen, ausgelöst durch die Bildungseuphorie, die Studentenzahlen an unseren Hochschulen, auch im Bereich der Medizin, explosionsartig angewachsen sind. Alle zwangsläufig daraus resultierenden Probleme wurden dem hergebrachten System – insbesondere der sogenannten Ordinarienuniversität – angelastet. In dieser Situation haben die Verantwortlichen, insbesondere unsere Volksvertreter, die vor allem von studentischer Seite behaupteten Unterstellungen nicht kritisch geprüft. Sie waren auch nicht bemüht, das zu tun, was ihre Pflicht gewesen wäre, sine ira et studio die destruktiven Handlungen an den Hochschulen, zu analysieren und Maßnahmen zu deren Verhinderung zu treffen. Immerhin handelt es sich bei den Beschädigungen und Vernichtungen von Sachwerten um Werte, die durch das Steueraufkommen unserer Mitbürger geschaffen und unterhalten wurden. Millionenbeträge mußten und müssen bis heute noch für die Beseitigung mutwilliger Zerstörungen aufgewandt werden. Dabei hätten es die Politiker zu Beginn der Ereignisse leicht gehabt, an den Hochschulen Ordnung zu schaffen, weil für die damaligen Zustände an unseren Hochschulen in breitesten Kreisen unserer Bevölkerung keinerlei Verständnis bestand.

Hilfe und Unterstützung von Seiten des Staates beschränkten sich aus meiner damaligen Erfahrung besten Falles auf trostreiche Zusagen. Abgesehen von der Sympathie in weiten Kreisen der Bevölkerung, vor allem der einfachen Leute, waren die Universitäten sich selbst überlassen, besser gesagt im Stich gelassen. Politiker und Parlamente für ihre persönliche Sicherheit die Bannmeile in Anspruch nehmend, ließen uns allein. Aus den Äußerungen mancher Politiker war sogar eine gewisse Schadenfreude zu erkennen, wie der Stand der Professoren, der nach Umfragen höchstes Ansehen in der Bevölkerung genoß, in schwerste Bedrängnis mit z.T. gewalttätigen Auseinandersetzungen geraten war. So war z.B. der damalige Landtagspräsident des Landes Baden-Württemberg der Auffassung, daß ein Gesetz gemacht werden müsse, mit dem keine der Gruppen zufrieden sei.

Alle von den einzelnen Bundesländern zeitlich unterschiedlich erlassenen Hochschulgesetze gingen davon aus, daß mehr oder weniger tiefgreifende Veränderungen an der Struktur erforderlich seien, deren Notwendigkeit vordergründig damit begründet wurde, daß die bisher bewährten Strukturen nicht in der Lage wären, mit der Massenuniversität fertig zu werden.

Zeitlich etwas versetzt, kam es in der ersten Phase des Kulturkampfes, ausgelöst durch die von den Studenten vorgebrachten Behauptungen für die Medizin zu einer zusätzlichen Belastung mit der Forderung nach Änderung der Approbationsordnung. Die Hoffnung, durch Erfüllung möglichst vieler der gestellten Forderungen am schnellsten Ruhe zu bekommen, ließ auch dieses Reformwerk rasch vorankommen. In dieser Situation glaubten Politiker, Ministerien, aber auch die Vertreter der Ärzteverbände, den Vorwurf der Rückständigkeit am besten mit der Flucht nach vorne begegnen zu können. Sie setzten sich an die Spitze der Reformbewegung und vertraten die Auffassung, daß die von studentischer Seite im Zusammenhang mit der ärztlichen Ausbildung lautstark gegen die Universitäten vorgebrachten Vorwürfe zumindest z.T. durchaus berechtigt seien und schnellstens Abhilfe geschaffen werden müsse. Die Wortführer der Studenten waren klug genug, eine nach meiner Meinung nur scheinbare Schwachstelle unserer Ausbildung, den Mangel an praktischer Tätigkeit, zu erkennen und geschickt herauszustellen. Da die zunächst vorgetragene Forderung nach Abschaffung aller Prüfungen zumindest in der Medizin schon wegen der Öffentlichkeit nicht diskutabel war, konzentrierte man sich auf die Abschaffung der mündlichen Prüfung.

Dies wurde damit begründet, daß der Willkür der mündlichen Prüfer ein Ende gesetzt werden müsse und eine Objektivierung des Verfahrens zur Ausschaltung jeglicher Manipulation erforderlich sei. Es hätte nur der Mühe eines Blickes in die Statistik der Durchfallquote sowohl im Physikum, aber auch im Staatsexamen während der letzten Jahrzehnte bedurft, um ohne weitere Überlegungen zu erkennen, daß es mit der Willkür der prüfenden Professoren nicht so weit her sein konnte. Niemand wollte dies sehen, es war ja viel einfacher Forderungen zu erfüllen als solche mit entsprechender Begründung abzulehnen. Was die Objektivität des neuen Prüfungsverfahrens betrifft, sei nur auf das Physikum im Frühjahr dieses Jahres verwiesen. Ein besseres Beispiel für eine stillschweigend hingenommene Supermanipulation auf höchster Ebene gibt es wohl nicht.

Unter dem Druck der Zeit, bereit zur Anerkennung der eigenen Schuld durch Starre und „Reformunfreudigkeit" viel versäumt zu haben, kam dann Ende der 60iger Jahre relativ schnell die neue Approbationsordnung.

Auch aus dem Kreis der Medizin-Professoren kamen einige, nur wenige auf die Seite der Reformer und glaubten nach meist nur kurzen Studienreisen vor allem in die USA den Stein der Weisen im amerikanischen System entdeckt zu haben. Dies lag nahe, da die beiden wichtigsten Forderungen der Studenten praktische Ausbildung und schriftliche Prüfung damit befriedigt werden konnten. Ein Blick in die Geschichte der amerikanischen Medizin hätte gezeigt, daß deren Modernisierung relativ spät und ausschließlich nach europäischen zum großen Teil deutschen Vorbildern erfolgte, die allerdings den Verhältnissen des Landes seinerzeit angepaßt wurden. Im Gegensatz zu den Amerikanern haben wir in unserer neuen Ausbildungsordnung nicht geprüft, ob und inwieweit sie überhaupt realisierbar ist. Vergessen wurde dabei vor allem das in den USA gegebene Studien/Lehrer- und Studenten/Betten-Verhältnis zu prüfen und dieses mit unseren Möglichkeiten zu vergleichen. Die Objektivität verlangt hier den Hinweis, daß die Verantwortlichen seinerzeit das weitere enorme Anwachsen der Studentenzahlen möglicherweise nicht im vollen Umfange vorhersehen konnten.

Niemand aus dem Kreis derer, der für die neue Approbationsordnung verantwortlich ist, kann sich heute darauf berufen, nicht gewarnt worden zu sein. Der Westdeutsche Medizinische Fakultätentag, unter dem Vorsitz von zunächst Schettler, Heidelberg und später Valentin, Erlangen – beide Herren haben sich mit der Führung dieses Gremiums z.T. in sehr schwieriger Zeit enorme Verdienste erworben –, hat von Anfang an zu äußerster Vorsicht und Behutsamkeit gemahnt und energisch darauf hingewiesen, daß die praktische Ausbildung während des Studiums in den klinischen Fächern von den Fakultäten nur durch eine kostspielige Einschaltung von Lehrkrankenhäusern erbracht werden könne. So kam es dann auch, als Farbe bekannt werden mußte und die Lehrkrankenhäuser ihre nicht immer beschiedenen finanziellen Forderungen an den Staat herantrugen. Der Staat war allein aus finanziellen Gründen gezwungen, eine Studenten/Betten-Relation zuzulassen, die für sich allein gesehen gar nicht so schlecht sein mag, aber einen Vergleich mit dem amerikanischen System, das doch immitiert und nicht etwa modifiziert übernommen werden sollte, nicht mehr zuläßt.

Inzwischen wäre alles so einfach und billig gewesen. Hätte man sich nur dazu entschliessen können, den Vorschlägen zu folgen, die eine Verlängerung und Straffung der Famulatur, sowie Maßnahmen für das praktische Jahr verlangten. Diese Vorschläge entsprachen nicht der seinerzeitigen Reformeuphorie und wurden verworfen.

Die damaligen Studenten haben ihre Hauptforderungen für den Ausbildungsgang erreicht. Wie vorausgesagt, sind die nachgekommenen Semester mit der Erfüllung dieser Forderungen keineswegs glücklich. Nach der Auffassung vieler Studenten ist das derzeitige System nicht geeignet, die angestrebte praktische Ausbildung während des Studiums zu gewährleisten. Vor allem ist das neue Prüfungssystem nicht geeignet, während des Studiums das zu erlernen, was später vom Arzt sowohl an fachlicher, aber auch menschlicher Qualifikation verlangt wird.

Nach dieser aus Zeitgründen sehr oberflächlichen Darstellung der historischen Fakten verbleibt eine kritische Würdigung der beiden schwierigsten Probleme: 1. Änderung der Personalstruktur und 2. Beteiligung an den Entscheidungsprozessen.

Bis zu Beginn der Reformbestrebungen galt für die akademische Laufbahn in der Medizin der gemeinsame Einstieg aller in einer Klinik oder einem Institut als wissenschaftlicher Assistent. Die große Zahl dieses potentiellen Nachwuchses brachte mit der Habilitation einen kleinen Kreis von Dozenten hervor, die in aller Regel, wenn auch mit befristeten Verträgen relativ gesichert waren. Nur wer wissenschaftlich weiterhin tätig war und auch sonst seinen Verpflichtungen vor allem in der Lehre nachkam, wurde in der Regel nach

Ablauf von 6 Jahren zum außerplanmäßigen Professor ernannt. Die für die Ernennung erforderlichen auswärtigen Gutachten wurden nur dann als positiv angesehen, wenn in ihnen die Lehrstuhlreife bescheinigt wurde. Dabei war der akademische Grad keineswegs an eine bestimmte Planstelle gebunden. Die in Bezug auf die Zahl der Lehrstühle relativ große Zahl von außerplanmäßigen Professoren befand sich im Wartestand und sah sich plötzlich einer Konkurrenz aller anderen Universitäten sogar über die Grenzen der Bundesrepublik hinaus gegenüber. Dabei galt seit langem die Regel, Berufung aus der eigenen Fakultät nur in begründeten Ausnahmefällen. Für wahr, – im Gegensatz zu den Aufstiegsgepflogenheiten in der Beamtenlaufbahn –, ein hartes System mit einem beachtlichen Leistungsdruck, das dem der vorwärts kommen wollte, vom ersten Tag seiner Tätigkeit bis zu seiner Berufung, ein Höchstmaß an Einsatz und Leistung abverlangte und darüber hinaus niemand eine Garantie gab bis zur letzten Position durchzukommen, dies obwohl zwei Gutachter bestätigen, daß er dafür geeignet sei.

Dieses System war trotz bestehender Kulturhoheit der Länder – im Gegensatz zu heute – bundeseinheitlich.

Die Zusammensetzung der Fakultäten bestand zunächst nur aus dem Kreis der ordentlichen, später auch außerordentlichen Professoren. In den letzten Jahrzehnten hatte sich unterschiedlich eine Beteiligung von Vertretern der außerplanmäßigen Professoren und der Dozenten durchgesetzt.

Das System ständiger Forderung und harter Auslese, andererseits mit einer weitgehenden Sicherung nach der Habilitation mag seine Mängel – wie jedes System – gehabt haben. Es war jedoch ohne Frage leistungsfähig und geeignet eine Verkrustung in der Personalstruktur zu verhindern. Allein die Anlage des Systems ausgerichtet auf Auslese mußte Härten im Einzelfall erwarten lassen. Diese Härten wurden in der Medizin zumindest in den klinischen Fächern durch die Möglichkeit des Ausweichens auf andere Positionen oder in die Praxis weitestgehend gemildert.

Das System konnte für die Neubesetzung von Positionen nur so lange ein hohes Maß an Zuverlässigkeit bieten – ein absolut zuverlässiges gibt es nicht –, als sichergestellt war, daß die Mehrheit der Entscheidungsbefugten keinerlei persönliche Interessen an der Gewinnung der entsprechenden Position hatte.

Zum Schluß ein Wort zu den Eingriffen am hergebrachten System, die grundlegende Änderungen mit sich brachten. Praktisch alle Fragen im Zusammenhang damit lassen sich – soweit sie die Medizin betreffen – auf zwei Problemkreise zurückführen, die schon aus Zeitgründen hier nicht ausdiskutiert werden können: 1. Zusammensetzung der Entscheidungsgremien und 2. Leitung der Organisationseinheiten in der Medizin, der Kliniken und Institute.

Zunächst muß im Zusammenhang mit Strukturveränderung an unseren Universitäten die Frage an den Gesetzgeber erlaubt sein, ob hier für so weittragende Entscheidungen mit Rückwirkung auf das Gesamtwohl des Volkes ausreichender Sachverstand für die Beurteilung tatsächlich gegeben war und in wieweit ideologische Überlegungen mit utopischen Vorstellungen über die Möglichkeit, daß, unabhängig von der Ausgangslage, alle alles haben könnten, mit im Spiele waren?

Jeder, der einmal eine Universität von innen gesehen hatte, besonders der, der Jahre dort verbrachte und meist auch mit Erfolg abgegangen war, traut sich selbstverständlich ein Urteil darüber zu, wie eine Universität, die mit keiner anderen Organisationsform im Staatswesen vergleichbar ist, organisiert und strukturiert sein müsse, ohne zu bedenken, daß er das Gefüge nur von außen gesehen hat. Dies gilt aber auch in besonderem Maße, von denen, die es z.T. von innen gesehen haben, nämlich denen, die den dornenreichen Weg der akademischen Laufbahn begonnen und aus welchen Gründen auch immer nicht zu Ende gebracht haben. Aber auch dann, wenn der Sprung vom wissenschaftlichen Assistenten zum Kultusminister gemacht wurde.

Für alle Fragen aus dem Bereich von Personalstruktur und Gremienbeteiligung kommt es für die Beantwortung auf den Standort des Betrachtenden an. Gerade hier liegt das entscheidende Problem. Bis in unsere Tage sind die Versuche der einzelnen/Gruppen aus ihrer Sicht auf den Gesetzgeber Einfluß zu nehmen zahlreich zu beobachten.

Positiv zu werten ist, daß der Gesetzgeber – allerdings nachdem reichlich Flurschaden angerichtet war – am Berufungssystem von außen festhielt. Die Ausdehnung auf alle Gruppen von Professoren mag für andere Fächer ein Mittel sein, zumindest für die Zukunft die Qualität sicherzustellen, in der Medizin ist dies aus mehreren Gründen problematisch. Sieht man von den Einzelfällen eines Wechsels habilitierter Mitarbeiter an andere Kliniken oder Institute – wie dies immer schon üblich war – ab, für alle kann ein solches Vorgehen schon im Hinblick auf die Qualität der Leistung der einzelnen Institutionen nicht gut sein. Jeder Kliniker wird mir in der Auffassung Recht geben, daß für jeden die Möglichkeit bestehen muß vom Famulus über den Doktoranden und wissenschaftlichen Assistenten bis zum Leitenden Oberarzt im gleichen Hause durchzukommen. Hier unterscheidet sich die Medizin grundlegend von allen anderen Fächern. Allein im Interesse der Lehre und Krankenversorgung ist ein hochqualifizierter eingespielter Mitarbeiterkreis erforderlich. Durch eine von Staat und Parteien unabhängige Auswahl der zu Berufenden durch die Fakultät mit dem Recht des Vorschlages an den zuständigen Minister kann die nicht selten bei außeruniversitären Häusern zu beobachtende Inzucht, möglicherweise gepaart mit politischem Einfluß, vermieden werden.

Für ein abschließendes Urteil darüber, ob die Hochschulreform für die Medizin etwas gebracht hat, oder eher negative Auswirkungen zeigte, mag es noch zu früh sein.

Zunächst ist festzustellen, daß die neue Approbationsordnung nur deshalb einigermaßen funktioniert, weil sie bei extensiver Auslegung mit gerade noch tolerablen Aushilfen praktiziert wird.

Was die Strukturänderungen betrifft, muß mit aller Zurückhaltung festgestellt werden, daß heute im Gegensatz zu früher in den Naturwissenschaften und in der Medizin internationale Preise für die Anerkennung besonderer wissenschaftlicher Leistungen wesentlich seltener nach Deutschland fallen.

Dies sollte uns, in einem rohstoffarmen Land, das auf seine geistigen Leistungen besonders angewiesen ist, zu denken Anlaß geben.

Ich danke Ihnen sehr für Ihre Aufmerksamkeit.

Präsident L. Schweiberer

Herr Kollege Spann, der Beifall zeigt, daß diese kritische Analyse einfach nötig war. Haben Sie nochmals sehr herzlichen Dank.

Meine Damen und Herren, nun lädt der Senat in das Schloß Charlottenburg zum Senatsempfang ein.

I. Experimentelle Unfallchirurgie*

(Vorsitz: A. Pannike, Frankfurt und S. Perren, Davos)

Vergleichende Untersuchungen der Bruchfestigkeit nach Spalt- und Kontaktheilung des Knochens – Experimentelle Untersuchungen**

H. Zilch, R. Wolff und G. Friedebold

Orthopädische Klinik der Freien Universität Berlin, Im Oskar-Helene-Heim, Clayallee 229, D-1000 Berlin 33

1. Einleitung

Bei der Kontaktheilung erfolgt die Heilung über Umbauvorgänge am Haversschen System in Form der transversalen Osteonerneuerung, da die Osteoclastenbohrkanäle den Osteotomiespalt direkt überqueren können. Es findet lediglich ein *Umbau,* keine Knochenneubildung statt. Bei der Spaltheilung werden kleinere Spalten sofort und primär mit Knochen aufgefüllt. Je nach Spaltgröße (bis 0,2 mm Durchmesser) entsteht sofort ungerichteter Lamellenknochen, bei größeren Defekten bis etwa 0,6 mm zunächst Faserknochen [4, 10]. Hier entsteht echte Knochenneubildung, die sekundär in die Architektonik des bestehenden Haversschen Systems integriert werden muß.

Nach Perren sollte nur bei der Kontaktheilung von einer primären Knochenheilung gesprochen werden.

Im histo-physiologischen Reaktionsmuster unterscheiden sich diese beiden Modi der Knochenheilung demnach grundlegend voneinander. Der Unterschied stellt sich auch im zeitlichen Ablauf der Um- und Anbauvorgänge der: Die *Kontakt*heilung läuft nach dem von Frost für den Corticalisumbau angegebenen Schema „Aktivierung – Resorption – Formation" (ARF-Regel) ab. Der Knochenumbau tritt demnach erst nach einer gewissen Latenzperiode ein, der „Aktivierungszeit", die je nach Species 2–3 Wochen dauert. Danach tritt erst ein Resorptionskanal auf und mit einer weiteren Verzögerung von einigen Tagen (3–4) die Knochenneubildung in Form der tapetenartigen Auskleidung der Kanäle mit Osteoid. Da ein Osteoclast ein um etwa 1 000mal größeres Volumen an Intercellularsubstanz resorbieren kann als ein Osteoblast in gleicher Zeit aufzubauen vermag, resultiert z.B. in der Klinik gerade bei perfekter Adaptation nach etwa 3 Monaten im Röntgenbild eine stärkere lokale Osteoporose [11]. Die Osteoclasten können demnach den Resorptionskanal um 70–100 Mikrometer pro Tag vorantreiben, die Osteoblastentätigkeit mit Auffüllen des Resorptionskanals erstreckt sich aber über mehrere Wochen [8, 10]. Nach 8 Wochen sind beim Hund 60% der Osteone an der ehemaligen Osteotomie erneuert, die höchste Umbautätigkeit liegt zwischen der 3.–6. Woche. Diese Daten schwanken jedoch von Species zu Species [5].

---

* Wissenschaftliche Sitzung am 22. 11. 1981

** Diese Arbeit wurde mit Mitteln der DFG gefördert

Hefte zur Unfallheilkunde, Heft 158
Zusammengestellt von A. Pannike

Bei der *Spalt*heilung hingegen setzt die Knochenneubildung sofort, d.h. innerhalb weniger Tage (ab 3., 4. Tag) ein. Das Ossifikationsmuster entspricht der primär angiogenen Neubildung. Der Umbau in die primäre Architektonik bis zur Ausheilung dauert allerdings Monate.

Wegen dieser unterschiedlichen Heilungsbilder ist die zeitabhängige Festigkeit einer ursprünglichen Osteotomie nach Kontakt- und Spaltheilung auch für den Kliniker von Interesse. Könnte man z.B. doch erwarten, daß in den ersten Wochen die Festigkeit nach Spaltheilung größer ist als die nach Kontaktheilung. Vielleicht läßt sich hiermit auch ein Grund aufzeigen, weshalb Refrakturen nach Osteosynthesen gelegentlich recht spät auftreten, wenn im Röntgenbild bereits eine normale Struktur und Dichte des Knochens nachweisbar sind.

2. Versuchsaufbau

Zur Klärung dieser Frage wurden unter sterilen Kautelen ausgewachsene Kaninchen gleichen Alters operiert, indem mit einer oscillierenden Säge unter Spülung mit Ringerlösung eine Tibiaquerosteotomie direkt unterhalb des Fibulaansatzes gesetzt wurde. Rechts erfolgte eine Druckosteosynthese mit einer 6-Loch-Kieferplatte unter Vorbiegung, so daß auch auf der gegenüberliegenden Seite ein Druck entsteht.

Links wurde ein konstanter Spalt durch temporäres Einlegen eines 0,3 mm dicken Metallplättchens erzeugt. Wegen der relativen Überdimensionierung der Platte hoffen wir trotz Spaltbildung an eine mechanische Ruhe auch an der gegenüberliegenden Plattenseite. Primäre Knochenheilung am Kaninchen wurde zuerst von Rahn (1971) nachgewiesen. Die Tiere dieser Serie überlebten 4, 8 und 12 Wochen. Wegen der bekannten Schwierigkeit, auch mikroskopisch eine perfekte Adaptation zu erzielen, konnten von 41 überlebenden Tieren nur 26 Tiere im Rechts-Linksversuch miteinander verglichen werden, wobei auch Tiere, die an einer Corticalis nur eine punktförmige Kontaktheilung aufwiesen, ausgewertet wurden. Zunächst wurden die von Weichteilen befreiten Tibiae geröntgt, danach einer mechanischen Biegebelastung bis zur Bruchlast mittels einer servohydraulischen Prüfmaschine unterzogen und anschließend die Bruchstücke zum Nachweis des Heilungsmodus zur Mikroradiographie verarbeitet. Bei der mechanischen Überprüfung lag die plattennahe Corticalis orthogonal der belasteten Seite.

3. Ergebnisse

Nach 4 Wochen lag bei dem gegebenen Versuchsablauf die Bruchlast bei der Kontaktheilung bei 124,0 N (Mittelwert) mit einer Standardabweichung von ± 44,7 (n = 6), bei der Spaltheilung bei 96,0 ± 31,1 N. Die Ergebnisse nach 8 Wochen: Kontaktheilung 183,7 ± 41,0 N, Spaltheilung 222,6 ± 44,0 N (n = 10). Nach 12 Wochen: Kontaktheilung 250,3 ± 67,5 N, Spaltheilung 252,0 ± 43,7 N (n = 10) (Abb. 1–3).

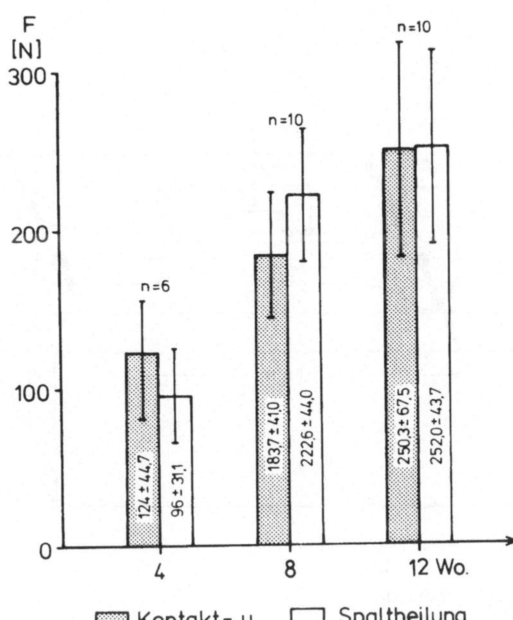

Abb. 1. Aufgebrachte Kraft der Prüfmaschine auf die Kaninchentibia bis zum Bruch nach Kontakt- und Spaltheilung nach 4, 8 und 12 Wochen (s. auch Versuchsanordnung Abb. 3)

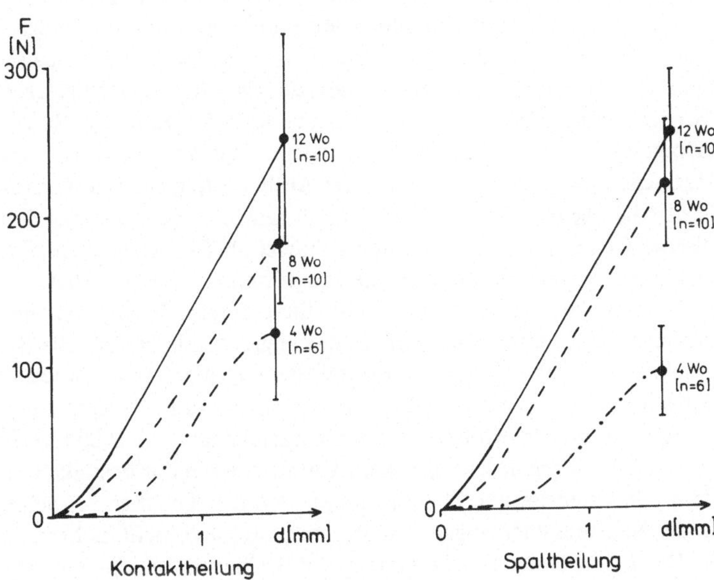

Abb. 2. Biegeverhalten bis zum Bruch der Tibia (Ordinate: ausgeübte Kraft der Prüfmaschine in N; Abscisse: Durchbiegung in mm) (vgl. Abb. 3)

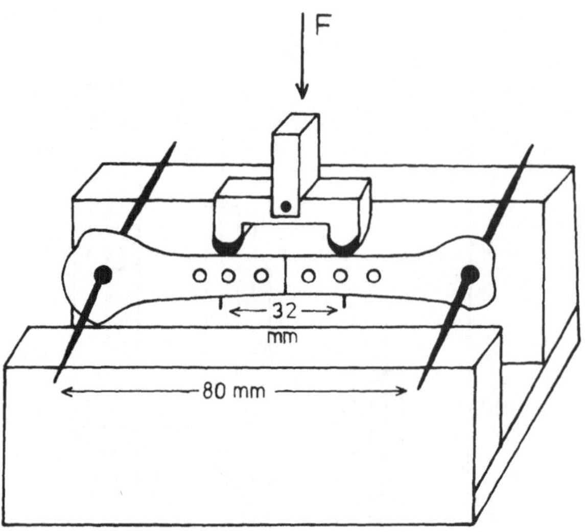

Abb. 3. Versuchsanordnung zur Prüfung der Bruchlast

4. Diskussion

Es werden erstmals mechanische Festigkeitsprüfungen nach Kontakt- und Spaltheilung vorgestellt. Die Ergebnisse lassen erkennen, daß beim Kaninchen nach *vier* Wochen bereits die Latenzzeit bei der Kontaktheilung überschritten ist und die Verzahnung der Osteone bereits einen festeren Halt erbringt, als der Knochenanbau bei der Spaltheilung. Bei der letzteren liegt der Schwachpunkt an der Grenze zwischen neu eingelagertem Knochen und dem Corticalisrand. Hier besteht noch keine feste Verzahnung, da an dieser Stelle der Bruch erfolgt und nicht innerhalb des neugebildeten Knochens. Dies stimmt mit den Befunden Hutzschenreuters überein, der bei der Aufbereitung zur *histologischen Präparation* an dieser Stelle die geringste Zugfestigkeit fand. Gleiches sah Claes an Bohrdefekten nach mechanischer Überprüfung. Aszensi und Bonucci (1964) sahen ebenfalls bei histologischer Präparation bei der Kontaktheilung einen zugfesten Kontakt durch die Osteone.

Nach *8 Wochen* zeigte die Spaltheilung bessere Festigkeit. Hier ist die Verzahnung des primär ungerichteten Knochens in das angrenzende Haverssche System offenbar weit fortgeschritten, während bei der Kontaktheilung die durch Osteoclastentätigkeit geschaffene Schwächung (Osteoporose) durch Knochenaufbau noch nicht aufgeholt werden konnte. Da ein Seitenvergleich erfolgte, ist α im Vorzeichentest mit 0,05 signifikant.

Nach *12 Wochen* läßt sich kein Unterschied in der Festigkeit mehr nachweisen, was mit dem klinischen Befund übereinstimmt, daß der Knochen bei beiden Heilungsmodi vielfach in der Nähe des ehemaligen Osteotomiespaltes und nicht mehr in ihm frakturiert.

Die Erweiterung des Programmes mit Überprüfung 2–3 Wochen alter und 12 Wochen alter Osteotomiestellen bis hin zur völligen Ausheilung, nachgewiesen durch Sequenzmarkierungen, sind vorgesehen, desgleichen weitere Prüfverfahren, wie Torsions- und Zugfestigkeit und evtl. die Verwendung anderer Tierspecies.

Literatur

1. Ascensi A, Bonucci E (1964) The ultimate tensile strength of single osteons. Acta Anat 58:160
2. Claes L, Mutschler W (1981) Quantitative Investigations on Newly-built Bone in Defects. Its Time-dependent Changes of Morphological and Biomechanical Properties. Arch Orthop Traumat Surg 98:257
3. Hutzschenreuter P, Perren SM, Steinemann S (1969) Some effects of rigidity of internal fixation of the healing pattern of osteotomies. Injury 1:77
4. Johner R (1972) Zur Knochenheilung in Abhängigkeit von der Defektgröße. Helv Chir Acta 39:409
5. Matter P, Brennwald J, Perren SM (1974) Biologische Reaktion des Knochens auf Osteosyntheseplatten. Helv Chir Acta Suppl 12
6. Perren SM, Rahn B, Cordey J (1975) Mechanik und Biologie der Frakturheilung. Fortschr Kiefer-Gesichtschir 19:33
7. Rahn B, Gallinaro P, Baltensperger A, Perren SM (1971) Primary Bone Healing. J Bone Joint Surg 53 A:783
8. Schenk R, Willenegger H (1964) Second European Symposium on Calcified Tissues, Liege 1964 b, p 125
9. Schenk RK, Perren SM (1977) Biologie und Biomechanik der Frakturheilung am Röhrenknochen als Grundlage der Osteosynthese. Hefte Unfallheilkd 129:29
10. Schenk RK, Willenegger HR (1977) Zur Histologie der primären Knochenheilung. Unfallheilkunde 80:155
11. Schenk RK (1978) Die Histologie der primären Knochenheilung im Lichte neuer Konzeptionen über den Knochenumbau. Unfallheilkunde 81:227

Diskussion

S. Perren, Davos: Herr Zilch, die Sache ist von grundsätzlichem Interesse. Sie ist vielleicht im Augenblick mehr von theoretischem Interesse als von klinischer Bedeutung. Man kann argumentieren: Die Platte liegt noch, und die Stabilität ist durch die Platte gewährleistet.

In dieser Arbeit war eine ganz interessante Beobachtung enthalten, nämlich daß schon nach relativ kurzer Zeit oft die Fraktur hält und der Knochen daneben bricht. Das konnten wir auch in anderen Experimenten beobachten. Würden Sie soweit gehen zu sagen, daß man die Platte nicht wegen der Frakturheilung, sondern wegen der Knochenveränderung nicht mehr entfernen darf? Wir sind uns ja einig, daß man sie nicht sehr früh wegnehmen darf.

H. Zilch, Berlin: Aufgrund dieser Ergebnisse kann man das, glaube ich, noch nicht sagen. Man sollte sich lieber noch an die gegebenen Schemata halten, daß man die Platte nicht zu früh entfernt. Es wäre durchaus denkbar, was auch die Ergebnisse nach zwölf Wochen zeigen, daß man wegen der Bruchheilung die Platte unter Umständen früher entfernen könnte. Aber wegen der Veränderungen unter der Platte und der Schraubenkanäle könnte es doch Schwierigkeiten geben.

S. Perren, Davos: Wenn man ganz standardisierte Bedingungen hätte, könnte man sich vorstellen, sehr früh die Platte zu entfernen. Aber ich möchte den mutigen Menschen sehen, der das macht; denn frühe Plattenentfernungen nach fünf oder sechs Monaten haben regelmäßig zu einer sehr hohen Zahl von Refrakturen im behandelten Gebiet geführt.

L. Claes, Ulm: Herr Zilch, können Sie prozentual zum normalen Knochen sagen, welche Festigkeit nach zwölf Wochen wieder erreicht wurde?

H. Zilch, Berlin: Das kann ich so nicht angeben. Wir haben nur rechts mit links verglichen.

S. Perren, Davos: Ich mache den Vorschlag, daß Sie vielleicht bei einer späteren Präsentation die Kraft, in Newton gemessen, im Biegemoment angeben. Es hängt ja davon ab, wieviel Wirksamkeit in ihrer Einrichtung der Hebelarm entfaltet.

War das rechts und lins abgewechselt, randomisiert, also zufällig verteilt?

H. Zilch, Berlin: Ja.

Druck- oder Zugbelastung an der Corticalis des Radiusschaftes?

A. Opitz, R. Beer und R. Schabus

I. Universitätsklinik für Unfallchirurgie, Allgemeines Krankenhaus der Stadt Wien, Alserstraße 4, A-1090 Wien

Genaue Kenntnis der mechanischen Verhältnisse ist Voraussetzung für eine erfolgreiche Druckplattenosteosynthese durch Anlagerung einer Platte an einer Zuggurtungsseite [3, 7].

Am Vorderarm herrschen nicht so klare Verhältnisse wie bei anderen Skeletabschnitten. Wir haben deshalb an einem Knochen-Bandpräparat mit Hilfe von aufgeklebten Dehnmeßstreifen die Dehnungsverteilung bestimmt, die in den Radius bei Vorspannung von Seilzügen, die einzelne Muskeln oder Muskelgruppen simulieren, eingeleitet werden.

Es interessiert uns insbesondere der Vergleich der volaren mit der dorsalen Seite, da unsere klinische Erfahrung gezeigt hat, daß kein Unterschied in der Konsolidierungsdauer von Frakturen besteht, ob die Platte dorsal oder volar angelegt wird [4, 6].

In tiefgefrorenem Zustand in Pro- und Supination geschnitte Unterarme, bei denen auf die proximale Speiche von volar eine kleine DC-Platte aufgeschraubt worden war, erlaubten zusammen mit Röntgenaufnahmen der oberen Extremität in exakt seitlicher Projektion eine Beurteilung, welche Muskeln durch ihre Kontraktion eine Krümmung der Speiche in dorsovolarer Richtung hervorrufen können. Wesentlich sind dabei der Hebelarm und die Kraft der einzelnen Muskeln [2]. Diese ergibt sich aus dem Produkt des physiologischen Querschnitts und der absoluten Muskelkraft (mechanische Spannung) die auf ein Newton/mm^2 geschätzt wird.

Die durchschnittlichen Werte wurden von Fick auf Grund anatomischer Untersuchungen angegeben, unterliegen aber großen individuellen Schwankungen [1].

Neben den Ellbogenbeugern, die am Radius ansetzen, also dem M. biceps, dem M. brachioradialis und dem M. pronator teres haben die fast schaftparallel arbeitenden Handgelenks- und Fingerbeuger einen nicht zu vernachlässigenden Einfluß.

Für unseren Versuch wurden deshalb die drei mit größerem Hebel arbeitenden Muskeln einzeln simuliert, während die schaftparallel arbeitenden Beuger ebenso wie die Finger-

Hefte zur Unfallheilkunde, Heft 158
Zusammengestellt von A. Pannike

und Handgelenksstrecker durch einen in ihrer Resultierenden liegenden Seilzug zusammengefaßt wurden. Zur Darstellung der Krümmung der Speiche wurden in die Ebenen der Meßquerschnitte die Meßergebnisse eingezeichnet. Werte außerhalb des jeweiligen Speichenquerschnitts bedeuten Zug- und die innerhalb liegenden Werte Druckkräfte, sie wurden bei gleicher Vorderarmbelastung durch drei Lastlesungen ermittelt.

Bestimmt man die jeweils zugehörigen Dehnungen bei einem Ellbogengelenksbeugewinkel von 70°, 90° und 110°, so zeigt sich beim M. biceps und beim M. pronator teres in allen drei Beugestellungen ein ähnliches Dehnungsverhalten an der Speiche. Nur beim M. brachioradialis ergeben sich bei 70° wegen des kurzen Hebelarms auffallend hohe Dehnungen. Es zeigt sich auch, daß der M. biceps und der M. pronator teres in Supination ähnliche Biegungen einleiten, der M. brachioradialis einen gegenteiligen Effekt bringt (Abb. 1, 2).

Bestimmt man die Biegungen in Pronation, so müßte sich für jeden dieser drei Muskeln nun ein nahezu umgekehrter Effekt ergeben. Dies konnte an unserem Modell für den M. biceps und den M. pronator teres gezeigt werden. Der M. brachioradialis brachte diesen erwarteten Effekt nicht, dafür ist die Lage des Muskels verantwortlich, die diesem Umkehreffekt erst bei maximaler, mit unserem Präparat nicht erreichbarer Pronation erwarten läßt. Es fand sich auch in dieser Drehstellung als Effekt ein Druck volar.

Die Handgelenks- und Fingerbeuger und -strecker verursachen zufolge ihres fast speichenschaftparallelen Verlaufs keine wesentlichen Biegemomente, wohl aber leiten sie Druck-

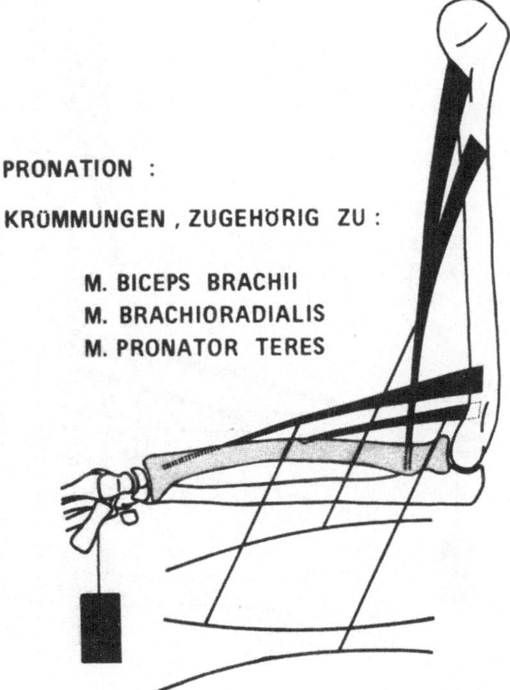

Abb. 1

spannungen ein. Vergleicht man am Beispiel des M. brachioradialis unsere gemessenen mit den rechnerisch ermittelten Werten, die sich einstellen würden, wenn die Muskelkraft allein wirkt, so sieht man an der Diskrepanz dieser beiden Werte, daß vor allem die Wirkung der Membrana interossea nicht vernachlässigt werden darf. Am besten war die Übereinstimmung in Mittelstellung, was darauf hinweist, daß die Membran in dieser Stellung am wenigsten beansprucht ist.

Werden die mit DMS bestückten Seilzüge im Verhältnis der Kräfte, die sich aus den Muskelquerschnitten ergeben, gespannt, so ergibt sich folgendes Bild (Abb. 3):

Im ersten Überlagerungsbeispiel wurden alle Ellbogengelenksbeuger sowie die Handgelenks- und Fingerbeuger sowie zur Stabilisierung des Handgelenks auch die Handgelenksstrecker angespannt, wie dies z.B. beim Heben einer Last in mittlerer Drehstellung des Vorderarmes eintreten wird. Die gleichzeitige Innervation dieser Beuge- und Streckmuskulatur für diese Aufgabe konnte im EMG nachgewiesen werden.

Es ergeben sich in diesem Fall in den von chirurgischem Standpunkt besonders wichtigen Querschnitten 2 und 3 Druckspannungen radial, gegen den Ansatz der Membrana interossea werden in zunehmendem Maße Zugspannungen aufgebaut. Volar und dorsal gibt es keine wesentlichen Dehnungsunterschiede, da in diesem Bereich die Biegenullpunkte liegen, es ändert sich aber das Bild der Kurve je nach Aktivität der verschiedenen Muskelgruppen.

Es scheint das Konstruktionsprinzip der Speiche zu sein, daß die Zugspannungen im Wesentlichen nur im Bereich des Ansatzes der Membrana interossea auftreten, wo sie auch

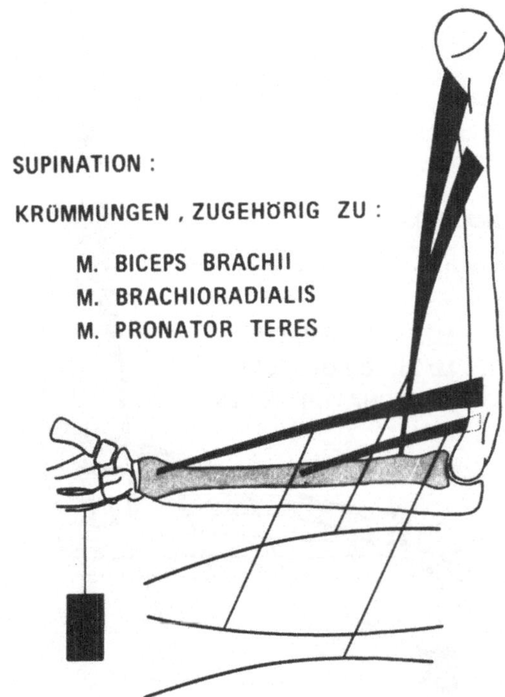

Abb. 2

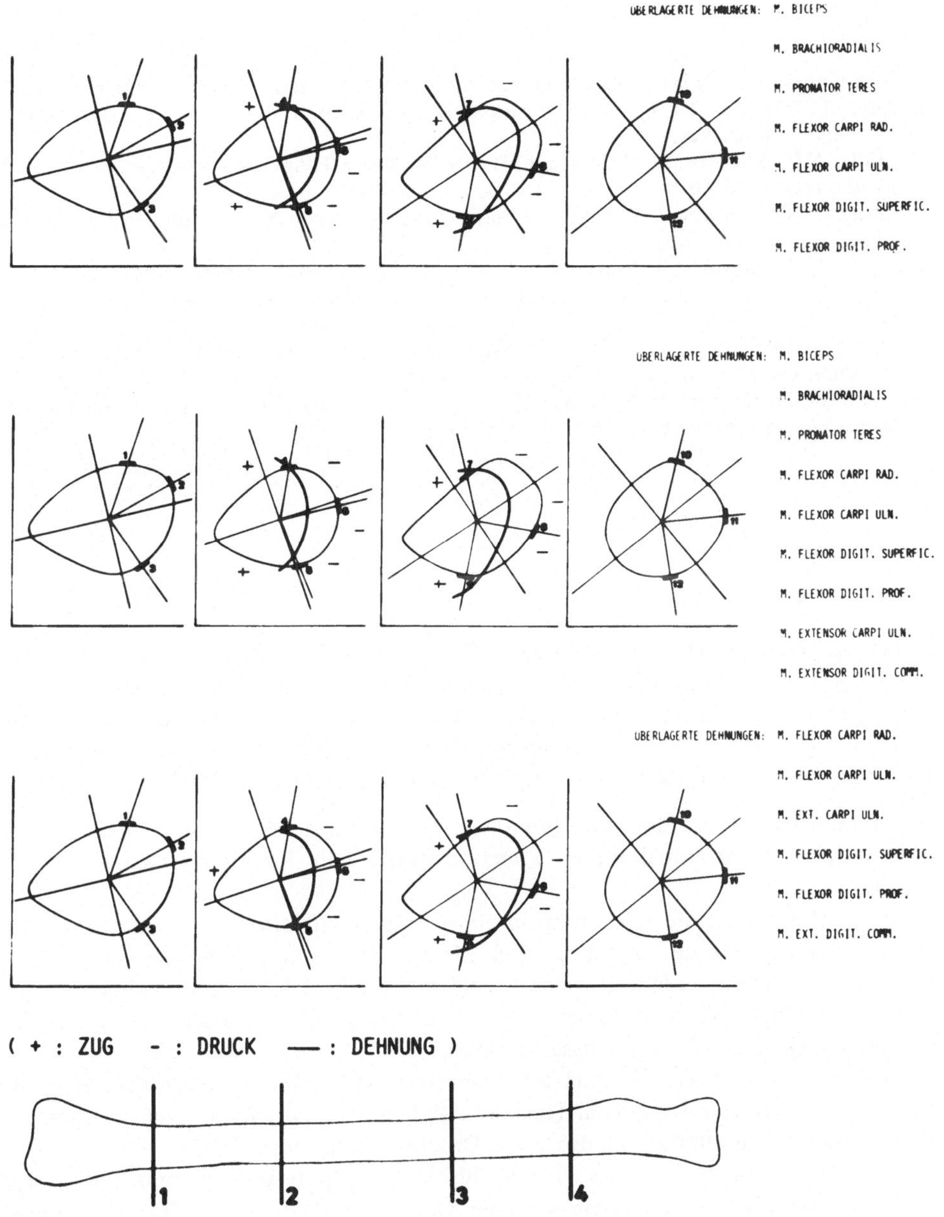

Abb. 3

aufgenommen werden können. Dies entspricht auch der corticalen Verstärkung in diesem Bereich.

Auf Grund unserer Messungen und der biomechanischen Überlegungen vor allem in Hinblick auf die Umkehrbarkeit wesentlicher Biegekräfte durch Pro- und Supination kann bezüglich der mechanischen Wirkung zwischen der dorsal und der volar angelegten Platte nicht unterschieden werden [5].

Literatur

1. Bardeleben (1910) Handbuch der Anatomie des Menschen. Gustav Fischer, Jena
2. Lanz T, Wachsmuth W (1959) Praktische Anatomie, 1. Band, 3. Teil. Springer, Berlin Göttingen Heidelberg
3. Müller ME, Allgöwer M, Willenegger H (1977) Manual der Osteosynthese. Springer, Berlin Heidelberg New York
4. Opitz A, Poigenfürst J (1979) Die Plattenosteosynthese des proximalen Speichenschaftbruches von volar. Unfallchir 5:216–219
5. Opitz A, Poigenfürst J, Schabus R (1979) Biomechanische Überlegungen zur Implantatverankerung beim Speichenschaftbruch. 4. Symposium des Arbeitskreises für Osteologie, Wien 29.–30.3.1979
6. Opitz A, Wagner M (1979) Der volare Zugang der Speiche. 20. Tagung der österreichischen Gesellschaft für Chirurgie. 14.–16.6.1979
7. Tscherne H, Oestern H-J, Sander U (1978) Technik und Ergebnisse der Plattenosteosynthese am Unterarmschaft. Unfallheilkd 81:332–343

Diskussion

S. Perren, Davos: Herr Opitz, ich glaube, Sie haben das Publikum mit den vielen Daten, die Sie uns gezeigt haben, erschlagen. Ich glaube, es wird sehr interessant sein, sich das in aller Ruhe zu Gemüte zu führen. Ist es richtig, wenn ich Ihre Untersuchung so zusammenfasse, daß man sagen kann, daß wir uns am Radius bei der Osteosynthese, wo wir ja die Zugseite suchen, nicht darauf verlassen können, daß wir die Zugseite erwischen?

A. Opitz, Wien: Allein die Umkehrbarkeit der verschiedenen Biegekräfte läßt schon vermuten, daß es nicht eine definierte Zuggurtungsseite gibt. Ich möchte dazu noch zwei Dias zeigen.

Die Bilder zeigen die Konstruktion eines Trägers mit einem dreieckigen Querschnitt, wobei offensichtlich die Zugkräfte durch die eine Strebe aufgenommen werden. Das Konstruktionsprinzip dieses Trägers ist, mit möglichst wenig Material eine maximale Biegefestigkeit zu erreichen. Wenn man sich den Querschnitt des Radius ansieht, erinnert das doch sehr an den Querschnitt durch diesen Träger.

Es fällt mir als weiteres Beispiel der Querschnitt der Tibia ein, wo wir die kräftige Wadenmuskulatur gegenüber der spitzen Tibiakante finden. Vermutlich sind auch in diesem Bereich ventral die Zugspannungen und dorsal die Druckspannungen zu finden.

Das ist ein Modell, bei dem wir mit Hilfe des Computertomogramms den Querschnitt herausgefunden haben. Bei einem weiteren Modell ist der dreieckige Querschnitt noch viel ausgeprägter als in diesem von uns verwendeten Modell.

S. Perren, Davos: Passen Sie sehr auf dieses Dia auf! Ich könnte mir vorstellen, daß Sie es nachher nicht zurückbekommen, wenn Herr Hierholzer es sieht!

Herr Opitz, herzlichen Dank. Wir könnten es so zusammenfassen, daß wir bei der Osteosynthese am Radius, sofern wir Kontakt auf der Gegenseit haben, sicher zusätzliche Maßnahmen begrüßen würden wie schräge Schraube oder Überbiegung der Platte. Wenn natürlich auf der Gegenseite keine Abstützung vorhanden ist, ist das Problem offen.

Die Erhöhung der Stabilität des Fixateur externe durch ein System stabilisierender Implantate

M. Faensen, F. Hahn und R. Tiedtke

Abteilung für Unfall- und Wiederherstellungschirurgie im Klinikum Steglitz der Freien Universität Berlin (Leiter: Prof. Dr. Rhamanzadeh), Hindenburgdamm 30, D-1000 Berlin 45

Die häufig unzureichende Stabilität der Montagen mit dem Fixateur externe wird von der Mehrzahl der Autoren festgestellt. Die wesentlichen Ursachen sind in der geringen Biegefestigkeit der Steinmann-Nägel und dem Wandern der Nägel, besonders in der atrophen Spongiosa zu sehen. Viele Frakturformen und Weichteilverhältnisse zwingen darüber hinaus oft zu einer Montage der Steinmann-Nägel und Schanzschen Schrauben, die von der biomechanisch günstigen Form abweicht.

Die großen Unterschiede der mechanischen Eigenschaften von Corticalis und Spongiosa ließen es sinnvoll erscheinen zwei unterschiedliche Implantate zu benutzen, die beide Nachteile der Steinmann-Nägel weitgehend beseitigen sollen.

Das Implantat für den spongiösen Knochen weist im mittleren Anteil ein Klingenprofil auf. Eine vertikal liegende Klinge von 14 mm Breite verhindert weitgehend das Wandern in der Spongiosa, da die Auflagefläche deutlich vergrößert wird. Senkrecht dazu liegt eine 8 mm hohe Klinge, die die Durchbiegung der Horizontalen verhindert. Während die breite Klinge nur intraossär liegt, soll die Vertikale soweit an die Enden des Implantates reichen, daß genügend Platz für die Backen der herkömmlichen Systeme des Fixateur externe ausreicht (Abb. 1).

Für den corticalen Knochen weist das Implantat im mittleren Anteil ein Rechteckprofil von 7 x 5 mm auf, das hochkantstehend in die Corticalis eingebracht wird. Dafür muß das runde Bohrloch von 5 mm Durchmesser durch eine Räumnadel erweitert werden, die mit leichten Hammerschlägen durch das runde Loch getrieben wird.

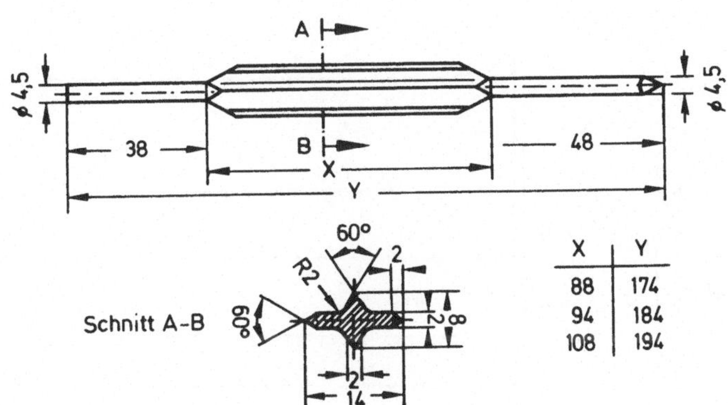

Abb. 1. Steinmann-Nagel mit Klingenprofil in Aufsicht und Querschnitt zeigen den vertikalen Klingenanteil von 8 mm Breite, der die Durchbiegung der flachen Klinge verhindert und den 14 mm breiten horizontal liegenden Klingenanteil, der die Wanderung im spongiösem Knochen herabsetzt. Die Enden haben die übliche Dimensionierung der Steinmann-Nägel, um die Backen der herkömmlichen Modelle aufnehmen zu können

Hefte zur Unfallheilkunde, Heft 158
Zusammengestellt von A. Pannike

Die rechnerisch zu erwartende höhere Biegefestigkeit ließ sich experimentell in der Dreipunktbiegung bei einem Abstand der Rollenlager von 12 cm nachweisen. Die elastische Verformung und die plastische Verformung zeigen die deutliche Überlegenheit der modifizierten Implantate. Diese Ergebnisse gewinnen noch an Wert wenn man berücksichtigt, daß der Werkstoff des Rechteck- und des Klingennagels Materialkennwerte aufweist, die darauf schließen lassen, daß sich die Steifigkeit bei gleichwertigen Werkstoffen noch einmal fast verdoppelt (Abb. 2).

Das Wandern des Steinmann-Nagels im spongiösen Knochen wird durch das Klingenprofil erheblich gemindert. In der gesunden Spongiosa zeigt die Lastaufnahme über einen definierten Zeitraum keinen Unterschied, doch ist der Weg des Steinmann-Nagels in der Spongiosa deutlich größer.

In der atrophen Spongiosa wird der Vorteil des Klingenprofils weitaus deutlicher. Die Lastaufnahme ändert sich nur geringfügig und bleibt bei etwa 800 Newton; der Weg im Knochen nimmt von Bruchteilen eines Millimeters auf etwa einen Millimeter zu. Der Stein-

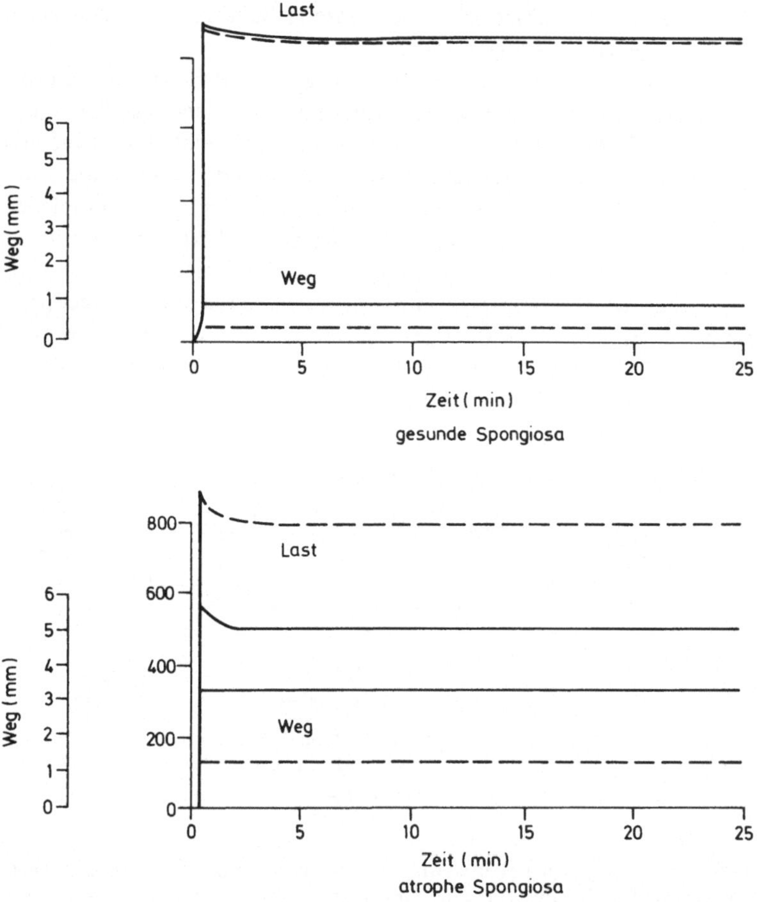

Abb. 2. Der Vorteil des Klingenprofils wird in der atrophen Spongiosa besonders deutlich. Der Weg des Nagels ist klein, die Lastaufnahme über einen definierten Zeitraum bleibt hoch

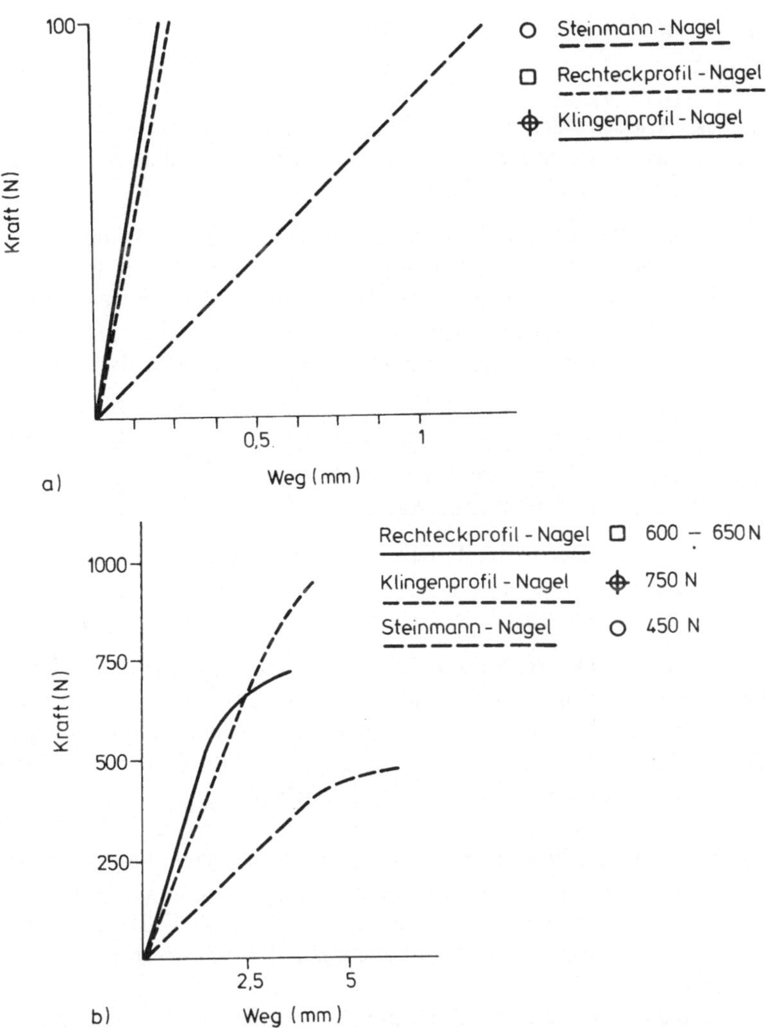

Abb. 3. a Die elastische Verformung zeigt die deutlich höhere Steifigkeit des Klingen- und Rechteckprofils. **b** Die plastische Verformung setzt dementsprechend bei dem Steinmann-Nagel wesentlich früher ein als bei den modifizierten Implantaten

mann-Nagel läßt über einen definierten Zeitraum nur eine Lastaufnahme von etwa 500 Newton zu und hat dabei einen Weg von etwa 3 mm.

Die klinische Anwendung des Klingenprofilnagels ist einfach. Nach dem Vorbohren mit einem 4,5 mm-Bohrer wird das spitze Ende des Nagels in das Bohrloch eingeführt und die breite Klinge senkrecht zur Belastungsebene eingestellt. Nun kann mit leichten Schlägen das Klingenprofil in die Spongiosa eingeschlagen werden.

Für besonders vorteilhaft halten wir die Anwendung dieser Implantate bei den Arthrodesen des Sprung- und Kniegelenkes sowie bei Korrekturosteotomien an der proximalen und der distalen Tibia. Der Rechtecknagel ist vorteilhaft bei Osteosynthesen im Schaftbereich, die eine Kompression zulassen.

Diskussion

H. Ecke, Gießen: Herr Faensen, ich weiß nicht, ob ich Sie richtig verstanden habe. Sie haben das durchgemessen auf eine Stützweite von 12 cm. Haben Sie auch größere Weiten, die ja viel mehr beim Fixateur in Frage kommen, durchgemessen?

M. Faensen, Berlin: Nein, wir haben uns auf dieses eine Modell beschränkt. Das wird sich natürlich entsprechend parallel verhalten. Wenn man längere Implantate braucht, wird man die vertikal liegenden Klingenanteile entsprechend verlängern. Nur: Für die intraossäre Strecke haben wir für die Femurcondylen und den Tibiakopf etwas längere Profilstrecken, also Klingenanteile, als zum Beispiel vom Calcaneus oder der Fußwurzel oder der distalen Tibia.

H. Ecke, Gießen: Ich halte es für sehr wichtig, daß Sie sagen, daß Sie den Klingenanteil dann verlängern. Wenn Sie das nämlich unverändert lassen, bekämen Sie in den nächsten Messungen davon abweichende Werte.

A. Opitz, Wien: Der vertikale Klingenanteil soll immer so weit gehen, daß gerade noch an den runden Enden die Backen aufgenommen werden können. Er soll also prozentual immer möglichst lang sein, um die Steifigkeit zu erhöhen.

A. Pannike, Frankfurt: Ich möchte eine sehr persönliche und vielleicht etwas altmodische Bemerkung dazu machen. Ich habe in den letzten Jahren des öfteren den Eindruck gehabt, daß es manche recht ingeniöse Ergänzung, Veränderung und Erweiterung des Fixateur gegeben hat, wobei man sich manchmal des Eindrucks nicht erwehren kann, daß der Fixateur vielleicht auf einen falschen Weg gebracht wird.

Ich glaube nicht, daß wir ihn sozusagen zu einer maximal stabilen Osteosynthese hochstilisieren sollten. Wir sollten vielmehr im Auge haben, daß wir in vielen Fällen damit im wesentlichen Weichteilprobleme in den Griff bekommen wollen und daß wir vor allen Dingen mit diesem Verfahren auch in den seltensten Fällen das erreichen können, was wir mit ihm früher einmal angestrebt haben, nämlich den Fixateur wirklich als äußeren Spanner zu benutzen.

Wir haben in der Regel doch nur die Möglichkeit, bei den offenen Frakturen, bei den schweren Weichteilschäden eine herdferne, verletzungsferne Stabilisierungsform zu wählen, die uns ein besseres Vorgehen für die rekonstruktiven Maßnahmen ermöglicht. Ich meine, wir sollten das im Auge haben, wenn wir diskutieren, welche Verbesserungen der Stabilität im einzelnen noch möglich sind.

M. Faensen, Berlin: Ich meine, daß das durchaus kein Widerspruch ist. Gerade weil die Weichteilprobleme im Vordergrund stehen, muß man die Implantatlage so wählen – und oft biomechanisch sehr ungünstig wählen –, daß die in vielen Modellen vorgestellten Festigkeitswerte gar nicht erreicht werden können. Gerade wenn man nur wenig Implantate einbringen will, muß man möglichst Implantate haben, die eine optimale Festigkeit bringen. Dadurch kann man vielleicht andere Implantate einsparen und damit auch die entsprechende Traumatisierung der Weichteile reduzieren.

A. Pannike, Frankfurt: Meinen Sie nicht, daß die Verspannung der Steinmann-Nägel untereinander in den letzten Jahren der wesentliche Fortschritt für die Pflege und für die Infektionsrate gerade an den Steinmann-Kanälen gewesen ist?

M. Faensen, Berlin: Wir meinen nicht, daß zum Beispiel die anderen mechanischen Vorteile, die festgelegt sind, zum Beispiel die Lage der Steinmann-Nägel zueinander, die dorsale Lage der Rohre, die Verspannung der Steinmann-Nägel untereinander, jetzt unwichtig werden. Auch die dreidimensionale Anordnung fällt dadurch natürlich nicht weg. Das haben wir auch gezeigt. Gerade bei dem letzten Patienten, den ich gezeigt habe, sind doch erhebliche Biegekräfte zum Beispiel bei der Übungsbehandlung vorhanden, die am Bein auftreten, wenn an der proximalen Tibia eine Korrekturosteotomie gemacht wird. Bei atrophen Knochen glaube ich schon, daß es darauf ankommt, möglichst jede Kleinigkeit an Festigkeit, die man gewinnen kann, zu erzielen, um eine Übungsbehandlung durchführen zu können.

G. Giebel, Hannover: Ich glaube, daß die Wanderung sicher vermieden wird. Aber wie ist es mit der Schwächung des Knochens? Das Implantat erscheint gegenüber den normalen Steinmann-Nägeln erheblich dicker. Haben Sie darüber schon Messungen durchgeführt?

M. Faensen, Berlin: Für den spongiösen Bereich sehen wir da eigentlich keinen Nachteil; denn Klingenplatten in anderen Bereichen sind vielfach ohne Nachteil angewendet worden. Für den corticalen Bereich ist es ein runder Defekt von 5 mm Durchmesser. Wir haben dazu keine Messungen durchgeführt. Das steht noch aus. Das ist sicher wichtig. Wir haben beim Verspannungsexperiment nie einen Nachteil gesehen, nie eine mechanische Schädigung des Knochens wie zum Beispiel ein Aufplatzen.

S. Perren, Davos: Sie dürften natürlich schon erhebliche Kerbwirkungen erzeugen.

M. Faensen, Berlin: Wir werden das auch noch machen.

R. Labitzke, Essen: Ich finde es sehr ehrenwert, was Herr Faensen und seine Mitarbeiter untersucht haben. Ich sehe mich genötigt, Herrn Pannike entschieden zu widersprechen, der sagt, es komme nicht so sehr darauf an, die Stabilität des Fixateur externe zu erhöhen. Meiner Auffassung nach ist das die Grundfrage, die man dem Fixateur überhaupt zumuten muß. Das trifft hauptsächlich für Defektosteosynthesen zu. Sie können den circulus vitiosus Instabilität – Infekt angehen – weitere Instabilität – Infekteruption ja nur in den Griff bekommen, wenn Sie in der Lage sind, die Stabilität zu verbessern. In dieser Hinsicht ist der Fixateur das einzige Osteosyntheseverfahren, das uns in die Lage versetzt, desolate, meinetwegen infizierte Defektpseudarthrosen osteosynthetisch zu behandeln. Diesen Widerspruch möchte ich mit aller Energie hier hervorheben.

A. Pannike, Frankfurt: Herr Labitzke, ich sehe den Widerspruch gar nicht so sehr, wie Sie ihn im Moment darstellen; denn gerade der Defektersatz und diese über lange Zeit gehenden Wiederherstellungseingriffe sind im wesentlichen auch eine Frage der Weichteilschonung, der Weichteilerholung. Das Ausmaß der Stabilität, das Sie dafür nötig haben, ist sicherlich nicht das, was man manchmal anzustreben bemüht ist.

Es geht dabei im wesentlichen darum, daß Sie eine Grundstabilität haben, wenn Sie schon von den Defekten sprechen, und daß Sie eine entsprechende Weichteilerholung haben, mit der Sie dann Ihre großen Defekte wirklich in gutem Weichteillager wiederherstellen können. Ich glaube, das ist das vorherrschende Problem dabei.

S. Perren, Davos: Herr Faensen, ich glaube, Sie können für sich in Anspruch nehmen, eine sehr interessante Diskussion ausgelöst zu haben. Ich glaube, das ist die Hauptsache. Herzlichen Dank für den Vortrag.

Biomechanische Untersuchungen zur Stabilität verschiedener Fixateur externe-Osteosynthesen

L. Claes, C. Burri und H. Gerngroß

Abteilung für Unfallchirurgie, Plastische und Wiederherstellungschirurgie der Universität Ulm, Steinhövelstraße 9, D-7900 Ulm

Für die Behandlung von Frakturen mit ausgeprägten Weichteilschäden und Infekten hat sich der Fixateur externe als Osteosynthesemittel zunehmend durchgesetzt. Die häufig unbefriedigende Stabilität dieser Osteosynthesen zwang jedoch nicht selten nach der Weichteilkonsolidierung zu einem Wechsel auf Plattenosteosynthesen.

Unsere experimentellen Untersuchungen sollten deshalb klären, ob durch spezielle Anordnungen des Fixateur externe, sowie durch eine zusätzliche Minimalosteosynthese mit einer Zugschraube, eine Verbesserung der Stabilität erreicht werden kann.

Material und Methode

Die Messungen zur Stabilität führten wir an 17 frischen Leichentibiae durch, bei denen eine Schrägosteotomie von ventral/proximal nach dorsal/distal gesetzt wurde. Danach stabilisierten wir die Knochen mit 7 verschiedenen Fixateur externe-Anordnungen mit und ohne Minimalosteosynthese. Die Minimalosteosynthese erfolgte mit einer quer über die Fraktur gesetzten 4,5 mm Corticalisschraube, die mit einem definierten Anzugsmoment von 300 Ncm eingedreht wurde.

In einer ersten Versuchsgruppe [4] rüsteten wir 7 Tibiae mit einem Fixateur externe (Rohrtyp der AO, 1) in räumlicher Anordnung (Abb. 2a) aus. Je zwei Steinmann-Nägel proximal und distal der Osteotomie bildeten zusammen mit zwei Rohrstücken einen Rahmen in der Frontalebene. Zwei Schanzsche Schrauben proximal und distal der „Fraktur" in der ventralen Tibiakante wurden untereinander mit einem Rohrstück und durch Verstrebungen mit dem Rahmen zu einer räumlichen Konstruktion verbunden (Abb. 2a). Durch Entfernen der ventralen Teile und Verstrebungen konnte am gleichen Knochen der Rahmenspanner (Abb. 2b) realisiert werden.

In einer zweiten Versuchsgruppe stabilisierten wir 10 Tibiae mit 4 verschiedenen Anordnungen eines einseitig ventro-medial liegenden Fixateur externe sowie einem medial liegenden Wagner-Apparat (Abb. 2c–2g). Für diese Messungen wurden die Tibiae im proximalen und distalen Fragment mit je zwei Schanzschen Schrauben medial und ventral ausgerüstet. Die 4 Schanzschen Schrauben medial und 4 Schanzschen Schrauben ventral wurden untereinander mit je einem Rohr verbunden. Danach erfolgte die räumliche Verbindung des ventralen und medialen Rohres mit 4 Verstrebungen (Abb. 1 und 2f). Durch Herausnahme einzelner Konstruktionselemente erhielten wir die weiteren Modifikationen des einseitig ventro-medialen Fixateur externe. Die Entfernung der beiden inneren Verstrebungen führte zum Typ e (Abb. 2e), das Herausnehmen der beiden zentralen Schanzschen Schrauben an der ventralen Seite zum Typ d (Abb. 2d) und die weitere Entfernung von zwei Schanzschen Schrauben medial zu einem Typ c (Abb. 2c).

Hefte zur Unfallheilkunde, Heft 158
Zusammengestellt von A. Pannike

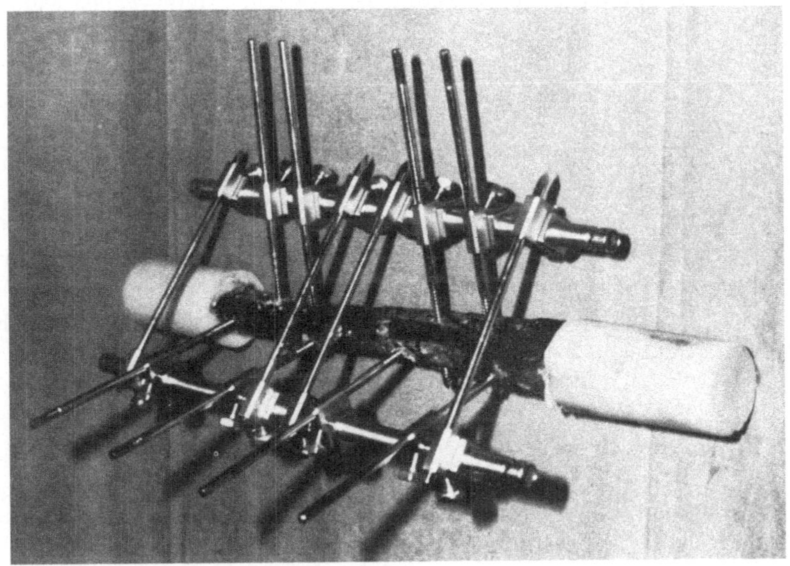

Abb. 1. Fixateur externe in V-Form

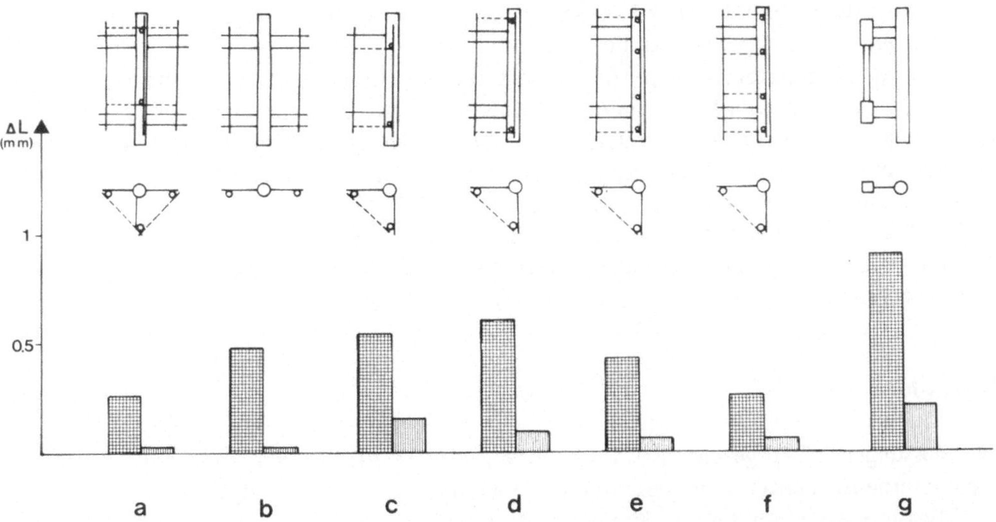

Abb. 2. *Oben:* Prinzipskizzen der geprüften Fixateur externe-Anordnungen. *Durchgezogene Linien:* Steinmann-Nägel oder Schanzsche Schrauben, *unterbrochene Linien:* Querverbindungen zwischen den Stabilisationsrohren. *Unten:* Mittelwerte der Osteotomieverschiebung an der dorsalen Tibiafläche. *Linker Balken:* ohne Zugschraube. *Rechter Balken:* mit Zugschraube

Nach Prüfung dieser 4 V-förmigen Fixateur externe-Typen wurde der Wagner-Apparat mit seinen um 1 mm größeren Schrauben an den gleichen Knochen medial mit 4 Schrauben befestigt.

Das Anlegen der Fixateur externe-Osteosynthesen erfolgte unter standardisierten Bedingungen. Die Abstände der Steinmann-Nägel bzw. Schanzschen Schrauben betrugen jeweils 32 mm, und der Abstand der Rohrstangen zur Symmetrieachse der Tibia war konstant 60 mm.

Die Stabilität prüften wir unter einem Torsionsmoment von 1 000 Ncm (Instron Materialprüfmaschine 1115). Unter dieser Belastung wurde der Verdrehwinkel der Osteosynthese sowie die am Osteotomiespalt auftretende Verschiebung der Frakturfläche gegeneinander gemessen. Dies erfolgte mit speziellen Feindehnungsaufnehmern, die über dem dorsalen und medialen Osteotomiespalt angebracht waren [4].

Ergebnisse

Die für die Frakturheilung entscheidenden Bewegungen im Osteotomiespalt sind in Abb. 2 dargestellt. Die Gesamtverdrehwinkel der Osteosynthese von der distalen bis zur proximalen Einspannstelle der Knochen zeigten analoge Ergebnisse.

Die statistischen Berechnungen erlauben folgende Aussagen: Die Stabilität des räumlichen Fixateur externe (Abb. 2a) ist signifikant höher ($p < 0{,}01$) als jene mit dem ebenen Fixateur externe (Abb. 2b).

Die höchste Stabilität der V-förmigen Konstruktionen erbrachte der voll ausgerüstete Fixateur externe mit 8 Schanzschen Schrauben und 4 Querverstrebungen (Abb. 2f). Die Stabilität dieser Fixateur externe Anordnung und der Anordnung als räumlicher Fixateur externe in Zeltbauweise (Abb. 2a) unterscheidet sich nicht signifikant ($p < 0{,}01$). Eine Verminderung der Konstruktionselemente beim V-förmigen Typ führten zur Verschlechterung der Stabilitätseigenschaften. Durch das Einsetzen einer Zugschraube wird die Stabilität aller Fixateur externe-Anordnungen signifikant ($p < 0{,}001$) erhöht.

Der für solche Osteosynthesen nicht konzipierte jedoch manchmal eingesetzte Wagner-Apparat zeigte sehr geringe Stabilitäten. Die Ursache hierfür liegt in der fehlenden Möglichkeit die gegeneinander verschiebbaren Rohrstücke des Wagner-Apparates zu blockieren.

Diskussion

Die Messungen haben gezeigt, daß durch eine geeignete Anzahl und Anordnung von Fixateur externe-Elementen eine wesentliche Steigerung der Stabilität erreicht werden kann. Bei etwa gleicher Stabilität des räumlich-zeltförmigen Fixateur externe und des V-förmigen Spanners mit 8 Schanzschen Schrauben bevorzugen wir die letztere Konstruktion, da sie eine Perforation der Wadenmuskulatur vermeidet, und damit eine frühe und schmerzfreie Übungsbehandlung des Patienten erlaubt.

Ein weiterer Vorteil in der einseitig ventro-medialen Anordnung des Fixateur externe besteht in der Möglichkeit mit den Stabilisationsrohren möglichst nahe an die Tibialängsachse heranzugehen, und damit eine geringe Deformation der Schanzschen Schrauben zu erhalten, was mit einer weiteren Stabilisationsverbesserung verbunden ist.

Bei allen geprüften Fixateur externe-Anordnungen war eine mit der Plattenosteosynthese vergleichbare Stabilität jedoch nur dann zu erreichen, wenn eine Minimalosteosynthese in Form einer quer zur Frakturlinie gesetzten Zugschraube erfolgte, und damit eine interfragmentäre Kompression erreicht wurde.

Bei geeigneten Frakturformen, und wenn die Weichteilverhältnisse es erlaubten, werden von uns Minimalosteosynthesen zusätzlich durchgeführt, um eine Beschleunigung der Knochenheilung zu erzielen.

Literatur

1. Boltze WH (1976) Der Fixateur externe (Rohrsystem). AO-Bulletin, Herbst 1976
2. Burri C (1973) Posttraumatische Osteitis. Huber, Bern Wien
3. Burri C, Claes L, Rüter A (1980) Indikation zur Anwendung des Fixateur externe bei der Unterschenkelfraktur. Therapiewoche 30:1581–1586
4. Claes L, Burri C, Heckmann G, Rüter A (1979) Biomechanische Untersuchungen zur Stabilität von Tibiaosteosynthesen mit dem Fixateur externe und einer Minimalosteosynthese. Traumatol 9:185–189
5. Hierholzer G (1975) Stabilisierung des Knochenbruches beim Weichteilschaden mit Fixateur externes. Langenbecks Arch Chir 339:505
6. Hofmann D, Burger H, Hild P, Kraus J (1977) Festigkeitsuntersuchung am Fixateur externe unter Biegebeanspruchung bei Defekten am Bruchspalt. Unfallchir 3:147–153
7. Kleinig R, Hierholzer G (1976) Biomechanische Untersuchungen zur Osteosynthese mit dem Fixateur externe. Akt Traumatol 6:71–76
8. Labitzke R, Henze G (1978) Biomechanik des Fixateur externe. Unfallheilkunde 81: 546–552
9. Müller ME, Allgöwer M, Schneider R, Willenegger H (1977) Manual der Osteosynthese. Springer, Berlin Heidelberg New York

Diskussion

S. Perren, Davos: In meinen Augen ist der Wert dieser Untersuchungen vor allem darin zu sehen, daß dem Kliniker Daten in die Hand gegeben werden, daß er weiß, was er mit diesen verschiedenen Methoden anstellt, was er an Stabilisierungseffekten erwarten kann, damit er seinerseits entscheidet, wo sein Kompromiß liegt beispielsweise zwischen der Gewebsschonung beim Durchstechen von Muskelpaketen und der Möglichkeit, mit geringerer Durchbrechung, zum Beispiel mit einem Klammerspanner, eine Fixation zu erreichen.

G. Hierholzer, Duisburg: Herr Claes, ich möchte vorschlagen, daß Sie beim Vergleich der Montagen die räumliche Anordnung so treffen, wie sie mechanisch richtig ist, indem Sie die ventral eingebrachte Schraube entfernt von der gemeinsamen Drehachse der Steinmann-Nägel anbringen, die in der frontalen Richtung angebracht werden. Sonst ist das Modell nicht korrekt wiedergegeben und hinsichtlich seiner mechanischen Fähigkeiten nicht korrekt beschrieben.

L. Claes, Ulm: Sie gehen mit den Schrauben sehr viel weiter weg. Wir haben unser Modell nicht unter Biegebelastung in der Frontalebene oder Sagittalebene geprüft, sondern unter Torsion. Dabei spielt das ja keine Rolle, weil das Torsionsmoment über die gesamte Längsachse des Knochens konstant ist. In diesem speziellen Belastungsfall dürfte es keine Rolle spielen.

Entwicklung und experimentelle Erprobung eines intramedullären Kraftträgers für den Femurschaft mit spezieller Verspannungstechnik

L. Gotzen, N. Haas und J. Drutschmann

Unfallchirurgische Klinik der Medizinischen Hochschule Hannover (Direktor: Prof. Dr. H. Tscherne), Karl-Wiechert-Allee 9, D-3000 Hannover 61

Es hat nicht an Versuchen gefehlt, die von Küntscher [4] inaugurierte und von der AO [5] perfektionierte Marknagelungstechnik weiterzuentwickeln [1]. Von den zahlreichen Implantaten, die vorgestellt worden sind, hat lediglich der Verriegelungsnagel [3] klinische Bedeutung erlangt.

Die Schwierigkeiten, am Oberschenkel die Anwendungsbreite für die intramedulläre Stabilisierung auszudehnen sowie den enormen instrumentellen und technischen Aufwand der konventionellen Nagelung abzubauen, liegen in der Anatomie und Biomechanik des Femurs begründet. Er zeichnet sich durch stark wechselnde Form und Festigkeit in den einzelnen Abschnitten aus und unterliegt hohen Belastungen.

Wir stellten uns die Aufgabe, ein Osteosyntheseverfahren zu entwickeln, das kein Aufbohren der Markhöhle erfordert und auch außerhalb der physiologischen Diaphysenenge die notwendige Stabilität erbringt.

Nachdem im letzten Jahr über ein pneumodynamisches Stabilisierungssystem berichtet wurde [2], soll nun ein Kraftträger mit mechanischer Funktionsweise vorgestellt werden.

Das Implantat besteht aus einem rohrförmigen Kopfstück, aus dem 12 scharfkantige Längsrippen herausgearbeitet sind. An das Kopfteil schließen sich 2 solide halbrunde Lamellen an, die an ihrem distalen Ende über eine Spreizmechanik verbunden sind. Die Spreizmechanik wird bestätigt über einen zentral liegenden Zug-Druck-Anker und eine im Kopfstück versenkte Spannmutter. Bereits im Kopfteil beginnend ist eine Nut eingefräst, die durch Vorbiegung der Lamellen sich nach distal konisch fortsetzt.

Zum Einbringen des Nagels wird nur die Trochanterspongiosa mit einem Pfriem eröffnet. Durch Hammerschläge auf den Einschläger wird der Nagel bis in das Condylenmassiv vorgetrieben, wobei er sich mit der kegeligen Führungsnase seinen Weg bahnt. In der proximalen Femurhälfte liefert das Implantat Stabilität durch das speziell gestaltete Kopfstück und die gegen die Corticalisinnenwand drückenden Lamellen. In der distalen Hälfte erfährt es mit dem Spreizgestänge und den peripheren Lamellenenden eine feste Verankerung in der Condylenspongiosa sowie eine elastische Verspannung mit den beiden Lamellen in der sich trompetenartig erweiternden Markhöhle (Abb. 1).

Zur Analyse der mit diesem Implantat erzielbaren Stabilität wurden Belastungsuntersuchungen an Leichenfemora durchgeführt. Diese wurden in 4 gleichlange Segmente aufge-

Hefte zur Unfallheilkunde, Heft 158
Zusammengestellt von A. Pannike

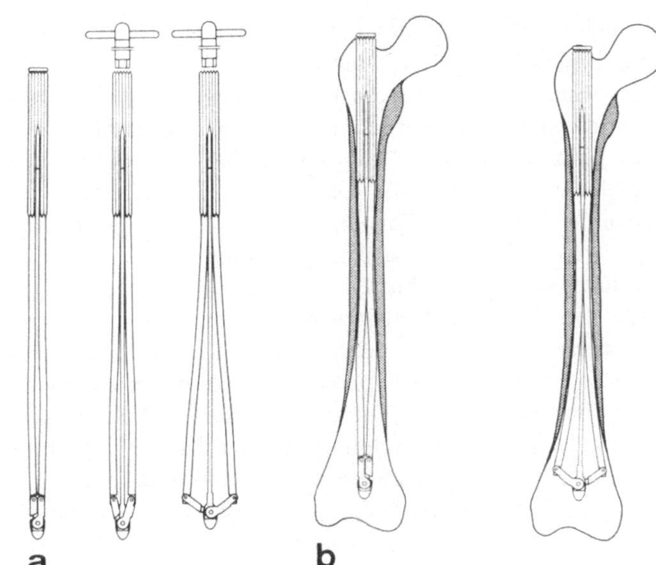

Abb. 1. a Schematische Darstellung des Implantates und **b** seine Wirkungsweise im Femur

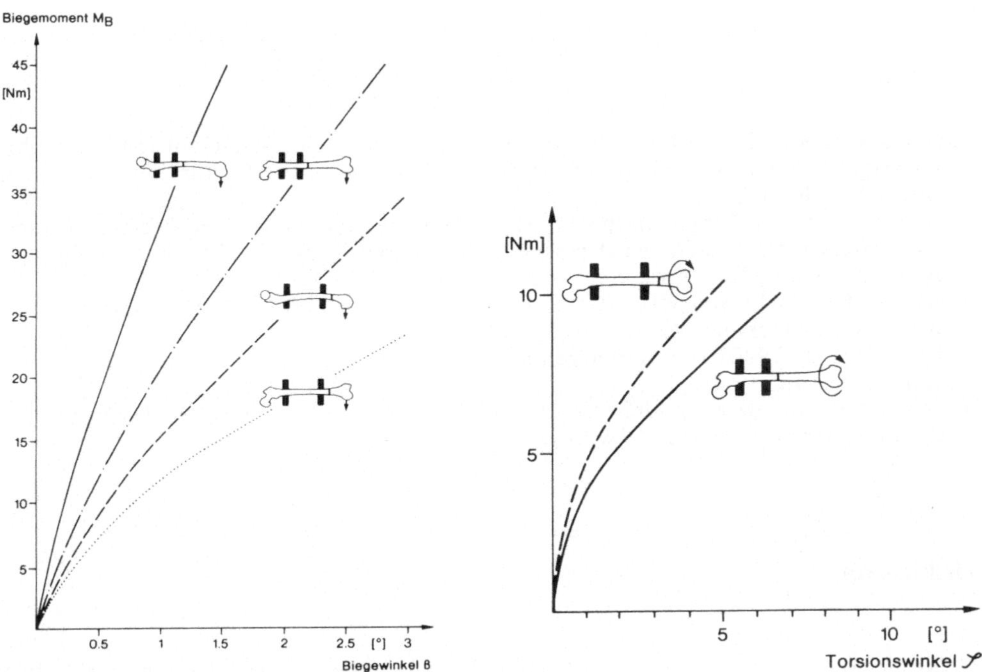

Abb. 2. Biege- und Rotationsstabilität bei Osteotomien in Schaftmitte und distal

teilt und jeweils auf mittlerem bzw. distalem Niveau quer osteotomiert. Als Belastungsart wurde Biegung in sagittaler und frontaler Richtung sowie Rotation gewählt. Dazu wurden die Knochen mit dem proximalen Fragment waagrecht in eine Halterung eingespannt. Auf das freie distale Fragment wurde über einen konstanten Hebelarm eine zunehmende, nach unten gerichtete Zugkraft ausgeübt, wobei die vertikale Fragmentauslenkung bzw. axiale Verdrehung gemessen wurde. Die Registrierung erfolgte mit einem XY-Schreiber, auf dessen Achsen der Biege- bzw. Torsionswinkel in Abhängigkeit vom einwirkendem Moment aufgetragen wurde. Zu jeder Belastungssituation wurden 3 Versuche durchgeführt und Mittelwertkurven errechnet (Abb. 2).

Aus den Belastungsdiagrammen ist zu ersehen, daß in Frontalebene einwirkende Kräfte zu größeren Biegewinkeln führten als in der Sagittalebene, was auf die unterschiedlichen Widerstandsmomente des Implantates für die Biegerichtungen zurückzuführen ist. Insgesamt wurden bei der Osteotomie in Schaftmitte sehr hohe Biegemomente ohne bleibende Verformung des Implantates toleriert. Bei der distalen Osteotomie traten etwas größere Biegewinkel auf, ohne daß es zu bleibender Verformung kam.

Bei der Rotationsbelastung wurden für beide Osteotomielokalisationen hohe Torsionsmomente toleriert; es kam lediglich zu einer elastischen Verdrehung der Elemente gegeneinander.

Wir sehen in dem vorgestellten Implantat und den in-vitro gewonnenen Stabilitätswerten eine mögliche Weiterentwicklung der intramedullären Stabilisierung.

Literatur

1. Aginsky J, Reis ND (1980) The present state of medullary nailing of the femur: biomechanical limitations and problems of blood supply to the fracture due to reaming. Injury 11:190–196
2. Haas N, Gotzen L, Drutschmann J (1981) Experimentelle Grundlagen zu einem pneumodynamischen intramedullären Osteosyntheseverfahren. Hefte Unfallheilkd 153. Springer, Berlin Heidelberg New York, S 52–55
3. Klemm K, Schellmann WD (1972) Dynamische und statische Verriegelung des Marknagels. Unfallheilkunde 75:568–575
4. Küntscher G (1940) Die Marknagelung von Knochenbrüchen. Langenbecks Arch Klin Chir 2:443–455
5. Müller ME, Allgöwer M, Schneider R, Willenegger H (1977) Manual der Osteosynthese. Springer, Berlin Heidelberg New York

Diskussion

G. Ritter, Mainz: Ich habe doch ernste Bedenken gegen diesen Nagel. Ich sehe das Problem nicht in der erzielbaren Stabilität, sondern darin, daß Sie den Nagel später nicht mehr werden entfernen können. In die auseinandergespreizten Nagelanteile wächst Knochen und es gibt keine Chance mehr, später den Nagel zu entfernen.

L. Gotzen, Hannover: Das ist sicherlich ein Problem, das man sehen muß. Wenn man einen Knochen aufschneidet und sieht, wie der Nagel dort liegt, stellt man fest, daß nach dem

Verspannen eigentlich kein Knochen im Zwischenraum ist. Es müßte sich schon ein sehr stabiler Knochen dort einbauen, wenn man den Nagel nicht herausbekommen sollte. Sie können an dem proximalen Ende doch ein stabiles Ausschlaggestänge anschließen. Sie können die Verspannung wieder lösen. Eigentlich sollte der Nagel wieder herausgehen. Bewiesen ist es nicht.

S. Perren, Davos: Wir sind sehr gespannt auf den nächsten Bericht „Methoden zur Entfernung des Knochens", Herr Gotzen!

Die Grundfrage ist: Wieviel Rotationsstabilität brauchen wir vom Marknagel? Es steht sicher außer Zweifel, daß diese Konstruktion eine zusätzliche Rotationsstabilität zur fehlenden Verzahnung ergibt.

F. Hahn, Berlin: Aus Ihren Ausführungen geht nicht genau hervor, welche Kraft notwendig ist, um den Nagel einzutreiben. Immerhin ist es doch riskant, ihn ohne Führungsstab in vivo einzuschlagen, wenn größere Kräfte notwendig sind, um ihn anzubringen.

L. Gotzen, Hannover: Die Dimensionierung des Implantats ist so gehalten, daß es hinter dem Kopfstück einen Durchmesser von 11 mm hat. Elf mm sind nicht sehr viel. Es ist eine Vorbiegung vorhanden, so daß sich die Lamellen aneinanderlegen können. Der Kopfteil ist mit Rippen versehen, so daß es sich quasi in der Trochanter-Spongiosa einscheidet und dadurch seine Stabilität erhält. Sie werden sicherlich nicht mit einem Implantat sämtliche Femurfrakturen versorgen können. Das war auch nicht Sinn der Sache.

F. Hahn, Berlin: Der Führungsstab des AO-Marknagels hat 4 mm, und es macht manchmal auch schon große technische Schwierigkeiten, ihn einzuführen.

L. Gotzen, Hannover: Einen Führungsstab brauchen Sie nicht. Sie öffnen nur die Trochanter-Spongiosa. Sie haben das Implantat gesehen. Es hat vorn eine doch recht spitze Führungsnase, mit der es sich seinen Weg durch die Markhöhle sucht. Das machen Sie mit Hammerschlägen.

Experimentelle Untersuchungen über die Stabilität verschiedener Osteosyntheseverfahren zur Versorgung von Hüftpfannenbrüchen

H. Weigand und G. Ritter

Abteilung für Unfallchirurgie der Chirurgischen Universitätsklinik Mainz (Leiter: Professor Dr. G. Ritter), Langenbeckstraße 1, D-6500 Mainz 1

Bei verschobenen Hüftpfannenbrüchen wird heute in den meisten Fällen die operative Rekonstruktion der Hüftpfanne verlangt, da nur hierdurch die Forderung nach einer stufenfreien Reposition der Fragmente erfüllt werden kann (Jungbluth und Sauer 1977; Weigand u. Mitarb. 1978). Eine standardisierte Operationstechnik, wie sie bei anderen Frakturen seit

Hefte zur Unfallheilkunde, Heft 158
Zusammengestellt von A. Pannike

langem zur klinischen Routine gehört, hat sich aber im Bereich der Hüftpfanne aufgrund der besonderen operationstechnischen Schwierigkeiten bisher noch nicht durchgesetzt.

Wir haben deshalb experimentelle Untersuchungen über die Stabilität verschiedener Osteosynthesesysteme an der Hüftpfanne durchgeführt. Hierfür wurden an frischen Leichenknochen typische Frakturen durch Osteotomie künstlich hergestellt und dann mit Spickdraht-, Schrauben- oder Plattenosteosynthesen versorgt. Die Schrauben- und Plattenosteosynthesen wurden als Druckosteosynthesen vorgenommen. Anschließend wurde die mit den einzelnen Osteosyntheseverfahren erreichte Stabilität durch Bestimmung der maximalen Druckbelastbarkeit der Hüftpfanne vergleichend gemessen.

Methodik

Die experimentellen Untersuchungen erfolgten an 36 menschlichen Hüftbeinen. Es wurden nur Knochen von Verstorbenen genommen, bei denen keine pathologischen Befunde im Skeletsystem bekannt waren.

Für die Stabilitätsmessungen wurde eine moderne Präzisions-Material-Prüfmaschine der Firma Instron Ltd., High Wycombe, Bucks, England, verwandt. Diese Maschine ermöglichte eine genaue Registrierung der unter Belastung eintretenden Änderungen in Form eines fortlaufenden Spannungs-Dehnungs-Diagramms. Um die echte maximale Belastbarkeit des jeweiligen Osteosynthesesystems zu erfassen, die maximale Belastung also, die ohne Strukturzerstörung des Knochens im Bereich der Druckübertragungsstelle zwischen Schraube und Knochen unter rein elastischer Verformung toleriert wird, wurde bei jedem Spannungs-Dehnungs-Diagramm die Grenze zwischen elastischem und plastischem Verformungsbereich ermittelt. Die Kenntnis der echten maximalen Belastbarkeit eines Druckosteosynthesesystems ist für die Praxis aus folgenden Gründen wichtig:

Jede Druckosteosynthese stellt ein geschlossenes System aus Knochen und Metallimplantat dar. Da der Knochen unter Druck und das Implantat unter Zugspannung stehen, wird der interfragmentäre Druck durch die elastische Druckverformung des Knochens und die elastische Zugverformung des Metalls erzeugt und aufrechterhalten. Der kritische Punkt dieses Osteosynthesesystems liegt an der Druckübertragungsstelle zwischen Implantat und Knochen, da hier der Druck über Schrauben auf relativ kleine Knochenflächen einwirkt. Überschreitet der an diesen Drucklagern wirksame Druck die im Rahmen der elastischen, der reversiblen Verformung mögliche Maximalbelastung, so resultiert infolge der eintretenden Zerstörung von Knochenstrukturen eine Verminderung des interfragmentären Drucks und damit der Stabilität des Osteosynthesesystems (Ritter und Grünert 1973). Eine völlige Stabilität des Systems ist also so lange anzunehmen, wie die Veränderungen im Spannungs-Dehnungs-Diagramm denen einer rein elastischen Verformung entsprechen.

Die Versuchsanordnung zur Bestimmung der Druckbelastbarkeit der Hüftpfanne ist in Abb. 1 schematisch dargestellt. Es mußte eine spezielle starre Halterung aus Stahl mit verstellbarer Einspannvorrichtung für die Knochenpräparate angefertigt werden. Die Druckübertragung auf die Hüftpfanne erfolgte über eine passende Metallkugel und einen Zugbügel, der mit dem beweglichen Querjoch der Prüfmaschine verbunden war.

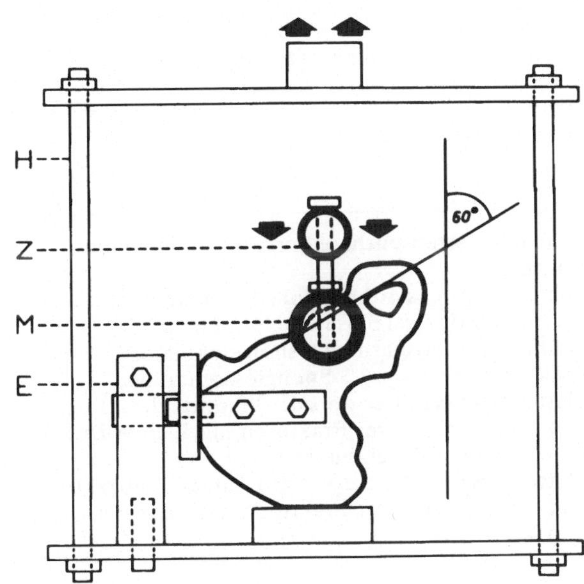

Abb. 1. Schematische Darstellung der Versuchsanordnung zur Bestimmung der Druckbelastbarkeit der Hüftpfanne nach Stabilisierung typischer Frakturen durch verschiedene Osteosyntheseverfahren. Druckübertragung auf das Acetabulum durch eine Metallkugel. Der Winkel zwischen Pfanneneingangsebene und Richtung der wirksamen Druckkraft beträgt ca. 60°. Da bei der Prüfmaschine der Druck nur senkrecht nach unten gerichtet erfolgen kann, müssen die Präparate quasi auf dem Kopf stehend eingespannt werden

Ergebnisse

Die gemessenen Werte für die echte maximale Druckbelastbarkeit des Acetabulums ohne Strukturzerstörung sind für die einzelnen untersuchten Osteosyntheseverfahren in Tabelle 1 zusammengestellt. Die niedrigsten Belastungswerte wurden mit 33–58 kp nach Spickdrahtosteosynthesen registriert. Hier ist das Osteosynthesemittel nicht geeignet, größeren Belastungen standzuhalten.

Eine deutlich höhere Stabilität zeigte die Osteosynthese dorsaler Pfannenrandfrakturen mit zwei 6,5-Spongiosaschrauben. Hier lag die maximale Belastbarkeit des Acetabulums im Experiment mit 146–172 kp in einem Bereich, der etwa den unter funktioneller Übungstherapie auftretenden maximalen Druckkräften auf das Acetabulum entspricht.

Eine relativ geringe Stabilität wurde nach alleiniger Schraubenosteosynthese transacetabulärer Frakturen beobachtet. Im Experiment lag die maximale Belastbarkeit des Acetabulums in der Größenordnung von nur 80–134 kp.

Weitaus günstiger waren die Ergebnisse nach Plattenosteosynthesen dorsaler Pfannenrandfrakturen und transacetabulärer Frakturen mit der kleinen und schmalen dynamischen Kompressionsplatte. Die Belastbarkeit des Acetabulums lag im Experiment bei allen Plattenosteosynthesen stets über 200 kp.

Tabelle 1. Maximale Druckbelastbarkeit der Hüftpfanne nach Stabilisierung typischer Frakturen mit verschiedenen Osteosyntheseverfahren bei Belastung der Hüftpfanne über eine Metallkugel

Osteosyntheseverfahren	Maximale Druckbelastbarkeit der Hüftpfanne ohne Strukturzerstörung
Spickdrahtosteosynthese dorsaler Pfannenrandfrakturen	33– 58 kp
Schraubenosteosynthese dorsaler Pfannenrandfrakturen mit zwei 6,5-Spongiosaschrauben	146–172 kp
Schraubenosteosynthese transacetabulärer Frakturen mit zwei 6,5-Spongiosaschrauben	80–134 kp
Plattenosteosynthese dorsaler Pfannrandfrakturen und transacetabulärer Frakturen mit kleiner DCP und 3,5-Corticalisschrauben	210–320 kp
Plattenosteosynthese dorsaler Pfannenrandfrakturen und transacetabulärer Frakturen mit schmaler DCP und 4,5-Corticalisschrauben	215–340 kp

Diskussion

Die Höhe der Stabilität, die eine Osteosynthese an der Hüftpfanne gewährleisten muß, wird durch die Größe der unter funktioneller Übungstherapie auftretenden Belastungskräfte auf die Hüftpfanne bestimmt. Wie wir seit den In-vivo-Messungen von Rydell (1966) wissen, können schon die in Rückenlage beim Anheben des gestreckten Beines auftretenden maximalen Belastungskräfte auf Hüftkopf bzw. Acetabulum dem Zweifachen des Körpergewichts entsprechen. Nur wenn die Osteosynthese diesen Kräften standhalten kann, darf von einer funktionsstabilen Osteosynthese gesprochen werden. So ist also für die Klinik die Kenntnis der maximalen Druckbelastbarkeit der Hüftpfanne nach Versorgung typischer Frakturen mit verschiedenen Operationsverfahren von besonderer Wichtigkeit. Wenn auch die durchgeführten experimentellen Untersuchungen am isolierten Hüftbein unter vereinfachten Bedingungen vorgenommen wurden, so lassen doch die gewonnenen Ergebnisse wichtige Rückschlüsse für die chirurgische Praxis zu, da sie uns eine gute Vorstellung davon geben, in welchen Größenordnungsbereichen wir uns hinsichtlich der erreichbaren Stabilität mit den uns zur Verfügung stehenden Operationsverfahren bewegen.

Als günstigstes Verfahren für die Stabilisierung einer Hüftpfannenfraktur erweist sich die Druckplattenosteosynthese. Die Belastbarkeit des Acetabulums liegt hiernach im Experiment über 200 kp. Aufgrund der experimentellen Untersuchungsergebnisse verwenden wir für die Stabilisierung transacetabulärer Frakturen in der Klinik nur noch die kleine DCP mit 3,5-Corticalisschrauben. Diese Platte stellt wegen ihrer guten Modellierbarkeit unseres Erachtens den besten Kompromiß zwischen der erreichbaren Stabilität und der operativen Durchführbarkeit dar. Auch Frakturen des dorsalen Pfannenrandes stabilisieren wir seit längerem vorzugsweise mit dieser Platte. Dies geschieht in der in Abb. 2 schematisch dargestellten Weise, d.h. als sogenannte Überbrückungsosteosynthese, die vor allem dann ein gutes Verfahren darstellt, wenn es sich um zwei oder mehrere dorsale Randfragmente handelt.

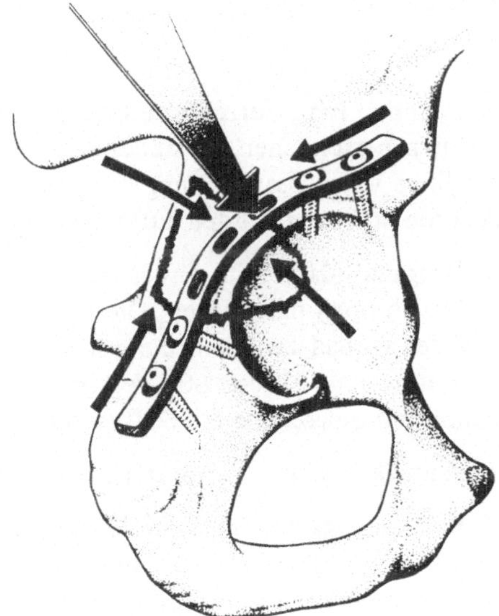

Abb. 2. Schematische Darstellung der Überbrückungsosteosynthese zur Stabilisierung einer dorsalen Pfannenrandfraktur. Die Schrauben sind cranial und caudal der Fraktur eingebracht. Das Fragment selbst wird von den Schrauben nicht gefaßt. Da die Vorbiegung der Platte etwas geringer ist, als es dem Verlauf der Knochenoberfläche entspricht, wird das Fragment beim festen Anziehen der Schrauben angepreßt

Zusammenfassung

An frischen Leichenknochen wurden typische Hüftpfannenfrakturen künstlich hergestellt und durch Spickdraht-, Schrauben- und Plattenosteosynthesen versorgt. Die mit den einzelnen Osteosynthesenverfahren erreichte Stabilität wird mit einer Präzisions-Material-Prüfmaschine unter Verwendung einer speziell hierfür konstruierten Prüfeinrichtung vergleichend gemessen. Als günstigstes und sichere Funktionsstabilität garantierendes Verfahren erweist sich die Druckplattenosteosynthese, die im Experiment eine Druckbelastbarkeit des Acetabulums von jeweils über 200 kp ergibt. Dabei stellt die Verwendung der kleinen dynamischen Kompressionsplatte den besten Kompromiß zwischen der erreichbaren Stabilität und der operativen Durchführbarkeit dar.

Literatur

1. Jungbluth KH, Sauer HD (1977) Ergebnisse operativ versorgter schwerer Hüftverrenkungsbrüche. Chirurg 48:786–792
2. Ritter G, Grünert A (1973) Experimentelle Untersuchungen zu den mechanischen Eigenschaften des Knochens im Hinblick auf die Druckosteosynthesen. Arch Orthop Unfall-Chir 75:302–316
3. Rydell NW (1966) Forces acting on the femoral head-prosthesis. Acta Orthop Scand Suppl 88
4. Weigand H, Ritter G, Schweikert C-H (1978) Die operative Versorgung von Hüftpfannenbrüchen mit standardisierten Verfahren nach anatomischen und biomechanischen Gesichtspunkten. Unfallchirurgie 4:231–238

Diskussion

A. Pannike, Frankfurt: Vom Klinischen her kann ich Ihre Ausführungen nur bestätigen. Zu meinem persönlichen Verständnis hätte ich gern von Ihnen gehört, daß Sie erläutern, wie bei Ihrer Versuchsanordnung der Kraftverlauf genau gewesen ist in bezug auf die vertikale Position, in bezug auf den aufrechten Stand des Menschen.

H. Weigand, Mainz: Die Druckkraft bei der Prüfmaschine erfolgte, wie ich schon sagte, senkrecht von oben nach unten. Die Pfanneneingangsebene der Präparate wurde so eingestellt, daß der Winkel zwischen der vertikalen Druckkraft und der Pfanneneingangsebene etwa 60° ausmachte. Diese 60° setzen sich zusammen aus den 45°, die normalerweise die Pfanneneingangsebene zur Senkrechten hat, und den 15° der Hauptbelastungsrichtung R.

A. Pannike, Frankfurt: Wie steht es mit der rotierenden Krafteinwirkung?

H. Weigand, Mainz: Die Rotationskräfte haben wir nicht gemessen. Wir haben beim Hüftgelenk ein Kugelgelenk mit einer unvollständigen Überdachung. Das bedeutet, daß der Durchstoßpunkt des Hauptbelastungsvektors an den Rand des Gelenks heranrückt. Wir haben hier eine asymmetrische Verteilung der Druckkraft um den sogenannten Durchstoßungspunkt, wo der Hauptvektor durch das Gelenk durchgeht. Wir haben die Präparate immer so zu dieser vertikalen Druckkraft eingestellt, daß der Hauptanteil der einwirkenden Kraft auf das Fragment lag, das über die Osteosynthese mit dem übrigen Hüftbein verbunden war. Das übrige Hüftbein war in der Prüfmaschine in der speziellen Haltevorrichtung eingespannt, sonst hätten wir nicht die Stabilität der Osteosynthese, sondern die Stabilität der Haltevorrichtung gemessen.

G. Hierholzer, Duisburg: Herr Weigand, Sie hatten dazu die Überbrückung der Osteosynthese angegeben. Ich glaube, das ist eine Methode, die von uns allen seit Jahren angewendet wird. Nur würde ich in einem solchen Fall mit einem großen isolierten Bruchstück nicht überbrückend die Osteosynthese durchführen, sondern die Möglichkeit und den Vorteil nutzen, mit einer Zugschraube eine erhöhte Stabilität zu erreichen.

Ich meine, daß die DC-Platte nicht die einzige Platte ist, um technisch vorzugehen, sondern die Rekonstruktionsplatte erscheint uns technisch besser, weil sie noch besser anmodelliert werden kann und auch dem DC-Prinzip entspricht.

H. Weigand, Mainz: Sprachen Sie zum Schluß von der kleinen DC-Platte oder von der schmalen DC-Platte?

G. Hierholzer, Duisburg: Ich spreche von der Rekonstruktionsplatte.

S. Perren, Davos: Das ist die Größe 3,5.

H. Weigand, Mainz: Ich darf auf den ersten Teil Ihrer Frage folgendes antworten. Es ist nicht so, daß wir sturheil jede dorsale Pfannenrandfraktur, wo ein größeres Fragment ausgesprengt ist, mit dieser Überbrückungsosteosynthese versorgen. Es kommt auch vor, daß wir eine Zugschraube oder zwei Zugschrauben verwenden. Wir haben aber bei der kritischen Durchsicht unseres Patientenguts feststellen müssen, daß wir versehentlich bei der Schraubenosteosynthese einer dorsalen Pfannenrandfraktur die Schrauben intraarticulär plaziert haben. Diese Gefahr ist größer, als man es glauben sollte.

Wenn man dieser Gefahr einer intraarticulären Schraubenlage aus dem Weg gehen will, muß man die Schrauben relativ lateral, d.h. praktisch vom Rand des Fragments her einbringen. Dann verläuft die Schraube sehr schräg zur eigentlichen Frakturfläche. Es handelt sich häufig um flache Fragmentschalen. Es kommt beim festen Anziehen der Schrauben leicht zu einer sekundären Verschiebung des dorsalen Randfragments.

Wir bevorzugen, wie gesagt, die Überbrückungsosteosynthese. Für uns ist es kein größerer Aufwand, etwas mehr freizulegen und diese Platte zu verwenden, die ja auch, wie die experimentellen Untersuchungen gezeigt haben, hinsichtlich der Belastungsfähigkeit der alleinigen Schraubenosteosynthese deutlich überlegen ist. Ich sagte zum Schluß auch noch: vorwiegend, wenn es sich um ein Fragment oder mehrere Fragmente handelt oder beim Kombinationsbruch hoher Querbruch plus dorsale Randfraktur.

H. Tscherne, Hannover: Es gibt einen technisch ganz einfachen Trick, um die Schrauben einwandfrei zentral extraarticulär zu plazieren. Sie führen zuerst zwei Kirschner-Drähte in die offene Fraktur ein und setzen dazu zwei parallel außerhalb der Fraktur, reponieren, und dann können Sie ganz sicher sein, daß die Schrauben nicht im Gelenk sitzen.

H. Weigand, Mainz: So machen wir es auch, wenn wir nur die Schrauben-Osteosynthese machen.

Eine neue Methode zur quantitativen Bestimmung von Knochenumbau und Revascularisation des corticalen Knochens

H. Weiß und K.P. Schmit-Neuerburg

Universitätsklinikum der Gesamthochschule Essen, Abteilung für Unfallchirurgie (Direktor: Prof. Dr. K.P. Schmit-Neuerburg), Hufelandstraße 55, D-4300 Essen 1

Die Frage des Revascularisierungsmodus gefäßloser Schaftsegmente nach traumatisch und operationsbedingter Zerstörung der medullären und periostalen Gefäßversorgung bei diaphysären Mehrfragment- und Stückbrüchen wurde experimentell an einem der Tibiafraktur analogen Versuchsmodell untersucht. Dazu wurden nach Aufbohrung und Markstabilisierung devitalisierter diaphysärer Corticalissegmente beider Tibien ausgewachsener Beagle-Hunde Knochenumbau und Revascularisation mikroradiographisch und mikroangiographisch nach intravitaler Gefäßfüllung mit Tusche und serienhistologischer Aufarbeitung der mittleren Tibiadrittel beurteilt [2].

Im Bereich der sich trichterförmig erweiternden Markhöhle des proximalen und distalen Hauptfragmentes ist nach Regeneration der Markgefäße die Wiederherstellung einer intakten intracorticalen Mikrozirkulation entsprechend dem bei einfachen Schaftosteotomien bekannten und vor allem von Schweiberer beschriebenen medullär-zentrifugalen Revascularisierungsmodus nach 2–4 Wochen erreicht.

Hefte zur Unfallheilkunde, Heft 158
Zusammengestellt von A. Pannike

Ein völlig anderer, periostal-zentripetal gerichteter Revascularisierungsmodus war in den devitalisierten Corticalissegmenten bei meist fehlender medullärer Gefäßregeneration nachweisbar. Nach 8 Wochen war die Diaphysenkompakta teilweise revascularisiert bei gleichzeitig periostal nach zentral vorrückendem Haversschen Knochenumbau. Ein wesentliches Ziel der Untersuchung war die quantitative Bestimmung der Ausdehnung von Knochenumbau und Revascularisation im primär avasculären Schaftsegment, um zuverlässige Aussagen über Einflüsse auf den Revitalisierungsprozeß des Röhrenknochens zu gewinnen. Mit bekannten morphometrischen Methoden war dieses Ziel nicht erreichbar, so daß eine neue Verfahrenstechnik zur Morphometrie von Knochenumbau und Revascularisation entwickelt wurde.

Morphometrie des Knochenumbaus (Abb. 1)

Das Verfahren nützt den Effekt einer veränderten Lichtbrechung bei mechanischer Verletzung der glatten Oberflächenschicht vom durchsichtigen Spezialfolien für die elektronische Bildanalyse im Zeiss-Mikrovideomat-III aus. Bereits feinste, mit bloßem Auge kaum erkennbare und mit äußerst dünnen Schneidenadeln manuell erzeugte Markierungen (Punkte, Striche, Flächen) bewirken auf den Folien eine ausreichende Kontrastgebung für die elektronische Auswertung.

Unter mikroskopischer Sicht wurden auf derartigen, den mikroradiographischen Querschnitts-Präparaten (Abb. 1a) aufgelegten Folien die Callus- und Cortexbegrenzung sowie die Grenzlinie zwischen umgebautem und reaktionslosem Cortex manuell markiert (Abb. 1b u. 1c). Nach elektronischer Messung der von den Grenzlinien (Abb. 1d) eingenommenen Flächen konnte das vom Haversschen Knochenumbau eingenommene Cortexareal (Abb. 1e) berechnet und in Prozent des Cortexringes (Abb. 1f) angegeben werden. Diese Größe ist ein quantitatives Maß für den Grad der Revitalisierung des ursprünglich avasculären Cortex der diaphysären Schaftsegmente.

Durch 3malige Markierung identischen Präparate-Serien in 4wöchentlichen Intervallen wurden die Variations-Koeffizienten als Ausdruck der Fehlerbreite des Verfahrens ermittelt. Für die Markierung der Grenzlinien zur Bestimmung des Knochenumbaus lagen die Variations-Koeffizienten zwischen 1,16–2,1%.

Angiometrie corticaler Gefäße (Abb. 2)

Das Verfahren der indirekten Morphometrie des Knochens über Strukturmarkierung auf Folien konnte auch für die Messung der Revascularisation des Cortex nutzbar gemacht werden. In durchblutungsgestörter Corticalis sind Osteone mit und ohne tuschegefülltem Zentralkanal mikroskopisch zweifelsfrei gegeneinander abgrenzbar (Abb. 2a). Die tuschegefüllten Gefäße der Haversschen Kanäle bei revascularisierten Osteonen werden über dem gesamten Cortex-Querschnitt auf den Spezialfolien als Punktemenge markiert (Abb. 2b), auf dem Bildschirm des Zeiss-Mikrovideomat-III dargestellt und elektronisch gezählt (Abb. 2c). Der erhaltene Meßwert gibt Aufschluß über die Gefäßmenge im Cortexring des jeweiligen Serien-Querschnittes.

Im nächsten Arbeitsschritt werden die Gefäßpunkte unter mikroskopischer Sicht auf den Folien umrandet und durch Kontraständerung am Bildschirm als Flächen dargestellt,

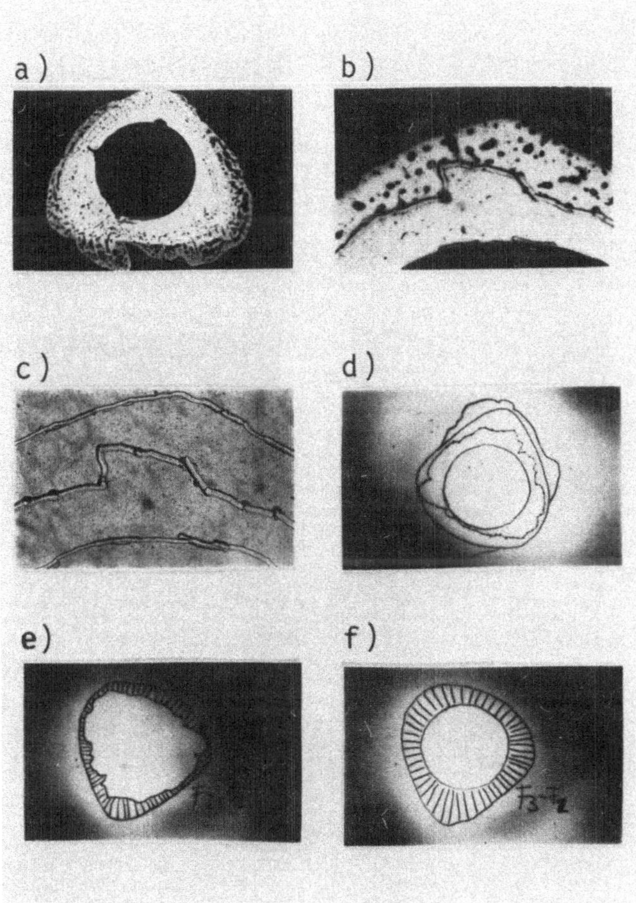

Abb. 1a–f. Morphometrie des Knochenumbaus. **a** Mikroradiographie, 70 μ-Querschliff des Mittelsegmentes. **b** Dem Präparat aufgelegte durchsichtige Folie mit Markierung der Callus-Cortexbegrenzung sowie der Grenze zwischen umgebautem und reaktionslosem Cortex. **c** Markierte Grenzlinien auf der Folie bei mikroskopischer Betrachtung. **d** Darstellung der Grenzlinien am Bildschirm des Mikrovideomat-III, anschließende getrennte Messung der von den einzelnen Grenzlinien eingenommenen Flächen. **e** Berechnung der vom Haversschen Knochenumbau eingenommenen Cortexfläche, die prozentual zur Cortexringfläche **f** berechnet wird

gemessen und prozentual zur Fläche des Cortexringes berechnet. Diese Größe läßt eine quantitative Aussage über den Revascularisierungsgrad des primär avasculären Cortex zu. Die Variations-Koeffizienten als Ausdruck der Fehlerbreite bei manueller Strukturmarkierung auf Folien betrug für die Bestimmung der Gefäßmenge 6,6%, für die Gefäßflächen 13,5%.

Der Vorzug des dargestellten morphometrischen Verfahrens besteht insbesondere in der gleichzeitigen Bestimmung von Knochenumbau und Revascularisation durchblutungsgestörter Corticalis, wobei die getrennte Messung beider Größen an identischen Präparate-

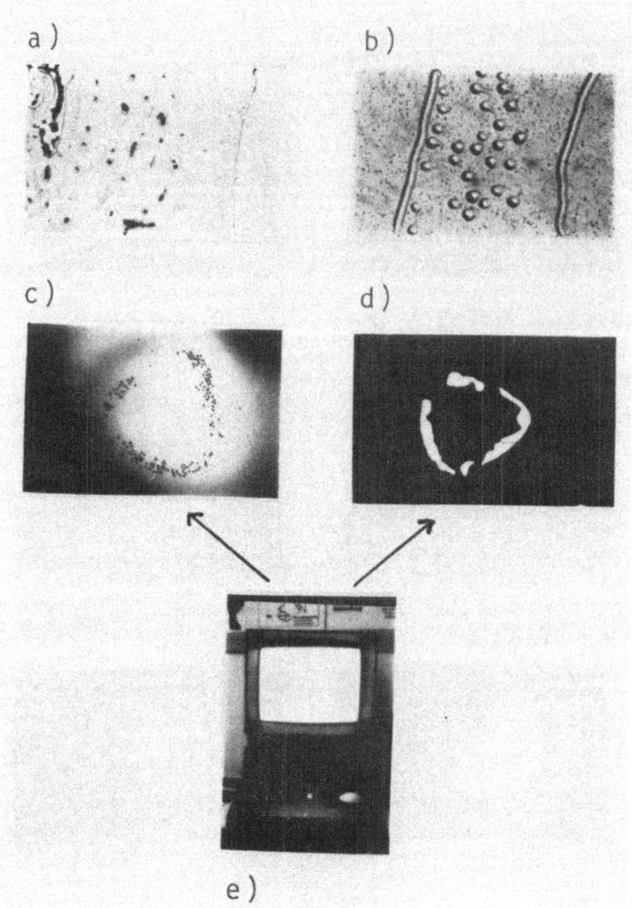

Abb. 2a–e. Angiometrie corticaler Gefäße. **a** Tusche-Angiographie bei einem 70 μ-Querschliff des Mittelsegmentes. Gute Abgrenzung zwischen gefäßhaltigen und gefäßlosen Osteonen. **b** Gefäßmarkierung auf der dem Präparat aufgelegten Folie. **c** Elektronenoptische Darstellung und Messung der Gefäßmenge des Cortexringes am Bildschirm des Mikrovideomat-III. **d** Nach Umrandung der Gefäßpunkte wird durch Kontraständerung die Fläche des revascularisierten Knochens im Cortexring elektronenoptisch gemessen. **e** Zeiss-Mikrovideomat-III

serien unter Beibehaltung der morphologischen Topographie besondere Vorteile für die Versuchsauswertung bietet. Über quantitative Ergebnisse experimenteller Untersuchungen zur Revitalisierung des corticalen Knochens bei der Einheilung devascularisierter Schaftsegmente nach Tibiamarknagelung wurde an anderer Stelle bereits berichtet [2]. Das Verfahren der Morphometrie unentkalkter Knochenschliffe eignet sich besonders zur quantitativen Erfassung des Ausmaßes teilweise revitalisierter Cortexzonen und stellt eine Erweiterung der methodischen Untersuchungsmöglichkeiten zur Abklärung der Revascularisierungsvorgänge am durchblutungsgestörten Knochen dar.

Literatur

1. Eitel F, Schenk RK, Schweiberer L (1980) Corticale Revitalisierung nach Marknagelung an der Hundetibia. Unfallheilkunde 83:202
2. Weiss H, Schmit-Neuerburg KP, Stürmer KM (1981) Experimentelle Untersuchungen zur Einheilung devascularisierter Schaftsegmente bei Marknagelosteosynthesen. Langenbecks Arch Chir (Suppl). S 93–97

Diskussion

Fragesteller: Es wäre interessant zu erfahren, wie lange es dauert, bis eine devitale Knochenwand von peripher nach zentral revascularisiert ist.

H. Weiß, Essen: Die Revascularisation verläuft bei verschiedenen Versuchtstieren in unterschiedlichem Ausmaß. Im günstigsten Fall waren nach acht Wochen etwa 80% der Corticalis revascularisiert. Die Versuchsdauer hatten wir auf acht Wochen begrenzt. Es blieb praktisch immer noch ein Rest an avasculärem innerem Cortexring bestehen.

S. Perren, Davos: Zur Methode wäre noch etwas klarzustellen. Sie betrachten das Bild fotographisch mit dem Mikroskop und zeichnen dann von sich aus eine Folie, die Sie elektronisch auswerten. Ist das richtig verstanden?

H. Weiß, Essen: Ja, das ist richtig.

S. Perren, Davos: Damit wäre auch eine Möglichkeit vorhanden, von der Reproduktion her weiter nichtelektronisch auszuwerten. Zum Beispiel für diejenigen, die diese Geräte nicht haben.

H. Weiß, Essen: Durchaus.

G. Hierholzer, Duisburg: Vielleicht ist vorhin Herr Gotzen doch zu schlecht weggekommen mit seinem Bemühen. Diese Untersuchungen zeigen eigentlich doch, daß wir nach Möglichkeiten suchen sollten, um vom Aufbohren wegzukommen. Das wurde auch schon vor vielen Jahren gefordert. Ich glaube sehr wohl, daß es gerechtfertigt ist, Untersuchungen zu machen. Es gibt im übrigen von Herrn Reis aus Haifa ein entsprechendes Modell, das zur Spreizung des Nagels führt. Vielleicht ist es ein methodischer Vorschlag, um so etwas zu realisieren, einen Kunststoffüberzug zu nehmen, der das Spreizen erlaubt, ohne daß es zu einem solchen Einwachsen von Knochengeweben kommt.

S. Perren, Davos: Bei dem Modell von Herrn Reis ist dasselbe Problem wie jetzt bei Herrn Gotzen diskutiert worden, nämlich ob man mit diesem Spreizmechanismus nicht zusätzliche Kontaktflächen schafft, die zum Beispiel korrodieren können. Ich glaube, man muß die Sachen ausprobieren. Wir sind ja hier, um eine Menge neuer Dinge zu hören und zu sehen.

R. Szyskowitz, Graz: Auf der anderen Seite müßte man sagen: Wenn man mehr wegbohrt, dann muß auch weniger revascularisiert werden.

S. Perren, Davos: Das führt zu einem Zustand, wo alles revascularisiert ist.

H. Weiß, Essen: Der prozentuale Anteil des verbleibenden Cortexrings an revascularisierter Fläche ist größer bei geringem Aufbohren. Es spielt sicherlich auch die Dicke eine Rolle. Das ist ein Aspekt, der bisher noch zu wenig beleuchtet worden ist.

K.P. Schmit-Neuerburg, Essen: Nach den Untersuchungen der letzten Jahre könnte man zu der Auffassung kommen, man müßte weit weg genug vom inneren Corticalisring, der nekrotisch ist, bohren, um praktisch die gesunde äußere Corticalis zu haben.

Ein zweiter Punkt. Es handelt sich hier – das muß man ausdrücklich sagen – um uralte Beagle-Hunde, die acht Jahre alt waren, die eine eindeutig sekundäre Osteonenstruktur haben und keine primäre Osteonenstruktur, wie es bei jüngeren Tieren und anderen Hundearten oft der Fall ist.

S. Perren, Davos: Ein Äquivalent von 50 Jahren ist noch kein Alter!

N. Haas, Hannover: Mit dem Einwand bezüglich des Spreizmechanismus haben wir gerechnet. Wir haben uns natürlich zuerst auch gefragt: Geht es auch wieder heraus? Das ist ja das Logischste, das man sich zuerst fragt. Der Spreizmechanismus wirkt so, daß der mechanische Effekt in beide Richtungen geht. Ich kann die Kraft aufwenden, um das Ding zu spreizen, und ich kann dieselbe Kraft aufwenden, um es wieder zusammenzuziehen. Die Spongiosa, die aufgespreizt wird, kann ich nachher auch wieder komprimieren. Wie das in vivo ist, kann man nicht sagen. Aber im Experiment kann ich erhebliche Kräfte aufbringen.

S. Weller, Tübingen: Herr Haas, daß das bei Ihrem Versuch geht, ist gar keine Frage. In der Zwischenzeit ist aber ein Jahr vergangen, und innen hat sich verdammt viel getan. Sie wissen doch: Wenn Sie nach einem Jahr oder nach anderthalb Jahren Nägel herausziehen, haben Sie mitunter ganz erhebliche Knochenneubildungen im distalen Nagelanteil. Das ist schon ein Problem.

Ich erinnere Sie daran, daß der Dübelnagel, der für den Schenkelhals vorgeschlagen wurde, gerade daran gescheitert ist, daß man den Nagel nicht mehr herausbekommt. Das ist schon ein Problem. Ich glaube, Sie müßten in der Tat einen Versuch machen und ein Jahr oder zwei Jahre später versuchen, ob das auch wieder zugeht.

Ich darf eine Bemerkung zum Aufbohren machen. Natürlich wäre es gut, wenn wir von dem Aufbohren weg kämen. Deswegen waren wir schon immer der Meinung, man soll bei der Marknagelung so wenig wie möglich und soviel wie notwendig aufbohren, weil es eben auch noch ein anderes Problem gibt, das Küntscher früher hatte und das wir heute haben, das auch diejenigen haben, die nicht aufbohren, nämlich das Festlaufen der Nägel. Das darf auch nicht vergessen werden. Dort haben wir mitunter ganz erhebliche Probleme gehabt. Wenn wir dort ein- oder zweimal herunterbohren, dann passiert im Grunde genommen bei der Zirkulation auf lange Zeit gesehen gar nicht viel. Es ist eine alte Erfahrungstatsache: Je weiter Sie aufbohren, desto länger braucht die Knochenbruchheilung. Das beweist eigentlich nur das, was hier gesagt wurde.

H. Haas, Hannover: Ich möchte Herrn Weller direkt antworten. Dieser Nagel wird sicher etwas nachgeben. Er hat eine Keilform wie ein Rettich. Wenn ich ihn einschlage und etwas löse, in dem Moment geht er los, im Gegensatz zum herkömmlichen Nagel, der sich auf ganzer Länge eben nicht verändern kann, wenn ich ihn herausschlage. Die Probleme bestehen da, weil der Nagel nicht nachgeben kann. Aber hier bei diesem Nagel ist es im Prinzip etwas anderes.

Vascularität und Knochenumbau nach Marknagelung der Schafstibia

U. Pfister, Tübingen

Berufsgenossenschaftliche Unfallklinik, Rosenauerweg 95, D-7400 Tübingen

Ein Nachteil interner Osteosyntheseverfahren ist in der operations- und implantationsbedingten Schädigung des bereits durch die Fraktur lädierten Gefäßsystems zu sehen. Eine Reihe von Autoren konnte darstellen, daß nach einer Plattenosteosynthese unter der Platte eine avasculäre Corticaliszone besteht.

Polychrome Sequenzmarkierung zeigt einen vollständigen Umbau dieser Zone. Von der durchbluteten Randzone her einwachsende Gefäßkanäle bilden durch wandständige Knochenablagerung die Grundlagen neuer Osteone. Während dieses Umbaus lassen Mikroradiographien eine deutliche Porosierung des plattennahen Cortex erkennen (Matter u.a.; Gunst u.a.).

Der eindeutige Zusammenhang dieser Porose mit den Revascularisierungsvorgängen nach Plattenosteosynthese ließ die Frage aufkommen, inwieweit sich solche oder ähnliche Vorgänge auch im Rahmen der nach einer Marknagelung zu erwartenden Durchblutungsstörung abspielen.

Als Versuchsmodell diente die Marknagelung der intakten, nicht frakturierten Schafstibia. Handelsübliche AO-Tibiamarknägel wurden gekürzt und nach Aufbohren unter Verwendung des in der Humanmedizin gebrauchten Instrumentariums in die Markhöhle implantiert. Die Perfusion des Cortex wurde mit der Disulfin-Blau-Methode, der Knochenumbau durch polychrome Sequenzmarkierung und durch Mikroradiographie dargestellt.

Ergebnisse

Nach Aufbohren und Marknagelung ist mit dem medullären Gefäßsystem die Hauptquelle der physiologischerweise ja zentrifugal gerichteten Corticalisdurchblutung ausgeschaltet. Nach Disulfin-Blau-Infusion zeigt die quergeschnittene Tibia dann auch, daß in der inneren Cortexschicht keine Durchblutung mehr nachzuweisen ist. Dagegen ist eine erstaunlich breite Corticaliszone offenbar von periostal her durchblutet. Dieser Befund ist sofort, aber auch noch 4 und 6 Wochen nach Marknagelung nachzuweisen. Nach dieser Zeit wird im Grenzbereich zwischen durchbluteter und nicht durchbluteter Zone eine deutliche Farbanreicherung erkennbar. Bei stärkerer Vergrößerung findet dieses Phänomen in großen disulfin-gefärbten Lacunen seine Erklärung. Diese Lacunen dringen in der Durchblutungsgrenze gegen die nicht durchbluteten Cortexteile vor, gleichzeitige Sequenzmarkierung demonstriert, daß sie in ihrer Wand neugebildeten Knochen ablagern. Im noch weißen Gebiet lassen sich nahe der Durchblutungsgrenze einzelne blaugefärbte Haverssche Kanalsysteme erkennen.

Wie der weitere Verlauf beweist, leiten diese Veränderungen den Umbau der nicht vascularisierten inneren Cortexpartien ein. Entsprechend der Fluorescenzmarkierung beginnen die ersten Knochenablagerungen zwischen der 3. und 4. Woche und der Umbau schreitet in der Folge eindeutig von peripher nach zentral fort. Elf Wochen nach der Nagelung sind große Teile der vorher avasculären inneren Cortexschicht im Umbau begriffen.

Hefte zur Unfallheilkunde, Heft 158
Zusammengestellt von A. Pannike

Deutlich lassen sich zwei Grundmuster des Umbaus unterscheiden. Zum einen bestehen große Resorptionslacunen, die ohne Berücksichtigung der ursprünglichen Corticalisstruktur vordringen und in ihrer Wand lamelläre Knochenablagerungen erkennen lassen. Zum anderen sind deutlich aufgeweitete Haversche Gefäßkanäle erkennbar, die durch wandständige zirkuläre Knocheneinlagerung eingeengt werden.

Zentral dieser Umbauzone findet man auch nach 11 Wochen noch Zonen ohne Knochenneubildung. Große Löcher deuten den resorptiven Abbau der inneren Corticalisschicht an, ein Anschluß an medulläre Gefäße wird nicht erkennbar.

Die Mikroradiographie zeigt in den meisten Fällen sehr deutlich, wie sich dieser Umbau auf die Knochenstruktur auswirkt. Die großen Gefäßlacunen bewirken eine erhebliche Porosierung des Knochens, die zum Zeitpunkt der 11. Woche ringförmig große Teile des Cortex umfaßt.

Welche Folgerungen lassen sich aus diesem Befund ziehen?

1. Nach Aufbohrung und Marknagelung der Schafstibia tritt eine partielle Durchblutungsstörung des Cortex auf. Diese Störung umfaßt die inneren Anteile des Cortex, große Teile des äußeren und mittleren Cortexbereiches können offenbar von periostal her durchblutet werden.
2. Die Revascularisierung der nicht durchbluteten inneren Cortexschicht erfolgt über einen zentripetal fortschreitenden Umbau. Dieser Umbau wird durch periostal versorgte Resorptionskanäle und erweiterte Haverssche Zentralgefäße eingeleitet. Unter der Voraussetzung eines die Markhöhle ausfüllenden Nagels wird in den ersten Wochen nirgends der Anschluß an ein regeneriertes medulläres Gefäßsystem sichtbar.
3. Im Rahmen des Umbaus kommt es zu erheblicher Porosierung des Cortex. Diese Porose ist auf den Ab- und Umbau des avasculären inneren Cortexringes zurückzuführen. Der Befund entspricht der nach Plattenosteosynthese beobachteten Porose im primär nicht durchbluteten Gebiet. Damit muß die Möglichkeit in Betracht gezogen werden, daß die vielfach bisher nur als Ausdruck einer „Stress-Protection" angesehene Porose (Uhthoff, Dubuc) nach Osteosynthese zumindest z.T. als revascularisierungsbedingte Porose der durchblutungsgeschädigten Corticalis zu gelten hat.

Literatur

1. Gunst MA, Suter C, Rahn BA (1979) Die Knochendurchblutung nach Plattenosteosynthese. Eine Untersuchung an der intakten Kaninchentibia mit Disulfinblauvitalfärbung. Helv Chir Acta 46:171–175
2. Matter P, Brennwald I, Perren SM (1974) Knochenumbau bei der Druckplattenosteosynthese. MOT 9:61–65
3. Uhthoff HH, Dubuc FL (1971) Bone Structure Changes in the Dog under Rigid Internal Fixation. Clin Orthop 81:165–170

Diskussion

K.P. Schmit-Neuerburg, Essen: Ich möchte Sie bitten, etwas zur Frage der sekundären und primären Osteonenstruktur zu sagen, weil das doch der Haupteinwand ist, der von den

Herren Schweiberer und Eitel gegen diese Ergebnisse vorgebracht wird. Sie sagen nämlich: Das stimmt deswegen nicht, weil wir immer an sekundären Strukturen messen, aber auf der anderen Seite wird an den primären Osteonenstrukturen gemessen. Deswegen sei das nicht vergleichbar.

U. Pfister, Tübingen: Auf dem letzten Traumatologenkongreß hat Herr Hörster aus Duisburg Untersuchungen an Menschenknochen vorgetragen, die genau dasselbe Ergebnis erbracht haben. Er ist dort auch gefragt worden, ob es denn an jüngeren Menschen gewesen sei, weil es sich um plexiforme Knochenanteile gehandelt hat. Er hat geantwortet, daß es eben Menschenknochen waren. Wo soll man eigentlich noch weiter machen?

S. Perren, Davos: Ich glaube schon: Man muß immer vorsichtig sein, wenn man von einem Tierexperiment auf ein anderes Tier oder sogar auf den Menschen schließt.

U. Pfister, Tübingen: Meine Untersuchungen wurden an Schafen durchgeführt.

S. Perren, Davos: Was mich bis jetzt immer wieder am Schaf erstaunt, ist folgendes. Der Knochen ist ursprünglich plexiform. Wenn aber eine Reaktion eintritt – sei es nun eine Primärheilung oder ein Umbau – sind die Sekundärreaktionen denen des Menschen zumindest sehr ähnlich.

H. Rettig, Gießen: Ich finde diese Untersuchungen von Herrn Pfister und auch die vorangegangenen sehr interessant. Wir machen zum Teil bei der Osteogenesis imperfecta die Segmentosteotomie. Wir nehmen mehrere Teile des Knochens heraus, drehen es herum, depereostieren es also im Grunde, nehmen die Durchblutung auch im Markraum weg. Ich habe eigentlich noch nie – es sind natürlich nicht sehr viele Patienten – nachher eine Nekrose eines Teils des Knochens gesehen, der dann auf einem Nagel oder auf einem Rushpin aufgefädelt wird. Das ist etwas, was micht auf der einen Seite in Erstaunen versetzt, was auf der anderen Seite, persönlich gesehen, für diese Methode spricht.

H. Weiß, Essen: Herr Pfister, haben Sie eigentlich an verschiedenen Höhen der Markhöhle unterschiedliche Umbauvorgänge gesehen, zum Beispiel in der Markhöhlenenge und dann weiter proximal oder distal? Unterscheidet sich das bei Ihren Versuchen irgendwie?

U. Pfister, Tübingen: Der Modus selber war immer gleich. Erstaunlich ist, daß ich im metaphysären Bezirk häufig breitere avasculäre innere Zonen gefunden habe als im reinen Schaftbereich. Ich habe das nicht weiter verfolgen können. Ich kann deshalb dazu nichts sagen. Es mag schon sein, daß es mit den Muskelansätzen zusammenhängt, daß sie eine Rolle spielen.

Ich möchte zu der vorhin stattgefundenen Diskussion bezüglich des Aufbohrens etwas sagen. Rheinländer, der wohl das meiste untersucht hat, hat schon vor langer Zeit einmal gesagt: Wahrscheinlich hatte Küntscher doch recht, als er sagte, man sollte maximal aufbohren, weil man dann schon primär diese avasculären inneren Cortexzonen mit dem Aufbohren entfernt.

Untersuchungen von Herrn Stürmer haben eindeutig gezeigt, daß es durch das Aufbohren zum Imprimieren von Fett in die Corticalis kommt und dadurch schon primär die Revascularisierung erheblich erschwert ist. Ich glaube, das ist das Entscheidende.

S. Perren, Davos: Es ist einerseits das zunehmende Unterbrechen der Gefäße durch zunehmendes Aufbohren.

Es wäre noch ein letzter Aspekt kurz in den Raum zu stellen. Man müßte sicher auch Überlegungen anstellen, woher der Knochen stammt. Im Rahmen der Knochenbildung gibt es ja periostale Anteile, endostale Anteile und sekundär umgeformte Anteile. Ich glaube, man sollte das auch in Zukunft nicht aus den Augen verlieren.

Die Knochendurchblutung und ihr Verhalten nach Osteotomien und Osteosynthesen – Langzeituntersuchungen bei Schäferhunden

K. Kunze, L. Faupel und M. Kenne

Unfallchirurgische Klinik des Zentrums für Chirurgie der Justus Liebig-Universität (Leitender Arzt: Prof. Dr. H. Ecke), Klinikstraße 29, D-6300 Gießen

Um das Verhalten der Durchblutungswerte des Knochens vor und nach Osteotomien und Osteosynthesen im Langzeitversuch zu bestimmen, haben wir bei 11 ausgewachsenen Schäferhundbastarden Querosteotomien in der Mitte eines Femurschaftes gesetzt und diese mit einem Küntscher-Marknagel ohne Aufbohren der Markhöhle versorgt. Die Messung der Durchblutung erfolgte mit der „tracer-microspheres" Methode präoperativ, direkt postoperativ, 2 Wochen und 6 Wochen postoperativ [6, 8]. Nach 6 Wochen wurden die Tiere getötet und die interessierenden Knochen zur Untersuchung entnommen. Drei Tiere verstarben zwischenzeitlich, so daß die abschließende Messung nicht mehr erfolgen konnte. In einer weiteren Versuchsserie wurde mit identischer Versuchsanordnung bei 6 Tieren die Femurquerosteotomie mit einer 6-Loch-DC-Platte versorgt, außerdem wurde ein corticospongiöser Beckenkammspan über der Osteotomie angeschraubt. Bei keinem der Versuchstiere hatten wir Infektionen zu verzeichnen, eine Ruhigstellung des operierten Laufes führten wir nicht durch, die Tiere belasteten den Lauf durchweg nach wenigen Tagen schonend und nach 3–4 Wochen voll [1–5, 9–14].

Es zeigte sich, daß die mit einem Marknagel versorgten Femora nach 6 Wochen knöchern noch nicht überbaut waren, lediglich bindegewebig, es bestand also keine absolute Stabilität, obwohl alle Tiere beide Hinterläufe benutzten, ohne sie sichtbar zu schonen. Die 6 mit Platten und Span versorgten Osteotomien waren alle knöchern soweit überbaut, daß nach Entfernung der Platte die beiden Fragmente und der Span nur mit einem Meißel wieder voneinander getrennt werden konnten. Wir haben das Verhalten der Durchblutungswerte nach Plattenosteosynthese und nach Marknagelosteosynthese miteinander verglichen.

Betrachtet man zunächst einmal die proximale Femurspongiosa (Tabelle 1), dann muß man berücksichtigen, daß die Spongiosa in diesem Bereich bei der Marknagelung durch das Einschlagen des Nagels verletzt wurde, bei der Plattenosteosynthese aber außerhalb des Plattenbereichs lag und unverletzt blieb. So verwundert es auch nicht, daß direkt postoperativ bei der Marknagelung die Durchblutung zunächst einmal auf die Hälfte des Ausgangswertes absinkt, während sie bei der Plattenosteosynthese konstant bleibt. Nach 14 Tagen ist es bei beiden Osteosyntheseverfahren zu einem deutlichen Anstieg etwa auf das 1,5fache des Ausgangswertes gekommen. Während es aber 6 Wochen nach der Platten-

Hefte zur Unfallheilkunde, Heft 158
Zusammengestellt von A. Pannike

Tabelle 1. Durchblutung der proximalen Femurspongiosa nach Querosteotomie und Osteosynthese in ml/100 g · min (Mittelwerte ± Standardfehler) (Unfallchirurgische Univ.-Klinik Gießen)

	n	Präoperativ	Postoperativ	2 Wochen postoperativ	6 Wochen postoperativ
Nach Plattenosteosynthese	6	12,46 ± 2,29	11,06 ± 2,39	20,43 ± 5,12	22,13 ± 6,44
Nach Marknagelung	8	16,22 ± 2,98	8,60 ± 2,17	21,34 ± 3,06	15,69 ± 2,97

osteosynthese zu einem weiteren leichten Anstieg kommt, fast auf das Doppelte des Ausgangswertes, sinken die Durchblutungswerte nach der Marknagelung wieder auf die Ausgangswerte ab.

Bei der distalen Spongiosa (Tabelle 2) kommt es nach der Plattenosteosynthese zu einem Absinken der Durchblutung auf die Hälfte des Ausgangswertes, während nach der Marknagelung ein deutlicher Anstieg zu verzeichnen ist. Nach 14 Tagen ist es bei beiden Gruppen zu einer starken Zunahme der Durchblutung gekommen. Aber während es bei der Plattenosteosynthese nach 6 Wochen zu einem weiteren Anstieg bis auf das Doppelte des Ausgangswertes kam, fallen nach der Marknagelung die Durchblutungswerte wieder annähernd auf die Ausgangswerte ab.

Bei der Femurschaftcorticalis sind die Unterschiede in der Durchblutung weniger deutlich ausgeprägt. Proximal der Osteotomie (Tabelle 3) kommt es direkt postoperativ zu einem Abfall der Durchblutung, der nach der Plattenosteosynthese stärker ausgeprägt ist als nach der Marknagelung. Vierzehn Tage postoperativ ist es zu einem starken Anstieg gekommen, in beiden Gruppen etwa auf das 2fache des Ausgangswertes. Nach 6 Wochen ist bei beiden Osteosyntheseverfahren ein weiterer verlangsamter Anstieg zu verzeichnen, für die Marknagelung erreichen die Werte fast das 3,5fache und für die Plattenosteosynthese etwa das 2,2fache des Ausgangswertes.

Ähnlich verhalten sich die Durchblutungswerte der Femurschaftcorticalis distal der Osteotomie (Tabelle 4). Der postoperative Abfall der Durchblutung nach der Plattenosteosynthese ist allerdings stärker ausgeprägt, die Durchblutung fällt auf etwa 1/6 des Ausgangswertes ab, demgegenüber nach der Marknagelosteosynthese etwa auf die Hälfte. Innerhalb von 14 Tagen kommt es in beiden Gruppen zu einem erheblichen Anstieg der Durchblutung,

Tabelle 2. Durchblutung der distalen Femurspongiosa nach Querosteotomie und Osteosynthese in ml/100 g · min (Mittelwerte ± Standardfehler) (Unfallchirurgische Univ.-Klinik Gießen)

	n	Präoperativ	Postoperativ	2 Wochen postoperativ	6 Wochen postoperativ
Nach Plattenosteosynthese	6	10,24 ± 2,91	5,96 ± 1,95	13,38 ± 2,68	20,27 ± 6,92
Nach Marknagelung	8	12,23 ± 4,08	17,29 ± 6,02	22,79 ± 6,79	15,56 ± 1,76

Tabelle 3. Durchblutung der Femurschaftcorticalis nach Osteotomie und Osteosynthese proximal der Querosteotomie in ml/100 g · min (Mittelwerte ± Standardfehler) (Unfallchirurgische Univ.-Klinik Gießen)

	n	Präoperativ	Postoperativ	2 Wochen postoperativ	6 Wochen postoperativ
Nach Plattenosteosynthese	6	4,16 ± 1,51	1,00 ± 0,08	7,19 ± 2,40	9,11 ± 2,84
Nach Marknagelung	8	2,14 ± 0,64	1,01 ± 0,31	5,62 ± 1,63	7,08 ± 2,00

Tabelle 4. Durchblutung der Femurschaftcorticalis nach Osteotomie und Osteosynthese distal der Querosteotomie in ml/100 g · min (Mittelwerte ± Standardfehler) (Unfallchirurgische Univ.-Klinik Gießen)

	n	Präoperativ	Postoperativ	2 Wochen postoperativ	6 Wochen postoperativ
Nach Plattenosteosynthese	6	5,32 ± 2,08	0,79 ± 0,18	6,90 ± 2,34	9,85 ± 2,84
Nach Marknagelung	8	1,56 ± 0,35	0,80 ± 0,32	3,35 ± 0,74	6,33 ± 1,98

der sich nach der Marknagelung aber stärker ausgeprägt fortsetzt, so daß nach 6 Wochen etwa das 4fache des Ausgangswertes erreicht wird, bei den durch Plattenosteosynthese versorgten Femora wird etwa das 2fache des Ausgangswertes erreicht.

Besonders interessant sind natürlich die Durchblutungswerte für die frei transplantierten corticospongiösen Beckenkammspäne (Tabelle 5). Die präoperativen Werte vor der Entnahme des Spanes lagen bei durchschnittlich 6,84 ml/100 · min. Die postoperativen Werte gingen gegen 0. Es liegt natürlich nicht an einer Restdurchblutung des soeben frei transplantierten Spanes, daß die Werte nicht völlig auf 0 zurückgingen. Der Grund ist einmal in der Hämatombildung zu suchen, die während der postoperativen Messung stattfindet und zum anderen in der immer vorhandenen background-Strahlung und der Compton-Streuung. Zwei Wochen postoperativ lagen die Durchschnittswerte bereits doppelt so hoch als die Ausgangswerte und nach 6 Wochen betrugen sie durchschnittlich das 3fache. Betrachtet man die Einzelwerte, so zeigt sich, daß nach 2 Wochen von 5 Spänen – bei einem Versuch mußte diese Messung wegen höherer Gewalt ausfallen – bei 3 Spänen bereits

Tabelle 5. Durchblutung eines frei transplantierten, cortico-spongiösen Beckenkammspanes in ml/100 g · min (Mittelwerte ± Standardfehler) (Unfallchirurgische Univ.-Klinik Gießen)

n	Präoperativ	Postoperativ	2 Wochen postoperativ	6 Wochen postoperativ
6	6,82 ± 1,99	0,79 ± 0,16	13,42 ± 4,90	18,31 ± 4,82

Durchblutungswerte nachweisbar waren, die um das 2–6fache höher lagen als die Ausgangswerte, bei 2 Spänen war keine wesentliche Durchblutung nachweisbar. Nach 6 Wochen wiesen 5 oder 6 Späne eine deutliche Vermehrung der Durchblutung auf, bei 3 Spänen das 2–3fache des Ausgangswertes, bei einem Span das 5fache und bei einem Span das 8fache. Lediglich bei einem Span war keine wesentliche Durchblutung nachweisbar.

Diskussion

Unsere Untersuchung über die Durchblutung von Corticalis und Spongiosa nach Osteotomien und Osteosynthesen mit Platten und Marknägeln am Femur haben gezeigt, daß es bei beiden Osteosyntheseverfahren zu einem deutlichen Anstieg der Durchblutung kommt. Diese Ergebnisse decken sich mit den Ergebnissen angiographischer Untersuchungen [1, 2, 10, 12, 13], die bei der Frakturheilung eine deutliche Vermehrung der angiographisch nachweisbaren Gefäße gezeigt haben. Der stärkere postoperative Abfall der Corticalisdurchblutung nach der Plattenosteosynthese gegenüber der Marknagelosteosynthese ist damit zu erklären, daß bei der Plattenosteosynthese eine ausgedehntere Freilegung des Knochens erforderlich ist und das Periost durch die Manipulationen mit der Faßzange weiter geschädigt wird [7]. Im weiteren Verlauf aber wird dieser stärkere Abfall aber durch einen stärkeren Anstieg der Durchblutung wieder aufgeholt.

Die Mehrzahl der mit der spongiösen Seite fest aufgeschraubten corticospongiösen Beckenkammspäne zeigen bereits nach 14 Tagen überraschend hohe Durchblutungswerte und unterstreicht damit den Wert einer autologen Knochenspanplastik für die Knochenbruchheilung insbesondere bei Defekten.

Zusammenfassung

Es wird über die Veränderung der Knochendurchblutung nach Marknagelosteosynthese und Plattenosteosynthese am Femur ausgewachsener Schäferhundbastarde berichtet. Direkt postoperativ verhalten sich die Durchblutungswerte unterschiedlich zum Ausgangswert. Innerhalb von 14 Tagen kommt es aber bei beiden Osteosyntheseverfahren zu einem deutlichen Anstieg der Durchblutung in allen Teilen des Femurs. Im Bereich der Corticalis setzt sich dieser Anstieg bis 6 Wochen postoperativ fort, im Bereich der Spongiosa fällt die Durchblutung nach der Marknagelung nach 6 Wochen wieder auf den Ausgangswert ab. Bei der Mehrzahl der frei transplantierten cortico-spongiösen Beckenkammspäne läßt sich bereits nach 14 Tagen eine deutliche Vermehrung der Durchblutung nachweisen, die nach weiteren 4 Wochen noch zunimmt.

Literatur

1. Berg PA van de (1973) Zur Frage der Blutversorgung des Knochens nach Marknagelung und Verplattung. Bruns Beitr Klin Chir 220:1, 103–109
2. Eitel F, Schenk K, Schweiberer L (1980) Cortikale Revitalisierung nach Marknagelung an der Hundetibia. Unfallheilkunde 83:202–209
3. Forgon M, Bornemisza G (1970) Über die Revaskulierung eines auto- und homioplastischen Spongiosatransplantates im Tierversuch. Bruns Beitr Klin Chir 218:277–285

4. Gunst MA, Suter C, Rahn BA (1979) Die Knochendurchblutung nach Plattenosteosynthese. Helv Chir Acta 46:171–175
5. Kunze K-G, Faupel L, Rittstieg U, Hofmann M (1981) Veränderungen der Knochendurchblutung nach Femurmarknagelosteosynthesen beim Schäferhund. Unfallchir 7: 185–191
6. Kunze KG, Hofstetter H, Posalaky J, Winkler B (1981) Veränderungen der Knochendurchblutung nach Osteotomien und Osteosynthesen. Unfallchir 7:169–180
7. Macnab J, de Haas WG (1974) The Role of Periostal Blood Supply in the Healing of Fractures of the Tibia. Clin Orthop Rel Res 105:27–33
8. Makowski EL, Meschia E, Droegemüller GW, Bataglia FC (1968) Measurement of umbilical arterial blood flow to the sheep placenta and fetus in utero. Circulat Res 23:623–631
9. Pfister U, Rahn BA, Perren SM, Weller S (1979) Vaskularität und Knochenumbau nach Marknagelung langer Röhrenknochen. Akt Traumatol 9:191–195
10. Rhinelander FW (1974) Tibial Blood Supply in Relation to Fracture healing. Clin Orthop Rel Res 105:34–81
11. Saur K, Dambe LT, Schweiberer L (1978) Experimentelle Untersuchungen zum Einbau autologer Spongiosa in die Kompakta des Röhrenknochens. Arch Orthop Traumat Surg 92:211–219
12. Schweiberer L, Dambe LT, Eitel F, Klapp F (1974) Revaskularisation der Tibia nach konservativer und operativer Frakturenbehandlung. Hefte Unfallheilkd 119:18–26
13. Trueta J (1974) Blood Supply and the Rate of Healing of Tibial Fractures. Clin Orthop Rel Res 105:11–26
14. Zilch H (1981) Die Revaskularisierung des Spongiosatransplantates. Ein Erfahrungsbericht. DIA 24–32

Diskussion

S. Perren, Davos: Kurz zur Klärung der Methode: Sie haben mit microspheres gearbeitet. Würden Sie dem Publikum sagen, was Sie damit nachweisen?

K. Kunze, Gießen: Die microspheres werden arteriell injiziert. Sie haben etwa die Größe von Erythrocyten, sind etwas größer. Sie bleiben im ersten arteriellen Umlauf in den Capillaren der Peripherie hängen. Sie sind radioaktiv markiert. Wenn wir dann die interessierenden Gewebeproben entnehmen, können wir mit Hilfe der nachzumessenden Radioaktivität feststellen, wieviel microspheres in diesem Stück enthalten sind bzw. wie stark die Flow-Werte für diesen Gewebebezirk sind.

S. Perren, Davos: Es ist also im wesentlichen ein radioaktives Partikel von der Größe eines roten Blutkörperchens, das steckenbleibt?

K. Kunze, Gießen: Die microspheres, die wir genommen haben, haben einen Durchmesser von 10–12.

S. Perren, Davos: Sie messen das über den ganzen Querschnitt gemittelt oder lokal verteilt?

K. Kunze, Gießen: Wir können jedes einzelne interessierende Organ getrennt aufarbeiten. Wir haben bei den Knochen Größenordnungen von 2–2,5 g. Die können wir durchmessen. Das steht dann repräsentativ für den Knochen an der Stelle.

S. Perren, Davos: Das würde also heißen: soviel Volumen Blut per soviel Volumen Knochen?

K. Kunze, Gießen: Die Angaben beziehen sich auf 100 mg Knochensubstanz pro Minute.

Fragesteller: Noch eine Frage zur Methode: Feuchtgewicht oder Trockengewicht des Knochens?

K. Kunze, Gießen: Feuchtgewicht.

Fragesteller: Wie groß ist die Verläßlichkeit der Methode im Rechts-links-Vergleich?

K. Kunze, Gießen: Die Verläßlichkeit der Methode wird mit etwa ± 10% angegeben. Im Rechts-links-Vergleich, den wir in früheren Untersuchungen angestellt haben, haben wir eigentlich keine nennenswerten Unterschiede gefunden.

Fragesteller: Sie weichen da von anderen Autoren sehr ab.

K. Kunze, Gießen: Wir haben in unseren allerersten Untersuchungen schon Unterschiede gehabt, die aber nach unserem Dafürhalten methodisch bedingt sind.

Fragesteller: Wegen der Größe der microspheres oder weshalb?

K. Kunze, Gießen: Sowohl Größe der microspheres als auch Ort der Injektion.

S. Perren, Davos: Was haben Sie festgestellt in bezug auf die Aussage von Rhinelander, daß eine Extremität, die nicht bewegt wurde, wenig flow hat?

K. Kunze, Gießen: Dazu können wir nichts sagen, weil wir die Versuchstiere nicht ruhiggestellt haben. Wir haben sie sich sofort frei bewegen lassen, frei belasten lassen. Wir haben also keine ruhiggestellten Extremitäten gehabt.

Fragesteller: Haben Sie auch Versuche gemacht, bei denen Sie den corticospongiösen Span mit der spongiösen Seite zum Weichteilmantel gerichtet fixiert haben?

K. Kunze, Gießen: Nein, das haben wir noch nicht gemacht.

S. Perren, Davos: Danke für die Anregung.

K. Kunze, Gießen: Der ließ sich zu diesem Zeitpunkt praktisch noch abschälen, nach sechs Wochen, wobei wir nicht immer sicher Callus und Span trennen konnten. Das ließ sich nicht mehr in allen Fällen sicher trennen.

Einfluß des Periosts auf das Längenwachstum von Röhrenknochen

F. Klapp, H. Seiler und G. Feth

Abteilung für Unfallchirurgie der Chirurgischen Univ.-Klinik (Kommisarischer Direktor: Prof. Dr. F. Klapp), D-6650 Homburg/Saar

Eine Beeinflussung des Wachstums durch eine Fraktur im Kindesalter ist ein hinreichend bekanntes Phänomen, das bei der Planung der Therapie mitberücksichtigt werden muß. Bei Achsfehlern erweisen sich die Wachstumsvorgänge als biologisch sinnvoll, da der Knochen sich wieder in Richtung seiner physiologischen Form entwickelt. Ein vermehrtes Längenwachstum nach einer Fraktur wird als unspezifische Reaktion angesehen, die sowohl bei belassener Verkürzung als auch bei voller Wiederherstellung der Länge auftritt. Als Ursache vermehrten Längswachstums macht Trueta [6] die Hyperämie verantwortlich, die im Zusammenhang mit einer Fraktur auftritt und die ebenfalls zu einer vermehrten Durchblutung und Hyperalimentation des Epiphysenknorpels führe.

Achsfehler werden im Schaftbereich entsprechend dem Wolffschen Transformationsgesetz [8] durch Knochenanbau auf der stärker belasteten Seite und Knochenabbau auf der weniger belasteten Seite teilweise ausgeglichen. Ein weiterer Ausgleich eines Achsfehlers findet im Bereich der Epiphysenfuge statt, die sich wieder senkrecht zur Belastungsachse einstellt. Pauwels [5] erklärt dieses Phänomen dadurch, daß der Wachstumsknorpel auf vermehrte einseitige Belastung mit einem verstärkten einseitigen Wachstum auf der Druckseite reagiere. Es finden sich jedoch in der älteren Literatur bei Hueter [3] und von Volkmann [7] und auch in der neueren angelsächsischen Literatur [1, 2] Hinweise, daß der Wachstumsknorpel nicht unter Druck, sondern unter Entlastung mit einem Mehrwachstum antwortet.

Eine Verletzung, die von Wachstumsvorgängen begleitet ist, die nicht mit der Therapie von Pauwels erklärt werden können, stellt die einseitige mediale Tibiakopffraktur dar. Obwohl im allgemeinen keine Achsfehlstellung vorliegt, entwickelt sich ein Mehrwachstum auf der verletzten Seite im Sinne einer Valgusfehlstellung. In Voruntersuchungen an jugendlichen Bastardhunden [4] konnten wir nach querverlaufender Osteotomie mit Einschlagen des Periostes in die Osteotomiekerbe regelmäßig ein einseitiges Mehrwachstum der proximalen medialen Tibia reproduzieren. Aber auch nach querer semizirkulärer Resektion des Periostes und des einstrahlenden Pes anserinus ohne Knochenverletzungen konnte stets ein einseitiges Mehrwachstum beobachtet werden.

In einer weiteren Untersuchungsserie gingen wir der Frage nach ob es sich bei dem einseitigen Mehrwachstum um ein isoliertes Phänomen des Tibiakopfes handelt, oder ob diese Vorgänge auch an anderen Körperregionen zu beobachten sind. In 12 Versuchsanordnungen an jugendlichen Basttardhunden von 3 Monaten wurden die Experimente außer am medialen Tibiakopf auch an der distalen medialen Tibia und am distalen Humerus radial und ulnar vorgenommen. In Höhe der Metaphyse wurde das Periost auf 1 cm Breite über die halbe Circumferenz des Knochens reseziert. Die unverletzte Gegenseite diente zur Kontrolle. In 4 Fällen wurde auf der Gegenseite das Periost durchtrennt und wieder vernäht, um den Einfluß des reinen Operationstraumas festzustellen. Die Auswertung der Wachstumsunterschiede erfolgte nach 9wöchiger Versuchsdauer in allen Fällen röntgenologisch, wobei die Länge gemessen und die Winkel der Gelenkebene zur Schaftachse bestimmt wurden (Tabelle 1). An der Tibia proximal und distal erfolgte weiterhin eine fluorescenz-

Hefte zur Unfallheilkunde, Heft 158
Zusammengestellt von A. Pannike

Tabelle 1. Ergebnisse der röntgenologischen Auswertung

Versuchsort	Hund Nr.	Vermehrtes Längenwachstum	Unterschiede des Winkels zwischen Schaft und Gelenkebene
Proximale	2	+ 0,5 mm	+ 4°
mediale	3	+ 1,0 mm	+ 4°
Tibia	7[a]	+ 0,5 mm	+ 4°
Distale	5	+ 1,0 mm	+ 7°
mediale	5	–	+ 1°
Tibia	8[a]	+ 1,0 mm	+ 6°
Condylus	1[a]	–	+ 2°
radialis	2	+ 0,5 mm	+ 2°
humeri	3	–	+ 2°
Condylus	4[a]	+ 1,0 mm	+ 1°
ulnaris	5	–	+ 1°
humeri	6	–	–

[a] Versuche mit Periostnaht auf der Gegenseite

mikroskopische Auswertung (Tabelle 2). Am distalen Humerus war dies nicht möglich, da sich hier im Gegensatz zur Tibia keine einheitlichen Markierungsbänder darstellten. An der Tibia war das Wachstum innerhalb von 9 Wochen so stark, daß nicht alle fluorescierenden Bänder in einer Abbildung eingefangen werden konnten. Wir markierten daher das erstmalige Auftreten des zuerst verabreichten Tetracyclins in der Corticalis mit einem Kunststoffaden der Stärke 6 x 0. Sodann wurde der Abstand zur Epiphysenfuge dem Verlauf der Trabekel entsprechend bestimmt.

Die röntgenologische und fluorescenzmikroskopische Auswertung der Ergebnisse zeigte mit statistischer Signifikanz das Phänomen des einseitigen Mehrwachstums nach Periostdurchtrennung nicht nur an der proximalen Tibia, sondern auch an den anderen anatomischen Versuchsorten. Im Mittel wurde ein Mehrwachstum von 0,9 mm bei einem mittleren Gesamtwachstum der Knochen in 9 Wochen von 1,15 cm gemessen. In den Fällen, bei denen auf einer Seite das Periost reseziert und auf der Gegenseite das incidierte Periost wieder vernäht wurde, zeigte sich ebenfalls auf der Periostresektionsseite ein Mehrwachs-

Tabelle 2. Ergebnisse der fluorescenzmikroskopischen Auswertung

Versuchsort	Hund	Mehrwachstum nach 9 Wochen auf der Seite der Periostresektion
Proximale	2	+ 0,4 mm
mediale	3	+ 1,0 mm
Tibia	7[a]	+ 0,4 mm
Distale	5	+ 0,8 mm
mediale	6	+ 2,2 mm
Tibia	8[a]	+ 0,6 mm

[a] Versuche mit Periostnaht auf der Gegenseite

tum. Dies zeigt, daß eine Hyperämie, hervorgerufen durch ein Operationstrauma, nicht der ursächliche Faktor eines Mehrwachstums ist. Die Regulation des Längenwachstums der Wachstumsfuge erfolgt vielmehr über die Spannung des Periosts und wohl auch der umgebenden Weichteile, wobei ein Nachgeben zu einem Mehrwachstum führt.

Zusammenfassung

Als regulierenden Faktor für das Längenwachstum der Epiphysenfugen konnten wir das Periost verantwortlich machen. Nach einseitiger Durchtrennung des Periost und Nachlassen der Spannung trat ein deutliches einseitiges Mehrwachstum auf. Unsere Beobachtungen stehen damit im Einklang mit dem Huëter-Volkmannschen Gesetz, welches besagt, daß vermehrter Druck auf die Epiphysenfuge das Wachstum hemmt und Druckentlastung das Wachstum fördert.

Literatur

1. Arkin AM, Katz JF (1956) The effect of pressure on epiphyseal growth. J Bone Joint Surg 38A:1056
2. Crilly RG (1972) Longitudinal overgrowth of chicken radius. J Anat 112:11–18
3. Hueter C (1862) Anatomische Studien an den Extremitätengelenken Neugeborener und Erwachsener. Virchows Arch 25:572–599
4. Klapp F, Eitel F, Dambe LT (1979) Fehlwachstum nach metaphysärer Verletzung im Wachstumsalter. Hefte Unfallheilkd 138. Springer, Berlin Heidelberg New York, S 282–285
5. Pauwels F (1965) Gesammelte Abhandlungen zur funktionellen Anatomie des Bewegungsapparates. Springer, Berlin Heidelberg New York
6. Trueta J (1953) The influence of the blood supply in controlling bone growth. Bull Hosp Joint Dis 14:147
7. Volkmann von R (1862) Chirurgische Erfahrungen über Knochenverbiegungen und Knochenwachstum. Arch Pathol Anat 24:512–540
8. Wolff J (1892) Das Gesetz der Transformation der Knochen. Berlin

Diskussion

S. Perren, Davos: Sind das bleibende Längenwachstumsänderungen, oder sind das im Versuchsbereich gemessene?

F. Klapp, Homburg: Unsere Versuchsdauer betrug neun Wochen. Ich kann anhand unserer Versuche deshalb natürlich keine Angaben machen, wie das später zum Abschluß des Wachstums wäre. Es ist zumindest vom Tibiakopf bei kindlichen Verletzungen bekannt, daß sich dieses Fehlwachstum nicht spontan ausgleicht, sondern daß eine Umstellungsosteotomie erforderlich wird, gegebenenfalls sogar mehrfach bis zum Abschluß des Wachstums.

H. Rettig, Gießen: Sie sprechen ein, wie ich glaube, sehr gravierendes Thema an. Ich habe zwei Fragen an Sie. Weshalb kommt es bei der Tibiaosteotomie zum Beispiel auch bei einem

X-Bein, das nicht traumatisch entstanden ist, trotzdem, auch wenn Sie das Periost schonen, zu dem gleichen Phänomen wie bei der Fraktur?

Wenn Sie die Fraktur über ein Jahr beobachten: Warum kommt es dann zur Korrektur, und zwar auch an der distalen Tibia, die ja auch ein Längenwachstum hat, aber auf der falschen Seite und ohne Periostveränderungen?

F. Klapp, Homburg: Diese Beobachtungen machen Sie vielleicht in der Orthopädie. Es gibt Wechselbeziehungen zwischen den beiden Epiphysenfugen, proximal und distal. Das hängt mit der Einheit des gesamten Systems zusammen. Das Periost überspannt den ganzen Schaft und inseriert jenseits des Wachstumsknorpels. Wenn Sie proximal operieren, kommt es dort im Bereich der Operation zu einer Anheftung des Periosts. Das Periost wirkt ja als Zügel und gibt nach. Es steuert das Wachstum. Wenn Sie proximal operieren, wird der distale Zügel sehr viel länger. Sie bekommen dann ein geändertes Wachstum auf der gegenüberliegenden Epiphyse.

L. Gotzen, Hannover: Welche klinischen Konsequenzen ziehen Sie denn aus Ihren Untersuchungen für die hohe metaphysäre kindliche Fraktur an der Tibia?

F. Klapp, Homburg: Wir würden daraus die Konsequenz ziehen, daß man sie operativ angeht und das Periost vernähen muß. Es gibt wohl keine klinische Untersuchung, die uns vorher zeigt, ob das Periost tatsächlich zerrissen ist oder nicht. Ich glaube, man muß wohl die Konsequenz daraus ziehen, auf jeden Fall freizulegen. Falls sich herausstellt, daß das Periost noch intakt ist, muß man den Eingriff beenden.

W. Puhl, Heidelberg: Ich möchte davor warnen, daß Ihre Ergebnisse im Sinne einer apodiktischen Aussage festgelegt werden. Ich möchte Ihnen ein Beispiel nennen. Sie haben einen Längenzuwachs auch dann, wenn etwa ein Kind eine chronische Knieentzündung hat. Da gibt es keine Periostverletzung. Es kommt einfach über die Hyperämisierung in den Wachstumsfugen zu einem Mehrwachstum. Ich denke, wir dürfen alle diese Ergebnisse nur für den Einzelfall der Beobachtung im Sinne einer Tendenz verstehen. Aber bei der Reaktion der Bindegewebssysteme sind wir dabei, Optimalwerte zu finden, bei deren Überschreiten aber zum Beispiel durchaus ein Minderwachstum, bei dem Erreichen des Optimums der Belastung ein Mehrwachstum folgen kann.

Ich glaube also nicht, daß man überhaupt zu einer ganz eindeutigen Aussage kommen kann.

F. Klapp, Homburg: Kurz eine Gegenfrage: Welche Entzündung meinen Sie? Meinen Sie die Osteomyelitis?

W. Puhl, Heidelberg: Etwa eine rheumatoide Arthritis beim Kind.

F. Klapp, Homburg: Da kommt es wahrscheinlich auch zu einer Hyperämie nicht nur der Epiphysenfugen, sondern auch des Periosts. Es paßt sehr gut in das Bild, daß das Periost aufgrund der Entzündung stärker wächst und dadurch der Zügel etwas gelockert wird. Das wäre zumindest kein Widerspruch zu unseren Ergebnissen.

W. Puhl, Heidelberg: Bei szintigraphischen Untersuchungen sieht man sehr schön, daß die Hyperämie überwiegend die Wachstumszonen betrifft.

F. Klapp, Homburg: Das ist sicher richtig, daß die Hyperämie da ist und daß mit einer experimentell gesetzten Hyperämie möglicherweise ein Mehrwachstum erreicht wird. Ich wollte mit unseren Versuchen nur zeigen, daß die Hyperämie oft nicht die Ursache, sondern mehr ein Begleitsymptom des Mehrwachstums ist. Das geht aus den Untersuchungen ganz eindeutig hervor.

K.P. Schmit-Neuerburg, Essen: Es ist richtig, daß Sie bei einer Entzündung natürlich ein Mehrwachstum haben. Aber das erreichen Sie auch mit der Wärmflasche ein Jahr lang auf dem Knie. Man sollte sicherlich nur solche Frakturen operieren, die einen Aufklappmechanismus haben, wobei die Fraktur praktisch aufklappt und dann wieder zuklappt. Das kann man natürlich schwer nachweisen. Wir haben eine ganze Reihe von Frakturen aufgemacht. Es findet sich selten die Einklemmung des Periosts. In der Mehrzahl der Fälle ist es so: Wenn keine stärkere Dislokation vorlag, konnte man auf den operativen Eingriff verzichten.

F. Klapp, Homburg: Als wesentlicher Mechanismus ist ja wohl nicht die Einklemmung des Periosts zu sehen, sondern die Zerreißung des Periosts.

G. Hierholzer, Duisburg: Ich glaube, eine wichtige Konsequenz wäre, daß man bei einem eintretenden Fehlwachstum nach einer solchen metaphysären Fraktur im Kindesalter nicht eine Umstellungsosteotomie macht, sondern eine temporäre Epiphyseodese. Das wäre eigentlich die Konsequenz. Wir haben das in Einzelfällen so gemacht. Wir haben erst dann das Fehlwachstum verhindern können. Sonst müssen Sie unter Umständen zwei- oder dreimal osteotomieren. Man sollte an einer Serie, die von mehreren Kliniken erarbeitet wird, sehen, ob mit der temporären Epiphyseodese das Problem nicht besser zu bewältigen ist.

R. Kleining, Duisburg: Ich kann das nicht ganz glauben. Sie sagen: Das Längenwachstum wird über den Druck und in diesem Fall über die Zügelwirkung des Periosts an der medialen Seite reguliert. Wir beobachten aber, wenn wir bei eingetretenen Fehlstellungen eine Korrektur herbeiführen und etwas überkorrigieren, so daß bei Belastung der Extremität die Belastungslinie durch den medialen Anteil des Schienbeinkopfplateaus führt, so daß der mediale Bereich der Wachstumsfuge stärker unter Druck gerät als der laterale Bereich, daß trotzdem das Längenwachstum auf der Druckseite stattfindet, obwohl nach Ihrer Hypothese der Druck hemmend wirken müßte.

F. Klapp, Homburg: Ich kann natürlich nur unsere experimentellen Ergebnisse vortragen. Ich habe schon darauf hingewiesen, daß möglicherweise nicht nur das Periost, sondern auch der gesamte umgebende Weichteilmantel mit für die Regulierung des Wachstums und für den Ausgleich von Fehlstellungen verantwortlich ist. Wenn Sie eine Überkorrektur im Varussinn haben, ist der Weichteilmantel auf der medialen Seite sicher stärker entlastet als auf der lateralen Seite. Sie haben also einen höheren Weichteiltonus auf der lateralen Seite. Dieser Tonus wirkt ja beständig auf die Epiphysenfuge ein, während Sie, vor allen Dingen dann, wenn Sie eine Umstellungsosteotomie gemacht haben, sicher in den ersten sechs Wochen keine axiale Belastung auf die Fuge haben.

S. Perren, Davos: Bevor wir in die Pause eintreten, möchte ich zusammenfassen sagen, daß wir erst etwas stark mechanisch gewesen sind. Vielleicht müßte man, um das Ganze zu sehen, sagen, daß bei den Neuentwicklungen, die zum Beispiel gewisse Instrumente betreffen, erstens die Mechanik, zweitens die Biologie und drittens die Anwendbarkeit in der Klinik und die Einfachheit eines Gesamtinstrumentariums nicht aus den Augen verloren werden dürfen. Wir dürfen andererseits aber auch nicht denken: Jetzt kommt schon wieder einer mit etwas Neuem. Wir müssen das tatsächlich sehr sorgfältig und interessiert studieren. Ich möchte für alle Beiträge herzlich danken.

Osteoblastenkultur – Methoden und Charakterisierung*

F.W. Thielemann, G. Herr, K.H. Schmidt und D. Veihelmann

Chirurgische Klinik und Poliklinik der Universität, Calwer Straße 7, D-7400 Tübingen

Die Komplexität des Systems Knochengewebe erschwert das Studium der Reaktionen der einzelnen Bestandteile, wie zum Beispiel der Zellen, auf Einflüsse von außen. Die Antworten sind meist eine Summe der Reaktionen des Gesamtsystems. Dieser Umstand führte zu dem Versuch die Einzelkomponenten zu isolieren und somit ihre Reaktionen gezielt untersuchen zu können. Wir möchten hier über unsere Erfahrungen mit der Isolierung und Charakterisierung von Osteoblasten berichten.

Zur Kultur von Osteoblasten sind die üblichen Einrichtungen der Zellkultur notwendig. Als Brutschrank verwendeten wir ein Modell, mit dem sowohl die O_2- als auch die CO_2-Spannung in der Schrankatmosphäre geändert werden kann (Heraeus, Cytoperm). Zum sterilen Arbeiten sind neben einer Sterilbank mit Laminarflow-Einrichtungen in der Regel einmal verwendbare, sterilisierte Plastikartikel als Kulturgefäße und Arbeitsgefäße notwendig. Die Betrachtung der Zellen erfolgt ebenso wie die Dokumentation der mikroskopischen Befunde mit einem Umkehrmikroskop.

Zur Gewinnung der Zellen stehen mehrere Methoden zur Verfügung. Wir haben uns zum enzymatischen Aufschluß des Gewebes mit Trypsin (0,05%) entschlossen, da er die höchste Ausbeute an Zellen bei größtmöglicher Viability ergab.

Die Kultur dieser so gewonnenen Zellen erfolgte unter den üblichen Bedingungen (5% CO_2, 100% rel. Feuchtigkeit, 37°C) mit einem auf Osteoblasten besonders adaptierten käuflichen Medium (Biggers-modified Medium, Gibbco, Karlsruhe).

Mit den hier beschriebenen Methoden konnten wir zuverlässig eine Primärkultur von Osteoblasten erhalten. Diese Zellen zeigten in der Primärkultur eine Verdopplungszeit von 36 h und erreichten bei einer Aussaatdichte von 2×10^5 Zellen nach 7–10 Tagen in den 60 mm Kulturschalen eine Konfluenz. Nach weiteren 3–4 Wochen entstehen in den nun stationären Kulturen Bezirke mit extracellulärer Matrix und Mineraleinlagerung, sog. Knochenplatten.

Die Charakterisierung von Zellen nach Primärkultur ist eine wesentliche Voraussetzung, um mit diesen Zellen weiterarbeiten zu können. Dazu eignen sich in nur eingeschränktem Maß morphologische Kriterien.

Der typische Osteoblast erscheint in der Kultur als große cytoplasmareiche Zelle mit reichlich Ergastroplasma. Der histochemische Nachweis des Leitenzyms alkalische Phos-

* Mit Unterstützung der Deutschen Forschungsgemeinschaft

Hefte zur Unfallheilkunde, Heft 158
Zusammengestellt von A. Pannike

phatase stellt schon ein osteoblastenspezifisches Kriterium dar, das durch quantitative Untersuchungen untermauert werden kann (> 10 μ/g Protein).

Zu den harten Kriterien für die Zellcharakterisierung zählen neben dem Leitenzym alk. Phosphatase-Untersuchungen von Funktionsparametern. Wir halten für eine Charakterisierung die Calcitonin und Parathormonempfindlichkeit für ausreichend. Die Messung erfolgt über die Verfolgung der Hormon-stimulierten Akkumulation von c AMP (RIA-kit, Amersham Büchler c AMP ^{3}H). Wir konnten bei unseren Zellen einen über 6fachen c AMP-Anstieg und damit eine gute Empfindlichkeit gegenüber den spezifischen Hormonen erzielen.

Die Einsatzmöglichkeiten solcher Zellkulturen erscheinen vielfältig: fördernde und hemmende Einflüsse von Pharmaka, Elektrizität, pH-Änderungen und Nährstoffveränderungen können feiner erfaßt werden; Verträglichkeitsuntersuchungen gegenüber verschiedenen Implantatwerkstoffen oder biologischen Präparaten (Fibrinkleber, Kollagene) können bessere Kriterien in deren Beurteilung eröffnen.

Diskussion

S. Perren, Davos: Ich glaube, wir können sicher zur Kenntnis nehmen, daß sich hier ein interessantes Substrat für einen Haufen Fragestellungen abzeichnet. Ich bin gespannt, was weiter passiert.

Callusaktivierung durch pH-Wechsel im Frakturgebiet

R. Heuwinkel[1] und H.-M. Schneider[2]

[1] Abteilung Unfallchirurgie der Chirurgischen Universitätsklinik Mainz (Leiter: Prof. Dr. G. Ritter), Langenbeckstraße 1, D-6500 Mainz
[2] Pathologisches Institut des Universitätsklinikums Mainz (Direktor: Prof. Dr. W. Thoenes), Langenbeckstraße 1, D-6500 Mainz

Angesichts der wachsenden Verbreitung der Osteosyntheseverfahren nach AO und der damit möglichen primär angiogenen Knochenheilung hat das Interesse an der normalen, über die Callusbildung laufenden Frakturheilung weitgehend nachgelassen. Dabei bietet aber die desmale oder Geflecht-Knochenbildung noch immer Beobachtungsmöglichkeiten zum Studium noch nicht restlos geklärter Fragen. So fiel beispielsweise im Frakturhämatom schädelhirnverletzter Patienten ein stark saurer pH dort auf, wo sich später oder gleichzeitig ein übermäßiger Callus entwickelte. Hieraus ergab sich die interessante Fragestellung, ob Zusammenhänge zwischen dem pH-Wert des Frakturbereiches und der Art des Callus bestehen und wie sich speziell die Enzyme des Transports und der Glykolyse, alkalische

Hefte zur Unfallheilkunde, Heft 158
Zusammengestellt von A. Pannike

Phosphatase (AP) und Lactatdehydrogenase (LDH) verhalten. Insbesondere war zu prüfen, ob sich ein Wechsel des pH im Zuge der Frakturheilung auswirkt, da die AP ihr Optimum im alkalischen Bereich hat. Kontrolluntersuchungen zeigten, daß die AP während der Knochenheilung ihre Aktivitäten von periostal nach endostal verlagert, während sich die LDH zentripetal zur Mineralisation hin entwickelt.

Mit einer einfachen Versuchsanordnung wurde diesen Fragen im Tierexperiment nachgegangen. Jugendlichen Ratten wurde der Oberschenkel in Schaftmitte osteotomiert und von distal her mit einem Kirschner-Draht aufgefädelt. Die Frakturen wurden verschiedenen Einflüssen ausgesetzt: Eine Gruppe bekam eine Woche lang täglich 1 ml Natriumbicarbonat-Lösung des pH 8,0 steril an die Fraktur injiziert, eine zweite Gruppe täglich 1 ml Lysin-Chlorid des pH 5,6 sowie eine dritte Gruppe zunächst eine Woche lang Lysin-CL, dann eine Woche lang Bicarbonat. Beobachtet man nun in wöchentlichen Abständen über 6 Wochen das entstehende Mesenchym und die fluorochrom-sequenzmarkierte desmale Knochenreaktion histologisch und histochemisch, so lassen sich folgende Aussagen treffen:

In der Gruppe Bicarbonat ist die Mesenchymentwicklung uneinheitlich. Nach einer Woche sind Granulationsgewebe, Knorpel und Knochen gleichermaßen gering vertreten. Nach 2 Wochen aber herrscht periostal eindeutig Knorpel vor, an dessen Peripherie sich die

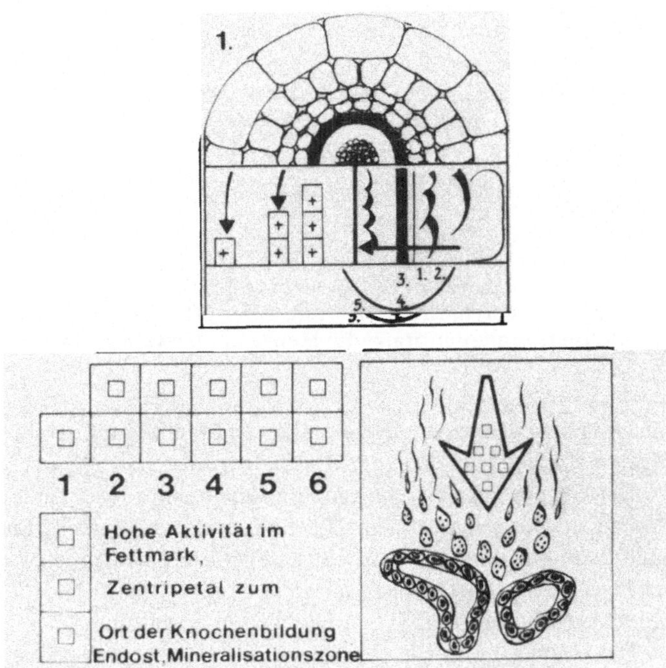

Abb. 1. a (*AP*). Schematischer Quer- (*oben*) und Längsschnitt (*unten*) durch den Oberschenkel mit umgebender Muskulatur. Zunahme der Aktivität von peripher nach zentral (+ – +++) und von periostal nach endostal (←) im Verlauf der Wochen 1–5. Der breite schwarze Streifen ist das Periost. **b** (*LDH*) Zunahme der Aktivität (*re. Bildhälfte*) von den Mesenchymzellen bis zu den Osteoblasten zum Ort der Knochenbildung hin. Die Blöcke (*li. Bildhälfte*) symbolisieren in den Wochen 1–6 die Aktivität von schwach bis stark

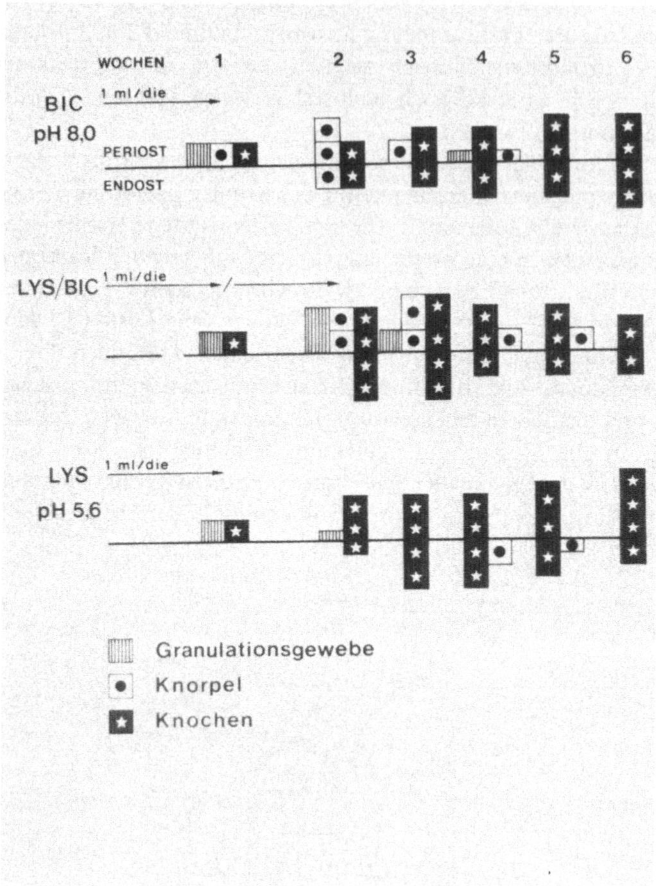

Abb. 2. Mesenchymdifferenzierung unter pH-verändernden Einflüssen. Die Höhe der Blöcke symbolisiert semiquantitativ die Menge des Gewebes von schwach bis stark

Enzyme gut darstellen. Diese starke Knorpelbildung ist für die Gruppe charakteristisch. Nach 3 Wochen tritt dann der Knorpel zugunsten des Knochens zurück.

Die Gruppe Lysin steht ganz im Zeichen der Knochenbildung, die sich von der ersten Woche an stetig und fast ausschließlich weiterentwickelt. Bis zur 6. Woche ist diese kontinuierliche Zunahme zu verzeichnen. Hier ist keine nennenswerte periostale Knorpelbildung nachweisbar. Kennzeichnend für diese Gruppe ist also die qualitativ hochwertige, kompakte Knochenentwicklung über den Beobachtungszeitraum.

Die Gruppe Lysin/Bicarbonat schließlich zeigt ein abweichendes Verhalten: Nach 2 Wochen ist tatsächlich eine Steigerung aller drei Gewebskomponenten nachweisbar. Bis zur 3. Woche entwickelt sich ein reichlich uneinheitliches, aber vorherrschend zu Knorpel differenziertes Mesenchym. Diese Steigerung ist durch hohe Aktivitäten der AP und der LDH zu dokumentieren, die als Indikatoren für die Syntheseleistung der Blasten gelten können. Nach der 3. Woche läßt dieser Prozeß deutlich nach, er ähnelt dann der Gruppe Bicarbonat, erreicht aber nicht deren relativ hohen Anteil an endostaler Knochenbildung.

Fassen wir zusammen: Von außen eingebrachte Milieuveränderungen vermögen im Tierexperiment die desmale Knochenbildung im Frakturbereich zu beeinflussen. Der pH-Wert spielt hier eine besondere Rolle. Ein vorwiegend alkalisches Milieu steigert in der Anfangsphase die Mesenchymdifferenzierung in Richtung Knorpelbildung. Hier ist die Aktivität der AP auch besonders stark, weniger am Ort der Faserbildung und in den Osteoblastenräumen. Die LDH entfaltet sich hingegen im sauren Milieu mit starker Knochenbildung besonders zentripetal zur Mineralisation hin. Die Untersuchungen erweitern das Verständnis für die Vorgänge bei Pseudarthrosen, ausbleibender Callusbildung oder überschießenden Verknöcherungen.

Diskussion

F.W. Thielemann, Tübingen: Haben Sie nachgewiesen, wie lange die pH-Änderung nach der Injektion bestehenbleibt?

R. Heuwinkel, Mainz: Sie meinen im Tierexperiment?

F.W. Thielemann, Tübingen: Ja.

R. Heuwinkel, Mainz: Ich habe die pH-Änderung gemessen, solange ich davon ausgehen konnte, daß die Umgebung der Fraktur einigermaßen weich und für die pH-Meßelektrode zugänglich war. Das ist aber mit einer relativ groben Mikroelektrode nicht ganz einfach. Ich muß sagen: Bis zur dritten Woche war es noch möglich, danach nicht mehr.

F.W. Thielemann, Tübingen: Haben Sie das unmittelbar nach der Injektion gemacht?

R. Heuwinkel, Mainz: Unmittelbar nach der Injektion.

F.W. Thielemann, Tübingen: Wie lange hat die Änderung angehalten?

R. Heuwinkel, Main: Ich habe ja keine Messungen des pH im Gewebe durchgeführt. Ich hatte anfangs darauf hingewiesen, daß es Untersuchungen im Frakturhämatom von Patienten waren. Ich bin davon ausgegangen, daß ich eine saubere Substanz eingebracht habe.

F.W. Thielemann, Tübingen: Man muß also davon ausgehen, daß man nicht genau weiß, wie lang die pH-Änderung angehalten hat?

R. Heuwinkel, Mainz: Davon muß man zunächst einmal ausgehen, wenn man ganz strenge Kriterien anlegt.

G. Hierholzer, Duisburg: Wenn man das auf die Fraktursituation übertragen will, so kann man doch nicht annehmen, daß nach einer Fraktur in der Umgebung ein alkalischer pH-Wert da ist.

R. Heuwinkel, Mainz: Ich darf das klarstellen. Ich hatte bei verschiedenen Patienten zu Beginn dieser Untersuchung klinische Untersuchungen am Frakturhämatom gemacht und habe dort einen sauren pH festgestellt, besonders bei solchen Fällen, in denen sich später ein massiver Callus ausbildete.

Ich bin hingegangen und habe versucht – das ist tierexperimentell einfach –, eine Ansäuerung oder eine Alkalisierung einer Fraktur herbeizuführen. Es ist ja zu sehen – auch in den histochemischen Untersuchungen –, daß dort, wo sich das Bicarbonat eine Woche lang entwickeln konnte, die alkalische Phosphatase stärker in den Vordergrund trat.

G. Hierholzer, Duisburg: Was heißt das quantitativ? Was heißt „Vordergrund"?

R. Heuwinkel, Mainz: Die Aussagen, die ich hier mache, sind nur semiquantitativ. Das läßt sich bei diesen Gefrierschnitten sehr, sehr schwierig machen.

J. Rehn, Bochum: Ist das nicht eine reine Entzündung durch eine völlige Verschiebung des physiologischen pH im Sinne der sterilen Entzündung, was Sie da durch diese veränderten Reaktionen bekommen? Wir kennen es von den Gelenken usw. her: Wenn wir das pH stark verändern, haben wir auf einmal ganz andere zelluläre Reaktionen. Selbstverständlich haben Sie eine Änderung des pH-Werts. Es fragt sich nur, ob nach der alkalischen oder der sauren Seite. Das ist das Entscheidende. Das saure Milieu wird vorherrschen. Es gibt finnische Untersuchungen, die das vor langen Jahren beschrieben haben. Wir haben es selber versucht; es war unmöglich, es laufend zu messen, selbst nicht mit besten Leuten, mit Mikroelektroden. Wir haben es nicht geschafft.

R. Heuwinkel, Mainz: Das ist eine Schwäche dieser Untersuchung, weil man das nicht ganz genau festlegen kann. Mir kam es eigentlich darauf an, nachzuweisen, daß organisch saure Substanzen und auch zum Vergleich das Bicarbonat durchaus eine morphologische Veränderung herbeiführen können. Inwiefern hier unspezifische entzündliche Reaktionen mit eine Rolle spielen, kann ich jetzt noch nicht abschließend beantworten.

J. Rehn, Bochum: Ich glaube, sie spielen die Hauptrolle.

S. Perren, Davos: Wir sind sehr interessiert an der Knochenbildung jeglicher Art. Höchstens in gewissen Situationen hat man sie als schlechtes Zeichen nicht gern. Aber eine große Hilfe ist es trotzdem in jeder Situation. Eine Fraktur heilt natürlich nie ohne Knochenbildung.

Poröse Hydroxylapatitkeramik – ein osteotroper Werkstoff für den Knochenersatz

C. Werhahn[1], J.F. Osborn[2] und H. Newesely[3]

[1] Krankenhaus Am Urban, Abteilung für Orthopädie und Traumatologie, Dieffenbachstraße 1, D-1000 Berlin 61
[2] Nordwestdeutsche Kieferklinik der Universität, Martinistraße 52, D-2000 Hamburg 20
[3] Institut für klinisch-theoretische Zahn-, Mund- und Kieferheilkunde der FU, Aßmannshauserstraße 4–6, D-1000 Berlin 33

Osteotrope Materialien für den Knochenersatz sind dadurch gekennzeichnet, daß ihre strukturellen Eigenschaften bzw. ihr Chemismus die reparative Osteogenese in Anwesenheit eines regenerationsfähigen knöchernen Implantatlagers begünstigen [6].

Material

Die von Osborn 1978 vorgestellte aus pulverisiertem Hydrocylapatit in einer thermischen Reaktion gesinterte Keramik stimmt mit dem natürlichen kristallinen anorganischen Knochenbestandteil fast vollständig überein [3]. Das offene durchströmbare Gefüge von interkonnektierenden Poren ist die strukturelle Voraussetzung für die Durchwachsung des Implantats mit Knochengewebe. Morphologisch besteht eine große Ähnlichkeit der porösen Keramik mit der natürlichen Spongiosaarchitektur. In Röntgendiffraktionsanalysen nach Debye-Scherrer konnte objektiviert werden, daß die porösen Sinterprodukte mit dem natürlichen hochkristallinen Vergleichsapatit gut übereinstimmten. Die kristalline Struktur bedingt eine begrenzte Löslichkeit des Materials und garantiert daher auch unter physiologischen Bedingungen eine langfristige Stabilität des Implantats. Die Freisetzung von Calcium- und Phosphationen aus der basischen Oberfläche des Implantats induziert in den Kontaktzonen mit den Knochen die Einheilung der Hydroxylapatitkeramik in Form einer nicht mehr abgrenzbaren Verwachsung [3–5].

Methoden

Der Einheilungsvorgang wurde an ausgewachsenen Kaninchen mit insgesamt 15 ausgewerteten Tieren untersucht. Die Implantationsdauer betrug minimal 6 Wochen und maximal 7 Monate.

1. Modell: Die laterale Corticalis der Tibia wurde in Schaftmitte gefenstert, und nach Kurettage der Markhöhle wurde in diesen Defekt ein 4 x 4 x 15 mm großes Implantat aus poröser Hydroxylapatitkeramik eingepaßt. Zur Stabilisierung der Tibia wurde an die mediale Corticalis eine metallische Osteosyntheseplatte angeschraubt (Abb. 1a).

2. Modell: Aus der Schaftmitte der Kaninchentibia wurde ein bis zu 4 mm langer Knochenzylinder reseziert und in diesen Defekt ein Implantat aus poröser Hydroxylapatitkeramik

Hefte zur Unfallheilkunde, Heft 158
Zusammengestellt von A. Pannike

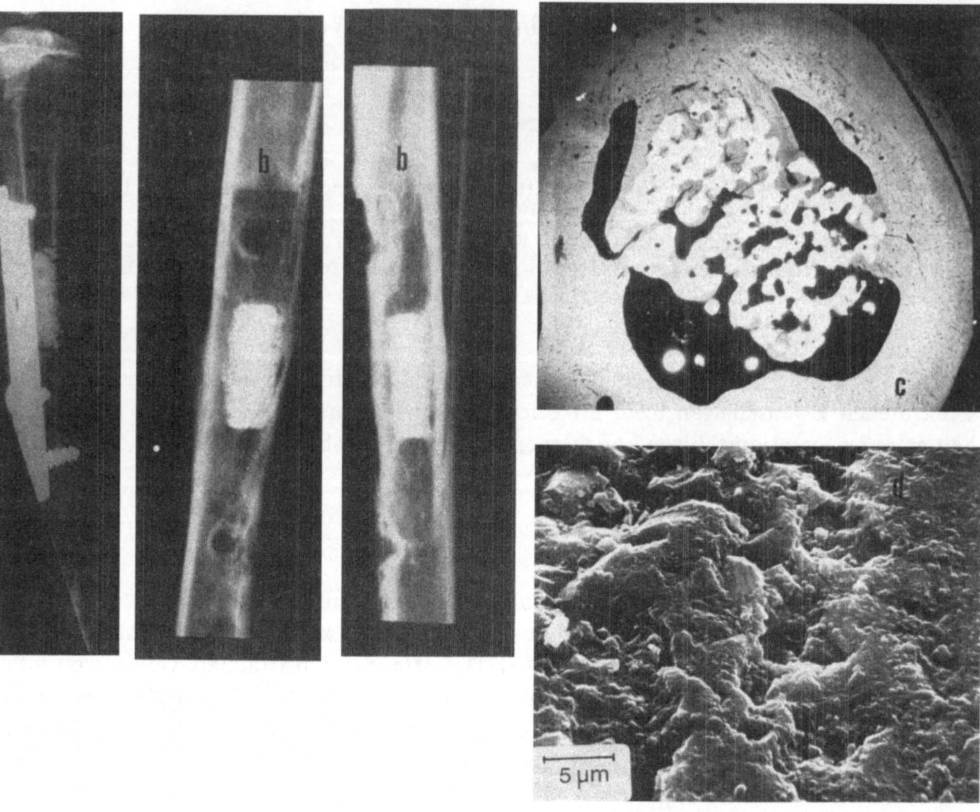

Abb. 1. a Postoperativer Situs nach Implantation eines 4 x 4 x 15 mm großen Implantates in die Markhöhle der Kaninchentibia (Tier Nr. 13), **b** 10 Wochen nach Implantation kann das Implantat röntgenologisch nicht mehr gegen das Implantatlager abgegrenzt werden (Tier Nr. 13), **c** Ausgehend von den Kontaktzonen mit dem knöchernen Implantatlager werden die Poren der Keramik sukzessive knöchern durchwachsen. Mikroradiogramm 70 μ, Objektiv: Planachromat 1/0,04), **d** Die Verbundosteogenese zwischen Hydroxylapatitkeramik (*linke Bildhälfte*, grobstrukturiert) führt zu einer nicht mehr abgrenzbaren physikochemischen Verwachsung mit dem Knochengewebe (*rechte Bildhälfte*, feinstrukturiert). (REM Vergrößerung 2400fach)

bündig eingepaßt. Die Stabilisierung der Fragmente erfolgte mit einer belastungsstabilen Plattenosteosynthese (Abb. 2a).

Ergebnisse

Ausgewertet wurden nur solche Tiere, bei denen im Versuchszeitraum keine Komplikationen wie allgemeine oder lokale Infektionen, Spontanfrakturen oder Plattenausrisse beobachtet wurden.

1. Modell: 9 Tiere konnten ausgewertet werden. Die knöcherne Durchwachsung des Porengefüges geht von den Kontaktzonen des Implantats mit dem knöchernen Lager aus. Ent-

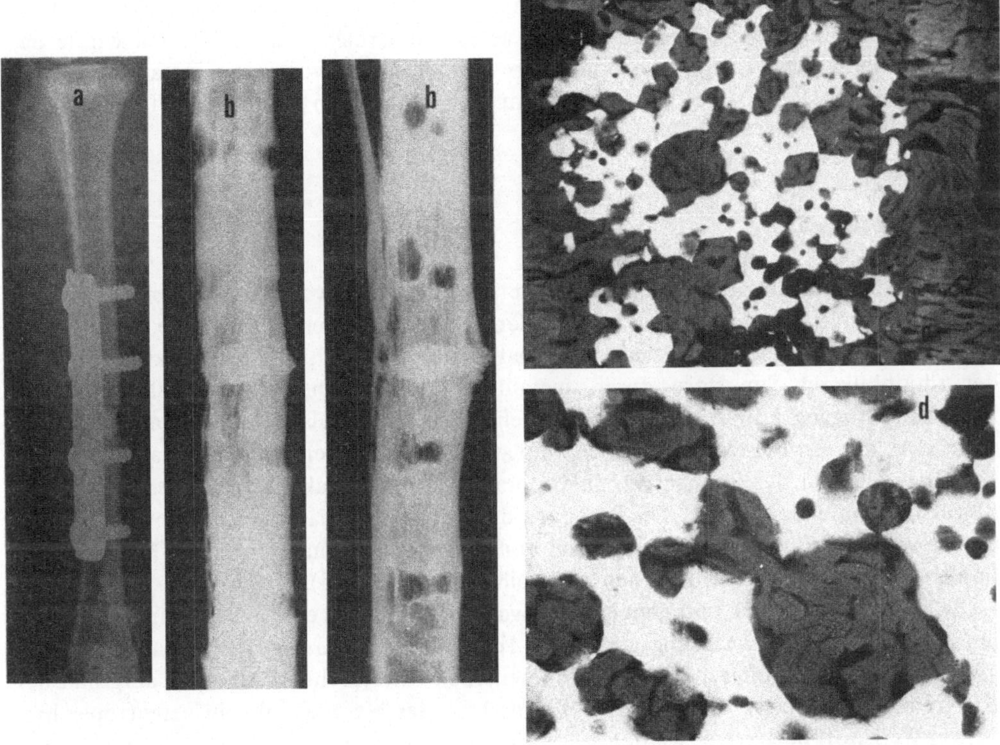

Abb. 2. a Postoperativer Situs nach Resektion eines 4 mm langen Knochenzylinders aus der Tibiadiaphyse und anschließende Defektüberbrückung mit poröser Hydrocylapatitkeramik, **b** 10 Wochen nach Implantation ist das in den Defekt eingebrachte Implantat röntgenologisch im distalen wie im proximalen Fragment knöchern eingewachsen (Tier Nr. 34), **c** Infolge Durchwachsung der porösen Keramik ist die knöcherne Kontinuität nach Zylinderresektion wiederhergestellt (Mikroradiogramm 200 μ, Objektiv: Planachromat 1/0,04), **d** Die Poren der Keramik sind mit lamellär strukturiertem Knochengewebe ausgefüllt (Mikroradiogramm 200 μ, Objektiv: Planachromat 4/0,14)

scheidende Bedeutung für die fortschreitende Inkorporation hat die reparative Potenz des Implantatlagers. In Zonen gesteigerter osteogenetischer Potenz, z.B. im Bereich der gefensterten Corticalis, wird das Implantat schneller durchwachsen als im Bereich der vom Endost befreiten Gegencorticalis. Die Ausfüllung der Poren mit Lamellenknochen beginnt direkt auf der Keramikoberfläche und schreitet von dort aus fort (Abb. 1b–c).

Die nach polychromer Sequenzmarkierung (Xylenol-Orange, Calcein-Grün, Alizarin-Complexon und Oxytetracyclin) bei UV-Lichtanregung sichtbar werdenden Mineralisationsfronten zeigen den zeitlichen Ablauf der überwiegend zentripetal fortschreitenden Osteogenese im Porengefüge. Die verschiedenfarbene diffuse Fluorescenz im synthetischen Werkstoff weist auf einen Stoffaustausch zwischen der implantierten Keramik und den intravenös applizierten Fluochromen hin [2].

2. Modell: 6 Tiere konnten ausgewertet werden. Nach Zylinderresektion lief die knöcherne Einheilung der porösen Keramik ebenfalls nach dem Muster der von Krompecher beschriebenen primär angiogenen Knochenbildung ab [1]. Innerhalb von 10 Wochen wurde das Implantat auf ganzer Länge inkorporiert, so daß der Defekt von einem Keramikknochenverbund überbrückt wurde, der sowohl im distalen wie im proximalen Tibiafragment knöchern verankert ist (Abb. 2b, c, d).

Schlußfolgerungen

In einer 15 Tiere umfassenden Serie wurde der Einheilungsvorgang von poröser Hydrocylapatitkeramik untersucht. In beiden Versuchsanordnungen wurden die Tibien nach Fenestration der lateralen Corticalis in Schaftmitte bzw. nach Zylinderresektion in Höhe der tibiofibularen Synostose durch metallische Osteosyntheseplatten stabilisiert. Der Einheilungsvorgang konnte daher bei weitgehendem Ausschluß einer mechanischen Beanspruchung der Kontaktzone zwischen Implantat und knöchernem Implantatlager untersucht werden. Bei der knöchernen Inkorporation der Keramik handelt es sich um einen sukzessiv ablaufenden Prozeß. Die Poren wurden ohne Präformation eines knorpeligen oder bindegewebigen Stützgewebes ausgehend von den Kontaktzonen zwischen Keramik und Implantatlager mit Lamellenknochen ausgefüllt (Abb. 1c, 2c–d).

Zwischen der Keramik und dem Knochengewebe bildet sich eine nicht mehr abgrenzbare physikochemische Verwachsung aus (Abb. 1d). Poröse Hydroxylapatitkeramik kann, wie die Ergebnisse der vorliegenden tierexperimentellen Untersuchungen zeigen, aufgrund der strukturellen und physikochemischen Eigenschaft des Materials als ein osteotroper bioaktiver Werkstoff bezeichnet werden.

Literatur

1. Krompecher St (1937) Die Knochenheilung. Verlag G. Fischer, Jena
2. Milch RA, Rall DP, Tobie JE (1975) Bone location of the tetracyclines. J Nat Cancer Institute 19:87
3. Osborn JF, Weiss T (1978) Hydroxylapatitkeramik – ein knochenähnlicher Biowerkstoff. Schweiz Mschr Zahnheilkd 88:1166
4. Osborn JF, Newesely H (1980) The material science of calcium phosphate ceramics. Biomaterials 1:108–111
5. Osborn JF, Newesely H, Werhan, Brückmann H (Im Druck) Doped Ceramics – A new approach to the dynamics of osteogenesis following calcium phosphate ceramics implantation. Advances in Biomaterials, Vol 4
6. Owen M (1980) Histogenesis of bone cells. Calc Tiss Res 25:205–207
7. Rahn BA (1976) Die polychrome Fluoreszenzmarkierung des Knochenbaus. Zeiss Information 22:83, 36–39

Diskussion

S. Perren, Davos: Besteht eine Möglichkeit des Vergleichs zur Spongiosa, wenn man von der Induktion spricht? Können Sie dazu eine Aussage machen?

C. Werhahn, Berlin: Wir haben deshalb den Ausdruck „osteotrop" gewählt, um einen deutlichen Unterschied zur Spongiosa herzustellen. Die Spongiosa ist ein knocheninduzierendes Material. Es verfügt über lebende Zellen. Hydroxylapatitkeramik ist ein osteotropes Material, d.h. es kann in Anwesenheit von knochenbildenden Zellen knöchern einwachsen. Es kann selbst nie die Knochenbildung induzieren.

S. Perren, Davos: Es induziert nicht, aber es ist ein Träger und Partner.

C. Werhahn, Berlin: Wir unterscheiden ja osteokompatible Materialien wie zum Beispiel bei Aluminiumoxydkeramik, osteotrope Materialien, Tetracalciumphosphatkeramiken und osteoinduktive Implantate. Da haben wir bisher als einziges die autologe Spongiosa oder autologer Knochen.

S. Perren, Davos: Vielen Dank für diese Richtigstellung. Können Sie sich noch zu den mechanischen Eigenschaften äußern?

C. Werhahn, Berlin: Das massive Implantat entspricht einer Vickers-Härte von fast 4 000 Mega-Newton pro Quadratmeter. Das Porosat besteht zu 42% aus Poren und hat – das können wir nicht genau sagen, weil die Struktur nicht homogen ist – aller Wahrscheinlichkeit nach eine Vickers-Härte von 360–400 Mega-Newton pro Quadratmeter.

S. Perren, Davos: Und im Vergleich zum Knochen?

C. Werhahn, Berlin: Dentin ist weniger hart als Hydroxylapatitkeramik. Poröse Keramik stimmt im trockenen Zustand ungefähr mit der autologen Spongiosa überein. Im feuchten Zustand ändern sich die mechanischen Eigenschaften durch Hydrolyse insbesondere der amorphen Phosphate, die wahrscheinlich die Verbindung zwischen den kristallinen Bestandteilen herstellen.

Tierexperimentelle Studie über Wundspülungen bei Knochenoperationen

R. Tiedtke, R. Rahmanzadeh und F. Hahn

Klinikum Steglitz, Abteilung für Unfall- und Wiederherstellungschirurgie (Leiter: Prof. Dr. R. Rahmanzadeh), Hindenburgdamm 30, D-1000 Berlin 45

Die Senkung der Infektionsrate nach Operationen – planbar oder notfallmäßig ausgeführt – ist sicherlich das wichtigste Anliegen des Chirurgen.

Hefte zur Unfallheilkunde, Heft 158
Zusammengestellt von A. Pannike

Zur Verwirklichung dieses Anliegens gehören zahlreiche Voraussetzungen, von denen eine die Wundspülung ist. Neben dem anerkannten mechanischen Effekt der Wundspülung wird immer wieder diskutiert, ob durch sie Keime aus der Wunde entfernt werden können, oder aber, ob durch antibiotische Zusätze eine deutliche Verringerung der Keimzahlen erreicht werden kann.

Zu dieser Frage haben wir eine tierexperimentelle Untersuchung durchgeführt, bei der wir abwechselnd zur Wundspülung eine physiologische Kochsalzlösung bzw. ein Gemisch aus 1 000 ml Kochsalzlösung und 1 g Bacitracin-Neomycinsulfat benutzten.

Die Operationen nahmen wir standardisiert am Kaninchen unter strengen aseptischen Bedingungen – einem Operationssaal entsprechend – vor. Die Operationsdauer betrug 30 min.

Es wurde der Oberschenkelknochen des Kaninchens freigelegt und 2 Schrauben in typischer Weise implantiert. Während der Operation hielten wir das Wundgebiet feucht, nach Beendigung der simulierten Osteosynthese spülten wir ausgiebig.

Zu festgelegten Operationsphasen entnahmen wir zunächst Abstriche. In Vorversuchen hat sich allerdings deutlich gezeigt, daß reine Wundabstriche weder qualitativ noch quantitativ verwertbar waren. Eine vergleichende Aussage war hierdurch nicht möglich.

Daher entwickelten wir später die „Abklatschmethode", indem wir auf Blut-Agarplatten sterile Kompressen von der Größe 5 x 5 cm, die vorher mit dem entsprechenden zu untersuchenden Gebiet flächengleich in Berührung waren, sorgfältig andrückten. Auf der Agarplatte entsteht ein deutlicher Abdruck der Kompresse, in deren Bereich die möglicherweise vorhandenen Keime wachsen können. Ein Auszählen der Kolonien in diesem vorgegebenen Gebiet erlaubt eine vergleichbare Aussage über die Anzahl der Keime (Abb. 1–3).

Der Zeitpunkt der Abklatsche wurde in der Reihenfolge genau festgelegt und bei allen Operationen eingehalten:

1. nach Desinfektion der Haut von der Oberfläche,

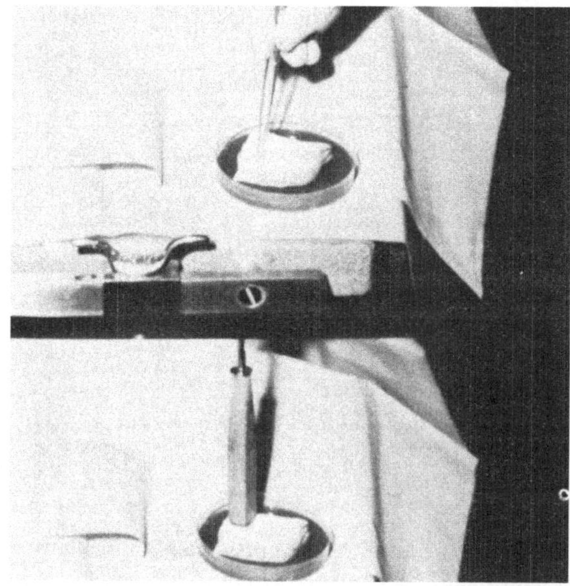

Abb. 1. Abdrücken der Kompressen auf der Blut-Agrarplatte, die mit dem zu untersuchenden Gebiet flächengleich in Berührung waren

2. nach Freilegung des Femurs von der Wunde,
3. nach Beendigung der simulierten Osteosynthese,
4. nach der ausgiebigen Wundspülung mit 100 ml,
5. Messung der Luftkeime während der Operationszeit.

Die Kaninchen wurden in 2 Gruppen eingeteilt, wobei jeweils Alter und Gewicht gleich waren.

Bei der ersten Gruppe führten wir die beschriebene Knochenoperation unter den gegebenen Bedingungen durch. Nach Bebrütung der Agarplatten ergaben sich in dieser Gruppe unterschiedliche Verteilungen der Keimzahlen, wobei insgesamt gesagt werden muß, daß selbstverständlich die Keimzahlen sehr gering sind. In dieser Gruppe haben wir 10 Kaninchen operiert.

Durch die abwechselnde Spülung mit reiner Kochsalzlösung und mit antibioticahaltiger Lösung ergaben sich trotz der geringen Keimzahlen statistisch signifikante Unterschiede.

Nach Spülung mit Nebacetin-Zusatz waren weniger Keime vorhanden als bei Spülung ohne Nebacetin-Zusatz. Zusammenfassend ergibt sich durch Nebacetin-Spülung eine Verringerung der Keimzahlen von ca. 10% gegenüber den Versuchen mit Spülung ohne Nebacetin-Zusatz.

Die zweite Gruppe der Kaninchen wurde 1/2 Std vor der Operation mit 1 ml einer Bakteriensuspension, die 10^5 bis 10^6 Staphylococcus aureus-Keime enthielt, geimpft. In Vorversuchen wurde diese Zeit festgelegt, damit zum Zeitpunkt der Operation eine deutliche Infektion vorliegt.

Die bebrüteten Agarplatten zeigten bei den Abklatschen der Haut die bekannten geringen Keimzahlen. Nach Wunderöffnung haben wir eine massive Kolonienzahl im Bereich der Abdrücke der Kompressen.

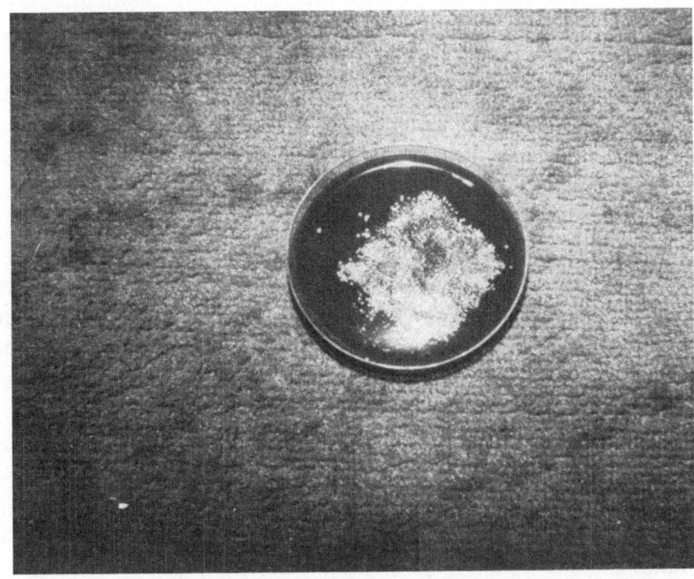

Abb. 2. Deutlicher Abdruck der Kompresse, in deren Bereich die vorhandenen Keime gewachsen sind

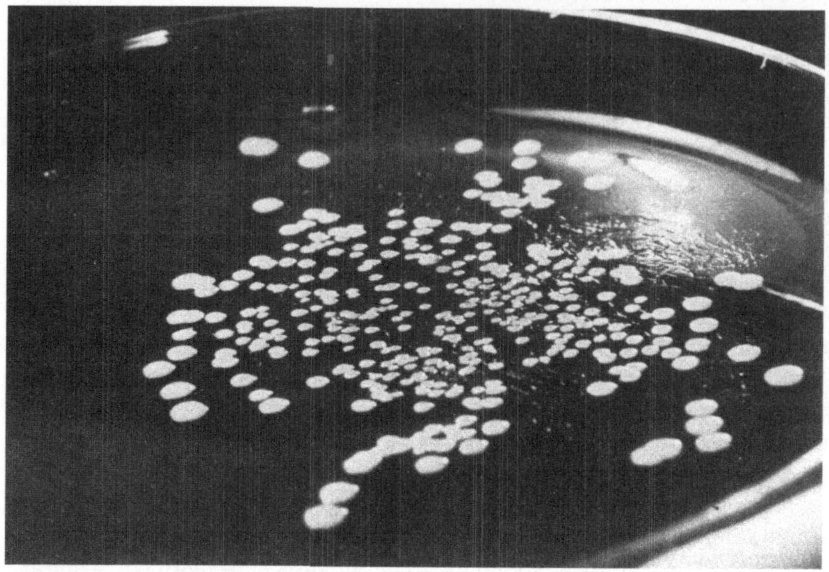

Abb. 3. Keimkolonien in dem Abdruck der Kompresse auf der Blut-Agarplatte

Ohne Antibiotica-Zusatz verringern sich diese nur gering und sind auch nach Spülung deutlich vorhanden. Mit antibioticahaltiger Lösung ist auch optisch eine deutliche Senkung der Keimzahlen sichtbar (Abb. 4).

Ohne Nebacetin-Zusatz haben wir 12 infizierte Tiere operiert und mit Nebacetin-Zusatz waren es 11 Tiere. Ohne antibiotischen Zusatz konnte die Keimzahl von einem Mittelwert von 175 auf 113 gesenkt werden. Mit antibiotischem Zusatz ergab sich eine deutliche Senkung der Keimzahlen vor Spülung von 144 auf Keimzahlen nach Spülung von 9.

Setzen wir die Keimzahlen nach Wunderöffnung als 100% an, so haben wir vor Spülung in der Gruppe ohne Nebacetin eine Keimzahl von 90,2% und nach Spülung von 58,2%. In der Gruppe mit Nebacetin haben wir vor Spülung eine Keimzahl von 86,4% und nach Spülung eine Senkung auf 5,1% (Abb. 5).

Um diese Aussage zu unterstützen, haben wir in einigen Versuchen Bakterienfilter benutzt. Sie waren in etwa flächengleich mit den verwandten Kompressen.

In Vorversuchen zeigte sich, daß die „Abklatschmethode" auch mit den Bakterienfilter durchführbar war, wobei insgesamt die Keimzahlen mit und ohne antibiotischen Zusatz gering gegenüber den Keimzahlen bei Kompressen erhöht waren. Diese Erhöhung erklären wir durch die erhöhte Affinität des Filters zu den Bakterien.

Diese Bakterienfilter wurden dann mit Kochsalz gespült, nachdem sie mit der Nebacetinhaltigen Wunde flächengleich in Berührung waren. Die Spülung des Filters wurde fraktioniert durchgeführt, wobei lediglich in der ersten Spülflüssigkeitsmenge Nebacetin nachweisbar war. Wir können also davon ausgehen, daß auf dem Filter sich kein Nebacetin mehr befand.

Die vergleichenden Untersuchungen zeigen die gleichen Ergebnisse wie mit den Kompressen. Die Keimzahlen sind bei Wundspülung mit Antibiotica-Zusatz (Nebacetin in unserem

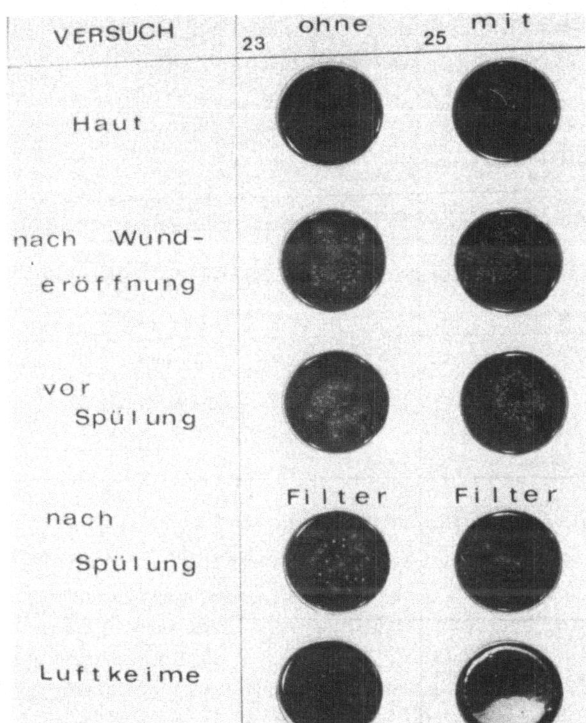

Abb. 4. Die bebrüteten Agarplatten zeigen optisch bereits eine deutliche Senkung der Keimzahlen durch antibiotischen Zusatz in der Spülflüssigkeit

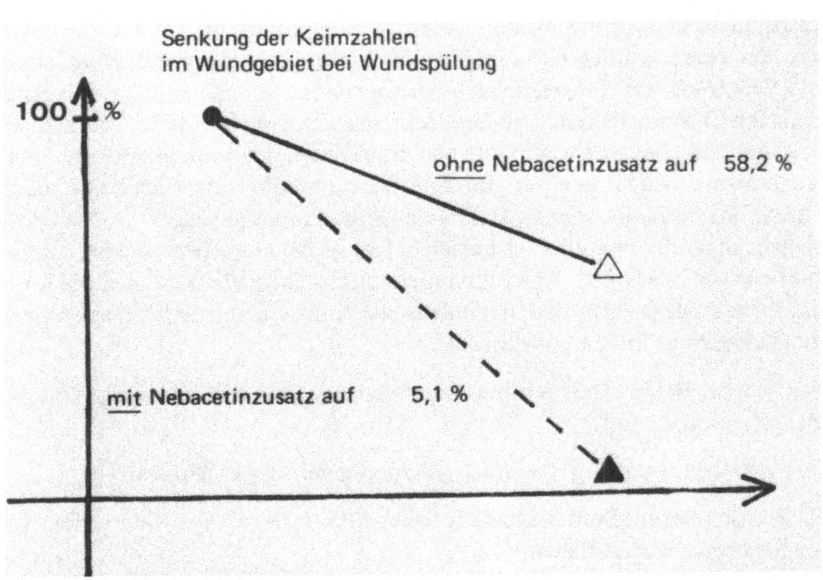

Abb. 5. Die Senkung der Keimzahlen bei der Wundspülung ist eindeutig auf die Wirkung des antibiotischen Zusatzes zurückzuführen

Versuch) deutlich zu senken, die Senkung der Keimzahlen ist eindeutig auf die Wirkung des antibiotischen Zusatzes zurückzuführen.

Literatur

Metrovic N (1971) Lokale Antibiotikaanwendung bei osteosynthetischen Eingriffen. Ärztl Prax 23:2935
CLA '81 – Konstanz 24.–26. September 1981, Schnetztor-Verlag GmbH, Konstanz

Diskussion

A. Pannike, Frankfurt: Vielleicht werden Ihre Ausführungen doch eine gewisse Diskussion entfachen; denn Sie wissen: Die Kritik, die hier meistens angebracht wird, ist ja einerseits die Frage nach der Menge der Spülflüssigkeit, nach der Dauer der Substrateinwirkung und auch nach den tatsächlich erreichten Gewebsspiegeln. Es wird ja immer wieder von uns eingewandt, daß das eigentlich Wirksame der Spülung in der Regel der mechanische Spüleffekt ist und das mechanische Herausspülen schädigender und geschädigter Bestandteile.

Wenn man die Physiologen nach den Veränderungen fragt, die sich im Gewebe abspielen, äußern sie aufgrund ihrer Untersuchungen erhebliche Zweifel, daß wir mit solchen Maßnahmen tatsächlich einen echten Effekt erzielen können.

Vielleicht gibt es in der Diskussion dazu Bemerkungen.

G. Hierholzer, Duisburg: Wenn man erhebliche Einwendungen in dieser Form machen muß, wie das gesagt worden ist, bezüglich Einwirkungszeit, Konzentration, aber auch bezüglich des Spektrums der Substanz, die man verwendet, so gibt es doch eine ganz praktische und einfache Überlegung dem gegenüberzusetzen. Ich bestreite nicht, daß man alles untersuchen soll und daß alles interessant ist. Nur sollte man daraus in dieser Form nicht eine klinische Konsequenz ziehen; denn es gibt eine Substanz, die wesentlich besser bactericid wirkt als alle Antibiotica miteinander. Das ist das Blut, das wir haben. Wir sollten das Blut nicht wegspülen, sondern wir sollten es belassen. Das ist die beste Bactericidie, die wir bei der Operation anwenden können. Wir sollten nicht aus solchen Überlegungen die Konsequenz ziehen, das Blut wegzuspülen und irgendwie ein Antibioticum mit einer bestimmten Wirkungsmöglichkeit nur örtlich einzubringen.

R. Tiedtke, Berlin: Darf ich mir eine Frage erlauben: Drainieren Sie Ihre Wunden nach der Operation oder nicht?

G. Hierholzer, Duisburg: Natürlich drainieren wir unsere Wunden.

R. Tiedtke, Berlin: Dann ist das Blut aber auch entfernt. Das widerspricht Ihrer Vorstellung, die Sie eben geäußert haben.

G. Hierholzer, Duisburg: Vielen Dank für die Möglichkeit, darauf eingehen zu können. Das ist ja nun gerade nicht der Fall. Mit der Drainage verhindern wir Blutansammlungen, die nicht in die Zirkulation mit einbezogen sind, die das beste Nährmittel für das Wachstum bakterieller Erreger darstellen. Wir sind aber der Meinung, daß man die Zirkulation im Gewebe erhalten muß und daß dabei die beste Bactericidie durch das strömende Blut erreicht wird.

R. Tiedtke, Berlin: Darf ich entgegensetzen, daß wir unsere Operationen in Blutsperre durchführen. Eine große Blutung ist in dem Falle gar nicht vorhanden. Selbstverständlich haben wir auch eine sorgfältige Blutstillung gemacht. Ich glaube, daß der Faktor des Wegspülens des Bluts eigentlich keine Rollen spielen dürfte.

Die Beeinflussung der Knochenbruchheilung durch Cytostatica – eine interdisziplinäre tierexperimentelle Untersuchung

H.-D. Sauer, E. Sommer-Tsilenis, D. Bochers und H. Schmidt

Universitätskrankenhaus Eppendorf, Chirurgische Klinik, Abteilung Unfallchirurgie, Martinistraße 52, D-2000 Hamburg 20

Die Fortschritte der interdisziplinären Onkologie und die Ausweitung der Indikationen für die Anwendung cytostatischer Substanzen brachten es mit sich, daß für Unfallchirurgen und Orthopäden zunehmend die Frage an Bedeutung gewinnt, inwiefern Cytostatica die Knochenbruchheilung nach Trauma und Osteosynthese beeinflussen.

Seit seiner Entwicklung durch Arnold, Bourseaux und Brock (1958) ist Cyclophosphamid (Endoxan) das pharmakokinetisch-toxikologisch sowie tumorbiologisch bei weitem am besten untersuchte Cytostaticum mit einer bis heute uneingeschränkten klinischen Anwendungsbreite [1]. Die Beeinflussung der Frakturheilung durch dieses alkylierende Cytostaticum wurde an der Oberschenkelosteotomie der Ratte – einem allgemein bewährten tierexperimentellem Modell [4] – untersucht.

Zweihundert Ratten wurde der rechte Oberschenkel standardisiert osteotomiert und mit einem Marknagel geschient. Die Tiere wurden auf 4 Gruppen verteilt:
Gruppe I blieb postoperativ ohne weitere Behandlung;
Gruppe II erhielt ab 3. Tag postoperativ für 14 Tage 10 mg Endoxan/kg Körpergewicht und Tag intraperitoneal injiziert.
Gruppe III wurde bis zum 3. Tag präoperativ und Gruppe IV ab 20. Tag postoperativ für 14 Tage mit derselben Dosierung behandelt.

Die Effizienz der cytostatischen Therapie wurde am leukocytotoxischen Effekt des Medikamentes überprüft. Am 10., 20., 30., 50. und 70. Tag postoperativ wurden jeweils 10 Tiere aller Gruppen getötet, beide Oberschenkelknochen entnommen und seitenvergleichend szintigraphisch, röntgenologisch, biomechanisch, biochemisch sowie histologisch untersucht [5].

Die gewonnenen Versuchsergebnisse zeigten übereinstimmend, daß Cyclophosphamid die reparative Osteogenese signifikant hemmt. Exemplarisch sei das für die Gruppen I

Hefte zur Unfallheilkunde, Heft 158
Zusammengestellt von A. Pannike

und II an den Röntgenbefunden und den szintigraphischen Untersuchungen demonstriert (Abb. 1 und 2).

Die Ergebnisse zeigten darüber hinaus, daß das Ausmaß der Hemmung der Frakturheilung durch das Cytostaticum direkt abhängig war vom Stadium der Frakturheilung und Zeitpunkt der Behandlung. Am ausgeprägtesten war der Hemmeffekt bei Koinzidenz von

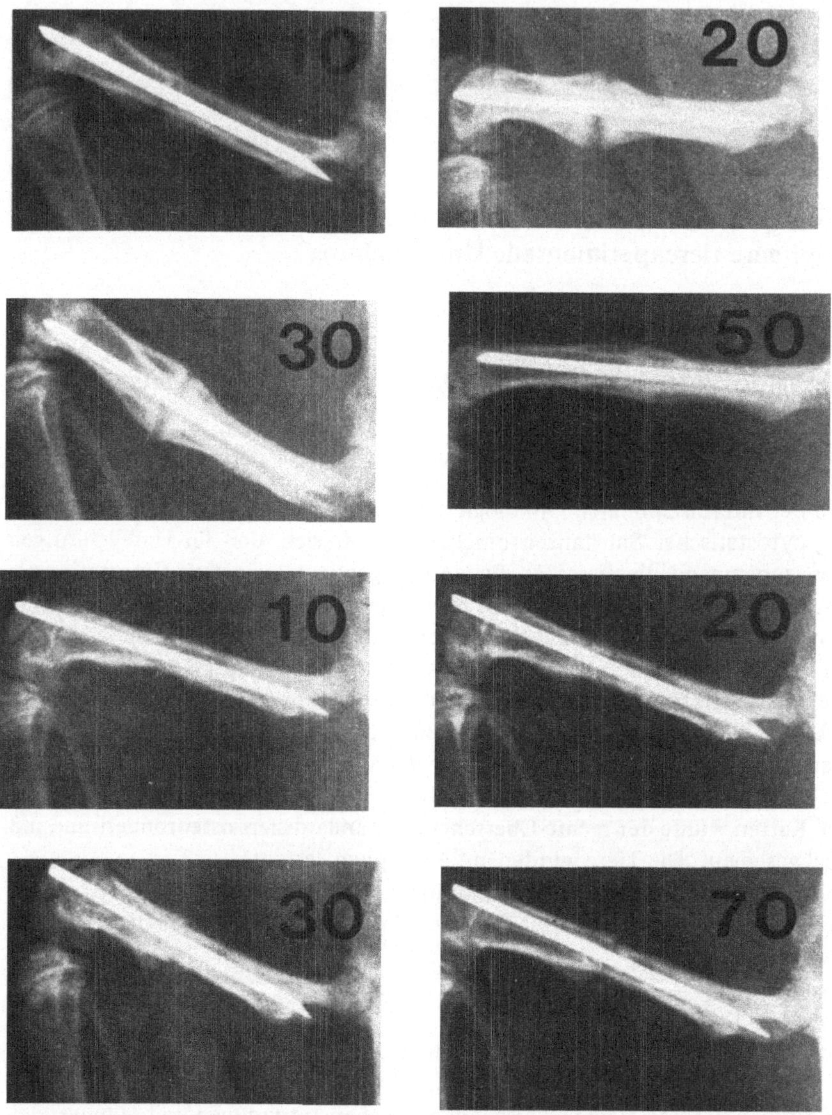

Abb. 1. Röntgenologische Verlaufskontrolle eines Tieres der Gruppe I (*oben*) sowie der Gruppe II (*unten*) 10, 20, 30 und 50 bzw. 70 Tage nach Oberschenkelosteotomie. Die Osteotomie war bei den cytostatisch behandelten Ratten (II) 70 Tage postoperativ noch nicht knöchern-callös durchbaut

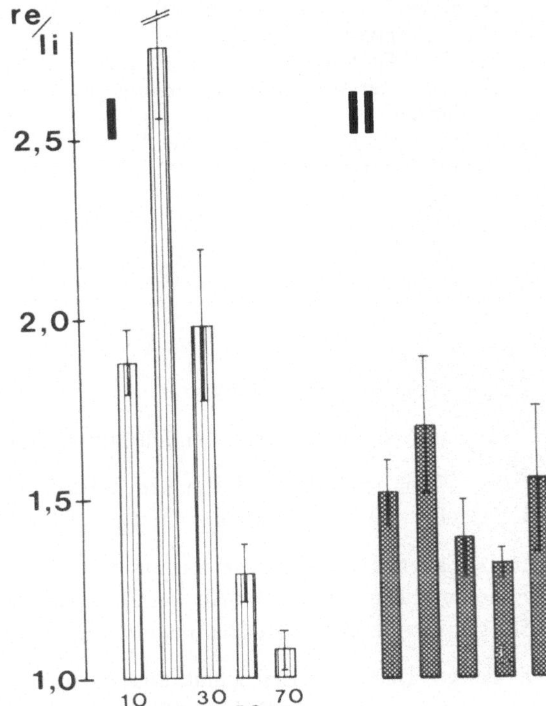

Abb. 2. Impulsratenverhältnisse rechter osteotomierten zu linkem unversehrten Femora der Gruppen I u. II 10.–70. Tag post operationem. Die Aufnahme von 99 m Tc-MDP war bei den cytostatisch behandelten Tieren (II) vom 10.–30. Tag hochsignifikant gehemmt

Frakturheilungsbeginn und Behandlung (Gruppe II), verminderte sich dagegen bei Vor- bzw. Nachbehandlung mit dem Cytostaticum (Gruppe III bzw. IV).

In Kenntnis der pathophysiologisch-toxikologischen Mechanismen cytostatischer Verbindungen [6] sowie der Theorien zur kausalen und formalen Osteogense [2, 3] sind folgende Wirkungsbeziehungen zwischen Cytostaticum und reparativer Osteogenese zu diskutieren:

1. Durch Eingriffe in DNS-Synthese und Funktion Hemmung der Initialphase der Frakturheilung mit Suppression von Proliferation und Differenzierung potentiell osteogenetisch aktiver Zellen des hämopoetischen sowie ortsständigen mesenchymalen Systems.
2. Durch chemische Veränderung sowie funktionelle Schädigung struktur- und funktionserhaltender Makromoleküle der Zelle, Hemmung der formativen und differenzierenden Phase der Callusbildung durch Beeinträchtigung der Zellproduktion bei Grundsubstanzneogenese, Fibrillogenese und Mineralisation.

Literatur

1. Arnold H, Bourseaux F, Brock N (1958) Neuartige Krebs-Chemotherapeutika aus der Gruppe der zyklischen N-Lost-Phosphamid ester. Naturwissenschaften 45:64
2. Bassett CAL (1962) Current concepts of bone formation. J Bone Joint Surg 44 A: 1217
3. Block W (1940) Die normale und gestörte Knochenbruchheilung. Enke, Stuttgart

4. Krompecher S, Tarsoly E (1976) Die Beeinflussung der Knochenbruchheilung. Nova Acta Liopoldina 44:37
5. Sauer H-D, Sommer-Tsilenis E, Borchers D, Schmidt H (In Vorbereitung) Die Beeinflussung der Knochenbruchheilung durch das Cytostatikum Cyclophosphamid. Orthop Grenzgeb
6. Wheeler GP (1962) Studies related to the mechanism of action of cytotoxic alkylating agents: a review. Cancer Res 22:651

Diskussion

Fragesteller: Wie war die Molarität?

H.-D. Sauer, Hamburg: Das kann ich Ihnen nicht sagen.

Galle, Wien: Ich möchte Sie fragen, warum Sie das Endoxan auch intraperitoneal geben. Ich glaube, daß es nicht von der Transportform in die Wirkform übergeführt wird.

H.-D. Sauer, Hamburg: Die intraperitoneale Gabe bei der Ratte ist seit Einführung des Endoxan die gebräuchliche Art der Applikation. Jede andere Art der Applikation für diese Substanz ist bezüglich der pharmakokinetischen Reproduzierbarkeit fragwürdig.

S. Perren, Davos: Ist der Schluß erlaubt, daß Sie mit der Gruppe III und IV die Möglichkeit aufzeigen, daß die Endoxan-Behandlung temporär unterbrochen würde und damit die Frakturheilung wieder ermöglichen würde?

H.-D. Sauer, Hamburg: Die Übertragung tierexperimenteller Daten in die Humanmedizin ist naturgemäß problematisch. Auf der anderen Seite zeigen uns einige klinische Erfahrungen bei Patienten, bei denen wir zum Beispiel En-bloc-Resektionen primär knöcherner Tumoren durchgeführt haben, daß die sofort postoperativ angeschlossene cytostatische Therapie in den Fällen bei absoluter Stabilität der Osteosynthese trotzdem zu schwerwiegenden Komplikationen vorwiegend infektiöser Art geführt hat.

G. Hierholzer, Duisburg: Es wäre schon wichtig, zu wissen, in welcher Konzentration das Cytostaticum einwirkt. Es gibt zwei unterschiedliche Mechanismen: einmal eine toxische Hemmung durch das Cytostaticum, zum anderen eine Hemmung der Synthese der entsprechenden Enzyme. Es wäre schon wichtig, zu wissen, welcher Mechanismus dieser Hemmung des Knochenwachstums zugrundeliegt.

H.-D. Sauer, Hamburg: Einer der sichersten Parameter, das gegeneinander zu differenzieren, ist der sogenannte leukocytotoxische Effekt, mit dem man die Leukocyten unter der Endoxandosierung unter den Normbereich supprimieren kann.

G. Hierholzer, Duisburg: Sie sollten die Molarität der Substanz angeben können. Daraus läßt sich dann ableiten, ob das ein toxischer Effekt ist oder ob es eine Hemmung der Enzymsynthese darstellt.

H.-D. Sauer, Hamburg: Ich darf in diesem Zusammenhang darauf verweisen, daß die Differenzierung des leukocytotoxischen Effekts von den anderen Effekten weder für die Ratte noch für andere Species, bei denen diese Substanz untersucht wurde, mit Sicherheit nicht möglich ist, sondern daß es sich hier teilweise um Überlagerungseffekte handelt, die voneinander nicht abzugrenzen sind.

Modellversuch über den Verlauf der Bänder bei Hüftgelenkverletzungen

H.B. Bugla und L. Simon

Chirurgische Universitätsklinik und Poliklinik, Berufsgenossenschaftliche Krankenanstalten „Bergmannsheil Bochum", Hunscheidtstraße 1, D-4630 Bochum

Bei der Nachuntersuchung der Spätfolgen von Hüftgelenkverletzungen fiel uns die Häufung von Hüftkopfnekrosen nach Verrenkung des Hüftgelenkes ohne Knochenbeteiligung auf. Es ging um Fälle, bei denen die Verrenkung spät reponiert wurde. Da nach Hüftpfannenbrüchen oder Verrenkungsbrüchen prozentual gerechnet die Zahl der Hüftkopfnekrosen niedriger lag, suchten wir nach ätiologischen Faktoren, die mit der direkten mechanischen Gewalteinwirkung auf den Hüftkopf bzw. mit der Größenordnung derselben nicht in Zusammenhang stehen. Wir befaßten uns mit der Rolle der Blutversorgung des Hüftkopfes bei dieser Komplikation. Es ist nicht fraglich, daß eine Störung der Durchblutung des Hüftkopfes neben der Dauerbelastung desselben für eine Nekrose verantwortlich gemacht werden kann, wie das schon von Hulth, Weigand und anderen betont wurde. Wir haben die Rolle der Bänder des Hüftgelenkes bei Verrenkung desselben untersucht.

Anläßlich dieser Dias wollen wir die Blutversorgung des Hüftkopfes in Erinnerung rufen. Hier weise ich auf die Wichtigkeit der Arteria epiphysialis lateralis hin. Dieser Arterie fällt die Aufgabe der Blutversorgung im oberen vorderen Quadranten des Hüftkopfes zu, der überwiegend als erster der Nekrose anheimfällt. Der Verletzung dieser Arteria ist eine eminente Bedeutung in der Ätiologie der Hüftkopfnekrose zuzumessen, wie das schon von Wagner in Verbindung mit der Hüftkappenprothese betont wurde.

Um die Lageänderung der Bänder untersuchen zu können, haben wir auf menschlichem Skelet die 3 Bänder des Hüftgelenkes mittels Gummibänder simuliert und dann den Abstand zwischen Ursprung und Ansatz der Bänder in Neutral-0-Stellung sowie in der verschiedenen Verrenkungsstellungen gemessen. In Ruhestellung war das Lig. pubofemorale und das Lig. iliofemorale 38 mm, das Lig. ischiofemorale 40 mm lang.

Bei der Luxatio pubica kann man sehr gut den Abschnüreffekt des Lig. iliofemorale im Bereich der Art. epiphysialis lateralis sehen. In dieser Stellung betrug die Länge des Lig. pubofemorale 40 mm (5% Dehnung), die des Lig. iliofemorale 56 mm (47% Verlängerung) und des Lig. ischiofemorale sogar 68 mm (70% Verlängerung).

Bei der Luxatio iliaca fanden sich folgende Werte:

Lig. pubofemorale	55 mm (45%),
Lig. iliofemorale	25 mm (Verkürzung 34%),
Lig. ischiofemorale	65 mm (Dehnung 63%).

Hefte zur Unfallheilkunde, Heft 158
Zusammengestellt von A. Pannike

Auf dem Bild in dorsaler Ansicht kommt der Abschnürungseffekt des Lig. ischiofemorale im Bereich der Aa. metaphysiales superiores deutlich zur Darstellung.

Bei der Luxatio obturatoria dehnte sich das Lig. pubofemorale auf 41 mm (Verlängerung 8%), das Lig. iliofemorale auf 57 mm (50% Verlängerung), das Lig. ischiofemorale auf 46 mm (15% Verlängerung).

Bei der Luxatio ischiadica fanden wir folgende Werte:

Lig. pubofemorale	43 mm (13%),
Lig. iliofemorale	60 mm (58%),
Lig. ischiofemorale	50 mm (25%).

Auch hier wird der abschnürende Effekt des Lig. ischiofemorale deutlich sichtbar.

Es versteht sich von selbst, daß diese Werte nur durch die Dehnbarkeit des angewendeten Materials entstehen konnte. Die Bänder des Hüftgelenkes sind aber nicht dehnbar und weisen eine erhebliche Zugfestigkeit auf.

Das Lig. iliofemorale z.B. leistet einer Zugbeanspruchung bis zur 3 500 Newton Widerstand. Aus diesen beiden Eigenschaften resultieren dann die Folgen einer Verrenkungsstellung des Gelenkes. Die Zunahme des Abstandes zwischen Ursprung und Ansatz wird nur teilweise durch die Zwangsstellung des Hüftgelenkes, teilweise aber durch die Kompression der unter den nicht dehnbaren Bändern liegenden Weichteile, d.h., der Gelenkkapsel, ausgeglichen. Dadurch kommen diese Weichteile zwischen Schenkelhals und angespanntem Band unter erheblichen Druck. Da die schon erwähnten Versorgungsarterien teilweise in der Gelenkkapsel verlaufen, teilweise damit fest verbunden sind, ist eine Abschnürung derselben unumgänglich. Je nach Verrenkungsstellung ist entweder die Arteria epiphysialis lateralis oder metaphysialis superior betroffen.

Besteht die Kompression über längere Zeit, so kommt es zur Thrombose der betroffenen Arterie und dadurch zu einer anhaltenden Durchblutungsstörung, die dann auch nach der Resorption der Verrenkung nicht mehr rückgängig gemacht werden kann. Durch die Verrenkung kommt es außerdem zu einer erheblichen Dehnung der Gelenkkapsel oder mindestens einzelner Anteile derselben und dadurch zur Dehnung – sprich Lumeneinengung – der damit verbundenen Arterie.

Damit meinen wir den Grund für die Häufung der Hüftkopfnekrose nach Spät- (über 6 Std) oder nicht reponierten Hüftverrenkungen gefunden zu haben.

Wir konnten an der Chirurgischen Universitätsklinik der Krankenanstalten Bergmannsheil Bochum 184 Hüftverletzungen nachuntersuchen. Nach Verrenkungen der Hüftgelenke ohne Knochenbeteiligung trat diese Komplikation in allen 4 spät reponierten Fällen auf. Bei den frühreponierten 12 Fällen war diese Komplikation nicht zu beobachten. Nach frühreponierten Verrenkungsbrüchen war die Komplikationsrate 13%, bei spätreponierten 21%. Nach Pfannengrundbrüchen 8% bzw. 14%.

Daraus ergibt sich die zwingende Konsequenz, daß die Verrenkung des Hüftgelenkes zum frühestmöglichen Zeitpunkt beseitigt werden muß.

Diskussion

H. Weigand, Mainz: Was verstehen Sie unter einer frühzeitigen Reposition?

L. Simon, Bochum: Innerhalb von sechs Stunden. Die Reposition sollte zum frühestmöglichen Zeitpunkt gemacht werden; nach sechs Stunden ist es eine Spätreposition.

S. Perren, Davos: Sie haben die Größe von maximalen Dehnungen angegeben. Wie haben Sie das genau gemessen?

L. Simon, Bochum: Das waren Gummibänder. Nur durch diese Dehnungsfähigkeit der Gummibänder konnte diese Zunahme entstehen. Durch den abschnürenden Effekt auf die Weichteile wird die Verlängerung des Abstands zwischen dem Ansatz und dem Vorsprung der Bänder ausgeglichen. Wir haben das mit der Meßlatte gemessen.

S. Perren, Davos: Wir dürfen ja annehmen, daß ein Band in der Größenordnung von 20% Dehnung wahrscheinlich reißt, wenn es nicht ausweichen kann.

L. Simon, Bochum: Deswegen habe ich hervorgehoben, daß durch die Undehnbarkeit der Bänder der Druck auf die Weichteile zur Geltung kommt.

S. Perren, Davos: Haben Sie eine Vorstellung über die Kraftwerte, die dabei auftreten?

L. Simon, Bochum: Wir haben das als Modellversuch gemacht. Wir haben das bei menschlichen Bändern nicht messen können.

Ergebnisse tierexperimenteller Untersuchungen mit Coriumstreifentransplantaten

F. Kleinfeld

Stadtkrankenhaus Fürth, Chirurgische Klinik, II. Unfallchirurgie, D-8510 Fürth

Im klinischen Alltag hat sich – nicht nur bei uns – die Verwendung autologer Coriumstreifen bei rekonstruktiven Eingriffen am Bewegungsapparat ausgezeichnet bewährt.

Um näheren Einblick in die histologischen Vorgänge nach erfolgter Implantation zu bekommen, führten wir eine Reihe von experimentellen Untersuchungen an Kaninchen durch.

Folgenden Fragen wurde nachgegangen:

1. Wie lange dauert es, bis ein autologer Coriumstreifen ortsständig eingebaut ist?
2. Besteht ein Zusammenhang zwischen histologischen Umbauvorgängen und Vor- bzw. Zugspannung des Implantates?
3. Wie sind die feingeweblichen Vorgänge nach Implantation lösungsmittelgetrockneter, rehydratisierter Coriumstreifen homologer und heterologer Abkunft?

Hefte zur Unfallheilkunde, Heft 158
Zusammengestellt von A. Pannike

Unsere Versuchsreihen haben wir an männlichen Neufundländer-Kaninchen durchgeführt. In jeweils gleicher Technik haben wir – wie auf dem Dia angedeutet – gelenkübergreifend in die Patellarsehne den Coriumstreifen eingezogen, proximal nochmals eingeflochten und anschließend mit nichtresorbierbaren monofilem Material angenäht.

Die Präparate zur histologischen Aufarbeitung entnahmen wir nach 3,6 und 14 Tagen, nach 3, 4 und 8 Wochen und schließlich nach 7 1/2 und 12 Monaten.

Nun zu den Befunden nach Implantation von autologem Corium:

Wie auf diesem histologischen Präparat 3 Tage nach Implantation erkennbar, fällt der größte Teil des verpflanzten Gewebes der Nekrose anheim. Es kommt – wie dieser Schnitt zeigt, nach Ablauf einer Woche zum Einsprossen von Fibroblasten, die den gesamten Streifen bereits nach 2 Wochen – wie dieses Präparat zeigt – komplett mesenchymal ersetzt haben. Nach 2 Monaten ist der Streifen nicht mehr von originärer Sehne zu unterscheiden. Immer wieder fanden sich jedoch Retentionscysten, wie in der Mitte des Dias gezeigt.

Im zeitlichen Ablauf der histologischen Umbauvorgänge fanden wir keine Unterschiede zwischen Implantaten, die ohne und denen, die mit Spannung eingebracht worden sind. Deutlich früher ist jedoch regelmäßig an den unter Zugspannung eingenähten Streifen eine parallel-faserige Ausrichtung der Zellstrukturen zu beobachten. Einen ersten Abschluß der Umbauvorgänge bei autologen Coriumstreifen, die unter Spannung und nach Vordehnung implantiert wurden, fanden wir nach 3 Wochen. Zu diesem Zeitpunkt ist der Streifen schon deutlich an das umgebende Gewebe adaptiert.

Ein wohlbegründeter Vorbehalt gegenüber autologem Corium hat seine Ursache in der möglichen Gefahr einer Retentionscystenbildung durch verbliebene, vitale Reste von Hautanhangsgebilden sowie in einem vermeintlichen höheren Infektionsrisiko.

Um diese Gefahren auszuschließen, wurden schon vor Jahren Versuche unternommen, homologe Transplantate vorzubehandeln bzw. zu konservieren, um sie zudem noch jederzeit verfügbar zu haben. Die größte Verbreitung hat hier wohl die Cialitkonservierte Cutis gefunden. Da auch sie nicht ohne Nachteile ist, haben wir nach anderen Möglichkeiten gesucht und fanden ein schonendes Verfahren, das sich bei der Konservierung von homologer Dura bei der Firma Pfrimmer in Erlangen bewährt hat. Die Präparate werden einer Lösungsmitteltrocknung unterzogen und anschließend mit Gammastrahlen sterilisiert. Diese Vorbehandlung führt zu einem – wie dem Diapositiv zu entnehmen ist – Festigkeitsverlust von rund 60%; die Zugfestigkeit 6 mm breiter Streifen von Menschen reduziert sich von im Schnitt 29 kp auf 18 kp.

Wir haben uns nach diesem Verfahren Coriumstreifen von Kaninchen und Menschen präparieren lassen und in der eingangs geschilderten Weise den Versuchstieren eingenäht. Am gleichen Tier implantierten wir an den Hinterläufen an einer Seite homologe, auf der anderen Seite heterologe Streifen. Die Entnahme der Präparate erfolgte engmaschig, wie anfangs ausgeführt.

Beim hologen Implantat finden wir, neben einer gering ausgeprägten, granulocytären Entzündungsreaktion einen zügigen Ersatz des Streifens durch einsprossende Bindegewebszellen. Auf diesem Schnitt nach 2 Wochen ist dies gut zu erkennen.

Nach 3 Wochen finden wir nur noch geringe Reste des homogenen, hyalin aussehenden Implantates. Schon nach vier Wochen zeigt das Präparat eine deutlich sehnige Textur. Die Einbauvorgänge haben einen ersten Abschluß gefunden.

Beim heterologen Implantat finden wir erwartungsgemäß heftigere Reaktion des Organismus, doch konnten wir in allen Fällen einen Einbau der Coriumstreifen beobachten.

Am Ende der ersten Woche ähnelt das Gewebebild dem beim homologen Transplantat. Es zeigt sich eine entzündliche Reaktion mit vorwiegend granulocytären Elementen. Im weiteren Verlauf kommt es zu einer deutlichen Zunahme der eosinophilen Zellen, von Fremdkörperriesenzellen und – nach 2 Wochen – zu einer überwiegend rundzelligen Infiltration, die wir als immunologische Abwehrreaktion deuten müssen. Hierzu noch ein Präparat nach 2 Wochen in stärkerer Vergrößerung. Nach 4 Wochen kommt es zu einer deutlichen Reduzierung der zelligen Infiltration, und der heterologe Streifen wird zügig von mesenchymalem Gewebe ersetzt.

Nach 8 Wochen ist das Implantat nicht mehr zu erkennen. Die Bewebetextur ist jedoch sehr unruhig. Nach einem Jahr erkennen wir deutliche sehnige Strukturen, jedoch mit zahlreichen eingestreuten Fettzellnestern durchsetzt. Dieses Gewebe ist funktionell wohl als minderwertiger als nach homologen Implantaten anzusehen.

Mit diesem letzten Diapositiv möchte ich Ihnen noch kurz die bunte Palette – ohne Anspruch auf Vollständigkeit – der Anwendungsmöglichkeiten von Coriumstreifen demonstrieren. Ich bin der Ansicht, daß die ausgezeichneten Eigenschaften dieses Materials bezüglich Verarbeitbarkeit, Stabilität, Gewebetextur u.a.m. eine breite Anwendung verdienen. Ob dies durch die lösungsmittelgetrockneten Präparate erreicht wird, kann die Zukunft zeigen.

Diskussion

J. Rehn, Bochum: Ist Ihnen zufällig beim Literaturstudium der Name E. Rehn untergekommen? Das ist mein Vater. Das ist insofern ganz lustig, weil er vor dem Ersten Weltkrieg eine ähnliche Tabelle aufgestellt hat, nur für die autologe – die homologe haben sie später gemacht – und histologisch exakt dasselbe bewiesen hat. Die Präparate von den Ziegenböcken, die sie damals schlachteten, wurden dem Anatomen und dem Pathologen vorgelegt. Keiner hat gemerkt, daß es Ersatz war. Sie waren nicht unterscheidbar. Wir selbst haben diese Methode nicht zu wenig durchgeführt, gerade an den Kniegelenken.

Die Spannungsuntersuchungen sind ja auch aus dieser Zeit. Eine Cutis, die ohne Spannung eingenäht wird – s. auch Bauchbruch –, wird zu Bindegewebe und nicht unter dem funktionellen Reiz transformiert, den Erich Lexer für alle Gewebe gefordert hat. Das ist das Wesentliche: der funktionelle Reiz. Das gilt für den Knochen, das gilt für die Sehne und alles. Wir wissen, wie langsam sich Spongiosa umstrukturiert. Bei der Sehne ist es nur diese funktionelle Beanspruchung.

F. Kleinfeld, Fürth: Unsere Anwendung hatte ihren Ursprung in dieser Arbeit aus dem Jahre 1919 von Rehn. Wir sind nur insofern mit autologer Spongiosa noch einmal in das Versuchsstadium getreten, weil von anderer Seite konstatiert wurde, die Metaplasie der Hautanhangsgebilde ändere sich unter funktioneller Beanspruchung. Das haben wir eigentlich nicht bestätigen können. Darauf kam es uns mit dem autologen Versuch an. Der homologe und der heterologe Versuch sollten nur zeigen, wie weit diese Präparation mit Lösungsmitteltrocknung geeignet ist, ein Präparat zur klinischen Anwendung vielleicht eines Tages in der Praxis zur Verfügung zu haben.

Die Rekonstruktion des vorderen Kreuzbandes mit Dacron-Gefäßprothese und Fibrinkleber beim Hund

G. Feldkamp, K.-P. Schulitz und W. Lenz

Chirurgische Universitätsklinik und Poliklinik der Berufsgenossenschaftlichen Krankenstalten „Bergmannsheil Bochum", Hunscheidtstraße 1, D-4630 Bochum

Mangelnde Erstversorgung von komplexen Knietraumen und die Verfeinerung der Diagnostik sind die Ursachen zunehmender Bandrekonstruktionen. Als wesentlicher Stabilisator steht das vordere und hintere Kreuzband unbestritten im Vordergrund. Schwierigkeiten bei der Schaffung von vitalem Kreuzbandersatz am anatomischen Ort führten einmal zu extraarticulären Stabilisierungsmaßnahmen, dann zur Verwendung alloplastischer Materialien bis hin zu reinen Kreuzbandprothesen, wie z.B. aus Proplast oder Polyflex. Weder konnten die Prothesen die in sie gesetzten Erwartungen erfüllen, noch sind die übrigen zahlreichen bislang gewählten Verfahren besonders erfolgreich. Neue Materialien, wie z.B. Kohlenstoff und Polypropylen, teilweise sehr umstritten, sind in der klinischen Erprobung.

In einer Pilotstudie haben wir daher ein poröses alloplastisches Material verwendet, das aufgrund seiner Biokompatibilität und Struktur das Einwachsen von Bindegewebe erleichtert. Die Dacron-Gefäßprothese hat diese Fähigkeit in der Gefäßchirurgie bereits viele tausendmal gezeigt. Obwohl sowohl Dacron als auch Teflon bereits experimentell zum Kreuzbandersatz herangezogen wurden, konnte ein Einwachsen von Bindegewebe bislang nicht nachgewiesen werden.

Experimentelle Studien haben weiterhin gezeigt, daß Fibrin in der Lage ist, dosisabhängig das Fibroblastenwachstum zu beschleunigen. Somit müßte die Kombination von Gefäßprothese und Fibrin in der Lage sein, das Bindegewebe sicherer und rascher als bislang zum Einwachsen zu bewegen. Fibrin ist als sogenannter Fibrinkleber unter dem Namen Tissucol im Handel und besteht aus zwei Komponenten: einmal hochkonzentriertes Fibrinogen, das unter Zusatz von Thrombin, Calciumchlorid und Aprotinin in Fibrin umgewandelt wird.

Als Versuchstiere wählten wir 24 Hunde und 2 Schafe: Während die Schafe den Vorteil größerer motorischer Ruhe bieten, ist der Hund in seiner vor allem kniebelastenden Unruhe den Belastungen des menschlichen Knies eher vergleichbar.

Die Versuchsanordnung sah folgendermaßen aus: Das vordere Kreuzband wurde entfernt und die mit Fibrinkleber getränkte Prothese nach der Bohrlochtechnik eingesetzt und verankert. Die Versuchsanordnung wurde mehrfach verändert, in dem Typ und Durchmesser der Prothese, Fixation, Fibrinverwendung und Mobilisationsart variierten. Somit sind statistische Aussagen nicht möglich und auch nicht wesentlich, sollte doch lediglich der Beweis des Funktionierens unseres Versuchsansatzes geklärt werden.

Nach 60 Tagen wurden die Tiere getötet und die so erhaltenen Kniepräparate sämtlich histologisch untersucht. Es wurden Schnitte durch die Bohrkanäle in Femur und Tibia und durch den freien Gelenksabschnitt des Bandes gelegt. Dabei zeigte sich folgendes:

Nach Eröffnung der Gelenke ist die Prothese in fast allen Fällen mit einer glatten Schicht von feinem weißen Gewebe bedeckt. Entsprechend zeigt sich mikroskopisch in fast allen Schnitten reichlich eingewachsenes Bindegewebe, sowohl in den Bohrkanälen von Femur und Tibia, um die Prothese und in den Maschen der Prothese und, was besonders erfreulich ist, im freien Gelenkanteil der Prothese. Bei diesem Bindegewebe handelt es sich um

Hefte zur Unfallheilkunde, Heft 158
Zusammengestellt von A. Pannike

reifes kollagenes Bindegewebe mit dichten parallelen Fasern und vereinzelten Fibrocyten. An einigen Stellen der Bohrkanalwand ist das Bindegewebe merkwürdig schräg verlaufend angeordnet, entsprechend der auf die beginnende Verankerung einwirkenden Zugkräfte.

Die Vascularität entspricht der von ausgereiftem Bindegewebe und ist spärlich bis mittelgradig ausgebildet, ohne Unterschied of intrakaniculär oder intraarticulär gelegen.

Generell können keine Unterschiede in der Qualität oder Quantität des Bindegewebes zwischen freier Gelenkhöhle und Bohrlochverlauf gesehen werden.

Die Fremdkörperreaktion ist allgemein als geringgradig zu bezeichnen.

Zum Wert der einzelnen Faktoren der Versuchsreihe kann wegen der ständig wechselnden Methodik wenig gesagt werden. Insgesamt meinen wir jedoch, einen ermutigenden Anfang gemacht zu haben, der weiter verfolgt wird.

Diskussion

L. Claes, Ulm: Herr Feldkamp, es sind ja schon mehrere Untersuchungen mit solchen Gefäßprothesen bekannt geworden. Man hat sich davon weitgehend wieder zurückgezogen, weil die Gefäßprothesen in ihrer Struktur eine zu große Dehnung und eine zu geringe Festigkeit aufwiesen. Haben Sie mechanische Untersuchungen zu diesem Bandersatzmaterial durchgeführt?

G. Feldkamp, Bochum: Das ist richtig. Diesen histologischen Untersuchungen ist ein mechanischer Test, ein Reißprüfversuch, vorausgegangen. Die Gefäßprothese ist ja nicht als Bandersatz konzipiert, sondern nur eine ideale Schiene. Uns lag am Herzen, die biologische Wertigkeit dieses Materials in der Kombination mit dem Fibrinkleber im freien Gelenkraum zu testen. Erst dann haben wir uns um die Biomechanik gekümmert. Diesen Weg sind wir gegangen und gehen wir. Es laufen weitere Versuchsreihen. Es sind auch weitere geplant. Die Biomechanik ist zu gering.

H. Zilch, Berlin: Haben Sie auch Leerversuche einfach nur mit der Prothese durchgeführt, ohne Fibrinogen, einfach nur mit Blut gefüllt? Wir wissen doch, daß das Fibrinogen gerade in einem traumatisierten Gelenk sehr rasch abgebaut wird durch die fibrinolytische Aktivität. Das Fibrinogen ist nach drei, vier Tagen verschwunden.

G. Feldkamp, Bochum: Ja, das haben wir gemacht. Ich habe schon gesagt: Die Versuchsanordnung ist an so vielen Punkten modifiziert worden, daß ich es noch nicht exakt beantworten kann. Es ist berücksichtigt; es sind vergleichbare Kollektive vorgesehen bzw. untersucht worden.

C. Burri, Ulm: Zunächst zum Fibrinogen: Ich glaube, da können Sie total entgegengesetzte Ergebnisse erhalten, je nach der Menge, die Sie an die Kontaktflächen bringen. Das wissen wir aus der Knochentransplantation.

Sie können beim Schaf und beim Hund praktisch alle textilen Strukturen, die steril sind, einbringen, und Sie bekommen ein Durchwachsen beim Kreuzband. Das haben wir bei der Kohle auch gesehen. Wir sahen nie ein Durchwachsen, auch nach vier Monaten nicht. Ich möchte davor warnen, diese Tierversuche in irgendeiner Form auf den Menschen zu übertragen. Es braucht etwas mehr. Wir machen es so, daß wir mit Fascia lata einscheiden.

Dann haben wir eine Chance, daß es durchwachsen wird und vor allem vascularisiert wird. Aber beim freien Gelenkraum beim Menschen können Sie nicht darauf warten, daß das durch Gewebe ersetzt wird. Das Gewebe, das wir dort haben wollen, ist ja kollagenes Gewebe und nicht Narbengewebe.

G. Feldkamp, Bochum: Uns ist das bewußt. Wir haben natürlich alle diese anderen Materialien im Auge. Wir meinen, daß das Problem auch darin liegt, daß die Elastizitätsmodule so unterschiedlich sind. Gerade im amerikanischen Sprachraum fürchtet man sich sehr vor dem Kohlenstoff und sagt: Er ist so starr und fest, daß er wie eine Säge arbeitet. Das habe ich mir von Leuten, die damit gearbeitet haben, demonstrieren lassen. Es ist zwar sehr fest und zu Anfang stabil, aber nachher spröde. Darum ja auch häufig die Umwege über die Beschichtung bis hin zur Kombination mit der, wie Sie eben erwähnten, Einscheidung von Fascia lata.

Die Idealvorstellung ist die einer sukzessiven Übernahme von Festigkeit an einer Leiterstruktur durch Bindegewebe, indem man die vorgegebene Festigkeit modifizieren muß. Man muß es so festmachen, daß es nicht reißt und sich nicht so zerdehnt, daß die Vitalität des Bindegewebes darunter leidet. Es gibt irgendeinen Balanceakt zwischen beidem.

Auswirkungen der Mikroembolisierung der Lunge auf Hämodynamik und Capillarpermeabilität im Experiment

J.A. Sturm, H.-J. Oestern, M. Nerlich und C.-J. Kant

Unfallchirurgische Klinik der Medizinischen Hochschule, Karl-Wiechert-Allee 9, D-3000 Hannover 61

Mikrothromben und eine Hemmung der Fibrinolyse sollen nach schwerem Polytrauma die Permeabilität der Lungencapillaren schädigen und durch die Entwicklung eines interstitiellen Lungenödems zum posttraumatischen Lungenversagen wesentlich beitragen. Gleichzeitig sollen aus diesen Thromben nach Saldeen, Malik u.a. [3, 2] vasokonstritive Substanzen freigesetzt werden, die auf humoralem oder neuralem Weg den Durchfluß durch die Lunge behindern. Da solche Vorgänge von erheblicher therapeutischer Bedeutung bei polytraumatisierten Patienten sind, untersuchten wir im Experimente folgende Fragen:

1. Verursacht die Mikrothrombosierung der Lunge eine Schädigung der Permeabilität der Lungencapillaren?
2. Ist der Anstieg des pulmonal-vasculären Widerstandes nach Mikrothrombosierung humoral, neural oder einfach mechanisch beeinflußt?

Hefte zur Unfallheilkunde, Heft 158
Zusammengestellt von A. Pannike

Material und Methode

Um eine disseminierte, intravasale Gerinnung mit der Ausbildung von Mikrothromben zu erzeugen, verabreichten wir 7 Hunden Thrombin (20 U/kg/KG/h über 3 Std).

Zusätzlich verhinderten wir die Fibrinolyse mit ε-Amino-Capronsäure (Amicar) in einer Dosierung von anfänglich 70 mg/kg/KG und zusammen mit Thrombin von 15 mg/kg/KG. Die Substanzen sind also in Modifikation des Vorgehens von Malik einschleichend über einen längeren Zeitraum verabreicht. Die Tiere waren alle narkotisiert und beatmet. Wir bestimmten mit der Thermo-Green-Dye-Doppelindikator-Dilutionsmethode den Flüssigkeitsgehalt der Lunge quantitativ. Die Druckwerte des großen und kleinen Kreislaufs wurden erfaßt, die entsprechenden Widerstandsgrößen berechnet. Der mikrovasculäre Druck wurde nach Staub kalkuliert. Die Messungen wurden stündlich durchgeführt. Zum statistischen Vergleich wurde eine einfache Varianzanalyse angewendet. Als signifikant wählten wir $p < 0{,}05$.

Ergebnisse

Im Gegensatz zu den Ergebnissen anderer Autoren [2, 3] stieg in unserem Modell der Pulmonalarteriendruck nicht an. Der mittlere arterielle Druck stieg zum Zeitpunkt der 4. bis 6. Stunde signifikant an, jedoch insgesamt nur etwa 10%–15% über den Normwert. Die auffallendsten Ergebnisse beobachteten wir bei dem Herzzeitvolumen, dem systemisch-vasculären Widerstand und dem pulmonal-vasculären Widerstand. Das Herzzeitvolumen fiel ab der 3. Stunde signifikant und sank bis zu 38% des Ausgangswertes. Der systemisch-vasculäre und pulmonal-vasculäre Widerstand zeigte einen dramatischen Anstieg, signifikant ab der 4. Stunde. Beide Widerstände stiegen parallel und erreichten 335% bzw. 348% des Ausgangswertes (Abb. 1). Die Obstruktion beider Kreisläufe ist identisch und außerordentlich stark.

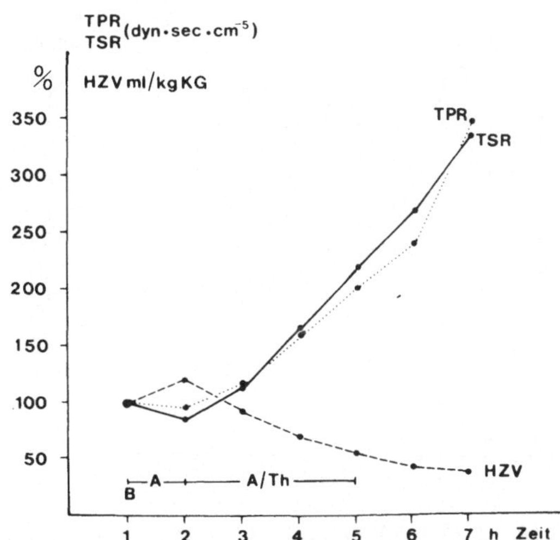

Abb. 1. Paralleler Anstieg der Kreislaufwiderstände in Pulmonal- und systemischem Kreislauf und entsprechender Abfall des Herzzeitvolumens nach Thrombin und Amicar

Bei gleichbleibenden pulmonalen hydrostatischen Drucken blieb der Lungenwassergehalt außer einer geringgradigen Erhöhung in der 5. Stunde während des gesamten Versuchsablaufs stabil.

Diskussion

Von mehreren Autoren [2, 3] wurde eine Permeabilitätssteigerung der Lungencapillaren nach der Mikrothrombosierung mit Thrombin und der Hemmung der Fibrinolyse durch ε-Amino-Carponsäure beschrieben. Bei unseren Versuchen fanden wir jedoch nur einen geringgradigen Anstieg des Lungenwassergehaltes um etwa 17%. Bei gleichbleibenden hydrostatischen Drucken im Gefäßsystem (mikrovasculärer Druck) (Abb. 2) interpretieren wir diesen unveränderten Lungenwassergehalt als Ausbleiben einer Permeabilitätsstörung. Die Menge des extravasculären Lungenwassers ist in Zusammenhang mit den gemessenen hydrostatischen Drucken ein feiner Parameter der Permeabilität der Capillarwände. Wenn bei gleichen intravasalen hydrostatischen Drucken mehr Flüssigkeit das Blutgefäß verläßt und im Interstitium meßbar wird, dann muß die Permeabilität geschädigt sein. Die Lungenwassermeßmethode ist zudem, wie von Oppenheimer [4] bewiesen, auch außerordentlich aussagekräftig bei ausgedehnten Mikroembolisierungen. Die von anderen Autoren beschriebene Flüssigkeitsvermehrung in den Lungen nach Thrombin und Amicar ist durch einen stark angestiegenen Pulmonalarteriendruck in deren Versuchsanordnung zu erklären. Da die von uns erzeugte Mikrothrombosierung in beiden Kreislaufabschnitten gleichzeitig wirkte, stieg bei unseren Experimenten in keinem Kreislaufabschnitt der Druck isoliert stark an. Das von anderen Autoren beobachtete Ödem ist unsere Meinung nach vorwiegend als hydrostatisch bedingt anzusehen.

Um die eingangs gestellte 2. Frage nach den Ursachen für den starken Anstieg des pulmonalen und systemischen Kreislaufwiderstandes zu beantworten, konstruierten wir den Zusammenhang zwischen den gemessenen Widerständen und dem Herzzeitvolumen. Nach

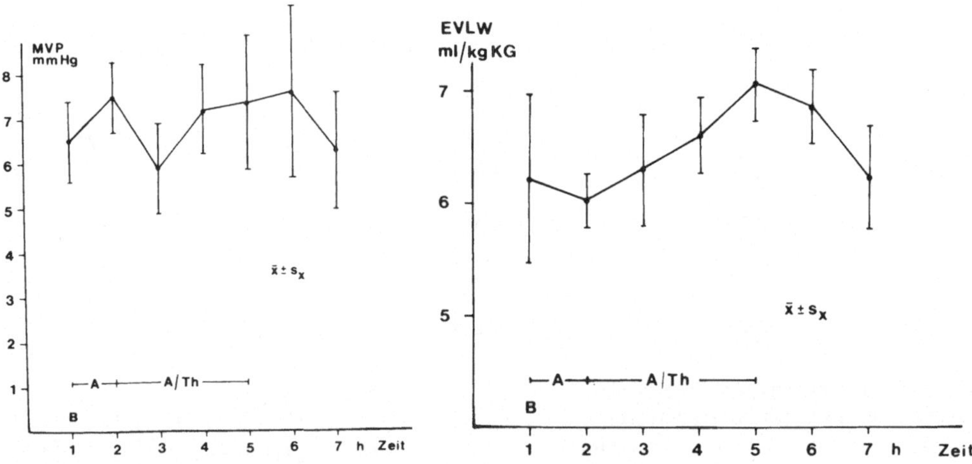

Abb. 2. Gleichbleibender Gehalt der Lunge an Flüssigkeit (EVLW) bei unverändertem mikrovasculären Druck im Lungencapillarsystem nach Thrombin und Amicar

Guyton wird das Herzzeitvolumen vorwiegend im mechanischen Sinne durch die Nachbelastung des Herzens gesteuert. Er beschreibt, daß sich das Herzzeitvolumen umgekehrt proportional zu den Kreislaufwiderständen des gesamten Kreislaufs verhalte. Bei der Anwendung dieser Aussage auf unsere Meßergebnisse stellen wir fest, daß der Zusammenhang zwischen den gemessenen Widerstandsgrößen und dem Herzzeitvolumen mit hoher Übereinstimmung (r = 0,986 und r = 0,99) diesen Aussagen von Guyton folgt. Wir schließen daraus, daß die starke Steigerung der Kreislaufwiderstände eher durch rein mechanische Ursachen als durch humorale oder neurogene Mechanismen zu erklären ist. Untersuchungen von Kealey [1] belegen diese Interpretation.

Zusammenfassend können wir feststellen, daß eine Lungenfunktionsstörung nach Mikrothrombosierung der Lungencapillaren vorwiegend auf einer Störung des Ventilations- und Perfusionsverhältnisses beruht und nicht durch ein erhebliches interstitielles Ödem bedingt ist. Unsere Ergebnisse unterstützen die Argumentation, daß Permeabilitätsschädigungen der Lungencapillaren nach Polytrauma durch andere Substanzen, wie vor allem Enzyme und Peptide, vorwiegend aus Granulocyten stammend, ausgelöst werden.

Literatur

1. Kealey GP, Brody MJ (1977) Studies on the mechanism of pulmonary vascular responses to military pulmonary embolism. Circ Res 41:807
2. Malik AB, van der Zee H (1978) Lung vascular permeability following progressive embolization. J Apll Physiol: Resp Envir Exer Physiol 45 (4):590
3. Saldeen T (1976) The microembolism syndrome. Microvasc Res 11:227
4. Oppenheimer L, Elings VB, Lewes RR (1979) Therma-dye lung water measurements: effects of edema and embolization. J Surg Res 26:504

Diskussion

A. Pannike, Frankfurt: Wir sind jetzt in der Zeit soweit fortgeschritten, daß wir, so leid es mir tut, bald abbrechen müssen.

H. Weiß, Essen: Herr Sturm, ich wollte nur fragen: Wieviel Capillaren waren denn wirklich thrombosiert? Ist das histologisch untersucht worden? Liegt es vielleicht an den veränderten Fließeigenschaften des Bluts?

J.A. Sturm, Hannover: Herr Weiß, es wäre eine große Aufgabe, die thrombosierten Capillaren der Lunge zu zählen. Wir wissen, daß, wenn der Widerstand um diese 300% erhöht ist, wie es hier der Fall war, mindestens drei Viertel der Capillaren thrombosiert gewesen sein müssen.

H. Weiß, Essen: Aber Sie haben es histologisch nicht untersucht?

J. A. Sturm, Hannover: Das muß man nicht.

A. Pannike, Frankfurt: Wir sind damit am Ende des heutigen Nachmittags. Ich danke allen Referenten, vor allen Dingen aber den Mitgliedern im Auditorium für den sehr angeregten und anregenden Nachmittag.

Ich glaube, daß ich vor allen Dingen unserem Freund Stephan Perren zu danken habe, für seine kenntnisreiche und wie immer humorvolle Diskussionsführung am heutigen Nachmittag. Vielen Dank.

II. Der Oberschenkelschaftbruch

(Vorsitz: S. Weller, Tübingen, J. Probst, Murnau)

Oberschenkelschaftbruch im Wachstumsalter. Konservative Behandlung – Indikation und Ergebnisse

B.G. Weber, Ch. Brunner und F. Kägi

Klinik für Orthopädische Chirurgie, Kantonsspital St. Gallen, Ch-9007 St. Gallen

1. Einleitung

In „Die Frakturbehandlung bei Kindern und Jugendlichen" (1978) ist Saxer auf das hier gestellte Thema umfassend eingegangen. Von 182 Femurschaftfrakturen (1961–1973) waren 164 konservativ und 18 operativ behandelt worden. Bei den operierten Frakturen war der Patient nur 4mal jünger als 13 Jahre alt, 14mal waren die Kinder älter als 13 und wurden operiert wegen ungenügend guter Reposition auf konservativem Wege. In 90% waren die Frakturen mit konservativer Behandlung und mit gutem Ergebnis ausgeheilt. 149mal war unsere eigene Vertikalextension mit Hüft- und Knieflexion in 90°-Stellung und nur 15mal eine andere Ruhigstellung angewandt worden.

Zu Anlaß der 45. Jahrestagung der Deutschen Gesellschaft für Unfallheilkunde 1981 wollten wir noch einmal unser Verletztengut nachsehen und ganz besonders nach Spätstörungen suchen.

2. Nachgesehenes Verletztengut

In Tabelle 1 sind die Femurfrakturen von 1967–1980 erfaßt unter Ausschluß des proximalen Femurendes. Dabei fällt auf, daß bei uns die Femurfraktur im Wachstumsalter (bis 14. Jahr) durchaus nicht selten, ja im Gegenteil fast so häufig ist beim Erwachsenen, im Verhältnis 3 : 4.

Gemäß Tabelle 2 war in diesem Verletztengut in 17% der Fälle, also etwas häufiger als früher, eine Osteosynthese vorgenommen worden, dies besonders in der Kategorie der älteren Kinder.

In der Großzahl wird noch immer die 90/90-Extension (Abb. 1) angewandt, nur ganz selten der primäre, beidseitige Beckenbeingipsverband bei der undislocierten Spiralfraktur des Kleinkindes, selten auch der Push- und Pull-Gipsverband nach Hoke, etwas häufiger die Extension nach Russel, gar nie dagegen die Vertikalextension nach Bryant. Die letztgenannte Methode, obwohl besonders in den angelsächsischen Ländern beliebt, halten wir im Hinblick auf andere Möglichkeiten für riskant.

Hefte zur Unfallheilkunde, Heft 158
Zusammengestellt von A. Pannike

Tabelle 1. Femurfrakturen. 1967–1980 KSP SG

Erwachsene	405
Kinder (bis 14 Jahre)	306
Total	711[a]

[a] = 51 pro Jahr

Tabelle 2. Femurfrakturen bei Kindern. 1967–1980 KSP SG

90/90 Extension	219
andere Extension	36
Osteosynthese	51[a]
Total	306

[a] = 17%

3. Langzeituntersuchungen

Aus dem Verletztengut von 306 Kindern sind 75 ehemalige Patienten mit insgesamt 80 Femurfrakturen zwischen 5 und 19 Jahren nach dem Unfall nachkontrolliert worden. Alle Nachuntersuchten sind inzwischen ausgewachsen, 15–33, im Durchschnitt 19 Jahre alt.

Bei der Nachkontrolle wurde die subjektive Beurteilung durch den ehemaligen Patienten selbst erfragt. Das Frakturenergebnis wurde überprüft mit Hilfe einer klinischen und röntgenologischen Untersuchung. Besonderes Augenmerk verdienten die Beinlängen, die Beinachsen und die Femurtorsion, bzw. die Rotationswerte im gestreckten Hüftgelenk.

Von den gleichen Patienten wurden anhand der alten Röntgenbilder allfälllige Abweichungen zur Zeit der Frakturkonsolidation festgehalten und mit dem jetzigen Zustand verglichen. Der Vergleich von „damals“ mit „jetzt“ erlaubt zu beurteilen, inwieweit das dem Unfall nachfolgende Wachstum zum endgültigen Heilungsergebnis beigetragen hat.

Tabelle 3. Varus-Valgus bei Konsolidation (80 Frakturen)

5°–15°	25		
15°	3		
Total	28	=	35%

Tabelle 4. Varus-Valgus bei Wachstumsabschluß (klin., 80 Frakturen)

1	=	1%

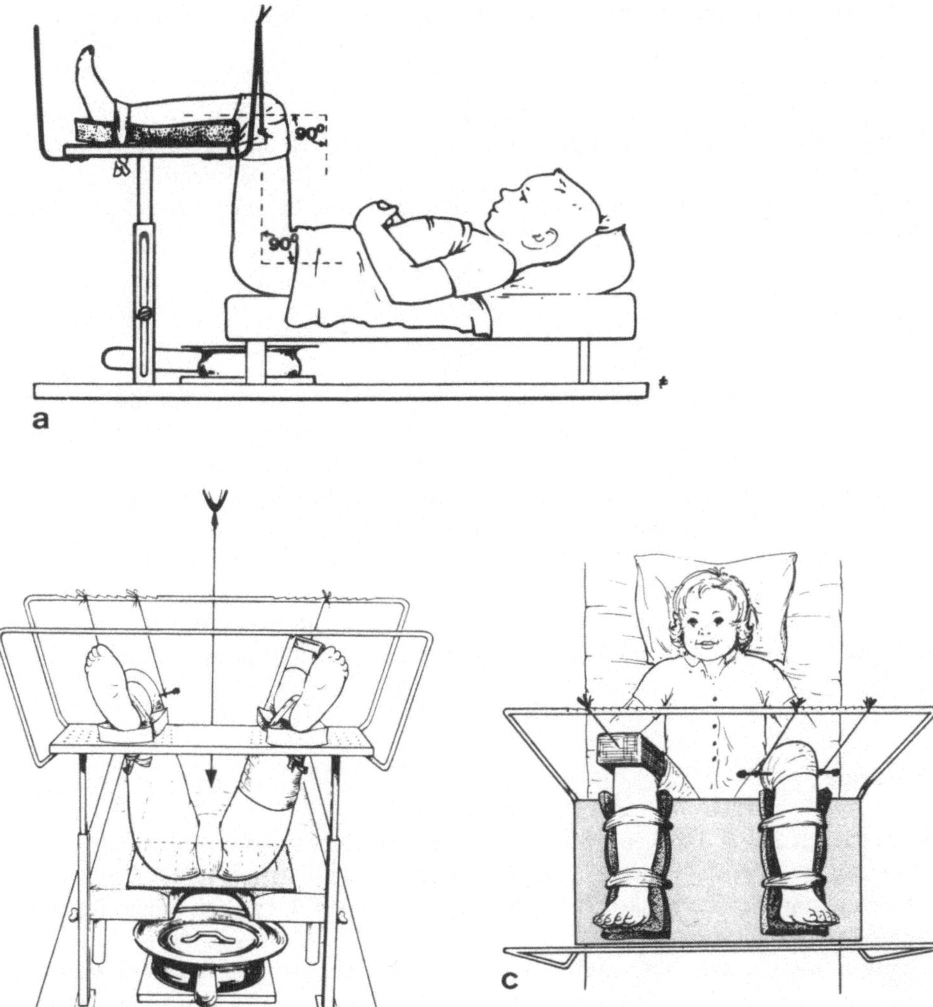

Abb. 1a–c. Das Extensionsverfahren n. Weber. **a** Ansicht von der Seite: 90/90°-Extension, Lagerung auf dem speziellen Extensionstisch. **b** Ansicht von caudal: Extension am gebrochenen Femur mit supracondylärem Steinmann-Nagel, am gesunden Femur mit Heftplasterzug. **c** Ansicht von oben: Beide Femora und damit das Becken sind am Metallbügel aufgehängt. Die Unterschenkel sind parallel gelagert.

In Abb. **b** ist der Röntgenstrahlengang mit der Kassettenlage angegeben für das Röntgenbild zur Torsionsbestimmung

4. Behandlungsergebnis konservativ behandelter Oberschenkelschaftfrakturen

Subjektives Resultat

74 von 80 Frakturen geben zu keinerlei Kritik Anlaß. Vier Patienten mit ehemals 6 Frakturen berichten, sie verspürten im ehemals gebrochenen Bein gelegentlich noch heute „den Bruch", ohne jedoch dadurch in der Aktivität irgendwie behindert zu sein. Eine objektive Erklärung dafür können wir nicht finden.

Beinlänge

Bei der Nachkontrolle wurde durch Unterlegen von Brettchen verschiedener Dicke im Stehen ein Beckenschiefstand ausgeglichen und damit die Längendifferenz bis zu 5 mm Genauigkeit bestimmbar.

In keinem der nachuntersuchten Fälle war das ehemals gebrochene Bein um mehr als 1 cm länger als die Gegenseite, aber auch nicht kürzer. Bei 3 von 80 Frakturen war allerdings wegen überschießenden Längenwachstums von mehr als 2 cm im geeigneten Moment eine knienahe Epiphyseodese am Femur ausgeführt worden. In 1 Fall einer ehemaligen Fugenverletzung des distalen Femurs führte das vorzeitige Sistieren des Wachstums zu einer Verkürzung, sodaß mit einer Verlängerungsosteotomie der Beinlängenausgleich erreicht werden mußte.

Beinachse

Die Tabellen 3 und 4 zeigen, daß nach Heilung und Fraktur in 35% der Fälle eine Achsenabweichung in der Frontalebene, meist ein Varus, bestand. Während des Wachstums jedoch ist es spontan zur Achsenkorrektur gekommen, bis auf 1 Fall mit einem Restvalgus von weniger als 10°.

Etwas weniger gut, aber immer noch deutlich, verschwindet mit dem Wachstum eine Ante- oder Rekurvation. Die Antekurvation wird besser ausgeglichen als eine Rekurvation, welche schlußendlich noch in 5% der Fälle klinisch als leichtes genu recurvatum nachweisbar ist.

Wie nicht anders zu erwarten, gleichen sich Torsionsfehler in der Fraktur deutlich weniger gut aus. In 26% der Fälle besteht bei Wachstumsabschluß noch immer eine vermehrte Außenrotation des distalen Fragmentes gegenüber dem proximalen Fragment. Dieser klinische und röntgenologische Sachverhalt kommt jedoch dem Patienten nicht oder kaum einmal zum Bewußtsein. Womit nicht gesagt sein soll, daß grobe Torsionsfehler bedeutungslos seien für die Zukunft der benachbarten Gelenke einer Femurfraktur.

5. Komplikationen

Nach 80 konservativ behandelten Femurfrakturen sind 3 Komplikationen zu verzeichnen, die mit der Behandlungsmethode nichts zu tun haben, nämlich 2 Refrakturen oder verzögerte Heilungen 6 Wochen nach Unfall. Beidemale kam die Fraktur im Beckenbeingips für 4 Wochen anstandslos zur Verfestigung. Einmal hat ein Fragment einer Splitterfraktur nach ventral hin gegen die Haut gespießt und mußte operativ beseitigt werden.

Vier Komplikationen sind Methode-abhängig: 2 Steinmann-Nagel-Infektionen hatten die Ausbohrung des Nagelkanals erfordert und sind seither endgültig ausgeheilt.

Ein Steinmann-Nagel war nicht durch den Knochen, sondern war paraossär ventral im M. rectus intermedius plaziert. Dies wurde erst 4 Wochen nach Extensionbeginn zu Anlaß einer Röntgenkontrolle bemerkt – ein Schaden irgend einer Art ist dadurch nicht aufgetreten.

Einmal war die Extension technisch falsch, sodaß es zu einer kleinen Drucknekrose am einen Fibulaköpfchen gekommen war. Auch diese Komplikation ist spontan ohne Folgen ausgeheilt.

6. Diskussion

Die Oberschenkelschaftfraktur beim Kind bis zum 13.–14. Altersjahr hat an unserer Klinik mit konservativer Behandlung fast immer zu einer restitutio ad integrum geführt. Geringe Achsenfehler zur Zeit der Frakturkonsolidation sind tolerierbar und zwar umso eher, je jünger der Patient. Je näher beim Wachstumsabschluß, umso exakter müssen die Reposition und Heilung erfolgen. Deshalb können beim älteren Kind Osteosynthesen angezeigt sein, weil spontane Korrekturen zu diesem Zeitpunkt des baldigen Wachsumtsabschlusses nicht mehr zu erwarten sind.

Die Vertikalextension mit 90°-Flexionshaltung in der Hüften und Kniegelenken hat sich seit 1961 an unserer Klinik bewährt. Komplikationen sind selten. Es sollte zukünftig noch vermehrt darauf geachtet werden, daß Torsionsfehler nicht nur röntgenologisch erkannt werden, sondern daß daraufhin Konsequenzen gezogen werden: Die mit dieser Methode bestehende Korrekturmöglichkeit ist an unserer Klinik nicht voll ausgenützt worden, obwohl die Methodik dazu von uns selbst erarbeitet und publiziert worden ist. Überschießendes Längenwachstum war ohne Nachteil, weil fast immer auf „overriding“ der Fragmente um 1–1,5 cm geachtet wird. Zum Beinlängenausgleich infolge Überlänge waren 2 Epiphyseodesen nötig, beidemale nach bout-à-bout-Reposition. Einmal wurde eine Verlängerungsosteotomie erforderlich in einem Fall von Fugenschaden des distalen Femurs durch die Fraktur selbst.

Angesichts der Nachkontrolle nach Wachstumsabschluß von 80 Frakturen werden wir weiterhin konservativ behandeln und die Osteosynthese nur bei spezieller Indikation zulassen.

7. Zusammenfassung

80 konservativ behandelte Femurschaftfrakturen sind einer Spätkontrolle nach Wachstumsabschluß unterzogen worden. Die Ergebnisse sind perfekt, die Komplikationen waren selten und wären mindestens teilweise vermeidbar gewesen. Die Osteosynthese kindlicher Oberschenkelschaftbrüche bleibt nur für besondere Indikationen reserviert.

Literatur

Blount WP (1957) Knochenbrüche bei Kindern. Thieme, Stuttgart
Bryant: Zit. n. Blount
Hoke: Zit. n. Blount
Russel RH (1924) Fractures of the femur. Brit J Surg 11:491
Saxer U (1978) Femurschaftfrakturen. In: Weber BG, Brunner Ch, Freuler F (Hrsg) Frakturbehandlung bei Kindern und Jugendlichen. Springer, Berlin Heidelberg New York, S 272–297
Weber BG (1963) Zur Behandlung kindlicher Femurschaftbrüche. Arch Orthop Unfallchir 54:713
Weber BG, Brunner Ch, Freuler F (1978) Die Frakturenbehandlung bei Kindern und Jugendlichen. Springer, Berlin Heidelberg New York

Der Oberschenkelschaftbruch im Wachstumsalter Operative Therapie – Indikation und Ergebnisse

E.H. Kuner, V. Hendrich und E. Schiel

Chirurgische Universitätsklinik, Abteilung Unfallchirurgie (Ärztlicher Direktor: Prof. Dr. E.H. Kuner), Hugstetter Straße 55, D-7800 Freiburg

Die operative Behandlung der Femurschaftfraktur setzt eine kritische Einstellung nicht nur gegenüber den einzelnen Osteosynthesearten voraus, sondern genauso gegenüber der konservativen Therapie. Es hat keinen Sinn, alle Frakturen entweder nur konservativ oder operativ behandeln zu wollen. Eine differenzierte Indikation für jedes einzelne Behandlungsverfahren ist heute mehr denn je und dringend zu empfehlen.

An unserer Klinik wurden von 1974 bis 1978 114 Kinder im Alter zwischen 6 Monaten und 14 Jahren mit insgesamt 116 Femurschaftfrakturen stationär behandelt. Bei 90 Kindern (79%) wurde die konservative Behandlung durchgeführt, bei 24 Kindern (21%) die operative. Aufgrund unserer Erfahrung ist die Osteosynthese durch Platte und Schrauben *zwingend* angezeigt bei [4]:
Gleichzeitiger Gefäß- und/oder Nervenläsion,
offener Fraktur vom Schweregrad II und III,
Polytrauma (Intensivpflege),
Schädel-Hirntrauma (u.a. motorische Unruhe).

Als *empfehlenswerte* Indikationen können gelten:
Doppelseitige Femurschaftfraktur,
doppelstöckige Fraktur,
subtrochantere Fraktur,
irreponible Fraktur,
Fraktur kurz vor Wachstumsende,
Refraktur (z.B. bei Längendifferenz),

Hefte zur Unfallheilkunde, Heft 158
Zusammengestellt von A. Pannike

Osteogenesis imperfecta,
spastische Hemiparese.

Als Osteosyntheseverfahren hat sich uns ausschließlich die Platte bewährt, wobei in Abhängigkeit vom Lebensalter entweder die 3,5 mm DC-Platte oder meist die schmale Unterschenkelplatte zur Anwendung gelangt. Der Marknagelung, wie sie gelegentlich noch empfohlen wird [3, 9, 11, 15] können wir wegen der damit verbundenen Schädigung der Wachstumsfuge mit regelmäßiger Beeinflußung des Schenkelhalswinkels (sowohl im Varus- als auch Valgus-Sinne) nicht zustimmen. Wir konnten dies in einer früheren Untersuchung der mit Rush-Nägeln versorgten Femurschaftfrakturen eindeutig zeigen [2, 5]. Auch der ausschließlichen Behandlung geschlossener kindlicher Oberschenkelschaftfrakturen durch offene Reposition und Fixateur externe bzw. mit dem Verlängerungsapparat von Wagner, wie dies propagiert wurde [13], müssen wir erhebliche Vorbehalte entgegenbringen. Unseres Erachtens besteht gerade in diesen Fällen eine erhöhte Infektionsgefahr, solange der Apparat belassen bleiben muß. Wir sehen den Vorteil der Platten-Osteosynthese bei gegebener Indikation in der Sicherung der exakt wiederhergestellten Anatomie für die gesamte Dauer der Heilung. Sie garantiert für später am besten die normale Funktion. Der erforderliche Zweiteingriff zur Entfernung des Osteosynthesematerials ist sicher ein Nachteil, der aber wegen der großen Vorteile in Kauf genommen werden kann.

Verlängerungen der verletzten Gliedmaße kommen sowohl bei der konservativen, wie bei der operativen Behandlung vor und lassen sich auch unter Beachtung einer primären Verkürzung – wie dies für die konservative Therapie gefordert wird – nicht sicher ausschließen [6, 7, 8, 16]. Von Laer und Herzog (1978) finden in ihrem konservativ behandelten Krankengut in 65% der Fälle eine Beinverlängerung von durchschnittlich 12 mm. Als zusätzlich stimmulierende Faktoren sehen sie gehäuft Repositionsmanöver, verbliebene Achsenfehler und die Verkürzungsfehlstellung bei Konsolidierung der Fraktur an.

Wenn man davon ausgeht, daß in den Fällen mit empfehlenswerter Indikation zur Operation in der Regel mehrere Repositionsversuche vorausgehen – in unserem Krankengut durchschnittlich zwei bis drei –, so muß sich dies auch auf das Ausmaß der Verlängerung auswirken, selbst nach exakter Reposition und stabiler Fixation. Gerade in diesem Zusammenhang fällt in unserer Nachuntersuchungsstudie auf, daß die ausschließlich konservativ behandelten Kinder durchschnittlich einen Krankenhausaufenthalt von 21 Tagen hatten, die operativ versorgten dagegen 27 Tage. Die stationäre Behandlungsdauer aber von der Operation an gerechnet, betrug lediglich 16 Tage.

Von den Theorien über das vermehrte Längenwachstum nach Fraktur am wachsenden Skelet überzeugte bisher am meisten die Erklärung von Trueta (1953) mit der durchblutungsbedingten Stimulierung der Wachstumsfuge über den epiphysären Collateralkreislauf infolge Läsion der A. nutritia und zunehmenden Versiegelung des Markraumes durch Callusbildung. Demnach müßte im Falle einer primären Operation mit Wiederherstellung der exakten Anatomie und stabiler Fixation durch Platten-Osteosynthese ein geringeres Längenwachstum erwartet werden dürfen. Unser Krankengut aber zeigt rund 5 Jahre nach abgeschlossener konservativer Behandlung eine durchschnittliche Beinverlängerung von 1,16 cm, nach Platten-Osteosynthese, die durchschnittlich viereinhalb Jahre zurücklag, eine solche von 1,25 cm.

Rhinelander (1968) und Schweiberer (1973) haben jedoch nachgewiesen, daß die Markraumdurchblutung nach anatomisch exakter Reposition und stabiler Platten-Osteosynthese innerhalb weniger Tage wiederhergestellt ist. Die posttraumatische Durchblutungssteigerung des Knochens ist also keine Folge der callusbedingten Markraumversiegelung und der durch

Frakturdislokation induzierten Knochenumbauvorgänge, sondern vielmehr eine generalisierte Reaktion auf die knöcherne Verletzung mit konsekutivem posttraumatischen Knochenumbau.

Die Frage inwieweit das Osteosynthesemetall und die angewandte Operationstechnik selbst als Reiz für vermehrtes Längenwachstum angesehen werden müssen, haben Wilde u. Mitarb. (1973) im Tierexperiment untersucht. Sie fanden an der Schafstibia, daß Durchblutung und Knochenumbau ihren Höhepunkt 6 Monate nach der Osteotomie und Platten-Osteosynthese erreichen und nach 10 Monaten postoperativ nahezu abgeschlossen sind. Für den Menschen sind diese Zeiträume länger anzusetzen. Die geringste Zunahme des Längenwachstums fanden sie, wenn die Metallentfernung frühzeitig, also nach ca. 3 Monaten vorgenommen wurde, d.h. der posttraumatische Knochenumbau hatte zu diesem Zeitpunkt noch nicht den Gipfelpunkt erreicht. Deshalb sollte dieser Reeingriff beim Kind zwischen dem 4. und 5. Monat post operationem erfolgen, damit er nicht in die Abklingphase fällt. Die Autoren konnten auch zeigen, daß bei epiperiostaler Lage der Platte die Normalisierung des posttraumatischen Knochenumbaues günstiger beeinflußt wird, als bei Deperiostierung und subperiostaler Plattenlage. Die alleinige Anlage einer Osteosyntheseplatte an den intakten Knochen hatte im Tierexperiment das Längenwachstum kaum nennenswert beschleunigt.

In unserem Krankengut konnten von den 114 Kindern bisher 60 einer klinischen und vollständigen röntgenologischen Untersuchung mit Längenmessung und Bestimmung des Antetorsions- und des Centrum-Collum-Diaphysenwinkels (CCD) unterzogen werden. Die Kontrolle des Gesamtkrankengutes ergibt eine Geschlechtsverteilung von 62% für Knaben und 38% für Mädchen. Das durchschnittliche Lebensalter zum Zeitpunkt des Unfalles betrug in der Gruppe der konservativ behandelten Kinder 11 Jahre und sieben Monate, in der Gruppe der operativ behandelten 12 Jahre acht Monate. Als Unfallursache steht der Straßenverkehrsunfall mit 42% weit an der Spitze, gefolgt von Unfällen beim Spielen in der Schule oder zu Hause mit 26%. In 17% der Fälle handelt es sich um reine Sportunfälle, meist beim Skilaufen und Rodeln (17%). Das li. Femur war mit 52% etwas stärker beteiligt als das rechte. Zwei Kinder hatten doppelseitige Femurschaftfrakturen. Am häufigsten war das mittlere Drittel mit 57% betroffen, gefolgt vom proximalen mit 27% und dem distalen mit 16%. Die häufigste Frakturform ist mit 46% die Querfraktur. Trümmerfrakturen fand man in nur 4% der Fälle.

Von den zur Nachuntersuchung erschienenen Kindern waren 12 durch eine Platten-Osteosynthese versorgt worden. In zwei Fällen handelte es sich um eine Sofort-Osteosynthese bei polytraumatisierten Kindern. Die anderen 10 Kinder wurden zunächst konservativ durch Reposition, Kirschner-Drahtextension und Beckengipsverband behandelt und nach durchschnittlich 8 Tagen meist nach dem zweiten mißlungenen Repositionsversuch operiert. Die Metallentfernung erfolgte nach durchschnittlich 5 Monaten. In keinem Fall war eine Infektion bei der Erst- oder Zweitoperation auftreten.

Bei der Nachuntersuchung fand sich in der Gruppe der konservativ behandelten Kinder in 19 Fällen seitengleiche Beinlänge, während in der operativen nur bei zwei Kindern gleiche Beinlänge gemessen werden konnte. Eine Verlängerung bis zu 2,0 cm wiesen 27 Kinder der ersten Gruppe auf; in der operativen dagegen war dies bei 10 Kindern der Fall. Einmal sogar um 3 cm. Verkürzungen kamen nicht vor. Der Antetorsionswinkel wich bei keinem Kind, das operiert worden war, um mehr als 10° von der unverletzten Seite ab. Unter den konservativ Behandelten war dies immerhin bei 19 Kindern vorgekommen (= 39,6%).

Der CCD-Winkel wich nur in einem Fall in der operativen Gruppe um mehr als 10° von der Gegenseite ab. Er betrug + 15°. In der konservativen Gruppe kam dies zweimal vor.

Zusammenfassend zeigt unsere Untersuchung, daß die operative Behandlung der kindlichen Femurschaftfraktur eine fest umrissene Indikation hat und deswegen nur in 21% der Fälle zur Anwendung kam. Die Ergebnisse mit der stabilen Plattenosteosynthese sind gut. Subjektive Beschwerden wurden von keinem Kind angegeben. Der direkte Vergleich mit der konservativen Behandlung ist an sich nicht möglich, weil die beiden Verfahren nicht in Konkurrenz zueinander stehen, sondern sich sinnvoll ergänzen. Wir selbst haben aus der eigenen Nachuntersuchung gelernt, daß in bestimmten Fällen die operative Behandlung zu einem früheren Zeitpunkt einzusetzen hat und nicht erst die zweite oder gar dritte Nachreposition abgewartet werden sollte. Für die Osteosynthese der kindlichen Fraktur ist allerdings zu fordern, daß der Operateur über genügend Erfahrung im Umgang mit der operativen Knochenbruchbehandlung verfügt. Walther Ehalt hat dies bereits 1961 so formuliert: „Um kindliche Verletzungen (Knochenbrüche) behandeln zu können, muß man die Verhältnisse beim Erwachsenen genau kennen und dann für das Kind noch manches dazulernen". Dies gilt selbstverständlich genauso für die konservative Behandlung.

Literatur

1. Ehalt W (1961) Verletzungen bei Kindern und Jugendlichen. Enke, Stuttgart
2. Hammes M (1980) Problematik der Beinlängendifferenz bei operativ versorgten Frakturen im Kindesalter. Inauguraldissertation, Freiburg
3. Hecker WCh, Daum R (1970) Grundsätzliche Indikationsfehler bei kindlichen Frakturen. Langenbecks Arch Chir 327:864
4. Kuner EH (1975) Die Indikation zur Osteosynthese beim kindlichen Knochenbruch. Chirurg 46:164
5. Kuner EH (1976) Die Osteosynthese bei der kindlichen Fraktur. Langenbecks Arch Chir 342:291
6. Laer L v (1977) Beinlängendifferenzen und Rotationsfehler nach Oberschenkelschaftfrakturen im Kindesalter. Arch Orthop Unfall-Chir 89:121
7. Laer L v, Herzog B (1978) Beinlängendifferenzen und Rotationsfehler nach Oberschenkelschaftfrakturen im Kindesalter; therapeutische Beeinflussung und spontane Korrektur. Helv Chir Acta 45:17
8. Neurath F, Lessen H v (1972) Die unter Verkürzung geheilte kindliche Oberschenkelfraktur. Z Kinderchir Suppl 11:791
9. Oelsnitz G vd (1970) Die für das Kind typischen traumatischen Schäden des Skeletsystems. Hefte Unfallheilkd 102:68
10. Rhinelander FW (1968) The normal microcirculation of diaphyseal cortex and its response to fractures. J Bone Joint Surg 50A:4
11. Römer KH, Reppin G (1973) Zur Marknagelung kindlicher Oberschenkelschaftfrakturen. Zbl Chir 98:170
12. Schweiberer L, Dambe T, Eitel F, Klapp F (1973) Revaskularisation der Tibia nach konservativer und operativer Frakturenbehandlung. Hefte Unfallheilkd 119:18
13. Tittel K, Tittel M, Gerhard R, Schauwecker F (1979) Zur Behandlung von Oberschenkelschaftfrakturen am wachsenden Skelet. Langenbecks Arch Chir 349:538
14. Trueta J (1953) The influence of blood supply in controlling bone growth. Bull Hosp Dis 14:147
15. Vinz H (1972) Operative Behandlung von Knochenbrüchen bei Kindern. Zbl Chir 97:1377

16. Weber BG (1963) Zur Behandlung kindlicher Femurschaftbrüche. Arch Orthop Unfallchir 54:713
17. Wilde CD, Lange Th, Hesse W, Goetz J (1973) Einfluß der Druckplattenosteosynthese auf Längenwachstum im Tierversuch. Langenbecks Arch Chir (Suppl Chir Forum)

Die konservative Behandlung des Oberschenkelschaftbruches

H. Jahna

Unfallkrankenhaus Meidling der Allgemeinen Unfallversicherungsanstalt (Ärztlicher Leiter: Primarius Dr. H. Jahna, Kundratstraße 37, A-1120 Wien

Es kann nicht bestritten werden, daß sich jeder Oberschenkelschaftbruch operieren läßt. Die frühe Osteosynthese verkürzt in der Regel den stationären Aufenthalt deutlich und das Kniegelenk des verletzten Beines wird eher frei beweglich.

Doch kann ebenso nicht daran gezweifelt werden, daß bei manchen Bruchformen die Osteosynthese am Oberschenkel nur mit einem schwierigen und lang dauernden operativen Eingriff erreicht werden kann. Dieser muß zwangsläufig mit einer höheren Infektionsrate belastet sein.

Im Unfallkrankenhaus Meidling haben wir daher immer eine gewisse Zahl von Oberschenkelschaftbrüchen konservativ behandelt und so die Nachteile dieser Methode in Kauf nehmend, Infektionen der Bruchstelle vermieden.

Wie verteilen sich konservative und operative Behandlung bei 1 422 frischen Oberschenkelschaftbrüchen (1 239 geschlossene und 183 offene Fälle) die in unserem Krankenhaus von 1956 bis 1979 behandelt wurden?

Man kann aus der Tabelle 1 sehen, daß Kinder in unserem Krankenhaus fast nur konservativ behandelt wurden. Die Operationsindikation stellten wir bei dieser Altersgruppe nur dann, wenn sich eine Seitenverschiebung auch in Extension nicht ausgleichen oder bessern ließ, so daß man eine Muskelinterposition annehmen mußte. Am ehesten kommt dies bei Schaftbrüchen proximal der Mitte vor.

Ähnlich lag die Behandlung bei 183 frischen offenen Oberschenkelschaftbrüchen (Tabelle 2).

Unsere Indikation zur konservativen Behandlung

Die Indikation bei Kindern haben wir schon vorweggenommen, sie wurde unabhängig von der Bruchform fast ausschließlich konservativ behandelt.

Beim Erwachsenen behandeln wir Drehbrüche, vor allem lange Drehbrüche, die keine starken Seitenverschiebungen haben, eher konservativ, ebenso Drehbrüche- und Drehbiegungsbrüche, wenn mehrere Keile vorhanden sind und sich die Seitenverschiebung in der Extension bessern läßt (sie soll in der Regel nicht mehr als halbe Schaftbreite haben).

Hefte zur Unfallheilkunde, Heft 158
Zusammengestellt von A. Pannike

Tabelle 1. 1 239 frische, geschlossene Oberschenkelschaftbrüche (Unfallkrankenhaus Meidling 1956–1979)

Behandlungsart	1–14jähr.		15–90jähr.		Insgesamt	
Konservativ	267	(95,7%)	327	(34,06%)	594	(47,9%)
Operativ	12	(4,3%)	633	(65,94%)	645	(52,1%)
	279	(11%)	960	(100%)	1 239	(100%)

Tabelle 2. 183 frische, offene Oberschenkelschaftbrüche (Unfallkrankenhaus Meidling 1956–1979)

Behandlungsart	1–14jähr.	15–90jähr.		Insgesamt	
Konservativ	3	68	(38,42%)	71	(38,8%)
Operativ	3	109	(61,58%)	112	(61,2%)
	6	177	(100%)	183	(100%)

Graphisch läßt sich diese Indikation zur konservativen Behandlung wie folgt darstellen (Abb. 1).

Je mehr Fragmente und je geringer die Seitenverschiebung ist umso eher konservativ und umgekehrt. Aus der nächsten Skizze über verzögerte Bruchheilungen bei konservativer Behandlung kann man die Grenzen der konservativen Behandlung sehen (Abb. 2).

Die Distraktion ist wie bei jeder konservativen Behandlung die Hauptursache. Sie ist manchmal im Röntgenbild nicht ganz einfach zu erkennen, man muß gute senkrecht auf die Bruchstelle eingestellte Bilder haben und die Röntgenbilder wirklich sorgfältig analysieren. Brüche mit Keilverlagerung und dadurch entstehender relativer Diastase sind leicht zu erkennen. Der halbe Drehbruch ist aber manchmal schwerer auszumachen. Man muß daran denken, wenn bei einem Drehbruch die Drehspirale nicht durchläuft, sondern in der Mitte abbricht (typisches seitliches Röntgenbild) wandert bei einem solchen Bruch z.B. bei einem Außendrehbruch das periphere Bruchstück in Extension nach medial und nimmt die Seitenverschiebung im Seitenbild zu, so muß man annehmen, daß die Bruchflächen nicht mehr zueinander schauen und sich nur mehr Corticalis mit Corticalis berührt. Man soll diese Fälle operieren oder muß sie zumindestens in Narkose einrichten (umführen).

Die Technik der konservativen Behandlung

Sofort nach Einlieferung des Patienten wird die Bruchstelle mit 20 ccm, 2%iger Novacainlösung schmerzfrei gemacht und nach Schockbekämpfung eine Röntgenaufnahme veranlaßt. Auch eine Beckenübersichtsaufnahme muß immer gemacht werden, um Mitverletzungen des Hüftgelenkes nicht zu übersehen. Dann wird in Lokalanästhesie ein Steinmann-Nagel

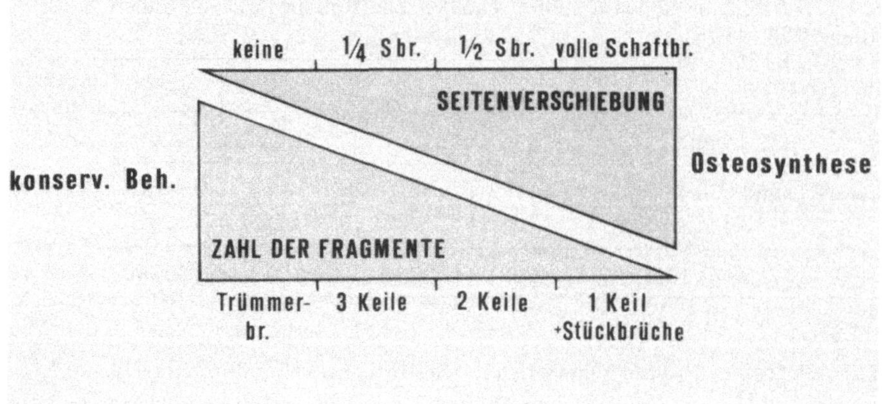

Abb. 1

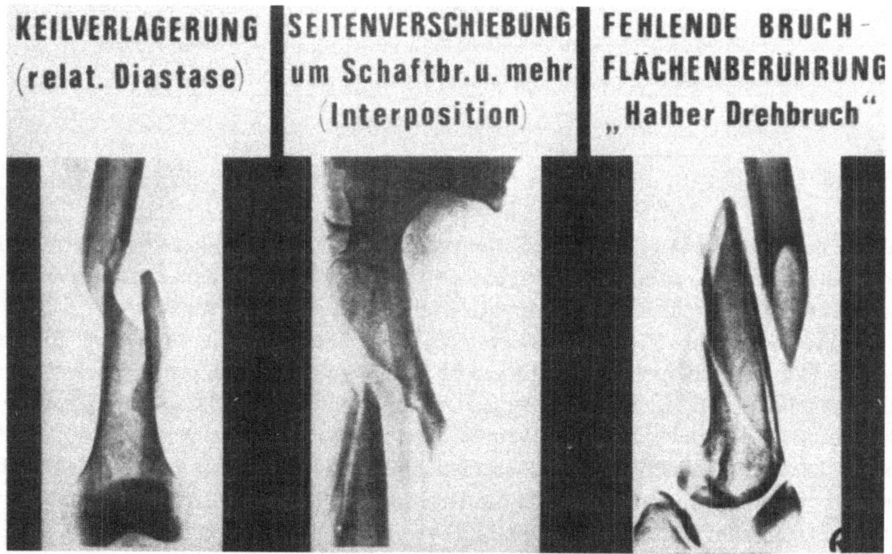

Abb. 2

durch das proximale Schienbeinende geschlagen und eine Extension angelegt. Da das periphere Bruchstück immer nach dem zentralen eingestellt werden muß, steht die Schiene bei Brüchen im proximalen Drittel maximal abgespreizt, bei Brüchen im mittleren Drittel in mittlerer Abspreizstellung und bei Brüchen im peripheren Drittel fast parallel zur Bettkante, knapp neben der Bettmitte. Das Zuggewicht darf nur bei muskelstarken Patienten 1/7 des Körpergewichtes betragen, bei alten und bei muskelschwachen Patienten hingegen nur 1/10. Dies ist sehr wichtig, um Distraktionen des Bruches zu vermeiden. Das Bettende wird 50 cm hoch gestellt, die Matratze muß eine feste Unterlage haben und die Extensionsschiene entsprechend stabil am Bett fixiert werden können.

Am nächsten Tag wird nach Röntgenkontrolle eventuell das Extensionsgewicht geändert oder die Schiene mehr ab- oder angespreizt. Es muß immer eine Verkürzung von 2–10 mm vorhanden sein. Weitere Röntgenkontrollen sind in zweiwöchigen Abständen erforderlich. Während der gesamten Extensionsbehandlung muß täglich zweimal die Nagelstelle der Extension kontrolliert werden, um eine beginnende Infektion sofort zu erkennen und den Nagel umzusetzen.

Sehr wichtig ist es auch, schon ab der 2. Woche mit systematischen Quadricepsspannübungen der verletzten Seite zu beginnen und die Muskulatur des gesunden Beines durch Training am Bergsteiger kräftig zu erhalten.

In der 5. Woche wird der Tibianagel durch eine supracondyläre Nagelextension ersetzt und dabei das Zuggewicht um 1 kg vermindert. Die Extensionsdauer beträgt je nach Bruchform und Alter des Patienten 6–16 Wochen. Die Heilung des Bruches kann man durch die klinische Prüfung vermuten. Das Röntgen bringt dann die endgültige Entscheidung über die Festigkeit.

Die Korrektur von Achsenknickungen in Extension

a) *Valgusknick: Dabei muß zuerst genau geprüft werden, ob nicht ein zu hohes Zuggewicht die Ursache der Fehlstellung ist.* Das Gewicht muß sofort soweit verringert werden, bis eine Verkürzung von 2–10 mm im Röntgen zu sehen ist. Weiters führen folgende Maßnahmen zur Achsenkorrektur. Verringerung der Abspreizung, exzentrisches Einhängen des Zuggewichtes (lateral des Extensionsmittelpunktes). Das exzentrische Einhängen kann durch eine Gegenpelotte oder einem Polsterwürfel medial im Bruchbereich verstärkt werden.

b) *Varusknick: Zuerst überprüfen, ob das Extensionsgewicht nicht zu gering ist und eine Verkürzung über 10 mm besteht.* Das Extensionsgewicht wird dann soweit erhöht, bis nur noch eine Verkürzung von 2–10 mm besteht. Weiters dann, wenn dies der Fall ist, Vermehrung der Abspreizung des Beines, exzentrisches Einhängen des Zuggewichtes (medial des Extensionsmittelpunktes), die Wirkung dieser Maßnahme kann durch eine Pelotte oder einen Polsterwürfel lateral im Bruchstellenbereich verstärkt werden. Das Nachtkästchen muß immer an der Seite des gebrochenen Oberschenkels stehen, sonst tritt immer wieder Varusknick auf, weil der Verletzte mit dem Oberkörper zur gesunden Seite rutscht, wenn er etwas aus dem Kästchen nehmen will.

c) *Antekurvationsknick:* Die Schiene und somit den Schienenwinkel fußwärts verschieben. Den Extensionszug heben, eventuell noch Polster unter das Gesäß legen.

d) *Rekurvationsknick:* Die Schiene und somit den Schienenwinkel nach kopfwärts verschieben, den Extensionszug senken, zusätzlich eventuell Polster oder Flurschützträger unter dei Bruchstelle geben. Polsterung unter dem Gesäß vermindern.

Behandlung und Nachuntersuchungsergebnisse von konservativ behandelten Oberschenkelschaftbrüchen (am Beispiel von Mehrfragmentbrüchen)

Die Oberschenkelmehrfragmentbrüche sind nicht nur von der Bruchform her schwer, sondern auch häufig durch schwere Nebenverletzungen kompliziert. So fanden sich bei den im folgenden besprochenen 104 konservativ behandelten Oberschenkelmehrfragmentbrüchen 27 Nebenverletzungen derselben Extremität und 36 schwere andere Nebenverletzungen. Man muß deshalb auch eher Schwierigkeiten bei der Behandlung erwarten wie bei einfachen Drehbrüchen (Tabelle 3).

Bei dem einen Todesfall handelt es sich um eine Streßulcusblutung am 3. Tag bei einem 79jährigen. Bei der Amputation nach geschlossener Fraktur handelt es sich um einen 75jährigen mit einem Oberschenkelbruch und 2 Keilen bei schwerster polymyelitischer Lähmung dieses Beines. Verzögerte Heilung bei Extension deshalb am 91. Tag Amputation.

Bei der Amputation nach offener Fraktur handelte es sich um einen 29jährigen Verkäufer, der nach Rollersturz einen schwerst offenen Oberschenkelbruch mit Keil, Gefäßzerreißung und schwerst offenem Unterschenkelbruch erlitt. Primäre Oberschenkelamputation.

Gerade die Mißerfolge, die wir hier auch sehen und die es notwendig machten nach konservativer Behandlung entweder sekundär zu operieren oder die lange brauchten bis sie fest waren, haben uns die Grenzen der konservativen Behandlung besonders deutlich erkennen lassen.

Von den 104 konservativ behandelten Mehrfachfrakturen heilten im AP-Bild 88% achsengerecht oder hatten nur einen Knick bis 5°.

Von den *Nachuntersuchungsergebnissen* lassen sie mich nur hier einen Parameter herausgreifen: Die Beweglichkeit des Kniegelenkes.

Von 46 im Durchschnitt nach 10,25 Jahren nachuntersuchten Verletzten hatten 10% schwere Nebenverletzungen derselben Extremität. 28 von den 46 hatten trotzdem eine freie Kniegelenksbeweglichkeit. Sieben waren bis 10° behindert, 8 bis 20° und nur 3 waren bis 30° eingeschränkt. Die Beweglichkeit des Kniegelenkes bei der Nachuntersuchung war fast gleich mit einer nachuntersuchten Gruppe von operierten Fällen dieser Bruchform. Der Bewegungsumfang bei den konservativ behandelten wurde allerdings später erreicht. Zum Abschluß einige Fälle.

Einige Beispiele

36 Jahre alter Laborant, Pkw-Zusammenstoß. Offener Oberschenkelschaftbruch rechts mit zwei großen und mehreren kleinen Keilen.

Wundausschneidung, Extension, Gesamtfixationszeit 16 Wochen. Röntgenkontrolle bei Behandlungsabschluß nach 8 Monaten. Knöcherne Heilung in achsengerechter Stellung. Bei der Nachuntersuchung nach 13 Jahren hat der Patient zeitweise geringe Beschwerden, der Gang normal, der Bruch achsengerecht geheilt, das Knie ist, wie die Funktionsbilder zeigen, frei beweglich.

38jähriger Gärtner, Sturz von der Leiter, geschlossener Oberschenkelschaftbruch rechts, zwei Keile, mehrere Splitter. Vorbestehend Poliomyelitis. Extensionsbehandlung für 12 Wochen. Bei der Nachuntersuchung nach 6 Jahren hat der Patient keine Beschwerden, der Gang wegen der Poliomyelitis hinkend. Keine Änderung gegenüber der Zeit vor dem Unfall. Das Kniegelenk frei beweglich, der Bruch knöchern geheilt, Antekurvation 10°, ap achsengerecht.

33jähriger Pfarrer. Fährt mit Pkw gegen einen Baum. Geschlossener Oberschenkelschaftbruch rechts mit 3 Keilen. Heilung in Extension in guter Stellung in 12 Wochen.

Tabelle 3. Behandlungsergebnisse von 104 konservativ behandelten Mehrfragmentfrakturen des Oberschenkels

	83 geschlossene Frakturen	21 offene Frakturen
Todesfälle	1	–
Amputationen	1	1
Infektion der Bruchstelle	–	1
Infektion der Extensionsnagelstelle	2 (leicht)	–
Sekundärer Oberschenkelmarknagel	11	3
Verzögerte Heilung (länger als 20 Wochen fixiert)	8	2

Bei der Nachuntersuchung nach 7 Jahren beschwerdefrei. Gang normal, 1 cm Beinverkürzung. Heilung in achsengerechter Stellung.

Zusammenfassung

Es konnte über die Erfahrung der konservativen Behandlung von insgesamt 665 frischen Oberschenkelschaftbrüchen berichtet werden. 594 geschlossene und 71 offene Fälle die in den Jahren 1956–1979 im Unfallkrankenhaus Meidling zur Behandlung kamen. Die Indikation zu dieser Behandlung die wir im Kindesalter bis 14 Jahren bei 95% aller Fälle stellten und beim Erwachsenen bei 35% haben wir bei letzteren bei leicht verschobenen Drehbrüchen weiters bei nur leicht verschobenen Mehrfragmentfrakturen mit mehreren Keilen gestellt. Mißerfolge sahen wir, wenn distrahiert wurde, weiters wenn trotz bestehender Seitenverschiebung in Extension (Interposition) die konservative Behandlung fortgeführt wurde oder wenn bei Brüchen mit in Längsrichtung verlagerten Keilen (relative Diastase) und manchen Drehbrüchen weiter konservativ behandelt wurde. Die Methode dieser Behandlungsart wurde in Erinnerung gerufen. Der wichtigste Punkt der Behandlung ist das Vermeiden einer Distraktion (1/7 Körpergewicht bei muskelstarken und 1/10 bei muskelschwachen Patienten). Einige Punkte von Behandlungs- und Nachuntersuchungsergebnissen bei 104 konservativ behandelten Mehrfragmentoberschenkelbrüchen wurde erörtert. Der alte Chirurgengrundsatz „so konservativ wie möglich, so operativ wie notwendig“ kann auch bei diesem Bruch verwirklicht werden und hilft die gefährliche Knocheninfektionsrate deutlich senken.

Marknagelung bei Oberschenkelschaftfrakturen

U. Holz

Berufsgenossenschaftliche Unfallklinik, Rosenauer Weg 95, D-7400 Tübingen

Oberschenkelschaftfrakturen sind schwere Verletzungen, die je nach Frakturtyp und begleitender Weichteilläsion mit hohen Blutverlusten einhergehen können. Es besteht die Gefahr des Schocks und der Embolie. Begleitverletzungen der Nerven sind im Schutz des dicken Weichteilmantels relativ selten. Je nach Frakturlokalisation kommt es zu charakteristischen Dislokationen die im konservativen Behandlungsverfahren wohl zu reponieren, aber schwer zu retinieren sind. Bei Frakturen im proximalen Schaftdrittel kommt es neben der Verkürzung zur typischen Flexions-Abduktions- und Außenrotations-Dislokation des proximalen Fragmentes und bei Frakturen im distalen Drittel zur Adduktions- und Außenrotationsdislokation des proximalen Fragmentes. Verzögerte Heilungen, Achsenfehlstellungen und Verkürzungen nach konservativ behandelten Oberschenkelfrakturen gaben genügend Impulse schon sehr früh nach geeigneten operativen Stabilisierungsverfahren zu suchen. Je nach Lokalisation der Schaftfraktur haben sich die Prinzipien der interfragmentären Kompression mit Hilfe von Plattenosteosynthesen, der intramedulläre Kraftträger als Marknagel und zuletzt auch ein äußeres, abstützendes Verfahren mit Hilfe des Fixateur externe durchgesetzt.

Der Marknagel als solider Kraftträger garantiert bei Frakturen im mittleren Drittel des Femur in der Mehrzahl der Fälle so viel Stabilität, daß eine unverzögerte knöcherne Ausheilung eintritt.

Die Befürchtungen, daß der Marknagel die vom Markraum ausgehende Durchblutung so schwerwiegend störe, daß eine Verzögerung in der Heilung des Knochenbruchs eintritt, haben sich nicht bestätigt. Die Vascularisation am Frakturspalt nach der Nagelung ist gut – wenn man einmal von exzessiven Aufbohrungen absieht – und im klinischen Alltag ist es von untergeordneter Bedeutung, ob die Ernährung des Knochens am Frakturspalt durch regenerierte intramedulläre Gefäße oder durch kompensierende periostale Gefäßnetze geschieht.

Orientiert man sich in der Wertschätzung der Marknagelung an der durch dieses Verfahren frühzeitig erreichbaren Belastbarkeit der Extremität und damit einer raschen Rehabilitation des Patienten, so muß hier gleichezitig bedacht werden, daß dieser Vorteil nur dann zur Geltung kommt, wenn der Kontakt zwischen dem Marknagel und dem Knochen groß genug ist, um gravierende Instabilität, insbesondere auch Rotationsinstabilität zu vermeiden. Für die Indikation zur Marknagelung ist dieser Aspekt einer erreichbaren Funktions- oder Belastungsstabilität ein übergeordneter Gesichtspunkt.

Die Stabilität einer intramedullären Fixation der Fragmente beruht auf einer Verklemmung des in Grenzen elastisch verformbaren Marknagels. Die Verklemmung findet in verschiedenen Etagen des Markkanals statt und ist besonders wichtig in den frakturnahen Abschnitten des Röhrenknochens, im festen Spongiosagerüst des distalen Femur und im Knochengerüst der Einschlagstelle an der Spitze des Trochanter major.

Um eine möglichst lange Strecke des Kontaktes zwischen Nagel und Knochen zu erhalten, wird die Aufbohrung der Markhöhle empfohlen. Es sollte nicht zu weit aufgebohrt

Hefte zur Unfallheilkunde, Heft 158
Zusammengestellt von A. Pannike

werden, denn sonst sind Hitzenekrosen in der Corticalis und unnötige Schwächungen derselben zu befürchten.

Bei der Marknagelung ist es von großer Wichtigkeit, stets das gesamte Nagelsortiment zur Verfügung zu haben, um die adäquate Nagellänge und Nageldicke auswählen zu können. Trotz Aufbohrung und Auswahl des passenden Nagels wird eine solche intramedulläre Stabilisierung immer noch geringe Bewegungen am Frakturspalt zulassen, so daß in der Regel die knöcherne Heilung über eine Callusspindel erfolgt. Dies ist im Hinblick auf die Tragfähigkeit des Knochens nach der Nagelentfernung als Vorteil anzusehen.

In Kenntnis der Form und Struktur des Femur können mit der Marknagelung nur Frakturen im mittleren Drittel und mit Vorbehalt in den Grenzbereichen nach proximal und distal stabilisiert werden. Neben der Lokalisation der Fraktur ist der Frakturtyp ein weiterer Parameter bei der Indikationsstellung zur Marknagelung. Am besten eignen sich Quer- und kurze Schrägfrakturen, auch solche mit kleinen Biegungskeilen.

In Abhängigkeit der erreichbaren Stabilität, welche eine Frühbelastung oder lediglich eine Funktions- oder Lagerungsstabilität garantiert, wurden aus der klinischen Erfahrung heraus Kriterien für eine *gute* und *erweiterte Indikationsstellung* zur Marknagelung aufgestellt (Abb. 1).

Zur guten Indikation gehören:

Frakturort: Mittleres Drittel.
Frakturtyp: Quer-, Schräg-Fraktur, kleiner Biegungskeil.

In den erweiterten Indikationsbereichen – auch als Relativ- und Ausnahmeindikationen charakterisiert – wird die angestrebte, solide Fixierung nicht mit gleicher Sicherheit garantiert und oftmals sind Subsidien wie rotationsstabilisierende Platten, Cerclagen und Verriegungsbolzen notwendig.

Zur erweiterten Indikation gehören:

Frakturort: Grenzgebiete vom mittleren Schaftdrittel zum zweiten und fünften Sechstel des Femur.
Frakturtyp: Frakturen mit großem Biegungskeil, lange Schräg- und Torsionsfrakturen, Quer- und Schrägfrakturen mit zusätzlicher Längsfissur, segmentale Frakturen, Trümmerfrakturen, pathologische Frakturen.

Diese Indikationsbereiche gelten für geschlossene Frakturen Erwachsener. Erstgradig offene Frakturen können mit einbezogen werden, wenn zunächst im konservativen Behandlungsverfahren die problemlose Wundheilung erreicht worden ist. Zweit- und drittgradig offene Frakturen sind wegen der Gefahr einer Keimverschleppung in die Markhöhle nicht für die Marknagelung geeignet.

Zeitpunkt der Marknagelung

Die Marknagelung der Femurschaftfrakturen ist kein dringlicher Eingriff. Optimale Bedingungen von seiten des Zustandes des Patienten mit adäquater Volumensubstitution sind eine Voraussetzung. Die andere Voraussetzung ist ein geschultes, gut organisiertes Operationsteam. So wurden bei einer Sammelstudie (Kuner et al. 1976) der unfallchirurgischen Abteilung der Universität Freiburg und Mainz sowie der Berufsgenossenschaftlichen Unfall-

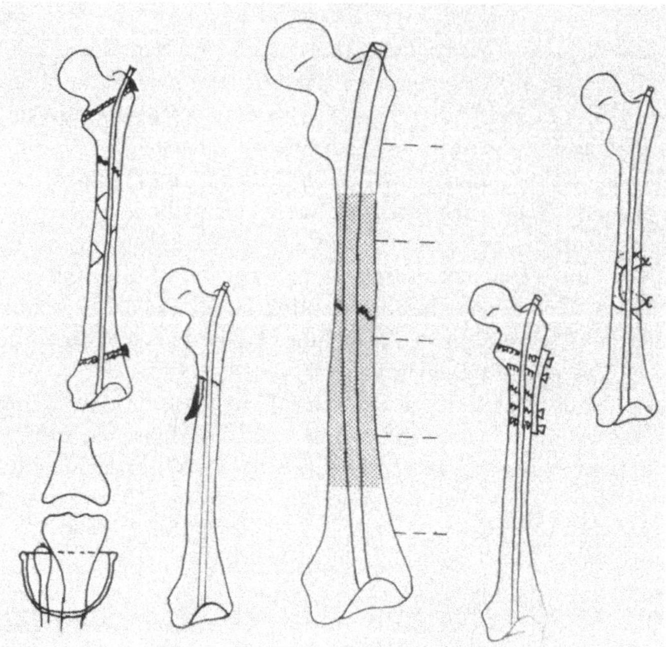

Abb. 1. Gute Indikation zur Marknagelung bei Quer- und Schrägfrakturen im mittleren Drittel des Femur. Im erweiterten Indikationsbereich am Übergang zum proximalen und distalen Drittel, sowie bei Torsions- und Trümmerfrakturen sind mitunter zusätzliche Stabilisierungsmethoden erforderlich

klinik Tübingen bei 758 Femurmarknagelungen 75% der Frakturen nach der ersten Woche, 22,4% zwischen dem 2. und 7. Tag und nur 2,6% innerhalb von 6 bis 8 Stunden nach dem Trauma versorgt. Bis zur Operation ist die Femurfraktur nach den Regeln der konservativen Frakturbehandlung zu extendieren und zu lagern.

Offene oder gedeckte Marknageltechnik

In der Technik der Marknagelung wird ein offenes Verfahren mit Freilegung der Fraktur von einem gedeckten Verfahren unter Nutzung eines Röntgenbildverstärkers unterschieden. In der oben erwähnten gemeinsamen Studie wurde zu 92% das gedeckte und zu 8% das offene Verfahren gewählt. *Vorteile* der *gedeckten Technik* sind:
Erhaltung des Frakturhämatoms,
keine zusätzliche Devastierung des Knochens,
geringerer Blutverlust,
frakturferner, relativ kleiner Zugang.

Als Nachteile gelten:

Notwendigkeit eines Extensionstisches und eines Bildverstärkers mit Gefährdung der Sterilität und Strahlenbelastung,
Gefahr von Rotationsfehlern,
Repositionsprobleme bei der Sekundärversorgung von Frakturen.

In der *offenen Technik* werden folgende *Vorteile* gesehen:

Lagerung auf dem Normaltisch,
erleichterte und exakte Frakturreposition,
keine Strahlenbelastung.

Als Nachteile der offenen Technik gelten:

Zusätzliche Devastierung am Ort der Fraktur,
Verlust des Frakturhämatoms und des Bohrmehls dem eine osteoinduktive Eigenschaft zugemessen wird.

Ohne Bildverstärker ist auch im offenen Verfahren die exakte Bestimmung der Nagellänge erschwert. Für die gedeckte Marknagelung der Femurfraktur bevorzugen wir die Seitlagerung, andere die Rückenlagerung des Patienten auf dem Extensionstisch. Bei Seitlagerung muß besonders auf eine Vermeidung von Rationsfehlern geachtet werden.

Für die offene Technik ist noch hervorzuheben, daß wie im gedeckten Verfahren das Einführen des Führungsspießes und das Aufbohren vom Trochanter major her geschehen soll, denn beim sogenannten retrograden Vorschieben des Führungsspießes vom Frakturspalt her, tritt der Führungsspieß nicht an der Spitze des Trochanters, sondern häufiger in der Fossa trochanterica aus, und gefährdet dort die hüftkopfernährenden Gefäße.

Operative Therapie

Das operierte Bein sollte in Beugestellung des Kniegelenkes von 60°–90° gelagert werden, um eine Einschränkung der Beugefunktion zu verhindern bzw. lange Übungszeiten zum Wiedergewinn der Beugung zu vermeiden. Nach Femurfrakturen ist nämlich wegen Verklebungen der Quadricepsmuskulatur die volle Streckung des Kniegelenkes nach einer Lagerung in Beugung leichter zu erreichen als umgekehrt eine volle Beugungs nach Lagerung in Streckstellung.

Bei der Lagerung ist besonders auf die Polsterung am Auflageort des Wadenbeinköpfchens zu achten, damit Lähmungen des Nervus peroneus vermieden werden.

Nach der Entfernung der Überlauf-Drainagen am zweiten postoperativen Tag kann nach einer Marknagelung im guten Indikationsbereich alsbald geübt und das Bett verlassen werden. Die Belastung des Beines ist unter diesen Bedingungen nach zwei bis drei Wochen möglich.

Ergebnisse

Die Kontrolluntersuchungen 4 bis 5 Jahre nach der Femurmarknagelung (Kuner et al. 1976) ergaben bei 84% der Patienten röntgenologisch einwandfreie Achsenstellungen bei solidem knöchernen Durchbau der Frakturen und 75% der Patienten waren beruflich und sportlich wieder leistungsfähig wie vor der Verletzung.

Die Rate der frühen und späten Komplikationen nach überwiegend gedeckter Nagelung geschlossener Femurfrakturen ist gering. Für die Fettembolie beträgt die Komplikationsrate 0,25%–0,5%, für die Infektion 1,4%–1,6%, für die Pseudarthrose 2,1%, den Implantatbruch 1,4% und für die Rotations- und Achsenfehler über 10° 2,4% (Kuner et al. 1976; Kirschner et al. 1976).

Diese Ergebnisse sind repräsentativ für Kliniken, in denen überwiegend die gedeckte Marknagelung mit Aufbohrung des Knochens zum Routineverfahren gehört.

Für Schaftfrakturen des Femur im mittleren Drittel ist sicherlich die Marknagelung die beste Operationsmethode. Der intramedulläre Kraftträger erlaubt eine rasche Rehabilitation des Patienten. Die Marknagelung ist als gedecktes oder offenes Verfahren anspruchsvoll. Hauptsächliche Fehlerquellen dieser Methode sind unkritische Indikationsstellung, ungenügendes Instrumentarium und mangelnde Erfahrung.

Literatur

Bäuerle E (1976) Offene und gedeckte Technik der Marknagelung. Akt Traumatol 6:369

Brookes M (1971) The blood supply of bone. Butterworths, London

Diehl K, Hanser U (1975) Biomechanische Untersuchungen zur Marknagelung nach Küntscher. Med Orthop Techn 95:117

Ecke H, Neubert Ch, Neeb W (1980) Analyse der Behandlungsergebnisse von 1 127 Patienten mit Oberschenkelfrakturen aus der Bundesrepublik Deutschland und der Schweiz. Unfallchirurgie 6:38

Eitel F (1981) Indikation zur operativen Frakturenbehandlung. Hefte Unfallheilkd 154. Springer, Berlin Heidelberg New York

Holz U (1976) Indikation zur Marknagelung. Akt Traumatol 6:363

Kirschner P, Koudsi F, Witzel U (1976) Ergebnisse nach Marknagelung am Femur. Akt Traumatol 6:399

Klemm K, Schellmann WD (1976) Der Verriegelungsnagel. Akt Traumatol 6:377

Küntscher G (1950) Die Marknagelung. Saenger, Berlin

Kuner EH, Schweikert CH, Weller S, Knapp U, Kirschner P, Kurock W (1976) Die Marknagelung von Femur und Tibia mit dem AO-Nagel. Erfahrungen und Resultate bei 1 591 Fällen. Unfallchirurgie 2:155

Reschauer R, Szyszkowitz R, Paul K (1979) Die Stabilisierung von Frakturen des Femurschaftes mit Marknagel und Cerclagen. Unfallchirurgie 51:158

Trueta J (1963) The role of vessels in osteogenesis. J Bone Joint Surg 458:402

Weller S, Knapp U (1975) Die Marknagelung. Gute und relative Indikationen, Ergebnisse. Chirurg 46:152

Die Plattenosteosynthese am Femurschaft

C. Burri und G. Lob

Department Chirurgie der Universität Ulm, Abteilung für Unfallchirurgie, Plastische und Rekonstruktive Chirurgie (Ärztlicher Direktor: Prof. Dr. med. C. Burri), Steinhövelstraße 9, D-7900 Ulm

Im vergangenen Jahr wurden an unserer Klinik über 1 000 Osteosynthesen bei frischen Frakturen durchgeführt, annähernd ein Viertel davon fielen auf das Femur, 10% auf den Schaft. Das Entstehen eines Oberschenkelschaftbruches setzt das Einwirken großer Kräfte voraus, entsprechend stellt die häufigste Unfallursache der Verkehrsunfall dar. Solche Patienten weisen häufig schwere Zusatzverletzungen im Sinne eines Polytraumas oder einer „Kettenfraktur" auf [1, 5]. Diese Tatsache kann zu diagnostischen und therapeutischen Problemen führen. Beim Polytraumatisierten – insbesondere beim Bewußtlosen – sind Kniegelenk und Becken in die radiologische Diagnostik miteinzubeziehen.

Die *Indikation* zur operativen Frakturbehandlung besteht bei Vorliegen eines Oberschenkelschaftbruches und ist beim Erwachsenen und beim Jugendlichen praktisch in jedem Falle gegeben. Die konservative Behandlung bedingt ein längeres Krankenlager mit erhöhter Komplikationsgefahr und eine hohe Zahl von Fehlstellungen, Beinverkürzungen und Einschränkung der Beweglichkeit, u.a. im Kniebereich [6]. Unterschiedliche Auffassungen bestehen über den Zeitpunkt des Eingriffes und das Osteosyntheseverfahren bei verschiedenen Frakturformen. Nach Auffassung der Arbeitsgemeinschaft für Osteosynthesefragen sind Quer- und kurze Schrägfrakturen im mittleren Schaftdrittel mit dem Marknagel zu versorgen, lange Schräg-, Dreh-, Keil-, Mehrfragment- und Trümmerfrakturen dagegen mit der Platte.

Die Platte – entweder als gerade oder in Form der Winkelplatte – eignet sich wohl auch am besten zur Stabilisierung von Brüchen des proximalen und distalen Drittels – insbesondere wenn die Fraktur in den pertrochanteren Bereich oder ins Kniegelenk verläuft. Die Schule in Hannover hat aber auch bei Mehrfragment- und Trümmerbrüchen des Schaftes mit dem Marknagel in Kombination mit Cerclagen sehr gute Ergebnisse erreicht [8].

Erikkson [3] sieht auch bei Schaftfrakturen eine Indikation für die Ender/Simon-Weidner-Nägel.

Wir sehen folgende Indikationen für die Plattenosteosynthese am Femurschaft:

1. Frische Fraktur [7]:
   - lange Schrägfrakturen,
   - Keilbrüche,
   - Mehrfragment- und Trümmerfrakturen,
   - Brüche im proximalen und distalen Teil,
   - offene Brüche II° und III°.
2. Pathologische Fraktur:
   - Osteoporose,
   - Tumoren,
   - Metastasen.
3. Korrekturosteosynthese:
   - Pseudarthrose,
   - Fehlstellung,
   - Verlängerung.

Hefte zur Unfallheilkunde, Heft 158
Zusammengestellt von A. Pannike

Operationstechnik

Nach der üblichen Vorbereitung erfolgt die Incision am lateralen Oberschenkel in der Linie Trochanter major – Tibiacondylus, darunter wird die Fascia lata in der Faserrichtung gespalten und unter sorgfältiger Blutstillung der M. vastus lateralis auf dem Septum intermusculare mit dem Raspatorium nach ventral abgeschoben. Die Darstellung der Frakturlinie soll schonend und ohne ausgiebige Denudierung der Fragmente geschehen, medial gelegene Bruchstücke sind im Zusammenhang mit den Weichteilen zu belassen. Die Reposition erfolgt unter axialem Zug, bei ausgeprägter Verkürzung ist der Distraktor nach Müller einzusetzen. Die Osteosynthese geschieht nach den Prinzipien der AO unter interfragmentärer Kompression durch Zugschrauben (Abb. 1), durch Anlegen der breiten Platte an die lateral-posteriore Fläche des Femurs, unter Vorbiegung [4] und Vorspannung kann das Zuggurtungsprinzip zur Entfaltung kommen (Abb. 1). Entscheidend für eine folgenlose Frakturheilung ist die Kontinuität der medialen Femurfläche, die entweder durch eine exakte Adaptation der Bruchstücke oder durch eine primäre Spongiosaplastik erreicht werden kann.

Als Transplantat kommen autologe Spongiosa, ein corticospongiöser Span (großer Defekt) oder homologe Spongiosa in Betracht (Abb. 2). Der Verschluß der Operationswunde geschieht schichtweise unter Einlage von Saugdrainagen.

Postoperativ lagern wir die Extremität auf einer Kirschner-Schiene mit Schaumgummipolsterung (Fibularis) hoch, das Knie bleibt annähernd rechtwinklig gebeugt. Aus dieser Lage wird die unterstützte Bewegungstherapie bereits 24 postoperativ aufgenommen, der Patient darf am 4.–5. Tag aufstehen und unter Abrollen des Fußes teilbelasten. Röntgenkontrollen nach 6, 10 und 14 Wochen gestatten den Zeitpunkt der Vollbelastung festzulegen, der im Durchschnitt für einfache Brüche zwischen 6 und 10 Wochen, bei schwierigen Brüchen und Spongiosatransplantation zwischen 10 und 14 Wochen liegt.

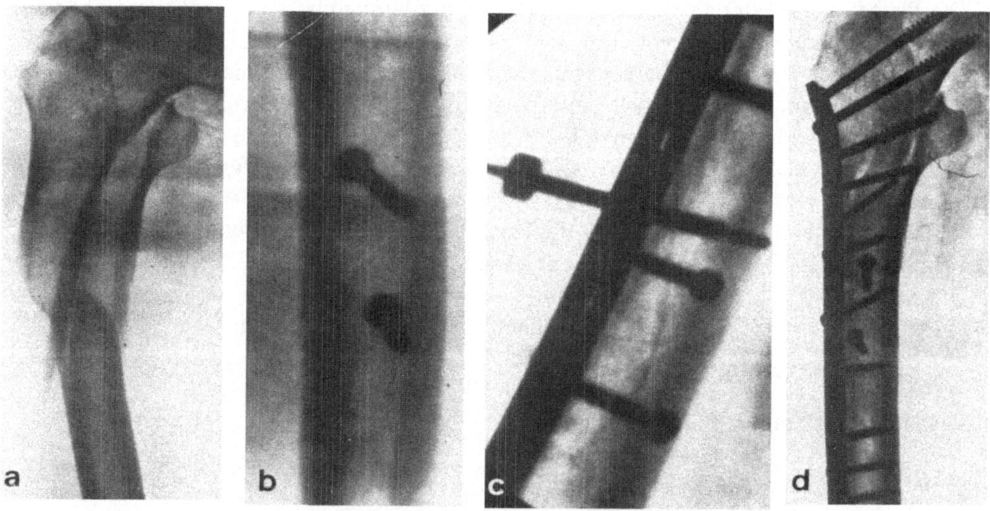

Abb. 1a–d. Taktik der Plattenosteosynthese am Oberschenkel. **a** Unfallbild, **b** Schrittweiser Aufbau und Fixation mit Zugschrauben, **c** Anlegen der Platte laterodorsal, Zugschraube durch die DCP, **d** Postoperative Kontrolle

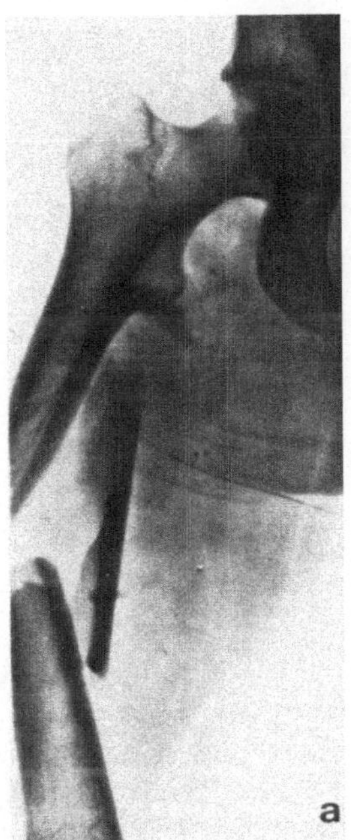

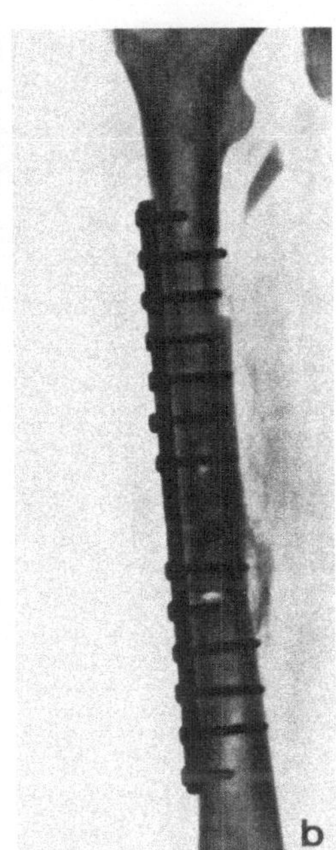

Abb. 2a, b. Fraktur mit zwei Keilen und fehlender medialer Abstützung. **a** Unfallbild, **b** Postoperative Kontrolle mit medial angelagerter autologer Spongiosa

Die offenen Brüche des Femurschaftes verlangen nach einer absoluten Stabilität, d.h., die Plattenosteosynthese unterscheidet sich nicht von derjenigen bei geschlossenen Frakturen, die breite DCP findet Anwendung, proximales und distales Hauptfragment sollen mit 4 Schrauben (7–8 Corticales) gefaßt sein. Die Plattenlage soll, wenn immer möglich, typisch sein. Der Osteosynthese muß, wie bei jeder offenen Fraktur, eine sorgfältige Wundausschneidung und -toilette vorangehen. Liegt die Weichteilwunde dorsal, ventral oder medial, werden Reposition und Fixation der Fraktur vom gebräuchlichen Zugang aus durchgeführt, liegt sie lateral, wird sie excidiert und in die Hautincision miteinbezogen. Bei ausgedehnter Weichteilwunde kommt ausnahmsweise die Osteosynthese durch die bestehende Eröffnung in Frage, dorsale, mediale oder ventrale Plattenlage ist jedoch wegen ungünstiger Biomechanik unter allen Umständen zu vermeiden.

Bei alten Menschen mit ausgeprägter Osteoporose finden sich meistens einfache Frakturtypen. Da diese Patienten zum Überleben auf eine frühestmögliche Mobilisation angewiesen sind, wird das Erreichen einer Belastungsstabilität zum Verfahren der Wahl. Dieses Ziel kann am leichtesten durch eine Verbundosteosynthese mit Einlage von Knochenzement und Anlage einer breiten Platte erreicht werden. Zur Sicherung des biologischen Durchbaus mit dauernder Belastungsstabilität gehen wir folgendermaßen vor: Anlage der breiten Platte lateral und Einbringen der Schrauben ohne festes Anziehen. Ventral wird nun nach proximal und distal der Fraktur ein Fenster von 1,5 x 10 cm ausgesägt und eines der beiden Knochenstücke medial angelagert und durch Schrauben fest in den Verbund eingefügt. Durch das ventrale Fenster erfolgt das Auffüllen der Markhöhle mit Knochenzement, nach dessen Aushärten die Schrauben festgezogen werden (Abb. 3). Ähnlich gestaltet sich das Vorgehen bei Metastasen im Femurschaft nach deren Ausräumung. Die Plattenosteosynthese stellt das Osteosyntheseverfahren der Wahl nach Kontinuitätsresektion wegen eines Tumors oder bei der Verlängerungsosteotomie dar. Der Defekt wird dabei, wenn

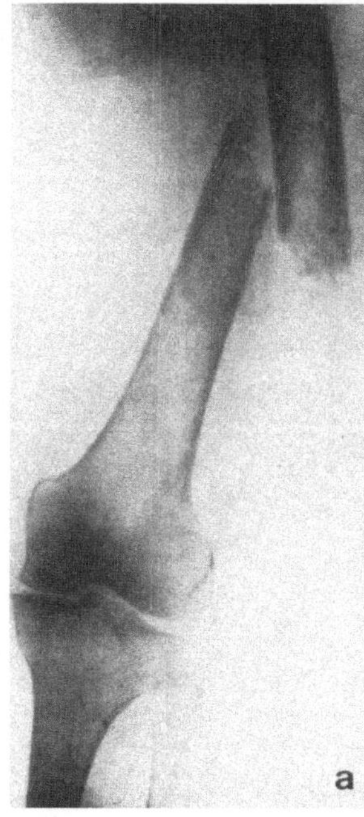

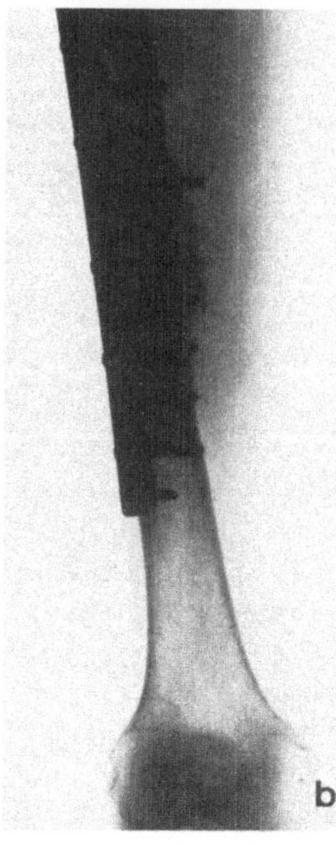

Abb. 3a, b. Kombination von Verbundosteosynthese und biologischer Überbrückung bei pathologischer Fraktur. **a** Unfallbild, **b** 5 Monate postoperativ. Die Markhöhle ist mit Zement aufgefüllt, medial ein Span angelagert, der bereits voll eingebaut ist

möglich, mit autologer Spongiosa, evtl. gemischt mit homologer aufgefüllt. In diesen Fällen kann auch eine Frühmobilisation gestattet werden, die Belastung aber erst nach Monaten.

Ergebnisse einer Sammelstudie der AO International

In den vergangenen zwei Jahren konnte die Dokumentationszentrale der AO International 800 Fälle mit Femurschaftfraktur sammeln. Es handelt sich dabei um 677 (84,5%) geschlossene, 94 (11,8%) offene und 29 (3,7%) pathologische Brüche. Das Durchschnittsalter betrug für Männer 29,12 Jahre, für Frauen 47,56, wobei je zwei Gipfel im 2. und 7. Jahrzehnt auffallen.

Die operative Versorgung erfolgte bei 50% innerhalb von 12 Stunden, bei 73% innerhalb einer Woche und bei 27% nach der ersten Woche. Als Implantate fanden in 529 Fällen (66,1%) Platten, in 194 (24,3%) Marknägel und in 77 (9,6%) andere Verfahren Anwendung. Bei Dreh-, Schräg- und Querfrakturen hatte die Platte einen Anteil von 241, der Marknagel von 127, für Keilfrakturen lauten die Zahlen 224 zu 59 und für die Etagen- und Trümmerfrakturen 64 zu 8. Das am häufigsten verwendete Plattenimplantat war die DCP mit 344 (65%), gefolgt von der Winkelplatte mit 122 (23%) und der Rundlochplatte mit 63 (12%). Diese Tatsache zeigt, daß auch auf dem internationalen Sektor die DCP gewaltig im Vormarsch ist. Der Krankenhausaufenthalt dauerte im Mittel um 1 Monat.

Die allgemeinen Frühkomplikationen bei Plattenosteosynthese am Femur werden aufgeteilt in Einzelverletzungen und Polytrauma (Tabelle 1), ebenso die lokalen Frühkomplikationen (Tabelle 2): An allgemeinen Frühkomplikationen traten bei Einzelverletzungen 5,44%, beim Polytrauma 16,59% auf, an lokalen 6,94% resp. 15,37%. Aus den beiden Ta-

Tabelle 1. Allgemeine Frühkomplikationen bei Plattenosteosynthesen am Femurschaft in % (AO International)

Komplikation	Einzelverletzung (n = 274)	Polytrauma (n = 247)
Thrombose/Phlebitis	0,73	1,21
Lungenembolie	1,46	2,02
Fettemboliesyndrom	0,73	3,24
Resp. Inssufizienz	2,55	6,88
Abdominal	–	3,24
Insgesamt	5,44	16,59

Tabelle 2. Lokale Frühkomplikationen bei Plattenosteosynthese am Femurschaft in % (AO International)

Komplikation	Einzelverletzung (n = 274)	Polytrauma (n = 247)
Hämatom	2,92	4,86
Dehiscenz/Nekrose	0,73	3,64
Infekt Verdacht	0,73	2,84
Infekt gesichert	1,83	1,61
Instabilität	0,73	2,42
Insgesamt	6,94	15,37

bellen geht somit hervor, daß sowohl allgemeine wie lokale Komplikationen beim Polytrauma häufiger beobachtet werden müssen.

Von ausschlaggebender Bedeutung zur Beurteilung erweist sich der Infekt, der in dieser Studie in Verdachtsfällen (klinische Zeichen des Infektes, ohne Sekretion, mit folgenloser Abheilung) und bakteriologisch gesicherte unterteilt wird. Bei der Einzelverletzung betrug die Zahl der verdächtigen Infekte 0,73%, der gesicherten 1,83%, beim Polytrauma entsprechend 2,84% und 1,61%. In diesen Zahlen sind die Patienten mit offenen Frakturen berücksichtigt. Im gesamten Krankengut mit Plattenosteosynthese am Femurschaft lag die Infektquote (Verdacht und gesicherte Fälle) bei 3,45%.

Bei der Jahreskontrolle wiesen summarisch dargestellt rund 85% der Fälle eine Beweglichkeit der benachbarten Gelenke auf, nur rund 2% zeigten eine Einschränkung von mehr als 50% des Gesamtumfanges für Hüfte und/oder Kniegelenk.

An Fehlstellungen mußte man in 10% geringfügige Achsen- und Rotationsabweichungen in Kauf nehmen. Das Ergebnis wurde vom Patienten in 93% als gut bis sehr gut, in 7% als mäßig bis schlecht beurteilt, zu den gleichen Ergebnissen kam auch der nachkontrollierende Arzt.

Diese neuesten Ergebnisse (1980) bestätigen weitgehend die Untersuchungen von Ecke [2], der unter 1 127 Patienten mit Oberschenkelfrakturen 602 Fälle mit Schaftfrakturen fand.

Anhand der beiden Kollektive kann man sich die Aussage erlauben, daß die Winkelplatte oder aber die breite DCP bei Oberschenkelschaftbrüchen unter Beachtung sorgfältiger Technik und biomechanisch gesicherter Anwendung günstige Ergebnisse bringt.

Literatur

1. Alho A (1980) Injuries in the femoral axis. Internat Orthopaedics 3:271
2. Ecke H, Neubert Chr, Neeb W (1980) Analyse der Behandlungsergebnisse von 1 127 Patienten mit Oberschenkelfrakturen aus der BRD und der Schweiz. Unfallchirurgie 6:38
3. Erikkson E, Hovelius L (1979) Ender nailing in fracture of the diaphysis of the femur. J Bone Joint Surg 61-A:1175
4. Gotzen L, Hütter J, Haas N (1980) Die Kompressionsosteosynthese am Knochenschaft. Unfallchirurgie 6:14
5. Haas N, Muhr G, Tscherne H (1980) Kombinationsfrakturen von Femurschaft und proximalen Femurende. Unfallheilkd 83:245
6. Maess M, Tausch W (1980) Erfahrungen mit der operativen und konservativen Behandlung der Oberschenkelschaftfrakturen. Zbl Chirurgie 105:1127
7. Müller ME (1980) Klassifikation und internationale Dokumentation der Femurfrakturen. Unfallheilkd 83:251
8. Reschauer R, Szyszkowitz R, Paul K (1979) Die Stabilisierung von Frakturen des Femurschaftes mit Marknagel und Cerclagen. Unfallchirurgie 5:158

Die Verriegelungsnagelung bei Oberschenkelschaftbrüchen

K. Klemm und M. Börner

Berufsgenossenschaftliche Unfallklinik (Ärztlicher Direktor: Prof. Dr. H. Contzen), Friedberger Landstraße 430, D-6000 Frankfurt 60

Zur Osteosynthese von Quer- und kurzen Schrägbrüchen des Oberschenkelschaftes im mittleren Drittel hat sich die Marknagelung nach Küntscher als Verfahren der Wahl durchgesetzt. Bei Trümmer- und Etagenbrüchen sowie Brüchen im proximalen und distalen Drittel des Oberschenkelschaftes ist eine stabile Marknagelung mit dem konventionellen Marknagel überhaupt nicht möglich, und bei Grenzindikationen wird nur unzureichende Stabilität erzielt. Gerade bei diesen Bruchformen hat die Plattenosteosynthese eine überragende Bedeutung erlangt und dank der experimentellen und klinischen Untersuchungen und der systematischen Fortbildung der *Arbeitsgemeinschaft für Osteosynthesefragen* eine weltweite Verbreitung gefunden. Die Verriegelungsnagelung – die Kombination von Marknagelung mit den Vorteilen des zentralen Lastträgers und dessen zusätzliche Verankerung über Gewindebolzen am Knochen – macht die Nagelosteosynthese bisher nicht nagelfähiger Bruchformen möglich und bietet sich als Alternativverfahren zur Plattenosteosynthese an.

Hefte zur Unfallheilkunde, Heft 158
Zusammengestellt von A. Pannike

Archivrecherchen von Mitarbeitern der chirurgischen Universitätsklinik in Kiel haben ergeben, daß Gerhard Küntscher die erste Marknagelung am Menschen bei einem 35jährigen Schiffbauingenieur mit einem subtrochanteren Oberschenkelbruch durchgeführt hat. Laut Krankengeschichte war der Verlauf komplikationslos, bei ausreichender knöcherner Durchbauung konnte der Marknagel 4 Monate später wieder entfernt werden. Nach unseren heutigen Vorstellungen ist ein subtrochanterer Oberschenkelbruch noch nicht einmal eine relative Indikation für eine konventionelle Marknagelung, dagegen gewährleistet der Verriegelungsnagel bei einer derartigen Bruchform eine sofort belastungsstabile Nagelosteosynthese wie das Beispiel einer subtrochanteren Refraktur 2 Jahre nach Plattenosteosynthese zeigt.

Auch der Verriegelungsnagel geht in seiner ursprünglichen Konzeption auf Gerhard Küntscher zurück, der auf dem Jahreskongreß 1968 der Deutschen Gesellschaft für Chirurgie einen von ihm als Detensor bezeichneten Marknagel für die intramedulläre Osteosynthese von Trümmerbrüchen des Oberschenkelschaftes vorstellte. Unter Detension verstand Küntscher das Fernhalten aller Kräfte aus dem Bruchspalt durch 2 Bolzen in queren Durchbohrungen des Marknagels.

Auf der Suche nach einem geeigneten Osteosyntheseverfahren zur Stabilisierung infizierter Pseudarthrosen am Oberschenkel stießen wir auf den Detensionsnagel von Küntscher und verwendeten diesen erstmals 1970 bei einem 20jährigen Mann mit einer infizierten Pseudarthrose im distalen Oberschenkeldrittel nach instabiler Nagelosteosynthese. Aufgrund späterer Erfahrungen ist es eigentlich erstaunlich, daß es mit diesem Vorläufermodell des heutigen Verriegelungsnagels mit nur 2 gewindelosen Querbolzen gelang, knöcherne Konsolidierung der infizierten Pseudarthrose in achsengerechter Stellung zu erzielen.

Erste Erfolge und auch Mißerfolge waren jedoch Anlaß und Motor für die Weiterentwicklung des Detensionsnagels, des Instrumentatriums zur Osteosynthese von frischen Knochenbrüchen – vor allem des Trümmerbruches des Oberschenkelschaftes –, die durch konventionelle Marknagelung nicht stabilisiert werden können. Mit Zustimmung von Gerhard Küntscher wurde der weiterentwickelte Detensionsnagel im Sinne einer besseren Umschreibung des Osteosyntheseprinzips als Verriegelungsnagel bezeichnet und von der Firma Orthopedia in Kiel serienreif auf den Markt gebracht.

Der Indikationsbereich für die Verriegelungsnagelung umfaßt die Trümmer- und Etagenbrüche des Oberschenkelschaftes sowie subtrochantere und distale Schaftbrüche und die entsprechenden Pseudarthrosen. Eine gute Indikation sind auch Derotations- und Verlängerungs- oder Verkürzungsosteotomien im Oberschenkelschaftbereich.

In meinen Ausführungen zur Operationstechnik möchte ich mich auf einige wichtige Details beschränken.

Für eine möglichst komplikationslose Einbringung der Verriegelungsbolzen unter Bildverstärkerkontrolle muß die Verriegelungsnagelung bei Rückenlage des Patienten auf dem Extensionstisch ausgeführt werden. Eine wesentliche operationstechnische Erleichterung stellt ein erst als Prototyp existierender Extensionsteil mit untenliegendem Holmen im Vergleich zum serienmäßigen Extensionsaufsatz zur Maquet-Standsäule dar, so daß mit dem Bildverstärker ohne Störung durch dazwischenliegende Verstrebungen des Extensionsaufsatzes in allen Ebenen durchleuchtet werden kann.

Der erste Abschnitt der Operation wird wie bei konventioneller Marknagelung durchgeführt. Erfahrungsgemäß richten sich Trümmer- und Etagenbrüche unter Extension gut aus, so daß der Führungsspieß bei zentraler Lage in der Trümmerbruchzone ohne große Schwierigkeiten bis in das distale Fragment vorgeschoben werden kann. Nur in Ausnahmefällen wird eine Hilfsincision in Bruchhöhe zur Einführung eines Elevatoriums für die Reposition eines querliegenden Fragmentes erforderlich. Während der Aufbohrung der Markhöhle wird der Bohrkopf im Trümmerbruchbereich ruhend vorgeschoben, um ein Herauslösen von Fragmenten aus dem Periostschlauch zu verhindern.

Der Standardsatz der Original-Verriegelungsnägel der Firma Orthopedia wurde nach den Erfordernissen der Praxis zusammengestellt und enthält je 16 Verriegelungsnägel für den linken und den rechten Oberschenkel mit Nagelgrößen zwischen 360 und 460 mm Gesamtlänge und 13, 14 und 15 mm Nageldurchmesser.

Je nach Indikation ergibt sich die Notwendigkeit für eine statische oder dynamische Verriegelung. Statische Verriegelung mit Einbringung von Gewindebolzen proximal und distal vom Bruchbereich ist immer dann angezeigt, wenn der Nagel in den Hauptfragmenten keinen ausreichenden Halt findet wie bei Trümmerbrüchen. Bei ausreichender Führung des Marknagels im langen Hauptfragment wie bei einfachen Quer- und Schrägbrüchen im proximalen und distalen Drittel genügt fast immer dynamische Verriegelung des kurzen Hauptfragmentes.

Nach Einschlagen des Nagels in angedeuteter Außendrehung werden die Verriegelungsbolzen unter Bildverstärkerkontrolle eingebracht. Bei Benützung des am oberen Nagelende befestigten Führungsgerätes bereitet das Einbringen des proximalen Schrägbolzens keine Schwierigkeiten, jedoch ist das Aufsuchen und Bohren der distalen Querlöcher im Knochenschaft durch Ausrichtung einer handgeführten Führungsbuchse unter Bildverstärkerkontrolle für den Ungeübten häufig nicht einfach. Eine Erleichterung stellt hier zweifellos das von Grosse, Lafforque und Weigel entwickelte, am Bildverstärker montierte Zielgerät der Firma Howmedica dar.

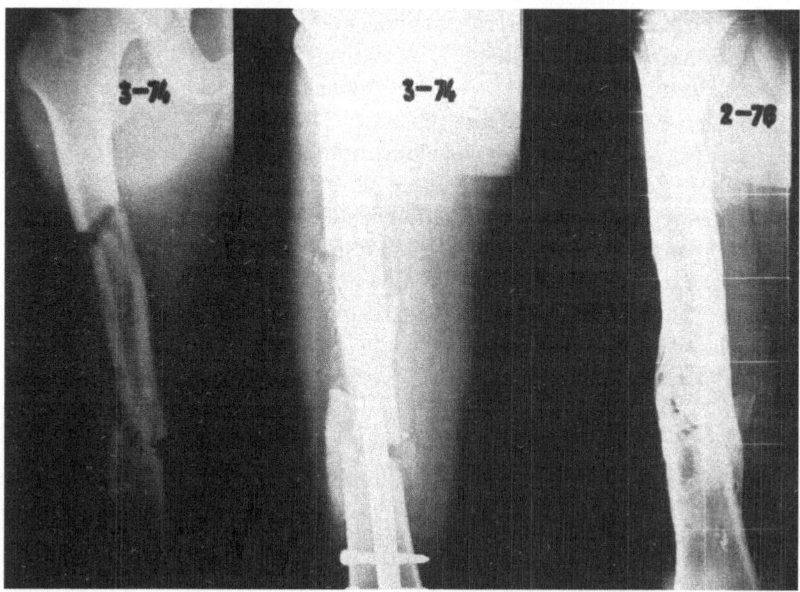

Abb. 1. Statische Verriegelungsnagelung eines Oberschenkeltrümmerbruches

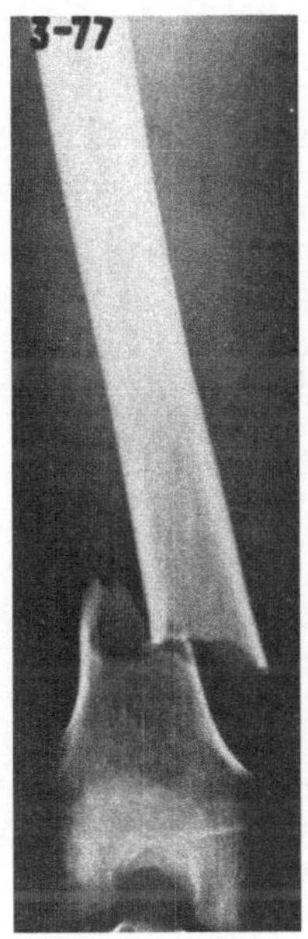

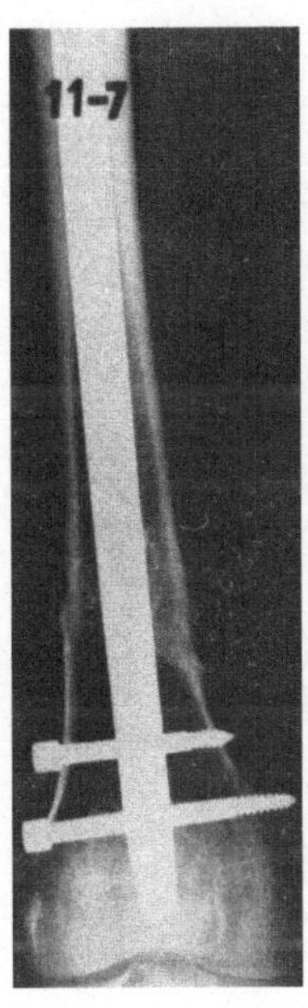

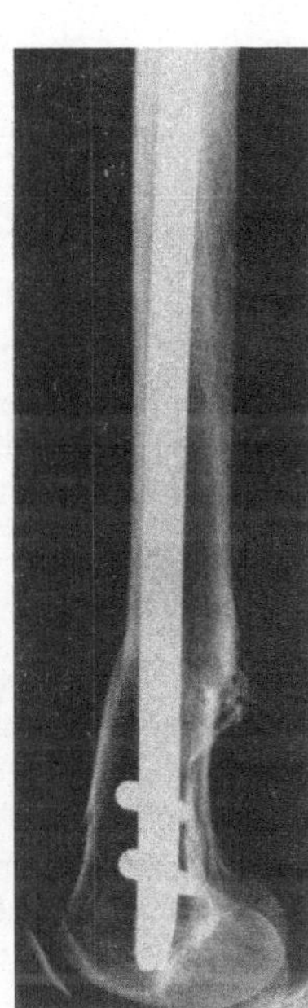

Abb. 2. Dynamische Verriegelungsnagelung eines distalen Oberschenkelschaftbruches

Wie die Auswertung von 200 konsekutiven Verriegelungsnagelosteosynthesen am Oberschenkel der Jahre 1971–1976 zeigt, wurde dieses Verfahren ganz überwiegend bei Bruchformen gewählt, bei denen eine konventionelle Marknagelung kontraindiziert ist oder damit nur unzureichende Stabilität erreicht werden kann. Die Technik im dargestellten Fall eines Oberschenkeltrümmerbruches ist nach heutiger Erkenntnis unzureichend, weil bei nur einem distalen Querbolzen im kurzen Hauptfragment noch Abkippbewegungen möglich sind und die knöcherne Konsolidierung verzögern können (Tabelle 1).

Ein wesentlicher Vorteil der Verriegelungsnagelung ist die vergleichsweise frühe Belastbarkeit durch die zentrale Lastübertragung des intramedullären Kraftträgers und dessen Verankerung durch Gewindebolzen am Knochen oberhalb und unterhalb der Bruchzone (Tabelle 2). Das verletzte Bein darf bei Trümmer- und Etagenbrüchen voll belastet werden, sobald Röntgenkontrollaufnahmen beginnende knöcherne Abbindung erkennen lassen. Die Konsolidierung erfolgt stets unter deutlicher Knochenneubildung im Sinne eines Transfixationscallus, primäre Knochenbruchheilung wird weder angestrebt noch erzielt.

Bei doppelseitigen Oberschenkelbrüchen stellt die beidseitige Osteosynthese mit dem Verriegelungsnagel einen unschätzbaren Vorteil für den Patienten dar, weil ihm eine längerdauernde Immobilisierung im Bett oder die Benutzung eines Rollstuhls erspart bleibt.

An Komplikationen beobachteten wir 5 tiefe Infektionen, 2 Pseudarthrosen, davon einmal bei tiefer Infektion mit Sequestrierung und in einem zweiten Fall nach Nagelbruch. Bei 4 Patienten mit tiefen Infektionen kam es zu keiner Sequestrierung von Fragmenten, die knöcherne Konsolidierung war nicht verzögert, und nach Entfernung der Osteosyntheseteile trat völlige Beruhigung der chronischen Osteomyelitis ein (Tabelle 3).

In zwei Fällen wurde ein Bruch des Verriegelungsnagels in Höhe des oberen der distalen Querlöcher bei routinemäßigen Röntgenkontrollen beobachtet. Wegen bereits eingetretener knöcherner Durchbauung konnte auf einen Nagelwechsel verzichtet werden. Lediglich bei

Tabelle 1. Die Verriegelungsnagelung bei Oberschenkelschaftbrüchen – BUK Frankfurt 1971–1976 (n = 200)

Lokalisation	Geschlossen		1.° + 2.° offen		Gesamt
Trümmerbrüche	63		11		74
Etagenbrüche	22		4		26
Subtrochantere Brüche	23		2		25
Brüche im mittleren Drittel	38		9		47
Distale Schaftbrüche	21		7		28
	167	+	33	=	200

Tabelle 2. Die Verriegelungsnagelung bei Oberschenkelschaftbrüchen Frankfurt 1971–1976 (n = 200)

Belastbarkeit	Teilbelastung	Vollbelastung
Trümmerbrüche (74)	ϕ 19 Tage	ϕ 28 Tage
Etagenbrüche (26)	ϕ 18 Tage	ϕ 30 Tage
Subtrochantere Brüche (25)	ϕ 8 Tage	ϕ 14 Tage
Brüche im mittleren Drittel (47)	ϕ 8 Tage	ϕ 11 Tage
Distale Schaftbrüche (28)	ϕ 6 Tage	ϕ 14 Tage

Tabelle 3. Die Verriegelungsnagelung bei Oberschenkelschaftbrüchen – BUK Frankfurt 1971–1976 (n = 200)

Komplikationen	Tiefe Infektion ohne Sequestrierung	mit Sequestrierung	Pseud-arthrose	Nagel-brüche
Trümmerbrüche (74)	2	1 – (1) →	2 ← (1) –	3
Etagenbrüche (26)	1	–	–	–
Subtrochantere Brüche (25)	1	–	–	–
Brüche im mittleren Drittel (47)	–	–	–	–
Distale Schaftbrüche	–	–	–	–
	4	1	2	3

einem Patienten mit Nagelbruch in Höhe der Pseudarthrose mußte eine nochmalige Marknagelung mit einem dickeren Nagel vorgenommen werden.

Es muß mit Nachdruck darauf hingewiesen werden, daß wir bei keinem Patienten nach Entfernung des Verriegelungsnagels eine Refraktur gesehen haben.

Die funktionellen Ergebnisse waren durchweg sehr gut bis gut. Festgestellte Verkürzungen oder Drehfehler sind nicht Folgen einer unzureichenden Stabilität der Osteosynthese mit dem Verriegelungsnagel, sondern einer ungenügenden Operationstechnik mit Fixierung der Fehlstellung durch die Verriegelung des Nagels (Tabelle 4).

In Zusammenfassung kann gesagt werden, daß die Verriegelungsnagelung des Oberschenkelschaftes die intramedulläre Osteosynthese von mit dem konventionellen Mark-

Tabelle 4. Die Verriegelungsnagelung bei Oberschenkelschaftbrüchen – BUK Frankfurt 1971–1976 (n = 200)

Funktionelles Ergebnis	Sehr gut	Gut	Mäßig
Trümmerbrüche (74)	56	14	4
Etagenbrüche (26)	17	8	1
Subtrochantere Brüche (25)	18	7	–
Brüche im mittleren Drittel (47)	42	5	–
Distale Schaftbrüche (28)	21	7	–
	154	41	5

Bewertung der funktionellen Ergebnisse

Sehr gut: Keine Verkürzung,
Kein Drehfehler,
Freie Beweglichkeit in den benachbarten Gelenken.

Gut: Verkürzung 1–2 cm,
Drehfehler $< 15^\circ$,
Beweglichkeit in den benachbarten Gelenken bis 15° eingeschränkt.

Mäßig: Verkürzung > 3 cm,
Drehfehler $> 15^\circ$,
Beweglichkeit $> 20^\circ$ eingeschränkt

nagel nicht zu stabilisierenden Bruchformen erlaubt. Die Nagelung wird gedeckt ausgeführt und dadurch die Gefahr einer zusätzlichen Schädigung durch Denudierung von Fragmenten verhindert und einer tiefen Infektion verringert. Bei zumeist überschießender Knochenneubildung mit einem Transfixationscallus ist eine primäre oder sekundäre Spongiosaplastik überflüssig. Die Entfernung des Verriegelungsnagels stellt einen kleinen operativen Eingriff dar, Refrakturen nach Metallentfernung werden nicht beobachtet.

Die Verriegelungsnagelung ist keineswegs eine einfach durchzuführende Osteosynthese ebensowenig wie eine gekonnte Druckplattenosteosynthese, wir sind jedoch der Überzeugung, daß dieses Verfahren eine wesentliche Verbesserung unserer therapeutischen Möglichkeiten in der operativen Versorgung von Oberschenkelschaftbrüchen darstellt.

Literatur

Küntscher G (1968) Die Marknagelung des Trümmerbruches. Langenbecks Arch Chir 322: 1063

Klemm K (1972) Die modifizierte Trümmerbruchnagelung zur Stabilisierung der infizierten Pseudarthrosen am Oberschenkel. Hefte Unfallheilkd 110:240

Klemm K, Schellmann WD (1972) Dynamische und statische Verriegelung des Marknagels. Unfallheilkunde 75:568

Vecsei V (Hrsg) (1978) Verriegelungsnagelung – Bericht über Symposium 1978 in Wien. Maudrich, Wien München Bern

Börner M, Klemm K (1981) Die Verriegelungsnagelung. Chirurgie der Gegenwart, Band IVa, S 59

Kombinationsosteosynthesen

L. Gotzen und N. Haas

Unfallchirurgische Klinik der Medizinischen Hochschule, Karl-Wiechert-Allee 9, D-3000 Hannover 61

Um auch bei Femurschaftfrakturen, die aufgrund ihrer Lokalisation und Form mit dem Nagel allein nicht stabil zu versorgen sind, eine intramedulläre Osteosynthese durchführen und die Vorteile dieses Verfahrens breiter nutzen zu können, bedarf es der Kombination mit zusätzlichen Osteosyntheseelementen wie Cerclagen und Platte. Die Funktion dieser Implantate besteht darin, die Fraktur marknagelungsfähig zu machen, d.h. den Bruch dahingehend mitzustabilisieren, daß korrekte Achsen-, Längen- und Rotationsverhältnisse sichergestellt bleiben und der für die Knochenheilung wichtige Fragmentkontakt erlangt wird (Abb. 1).

Im Zeitraum von 1974 bis 1980 wurden an der Unfallchirurgischen Klinik der Medizinischen Hochschule Hannover 342 Femurschaftfrakturen osteosynthetisch versorgt. In 106 Fällen wurde eine Kombinationsosteosynthese durchgeführt. Wie aus Tabelle 1 ersichtlich ist, überwiegt bei weitem die Kombination Marknagel und Cerclagen. Selten kam die Marknagelung mit einer Plattenosteosynthese zur Anwendung. Als rare Ausnahme ist die Dreierkombination von Marknagel, Cerclagen und Platte anzusehen.

Als Verletzungsursache überwog bei weitem der Verkehrsunfall. Entsprechend hoch war mit 48 die Anzahl der Polytraumatisierten. 65 Patienten hatten neben der Femurschaftfraktur zusätzliche Läsionen an den unteren Extremitäten. Dreizehn Frakturen waren offen.

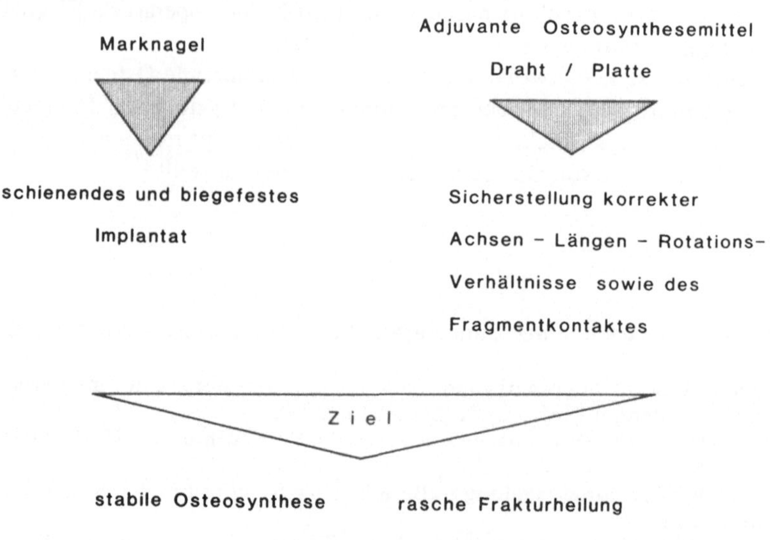

Abb. 1. Zielsetzung für die MN-Kombinationsosteosynthese beim Oberschenkelschaftbruch

Hefte zur Unfallheilkunde, Heft 158
Zusammengestellt von A. Pannike

Tabelle 1. Frakturosteosynthesen am Femurschaft. Unfallchirurgische Klinik, Medizinische Hochschule Hannover 1974–1980 (n = 342)

Platte	159
Marknagel	77
Marknagel + Cerclagen	97
Marknagel + Platte	6
Marknagel + Cerclagen + Platte	3

Die operative Versorgung fand in 53 Fällen am Unfalltag, in 30 Fällen postprimär und 23mal über eine Woche nach dem Unfallgeschehen statt.

Marknagel und Cerclagen

Nachdem Tscherne 1968 seine an einem größeren Patientenkollektiv gewonnenen Erfahrungen mit dieser Kombinationsosteosynthese vorgestellt hatte, sind in der Folgezeit weitere Arbeiten erschienen, die über gute Ergebnisse berichten [1, 3].

Die Cerclagen verhindern bei Fissuren eine Schaftsprengung oder das Wegbrechen von Fragmenten während des Aufbohrens und Einschlagens des Nagels sowie unter der postoperativen Belastung. Sie fixieren einzelne Fragmente an die Hauptfragmente, wodurch Stabilität und Fragmentkontakt verbessert werden. Bei schrägen Bruchflächen stellen sie die axiale Belastbarkeit des Knochenrohres her und sichern Achsen und Längen, indem sie ein Abgleiten oder Auseinanderweichen der Fragmente vermeiden. Sie tragen entscheidend zur Rotationsstabilität bei, was besonders wichtig ist bei Frakturen außerhalb der physiologischen Diaphysenenge.

Eine ausreichende Anzahl und korrekte Plazierung der Cerclagen ist erforderlich, um mit der Kombinationsosteosynthese zum Erfolg zu gelangen.

Die Aufschlüsselung nach den Frakturtypen, die mit Marknagel und Cerclagen versorgt wurden, zeigt, daß Frakturen mit Dreh-/Biegungskeil und Mehrfragmentbrüchen überwiegen (Tabelle 2). Meist genügen ein bis drei Cerclagen zur ergänzenden Fragmentfixation. Fünf und sechs Cerclagen sind nur bei langstreckigem Aufbau des Knochenrohres erforderlich. Insgesamt wurden lediglich 12 Spongiosaplastiken durchgeführt, meist mit allogener Spongiosa aus der Knochenbank (Tabelle 3).

Die Indikation zur Kombination Marknagel und Cerclagen stellt sich uns bei folgenden Fraktursituationen (Abb. 2):

- Bei Quer- und kurzen Schrägbrüchen mit Fissuren,
- bei langen Schräg- und Torsionsfrakturen,
- bei Frakturen mit ein oder zwei Biegungskeilen oder einem längsgespaltenen Segmentfragment,
- bei langstreckigen Mehrfragment-/Trümmerbrüchen mit größeren Einzelfragmenten,
- beim Zweietagenbruch, wenn die Einzelfrakturen für eine Cerclierung geeignet sind.

Bei der Darstellung der Frakturen ist auf eine minimale Freilegung und Erhaltung der Fragmentvitalität zu achten. Unter Zug, evtl. mit Hilfe des AO-Distraktors gelingt die Reposition und wird die Fixation der Fragmente mit 1,5 mm starken Drahtschlingen vorge-

Tabelle 2. Marknagel mit Cerclagen (n = 97)

Frakturtyp	
Querfraktur	16
Schrägfraktur	14
Torsionsfraktur	4
Fraktur mit Dreh-/Biegungskeil	27
Quer-/Schrägfraktur mit kurzer Trümmerzone	5
Mehrfragmentfraktur	25
Trümmerfraktur	6

Tabelle 3. Marknagel mit Cerclagen (n = 97)

Cerclagenanzahl		
1 Cerclage		20
2 Cerclagen		31
3 Cerclagen		21
4 Cerclagen		15
5 Cerclagen		8
6 Cerclagen		2
Spongiosa	autogen	2
	allogen	10

nommen. Eine zusätzliche Sicherung der Fragmentstellung während der Nagelung kann mit einer Platte und Haltezangen vorgenommen werden.

Bei gut liegenden Cerclagen ist es nicht erforderlich, den Markraum so weit aufzubohren wie bei alleiniger Nagelung, wo die Stabilität primär auf die elastische Verklemmung des Implantates im Knochenrohr beruht. Bei den distal gelegenen Frakturen ist es wichtig, den Nagel bis in die dichte Condylenspongiosa vorzutreiben wo er festen Halt findet und zur Sicherung korrekter Achsenstellung beiträgt.

Marknagel und Platte

Die Indikation zu dieser Kombinationsosteosynthese wird selten gestellt. Das Verfahren kann angewendet werden bei proximalem oder distalem Schaftquerbruch, wobei die Platte, eine 4- oder 6-Loch schmale DC-Platte, die Rotationsstabiltät gewährleistet [2]. Liegt neben der Querfraktur ein Biegungskeil mit lateraler Basis vor, wird dieses Fragment ebenfalls mit der Platte fixiert. Bei kurzer Trümmerzone oder Defekten empfiehlt es sich Spongiosa anzulagern, um eine verzögerte Heilung oder Pseudarthrosenbildung zu verhindern, da die Platte eine statische Verriegelung bewirkt.

Die Platte kann weiterhin als Distanzhalter fungieren, indem sie bei durchgehendem Defekt oder Trümmerzone die korrekte Länge hält, bis die Spongiosa eingebaut ist.

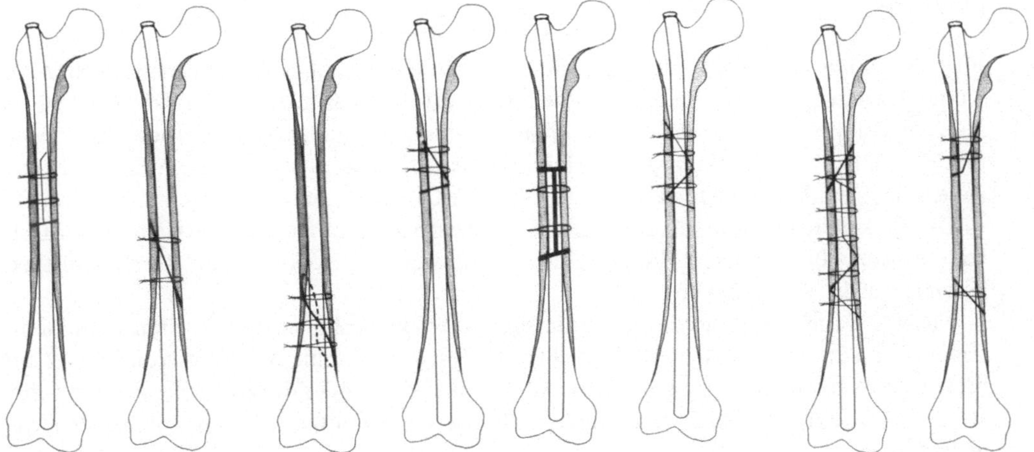

Abb. 2. Schematische Darstellung der Fraktursituationen am Femurschaft für die Kombination Marknagel + Cerclage

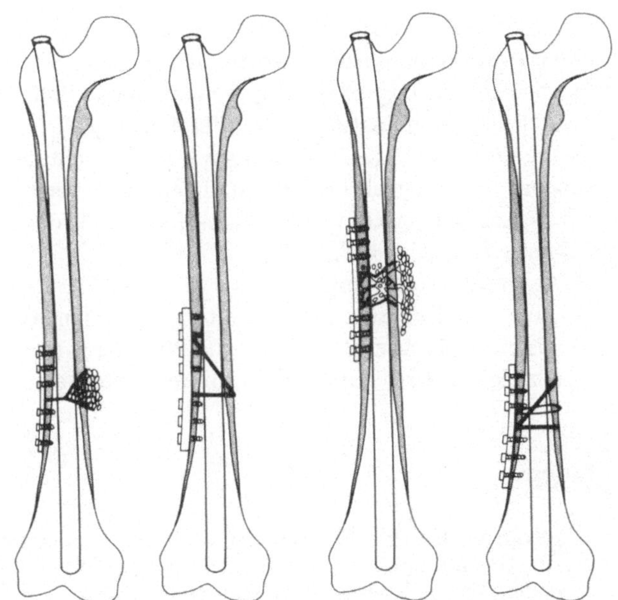

Abb. 3. Fraktursituationen für die Dreierkombination Marknagel + Cerclage + Platte

Liegt neben einem peripheren Querbruch ein Biegungskeil mit medialer Basis vor und läßt sich dieser nicht mit den Plattenschrauben fassen, kann er mit ein oder zwei Cerclagen fixiert und die Rotationsstabilität mit der Platte hergestellt werden.

Ergebnisse

Fünf Patienten verstarben frühzeitig an ihren Unfallfolgen. Bei 101 Patienten waren 10 Komplikationen zu verzeichnen, die Reeingriffe erforderlich machten. In 4 Fällen kam es zu einer Osteitis, in 2 Fällen zu einer frühsekundären Fragmentdislokalisation und in weiteren 4 Fällen zu stark verzögerter Heilung oder Pseudarthrose. In diesem Kollektiv trat jeweils in einem Fall ein Bruch des Nagels und der Cerclagen auf.

Die Patienten mit komplikationslosem Verlauf haben im Durchschnitt nach 64 Tagen voll belastet. Bei isolierter Femurschaftfraktur war die Vollbelastung durchschnittlich bereits nach 40 Tagen gegeben.

Neunzig Patienten konnten nachuntersucht werden. Dabei wurde je einmal ein Drehfehler über 15° und ein Achsenfehler über 10° festgestellt. Eine Beinverkürzung über 2 cm hatten 2 Patienten. Bewegungseinschränkungen der Hüfte oder des Kniegelenkes von mehr als 20° wurde in 10 Fällen festgestellt, teilweise bedingt durch die erheblichen Begleitverletzungen.

Abschließender Kommentar

Das Ziel, frühe Belastbarkeit und rasche komplikationslose Frakturheilung, läßt sich mit einer Kombinationsosteosynthese häufig auch bei den Femurschaftfrakturen erreichen, die für eine alleinige Nagelung nicht geeignet sind. Die Cerclage ist bei weitem der vorherrschende Kombinationspartner für den Nagel.

Die angeführten Komplikationen können nicht der Methode an sich angelastet werden, sondern sie sind mehrheitlich auf handfeste operationstechnische Fehler zurückzuführen. Sie weisen aber nachdrücklich darauf hin, daß der Behandlungserfolg an bestimmte Bedingungen geknüpft ist:

- Atraumatisches Operieren,
- schonende Reposition mit Erhaltung der Fragmentvitalität,
- ausreichende Anzahl und korrekte Plazierung der Cerclagen,
- perfekte Beherrschung der Marknagelungstechnik.

Literatur

1. Ehgartner K (1981) Die Oberschenkelmarknagelung mit zusätzlicher Cerclage – ein Weg zur Versorgung von Oberschenkelbrüchen. Act Chir 16:115
2. Müller ME, Allgöwer M, Schneider R, Willenegger H (1977) Manual der Osteosynthese. Springer, Berlin Heidelberg New York
3. Muhr G, Tscherne H, Trentz O, Haas N (1976) Die Osteosynthese mit Marknagel und zusätzlichen Drahtumschlingungen bei Oberschenkelschaftbrüchen. Akt Traumatol 6:387
4. Tscherne H, Szyszkowitz R (1968) Mehrfragmentbrüche des Femurschaftes. Unfallheilkunde 71:104

Der Oberschenkelschaftbruch im Erwachsenenalter – Fixateur externe Methoden und Ergebnisse

G. Hofmann, M. Graeber und J. Probst

Berufsgenossenschaftliche Unfallklinik (Ärztlicher Direktor: Prof. Dr. J. Probst), Prof. Küntscher Straße 8, D-8110 Murnau/Staffelsee

Der Fixateur externe stellt in der Versorgung der frischen Oberschenkelschaftbrüche nicht die Regel, sondern eine gezielte Ausnahme dar. Denn dieses Verfahren stößt am Oberschenkel trotz seiner vorteilhaften Eigenschaften auch auf praktische Schwierigkeiten, so daß schon aus diesem Grunde gegenüber anderen Osteosyntheseverfahren eine geringere Fallzahl gegeben ist.

Die Länge des Femur erfordert vom Fixateur externe aus statisch-mechanischen Gründen stabilere und infolgedessen aufwendigere Konstruktion als etwa am Unterschenkel. Die Muskelmassen, die das Femur umhüllen – vor allem der M. rectus femoris – neigen im Bereich der Metallstifte zu narbigen Verklebungen und Kontrakturen, die sich aktiv und passiv auf die Beweglichkeit des Kniegelenkes auswirken. Wegen des Gefäßbündelverlaufes im Adductorenkanal kann die Anordnung der Schrauben-Nagelgruppen nicht willkürlich erfolgen.

Dennoch bietet der Fixateur externe am Oberschenkel gegenüber den inneren Osteosyntheseformen einige Vorteile, die in den meisten Fällen zwar den infizierten und nichtinfizierten Pseudarthrosen zugutekommen, bei frischen Oberschenkelbrüchen aber ebenfalls hilfreich sein können. So erspart die Anbringung des Fixateur externe den Blutverlust und ist ohne Kreislaufbelastung des Patienten auch verhältnismäßig rasch durchzuführen (Tabelle 1).

Die Frakturzone und die sie umgebenden, ebenfalls verletzten Weichteile brauchen nicht eröffnet zu werden. Infolgedessen entfällt die Gefahr einer behandlungsbedingten Frakturinfektion. Im Gegensatz zur konservativen Behandlung erreicht man mit dem Fixateur externe nicht nur eine wesentlich bessere Stabilität, sondern kann wählen, ob man den Frakturbereich unter Kompression, Distraktion oder in Neutralstellung halten will. Diese Entscheidung kann auch noch im späteren Verlauf und ohne jeden operativen Aufwand geändert werden. Stellungskorrekturen sind auf diese Weise zu jeder Zeit möglich, solange keine Verfestigung der Bruchstelle eingetreten ist.

Ein wesentliche Vorteil des Nichteröffnens der Frakturzone bei der Verwendung des Fixateur externe liegt zweifellos darin, daß die Knochenbruchstücke am ernährenden Weichteilmantel angeschlossen bleiben und nicht, wie bei der Plattenosteosynthese, weiter abgelöst werden. Analog entfällt gegenüber der Marknagelung die über den frakturbedingten Schaden hinausgehende, durch Aufbohrung bewirkte innere Denudierung.

Aus alledem ergibt sich die Anzeigestellung für den Fixateur externe folgendermaßen: Die Hauptindikation betrifft die zweit- oder drittgradig offenen Oberschenkelbrüche. Selbst wenn sich nach unfallbedingter Verschmutzung eine Infektion im Verletzungsbereich ausbildet, ist die Abwesenheit von Metallteilen im Infektionsbereich insofern günstiger, als dadurch die Wirksamkeit der Kombination Fixateur externe-Septopalketten besser erhalten werden kann (Abb. 1).

Hefte zur Unfallheilkunde, Heft 158
Zusammengestellt von A. Pannike

Tabelle 1. Vorteile der Fixateur externe Anwendung

1. Kein operativ bedingter Blutverlust
2. Frakturzone bleibt unberührt
3. Vermeidung der Fraktur-Infektion
4. Gute Stabilisierung auch bei Defekten
5. Kompression, Distraktion oder Neutralstellung möglich
6. Keine operationsbedingte Denudation

Bei den Trümmer- und Mehrfachbrüchen erklärt die Vermeidung der operationsbedingten äußeren Denudation eindrücklich die Indikation des Fixateur externe (Abb. 2).

Die längere Behandlungszeit bei der Anwendung des Fixateur externe darf man nicht rechnerisch den anderen Verfahren gegenüberstellen; sie muß vielmehr unter dem Gesichtspunkt der gegenüber dem Zeitfaktor vorrangigen Gewebeerhaltung bzw. -schonung betrachtet werden.

Weitere, wenn auch weniger zwingende Verwendungen des Fixateur externe ergeben sich von Fall zu Fall vor allem bei verzögerter Indikationsstellung zur operativen Behandlung. So vermag bei konservativ begonnener Behandlung der Fixateur externe auch noch verhältnismäßig spät Fehlstellungen dauerhaft zu korrigieren oder drohende Fehlstellungen aufzuhalten. Bei lokal gegebener Indikation, aber allgemeiner Kontraindikation für eine innere Fixation – wie bei schlechtem Allgemeinzustand oder bei strikter Verweigerung der Bluttransfusion – bietet das semioperative Einsetzen des Fixateur externe eine sehr wirkungsvolle, statisch-mechanisch voll befriedigende Alternative (Tabelle 2).

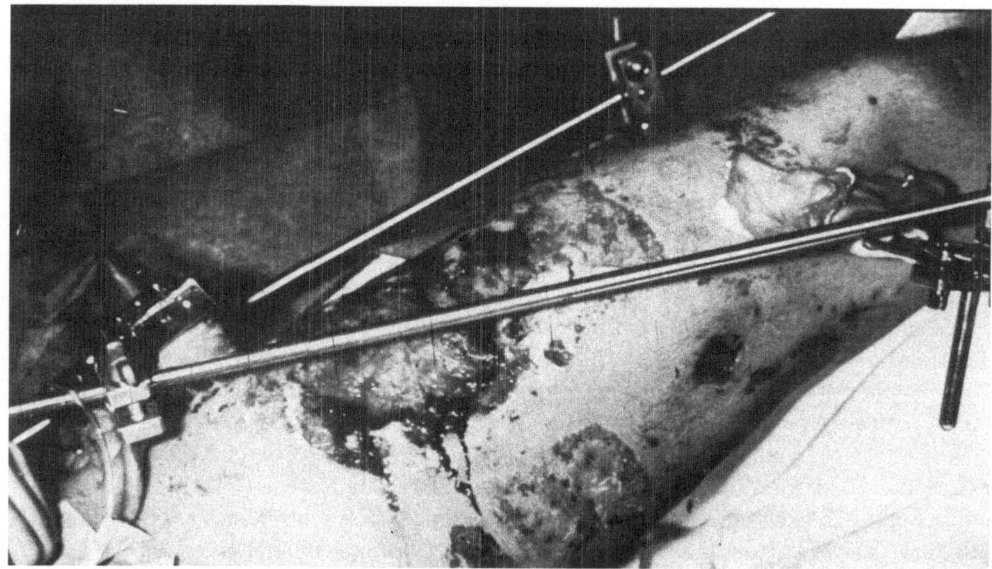

Abb. 1. Versorgung eines drittgradig offenen Oberschenkelbruches mit dem Fixateur externe nach Raoul Hoffmann

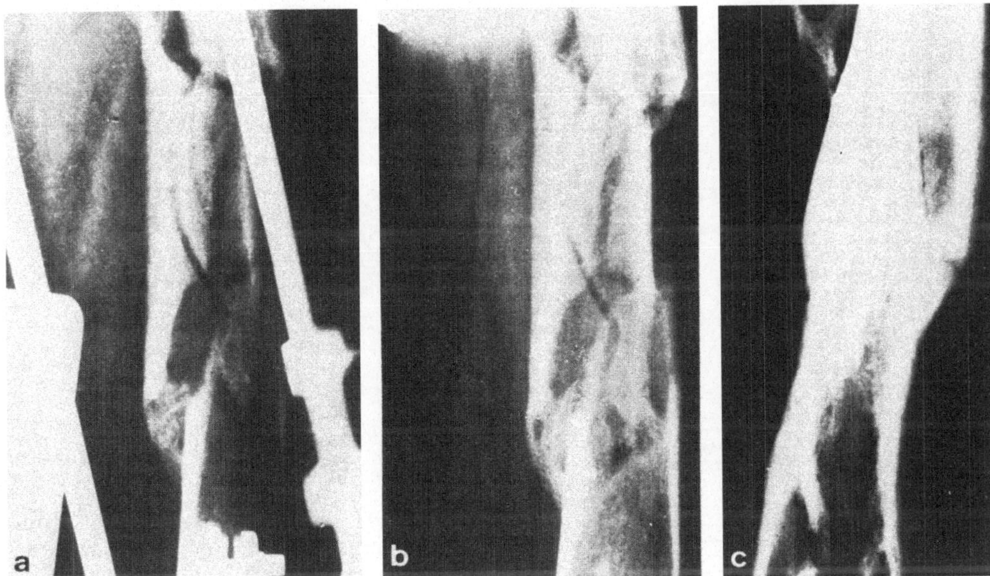

Abb. 2a–c. Mit Fixateur externe versorgter Oberschenkeltrümmerbruch, **a** 5 Wochen nach dem Unfall, **b** nach 3 Monaten, **c** nach 8 Monaten

Bezüglich der Anwendungstechnik sind nur wenige Hinweise nötig: Anstelle von unkontrolliert gleitfähigen Steinmann-Nägeln sollen nur selbstschneidende Nägel mit mittel- oder endständigem Schraubengewinde benutzt werden; sie werden mit dem Handbohrer eingebracht, um Hitzeschäden zu vermeiden. Die Benutzung einer Bohrhülse verhindert das Aufwickeln der Muskulatur im Schraubengewinde. Genügend weite Incisionen der Ein- und Ausstichstellen schließen Drucknekrosen aus und sichern eine unproblematische Pflege ohne örtliche Infektion.

Zu den möglichen Konstruktionsformen am Oberschenkel ist folgendes zu bemerken: Eine zweidimensionale Brückenkonstruktion mit Einfach- oder Doppelrahmen ist am Oberschenkel nur selten anwendbar. Immerhin gibt sie genügend zusätzliche Stabilität bei bereits in Bindung begriffenen Frakturen, wenn noch eine Stellungskorrektur vorgenommen werden soll.

Doppelrahmenkonstruktionen und zwei das Femur durchquerende Schraubendreiergruppen sind wegen des Gefäßbündelverlaufes im Adduktorenkanal nur im distalen Drittel des Oberschenkels möglich; diese Konstruktion kann durch Anbringung einer zusätzlichen Querverstrebung verfestigt werden. Ist der Frakturbereich kniegelenksnah, kann die distale Schraubengruppe ohne weiteres um 90° quer zur oberen eingebracht werden (Abb. 3).

Tabelle 2. Besondere Indikationen für den Fixateur externe am Oberschenkel (Fraktur)

1. Zur Stellungskorrektur
2. Anstelle Beckengips
3. Nicht-Operabilität

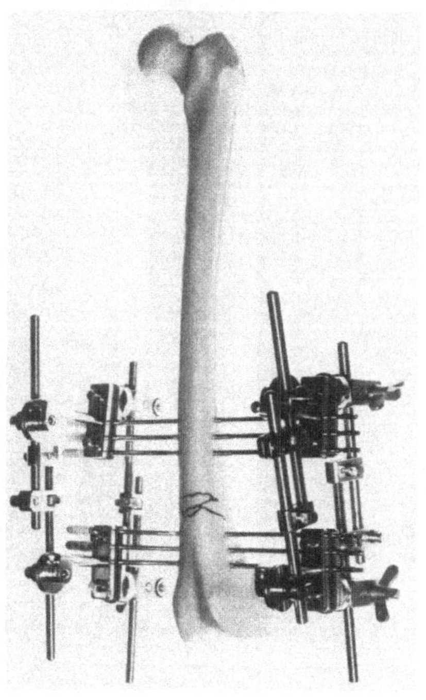

Abb. 3. Modell einer Doppelrahmen-Konstruktion bei Brüchen im distalen Drittel des Oberschenkels. Die obere Nagelgruppe muß gegen den Oberschenkel nach außen gedreht angebracht werden, um die Gefäße am Adduktorenkanal zu schonen

Die gebräuchlichste und vielseitigste Konstruktionsform am Oberschenkel stellt der dreidimensionale Fixateur dar. Dabei werden zwei Dreierschraubengruppen mit endständigem Gewinde im proximalen Anteil um 90° zueinander versetzt eingebracht, eine weitere Schraubengruppe durchquert den Oberschenkel distal knapp oberhalb der Condylen. Die Verstrebung dieser einzelnen Schraubengruppen erfolgt durch einen äußeren Doppelrahmen sowie zwei Diagonalverstrebungen (Abb. 4).

Eine Variante zu diesem Prototyp stellt eine dreidimensionale Konstruktion dar, bei der zwei sagittal und zwei von lateral angebrachte Schraubengruppen miteinander verbunden werden. Diese Konstruktionsform hat bei guter Stabilität aber den Nachteil, daß der M. rectus femoris gleich zweimal durchbohrt werden muß. Man kann sich gut damit helfen, daß man die sagittale Schraubengruppe frühzeitig entfernt (Abb. 5).

Daneben kommen noch gelenküberbrückende Konstruktionen im proximalen und distalen Oberschenkelanteil zur Anwendung, zumal bei zusätzlichen stabilisierungsbedürftigen Verletzungen der Nachbarbereiche (Abb. 6).

Das postoperative Geschehen ist gekennzeichnet durch die ständige gründliche Pflege der Schrauben- Ein- und Austrittsstellen sowie durch eine sorgfältig geführte, vom Arzt kontrollierte, krankengymnastische Übungsbehandlung, die in der Regel noch am Operationstag beginnen soll.

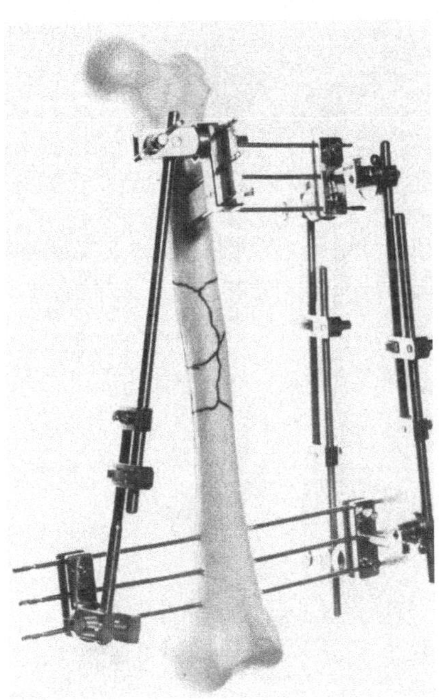

Abb. 4. Dreidimensionale Verspannung des Hoffmann-Fixateurs. Am häufigsten verwendete Konstruktion am Oberschenkel

Ergebnisse

Von 1976 bis 1980 wurden in der BG-Unfallklinik Murnau 74 Patienten am Oberschenkel mit dem Fixateur externe versorgt. Dabei handelte es sich überwiegend um die Versorgung von veralteten Brüchen (Tabelle 3).

Bei den 18 frischen Oberschenkelbrüchen konnten wir in 17 Fällen die knöcherne Ausheilung erzielen, während in einem Fall wegen schwerster Weichteil- und Gefäßverletzungen die Amputation erforderlich wurde. Bei den Trümmer- und Mehretagenbrüchen wurde der Fixateur externe durchschnittlich über 6 Monate in situ belassen; wo Weichteilschäden im Vordergrund standen, erfolgte die Abnahme knapp 4 Monate nach dem Unfall. Als notwendig oder doch zweckdienlich hat sich in manchen Fällen, vor allem bei Stückbrüchen die Versorgung mit einem entlastenden oder nichtentlastenden Stützapparat erwiesen; in unserem Krankengut war das bei 8 Patienten der Fall. Diese zeitweilige Stützapparatversorgung stellt für die Patienten einen großen Fortschritt dar, wenn sie die Schonung der Gliedmaße aufgeben und damit vorzeitig wieder ins Erwerbsleben zurückkehren können.

Als Ergebnis der 5jährigen Beobachtungen an einem freilich ausgewählten Krankengut kann festgehalten werden, daß der Fixateur externe die klassischen Indikationen von Plattenverschraubung, Marknagelung und Verriegelungsnagelung nicht verdrängt oder ersetzt, sondern in denjenigen Fällen eine wirksame und zuverlässige Hilfe ist, in denen erfahrungsgemäß mit den bisherigen Verfahren Fehlschläge und unbefriedigende Ergebnisse hingenommen und Maßnahmen der konservativen Knochenbruchbehandlung gewissermaßen wider Willen angewandt werden mußten.

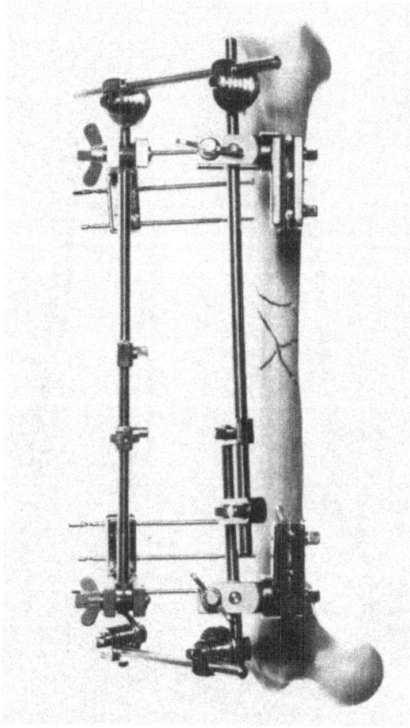

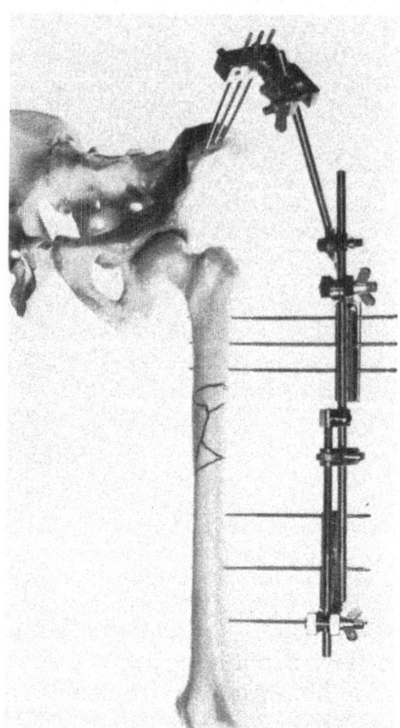

Abb. 5. Dreidimensionale Konstruktion mit einer von sagittal und einer von lateral eingebrachten Schraubengruppe, die miteinander verstrebt sind
Abb. 6. Beispiel für gelenküberbrückende Konstruktion für Brüche oberhalb der proximalen Oberschenkeldrittelgrenze

Zusammenfassung

Die Vorteile, die zur Anwendung des Fixateur externe am Oberschenkel führen sind: Blutsparendes Operieren in relativ kurzem Zeitaufwand, keine operationsbedingte Infektionsgefahr im Frakturbereich, keine zusätzliche Denudation der Frakturfragmente, gute äußere Stabilisierung mit der Auswahlmöglichkeit zwischen Kompressions-, Distraktions- und Neutralstellung am Frakturbereich.

Bei Anwendung des Raoul Hoffmann-Systems hat sich eine dreidimensionale Verspannung mit möglichster Schonung des M. rectus femoris im unteren Anteil bewährt.

Bei den frischen Oberschenkelschaftbrüchen sind für die Fixateur externe Versorgung vor allem die zweit- und drittgradig offenen Brüche sowie die Trümmer- und Mehretagenbrüche geeignet. Postoperativ ist eine sorgfältige krankengymnastische Übungsbehandlung erforderlich. Nach Abnahme des Fixateur externe ist in vielen Fällen eine zeitmäßig begrenzte Stützapparatversorgung angezeigt.

In der BG-Unfallklinik Murnau wird der Fixateur externe am Oberschenkel vorwiegend bei veralteten Bruchformen, wie Pseudarthrosen und infizierten Pseudarthrosen angewendet. Von 18 frischen Oberschenkelschaftbrüchen, die mit dem System versorgt wurden, heilten 17 knöchern fest aus.

Tabelle 3. Mit Fixateur externe versorgte Oberschenkelbrüche, 1976–1981 (n = 74)

	Anzahl	Durchschnittliche Liegedauer d. Fixateur externe in Monaten	Knöcherne Heilung	Amputation	Passag. Stützapp.	Gesamtfunktion: Belastung, Beweglichkeit, Gangbild		
						Gut	Befriedigend	Schlecht
Frische Brüche								
Trümmer- und Mehrfachbrüche	13	6.2	13 = 100%	0	3	10	2	1
Brüche mit Weichteilschäden	5	3.8	4 = 80%	1	0	4	1	0
„Alte“ Brüche								
Refrakturen	9	6.1	9 = 100%	0	5	5	2	2
Pseudarthrosen	19	7.6	17 = 89,4%	1	14	8	4	5
Infizierte Pseudarthrosen	28	8.3	24 = 85.7%	4	17	9	8	7

Neben den inneren Osteosyntheseformen hat der Fixateur externe bei kritischer Auswahl der Indikation und sorgfältiger Ausführung der Konstruktion seinen festen Platz in der Behandlung auch von frischen Oberschenkelschaftbrüchen gefunden.

Literatur

Allgöwer M (1971) Weichteilproblem und Infektionsrisiko der Osteosynthese. Langenbecks Arch Chir 329:1127–1136

Böhler J (1962) Le traitement des fractures diaphysaires ouvertes de os longs. Acta Orthop Belg 28, 4:450

Bonnel F (1974) Technique d'arthrodese du coude par fixateur externe. J Chir (Paris) 107, 1:79–82

Burny F, de Blois G (1965) La Fixation externe de Fractures. Impr Med et Societ. Bruxelles

Charnley J (1962) Le traitement des fractures ouvertes des os longs. Acta Orthop Belg 28, 4:432

Hoffmann R (1938) Rotules a os pour la reduction dirigee, non sanglante, des fractures (osteotaxis). Congres Suisse de Chirurgie, 1938. Helv Med Acta 884–850

Hoffmann R (1942) Closed osteosynthesis with special reference to war surgery. Acta Chir scand 86:235–266

Hoffmann R (1950) L'osteotaxis Reunion de la Societe alemande d'Orthopedie, Sept

Hoffmann R (1959) Osteotaxis. Enke, Stuttgart

Hofmann G, Probst J (1979) Zur Anwendung des Fixateur externe nach R. Hoffmann. Fortschritte der Med 97:20, 931–936

Lambotte A (1931) Le traitement des fractures ouvertes, 40 Congres Francais de Chirurgie, S 759–761

Malgaigne JF (1953/54) Considerations cliniques sur les fractures de la rotule et leur traitement par les griffes. J Connaissances Med prat 16:9–12

Rabischong P, Adrey J, Perruchon E (1971) Etude biomecanique du fixateur externe d'HOffmann en cadre. Insuffisiances, ameliorations et codification. Montpellier Chir VIII, 6:525–529

Vidal J, Rabischong P, Bonnel F, Adrey J (1968) Notre experience du fixateur externe d'Hoffmann. A propos de 46 observations. Les indications de son emploi. Montpellier Chir XIV, 4:451–460

Vidal J, Rabischong P, Bonnel F, Adrey J (1970) Etude biomecanique du fixateur externe d'Hoffmann dans les factures de jambe. Montpellier Chir XVI, 1:43–52

Methodenwechsel bei gestörter Knochenbruchheilung

F. Eitel

Chirurgische Universitätsklinik München-Innenstadt (Direktor: Prof. Dr. L. Schweiberer), Nußbaumstraße 20, D-8000 München 2

Wenn man mit einer Frakturheilungsstörung konfrontiert ist, liegt die Frage nahe, ob das Behandlungsregime geändert werden muß.

Ohne Zweifel wird nach fehlgeschlagener, *konservativer* Behandlung *operativ* vorgegangen und umgekehrt eine unter operativer Therapie entstandene Pseudarthrose kaum mit konservativen Mitteln weiterbehandelt.

Für die Operationsindikation wird in der Literatur (s. Eitel 1981) sowohl der Wechsel zur Plattenosteosynthese (Hörster et al. 1978) als auch zur Marknagelung (Schwarzkopf et al. 1981) ohne Nachteil dargestellt. Andererseits liefern größere, retrospektiv untersuche Kontingente (Tabelle 1) keine signifikante Argumentationshilfe für den Methodenwechsel.

Diese kontroverse empirische Situation zwingt zum Rückgriff auf vorwiegend prospektiv-experimentelle Daten. In diesem Zusammenhang wird im folgenden zunächst der Begriff der gestörten Knochenbruchheilung zu präzisieren sein. Davon ausgehend werden die zweifelsfrei vorhandenen Störwirkungen der Implantate auf die jeweilige pathophysiologische Konstellation untersucht, so daß dann anhand dieser spezifischen Implantatwirkungen zusammen mit der Kompensation dieser Störwirkungen auf Chancen und Risiken des Implantatwechsels geschlossen werden kann.

Die Entstehung von Frakturheilungsstörungen beruht hauptsächlich auf Instabilität – wie hier am Verlauf einer instabilen Plattenosteosynthese mit konsekutiver Fragmentnekrose und Ermüdungsfraktur gezeigt (Abb. 1) – oder Devascularisierung und konsekutiver Fragmentnekrose – wie hier am Beispiel einer verzögerten Bruchheilung nach Marknagelung dargestellt (Abb. 2). Auch Infektion, besonders zusammen mit Instabilität, führt zur Bruchheilungsstörung (Abb. 3). Aber gerade hier erhebt sich die Frage, ob ein Methodenwechsel, etwa von der Platte zum Nagel, vorgenommen werden kann.

Die experimentellen Untersuchungen (Eitel 1981) ergeben folgende pathophysiologische Daten (Tabelle 2).

1. Instabilität führt zu verzögerter Frakturheilung oder zu biologisch reaktionsfähigen Pseudarthroseformen, weil die spaltüberbrückende Callusbildung im Rahmen der knorpe-

Tabelle 1. Retrospektive Daten der AO-Dokumentationszentrale Bern zum Methodenwechsel

Femurfrakturen	n = 3600	
Schaftfrakturen	n = 892	3,2%
Reosteosynthesen	n = 29	0,3%
Methodenwechsel	n = 3	
Art des Methodenwechsels	(n = 3):	Platte . . . . . . Marknagel
		Platte . . . . . . Fixateur
		Marknagel . . . Platte

Hefte zur Unfallheilkunde, Heft 158
Zusammengestellt von A. Pannike

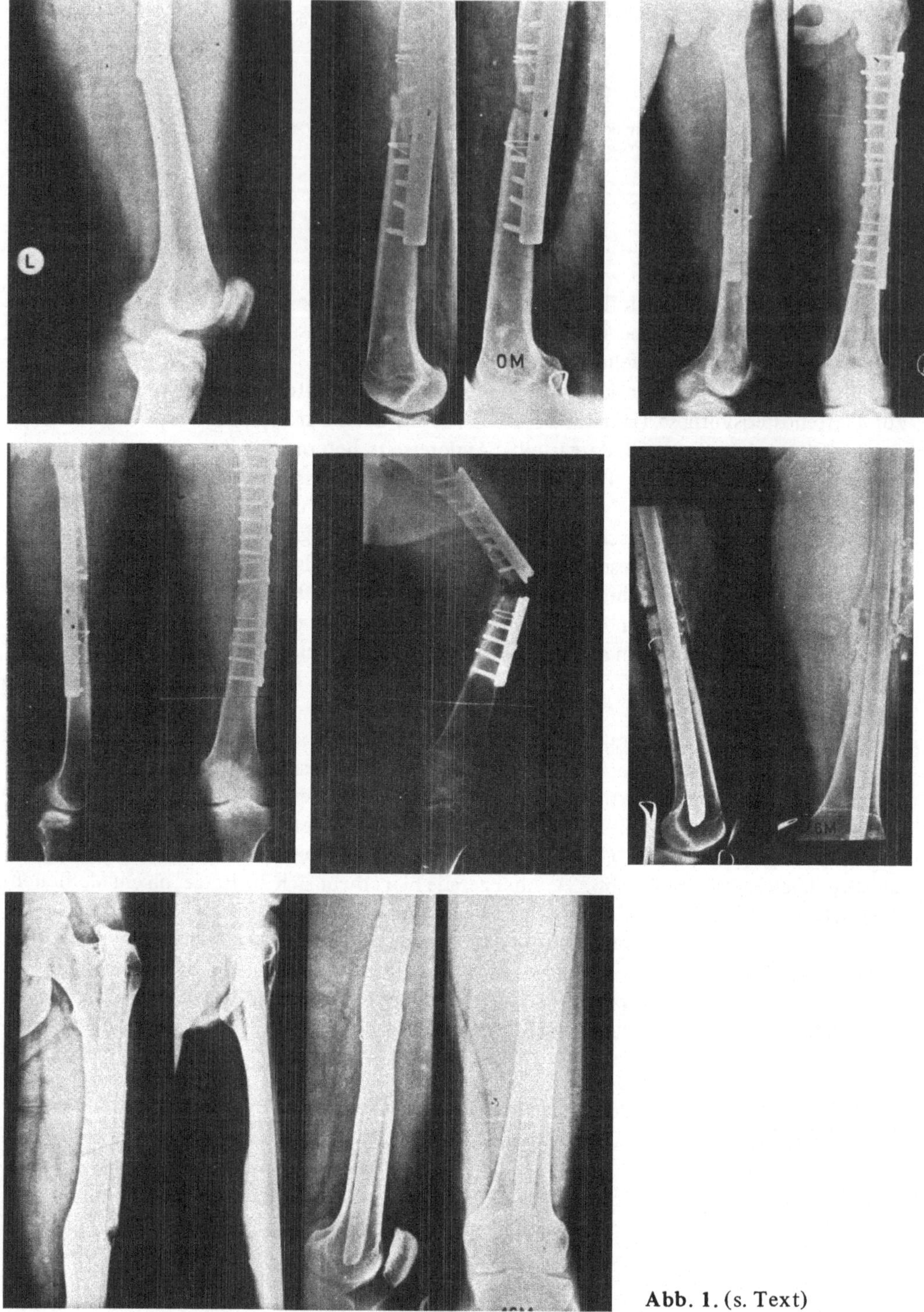

Abb. 1. (s. Text)

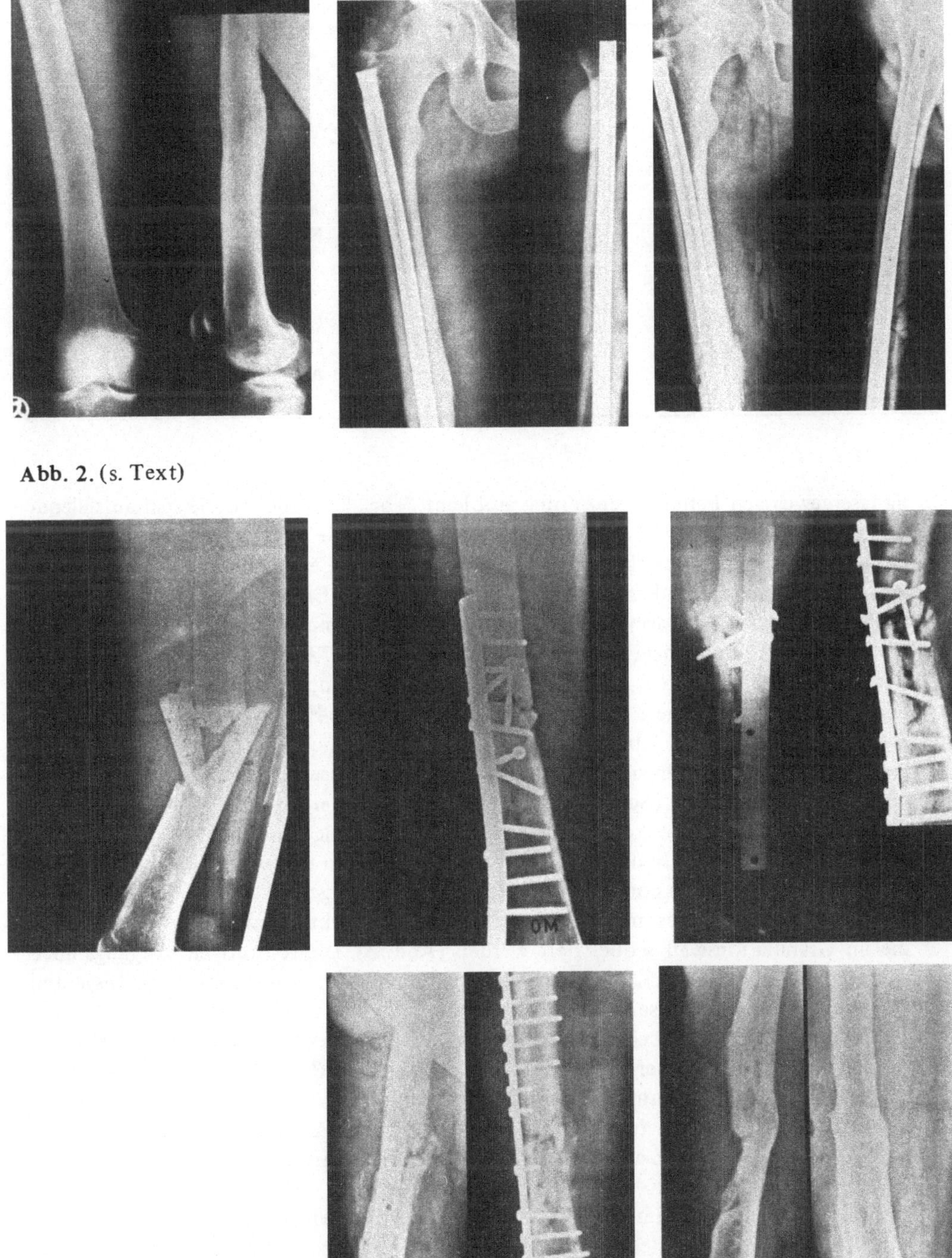

Abb. 2. (s. Text)

Abb. 3. (s. Text)

Tabelle 2. Ätiopathogenese von Frakturheilungsstörungen

Ungenügende Fragment-retention	Instabilität	Gestörte callöse Überbrückung Gestörte Gefäßneubildung (Oberflächen-vascularisation)	Verzögerte Bruchheilung Hyper- / Oligo- trophe Pseudarthrose
Implantat- oder Instabilitäts-effekt	Devascu-larisierung	Gestörte Gefäßinvasion Avascularität Fragmentnekrose	Atrophe Pseudarthrose Nekrose-Pseudarthrose
Kontamination Keimvirulenz Resistenz-schwäche	Infekt	Sequestrierung Defekt Nekrose	Infekt-Pseudarthrose Defekt-Pseudarthrose Atrophe Pseudarthrose

lig-fasergewebigen Fehldifferenzierung ausbleibt. Vor allem aber ist die spaltauffüllende und oberflächendeckende Gefäßeinsprossung, also die erste Phase der Revascularisierung (Abb. 4, Nummer 1), behindert ist (Eitel et al. 1976). Länger anhaltende Instabilität, besonders unter sperrenden Osteosynthesen, vertieft die Ernährungsstörung, indem die Gefäßeinsprossung in avasculäre Fragmente (Abb. 4, Nummer 2), also die zweite Phase der Revascularisierung, beeinträchtigt wird (Eitel et al. 1972, 1974).

2. *Devascularisierung* tritt vor allem dann auf, wenn die Hauptemährungsgefäße des Knochens durch Osteosynthese zerstört werden, aber auch als Folge von Relativbewegungen zwischen Implantat und Knochenlager sowie zwischen Knochenfragmenten selbst (Eitel et al. 1981). Dann bilden sich Fragmentnekrosen, die in aseptische Nekrosepseudarthrosen ausmünden können (Schweiberer 1978). Auch hierbei kann die Umbaueinheit des Knochens, – Osteoclastenkopf, Gefäßschlinge und nachfolgender Osteoblastenmantel –, nicht an den Ort der avasculären Vitalitätsstörung gelangen und somit weder Verzapfung der Frakturflächen noch corticale Reparation bewerkstelligen.
3. *Infektion* schließlich, besonders im akuten Stadium, bewirkt Knochennekrosen (Abb. 5), die im Granulationswall sequestriert werden (Abb. 6). Die resorptiven Vorgänge überwiegen den Anbau, so daß Defekte entstehen können, die zur Instabilität und insgesamt zur atrophen Pseudarthrose führen.

Je nach pathophysiologischer Ausgangssituation entstehen also Pseudarthroseformen unterschiedlicher biologischer Reaktionsfähigkeit (Tabelle 3). Diese Reaktionsfähigkeit wird von den Implantatwirkungen unterschiedlich beeinflußt.

Marknagelung verlängert durch Zerstörung der Hauptemährungsgefäße die Revascularisierungsstrecke, es entsteht ein implantatbedingter Innenschichtschaden am Knochenrohr (Eitel 1981).

Der Außenschichtschaden unter Plattenosteosynthese ist vernachlässigbar, da sie die normalerweise medullofugal gerichtete Revascularisierung und damit die zentrifugale Umbaudrift nicht stört (Eitel 1981).

Aber auch nur gering instabile Plattenosteosynthesen verzögern die vasculäre Invasion. Externe Fixateure haben keinen montagebedingten Devascularisierungseffekt, können aber über Lockerung die Revascularisierung negativ beeinflussen.

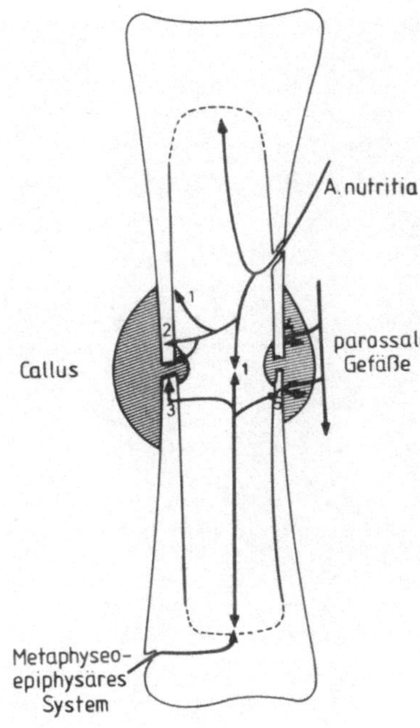

Abb. 4. Revascularisierungsmodi bei knöcherner Sekundärheilung

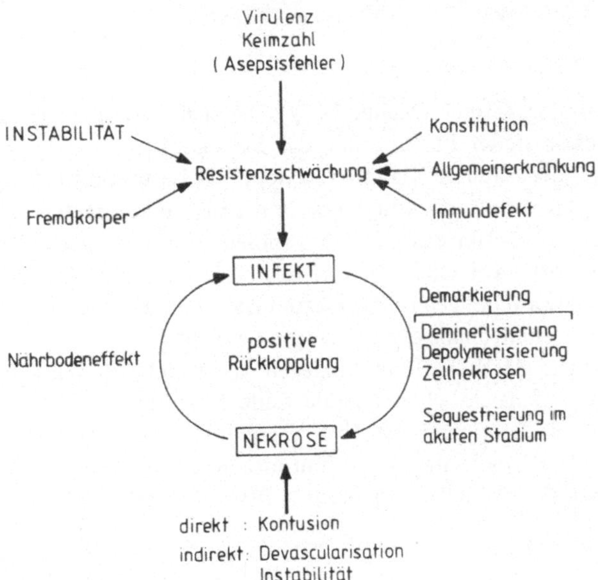

Abb. 5

Die Rangskala abnehmender Beeinträchtigung der Revascularisierung ist für die drei Osteosyntheseformen (Tabelle 4) demnach wie folgt anzusetzen: Marknagelung – Plattenosteosynthese – Fixateur externe. Dies gilt unter der Voraussetzung stabiler biomechanischer Konstellation.

Nun ist aber die biomechanische Implantatwirkung, also die implantatabhängige Stabilisierung, am *Oberschenkel* umgekehrt zu werten: Räumliche Fixateure in den verschiedenen

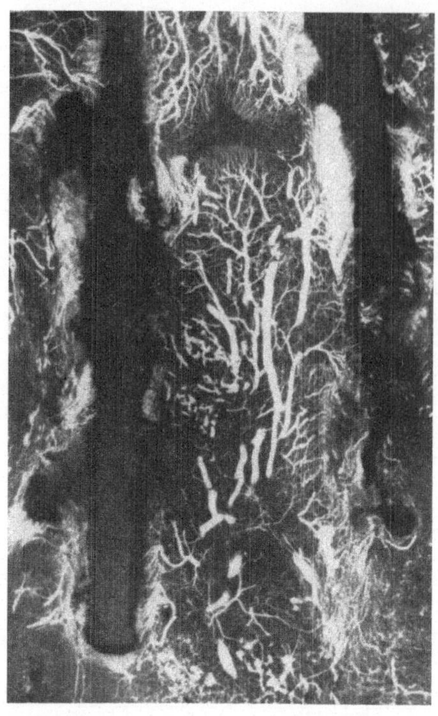

Abb. 6. Längsschnitt einer Infektpseudarthrose im Mikroangiogramm an der Tibia eines Hundes 6 Wochen nach Osteotomie und instabiler Cerclagenfixierung: Die längsverlaufenden Corticalisstücke werden im büschelförmigen Granulationswall sequestriert und resorptiv von den Oberflächen her abgebaut. Corticale Umbauvorgänge im Sinne der invasiven Revascularisierung finden sich im Pseudarthrosebereich nicht

Montageformen (Müller 1979), die sicher stabilisieren, sind am Oberschenkel nur bei fortgeschrittener Fibrosierung des Streckapparates oder Ankylose anwendbar, der sonst verwendete laterale Klammerfixateur läßt bestenfalls Übungsstabilität zu (Müller 1979).

Plattenosteosynthesen weisen einen ausgeprägten Kraftumlenkungseffekt auf, wodurch das konstruktionsbedingte Problem der kontralateralen, interfragmentären Kompression auftritt. Am Oberschenkel mit seinen erheblichen Hebelwirkungen und hohen Materialbeanspruchungen ist die Plattenosteosynthese deshalb immer vom Nulldurchgang und damit vom biomechanischen Versagen bedroht.

Die Marknagelung hingegen führt belastungsabhängig zu dynamischer Kompression, die offensichtlich periostale Callusbildung induziert, so daß zur schienenden Wirkung des Nagels die biologische Abstützung durch Callus hinzutritt.

Die biomechanisch orientierte Rangordnung am Oberschenkel lautet also mit *zunehmender* Wertigkeit: Fixateur – Platte – Marknagel.

Tabelle 3. Klassifizierung von Frakturheilungsstörungen (nach Weber, Cech 1973)

Biologisch reaktive Formen:	Biologisch areaktive Formen:
Verzögerte Bruchheilung	Atrophe Pseudarthrose
Hypertrophe Pseudarthrose	Nekrose-Pseudarthrose
Oligotrophe Pseudarthrose	Defekt-Pseudarthrose
	Infekt-Pseudarthrose

Tabelle 4. Pathophysiologische Charakterisierung von Osteosyntheseformen

Technisches Design	Implantateffekt	Mögliche Störwirkung
Platte	Kraftumlenkung vom Knochen über das Implantat, statische Kompression	Devascularisierung durch Relativbewegung
Marknagel	Schienung, dynamische Kompression	Innenschichtschaden
Fixateur externe	Kraftumlenkung, statische Kompression oder Distanzerhaltung	Instabilität

Die gegenläufigen biologischen und biomechanischen Wertigkeiten der drei Osteosyntheseformen (Abb. 7) erfordern eine kritische Untersuchung der Kompensationsfähigkeit für das jeweilige implantatbedingte Risiko. Kurz zusammengefaßt zeigt sich experimentalchirurgisch folgendes:

Die vasculäre Störwirkung der Marknagelung ist dann kompensierbar, wenn nach der Operation bei *intakter parossaler* Vascularisation die stabilisierende, periostale Reaktion einsetzen kann und damit durch Stabilisierung die zentrifugale Revascularisierung ermöglicht. Bei Infektion hingegen ist der Inennschichtschaden kaum kompensierbar.

Das biomechanische Risiko der Plattenosteosynthese, besonders bei gestörter Frakturheilung, sollte immer durch gleichzeitig autologe Transplantation vermindert werden, weil dadurch der einseitige Kraftumlenkungseffekt von der biologischen Brückenbildung in anderer Ebene aufgefangen werden kann. Die nahezu uneingeschränkte topographische Verwendbarkeit der Platten und die *kompensationsfähige* Beeinträchtigung der Gefäßreaktion lassen sie als Mittel der Wahl erscheinen, wenn der Marknagel aus pathophysiologischen Gründen nicht geht.

Der Fixateur externe hat am Oberschenkel nur als passagere Immobilisationshilfe etwa im floriden Infekt oder bei schwerstem Weichteilschaden Bedeutung, nach Weichteilsanierung oder im blanden Stadium sollte er durch Platte ersetzt werden.

Nachdem nun die Bedingungen für die Indikationsstellung anhand von Kompensationsmechanismen dargestellt sind, erscheint aus experimenteller Sicht der Methodenwechsel

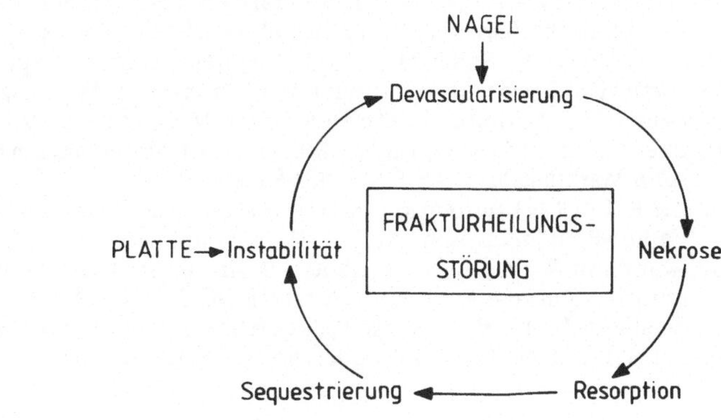

Abb. 7

Tabelle 5. Möglichkeiten des Methodenwechsels

– Platte	Marknagel
	Fixateur
– Marknagel	Platte
	Fixateur
– Fixateur	Platte
	Marknagel

(Tabelle 5) als Kompromiß zwischen maximaler Stabilisierungsmöglichkeit und minimalem Störwirkungseffekt. Daraus lassen sich für die klinische Praxis als Leitlinie folgende Gesichtspunkte deduzieren:

1. Methodenwechsel kommt im allgemeinen nicht infrage, wenn das noch liegende Implantat sicher stabilisiert.
   Dies wäre z.B. bei primärer Nagelung einer offenen Fraktur anzunehmen, also bei korrekter Technik und falscher Indikation.
2. Ist die Pseudarthrose durch technische Fehler bei richtiger Indikation entstanden und ist zu erwarten, daß die korrekt ausgeführte Montage der gleichen Osteosyntheseform sichere Stabilisierung erreicht, so kommt der Methodenwechsel ebenfalls nicht infrage. Denn jede andersartige Montage birgt zusätzliche Störwirkungsmöglichkeiten in sich, die sich dem ohnehin komplexen Vorschaden aufpfropft.
3. Methodenwechsel ist demnach der falsch indizierten und technisch insuffizienten „Osteosynthese" vorbehalten. Grundprinzip dabei ist die – doch wohl in allen Fällen erreichbare – Stabilisierung, um der therapeutisch kaum oder nur indirekt beeinflußbaren Revascularisierung ihre Chance zu geben.

Literatur

Eitel F, Dambe LT (1972) Instabilität und Vascularisation langer Röhrenknochen im Experiment. Langenbecks Arch Chir (Suppl Chir Forum). Springer, Berlin, Heidelberg New York, S 27–30

Eitel F, Dambe LT, Klapp F, Müller J, Schweiberer L (1974) Experiementelle Pseudarthrosen und Revascularisierung instabiler Diaphysen. Akt Traumatol 3:175–190

Eitel F, Klapp F, Dambe LT, Schweiberer L (1976) Revascularisierung hypertrophischer Pseudarthrosen nach Druckplattenosteosynthese. Langenbecks Arch Chir (Suppl Chir Forum). Springer, Berlin Heidelberg New Yor, S 299–302

Eitel F (1981) Indikation zur operativen Frakturbehandlung. Experimentalchirurgische und klinische Aspekte. Hefte Unfallheilkd 154. Springer, Berlin Heidelberg New York

Eitel F, Klapp F, Seiler H (1981) Fragmentnekrose: Experimentelle Untersuchungen der corticalen Revascularisierung bei Platten- und Marknagelosteosynthese. Hefte Unfallheilkd 153. Springer, Berlin Heidelberg New York, S 195–203

Hörster G, Hierholzer G, Ludolph E (1978) Reintervention bei aseptischen Komplikationen nach Marknagelung. Unfallheilkd 81:87–93

Müller KH (1979) Indikation, Komplikationen und Ergebnisse in der Behandlung infizierter Femur-Pseudarthrosen. Arch Orthop-Traumat Surg 94:299–312

Schwarzkopf W, Kirschner P, Ahlers J (im Druck) Die sekundäre Marknagelung nach Plattenosteosynthese am Femur. Vortrag DGOT, Heidelberg, 10.10.81

Schweiberer L (1978) Nekrose-Pseudarthrose. Unfallheilkd 81:288–237

Weber BG, Cech O (1973) Pseudarthrose. Huber, Bern Stuttgart Wien

Diskussion zu den Vorträgen H. Jahna bis F. Eitel

Vorsitz: S. Weller, Tübingen und J. Probst, Murnau

S. Weller, Tübingen: Ich würde für die Diskussion das Thema „Methodenwahl" vorschlagen. Es gibt leider auch heute noch – das haben die verschiedenen Vorträge gezeigt – die Auffassung, man könne mit *einer* Methode alle Probleme lösen. Diese Auffassung ist nicht nur gefährlich, sondern sie schadet sowohl dem Patienten als auch der Methode und dem Operateur. Ich glaube, aus diesem Grunde sollten wir uns ganz klar darüber sein, daß, wenn wir über verschiedene Methoden am Oberschenkel reden, wir von vornherein die Indikationswahl ganz ernsthaft in Angriff nehmen. Darüber können wir jetzt mit Rücksicht auf die Zeit kurz diskutieren.

Fragesteller: Von zwei Vortragsrednern wurde heute zur Vermeidung der Rotationsinstabilität bei der Marknagelung gewissermaßen eine kleine Hilfsplatte angegeben. Diese Platte mag in manchen Fällen nötig sein. Herr Gotzen hat gezeigt, daß es manchmal durch die Sperrwirkung der Platte zu einer verzögerten Frakturheilung kommt. In vielen Fällen reicht es, über die Fraktur hinweg mit der oszillierenden Säge eine Längsnut in die Corticalis zu fräsen und eine kleine Drittelrohrplatte hochkant einzuschlagen. Die Fräsnut muß natürlich etwas länger sein als die einzuschlagende Platte. Ich vermeide damit die Sperrwirkung einer festgeschraubten Platte, und die Vorteile des Marknagels sind nicht in Frage gestellt.

S. Weller, Tübingen: Ich meine, wir sollten aus einer Methode nicht gleich noch eine weitere differenzierte Operationsmethode machen. Technisch mag das sicherlich richtig sein; aber biologisch ist das schon eine erhebliche Erweiterung des Eingriffs, umd die Infektionsgefahr wird erhöht.

Fragesteller: Ich habe eine Frage an Herrn Eitel. Wie lange warten Sie, bis Sie von einer Knochenheilungsverzögerung oder einer Pseudarthrose reden, bevor der Nagel oder die Platte bricht?

F. Eitel, München: Es ist wohl die Frage gestellt, ab wann wir von einer Pseudarthrose sprechen und bis wann wir die verzögerte Bruchheilung annehmen. Da sind die Auffassungen in der Literatur durchaus unterschiedlich. Man kann aber im allgemeinen sagen, daß, wenn nach fünf Monaten noch kein knöcherner Durchbau oder Überbau oder keine callöse Reaktion periostal zu sehen ist, von der Pseudarthrose gesprochen wird. Natürlich hängt das auch von den verschiedenen Lokalisationen ab. Am Oberschenkel sollten wir möglichst früh, wenn wir auch sonstige Zeichen für die Implantatinsuffizienz haben – wie etwa Resorptionszonen, Aufhellungen des Frakturspalts, Erweiterung des Frakturspalts, bei der Marknagelung ausbleibende callöse Wolkenbildung –, das Regime in irgendeiner Form in Richtung auf die Stabilität ändern oder vervollständigen.

J. Probst, Murnau: Ich habe eine Frage an Herrn Gotzen. Herr Gotzen, Sie haben uns eine ganze Reihe von Cerclagenfällen gezeigt. Das sind ja Reminiscenzen. Aber um hier das Korrektiv einzubringen: Worauf bezogen sich denn diese 97 Patienten, auf welches Gesamtkollektiv? Wie lange bleiben diese Cerclagen?

Hefte zur Unfallheilkunde, Heft 158
Zusammengestellt von A. Pannike

L. Gotzen, Hannover: Die 97 Patienten bezogen sich auf die 106 Kombinatationsosteosynthesen. Davon waren 97 Patienten Marknagel plus Cerclagen. Das Gesamtkollektiv umfaßte 342 Patienten.

Zur Frage des Verbleibs der Cerclagen: Da hat sich ein Wandel angezeigt. Früher haben wir die Cerclagen entfernt. Sie sahen noch einige Bilder, wo die Cerclagen entfernt wurden. In den letzten Jahren wurden die Cerclagen nicht mehr entfernt, weil es erstens einen großen Eingriff bedeutet – sie wachsen ja manchmal in den periostalen Callus ein –, weil sie zweitens im Prinzip keinerlei Schädigung machen, so daß man sich diesen Sekundäreingriff ersparen kann.

Nachuntersuchungsergebnisse von 124 kindlichen Oberschenkelschaftfrakturen

K. Kunze und M. Grohs

Unfallchirurgische Klinik, Zentrum für Chirurgie der Justus-Liebig-Universität (Leitender Arzt: Prof. Dr. med. H. Ecke), Klinikstraße 29, D-6300 Gießen

In der Zeit von 1960 bis 1974 wurden in unserer Klinik 194 Kinder mit Oberschenkelschaftfrakturen behandelt. Die Kinder waren zum Zeitpunkt des Unfalles zwischen 4 Monaten und 15 Jahren alt. Häufigste Unfallursache war der Verkehrsunfall, allein 52 Kinder waren in einen Pkw gelaufen (Tabelle 1).

124 dieser 194 Patienten konnten in dem Zeitraum zwischen 1 Jahr/5 Monaten und 15 Jahren/4 Monaten nach dem Unfall nachuntersucht werden. Die Altersverteilung der nachuntersuchten Patienten zum Zeitpunkt des Unfalles zeigt, daß die Altersgruppe bis zu 5 Jahren (49 Kinder) und die Altersgruppe zwischen 5 und 10 Jahren (50 Kinder) am häufigsten betroffen waren.

Bei den 124 Kindern waren insgesamt 126 Oberschenkelschaftfrakturen behandelt worden, 2 Kinder hatten doppelseitige Frakturen erlitten. 94 dieser Frakturen waren konservativ behandelt worden, 32 operativ. In den 60er Jahren wurden noch 19 Frakturen mit Marknägeln versorgt und 3 Frakturen mit Rush-pins, später kamen diese Methoden nicht mehr zur Anwendung. Bei 10 Kindern wurden Plattenosteosynthesen durchgeführt [1, 2, 5, 7, 12].

Bei der Nachuntersuchung wurde besonders Wert gelegt auf die Differenz der Antetorsionswinkel als Ausdruck eines Drehfehlers zwischen verletzter und unverletzter Seite. Die Antetorsionswinkel wurden mit den standardisierten Beckenaufnahmen nach Rippstein [11, 13] bestimmt. Bei 119 Patienten konnten diese Differenzen gemessen werden. Als Rotationsfehler wurden lediglich Winkeldifferenzen über ± 10° gewertet [6, 8]. Von den konservativ behandelten Frakturen lagen 65, das sind 73% innerhalb der Grenzen von ± 10°. Von den 30 operativ behandelten waren es 21, also 70% (Tabelle 2).

Die Frage, ob während der im 7. und im 12. Lebensjahr stattfindenden physiologischen Detorsionsschübe eine Spontankorrektur eines Drehfehlers erfolgt, läßt sich mit unseren

Hefte zur Unfallheilkunde, Heft 158
Zusammengestellt von A. Pannike

Tabelle 1. Unfallursachen bei 194 Kindern mit Oberschenkelschaftfrakturen

Verkehrsunfall	102
Haushalt, Spiel, Sport	75
Pathologische Frakturen	7
Ungeklärt	10
	194

Tabelle 2. Verteilung der Antetorsionswinkeldifferenzen zwischen verletzter und unverletzter Seite bei 119 Kindern mit Oberschenkelschaftfrakturen der Jahre 1960–1974

Antetorsions-winkeldifferenzen	Zahl der Patienten	davon operativ behandelt
– 20° bis – 30°	1	1
– 10° bis – 20°	15	3 (20%)
0° bis – 10°	45	12 (26,7%)
0° bis + 10°	41	9 (22%)
+ 10° bis + 20°	15	4 (26%)
+ 20° bis + 30°	2	1
	119	30 (25,2%)

Unterlagen nicht sicher beantworten [5, 6, 9, 13]. Die standardisierten Beckenaufnahmen zur Bestimmung der Antetorsionswinkel wurden bei Abschluß der Behandlung nicht routinemäßig durchgeführt. Wir können daher lediglich eine Aussage machen über verbliebene Drehfehler bei möglicherweise durchgemachten Detorsionsschüben. Sechs unserer nachuntersuchten Patienten hatten die Möglichkeit zwischen Konsolidierung der Fraktur und Nachuntersuchung beide Detorsionsschübe durchzumachen, keiner dieser Patienten wies einen Drehfehler von mehr als 10° auf. Von 25 Patienten, die den 1. Detorsionsschub durchgemacht haben konnten, wiesen 6 einen Drehfehler über 10° auf, von 28 Kindern, die den 2. Detorsionsschub durchgemacht haben konnten, hatten 8 einen Drehfehler über 10° und von 60, die keinen Detorsionsschub durchgemacht haben konnten, hatten 19 einen Drehfehler über 10°. Die Unterschiede zwischen den beiden Gruppen, die einen, und der Gruppe, die keinen Detorsionsschub durchgemacht haben konnten ist gering und spricht gegen die Theorie, daß eine Spontankorrektur eines Drehfehlers in diesen Zeiträumen erfolgt. Die Zahl der Patienten, die beide Detorsionsschübe mitgemacht haben konnten, halten wir für zu gering, als daß eine echte Aussage möglich wäre (Tabelle 3).

Die Auswertung der gemessenen Collo-Diaphysenwinkel zwischen verletzter und unverletzter Seite bei 119 Patienten ergab ebenfalls keine wesentliche Differenz zwischen konservativ und operativ behandelten Frakturen. In einem Fall kam es bei einem Mädchen, dessen Oberschenkelfraktur mit einem Rush-pin versorgt worden war, in einem Zeitraum von 16 Monaten zu einer Aufrichtung des Collo-Diaphysenwinkel um 13° gegenüber der gesunden Seite. Diese Valgisierung ist auf eine Schädigung der gemeinsamen Blutversorgung

Tabelle 3. Zahl der Antetorsionswinkeldifferenzen über 10° in Abhängigkeit von möglichen durchgemachten physiologischen Detorsionsschüben

Detorsionsschübe	Zahl der Patienten	davon mehr als 10°
1. + 2.	6	ϕ
1.	25	6 (24%)
2.	28	8 (28,6%)
ϕ	60	19 (31,7%)
	119	33 (27,7%)

Tabelle 4. Verteilung der Längendifferenzen zwischen verletzter und unverletzter Seite bei 99 Kindern mit Oberschenkelschaftfrakturen der Jahre 1960–1974

Längendifferenzen	Zahl der Patienten	davon operativ behandelt
– 2 bis – 1 cm	1	1
– 1 bis 0 cm	15	2 (13,3%)
0 cm	12	2 (16,7%)
0 bis + 1 cm	45	11 (24,4%)
+ 1 bis + 2 cm	25	6 (24%)
+ 2 bis + 3 cm	1	ϕ
	99	22 (22,2%)

von Apophyse und Epiphyse zurückzuführen, und auf einen Wachstumsstillstand im Bereich der Nageleinschlagstelle [1, 4].

Eine auswertbare, vergleichende Längenmessung zwischen verletzter und unverletzter Seite wurde bei 99 nachuntersuchten Patienten durchgeführt. Wegfallgründe waren unter anderem doppelseitige Verletzungen und Frakturen, die die Patienten zu einem anderen Zeitpunkt an den unteren Extremitäten erlitten hatten. Bei 45 der 99 Patienten konnte eine Beinverlängerung zum Zeitpunkt der Nachuntersuchung bis zu 1 cm nachgewiesen werden, bei 25 Patienten bis zu 2 cm und bei einem Patienten bis zu 3 cm. Zwölf Patienten wiesen keine Differenzen auf. Fünfzehn Patienten hatten eine Beinverkürzung bis zu 1 cm und ein Patient bis zu 2 cm. In der prozentualen Verteilung zwischen operativ und konservativ behandelten Frakturen gab es keine Unterschiede (Tabelle 4). Vergleicht man das Verhalten des Längenwachstums zwischen Konsolidierung der Fraktur und Nachuntersuchung, so wird das vermehrte Längenwachstum nach dem Unfall noch deutlicher. In dieser Abbildung wird das Verhalten des Längenwachstums für jeden einzelnen Fall dargestellt im Vergleich zur gesunden Seite. Der Anfang eines Striches gibt die zur Zeit der Konsolidierung der Fraktur röntgenologisch nachweisbare Fragmentstellung – Verlängerung bzw. Verkürzung – wieder. Die Strichlänge selbst zeigt das Wachstumsverhalten zwischen Konsolidierung und Nachuntersuchung und der Endpunkt des Striches stellt den Wachstumsstand im Vergleich zur gesunden Seite zum Zeitpunkt der Nachuntersuchung dar [10].

Die mit „x" markierten Fälle wurden operativ behandelt. Bei 83 der 99 Patienten konnte mit dieser Form der Darstellung ein vermehrtes Längenwachstum nachgewiesen werden, 17 davon waren operativ behandelt worden. Bei 10 Patienten, davon 3 operierten, fand sich ein vermindertes Längenwachstum, bei 6 Patienten, davon 2 operierten, war das Längenwachstum seitengleich (Abb. 1) [3, 6, 8, 10].

Vergleicht man das Verhalten der Achsenfehler zwischen Konsolidierung und Nachuntersuchung, so zeigt sich hier eine deutliche Tendenz zur Spontankorrektur. Während zum Zeitpunkt der Konsolidierung nur bei 13 Patienten kein Achsenfehler nachweisbar war, war dies bei der Nachuntersuchung bei 29 der 113 Patienten der Fall. Achsenfehler bis zu 10° wiesen zunächst 54 Patienten auf, bei der Nachuntersuchung noch 49 Patienten. Achsenfehler von mehr als 10° wiesen bei der Konsolidierung noch 46 Patienten auf, zum Zeitpunkt der Nachuntersuchung noch 35 Patienten (Tabelle 5, Abb. 2).

Für die Beurteilung des Gesamtergebnisses wurden die Angaben der Patienten – Belastbarkeit, Beschwerden, Einfluß auf sportliche Betätigung –, die Ergebnisse der klinischen Untersuchung – Gangbild, Gelenkfunktion und Längendifferenz – sowie der Röntgenuntersuchung – Differenzen der Antetorsions- und Collo-Diaphysenwinkel und Achsenfehlstellung – herangezogen. Unter Berücksichtigung dieser Kriterien war von 91 konserva-

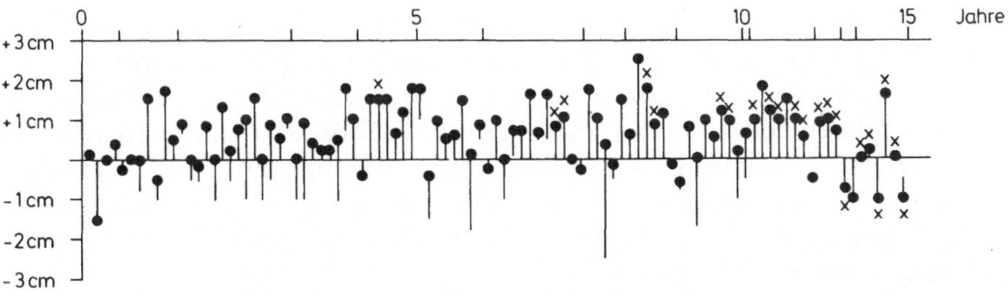

Abb. 1. Verhalten des Längenwachstums des Femurs zwischen Konsolidierung der Fraktur im Wachstumsalter und der Nachuntersuchung bei 99 Kindern. Auf der Abscisse aufgetragen ist das Alter der Kinder zum Zeitpunkt der Verletzung. Der Anfang eines Striches gibt die zur Zeit der Konsolidierung der Fraktur röntgenologisch nachweisbare Fragmentstellung – Verlängerung bzw. Verkürzung – wieder. Die Strichlänge selbst zeigt das Wachstumsverhalten zwischen Konsolidierung und Nachuntersuchung und der Endpunkt des Striches stellt den Wachstumsstand im Vergleich zur gesunden Seite bei der Nachuntersuchung dar (x = operativ behandelt)

Tabelle 5. Achsenfehlstellungen bei 113 Patienten mit Oberschenkelschaftfrakturen im Wachstumsalter der Jahre 1964–1970

	Bei der Konsolidierung		Bei der Nachuntersuchung	
Achsenfehlstellungen	Zahl der Patienten	davon operativ behandelt	Zahl der Patienten	davon operativ behandelt
0°	13	8 (61,5%)	29	12 (41,4%)
0° bis 10°	54	17 (31,5%)	49	14 (28,5%)
10°	46	5 (11%)	35	4 (11,5%)

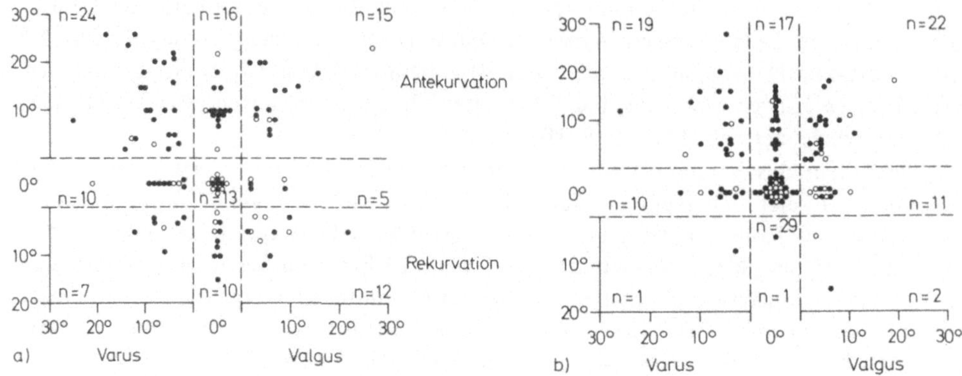

Abb. 2a, b. Verhalten der Achsenfehlstellungen nach Femurfrakturen im Wachstumsalter zwischen Konsolidierung der Fraktur (**a**) und der Nachuntersuchung (**b**), gemessen im Bereich der Fraktur bei 113 Patienten. ■ = konservativ; □ = operativ

tiv behandelten Patienten in 72 Fällen das Ergebnis mit gut oder sehr gut zu bezeichnen, bei 13 Patienten mit befriedigend und bei 6 Patienten mit schlecht. Die operative Behandlung von 32 Frakturen führte in 21 Fällen zu einem guten oder sehr guten Resultat, in 5 Fällen zu einem befriedigenden und in 6 Fällen zu einem schlechten Resultat.

Unsere Nachuntersuchungen von Patienten, die während des Wachstumsalters Oberschenkelfrakturen erlitten hatten, haben gezeigt, daß die konservative Therapie der operativen Therapie in diesem Lebensalter durchaus nicht unterlegen ist. Die Indikation zur operativen Therapie sollte strengen Kriterien unterliegen und auf erschwerende Begleitumstände beschränkt bleiben. Im Verlauf des Wachstums kommt es zu weitgehenden Spontankorrekturen von Fehlstellungen.

Zusammenfassung

In der Zeit von 1960 bis 1974 wurden in der Unfallchirurgischen Universitätsklinik Gießen 194 Kinder mit Oberschenkelschaftbrüchen behandelt. 124 Kinder konnten durchschnittlich 7 Jahre und 4 Monate nach dem Unfall nachuntersucht werden. Bei der Nachuntersuchung wurden besonderer Wert auf die Messung vorhandener Antetorsionswinkeldifferenzen als Ausdruck eines Drehfehlers, auf vorhandene Achsenfehlstellungen und auf das Verhalten des Längenwachstums zwischen Konsolidierung der Fraktur und Nachuntersuchung gelegt.

Die Nachuntersuchungsergebnisse zeigen, daß die Ergebnisse konservativer Therapie und die operativer Therapie annähernd gleich sind. Bei den Achsenfehlstellungen kommt es zu deutlichen Spontankorrekturen. Bei der Mehrzahl der Kinder kommt es nach der Konsolidierung der Fraktur zu einem vermehrten Längenwachstum. Sowohl die konservative als auch die operative Therapie führen in ca. 75% zu guten und sehr guten Behandlungsergebnissen.

Literatur

1. Ansorg P, Graner G (1976) Valgisierung des Schenkelhalses nach Nagelung kindlicher Oberschenkelschaftfrakturen. Zbl Chir 101:986–973
2. Daum R, Mischkowsky T, Feldkamp G (1978) Nachuntersuchungsergebnisse nach konservativer und operativer Behandlung kindlicher Femurschaftfrakturen. Zschr Kinderchir 23:192–193
3. Flach A, Geisbe H, Fendel H (1967) Wachstumsveränderungen nach Frakturen der Extremitäten im Kindesalter. Zschr Kinderchir 4:58–71
4. Herzog B, Affolter P, Jani L (1976) Spätbefunde nach Marknagelung kinderlicher Femurfrakturen. Zschr Kinderchir 19:74–79
5. Hupfauer W, Balau J (1971) Die konservative Behandlung kindlicher Oberschenkelfrakturen und ihre Ergebnisse. Unfallheilkunde 74:441–456
6. Laer L von (1977) Beinlängendifferenzen und Rotationsfehler nach Oberschenkelschaftfrakturen im Kindesalter. Arch Orthop Unfallchir 89:121–137
7. Mommsen U, Fenselau W, Sauer H-D, Jungbluth KH (1978) Ergebnisse konservativ behandelter Femurschaftfrakturen im Kindesalter. Zschr Kinderchir 24:56–63
8. Neurath F, Lessen H van (1972) Die unter Verkürzung geheilte kindliche Oberschenkelfraktur. Zschr Kinderchir (Suppl) 11:791–801
9. Rehn J (1976) Zur Toleranzgrenze konservativ behandelter kindlicher Schaftfrakturen. Zschr Kinderchir 18:305–312
10. Reismann B (1979) Die Ursachen des Mehrwachstums nach Frakturen im Kindesalter. Zschr Kinderchir 26:348–364
11. Rippstein J (1955) Zur Bestimmung der Antetorsion des Schenkelhalses mittels zweier Röntgenaufnahmen. Zschr Orthop 86:345–359
12. Schedl R, Fasol P (1981) Spätergebnisse nach der Behandlung von kindlichen Oberschenkelschaftbrüchen. Unfallchir 7:249–255
13. Shands A-R, Steele MK (1958) Torsion of the Femur. J Bone Joint Surg 40-A: 803–816

Die Weber-Extensionsbock-Behandlung: Indikation und vergleichende klinische Ergebnisse nach 9 Jahren Anwendung

E. Linke und J. von Lukowicz

Chirurgische Klinik II, Städtische Kliniken, Grafenstraße 9, D-6100 Darmstadt

Die kindliche Oberschenkelschaftfraktur wird meist konservativ behandelt. Als technische Möglichkeiten hatten wir früher die primäre Gipsbehandlung mit oder ohne Reposition, die Overhead-Extension und die Längszug-Extension; diese Verfahren kamen je nach Alter des Kindes und nach Frakturtyp zur Anwendung. Der Nachteil war, daß Achsenfehlstellungen, besonders Rotationsfehler nur schwer erkannt und nur ungenügend korrigiert werden konnten. Dies hat sich mit der Entwicklung des Extensionstisches durch Weber geändert: Ein Rotationsfehler kann jetzt ohne Veränderung der Lage des Kindes röntgenologisch nachgewiesen und ausgeglichen werden.

Hefte zur Unfallheilkunde, Heft 158
Zusammengestellt von A. Pannike

An der Unfallchirurgischen Klinik Darmstadt verwenden wir den sogenannten Weber-Bock seit 9 Jahren, wir möchten anhand von Nachuntersuchungen über unsere Behandlungsergebnisse berichten.

Von 1972 bis 1980 wurden in unserer Klinik insgesamt 2 556 Kinderfrakturen behandelt, davon 68 Oberschenkelschaftfrakturen bei Kindern bis zum 10. Lebensjahr (Abb. 1). Wir haben uns in unserem Bericht bewußt auf dieses Lebensalter beschränkt, da nur in diesem Zeitraum der Weber-Bock zur Anwendung kommt. Die Verteilung auf die einzelnen Jahre sehen Sie unten auf dem linken Dia. Das re. Dia zeigt die Aufteilung in die verschiedenen Behandlungsarten (Tabelle 1). Während die primäre Gipsbehandlung mehr einen bestimmten Frakturtyp voraussetzt, richten wir uns bei den verschiedenen Extensionsbehandlungen nach Alter und Größe des Kindes. Jenseits des 10. Lebensjahres wird die Fraktur dann häufiger primär operativ versorgt sowohl in Form einer Plattenosteosynthese wie auch durch Stabilisierung mit einem Tibia-Marknagel von dorsal her, wobei die Trochanterapophyse sicher geschont werden muß.

Neben den primären, waren auch sekundäre Operationen in 3 Fällen erforderlich. Als Beispiel hier ein 3jähriges Kind mit proximaler Querfraktur, die sich im Weber-Bock nicht stellen ließ. Daraufhin am 6. Tag Osteosynthese mit einer schmalen DC-Platte. Heute würden wir diese Fraktur primär operativ angehen, da die Weber-Bock-Behandlung im trochanternahen wie auch im distalen Oberschenkelbereich ihre Grenzen hat.

Von den 68 Kindern mit Oberschenkelschaftfrakturen konnten wir 33 persönlich nachuntersuchen, von weiteren 9 Kindern liegen uns Fragebogen über den Funktionszustand des verletzten Beines vor. So konnten wir 42 Fälle auswerten. Auf diese Zahl beziehen sich die weiteren Angaben.

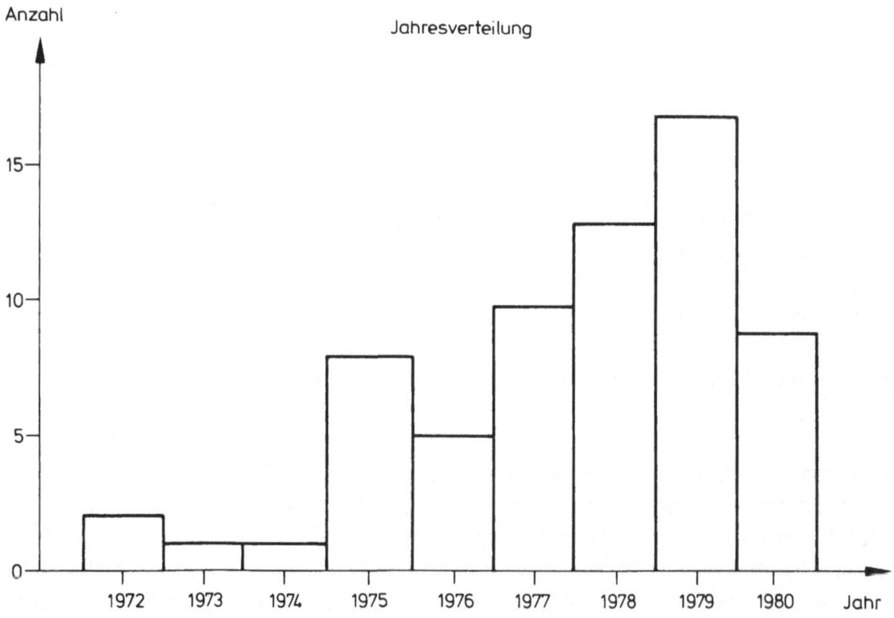

Abb. 1. Kindliche Oberschenkelfrakturen (n = 68). Kinderfrakturen 1972–1980; 2 556, davon Oberschenkelfrakturen (0–10 Jahre): 68 (2,5%)

Tabelle 1. Kindliche Oberschenkelfrakturen n = 68. Städtische Kliniken Darmstadt, Chirurgie II

Art der Behandlung	Gesamt	Kontrolliert
Weberbock	39	26
Primäre Extension	15	9
Primäre Gipsbehandlung	8	4
Primäre Operation	6	3
	n = 68	n = 42

Das nächste Dia links (Tabelle 2) zeigt die Aufteilung der einzelnen Behandlungsgruppen nach Alter, Geschlecht, Seite und Unfallursache. Die Angaben entsprechen denen anderer Autoren.

Auf dem rechten Dia (Tabelle 3) sind die Begleitverletzungen aufgeführt. Auch bei Mehrfachverletzungen ist die Anwendung des Weber-Bocks durchaus möglich und wurde von uns erfolgreich durchgeführt; denn Abdomen, Thorax und Extremitäten können ja laufend ungehindert kontrolliert werden. Eine Kontraindikation stellt hier vor allem das schwere Schädel-Hirn-Trauma mit nachfolgendem Durchgangssyndrom dar.

Ich komme jetzt zu den Nachuntersuchungsergebnissen der von uns kontrollierten 33 Kinder.

Der zeitliche Abstand zum Unfall betrug zwischen 1 und 9 Jahren, im Schnitt 3 Jahre. Uns interessierte besonders die Frage der Beinlängendifferenz und des Rotationsfehlers. Auf dem linken Dia (Tabelle 4) sehen Sie die Ergebnisse der Beinlängenmessung, aufgeschlüsselt nach Behandlungsart. In Übereinstimmung mit Literaturangaben fanden wir bei

Tabelle 2. Kindliche Oberschenkelfrakturen n = 42. Städtische Kliniken Darmstadt, Chirurgie II

	Alter	Geschlecht		Seite		Ursache	
		♂	♀	Rechts	Links	Verkehr	Freizeit
Weberbock (26)	5,2	16	10	10	15	16	10
				(1x beidseits)			
Prim. Extension (9)	7,2	8	1	3	6	3	6
Prim. OP (3)	7,9	3	0	0	3	3	0
Prim. Gips (4)	3,5	4	0	1	3	4	0

Tabelle 3. Kindliche Oberschenkelfrakturen n = 42. Städtische Kliniken Darmstadt, Chirurgie II

Begleitverletzungen
7x Commotio cerebri
3x Unterschenkelfraktur (gleichseitig)
2x Traumatische Pernonaeusteilparese
1x Stumpfes Bauchtrauma (Dünndarmperforation)

Tabelle 4. Nachuntersuchte kindliche Oberschenkelfrakturen (n = 33). Städtische Kliniken Darmstadt, Chirurgie II

Beinlängendifferenz			
		Verlängerung	Verkürzung
Weberbock	(21)	11 (+ 1,0 bis 1,5 cm)	–
Prim. Extension	(8)	2 (+ 1 cm)	1 (– 2,5 cm)
Prim. Gips	(2)	1 (+ 1 cm)	1 (– 1 cm)
Prim. OP	(2)	1 (+ 0,5 cm)	–

Tabelle 5. Nachuntersuchte kindliche Oberschenkelfrakturen (n = 33). Städtische Kliniken Darmstadt, Chirurgie II

		Umfangsdifferenz OS		Rotationsfehler	
		Vermehrt	Verringert	Innen	Außen
Weberbock	(21)	–	8 (–1 bis –2,5)	1 (15°)	3 (10°)
Prim. Extension	(8)	2 (+1 cm)	3	1 (10°)	–
Prim. Gips	(2)	–	–	–	–
Prim. OP	(2)	1 (+1 cm)	–	–	–

der Weber-Bock-Behandlung in ca. 50% der Fälle eine Verlängerung des frakturierten Beines. Wenn die Gründe für dieses vermehrte Längenwachstum auch weitgehend bekannt sind, so ist eine Prognose im Einzelfall doch immer schwierig. Bei einem Kind z.B., kam es auch ohne Repositionsmanöver und bei Ausheilung in Verkürzung letztendlich zur Beinverlängerung von 1 cm. Keines der Kinder fühlte sich aber durch die Beinlängendifferenz behindert.

Einen Rotationsfehler diagnostizierten wir, wenn zum Beispiel ein Mehr an Hüftaußenrotation mit einem Minus der Innenrotation korrelierte. Voraussetzung war, daß bis auf 1 Fall Hüft- und Kniegelenkbeweglichkeit immer frei waren. Wir mußten uns ausschließlich auf die klinische Prüfung verlassen, da zu wenig Eltern mit einer neuerlichen Rö.-Kontrolle einverstanden waren. Wir fanden dreimal einen Außenrotationsfehler des distalen Fragmentes, einmal einen Innenrotationsfehler. Bei dem geringen Ausmaß der Fehlstellungen war in keinem Fall eine Indikation zur Korrekturosteotomie gegeben.

Wie weit sich die nachgewiesenen Rotationsfehler im Zuge des 2. Derotationsschubes des Schenkelhalses zwischen 11. und 13. Lebensjahr noch ausgeglichen werden, bleibt abzuwarten. Daß sich dagegen auch eine erhebliche Fehlstellung in der Längsachse ausgleicht, mögen abschließend diese Dias zeigen.

Die klinische Bedeutung des posttraumatischen Rotationsfehlers nach Oberschenkelschaftfrakturen im Wachstumsalter

L. von Laer

Basler Kinderspital, Kinderchirurgische Klinik, Römergasse 8, CH-4005 Basel

Vor dem Rotationsfehler nach kindlichen Oberschenkelschaftfrakturen wird immer wieder eindringlich gewarnt [9, 14]. Unter der Annahme, daß er sich im Verlaufe des weiteren Wachstums nicht mehr spontan korrigieren könne, werden ihm die gravierendsten Spätfolgen unterstellt. Unter dem Vorwand, den Rotationsfehler beseitigen zu müssen, besteht deshalb heute eher die Tendenz, die kindliche Oberschenkelfraktur primär zu osteosynthetisieren [9, 12, 15].

Klinisch und radiologisch stellt sich der Rotationsfehler am Oberschenkel in einer Antetorsionsdifferenz der Schenkelhälse dar: Der Innenrotationsfehler des distalen Fragmentes mit vermehrter, der Außenrotationsfehler mit verminderter Antetorsion gegenüber der unbeteiligten Gegenseite. Die Röntgenaufnahme wird nach der von Schultz angegebenen Technik auf dem Gestell von Rippstein durchgeführt. Die Antetorsion der Schenkelhälse selbst verändert sich physiologischerweise im Laufe des Wachstums: Sie diminuiert sich von ca. 30°–40° bei Geburt auf ca. 10°–15° bei Wachstumsabschluß. Diese Detorsionen erfolgen fließend, es sind jedoch zwei deutliche Schübe erkennbar, einmal um das 7. Lebensjahr und einmal kurz vor Wachstumsabschluß [5, 6].

Im Rahmen der physiologischen Detorsionsvorgänge sowohl am Schenkelhals als auch am Femurschaft selbst, kann der häufigste – der Außenrotationsfehler – durch physiologische Detorsion der unbeteiligten Gegenseite, der seltenere Innenrotationsfehler durch vermehrte Detorsion der betroffenen Seite vollständig korrigiert oder zumindest wesentlich diminuiert werden (Abb. 1).

Wir konnten dies erstmalig 1975 nachweisen [6, 7]. Inzwischen haben 1979 Verbeek [13] und 1980 Oberhammer [8] derartige Korrekturen bestätigt. Das durchschnittliche Korrekturausmaß beträgt in unserem bisherigen Krankengut (n = 49) 9,3° (0/25), bei Verbeek (n = 7) 6°, bei Oberhammer (n = 23) 6,4° (0/22). Dabei konnten Korrekturen bis zu 25° beobachtet werden. In den Verlaufskontrollen bis Wachstumsabschluß (n = 30) wurden 63,3% (19 P) der Fehler in unserem Krankengut, 58,3% (7 P) bei Oberhammer (n = 12) vollständig korrigiert und 23,3% (7 P) der Fehler bei uns bzw. 25% (3 P) bei ihm diminuierten sich. Ohne jede Korrektur verblieben bei Oberhammer 16,7% (2 P), bei uns 13,3% (4 P).

Der Rotationsfehler ist während der konservativen Behandlung klinisch nicht beurteilbar. Eine Lagerung auf dem Rippsteinschen Gestell zur radiologischen Messung ist ebenfalls während der konservativen Behandlung nicht möglich. Die axiale Röntgenaufnahme auf dem Webertisch oder höchstenfalls in Overhead durchzuführen, ist mit erheblichen Ungenauigkeiten verbunden. Schon auf dem Rippsteinschen Gestell sind die Lagerungsfehler und deren Folgen auf das Meßergebnis nicht unerheblich [1, 10]. Sie werden bei der Röntgentechnik im Bett nicht kleiner. Dazu gesellen sich die von Hamacher [2] geschilderten Interpretationsfehler des Bildes, die wir nur bestätigen können, sowie allfällige Korrekturfehler auf dem Webertisch. Zudem sind Korrekturen im Overhead, auf der Braunschen Schiene und im Gips ohnehin nicht möglich. Damit ist eine zufrieden-

Hefte zur Unfallheilkunde, Heft 158
Zusammengestellt von A. Pannike

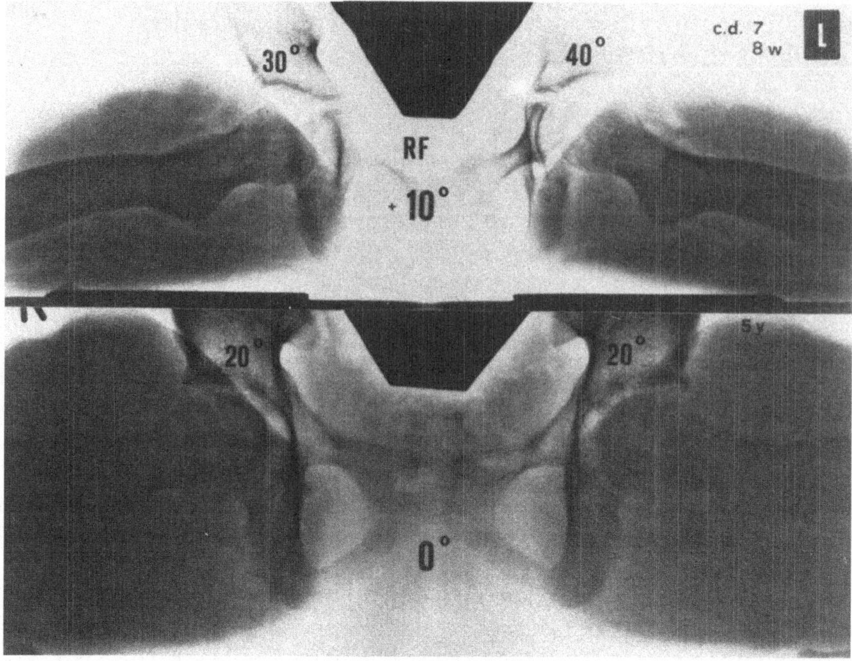

Abb. 1. Korrektur eines Innenrotationsfehlers des distalen Fragmentes. C.D., 7 Jahre: 8 Wochen nach Konsolidation ist ein Innenrotationsfehler des distalen Fragmentes mit einer vermehrten Antetorsion um 10° auf der frakturierten Seite feststellbar. Die Kontrolle 5 Jahre danach läßt keinen Rotationsfehler mehr erkennen

stellende, exakte Korrektur eines möglichen Rotationsfehlers auf konservativem Wege nicht gegeben (Abb. 2).

So verbleibt weiterhin die Alternative, den möglichen Rotationsfehler der Spontankorrektur zu überlassen oder primär zu operieren. Die Entscheidung dazu ist vom Ausmaß des persistierenden Fehlers und der dementsprechenden Spätprognose abhängig. Wir konnten bei Wachstumsabschluß in 21 von 105 Fällen (20%) noch eine Antetorsionsdifferenz mit und über 10° von durchschnittlich 14,7° (10/27) feststellen. Obermann fand bei 5 Patienten mit geschlossenen Fugen noch durchschnittlich 12,2° (11/14), Hofmann von Kap-Herr in 5 von 22 Fällen (22,7%) noch einen Fehler: 4mal zwischen 10° und 20°, 1mal über 20°. Diese Fehlerhäufigkeit und deren Ausmaß liegt jedoch im akzeptierten Normbereich idiopathischer Differenzen, denen man üblicherweise keine pathologische Wertigkeit beimißt. So fand z.B. Jani [4] in seinem Krankengut mit Coxae antetortae bei Wachstumsabschluß in 7 von 34 Fällen (20,5%) idiopathische Antetorsionsdifferenzen über 10° von durchschnittlich 17° (12/22). Da das Hüftgelenk Differenzen im geschilderten Ausmaß im Allgemeinen ohne weiteres zu kompensieren vermag, stellt der posttraumatische Rotationsfehler in diesem Rahmen keine präarthrotische Deformität dar.

Somit ist angesichts der spontanen Korrekturfähigkeit, einer erheblichen Meßfehlerbreite und idiopathischer Antetorsionsdifferenzen die klinische Bedeutung des posttraumatischen Rotationsfehlers nach Oberschenkelfrakturen im Wachstumsalter gering einzuschätzen. Der mögliche Rotationsfehler allein bedeutet deshalb keine Indikation zur operativen Behand-

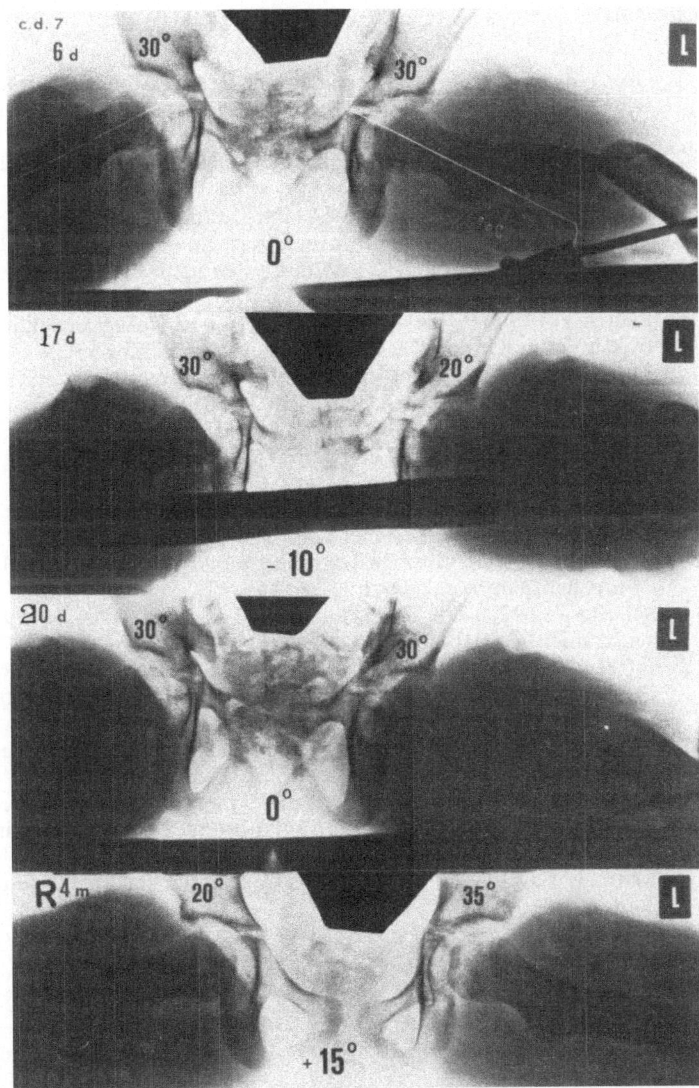

Abb. 2. Meßfehler bei der Beurteilung eines Rotationsfehlers auf dem Webertisch. Kontrolle am 6. Tag nach Unfall: Keine Antetorsionsdifferenz. Am 17. Tag Außenrotationsfehler von 10°. Trotz der schon vorhandenen Callusbildung Versuch der Korrektur auf dem Webertisch. Am 20. Tag keine Antetorsionsdifferenz mehr. 8 Wochen (s. Abb. 1) erscheint ein Innenrotationsfehler von 10°, 4 Monate erscheint ein Innenrotationsfehler von 15°. Wie zuverlässig sind Korrekturen und radiologische Messungen auf dem Webertisch?

lung. Zumal erstens der Nachweis aussteht, daß ein isolierter Rotationsfehler nach Wachstumsabschluß tatsächlich zu schweren Spätfolgen führt und zweitens die Frage noch nicht beantwortet ist, ob es sich bei sogenannt persistierenden Rotationsfehlern nicht in der Tat um idiopathische Antetorsionsdifferenzen handelt.

Literatur

1. Gross F, Haike H (1970) Bestimmung der Genauigkeit und der Fehlerquellen des Rippsteinschen Verfahrens zur Messung der Antetorsion des coxalen Femurendes. Arch Orthop Unfallchir 67:234
2. Hamacher P (1974) Röntgenologische Normalwerte des Hüftgelenkes. Orthop Praxis 10:23
3. Hofmann von Kap-herr, S (1981) Persönliche Mitteilung
4. Jani L (1979) Idiopathic Anteversion of the Femoral Neck. Int Orthopaedics 2:283
5. Jani L, Schwarzenbach U, Afifi K, Scholder P, Gisler P (1979) Verlauf der idiopathischen Coxa antetorta. Orthopäde 8:5
6. Laer L v. (1977) Beinlängendifferenzen und Rotationsfehler nach Oberschenkelschaftfrakturen im Kindesalter. Arch Orthop Unfallchir 89:121
7. Laer L v. (1981) Prognosis of Leg-length Discrepancy and Axial Deviation in Femoral Fractures in Children. In: Chapchal G (Ed) Fractures in Children. Thieme, Stuttgart
8. Oberhammer J (1980) Degree and Frequency of Rotational Deformities after Infant Femoral Fractures and Their Spontaneous Correction. Arch Orthop Traumat Surg 97: 249
9. Piroth P, Bliesener JA (1977) Rotationsfehlstellungen nach konservativer Behandlung kindlicher Oberschenkelschaftfrakturen. Z Kinderchir 20:172
10. Rippstein J (1955) Zur Bestimmung der Antetorsion des Schenkelhalses mittels zweier Röntgenaufnahmen. Z Orthop 86:345
11. Schultz J (1924) Die Darstellung des Torsionswinkels vom Femur mit Hilfe von Röntgenstrahlen. Z Orthop Chir 44:325
12. Tittel K (1981) Rotation Deformities of Femur Shaft Fractures in Childhood, Their Development and Treatment. In: Chapchal G (Ed) Fractures in Children. Thieme, Stuttgart
13. Verbeek HOF (1979) Does Rotation Deformity, Following Femur Shaft Fracture, Correct during Growth? Reconstr Surg Traumat 17:75
14. Weber BG (1961) Inwieweit sind isolierte extreme Torsionsvarianten der unteren Extremitäten als Deformitäten aufzufassen und welche klinische Bedeutung kommt ihnen zu? Z Orthop 94:287
15. Yano S, Sawada M (1975) Rotationsfehler nach kindlichen Femurschaftfrakturen. Z Orthop 113:119

Kindlicher Oberschenkelschaftbruch und ärztliche Sorgfaltspflicht

J. Probst

Berufsgenossenschaftliche Unfallklinik (Ärztlicher Direktor: Prof. Dr. J. Probst), Prof. Kütscher-Straße 8, D-8110 Murnau

Eine alte kinderärztliche Regel besagt, das Kind sei kein Miniaturerwachsener (Spitzy). Diese Erfahrung gilt in erhöhtem Maße für die Frakturen sowohl des Kindes als auch des Jugendlichen vor Ende des Wachstumsalters. Die Erfahrungen an sekundär übernommenen Patienten zeigen gerade bezüglich der Oberschenkelfrakturen, daß entweder keine Unterschiede zwischen Erwachsenen und Kindern gemacht oder aber Verfahrensregeln,

Hefte zur Unfallheilkunde, Heft 158
Zusammengestellt von A. Pannike

obwohl sie allgemein bekannt sind, doch nicht schulmäßig, wie es erforderlich wäre, eingehalten werden.

Die Ursachen für diese Verstöße liegen zuerst wohl in der fehlenden Übung, bedingt durch die geringe Fallzahl, dann aber offenkundig im unzureichenden Bewußtsein einer besonderen, d.h. fallbezogenen, und nicht nur der „üblichen" Sorgfaltsverpflichtung, schließlich wohl in dem so jedoch nicht zutreffenden Glauben, ein Schaden verwachse sich beim Kind allemal; wo letzteres zutrifft, wird die dazu erforderliche Geduld aber häufig leider gerade nicht geübt. (Merksatz!)

Es wäre interessant, die Judikatur hierzu kennenzulernen; indessen scheint es sie nicht zu geben. Offenbar werden Behandlungsfehler schon im Vorfeld auf dem Vergleichswege erledigt. Das ist ohne Schwierigkeiten möglich, wenn dem Behandlungsschaden Nachlässigkeiten zugrundeliegen, die evident sind und ohne besonderen Aufwand zu vermeiden gewesen wären. Die Frage, ob eine operative Behandlung indiziert war oder nicht, tritt demgegenüber völlig in den Hintergrund, es sei denn, sekundäre Nachlässigkeiten, also Sorgfaltsverstöße, kommen hinzu (Tabelle 1).

Als nach Anlage und Verlauf typisches Beispiel hierfür steht der Oberschenkelstückbruch eines 10jährigen Knaben, der mit einem Rush-Pin „versorgt" wurde. Daß der Rush-Pin hier kein geeignetes Implantat ist, ist weniger bedeutungsvoll als die Nachlässigkeit der Nichtberücksichtigung von Verkürzung, Achsenknickung und Achsendrehung plus Zeitablauf, was letzteres Offenbarungsverweigerung und somit Inkaufnahme einer Fehlheilung bedeutet. Die Inkaufnahme der Fehlheilung ließ bei der zu spät – und nur auf Drängen der Eltern – stattgefundenen Korrekturoperation die Beseitigung des Drehfehlers nicht mehr zu. Eine sofortige Revision der Verletzung hätte die eigentlichen Fehler praktisch ungeschehen machen können (Abb. 1).

Dieses Beispiel vereinigt in sich bereits zahlreiche Fehler. Hinzuweisen ist noch auf den eigentlichen Behandlungsfehler, den der Behandler im gezeigten Fall offenkundig durch den richtigerweise lateralen Zugang zum Femur hat vermeiden wollen; gemeint ist die Verletzung der Trochanterepiphyse mir dem daraus resultierenden Fehlwachstum im Sinne der

Tabelle 1

Schäden bei der operativen Behandlung der kindlichen Femurfraktur entstehen durch:

Unzureichende Röntgenuntersuchung
Unterlassung der röntgenologischen Torsionskontrolle
Unterlassung der röntgenologischen Stellungskontrolle
Verschiebung des Osteosynthese-Implantats
Verwendung ungeeigneter Osteosynthese-Implantate
Beeinflußung der Trochanter-Epiphyse durch das Osteosynthese-Implantat
Vernachlässigung des Verbandswechsels
Fehldeutung der beginnenden posttraumatischen/postoperativen Osteitis
- Klinisch als Atemwegs- oder Harnwegsinfekt
- Röntgenologisch als Callusbildung

Durch Nichtdarandenken
- Unkorrekte Fiebermessung
- Unzureichende Befundkontrolle (BSG, Leukocyten, rotes Differential-Blutbild)
- Unzureichende Wund- und Weichteilkontrolle
- Larvierende Antibiotica-Prophylaxe

Medico-mechanische Polypragmasie

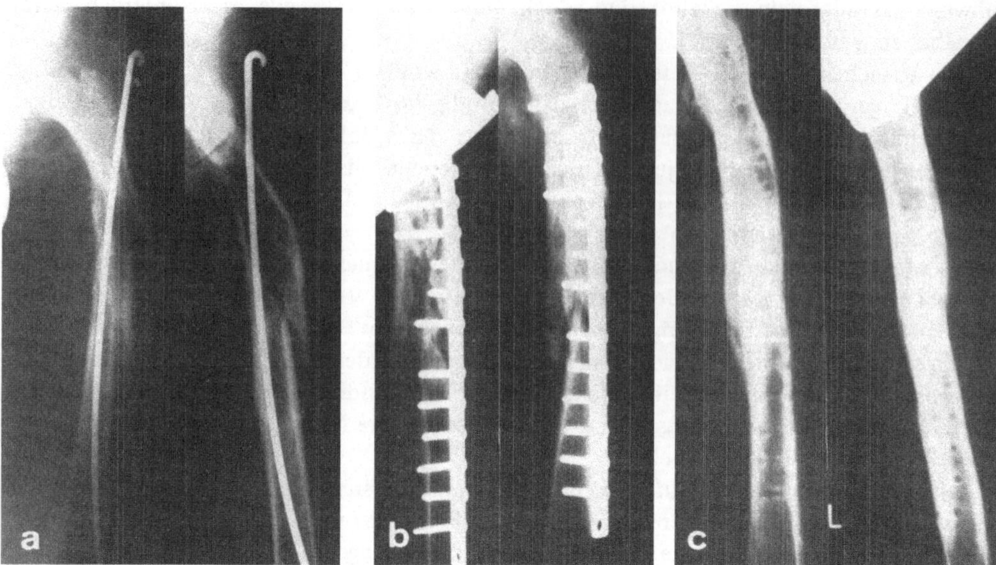

Abb. 1. a 10jähriger Schüler. Oberschenkelschaft-Drehkeilbruch. Versorgung mit Rush-Pin. Dieser ist zwar an richtiger Stelle – lateral distal vom Trochanter major – eingeführt, ist jedoch nicht geeignet, die Bruchstelle auch nur annähernd zu stabilisieren; auch eine zusätzliche äußere Ruhigstellung durch Becken-Bein-Gipsverband wäre zwecklos. Unzureichend ist das Implantat vorwiegend wegen der Unmöglichkeit der Abstützung des Pins an der Innenwand des Knochenrohres. Es vermag auch weder die Drehung der Bruchstücke gegeneinander noch die Verkürzung aufzuhalten. **b** Rekonstruktion durch Osteotomie des in Bruchheilung übergegangenen Knochens und Reosteosynthese mittels neutralisierender Plattenverschraubung. Wegen der gefährdeten Ernährungslage des Drehkeiles wurde dieser nicht vollständig ausgelöst, sondern nur proximal osteotomiert. Ein geringfügiger Drehfehler i.S. der Innenrotation mußte in Kauf genommen werden. **c** Zustand nach Plattenentfernung 1 Jahr nach Reosteosynthese. Gangbild ungestört, Drehfehler funktionell fast vollständig ausgeglichen

Valgusdeformität oder der Vergrößerung der Antetorsion, die eine Innenrotationsstellung bewirkt.

Die meisten dieser Fehlermöglichkeiten wiederholen sich bei der konservativen Behandlung, hinzu kommen aber die Schäden durch die Extensionsmittel, seien es Verletzungen

Tabelle 2

Schäden bei der konservativen Behandlung der kindlichen Fraktur entstehen durch:
Unzureichende Röntgenuntersuchung
Unterlassung der röntgenologischen Torsionskontrolle
Unterlassung der röntgenologischen Stellungskontrolle
Unkontrollierte Heftpflasterwirkung
Drucknekrose über der Achillessehne
Fehllage der Nagelextension
insbesondere am N. peroneus oder
im Bereich einer Wachstumsfuge

von Nerven (N. peroneus) oder Wachstumsfugen, seien es die berüchtigten Pflasterzugschäden; auch bei letzteren ist es nicht das Pflaster an sich, sondern die fahrlässigerweise fehlende Kontrolle von Sitz, Wirkung und ggf. Schädlichkeit eines solchen Verbandes (Tabelle 2).

Beispielhaft ist ein bei einem 6jährigen Kind dicht unterhalb des Kniegelenkes zirkulär angelegter Schaumgummiverband, der wegen der unbefriedigenden Stellung des Oberschenkelschaftbruches mit 7 kg (!) belastet und dann 8 Tage lang nicht mehr kontrolliert worden ist; Schmerzen, Bewegungslosigkeit der Zehen und Blasenbildungen der Haut wurden für Zeichen einer arteriellen Durchblutungsstörung gehalten, ohne aber diesem vage vermuteten

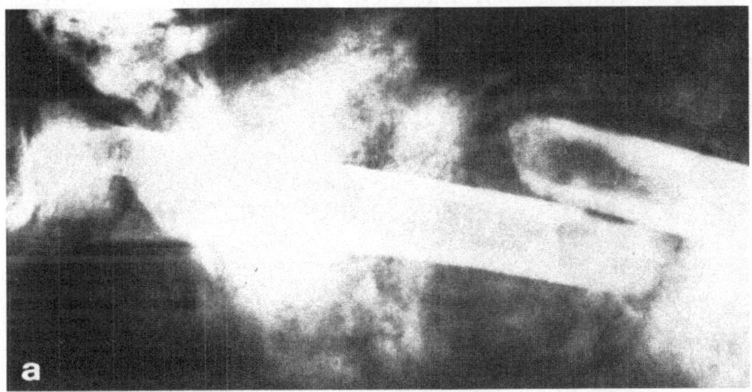

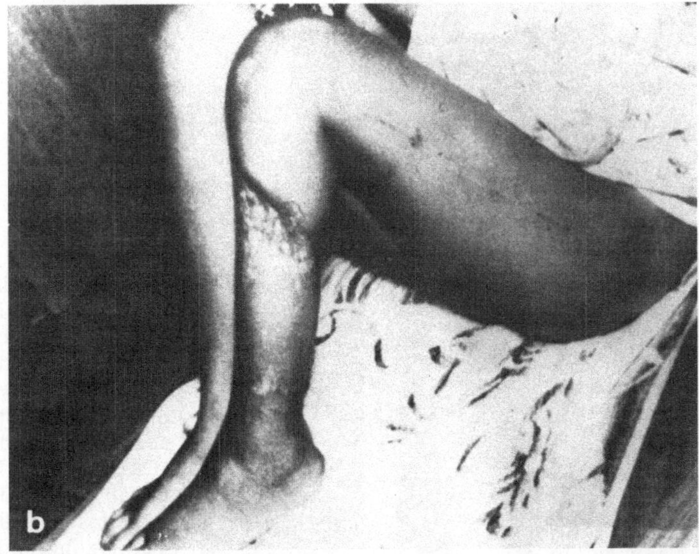

Abb. 2. a 7jähriges Mädchen. Oberschenkelschaftquerbruch im mittleren Drittel. Behandlung im Heftpflasterzugverband. Belastung mit 7 kg (!). Keine Verbandkontrolle. Sekundär op. Knochenbruchbehandlung. **b** Endzustand 2 Jahre später. Kontrakter Spitzfuß, Verlust der Beuge- und teilweise der Streckmuskulatur des Unterschenkels, Durchblutungsstörung, ausgedehnte Hautschäden. Schadenregulierung durch Vergleich. (Ich danke für die Überlassung der Fotos Herrn Dr. H.J. Feldhaus, Düsseldorf.)

Ischämie-Syndrom seinerseits nachzugehen, was selbst bereits mehr als fahrlässig war (Abb. 2).

Die wichtigste nicht-behandlungsbedingte Komplikation der kindlichen Femurschaft-Fraktur ist die v. Volkmannsche *Ischämie!*

Sie entsteht durch Kompression, Intimaläsion oder Zerreißung der A. femoralis. Die Annahme eines „Gefäßspasmus" ist meist ein Trugschluß!

Zu achten ist auf Schmerz, insbesondere anhaltenden Schmerz, Blässe der peripheren Gliedmaßenabschnitte, Pulslosigkeit (Doppler-Sonographie einsetzen!), (zunehmende) Schwellung, Parese.

Um kindliche Oberschenkelbrüche erfolgreich behandeln zu können, bedarf es neben speziellen und genauen und nicht nur lückenhaften Kenntnissen und der erforderlichen

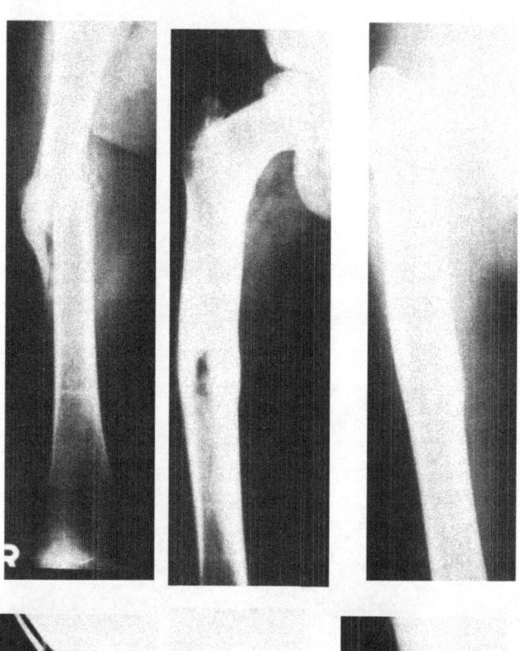

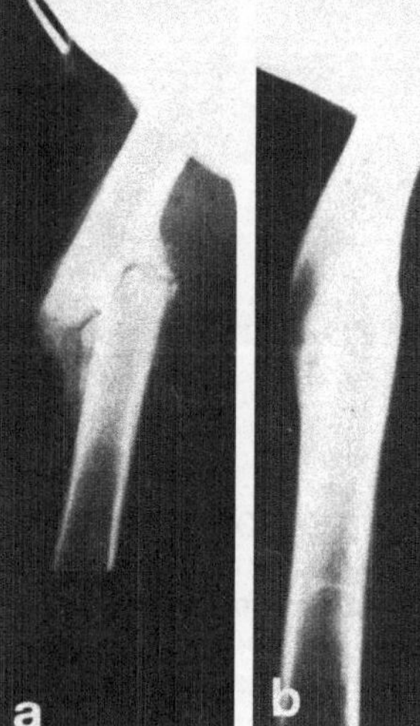

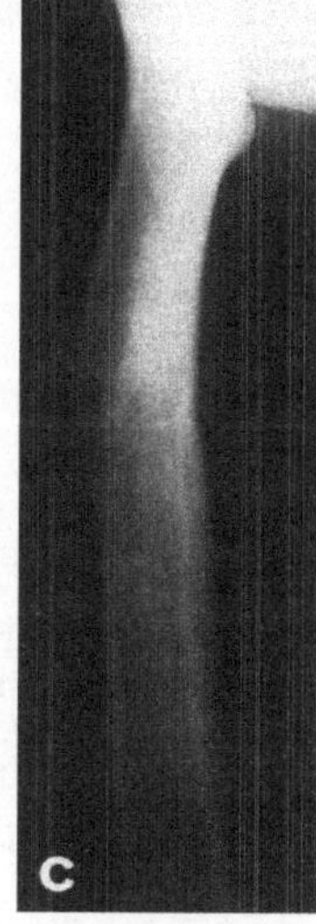

Abb. 3. a 8jähriges Mädchen. Oberschenkelschaftbruch im mittleren Drittel. Nicht ausreichend gelungene Reposition mit verbliebener Verschiebung, Achsenknickung und Verkürzung. Weiterbehandlung im Becken-Bein-Gipsverband. **b** 1 Jahr nach dem Unfall ist die Fehlform teilweise ausgeglichen. **c** Knapp 6 Jahre nach dem Unfall, Pat. 14 Jahre alt, Wachstum allgemein abgeschlossen. Verschiebung und Verkürzung sind vollständig, die Achsenknickung weitgehend ausgeglichen. Äußerlich ist die durchgemachte Verletzung nicht erkennbar. Muskulatur seitengleich entwickelt, keine Beweglichkeitsstörung. Eine operative Behandlung hätte vermutlich kein günstigeres Ergebnis erbracht. Landwirtschaftl. Unfall, MdE 0%

Sorgfalt auch einer durch Beobachtung von Heilungsverläufen gefestigten Geduld. Dann macht man die Erfahrung, daß manche zunächst wenig befriedigende Fraktur fast spurlos heilt (Abb. 3). Es geht nur nicht ohne die gleichzeitige und gemeinsame Erfüllung dieser drei Bedingungen, von denen die Sorgfalt die einfachste und daher diejenige mit dem höchsten Anspruch auf Beachtung darstellt. Unzureichende Sorgfalt ist denn auch durch nichts zu entschuldigen!

Merke: *Fahrlässig* handelt, wer die im Verkehr *erforderliche* Sorgfalt außer acht läßt, zu der er nach den *besonderen* Umständen des Falles verpflichtet ist.

Literatur

Haas N (1977) Therapie kindlicher Schaftbrüche. 17. Unfallseminar MHH (17.6.1977)

Herzog B, Affolter P, Jani L (1976) Spätbefunde nach Marknagelung kindlicher Femurfrakturen. Z Kinderchir 19:74–80

Kuner EH, Häring M, Weyand F (1975) Zur Frage der konservativen oder operativen Behandlung kindlicher Frakturen. Z Allgemeinarzt 51:1025–1033

Laer L v. (1977) Beinlängendifferenzen und Rotationsfehler nach Oberschenkelschaftfrakturen im Kindesalter. Arch Orthop Unfallchir 89:121–137

Mischkowsky T, Daum R (1976) Schenkelhalswinkel- und Drehfehler nach Marknagelung kindlicher Oberschenkelfrakturen. Unfallchirurgie 2:119–120

Osterwalder A, Beeler C, Huggler A, Matter P (1979) Längenwachstum an der unteren Extremität nach jugendlichen Schaftfrakturen. Unfallheilkunde 82:451–457

Perret W (1976) Das medizinische Gutachten bei Arzt-Haftpflichtschäden. Dtsch Ärztebl 73:2033–2034

Perret W (1976) Die Haftung des Arztes bei Komplikationen nach Osteosynthesen. Med Klin 71:2090–2092

Sekundärfrakturen nach extramedullären Osteosynthesen am Oberschenkelschaft

L. Schroeder, D. Havemann und H.-J. Egbers

Klinikum der Christian-Albrechts-Universität, Abteilung Unfallchirurgie, Hospitalstraße 40, D-2300 Kiel 1

Einleitung und Begriffsbestimmung

Der Begriff „Sekundärfraktur" (Probst) wird als übergreifende Bezeichnung für Kontinuitätsunterbrechungen nach operativen Knochenbruchbehandlung definiert und umfaßt auch Komplikationen, die in dem älteren Begriff „Refraktur", unter dem im engeren Sinn der sog. Callusbruch verstanden wird, nicht eingeordnet werden können. Sekundärfrakturen sind daher auch Ermüdungsbrüche mit Lockerungen oder mit Brüchen von

Hefte zur Unfallheilkunde, Heft 158
Zusammengestellt von A. Pannike

Implantaten, Schwachstellenbrüche nach Materialentfernung, Sprödbrüche, Schwachstellenbrüche nach Materialentfernung, Sprödbrüche durch Elastizitätsveränderungen des Knochens und Nekrosefrakturen. Im weiteren Sinne wird hier auch der Plattenbruch und -ausriß als Resultat mechanisch insuffizienter Osteosynthesen einzureihen sein. Obwohl Sekundärfrakturen keine Seltenheit sind, finden sich im Schrifttum bemerkenswert wenige Mitteilungen.

Auftreten, Ursachen und Behandlung von Sekundärfrakturen

An der Unfallchirurgischen Abteilung der Universität Kiel wurden von 1977 bis Oktober 1981 = 431 Oberschenkelfrakturen behandelt. 16 Sekundärfrakturen bei 14 Patienten (9 männlich und 5 weiblich) im Alter von 3 bis 86 Jahren traten dabei auf, das entspricht einem Prozentsatz von 3,7.

Acht Unfallverletzte waren polytraumatisiert mit weiteren Extremitätenfrakturen und Schädelhirntraumatisierung. Zwei Patienten erlitten 2mal eine Sekundärfraktur.

Bei der retrospektiven Untersuchung dieses Krankengutes konnten folgende *Ursachen* für den Zweitbruch ermittelt werden:

1. In knapp einem Drittel der Fälle (5 von 16) führte ein als adäquat zu bezeichnendes Trauma, das wahrscheinlich geeignet gewesen wäre, auch an einem gesunden Oberschenkelknochen einen Bruch zu bewirken, zu einer erneuten Fraktur.
2. Bei 3 Patienten kam es während der Nachbehandlungsperiode zu Sekundärfrakturen unter Teilbelastung durch Ermüdungsbruch des Osteosynthesematerials durch Biegebelastung bei fehlender Abstützung.
3. Zu frühe Belastung bei 2 Kindern und einer 86jährigen Greisin führten mangelns Einsicht, unzureichender nachsorgender Kontrolle und ausbleibender Kooperation zur Sekundärfraktur der mit Plattenosteosynthesen versorgten Schaftfrakturen.
4. Drei Plattenausrisse wurden verursacht durch methodisch-technische Fehler. Die Osteosynthesen waren in diesen Fällen lediglich als Fragmentadaptationen anzusehen, die nicht einmal eine sog. Übungsstabilität aufwiesen. Die Mißerfolge sind als exemplarisch dafür anzusehen, welche Bedeutung die Umsetzung biomechanischer Erkenntnisse in die Praxis hat.
5. In dem Bestreben, am wachsenden Skelet eine so frühzeitige Materialentfernung wie möglich durchzuführen, wurde bei einem 8 Jahre alten Kind 12 Wochen nach Osteosynthese die Platte entfernt. Die Zweitfraktur trat 3 Wochen später ohne irgendeine Traumawirkung auf. Die scheinbar feste, belastungsstabile Konsolidation einer Schaftfraktur bei einem 14 Jahre alten Knaben schien die frühzeitige, 10 Monate nach Versorgung erfolgte Plattenentfernung zu rechtfertigen. Die Nichtbeachtung der Erkenntis, daß der formative Heilungsprozeß eine Mindestdauer von 12 Monaten (Frost, Schenk 1977) benötigt, führte zur Sekundärfraktur.

Therapie

Die Zweitbrüche wurden überwiegend operativ versorgt. Nur in zwei Fällen wurde konservativ unter dem Gesichtspunkt der Vermeidung einer erneuten Traumatisation behandelt.

In 7 Fällen wurde ein Marknagelung durchgeführt, davon 2mal in Form eines Verriegelungsnagels. Dreimal wurden die zuvor geraden AO-Platten durch Condylenplatten ausgewechselt sowie die übrigen 3 Zweitbrüche durch gerade breite Platten versorgt. In allen diesen 6 Fällen wurde eine autologe Spongiosaplastik angelegt. In einem Fall wurde wegen einer zuvor bestehenden Infektion im Bereich des Beckens ein Fixateur externe zur Ruhigstellung verwendet.

Schlußfolgerungen

Die im Vorhergehenden dargestellten Erfahrungen waren der Anlaß, sowohl die methodische Schulung der Operateure zu intensivieren, als auch die nachsorgende Behandlung, Kontrolle und Führung der Patienten zu verbessern, aber auch die Indikation zur Anwendung der Plattenosteosynthese bei diaphysären Femurfrakturen zu ändern.

Seit 3 Jahren wird daher bei Trümmer- und Etagenfrakturen die intramedulläre Stabilisation mit dem Verriegelungsnagel bevorzugt. Bei gelenknahen Frakturen, die nach wie vor eine Indikation zur Anwendung der Plattenosteosynthese darstellen, muß der mechanischen Leistungsfähigkeit der Osteosynthese unter Verwendung von autologem spongiösen Knochen zusammen mit einer hinreichend langdauernden Materiallage hohe Aufmerksamkeit zugewendet werden.

Die soziale, psychische und physische Situation des Kranken und seine Motivation zur disziplinierten Kooperation müssen in das Therapiekonzept einbezogen werden und einer kritischen Wertung unterliegen.

Literatur

1. Frost HM (1963) Bone remodelling dynamics. Thomas, Springfield
2. Probst J (1975) Refrakturen: Zustand nach Osteosynthese und nicht verheilten Frakturen. Hefte Unfallheilkd 121. Springer, Berlin Heidelberg New York, S 271
3. Schenk RK (1978) Die Histologie der primären Knochenheilung im Lichte neuer Konzeptionen über den Knochenumbau. Unfallheilkunde 81: 219

Behandlungsergebnisse nach homologer und autologer Spongiosaplastik bei der Plattenosteosynthese frischer Femurfrakturen

V. Hendrich, E.H. Kuner, M. Krumm und N. Alecozay

Chirurgische Universitätsklinik, Abteilung Unfallchirurgie, Klinikum der Albert-Ludwigs-Universität (Ärztl. Direktor: Prof. Dr. E.H. Kuner), Hugstetterstraße 55, D-7800 Freiburg

An der Unfallabteilung der Chirurgischen Universitätsklinik Freiburg wird häufig von der Möglichkeit einer homologen Spongiosaplastik Gebrauch gemacht [1]. Bei aseptischen

Hefte zur Unfallheilkunde, Heft 158
Zusammengestellt von A. Pannike

Eingriffen nach Extremitätenverletzungen im Jahre 1979 wurde 66mal eine homologe und 14mal eine autologe Spongiosaplastik durchgeführt. Anläßlich einer Sammelstudie der Deutschen Sektion der AO-International über Mehrfragment- und Trümmerbrüche des Femurschaftes ohne unsere Beteiligung wurde über 35 Spongiosaplastiken berichtet, allerdings nur 5mal mit homologem Material [2].

Im Zeitraum von 4 Jahren (1976–1979) wurde bei 98 Osteosynthesen frischer Femurfrakturen zusätzlich Spongiosa eingelagert (Tabelle 1). Von den Patienten, die zum Zeitpunkt der Nachuntersuchung noch lebten, konnten 85% einbestellt oder wenigstens mit einem Fragebogen erfaßt werden. Im folgenden wird im wesentlichen über die Behandlung und ihre Ergebnisse bei diesen 76 Verletzten berichtet. Das Durchschnittsalter betrug 33 Jahre, die Extremwerte lagen bei den Verletzten mit autologer Spongiosaplastik bei 15 und 67, bei denen mit homologer Spongiosa bei 5 und 82 Jahren. In der Gruppe mit einer homologen Spongiosaplastik befinden sich 4 Kinder unter 14 Jahren. Bei 9 proximalen, 19 distalen und 48 Femurschaftfrakturen wurden hauptsächlich gerade Platten und Condylenplatten verwendet.

Aus statistischen Gründen haben wir im folgenden die Gruppe derer mit autologer und homologer Spongiosa in die Gruppe derer mit autologer Spongiosa miteinbezogen (Tabelle 2). Faßt man die Gruppen in dieser Weise zusammen, so wurde immer noch in fast doppelt so vielen Fällen homologe wie autologe Spongiosa verwendet. Unter den 76 von uns bei der Kontrolle erreichten Patienten befanden sich in 30% Polytraumatisierte.

Die meisten Verletzten wurden sofort oder doch wenigstens innerhalb 24 Std versorgt. Es fällt auf, daß 63% aller homologen, aber nur 41% aller autologen Spongiosaplastiken in dieser Gruppe der Primärversorgung fällt.

Während im Kollektiv aller 76 Verletzten das Verhältnis der verwendeten Spongiosaplastiken homolog/autolog 2 : 1 ist, beträgt es bei den Verletzten mit Zusatzverletzungen 3 : 1. Sicherlich ist dies ein Hinweis darauf, daß man bei Verletzten mit Begleitverletzungen oft den zusätzlichen Eingriff der Spongiosaentnahme scheute.

Durchschnittlich wurden die Patienten nach 2 1/4 Jahren kontrolliert (Extremwerte 8 Monate und 5 Jahre). Alle Frakturen waren zu diesem Zeitpunkt belastungsstabil konsolidiert.

Tabelle 1

98	Frische Femurfrakturen der Jahre 1976–1979 davon sind
61	nachuntersucht
15	mit Fragebogen erfaßt
9	gestorben
13	nicht erreichbar

Tabelle 2. Verwendete Spongiosa (N = 76)

Autolog	21	(28%)
Homolog	49	(64%)
Autolog plus Homolog	6	(8%)

Tabelle 3

Unter den	76 erreichten Patienten
hatten	15 offene Frakturen
	21 Schädelhirntraumen
	6 Thoraxtraumen
	2 Abdominalverletzungen
	1 Läsion der A. femoralis
	7 Nervenläsionen
	16 Verletzungen anderer Extremitäten
	21 Verletzungen derselben Extremität

Was die Funktion der verletzten Extremität angeht, so wiesen über 80% der Verletzten mit Oberschenkelschaftfrakturen eine normale Funktion im Hüft- und Kniegelenk im Vergleich zur unverletzten Seite auf (83% derjenigen mit homologer Spongiosaplastik, 86% derjenigen mit autologer Spongiosaplastik). Die proximalen, vor allem aber die distalen Oberschenkelfrakturen hatten wegen der Gelenknähe oder gar Gelenkbeteiligung erwartungsgemäß stärkere Bewegungeinschränkungen, beispielsweise wiesen aber noch die Hälfte der distalen Oberschenkelfrakturen eine normale Beweglichkeit auf. Wegen der kleinen Fallzahl bei proximalen und distalen Oberschenkelfrakturen soll hierauf nicht näher eingegangen werden.

Uns interessierte der Zeitpunkt der Vollbelastung nach Oberschenkelfraktur und Spongiosaplastik, besonders bei der Femurschaftfraktur. Bei Trümmer- und Mehrfragmentfrakturen ist das Angehen einer Spongiosaplastik meist entscheidende für die sogen. mediale Abstützung und damit die Belastungsfähigkeit der Fraktur (Tabelle 5).

Innerhalb von 20 Wochen waren zwar 64% der Schaftfrakturen mit autologer Spongiosa, aber nur 36% der mit homologer Spongiosa belastungsstabil. Nach 30 Wochen ist der Unterschied nicht mehr so deutlich. Die Analyse des Zeitpunktes der Vollbelastung in Abhängigkeit von der Spongiosaart und vom Frakturtyp zeigt dagegen keinen wesentlichen Unterschied (Tabelle 6).

Ein deutlicher Unterschied im Behandlungsergebnis von Osteosynthesen mit autologer und homologer Spongiosaplastik besteht in der Anzahl der Komplikationen. Wir haben hierbei nur die 61 von uns selbst nachuntersuchten Patienten berücksichtigt. Häufigste Komplikation war die verzögerte Frakturheilung. Bei 12 von 61 Verletzten wurde deshalb eine erneute Operation notwendig. Von den 61 selbst Nachuntersuchten hatten 20 eine autologe Spongiosaplastik erhalten, 41 eine homologe.

Tabelle 4. Intervall Unfall-Operation und Spongiosaart (N = 76)

	Autolog		Homolog	
Primär (bis 24 Std)	11	(41%)	31	(63%)
Sekundär (1. bis 7. Tag)	2	(7%)	10	(21%)
Spät sekundär (8. bis 28. Tag)	14	(52%)	8	(16%)

Tabelle 5. Zeitpunkt der Vollbelastung in Abhängigkeit von der Spongiosaart bei 48 Schaftfrakturen

	Autolog (N = 17)		Homolog (N = 31)	
< 20 Wochen	11	(64%)	11	(36%)
< 30 Wochen	2	(12%)	8	(26%)
< 40 Wochen	2	(12%)	6	(19%)
> 40 Wochen	2	(12%)	6	(19%)

Tabelle 6. Zeitpunkt der Vollbelastung in Abhängigkeit von der Spongiosaart und Frakturtyp im Durchschnitt (in Wo.) (N = 76)

	Autolog	Homolog
Zweifragmentbruch	20	23
Mehrfragmentbruch	29,5	29
Trümmerbruch	33,5	33,5

Tabelle 7. Verzögerte Frakturheilung in Abhängigkeit von Spongiosaart und Intervall Unfall-Operation (N = 12)

	Autolog (N = 2)	Homolog (N = 10)
24 Std	1	8
1. bis. 7. Tag	1	2

Mindestens jede vierte der homologen Spongiosaplastiken, die 27mal bei Primärversorgungen zur Anwendung kam, führte zu einer verzögerten Frakturheilung. Wahrscheinlich mußte, bei der hohen Anzahl Polytraumatisierter, oft die Primärosteosynthese unter Zeitdruck erfolgen. Deshalb wurde wohl auch, bei den 8 Primärversorgungen (ausnahmslos Mehrfragment- und Trümmerbrüche), die später zur verzögerten Frakturheilung führten, die homologe der autologen Spongiosa vorgezogen (Tabelle 7).

Die Aufstellung der übrigen ernsten Komplikationen zeigt drei Infekte nach offenen Frakturen. Alle konnten beherrscht werden, zwei durch bloßes Debridement und Drainage, in einem Fall wurden mehrere Sequestrotomien und Reosteosynthesen notwendig. Bei der verzögerten Frakturheilung oder Refrakturen des Schaftes hat sich die Metallentfernung mit Marknagelung in gleicher Sitzung bewährt (Tabelle 8).

Zusammenfassend hat sich gezeigt, daß im Vergleich autologe/homologe Spongiosaplastik in Bezug auf den Zeitpunkt der Vollbelastung letztere der autologen nahekommt. Die höhere Anzahl verzögerter Frakturheilungen und Refrakturen nach homologer Spongiosaplastik hat zur Konsequenz, daß bei größeren Defekten der autologen Spongiosaplastik der Vorzug gegeben werden sollte.

Tabelle 8. Komplikationen bei den nachuntersuchten Patienten (N = 61)

	Autolog Offen	Autolog Geschlossen	Homolog Offen	Homolog Geschlossen
Verzögerte Frakturheilung	2	0	2	8
(davon Metallbruch)	0	0	0	6
Refraktur	1	0	0	1
Infektion	0	0	3	0

Tabelle 9. Therapie der Komplikationen (N = 17)

Nach ME Femurnagelung	7
Erneute Plattenosteosynthese mit autologer Spongiosa	5
Autologe Spongiosa allein	2
Wundrevision, Drainage	2
Sequestrotomie und Reosteosynthese	1

Literatur

1. Kuner EH, Weyand F, Domres B (1972) Zur Leistungsfähigkeit autologer Spongiosa bei der Behandlung knöcherner Defekte. Unfallheilkunde 75:189–202
2. Tscherne H, Trentz O (1977) Operationstechnik und Ergebnisse bei Mehrfragment- und Trümmerbrüchen des Femurschaftes. Unfallheilkunde 80:221–230

Begleitende Kniebinnenverletzungen bei Oberschenkelschaftfrakturen

H. Seiler, A. Olinger und F. Eitel

Chirurgische Universitätsklinik, Abteilung für Unfallchirurgie (Kommiss. Direktor: Prof. Dr. med. F. Klapp), D-6650 Homburg/Saar

Die zunächst eingeschränkte lokale Untersuchungsmöglichkeit, nicht zuletzt die durch die Schwere der Begleitverletzungen häufig bedrohten Vitalfunktionen sind die Gründe dafür, daß der Kniegelenksregion im Rahmen des Oberschenkelschaftbruches nicht immer genügend Beachtung geschenkt wird.

Von 180 in einem 10-Jahreszeitraum operativ behandelten Patienten mit 195 Schaftfrakturen wiesen so nur 57,7% keine wesentlichen Begleitverletzungen auf, der Rest war polytraumatisiert oder polyfrakturiert (Tabelle 1). Unter den begleitenden Höhlenverletzungen war das Schädelhirntrauma bei 28,9% der Patienten am häufigsten, 37 Thoraxtraumen schließen 3 Zwerchfellrupturen, eine Aortenruptur und eine akute Herzbeutel-

Hefte zur Unfallheilkunde, Heft 158
Zusammengestellt von A. Pannike

Tabelle 1. Oberschenkelschaftfrakturen 1971–1980

Frakturen (n = 195)			*Patienten*		
Offen	35	(17,9%)	keine wesentlichen		
I. Grades	20		Begleitverletzungen	75	(41,7%)
II. Grades	9		polytraumatisiert	59	
III. Grades	6		polyfrakturiert	46	
Lokalisation					
2. Fünftel	34				
3. Fünftel	112	(57,4%)			
4. Fünftel	49				
Frakturformen					
einfach	70				
3. Fragment	121	(62,1%)			
Defekt	4				

tamponade ein. 21 intra- oder retroperitoneale Verletzungen wurden operativ behandelt. Die 175 zusätzlichen Frakturen betrafen in 41,7% die untere Extremität, hier vor allem den Unterschenkelschaft einschließlich dreier traumatischer Totalamputationen (Tabelle 2). Demgegenüber war das Hüftgelenk mit 6 Fällen eher selten beteiligt. Das gleichseitige Kniegelenk wies dagegen eine Häufung intraarticulärer Verletzungen auf. Betroffen waren 60 Kniegelenke, entsprechend 31% der Femurfrakturen (Tabelle 3). Bei den 17 Frakturen von Patella, Tibiakopf und distalem Femur, entsprechend 8,7% der Gesamtserie, sind kaum diagnostische Schwierigkeiten entstanden. Die in der Tabelle einzeln aufgeführten Knorpelschäden wurden als Nebenbefunde bei ventraler Arthrotomie zur Versorgung von hinteren Instabilitäten in der vorarthroskopischen Ära im Bereich der femoropatellaren Gleitbahn diagnostiziert oder wurden, wie die in Abb. 1 gezeigten ausgedehnten Absprengungen von

Tabelle 2. Allgemeine Begleitverletzungen bei 180 Patienten mit Oberschenkelschaftfrakturen

	n	%
Schädeltrauma	52	28,9
Thoraxtrauma	37	20,6
Stumpfes Bauchtrauma	21	11,7
Lokale Gefäßverletzungen	8	4,5
Frakturen (n = 175)		
Unterschenkelschaft	33	
kontralateraler Femur	20	untere Extremität
Fußwurzel und Fuß	20	41,7%
Unterarm und Hand	26	
Schulterregion	18	obere Extremität
Oberarm und Ellenbogen	10	30,8%
Schädel und Kiefer	22	
Beckenring	14	
Wirbelsäule	6	
Hüftgelenk	6	

Tabelle 3. Intraarticuläre Begleitverletzungen bei 195 Femurschaftfrakturen an 60 Kniegelenken

Frakturen	n = 17	(8,7%)
Patella	10	
Tibiakopf	4	
Distaler Femur	3	
Osteochondrale Frakturen, Impressionszonen	n = 5	(2,6%)
„Hämarthros"	n = 16	(8,2%)
Arthroskopie	12	ungeklärt: 4
davon:		
Kapselbandeinblutungen	2	
Blutungen aus Plica synovialis	2	
isolierte vordere Kreuzbandruptur	1	
traumatische Knorpelschäden	4	
Chondropathia patellae	3	
Sonstige Bandinstabilitäten	n = 24	(12,3%)

der medialen Femurcondylenrolle bei positivem Röntgenbefund durch gezielte Arthrotomie versorgt.

In Anbetracht der Bedeutung, die der Akutarthroskopie allgemein, insbesondere für die Erfassung von traumatischen Knorpelschäden und isolierten vorderen Kreuzbandrupturen zukommt [3, 4], halten wir heute auch beim Polytraumatisierten die frühzeitige

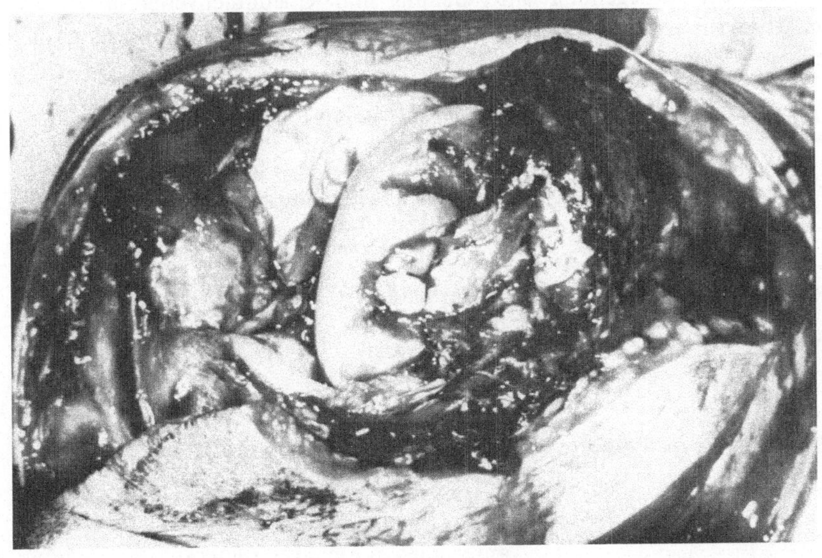

Abb. 1. Ausgedehnte osteochondrale Absprengungen am medialen Femurcondylus bei Querfraktur des Oberschenkelschaftes

arthroskopische Abklärung jedes ätiologisch unklaren Hämarthros für notwendig. An 12 arthroskopisch untersuchten Kniegelenken mit Hämarthros ohne Bandinstabilität in Narkose wurden so neben nicht operationsbedürftigen Befunden, wie Einblutungen in die seitlichen Kapselbänder und aus verletzten Synovialfalten, eine isolierte vordere Kreuzbandruptur und 4 therapiebedürftige Knorpelverletzungen festgestellt. Während in einem dieser Fälle auch noch nach 5 Monaten entsprechend den Kriterien von Morscher und Henche [2] eine direkt traumatische Genese anzunehmen war, bestanden bei den verzögert bis zu 2 Jahren nach dem Unfall unter dem Beschwerdebild einer Chondropathia patellae arthroskopierten 3 Patienten diffuse Knorpelschäden der Patellarückfläche. Hier war der Zusammenhang mit dem stattgehabten Kniegelenkstrauma, insbesondere der Hämarthrosbildung zu bejahen, ein wesentlicher primär-traumatischer Knorpelschaden jedoch nicht mehr zu sichern. Auch die verbliebenen, nicht arthroskopierten 4 Patienten mit anamnestischem Hämarthros, wiesen im Rahmen einer klinischen Nachkontrolle von 96 Frakturen aus der Gesamtserie ausnahmslos eine retropatellare Schmerzsymptomatik auf, die jedoch auch bei jeder zweiten Oberschenkelfraktur ohne anamnestisches Hämarthros auf der verletzten Seite und bei jeder 3. auf der unverletzten Gegenseite vorlag.

Auffällig hoch ist im Vergleich mit anderen Statistiken die Zahl der gleichseitigen Kniebandverletzungen [1, 5, 6, 7]. Die insgesamt 25 Fälle entsprechen 13% der Femurschaftfrakturen, gleichzeitig waren etwa 13% der im entsprechenden Zeitraum operierten 189 Kniebandverletzungen mit Femurschaftfrakturen kombiniert. Das hintere Kreuzband war 18mal, d.h. doppelt so häufig als das vordere beteiligt. Die absolut häufigste Läsion war mit 10 Fällen, davon 7mal mit knöchernem tibialseitigem Ausriß, die isolierte hintere Kreuzbandverletzung. Komplexinstabilitäten wurden 8mal, entsprechend 4,1% der gesamten Frakturserie, kombinierte Instabilitäten bis hin zur Knieluxation 4mal beobachtet (Tabelle 4, Abb. 2). Medialer und lateraler Seitbandapparat waren etwa gleich häufig, die Meniscen bei jeder 4. Instabilität, teilweise auch beide, mitverletzt.

Nach der vorliegenden Untersuchung sind Kniebinnenverletzungen und Oberschenkelschaftfrakturen häufig kombiniert. Die auch im eigenen Krankengut in früheren Jahren

Tabelle 4. Kniebandverletzungen bei 195 Femurschaftfrakturen (n = 25)

Einfache Instabilitäten	hinteres Kreuzband isoliert	10	
	vorderes Kreuzband isoliert	1	
	Innenband	1	
		12	(6,2%)
Komplexinstabilitäten	posterolateral	3	
	posteromedial	1	
	anteromedial	3	
	anterolateral	1	
		8	(4,1%)
Kombinierte Instabilitäten	posteromedial und posterolateral	1	
	posterolateral and anterolateral	1	
	posteromedial and anteromedial	1	
	posteromedial, posterolateral, anteromedial und anterolateral	1	
		4	(2,1%)
Ruptur des Lgt. patellae		1	(0,5%)

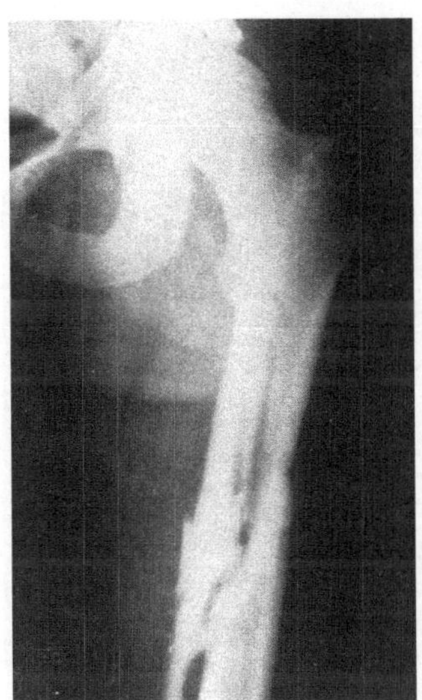

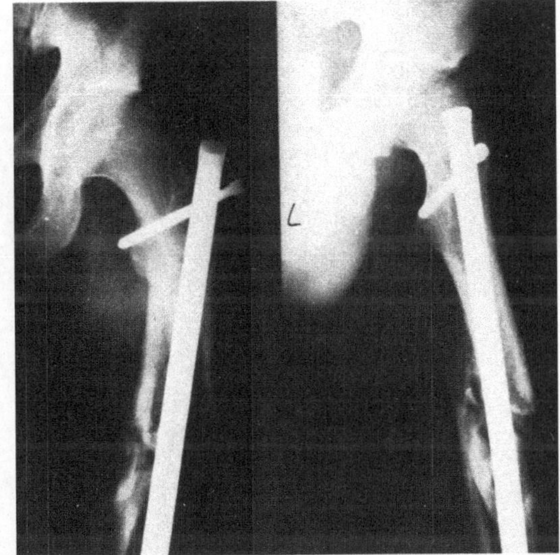

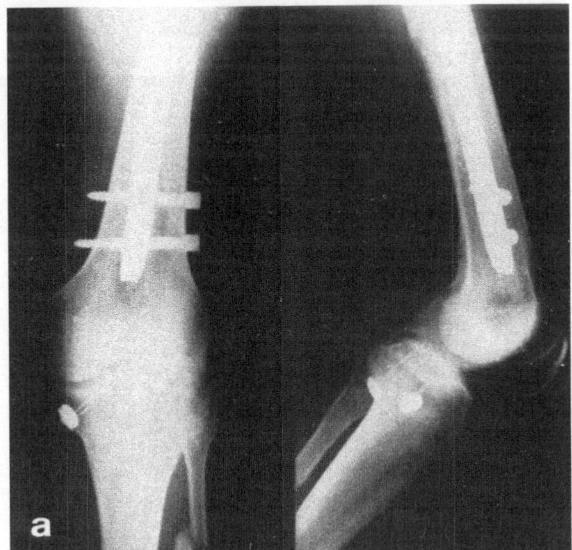

Abb. 2. a Langstreckige Mehrfragmentfraktur des Femurschaftes bei 20jährigem Polytraumatisierten mit SHT, Blasenruptur, Oberarmschaftfraktur, Stabilisierung durch Verriegelungsnagelung

anzunehmende Dunkelziffer kann durch die eigentlich selbstverständliche Forderung nach qualitativ guten Röntgenbildern des gleichseitigen Kniegelenkes, routinemäßige Überprüfung der Bandstabilität nach den bekannten Kriterien, spätestens bei Abschluß der Osteosynthese und die häufigere Anwendung der Arthroskopie auch beim Schwerverletzten zum gegebenen Zeitpunkt verringert werden.

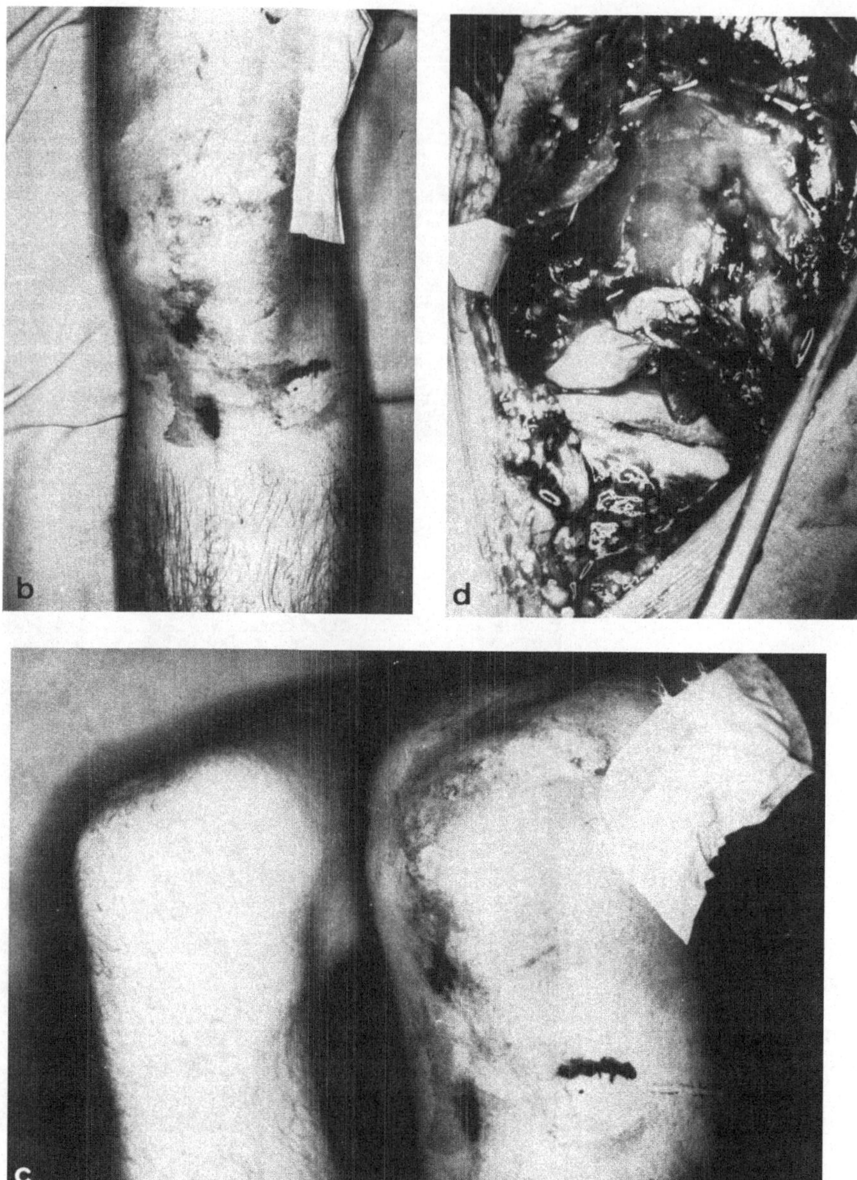

Abb. 2. b Hämarthros, Contusionsmarken am ventralen Tibiakopf. **c** Zurückgesunkene Tuberositas bei Abschluß der Osteosynthese. **d** Intraoperativ antero- und posteromediale Komplexinstabilitäten

Literatur

1. Ecke H, Neubert Ch, Neeb W (1980) Analyse der Behandlungsergebnisse von 1127 Patienten mit Oberschenkelfraktur aus der Bundesrepublik Deutschland und der Schweiz. Unfallchir 6:38
2. Henche RH (1978) Die Arthroskopie des Kniegelenkes. Springer, Berlin Heidelberg New York
3. Hertel P, Schweiberer L (1980) Die Akutarthroskopie des Kniegelenkes als diagnostischer und therapeutischer Eingriff. Unfallheilkunde 83:233
4. Hertel P, Zwank L, Schweiberer L (1980) Arthroskopische Befunde bei ungeklärtem blutigem Kniegelenkserguß. Hefte Unfallheilkd 148:342
5. Höjer H, Gillquist J, Liljedahl S-O (1978) Intramedullary nailing of femoral shaft fractures. Study of 100 fractures with a 1–8 year follow-up. Unfallheilkunde 5:393
6. Jahna H, Wittich H (1976) Konservative und operative Behandlung der Mehrfragmentbrüche am Oberschenkel. Unfallheilkunde 4:165

Oberschenkelschaftfrakturen bei alloplastischer Versorgung des Hüft- und Kniegelenkes

G. Moll

Klinikum der Justus-Liebig-Universität, Orthopädische Klinik, Freiligrathstraße 2, D-6300 Gießen

Die Femurfraktur bei gleichseitiger und gleichzeitiger Prothesenimplantation am Hüft- und Kniegelenk stellt unter den Frakturen des Oberschenkels eine eigene Problematik dar. Zwei Frakturzeitpunkte werden beobachtet:

1. Die intraoperative Fraktur.
2. Die Fraktur als Spätfolge nach der Implantation eines Gelenkes.

Zu 1.: Folgende Frakturarten werden gesehen:

a) bei ausgesprochen kontrakten Hüftgelenken und unzureichend gelöster Muskulatur und Gelenkkapsel führen Hebelkräfte unter der Reposition des Gelenkes bzw. bei der Darstellung des coxalen Femurendes zu einer Fraktur.

   In der Regel weist das Krankengut einen Personenkreis auf, bei dem die Stabilität des Knochens durch Osteoporose vermindert ist.

   Zwei Frakturformen werden gesehen, der Spiralbruch und die supracondyläre Fraktur.

b) die Längsfraktur im proximalen Femurschaft. Ihre Ursache liegt in der Sprengung der engen Markhöhle beim gesunden Knochen durch die Raspel.

   Ferner kann es beim Ausbau eines Kunstgelenkes zur gleichen Verletzung kommen, wenn der fest an der Corticalis anhaftende Zement mit dem Meißel abgelöst werden muß.

   Folge solch einer proximalen Femurfraktur ist eine primäre Instabilität des Femuranteils der Endoprothese, da der Prothesenaufsitz eine Dehnbarkeit aufweist und durch Keilwirkung der Prothese eine Totalaussprengung entstehen kann.

Hefte zur Unfallheilkunde, Heft 158
Zusammengestellt von A. Pannike

Spiralfrakturen, wie auch supracondyläre Frakturen werden mit Osteosynthese versorgt. Zuweilen ist unter Berücksichtigung der Osteoporose eine Verbundosteosynthese erforderlich.

Längsfrakturen werden, sofern möglich, verschraubt, ansonsten ist die Drahtcerclage notwendig.

Zu 2.: Auch bei diesen Frakturtypen werden zwei Formen unterschieden:

a) das echte Trauma mit seinen Folgen;
b) der Grenzzonenbruch.

Dieser ist lokalisiert am Übergang des starren, prothesenbewehrten Oberschenkelabschnittes in den elastischeren, zementlosen Femurbereich. Der Einbau einer starren Metallprothese in das proximale Femurende hat einerseits für den Knochen eine Entlastung zur Folge, andererseits aber herrschen distal der Prothese natürliche mechanische Verhältnisse. Damit entstehen an der Übergangs- oder Grenzzone, d.h. am Stielende, Spannungsspitzen, die eine erhöhte Gefährdung des Femur darstellen. Statische Momente, wie das Femur varum, das Knochenfenster nach Prothesenwechsel oder Kalksalzminderung des Skelets sind für einen Grenzzonenbruch verantwortlich.

Die Versorgung richtet sich nach der Fraktur, wir ziehen die Osteosynthese mit stabiler Platte vor. In der Regel ist ein Prothesenwechsel nicht erforderlich, zumal dieser den Gesamteingriff erheblich vergrößern würde.

Kasuistik

1. Patientin wurde 1964 wegen einer Schenkelhalsfraktur mit einer Totalprothese Typ Charnley-Müller versorgt. Noch im gleichen Jahr zog sich die Patientin bei einem Sturz auf glattem Boden eine Spiralfraktur des linken Femur im Sinne eines Grenzzonenbruches zu. Osteosynthetische Versorgung. Die Patientin hielt die angeordnete Entlastung nicht ein. Es kam 8 Wochen postoperativ zum Ausbruch der Schrauben. Acht Wochen postoperativ zum Ausbruch der Schrauben. Reosteosynthese. Sechs Monate später erneuter Plattenbruch, schließlich Ausheilung mit Spongiosaplastik.
2. Patient mit ausgeprägter Coxarthrose rechts, dem 1970 im Alter von 76 Jahren eine Endoprothese implantiert wurde. 1975 Sturz über eine Kellertreppe mit totaler Zertrümmerung des coxalen Femurendes, gleichzeitiger Ausbruch der gesamten Zementmasse und der Prothese. Resektion der frakturierten Anteile, Entfernung der Prothese und Implantation einer Tumorprothese. Der Patient konnte anschließend 4 Jahre bis zu seinem Tode – 85jährig – noch beschwerdefrei gehen.
3. Coxarthrosepatient mit nachfolgender Endoprothesenplastik rechts. 1974 Sturz im häuslichen Bereich mit Grenzzonenfraktur am rechten Femur. Osteosynthese der Fraktur nach offener Reposition. 1980 Prothesenlockerung mit nachfolgendem Wechsel, Entfernung des Osteosynthesematerials und Langschaftprothese. Im gleichen Jahr kam es infolge der Varusfehlstellung des Oberschenkels und Spannungsspitzen an der Grenzzone zu einer erneuten Femurschaftfraktur rechts. Es wurde eine nochmalige Osteosynthesenversorgung notwendig.

Der Oberschenkelbruch ist ein Ereignis, das bei alloarthroplastischem Gelenkersatz durchaus beobachtet wird. Unter 1500 überprüften Alloarthroplastiken unserer Klinik wurden 9 intra- und postoperativ aufgetretene gleichseitige Femurfrakturen gesehen.

Zwei Fragen ergeben sich in der Versorgung solcher Komplikationen:

a) besteht noch ausreichende Stabilität des Kunstgelenkes
b) welche Wege der operativen Versorgung sind möglich, wobei die Osteosynthese durch die intramedullär gelegene Metall- und Zementmasse bei der Verschraubung Schwierigkeiten bieten kann.

Ergebnisse der operativen Behandlung von Femurschaftfrakturen nach Stabilisierung mit Marknagel und Cerclage

R. Szyszkowitz, R. Reschauer und W. Seggl

Universitätsklinik für Chirurgie Graz, Department für Unfallchirurgie (Leiter: Prof. Dr. R. Szyszkowitz), Landeskrankenhaus, A-8036 Graz

Dem Grundprinzip einer elastischen Verklemmung eines nicht sperrenden, intramedullären Kraftträgers entsprechend, entsteht durch die frühe Gangbelastung eine zusätzlich-stabilisierende, interfragmentäre, dynamische Kompression im Frakturbereich. Es ist bekannt günstig für die Frakturheilung, wenn die Fragmente – auch entlang des Marknagels – einige *mm* zusammensintern können. Allerdings fanden wir in über 50% unserer Oberschenkelschaftbrüche zusätzliche Fissuren oder Frakturen während der offenen Reposition, die am Röntgenbild häufig nicht gesehen wurden. Diese Tatsache und die Erweiterung der Indikation auf lange Dreh-, Biegungs- und Mehrfragmentbrüche haben zur häufigen Verwendung von Drahtcerclagen in Kombination mit der offenen Marknagelung geführt (Tscherne und Szyszkowitz). Dadurch konnte eine frühere Vollbelastung des betroffenen Oberschenkelknochens erlaubt werden, was besonders bei Amputationen des anderen Beines oder bei sehr alten Patienten von großer Bedeutung war.

Die weiteren Vorteile der offenen Marknagelung sind:

1. Die einfache Lagerung auf einem normalen OP-Tisch in Seitenlagerung und das Fehlen der Röntgenbestrahlung.
2. Die schonende Reposition ohne Muskel- und Fragmentinterposition.
3. Die anatomische Rekonstruktion, die die richtige Achse, Rotation und Länge garantiert.
4. Die Cerclagensicherung gegen das Ausbrechen von zusätzlichen Fragmenten, also das weitgehende Vermeiden sekundärer Fehlstellungen.
5. Das lokale Absaugen von Knochendebris, Spülflüssigkeit etc. und die einfache Knochentransplantation vom Trochanter major.
6. Die frühe Belastung, Einstauchung um wenige mm und die verläßliche Konsolidierung während der frühen Vollbelastung.

Wir bevorzugen den lateralen, technisch einfachen Briefkastenzugang; die perforierenden Gefäße lassen sich mit dem Raspatorium gut darstellen und werden ligiert. Die Muskelansätze an den Fragmentenden sollen weitgehend erhalten bleiben. Die anatomische Reposition garantiert die richtige Achse, Rotation und Länge, sowie die frühe Vollbelastung

Hefte zur Unfallheilkunde, Heft 158
Zusammengestellt von A. Pannike

durch die optimale Kraftübertragung. Liegen Dreh- oder Mehrfragmentbrüche, besonders bei alten Patienten, vor, so erfolgt zuerst der Aufbau der Hauptfragmente. Eine Schonung der Muskelansätze ist auch dabei möglich, wenn die Muskulatur mit einem Dechamp unterfahren, und der Cerclagendraht unter ihnen durchgezogen wird (Reschauer er al). In beiden Hauptfragmenten fanden sich jedoch häufig Fissur- und Frakturlinien, die im Röntgen nicht sichtbar waren. Durch eine Cerclagenabsicherung kann während des Aufbohrens, Nageleinschlagens oder Vollbelastens eine sekundäre Dislokation dieser oft unvollständig ausgebrochenen Keile verhindert werden. Sollte nach der Reposition ein größerer Corticalisdefekt verbleiben, werden von der Nageleinschlagstelle einige Löffel von Spongiosa entnommen, und der Defekt im Frakturbereich damit aufgefüllt.

Die Einschlagstelle soll an der Spitze des Trochanter major und nicht medial von ihr sein, um die Arteria circumflexa femoris und ihre Kapselgefäße, die den Oberschenkelkopf ernähren, nicht zu verletzen. Bei der gedeckten Technik können Knochendebrisanteile, die notwendige Spülflüssigkeit sowie Muskelnekrosen etc. schlecht abgesaugt werden. Die Einschlagstelle darf auch nicht zu weit ventral, dorsal oder lateral gelegen sein, sonst könnte das proximale Fragment gesprengt werden. Passiert dies, so gelingt es in der Regel mittels Cerclagen zumindest eine Bewegungsinstabilität wieder zu erreichen.

Die Hauptindikation zur offenen Marknagelung in Kombination mit Cerclagen stellen jedoch die Mehrfragmentbrüche dar, wobei es besonders wichtig ist, daß die Weichteilverbindungen möglichst erhalten bleiben, um eine problemlose Heilung erzielen zu können. Bei einem Ergebnisvergleich von Oberschenkelschaftbrüchen nach Plattenosteosynthesen bzw. nach Marknagelosteosynthesen in Kombination mit Cerclagen, fand sich bei der letzten Technik eine geringere Komplikationsrate (Szyszkowith et al).

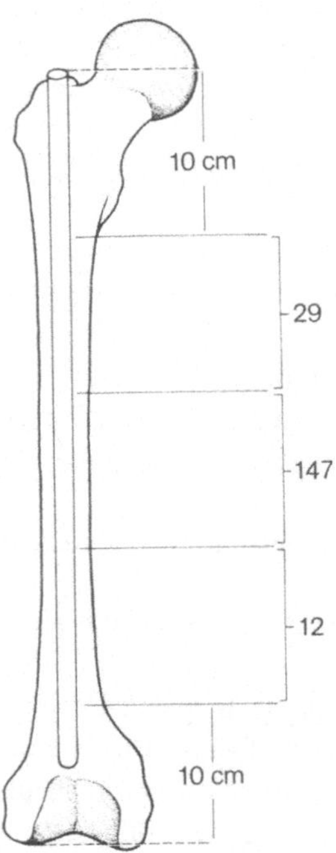

Abb. 1

Schließlich spielt bei Polytraumen die Belastungsstabilität und die funktionelle Nachbehandlung eine besonders wichtige Rolle, sodaß eine Restitutio ad integrum häufiger möglich wurde.

Zwischen 1967 und 1980 haben wir mit Marknagel und Cerclagen 188 Frakturen bei 184 Patienten versorgt. 140 von ihnen waren männlich; das Durchschnittsalter aller Patienten fanden wir bei 35 Jahren, der jüngste Patient war 16, die älteste Patientin 85 Jahre alt. Die Verteilung der Frakturen im Schaftbereich geht aus Abb. 1, die Frakturtypen aus Tabelle 1 hervor.

An intraoperativen Komplikationen gaben 12 Operateure 5 Schaftsprengungen, 6 Bohrerbrüche, 4 Perforationen des Führungsspießes und 1 Perforation des Marknagels in das Kniegelenk an, sowie 4mal ein Festklemmen des Nagels im Schaftbereich. Am postoperativen Röntgenbild wurde bei 155 Frakturen eine weitgehend anatomische und bei 33 Frakturen eine ausreichende Reposition beschrieben. Nur 4mal fanden wir eine Varus-, und je zweimal eine Valgus- bzw. Rekurvationsfehlstellung von mehr als 3 Graden. Die Frühkom-

Tabelle 1. Frakturtyp

Quer (Fissur)	34
Schräg	27
Biegungskeil	94
Mehrfragmentfraktur	23
Trümmerfraktur	8
Stückfraktur	2

Tabelle 2

Frühkomplikationen		Therapie	
Hämatom	3	Ausräumung	3
Wundheilungsstörung	4	Konservativ	4
Infekt	2	Spülsaugdrainage	1
		Saugdrainage	1

Tabelle 3

Spätkomplikationen		Therapie	
Nagelverbiegung	2	Umnagelung	2
Nagelwanderung	2	Nagel zurückgezogen	1
		Umnagelung	1
Nagelbruch	4	Umnagelung	4
Instabilität	1	Platte	1
Sek. Dislokation	6	Entlastung	6
Verzögerte Heilung	2	Cerclage ex, Spongiosa	1
		Spongiosa	1
Pseudarthrosen	5	Umnagelung	2
		Platte, Spongiosa	2
		Platte, Decortikation	1

plikationen sind in Tabelle 2, die Spätkomplikationen und deren jeweilige Therapie in Tabelle 3 zusammengestellt.

Die Beweglichkeit von 120 nachuntersuchten Patienten war bei 105, die Beinlänge bei 104 seitengleich. Eine unbegrenzte Gehfähigkeit bezüglich Beschwerden des operierten Oberschenkels gaben 99 Patienten an. 82 Nachuntersuchte zeigten eine Resititutio ad integrum, 24 geringe, 11 größere Mängel und bei 3 Patienten war das Ergebnis schlecht; diese drei Patienten hätten wir mit einer anderen Methode behandeln sollen.

Abschließend kann festgestellt werden, daß unser gutes Gefühl bei der Behandlung aller anderen Patienten durch die durchgeführten Nachuntersuchungen wissenschaftlich untermauert wurde.

Zusammenfassung

Die offene Marknagelung in Kombination mit Cerclagen stellt bei den langen Drehbrüchen im Bereich des Oberschenkelschaftes und bei den Mehrfragmentbrüchen mit vollständig oder noch nicht vollständig ausgebrochenen Keilen eine der verläßlichsten Methoden dar. Durch die weitgehend anatomische Reposition werden primäre Fehlstellungen und durch die Absicherung mit Cerclagen, sekundäre Fehlstellungen in der Regel verhindert, trotz der relativ frühen Vollbelastung. Die Verteilung bei 188 Frakturen, die Früh- und Spätkomplikationen, deren Therapien, sowie die Endergebnisse wurden detailliert festgehalten.

Literatur

1. Reschauer R, Szyszkowitz R, Paul K (1979) Die Stabilisierung von Frakturen des Femurschaftes mit Marknagel und Cerclagen. Unfallchir 5:158–164
2. Szyszkowitz R, Brüggemann H, Muhr G (1974) Ergebnisse der operativen Behandlung von Oberschenkel-Schaftbrüchen. Unfallheilkunde 77:443–456
3. Tscherne H, Szyszkowitz R (1968) Mehrfragmentbrüche des Femurschaftes. Unfallheilkunde 71:103–108

Die Indikation zur Umnagelung der Oberschenkelschaftfraktur

J. Ahlers, W. Schwarzkopf und P. Kirschner

Chirurgische Universitätsklinik, Abteilung für Unfallchirurgie (Leiter: Prof. Dr. G. Ritter), Langenbeckstraße 1, D-6500 Mainz 1

In dem Zeitraum von 1969–1979 wurden in unserer Klinik 311 Oberschenkelmarknagelungen durchgeführt. In 11 Fällen, entsprechend 3,5% bezogen auf die Gesamtzahl der

Hefte zur Unfallheilkunde, Heft 158
Zusammengestellt von A. Pannike

Femurmarknagelungen, wurde eine Umnagelung notwendig. Zusammen mit 17 Zuweisungen führten wir damit 28 Umnagelungen durch.

Die Aufschlüsselung des Patientengutes zeigt im wesentlichen drei Ursachen, die zum Scheitern der primären Marknagelung und damit zur Notwendigkeit der Umnagelung geführt haben.

1. Operationstechnische Fehler. Die operationstechnischen Fehler stellen den Hauptanteil der Fehlergebnisse dar. Der häufigste Fehler hierbei ist die Verwendung eines zu dünnen oder nicht ausreichend wandschlüssigen Marknagels. Infolge der unzureichenden Stabilität kommt es zu keiner knöchernen Konsolidierung, sondern zur verzögerten Knochenbruchheilung bzw. Ausbildung einer Pseudarthrose. Folge sind Nagelwanderungen, Nagelbiegungen oder Nagelbrüche.
   Ferner entwickeln sich infolge der Instabilität sekundäre Abweichungen mit Achsen- und Drehfehlern.
   Der zu lange Marknagel schädigt entweder den Knorpel des Kniegelenkes oder wird, wenn er nach distal korrekt plaziert wurde, zu weit an der Einschlagstelle herausragen.
   Alle diese Fälle stellen eine gute Indikation zur Umnagelung mit einem ausreichend dick dimensionierten Marknagel dar. Durch den Wechsel auf einen wandschlüssigen, kräftigen Nagel wird eine erhebliche Stabilitätszunahme erzielt, die eine rasche Ausheilung herbeiführt. Die Zunahme der Stabilität erfolgt in der dritten bis vierten Potenz zum Nageldurchmesser.
2. Die zweite Ursache der Fehlergebnisse beinhalten die Fälle, bei denen die Indikation zur Marknagelung sich immer mehr von der guten zu der Ausnahmeindikation hin bewegt. Hier wird eine immer weniger ausreichende Stabilität erreicht. Folge sind Achsenabweichungen und Drehfehler. In diesen Fällen ist zu prüfen, ob durch einen Wechsel auf einen dickeren Marknagel im Rahmen der Umnagelung die notwendige Stabilität erzielt werden kann oder ob nicht der Wechsel auf ein anderes Osteosyntheseverfahren, z.B. die Verwendung der Condylenplatte, sinnvoller ist.
3. Die dritte Ursache der Fehlergebnisse beruht auf Veränderungen in der Knochenstruktur. Neben dem hochgradig osteoporotischen Knochen kommt es insbesondere bei Knochentumoren zu einem starken Abbau von Knochenmaterial mit entsprechender Zusammensinterung. Der Wechsel ist nur sinnvoll, wenn durch einen ausreichend dicken Marknagel noch eine befriedigende Stabilität erzielt werden kann.
   Darüber hinaus kommt es, frakturbedingt, zur Verkürzung des Knochens mit entsprechender Nagelwanderung, die ggf. einen Wechsel erforderlich machen kann.

Die Marknagelung ist eine Methode mit fest umrissener Indikationsstellung. Das Risiko wird umso größer, je mehr man sich dem Grenzbereich nähert. Fehlergebnisse nach einer Marknagelung sind im wesentlichen auf die Nichtbeachtung der richtigen Indikation oder auf operationstechnische Mängel zurückzuführen. Bei richtiger Indikation und fehlerhafter Operationstechnik sollte der Marknagel entfernt und durch einen ausreichend dimensionierten Nagel ausgetauscht werden. Die Ergebnisse zeigen, daß bei Störungen in der Frakturheilung nach einer Marknagelung bei korrekter Indikation kein Wechsel auf ein anderes Osteosyntheseverfahren notwendig wird, sondern, daß eine Umnagelung unter Berücksichtigung der notwendigen Stabilität und Erhaltung der Vitalität des Knochens praktisch immer zu einer raschen Ausheilung führt. Dabei stellt das Aufbohren der Markhöhle im Frakturbereich einen wesentlichen osteogenetischen Reiz dar. In allen unseren Fällen ist eine rasche Konsolidierung der Frakturen eingetreten.

Literatur

Baltenweiler J (1979) Komplikationen bei geschlossenen Marknagelungen. Zbl Chirurgie 104:273–279
Holz K (1979) Indikation zur Marknagelung. Akt Traumatol 6:363–368
Horaczek A, Vecsei V (1978) Grenzen der Indikation zur Marknagelung. Verriegelungsnagelung Symposium 3.2.1978 Wien. W. Maudrich, Wien München Bern
Hörster G, Hierholzer G, Ludolph E (1978) Reintervention bei aseptischen Komplikationen nach Marknagelung. Unfallheilkunde 81:87–93
Kirschner P (1977) Die Indikation zur Marknagelung bei pathologischen Frakturen an der unteren Extremität. Hefte Unfallheilkd 129:410–414
Knapp U (1977) Ergebnisse von 1 500 Marknagelungen an Femur und Tibia. Hefte Unfallheilkd 129:118–121
Knapp U, Weller S (1976) Die Marknagelung bei verzögerter Knochenbruchheilung und Pseudarthrosen im Schaftbereich von Femur und Tibia. Unfallheilkunde 79:257–261
Kuner EH, Schweikert C-H, Weller S, Ullrich K, Kirschner P, Knapp K, Kurock W (1976) Die Marknagelung von Femur und Tibia mit dem AO-Nagel. Erfahrungen und Resultate bei 1591 Fällen. Unfallchir 2:155–162
Pallesen J (1977) Falsche Indikation, falsche Technik bei Marknagelungen der unteren Gliedmaße. Unfallheilkunde 80:107–110
Pfister U, Rahn BA, Perren SM, Weller S (1979) Vaskularität und Knochenumbau nach Marknagelung langer Röhrenknochen. Akt Traumatol 9:191–195
Schellmann W-D (1978) Die aseptische Pseudarthrose des Femur und der Tibia. Verriegelungsnagelung Symposium 3.2.1978, Wien. W. Maudrich, Wien München Bern
Schellmann W-D (1977) Grundlagen der intramedullären Osteosynthesen. Hefte Unfallheilkd 129:48–56
Weller S (1977) Begründete Indikation für die Anwendung des Marknagels. Hefte Unfallheilkd 129:78–84

Fehlschläge der operativen Behandlung der Oberschenkelschaftfraktur des Erwachsenen

I. Scheuer, S. Decker, J. Müller-Färber

Chirurgische Universitätsklinik und Poliklinik, Berufsgenossenschaftliche Krankenanstalten „Bergmannsheil Bochum", Hunscheidstraße 1, D-4630 Bochum

Die Vorteile der operativen Behandlung der Oberschenkelschaftfrakturen des Erwachsenen sind unbestritten und anhand von Nachuntersuchungsergebnissen [5] belegbar. An geeigneten Osteosynthesematerialien stehen je nach Art und Lokalisation der Fraktur Marknägel, gerade Platten und Winkelplatten zur Verfügung.

In den vergangenen 7 Jahren haben wir im „Bergmannsheil" Bochum 238 Operationen am Oberschenkelschaft durchgeführt. Die Aufschlüsselung unseres Krankengutes ergibt (Tabelle 1), daß etwa ein Drittel der Operationen auf die Versorgung von frischen Frakturen

Hefte zur Unfallheilkunde, Heft 158
Zusammengestellt von A. Pannike

oder aseptischen Pseudarthrosen bzw. verzögerte Bruchheilungen entfiel. Korrektureingriffe (13,4%) sowie die Stabilisierung mit dem Fixateur externe (13,9%) bei Knocheninfektionen und schweren Weichteilschäden sind etwa gleich häufig durchgeführt worden.

Aseptische Komplikationen fanden wir in 80 Fällen, 65mal waren die Patienten auswärts vorbehandelt worden. 15 Fälle – das sind 16,6% der 90 frisch- und erstversorgten – stammen aus unserem eigenen Krankengut. Diese recht hohe Anzahl von verzögerten Knochenbruchheilungen und auch Pseudarthrosen erscheint zunächst recht hoch zu liegen, entspricht jedoch in etwa den Zahlen anderer Autoren [3, 5]. Sicher spielt hierbei unser Krankengut, bestehend aus zahlreichen mehrfachverletzten Patienten, sowie die anteilig große Zahl von behandelten Stück- und Trümmerbrüchen am Oberschenkelschaft, die häufig ausgedehnte Weichteilkontusionen oder Wunden zusätzlich aufweisen, mit eine entscheidende Rolle.

Die Analyse der Bruchform mit nachfolgender gestörter Knochenbruchheilung am Oberschenkelschaft ergibt, daß in 32 Fällen Frakturen mit einer kleinen Trümmerzone sowie 20 Stückfrakturen vorlagen – das sind zusammengenommen 65% der 80 behandelten Patienten mit aseptischer Komplikation am Oberschenkelschaft.

Bis auf einen Patienten, der konservativ vorbehandelt wurde, ist entsprechend der Frakturlokalisation und Bruchformen eine operative Bruchstabilisierung vorangegangen, die jedoch nur in 6 Fällen durch eine primäre Spongiosaplastik ergänzt wurde (Tabelle 3). In dieser geringen Anzahl von primär durchgeführten Spongiosaplastiken (6mal bei 52 Mehrfragmentbrüchen) ist ein wesentlicher Grund der nachfolgenden Bruchheilungsstörung bei vorliegenden und verbliebenen Knochendefekten mit fortbestehender Instabilität zu sehen. Allerdings ist auch zu berücksichtigen, daß auf den Unfallaufnahmen feine Fissuren oft nicht zu erkennen sind (Abb. 1a) und erst postoperativ einige Tage später im Röntgenbild sich darstellen. Der anfangs angenommene Quer- oder Schrägbruch stellt sich dann doch als Mehrfragmentbruch mit kleiner Trümmerzone und mangelhafter medialer Abstützung heraus. Häufig kann in solchen Fällen mit verbliebenen Knochendefekten und fehlender medialer Abstützung eine frühzeitige sekundäre Spongiosaplastik die Osteosynthese noch retten. Nur durch eine solche Spongiosaplastik kann der Wettlauf zwischen Metallockerung oder Implatantbruch und allmählicher Schaffung einer ausreichend tragfähigen medialen Abstützung gewonnen werden. Wie auch andere Autoren [2, 3, 5] angeben, ist in solchen Fällen am besten bereits intraoperativ oder zumindest frühsekundär die autologe Spongiosa-

Tabelle 1. Anzahl der Eingriffe am Oberschenkelschaft („Bergmannsheil" Bochum, 1974–1980)

	N	
Frische, verzögerte Bruchversorgung	90	
Aseptische Pseudarthrosen	57	↘ 80
Verzögerte Bruchheilung	23	↗
Korrektur-Eingriffe	32	
Refrakturen	3	
Fixateur-externe-Versorgung (Infekte, Weichteilschäden)	33	
	238	

Tabelle 2. Ursachen der aseptischen Komplikationen am Oberschenkelschaft nach operativer Knochenbruchbehandlung („Bergmannsheil" Bochum, 1974–1980)

A. *Hauptursachen:*

1. Fehlende mediale Abstützung	39
2. Fragmentnekrose	16
3. Technisch fehlerhafte Osteosynthese	65
4. Fehler in der Nachbehandlung	6

B. *Aufschlüsselung der technischen Fehlleistungen:*

a) Platte		b) Marknagel		c) Sonstige	
Zu kurz	9	Zu dünn	11	Cerclagen	2
Falsche Lage	2	Zu kurz	5	Rush-pin	1
Nicht gespannt	15	Indikation	11		
Nicht vorgespannt	17				
Überspannt	3				

Tabelle 3. Aseptische Komplikationen am Oberschenkelschaft (N = 80) („Bergmannsheil" Bochum, 1974–1980)

A. *Vorbehandlung:*		B. *Weiterbehandlung: („Bergmannsheil")*			
Platte	58	Platte	→	Platte	42
Marknagel	18	Platte	→	Marknagel	2
Cerclagen, Schrauben	2	Marknagel	→	Platte	13
Rush-pin	1	Marknagel	→	Marknagel	3
Konservativ	1	Sonstige	→	Platte	4
		Autologe Spongiosa *allein*			14
		Konservativ			2
	80				80
Primäre Spongiosaplastik	6x	Sekundäre Spongiosaplastik (davon bei 3 Patienten 2x)			72x

plastik durchzuführen. Das setzt jedoch voraus, daß bei der Verplattung von Oberschenkelschaftbrüchen bereits eine Spongiosaentnahme mit eingeplant wird.

Als Hauptursache der Bruchheilungsstörungen am Oberschenkelschaft fanden wir bei fast jedem zweiten Patienten eine fehlende mediale Abstützung, die teils auf primär belassene Knochendefekte, teils auf unsachgemäß durchgeführte Osteosynthesen mit sekundärer Metallockerung zurückzuführen waren (Tabelle 2A).

Neun Plattenbrüche unter 21 Metallockerungen sind als Folge der fortbestehenden Instabilität zu verzeichnen. Aseptische Fragmentnekrosen mit sich ergebender sekundärer Instabilität im Frakturbereich fanden wir in 16 Fällen.

Sicherlich spielt der „Faktor Mensch" [6] bei Mißerfolgen der operativen Bruchbehandlung eine gewisse Rolle. Sechs unserer Patienten haben sicherlich bei korrekt durchgeführter Osteosynthese am Oberschenkelschaft teils aus Unkenntnis, teils aus Nachlässigkeit oder physisch bedingt zu früh die betroffene Extremität voll belastet.

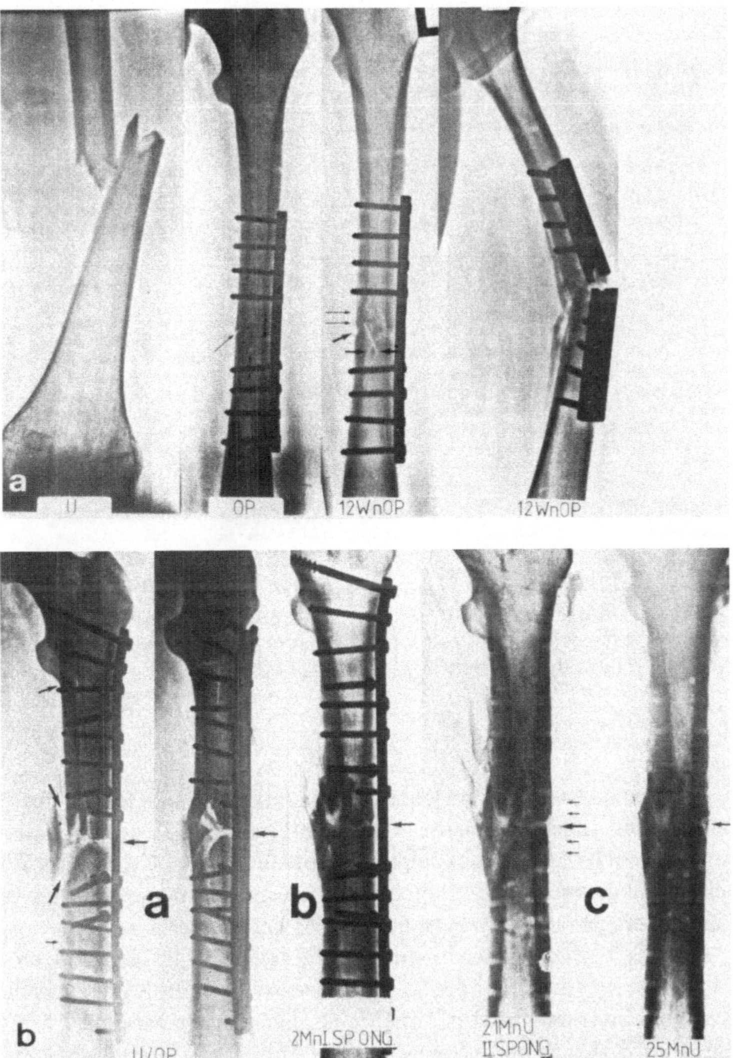

Abb. 1. a Auf der Röntgenaufnahme vom Unfalltag ist lediglich ein querverlaufender Bruch zu erkennen. Postoperativ stellt sich dann ein Bruch mit kleiner Trümmerzone heraus mit fehlender medialer Abstützung. Die Platte wurde zwar gespannt, aber nicht ausreichend vorgebogen. 12 Wochen nach Unfall kam es zum Plattenbruch. **b** Oberschenkelstückbruch, der am Unfalltag versorgt wurde (*a*). Es fehlt die mediale Abstützung, Knochendefekte sind auch unter der Platte verblieben. Durch die frühzeitige autologe Spongiosaplastik (*b*) konnte eine Implantatlockerung und Reosteosynthese vermieden werden. Nach Knochenheilung und Metallentfernung (*c*) nochmalige Spongiosaplastik und Auffüllen des unter der Platte liegenden Defektes

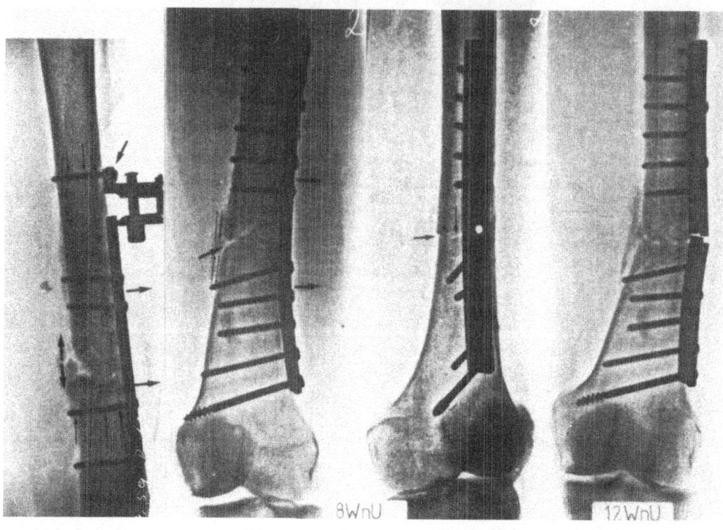

Abb. 2. Überspannen der Platte, erkennbar an den verbogenen Schrauben, führt zum Aufbiegen der Platte und Klaffen des medialen Frakturspaltes. Eine interfragmentäre Kompression liegt nicht mehr vor, die Osteosynthese ist instabil, so daß 12 Wochen nach dem Unfall sich der Ermüdungsbruch der Platte einstellt

Bei den meisten mißlungenen Osteosynthesen sind jedoch im Röntgenbild technische Fehler oder falsch indiziertes Osteosynthesematerial dokumentiert (Tabelle 2B). Hinzu kommen noch operationsbedingte Gegebenheiten wie übermäßige Weichteiltraumatisierung, Denudierung von Fragmenten und anderes, was ein postoperatives Röntgenbild bei einwandfrei eingebrachten Implantaten nicht nachweisen kann.

Zum Teil waren gleich mehrere technische Fehler gemacht worden. Bei mißlungener Plattenosteosynthese war die Platte meist nicht gespannt oder vorgebogen worden, wodurch auch bei einfachen Frakturformen eine mangelhafte mediale Abstützung und somit Instabilität im Frakturbereich vorgegeben ist (Abb. 1a). Wie wesentlich das Spannen und Vorbiegen der Platte für die Stabilität im Bruchbereich durch Schaffen und Erhalten der interfragmentären Kompression ist [1, 4], sollte als bekannt vorausgesetzt werden können. Besonders bei Stückbrüchen ist die Platte ausreichend lang zu wählen, mindestens 7 bis 8 Corticales sollten unserer Meinung nach am jeweiligen Hauptfragment mit Schrauben sicher gefaßt werden. Rückblickend ist weiter festzustellen, daß sicherlich 3 Platten überspannt wurden (Abb. 2), erkennbar an den konkav gebogenen Platten mit klaffendem medialem Frakturspalt. Zweimal führte eine ventrale Plattenlage am Oberschenkelschaft zum Plattenbruch.

Wir behandelten Störungen nach Marknagelung am Oberschenkel in 18 Fällen, davon 4mal bei korrekt durchgeführter Marknagelung im mittleren Oberschenkelschaftdrittel. Bei 14 Patienten lagen jedoch zu dünne und meist auch zu kurze Marknägel vor, die häufig zusätzlich falsch indiziert eingesetzt wurden.

In allen 80 Fällen mit primär fehlgeschlagener Bruchbehandlung konnten wir eine knöcherne Durchbauung der Fraktur durch sekundäre Maßnahmen erreichen (Tabelle 3B).

Neben der richtig dimensionierten und indizierten sowie technisch korrekt durchgeführten Osteosynthese war ein wesentlicher Teil unserer Behandlung das zusätzliche Anlagern von autologer Spongiosa. In 14 Fällen mit verzögerter Knochenbruchheilung am Oberschenkelschaft bzw. fortbestehendem großen Knochendefekt, der zwangsläufig zur Frakturheilungsstörung führen muß (Abb. 1b), konnte durch eine alleinige sekundäre Spongiosaplastik eine Frakturheilung erreicht werden. Bedingt durch die Lage der Pseudarthrosen sowie der großen Anzahl von Fragmentnekrosen und Brüchen mit kleiner Trümmerzone wurde der Bruchbereich sekundär überwiegend mit der breiten Platte der AO stabilisiert. Ein Verfahrenswechsel der Osteosynthese von Platte auf Marknagel führten wir nur in 2 Fällen durch, wo bei vitaler Pseudarthrose im mittleren Schaftdrittel eine gute Nagelindikation bestand.

Zusammenfassend ist festzustellen, daß in fast allen Fällen mit aseptischen Komplikationen der operativen Knochenbruchbehandlung am Oberschenkelschaft technisch fehlerhafte oder falsch indizierte Osteosynthesen der Knochenbruchheilungsstörung vorangegangen sind. Überwachungsfehler in der Nachbehandlungsphase mit zu frühzeitigem, vollem Belasten führen gelegentlich zum Mißerfolg der operativen Knochenbruchbehandlung am Bein. In fast zwei Drittel der Fälle lagen Frakturen mit kleiner Trümmerzone oder Stückbrüche vor. Die primäre Spongiosaplastik, gegebenenfalls auch frühsekundär durchgeführt, ist in diesen Fällen zur Schaffung einer ausreichenden medialen Abstützung, kombiniert mit einer stabilen Osteosynthese, zu fordern. Sekundäre Instabilität bei Fragmentnekrose lag in etwa einem Viertel der Fälle vor.

Literatur

1. Gotzen L, Strohfeld G, Haas N (1980) Die Wertigkeit von Plattenvorbiegung und Vorspannung sowie schräger Plattenzugschraube für die Osteosynthesestabilität. Langenbecks Arch Chir (Suppl Chir Forum). Springer, Berlin Heidelberg New York, S 21–25
2. Lies A, Scheuer I (1981) Die mediale Abstützung – Bedeutung und Möglichkeiten der Wiederherstellung bei Osteosynthesen. Hefte Unfallheilkd 153:243–248
3. Lüscher JN, Rüedi Th, Allgöwer M (1978) Erfahrungen mit der Plattenosteosynthese bei 131 Femurschafttrümmerfrakturen. Helv Chir Acta 45:39–42
4. Müller ME, Allgöwer M, Schneider R, Willenegger H (1977) Manual der Osteosynthese, AO-Technik. Springer, Berlin Heidelberg New York
5. Tscherne H, Trentz O (1977) Operationstechnik und Ergebnisse bei Mehrfragment- und Trümmerbrüchen des Femurschaftes. Unfallheilkunde 80:221–230
6. Weller S (1972) Vermeidung technischer Fehler bei der operativen Behandlung von Frakturen. Chirurg 3:100–104

Spätkomplikationen nach Marknagelung am Oberschenkel

E.L.F.B. Raaymakers[1] und R.K. Marti[2]

[1] Universitätsklinik für Chirurgie, Grimburgwall 10, NL-Amsterdam
[2] Orthopedie Academisch Med. Centrum, Meibergdreef 9, NL-1105 AZ Amsterdam-Zuidoost

1. Pseudarthrose

Die nichtinfizierte vitale Pseudarthrose entsteht meistens durch fehlende (Rotations)stabilität. Ein dickerer Nagel ist die beste Lösung dieses Problemes. Die nichtinfizierte avitale Pseudarthrose ist am besten anzugehen mit einer Decortikation und Spongiosaplastik. Entweder man beschränkt sich auf diese biologischen Maßnahmen oder man entfernt den Nagel und stabilisiert mit einer Platte damit nicht auch intramedullär devitalisiert wird.

Bei der infizierten vitalen Pseudarthrose ersetzen wir den Nagel durch den sehr stabilen Wagner-Fixateur externe.

Die infizierte avitale Pseudarthrose braucht wieder eine lokale Versorgung in Form von Decortikation und Spongiosaplastik. Metallentfernung ist notwendig zur Heilung der Infektion, sodaß irgendwie stabilisiert werden muß. Wir bevorzugen trotz Infekt eine Platte statt einer externen Fixation.

2. Avasculäre Kopfnekrose

Es betrifft kein rein theoretisches Problem. Vor 16 Jahren wurde bei einem damals 16 Jahre alten Jungen eine Femurfraktur genagelt (Abb. 1). Jetzt hat er eine eindeutige schmerzhafte Kopfnekrose. Der Nagel liegt zu weit medial weil er über einen retrograd eingebrachten Führungsspieß eingeschlagen wurde. Der retrograd eingebrachte Führungsspieß kann nur zu weit medial, ja sogar intra-articulär das proximale Femurende durchspießen. Bei dieser – leider immer noch nicht überall verlassenen – Technik riskiert man eine Verletzung der Ramus capsulares der Arteria circumflexa femoris lateralis und damit eine Bedrohung der Vascularisation des Femurkopfes.

3. Coxa valga

Wie Müller (1981) gezeigt hat muß man sich die Wachstumsfuge am proximalen Femur vorstellen: als eine durchgehende Struktur von Trochanter major bis Schenkelkopf. Der Halsanteil besitzt also auch Wachstumsknorpel, der zusammen mit der Fuge des Trochanter major geschädigt wird, wenn er von einem Marknagel durchspießt wird. Das ungestörte Wachstum im Kopfgebiet verursacht dann eine Valgusdeformität.

Wie Weber (1978) angegeben hat gebrauchen wir, wenn ein Marknagel beim Kind indiziert ist, einen Tibianagel, welcher distal von Trochanter major eingeschlagen wird.

Hefte zur Unfallheilkunde, Heft 158
Zusammengestellt von A. Pannike

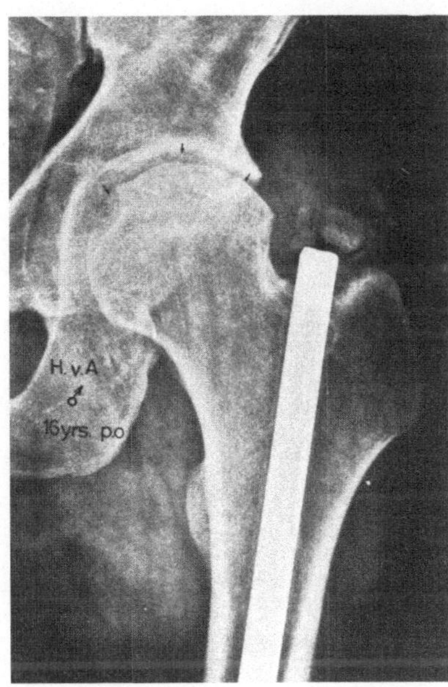

Abb. 1. Kopfnekrose nach retrograder Marknagelung

4. Rotationsfehler

Der Rotationsfehler ist vermutlich die häufigste Komplikation nach Marknagel und eigentlich mehr Früh- als Spätkomplikation. Er entsteht durch ungenügende Reposition oder Rotationsinstabilität mit sekundärer Verschiebung. Vorzugsweise kommt es zu einer Außenrotationsdeformität, an der eine falsche Beobachtung sowie mechanische Bedingungen zu Grunde liegen. Durch systematische Untersuchung vor Wundverschluß, mit dem Operationstisch in neutraler Position, läßt sich diese kosmetisch und funktionell störende Komplikation vermeiden.

5. Schwierigkeiten bei Metallentfernung

Vitallium Nägel sind meistens sehr schwer zu entfernen. Man entscheidet sich nur im Falle eines störenden Nagelendes zur Entfernung. Die bekannte Biokompatibilität hat schon öfters gesiegt über unsere kräftigsten Assistenten. Man verzichtet dann auf Entfernung des Nagels und sägt nur das störende Nagelende ab.

Wenn der Nagel zu tief eingeschlagen ist kann er nur nach Osteotomie des Trochanters entfernt werden (Abb. 2).

6. Wanderung des Nagels durch Infektion

Ein 24jähriger Mann hatte seit 7 Jahren einen infizierten Marknagel mit einer Fistel im Operationsgebiet. Vor einem halben Jahr hatte er bemerkt, daß zeitlich die Produktion der

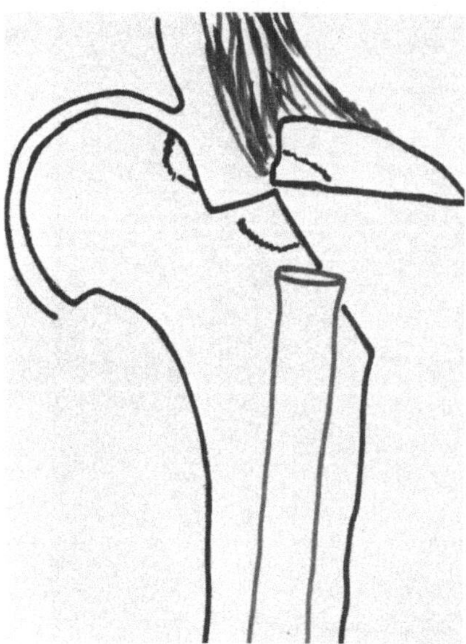

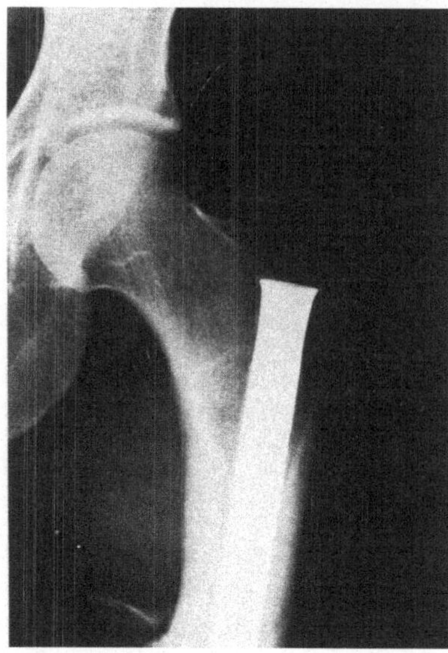

Abb. 2. *Rechts:* Zu tief eingeschlagener Marknagel. *Links:* Nur mit Hilfe einer Trochanter-Osteotomie ist der Nagel zu entfernen

Fistel unterblieb und das Knie in dieser Periode schmerzhaft und geschwollen war. Als die Fistel wieder produzierte wurde das Knie wieder schlank. Das Röntgenbild des Kniegelenkes zeigte das distale Nagelende, penetriert ins Kniegelenk (Abb. 3). Die Entfernung des Nagels fand durch eine Arthrotomie statt. Es bestand natürlich eine ausgesprochene

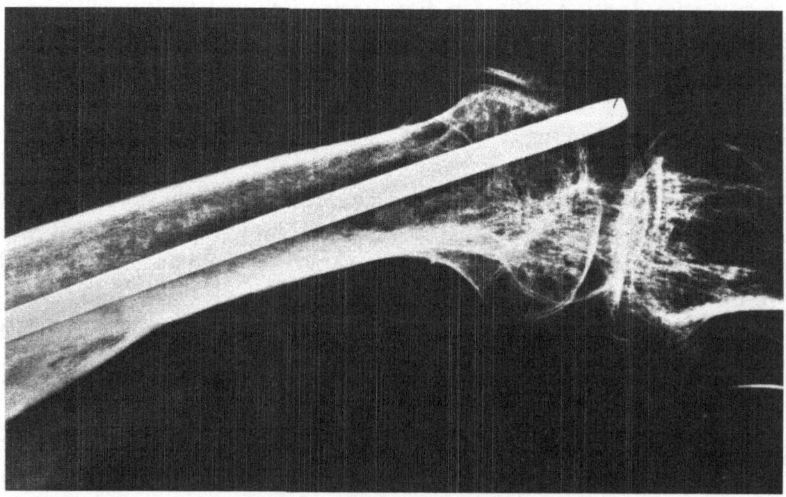

Abb. 3. Durch eine 7 Jahre dauernde intramedulläre Infektion penetriert der Nagel ins Kniegelenk

Gonarthitis purulenta. Das Gelenk und die Markhöhle wurden debridiert und es wurde eine Spül-Saugdrainage angelegt. Zwei Jahre später ist das Knie schmerzfrei belastbar, streckt voll und beugt über 90°. Radiologisch ist noch ein relativ gutes Gelenk sichtbar nach der seltsamen Spätkomplikation der Marknagelung.

Literatur

Müller K (1981) In: Fractures in Children, added by Chapchal G. Thieme, Stuttgart New York

Weber BG (1978) In: Die Frakturbehandlung bei Kindern und Jugendlichen. Springer, Berlin Heidelberg New York

Rotationsfehlstellung nach Oberschenkelmarknagelung

M. Jäger und J.M. Schmidt

Klinikum Großhadern (Direktor: Prof. Dr. Dr. h.c. A.N. Witt), Marchioninistraße 15, D-8000 München 70

Die Oberschenkelmarknagelung hat sich bei strenger Indikation als zuverlässiges Verfahren bewährt. Die Komplikationsmöglichkeiten sind dennoch mannigfaltig, zu den häufigsten zählt die Rotationsfehlstellung als nicht beachtete oder vergessene dritte Dimension.

Im Zeitraum zwischen 1968 und 1980 wurden an der Orth. Universitätsklinik München 36 Rotationsfehlstellungen nach auswärts durchgeführten Femurmarknagelungen korrigiert. Es handelte sich um 33 Außen- und 3 Innenrotationsfehler. Das Drehmoment der Außenrotatoren ist dreimal so kräftig wie das der Innenrotatoren, wodurch das zahlenmäßige Übergewicht der Außenrotationsfehlstellungen zu erklären ist.

Der jüngste Patient war 18, der älteste 43 Jahre alt. Neben den Femurfrakturen lagen in 14 Fällen noch weitere Verletzungen wie Rippenserienfrakturen, Patellabrüche, Schädelbasisbruch oder Frakturen an der oberen Extremität vor.

Das Ausmaß der Innenrotationsfehlstellung war zwischen 20° und 30°, das der Außenrotationsfehlstellung zwischen 20° und 70°, durchschnittlich 32°. Als kombinierte Achsenfehlstellungen lagen in 19 Fällen Beinverkürzungen von 1–5 cm, in 1 Fall eine Valgus- und in 4 Fällen eine Varusfehlstellung zwischen 5° und 15° vor. Bei über 2/3 der Fälle war eine geschlossene Marknagelung vorausgegangen. Der durchschnittliche Drehfehler war bei diesen mit 35° höher als nach offener Marknagelung, wo er 26° ausmachte.

Der Zeitraum zwischen Unfall und Korrekturosteotomie schwankte zwischen 1/2 und 17 Jahren. Die Patienten wurden in 3 Gruppen eingeteilt (Tabelle 1).

Während in der Gruppe 1, wo die Derotationsosteotomie innerhalb der ersten 2 Jahre erfolgte, lediglich in 3 Fällen über Schmerzen im Kniegelenk geklagt wurde, nahm die

Hefte zur Unfallheilkunde, Heft 158
Zusammengestellt von A. Pannike

Tabelle 1

Zeitraum zwischen Unfallereignis und Korrekturosteotomie	N	Schmerzen Keine	Knie	Hüft-gelenk	Knie- und Hüftgelenk
1/2 – 2 Jahre	14+	11	3		
2 – 5 Jahre	13+	4	4	2	3
5 – 17 Jahre	6		2		4

+ = 3 Patienten mit zusätzlichen Kniegelenksverletzungen wurden nicht berücksichtigt

Häufigkeit der Kniegelenks- und Hüftgelenksbeschwerden in der Gruppe 2 und besonders in der Gruppe 3 deutlich zu. Die Schmerzen am Kniegelenk wurden meist im Bereich des medialen Gelenkspaltes projiziert. Für die häufig auftretenden Kreuzschmerzen ist z.T. die statische Fehlbelastung bei Beinverkürzungen anzuschuldigen.

Die klinische Diagnostik der Rotationsfehler erfolgte durch vergleichende Feststellung der Rotationsbeweglichkeit. Exakter kann das Ausmaß der Drehfehlstellung durch die vergleichende Antetorsionsaufnahme mit dem Haltegerät nach Rippstein festgestellt werden (Abb. 1). Haben vor dem Unfall seitengleiche Verhältnisse vorgelegen, so läßt sich aus der Winkeldifferenz die Rotationsfehlstellung genau beurteilen (Abb. 2). Im übrigen kann von einem durchschnittlichen Antetorsionswinkel zwischen 12° und 15° ausgegangen werden.

Die Korrekturosteotomie wurde grundsätzlich subtrochantär durchgeführt, da eine intertrochantäre Osteotomie eine Ansatzverlagerung des Musculus iliopsoas bedeutet hätte.

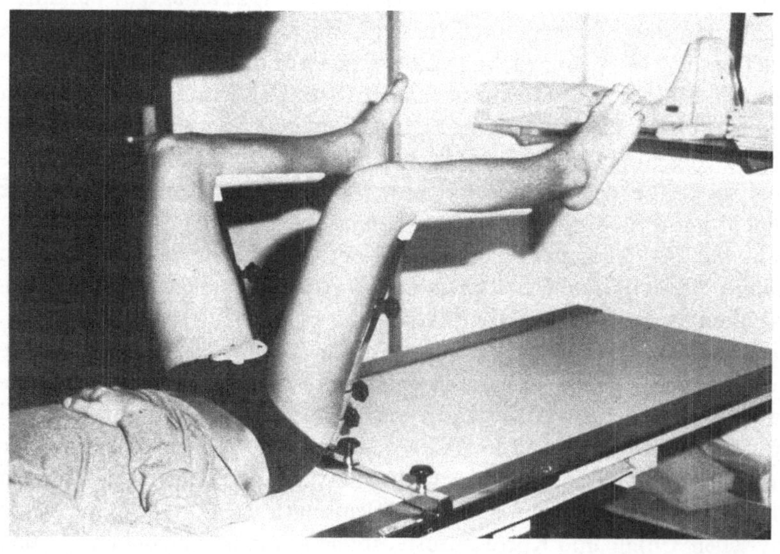

Abb. 1. Antetorsionsaufnahme mit Rippsteinhaltegerät. Hüftgelenksbeugung 90° und Abduktion 20°

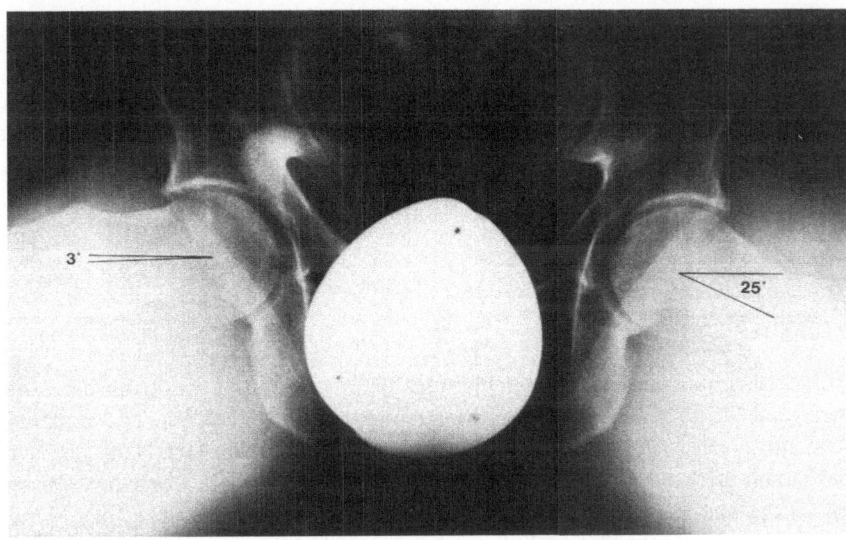

Abb. 2. *Antetorsionsaufnahme:* Außenrotationsfehlstellung re. Femur nach Marknagelung von 22°

Zur Markierung der Torsion wurden temporär eingebohrte Kirschner-Drähte verwendet (Abb. 3).

Als Komplikationen traten in 2 Fällen Wundheilungsstörungen auf, bei 3 Patienten war die knöcherne Überbrückung der Osteotomie verzögert, bei 1 Patientin kam es zur Locke-

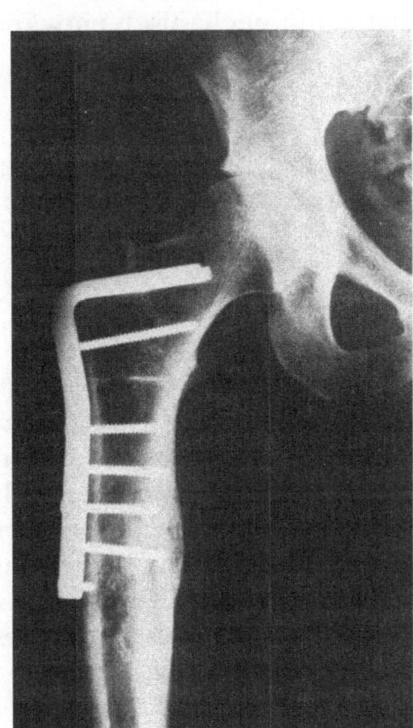

Abb. 3. Zustand nach subtrochantärer Derotationsosteotomie (*Pfeil*). Osteosynthese mit Condylenplatte

rung der Condylenplatte. Unter konsequenter Ruhigstellung in einem BBF-Gips kam es auch hier zu einer knöchernen Konsolidierung.

36 Patienten wurden durchschnittlich 9 Jahre nach erfolgter Korrekturosteotomie beobachtet. Der Drehfehler konnte immer auf eine funktionell unbedeutende Winkeldifferenz von maximal 6° reduziert werden. Nach Frühkorrektur konnte in jedem Fall Beschwerdefreiheit erzielt werden. Bei den übrigen Fällen konnte die Schmerzsymptomatik wesentlich gemindert werden.

Zusammenfassung

Zur Vermeidung von Rotationsfehlern ist die intraoperative Kontrolle der Rotationsstellung zwingend erforderlich. Die rotationsstabile Marknagelung ist anzustreben. Innen- und Außenrotationsfehler von mehr als 20° sind korrekturbedürftig. Nach genauer Bestimmung des Drehfehlers mit Hilfe der Antetorsionsaufnahme wird die Korrektur subtrochantär noch im spongiösen Bereich durchgeführt. Die übungsstabile Fixation erfolgt mit der Condylen- oder pertrochantären Platte. Aufgrund der guten Nachuntersuchungsergebnisse, der geringen Komplikationsrate und zur Vermeidung von Spätschäden halten wir eine zu abwartende Haltung gegenüber der Derotationsosteotomie für nicht angezeigt.

Störungen der Knochenheilung im Bereich des Oberschenkelschaftes nach biomechanisch einwandfreier Plattenosteosynthese

G. Hörster, G. Hierholzer und M. Stringl

Berufsgenossenschaftliche Unfallklinik (Direktor: Prof. Dr. med. G. Hierholzer), Großenbaumer Allee 250, D-4100 Duisburg 28

Einleitung

Die Oberschenkelschaftfraktur stellt eine Indikation zur operativen Behandlung dar, wobei sich Marknagel und Platte methodisch ergänzen [13, 19]. Nach korrekter Reposition und stabiler Plattenosteosynthese kann entsprechend experimentellen Untersuchungen primäre – calluslose oder zumindest callusarme – Knochenheilung erwartet werden, da die Reaktion des betroffenen Gewebes überwiegend von mechanischen Faktoren abhängt [8, 9, 14]. Unabhängig von diesen Untersuchungen sieht man lediglich bei Kindern regelmäßig nach auch stabilen Osteosynthesen deutliche Callusbildung [20]. Während endostale und periostale Callusbildung das wesentliche Merkmal der sekundären Knochenheilung zum direkten knöchernen Durchbau zwischen den Fragmentenden, wobei dieser im wesentlichen als biologische Leistung des intracorticalen cellulären Apparates gesehen werden kann [16].

Hefte zur Unfallheilkunde, Heft 158
Zusammengestellt von A. Pannike

Im Oberschenkelschaftbereich ist entgegen diesen experimentellen Erfahrungen allerdings häufig das Auftreten einer medio-dorsalen langstreckigen Callusbrücke zu beobachten, wobei nicht immer eine sichere Korrelation zu mangelnder Stabilität herzustellen ist. In der vorliegenden Arbeit soll versucht werden, die röntgenologischen Aspekte der Bruchheilung nach primär und auch im weiteren Verlauf stabiler Plattenosteosynthese am Oberschenkelschaft zu analysieren.

Material und Methodik

Der knöcherne Heilungsprozeß bei 40 Patienten wurde röntgenologisch ausgewertet. Es handelte sich um Erwachsene, bei welchen eine primäre Plattenosteosynthese im Bereich des Oberschenkelschaftes durchgeführt worden war. Eine zum Operationszeitpunkt biomechanisch einwandfreie Osteosynthese wurde gefordert, welche später ohne röntgenologisch erkennbare Veränderungen der Metallage und ohne Reeingriff zur Heilung führte. Überbrückende Osteosynthesen wurden nicht berücksichtigt, da hier notwendigerweise eine vom Aspekt her unterschiedliche Art der Knochenheilung vorgegeben ist. Es wurde röntgenologisch der Zeitpunkt der knöchernen Heilung zwischen den Fragmentenden anhand der Sichtbarkeit des Frakturspaltes bestimmt, sowie das Ausmaß der produzierten Callusmenge zum Zeitpunkt der ersten Röntgenkontrolle nach 4–6 Wochen sowie zum Abschluß der Behandlung flächenhaft planimetrisch in ap- und Seitenrichtung gemessen.

Ergebnisse

Tabellen 1 und 2 zeigen die Ergebnisse der planimetrischen Flächenmessung des Callusgewebes sowie den Zeitpunkt zu dem postoperativ ein Bruchspalt röntgenologisch noch erkennbar war. Bei insgesamt nur 9 Patienten war die zu erwartende calluslose Bruchheilung eingetreten, alle anderen zeigten eine teilweise erhebliche Callusreaktion, welche sich in ap- und Seitenrichtung relativ gleichmäßig über eine Fläche von im Mittel 6–6,5 cm^2 erstreckte (Abb. 1). In ap-Richtung war dabei lediglich der mediale Bereich betroffen, in der Seitenrichtung sah man meist eine kleine ventrale Reaktion bei größerer dorsal gelegener Callusmuffe. (Der laterale Plattenlagerbereich wurde bei den Messungen ausgespart, um Verfälschungen durch knöcherne Reaktionen am liegenden Metall auszuschließen.) Insgesamt handelt es sich also um eine dorso-medial gelegene Callusformation, welche den Bruchspalt häufig langstreckig überbrückte. Auffallend war, daß das Callusgewebe in der Regel bereits zum Zeitpunkt der ersten Röntgenkontrolle nach 4–6 Wochen erkennbar war und sich in der flächenhaften Ausdehnung bis zum Abschluß der Behandlung nicht wesentlich veränderte bei selbstverständlich zunehmender Kalkdichte und weiterer Umstrukturierung. Der Bruchspalt zwischen den Fragmentenden war röntgenologisch im Mittel 6 Monate sichtbar, wobei zu diesem Zeitpunkt meist bereits Belastungsfähigkeit durch das Callusgewebe gegeben war. Nur bei 10 Patienten war ein Bruchspalt nach 4 Monaten nicht mehr erkennbar, was von diesem Gesichtspunkt aus für biologische Vorgänge im Sinne primärer Knochenheilung sprechen würde. Die Zeitdauer zwischen Operation und knöchernem Durchbau der Fragmentenden war nicht mit einer bestimmten Callusmenge korrelierbar.

Tabelle 1. Plattenosteosynthese Oberschenkelschaft (n = 40)

1. Planimetrische Flächenmessung des Callusgewebes				
	1. Messung (4–6 W)		2. Messung (Abschl.)	
ap	5,7 qm^2	(0–18)	6,5 qm^2	(0–22)
Seitl.	6,5 qm^2	(0–22)	6,8 qm^2	(0–19)

Tabelle 2. Plattenosteosynthese Oberschenkelschaft (n = 40)

2. Bestimmung des Zeitpunktes der Knochenheilung zwischen den Fragmentenden

Zeit	n
10 Monate	4
8 Monate	7
6 Monate	20
4 Monate	9
	40

Diskussion

Die Ergebnisse lassen erkennen, daß im Bereich des Oberschenkelschaftes sekundäre Knochenheilung auch nach regelrechter Wiederherstellung der Anatomie und stabiler Osteosynthese die Regel ist. Die Callusmuffe, welche bereits relativ frühzeitig in Erscheinung tritt, den Bruchbereich weit überbrückt und sich in der flächenhaften Ausdehnung bis zur endgültigen Verheilung der Fraktur nicht wesentlich ändert, tritt im wesentlichen mediodorsal auf. Das röntgenologische Aussehen dieser Callusmuffe entspricht nicht dem bekannten Bild des Instabilitätscallus, welcher sich relativ eng und halbkugelförmig auf den Bruchbereich begrenzt und meist mit einer röntgenologisch erkennbaren bestimmten biomechanischen Konstellation korreliert ist, sondern hat offensichtlich andere Ursachen. Willenegger, Pfister und McKibbin haben ebenfalls auf derartige Callusformationen aufmerksam gemacht und ihre bewegungsinduzierte Entstehung bezweifelt [12, 15, 21]. Als Ursachen werden von Blietz und Küntscher aseptische Entzündungen und von Danckwardt-Lillieström ein Medullohämatom vermutet, während des weiteren überwiegend Störungen in der Gefäßversorgung des betroffenen Skeletabschnitts diskutiert werden [3, 4, 10, 18].

Da in unserem Krankengut ebenfalls die mechanische Genese der Callusbildung weitgehend ausgeschlossen werden konnte, muß man in Zusammenhang mit der häufig verzögerten direkten knöchernen Verbindung der Fragmentenden ebenfalls am ehesten an regionale Durchblutungsstörungen des Knochens als Folge von Trauma und Osteosynthese denken. In der Regel war die Plattenosteosynthese nach subperiostaler Darstellung des Bruchbereiches durchgeführt worden, was nicht selten zu einer flächenhaften Ablösung des Periostes geführt haben muß. Am Oberschenkel ist das Periost lediglich im Bereich der linea aspera fest mit der Corticalisoberfläche verwachsen, so daß eine Trennung von Periost

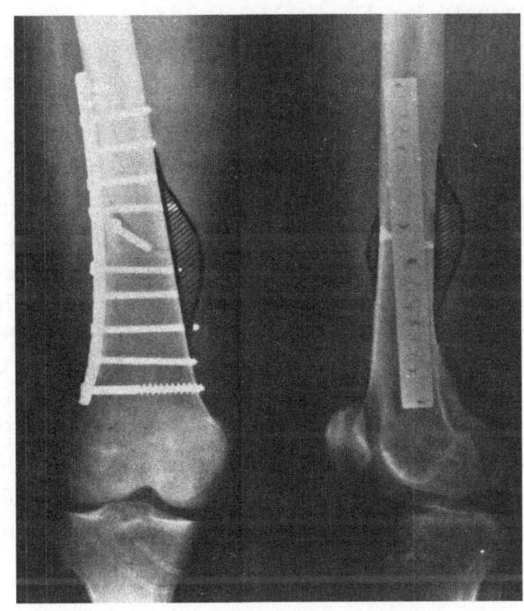

Abb. 1. Ausmaß der im Mittel nach Plattenosteosynthese zu erwartenden Callusreaktion

und Corticalis durch Traumaeinwirkung oder Manipulation während der Osteosynthese leicht möglich ist. Da man davon ausgehen muß, daß bei diesen Verletzungen in der Regel die Markraumarterie zerrissen ist und sich beim Menschen offensichtlich nicht innerhalb kurzer Zeit wieder vollständig regeneriert, könnte diese zusätzliche periostale Beeinträchtigung zur großflächigen Durchblutungsstörung der Fragmentenden auch bei einfacheren Frakturformen führen [5, 17]. Erklären ließe sich damit teilweise auch der langstreckige Verlauf der Callusreaktion, da im direkt benachbarten Periostbereich eine Callusbildung primär aufgrund der Vitalitätsstörung nicht möglich ist und nicht durchblutetes corticales Gewebe in der Regel einen Anreiz zu gesteigerter knöcherner Neubildung der periostalen Umgebung darstellt.

Anhand von morphologischen Einzelbeobachtungen durch Biopsien bei Oberschenkelschaftpseudarthrosen nach Plattenosteosynthese ist ergänzend zu beobachten, daß die Avascularität bzw. die Revascularisationsstörung der corticalen Fragmentenden bei der Entstehung von aseptischen Schaftpseudarthrosen offensichtlich eine bedeutende Rolle spielt, auch wenn eine Durchblutungsstörung intraoperativ klinisch und im Röntgenbild nicht immer zu vermuten ist. Die morphologischen Merkmale dieser Konstellation sind das fehlende Remodelling im Bereich des Haversschen Systems der Fragmentenden, flächenhafte Resorptionsvorgänge sowie eine anhand mangelnder Fuchsinanfärbbarkeit darstellbare Nekrose der Corticalis. Die von Schweiberer skizzierten Vorgänge im Rahmen der Entstehung der Nekrosepseudarthrose könnten demnach von größerer Bedeutung sein als dieses klinisch bisher erkennbar ist [17]. Zu bestehender Avascularität der Fragmentenden für eine Zeit von mehreren Monaten bei meist gleichzeitiger Fragmentendresorption vom Bruchspalt aus kann es aufgrund sekundär mangelnder Abstützung der Fragmente mit Überlastung des Implantates und Instabilität kommen, wodurch wiederum erneute Resorption und Revascularisationsstörung begünstigt werden. Die von uns gefundenen Vorgänge der Knochenheilung nach Plattenosteosynthese – insbesondere nach subperiostalem Freilegen des Bruchbereiches – würden demnach mögliche spätere Komplikationen wesentlich begünstigen, da die Addition nur geringer biomechanischer Störfaktoren zur geschilderten biologischen Konstellation zum unbefriedigenden Ausgang führen muß.

Die klinische Konsequenz der Überlegungen führt notwendigerweise in Richtung der Überbrückungsosteosynthese mit möglichst epiperiostaler Plattenlage nicht nur bei Stückbrüchen sondern auch bei einfacheren Frakturformen. Während Lexer bereits früh in besonderer Weise auf die Notwendigkeit der Periostschonung hingewiesen hat, Wilde am – allerdings wachsenden – Röhrenknochen ausgedehnte Corticalisnekrosen bei subperiostaler Plattenlage sah und Anderson anhand klinischer Serien ebenfalls auf den Wert extraperiostaler Operationstechnik hinwies, konnte Anthony Unterschiede im klinischen Ergebnis zwischen subperiostalem und periostalem Vorgehen am Unterarmschaft nicht feststellen [1, 2, 11, 22]. Aus unserer Klinik wurden die Vorteile der überbrückenden Plattenosteosynthese unter besonderer Schonung des Periostes in Stückbruchbereichen anhand einer größeren Untersuchungsserie bereits dargestellt [7]. Es scheint sich nunmehr auch die Notwendigkeit herauszukristallisieren bei unkomplizierten Brüchen vermehrt im überbrückenden Sinne vorzugehen, wobei ein weiterer Vorteil in der verminderten Gefahr von ausgedehnten Corticalisnekrosen nach Eintreten einer Infektion liegt [6].

Zusammenfassung

Die Analyse von 40 Verläufen nach Plattenosteosynthese am Oberschenkelschaft hat gezeigt, daß in einem hohen Prozentsatz sekundäre Bruchheilung auftritt, ohne daß diese mit gleichzeitiger Instabilität in Zusammenhang zu bringen ist. Der gleichzeitig lange Zeit sichtbare Bruchspalt spricht für Durchblutungsstörungen des Bruchbereiches mit entsprechender Problematik bei der Revascularisation, so daß auch bei korrekter Wiederherstellung die aufgrund experimenteller Untersuchungen zu erwartende primäre Bruchheilung nicht eintreten kann. Offensichtlich wird bei Zerstörung der Markraumarterie durch großflächiges Deperiostieren die Durchblutung der Fragmentenden auch bei einfacheren Bruchformen deutlich gestört, so daß soweit als möglich epiperiostales überbrückendes Vorgehen sinnvoll erscheint. Morphologische Einzelbefunde bestätigen die Bedeutung der Durchblutungsstörung der Fragmentenden für die Entstehung der Schaftpseudarthrose, wobei sich zur primär ungünstigen biologischen Konstellation spätere mechanische Instabilität addiert.

Literatur

1. Anderson LD et al (1975) Compression-plate fixation in acute diaphyseal fractures of the radius and ulna. J Bone Joint Surg 57A:287–296
2. Anthony SB, Seymore JC, Cardea JA (1980) The Effects of Extraperiosteal and Subperiosteal Exposure on the Healing of Fractures with Compression Plate Fixation. In: Current Concepts of Internal Fixation of Fractures. Springer, Berlin Heidelberg New York
3. Blietz R, Gsottschneider B (1973) Die experimentelle Erzeugung von ossären Reaktionen an Metallimplantaten. Arch Orthop Unfallchir 76:175–187
4. Danckwardt-Lillieström G (1969) Reaming of the Medullary Cavity and its Effect on Diaphyseal Bone. Acta Orthop Scand (Suppl) 128
5. Hörster G, Böhm E (1981) Das Ausmaß der posttraumatischen bzw. postoperativen Durchblutungsstörung der Schaftcorticalis nach Fraktur und Osteosynthese. Vortrag:

44. Jahrestag der Dtsch Ges f Unfallheilkd, Berlin 19.–22.11.1980. Hefte Unfallheilkd. Springer, Berlin Heidelberg New York
6. Hörster G, Hierholzer G, Böhm E (1981) Taktik des operativen Vorgehens bei infizierten Schaftpseudarthrosen im Bereich verschiedener Skelettabschnitte. Vortrag: 68. Tag der Dtsch Ges f Orthopädie und Traumatologie. Heidelberg 7.–10.10.1981
7. Kleining R, Hax PM (1981) Die interne Überbrückungsosteosynthese ohne Reposition des Stückbruchbereichs als Alternative zur internen Fragmentfixation von Stückbrüchen nach anatomischer Reposition. Hefte Unfallheilkd, Heft 153. Springer, Berlin Heidelberg New York
8. Knöpfler EW (1967) Die biomechanischen Induktionen bei der Knochenbruchheilung. Beilageheft zu Band 104 der Zeitschr für Orthopädie
9. Krompecher S (1937) Die Knochenbildung. Fischer, Jena
10. Küntscher G (1964) Primäre Knochenheilung. Langenbecks Arch Klin Chir 308
11. Lexer E (1915) Blutige Vereinigung von Knochenbrüchen. Dtsch Ztsch Chir 133:170
12. McKibbin B (1980) Radiologic and Histologic Characteristics of Conservatively and Operatively Managed Fractures. In: Current Concepts of Internal Fixation of Fractures. Springer, Berlin Heidelberg New York
13. Müller ME, Allgöwer M, Willenegger H (1969) Manual der Osteosynthese. Springer, Berlin Heidelberg New York
14. Pauwels F (1960) Eine neue Theorie über den Einfluß mechanischer Reize auf die Differenzierung der Stützgewebe. Z Anat Entwickl Gesch 121:478
15. Pfister U (1980) Morphologische, histologische und biomechanische Untersuchungen nach Marknagelung der Tibia. Habilitationsschrift, Tübingen
16. Schenk RK, Willenegger HR (1977) Zur Histologie der primären Knochenheilung – Modifikationen und Grenzen der Spaltheilung in Abhängigkeit von der Defektgröße. Unfallheilkunde 80:155–160
17. Schweiberer L (1978) Nekrosepseudarthrose – Eine experimentelle Studie. Unfallheilkd 81:228–237
18. Trueta J, Cavadias AX (1964) A study of the Blood Supply of the long Bones. Surg Gyn Obstet 118:485
19. Tscherne H, Trentz O (1977) Operationstechnik und Ergebnisse bei Mehrfragment- und Trümmerbrüchen des Femurschaftes. Unfallheilkunde 80:221–230
20. Weber BG (1978) Frakturheilung am ausgereiften und am wachsenden Skelett. In: Die Frakturenbehandlung bei Kindern und Jugendlichen. Springer, Berlin Heidelberg New York
21. Willenegger W (1975) Verplattung und Marknagelung bei Femur- und Tibiaschaftfrakturen: Pathophysiologische Grundlagen. Chirurg 46:145–151
22. Wilde Ch-D, Stürmer K-M (1977) Einfluß der Plattenosteosynthese auf Längenwachstum, Knochenstruktur und Blutversorgung jugendlicher Röhrenknochen im Tierversuch. Chir Forum Exp Klin Forsch 85:9

Rundtischgespräch zu Thema II

Vorsitz S. Weller, Tübingen und J. Probst, Murnau

Weller, Tübingen: Wir haben jetzt nur kurze Zeit für dieses Rundtischgespräch zur Verfügung. Es soll das Anliegen dieses Gesprächs sein, nicht hier oben ein Gespräch zu führen, sondern vor allem auch auf Fragen und auf Mitteilungen aus dem Saal einzugehen.

Lassen Sie mich eine Feststellung vorausschicken. Es hat sich heute morgen wieder gezeigt, daß es zwar für die einzelnen Redner und auch für diejenigen, die zuhören, attraktiv

Hefte zur Unfallheilkunde, Heft 158
Zusammengestellt von A. Pannike

ist, über Husarenritte vorgetragen zu bekommen und eindrucksvolle Beispiele zu sehen, die auf irgendeine Art und Weise zu einem guten Ergebnis geführt haben oder auch nicht. Maurice Müller, der im Anschluß an dieses Rundtischgespräch den Gastvortrag halten wird, hat einmal gesagt: Man soll nie über das reden, was man ausnahmsweise tut.

Das hat eine gewisse Bedeutung. Wenn man nämlich über solche Ausnahmefälle und schwierige Fälle, über die Husarenritte redet, dann hat das häufig die Konsequenz, daß einige nach Hause gehen und auch bei den einfachen Indikationen diese Husarenritte veranstalten. Dann kommt es in vielen Fällen erst recht zu Komplikationen.

Aus diesem Grund müssen wir uns über die ernsthaften Indikationen für die Mehrzahl der Fälle unterhalten, nachdem wir die verschiedenen Vorträge gehört haben.

Es geht um die primäre Indikationsstellung bei nicht infizierten frischen Frakturen. Wir haben die verschiedenen Möglichkeiten gehört. Wir sollten nochmals kurz über die konservative und die operative Behandlung reden: Wann ist die konservative Indikation gerechtfertigt? Wann sollte man sie durchführen? Herr Jahna hat uns die konservative Seite vorgestellt. Die operative Seite überwiegt beim Oberschenkel; das sollte zumindest in unserem Land keine Frage sein. Wir sollten dazu nochmals hören, was die einzelnen Herren meinen.

Ist aus dem Auditorium zur Indikationsstellung ein Beitrag zu erwarten? – Wenn das nicht der Fall ist, darf ich an Herrn Burri die Frage richten: Herr Burri, gibt es für Sie überhaupt noch eine Indikation für eine konservative Behandlung am Oberschenkel bei einer frischen Fraktur?

C. Burri, Ulm: Im Schaftbereich beim Erwachsenen an sich nicht. Man kann die konservative Behandlung unterschiedlich durchführen. Herr Jahna hat eine Möglichkeit gezeigt. Wir sind in unserem Raum sehr stark mit den Amerikanern befreundet. Wir haben Verbindung zu Augsburg. Die Amerikaner behandeln anders. Sie machen über zwei, drei Wochen eine Extension und dann einen Bewegungsgips im Kniebereich. Sie haben phantastische Ergebnisse. Sie haben daneben aber auch phantastische Ergebnisse, wie man sie mit der konservativen Behandlung eben haben kann. Sie nehmen einfach in Kauf, daß sie Achsenabweichungen von 15° und Verkürzungen bis zu 3 cm haben.

Wenn man mit diesen Ergebnissen zufrieden ist und damit keine Haftpflichtprozesse auf dem Hals hat, kann man das ruhig so machen. Wenn man aber eine volle Wiederherstellung der Länge und der Achse und der Gelenkbeweglichkeit haben will, meine ich, daß heute im Erwachsenenalter die Osteosynthese den Vorzug erhalten muß.

S. Weller, Tübingen: Man kann ja das eine tun, ohne das andere zu lassen. Man kann ja auch konservativ anfangen und dann operativ fortfahren und dadurch das funktionelle Ergebnis trotzdem sichern. Ich darf von uns sagen, daß wir in der Mehrzahl der Fälle, soweit wir in schwierige Bereiche kommen, konservativ anfangen, und nach einer gewissen Zeit, wenn die Heilung sozusagen konservativ begonnen hat, gehen wir unter günstigeren Bedingungen auf das Osteosyntheseverfahren über und können dann funktionell weiterbehandeln.

H. Jahna, Wien: Ich glaube, das ist Geschmacksache und auch eine Frage, welche Methode man ganz exakt beherrscht. Ich glaube, man sollte unterscheiden zwischen den Drehbrüchen mit der geringen Seitenverschiebung und den multiloculären Brüchen mit der geringen Seitenverschiebung. Ich glaube, da soll man, wie Herr Weller gesagt hat, zumindest zu Beginn konservativ behandeln. Kommt es im Verlauf der Behandlung zum Ausbleiben der Callusbildung nach sechs oder acht Wochen, dann wird man – das haben wir ja gemacht – auf eine Osteosynthese umsteigen können. Wenn man gewisse Grundprinzipien beherrscht und wenn man auf der einen Seite bei der konservativen Behandlung unbedingt eine Verkürzung von 5–10 mm anstrebt, es aber auf der anderen Seite vermeidet, daß man 2, 3 cm verkürzt, dann kann man damit etwas erreichen. Es ist immer die Frage, wie man es macht.

Wir sind auch nicht mit einer Verkürzung von 3 oder 4 cm zufrieden. Da ist dann die konservative Behandlung nicht richtig durchgeführt worden. Das muß man sagen. Wenn man bei einer Seitenverschiebung, die in Extension in Schaftbreite oder mehr als Schaftbreite bestehenbleibt, weiter konservativ behandelt, muß man unbedingt einen Mißerfolg erhalten.

S. Weller, Tübingen: Herr Jahna, wir müssen immer unter der Voraussetzung diskutieren, daß – dies ist natürlich eine Annahme, die wir nicht immer machen können – eine Methode, sei sie nun konservativ oder operativ, korrekt durchgeführt wird. Das ist ja die Schwiegkeit, daß wir unterstellen müssen, daß bei beiden Methoden das technisch nicht perfekt durchgeführt wird. Dann haben wir gleich viele Nachteile mit einzukaufen.

Wir wollen bei der Diskussion der Indikation davon ausgehen, daß technisch alles perfekt durchgeführt wird – ich möchte betonen: technisch –.

C. Burri, Ulm: Ich habe eine Frage an Herrn Jahna. Herr Jahna, Sie haben die Beweglichkeit im Kniegelenk angegeben. Ich glaube, gerade bei der Oberschenkelfraktur ist eines der wesentlichen Kriterien die Beweglichkeit im Hüftgelenk. Können Sie hier eine Aussage bei konservativer Behandlung machen?

H. Jahna, Wien: Die Beweglichkeit im Hüftgelenk wird praktisch immer dann frei, wenn man auf etwas achtet, was allerdings im allgemeinen nicht beachtet wird. Wenn ich einen Oberschenkelschaftbruch in Extension behandle, muß ich von der zweiten oder dritten Woche an systematisch jeden Tag zweimal die Rückenlehne flach lagern. Wenn ich den Patienten zwölf oder vierzehn Wochen mit hochgestellter Rückenlehne lasse, bekommt er Bewegungseinschränkungen. Sonst sind die Bewegungseinschränkungen im Hüftgelenk nach konservativer Behandlung eine äußerste Seltenheit.

S. Weller, Tübingen: Darf ich davon ausgehen, daß auch in der konservativsten Hochburg der Querbruch in Schaftmitte und der kurze Schrägbruch mit einem Marknagel versorgt werden? Ich glaube, darüber sind wir uns klar.

Ich kann nicht so ganz verstehen, daß ein geschlossener Schaftbruch im mittleren Drittel – Querbruch oder kurzer Schrägbruch – auch heute noch an verschiedenen Stellen mit einer Plattenosteosynthese versorgt wird, nachdem wir doch das Marknagelverfahren für diesen Bereich als das souveräne Verfahren zur Verfügung haben. Möchte sich jemand hier am Tisch dagegen wenden? Ich sage das nicht warnend, sondern Sie sollen sich frei dazu äußern. Ich glaube, dazu müssen wir sprechen. Meine Damen und Herren, es fällt mir immer wieder auf, daß auch ein glatter Querbruch oder ein kurzer Schrägbruch in Schaftmitte mit der Platte versorgt werden. Dort sehe ich irgendwo die Indikation überschritten für eine Plattenosteosynthese oder vergeben für einen Marknagel.

Wer würde sich trotzdem dort noch für die Platte entscheiden? Ich rede nicht von der offenen Fraktur und von der speziellen Situation, sondern generell vom Querbruch in Schaftmitte am Oberschenkel. Ich glaube, darüber könnten wir uns langsam einig werden.

Fragesteller: Vielleicht läge noch eine Indikation vor, wenn gleichzeitig ein Gefäßtrauma mit vorhanden ist.

S. Weller, Tübingen: Ich habe ausdrücklich gesagt: die einfache geschlossene Querfraktur. Spezielle Situationen müssen immer spezielle Einrichtungen und Konsequenzen haben. Das ist gar keine Frage.

Wir müssen unbedingt über die Cerclage sprechen. Ich bin etwas betrübt, daß die Cerclage, obwohl sie gelegentlich notwendig und nützlich ist, heute morgen so gut weggekommen ist. Ich habe den leisen Verdacht, daß viele heimgehen und in Zukunft vermehrt Cerclagen machen. Dies war sicherlich nicht der Sinn derer, die die Cerclagen hier vertreten haben. Aus diesem Grunde möchte ich nochmals die Feststellung haben: Wie sind Sie im Hinblick auf die Indikation der Cerclage eingestellt? Ich möchte zunächst Herrn Gotzen fragen. Ich möchte nicht noch einmal hören, daß Sie die Cerclage gemacht haben, sondern ich möchte eine kritische Stellungnahme auch für die, die heimgehen und in die Situation kommen, eine Cerclage machen zu müssen.

L. Gotzen, Hannover: Wenn man die Cerclage macht – die Indikationen wurden in den Schemata dargelegt –, muß man vor allen Dingen darauf achten, den Knochen nicht zu denudieren. Man muß sich darüber im Klaren sein: Man macht eine äußere und innere Schädigung. Das muß man ganz kritisch betrachten.

Andererseits sind doch gewisse Vorteile durch diese Kombinationsosteosynthse gegeben. Das haben auch die Dias gezeigt. Man muß ganz kritisch sagen, daß man eine innere und äußere Schädigung hat. Deswegen sollte man auch nicht weit aufbohren. Das braucht man bei der Marknagelung auch nicht, da es sich meist um schräge Bruchflächen handelt, die sich dann durch die Cerclage rotationsstabil versorgen lassen.

S. Weller, Tübingen: Je länger, desto mehr bin ich der Meinung, daß die Marknagel-Osteosynthese die besten Ergebnisse zeigt, je weniger ich örtlich überhaupt machen muß, d.h. je mehr ich in der Lage bin, eine gedeckte Marknagelung durchzuführen. Wenn ich jetzt noch örtlich aufmache und diese Cerclagen anbringe, dann kann das wohl im Einzelfall der Könner ohne viel Ablösung machen, aber in der Mehrzahl der Fälle müssen Sie damit rechnen, daß wahnsinnig viel zusätzlich devastiert wird. Wenn dann aufgebohrt und außen noch etwas weggemacht wird, dann hat der Knochen im Augenblick überhaupt nichts mehr zu leben.

K. Klemm, Frankfurt: Dem kann ich nur voll und ganz zustimmen. Wenn ich die Ausführungen von Herrn Gotzen und auch von Herrn Szyskowitz höre, möchte ich die beiden Herren fragen, ob sie sich nicht gedanklich und auch real der Verriegelungsnagelung nähern können. Hier haben Sie nun eine stabile gedeckte Marknagelung mit dem Vorteil einer Stabilität, die weit über das hinausgeht, was eine Cerclage bietet.

Jemand, der sich häufig mit der Behandlung von infizierten Pseudarthrosen zu befassen hat, denkt bei den Bildern von Herrn Szyskowitz: O weh, wenn es zur Infektion kommt! Da wird eine Riesen-Defektpseudarthrose entstehen, die den Kollegen mindestens zwei Jahre beschäftigt, um sie wieder aufzubauen, es sei denn, er zieht die Amputation vor.

B. Friedrich, Bremen: Ich möchte gern Herrn Gotzen etwas fragen. Ich habe heute vormittag bei seinem Vortrag etwas vermißt. Er hat dort eine Methode so vorgestellt, als wenn er diese Methode morgens oder am Tag vor der Operation plant und dann an eine Operation mit einem Marknagel und einigen Cerclagen herangeht. Ich meine, es ist ein bißchen zu wenig herausgekommen, daß diese Marknagelung und die darauffolgenden Cerclagen manchmal eine Rettungsaktion darstellen. Es passiert doch häufig, daß ein solches Femur beim

Nageln explodiert und ähnliches, daß man mit der Schlinge sozusagen den Kopf aus der Schlinge zieht.

Ich möchte an Herrn Gotzen eine ganz präzise Frage stellen. Gehen Sie bei der Operationsplanung wirklich so vor, daß Sie am Tag vorher planen „Ich mache dort eine Marknagelung soundsoviele Cerclagen"?

S. Weller, Tübingen: Herr Gotzen, darf ich bitten, daß ich diese Frage zugleich an Herrn Tscherne gebe, Ihren Chef, da er ohnedies eine Bemerkung machen will. Damit gewinnen wir Zeit.

H. Tscherne, Hannover: Zunächst muß ich klar sagen, daß Herr Gotzen auf Aufforderung über dieses Thema gesprochen hat. Das möchte ich klar betonen. Er konnte also nicht zur geschlossenen Marknagelung sprechen, wenn er zu dem Thema der Kombinationsosteosynthesen beim Oberschenkelschaftbruch aufgefordert ist.

Zweitens möchte ich folgendes sagen. Wir sind hier eine wissenschaftliche Gesellschaft. Ich akzeptiere durchaus die Ergebnisse von Herrn Klemm. Aber wenn ich das mache, dann erwarte ich auch, daß man die Ergebnisse, die wir mit dieser Methode vorbringen, ebenfalls akzeptiert. Wenn ich also sehe, daß das eine Verfahren erheblich besser ist als das andere, dann wäre es doch unvernünftig, auf seiner Meinung zu beharren. Ich akzeptiere, daß die Verriegelungsnagelung auch eine gute Methode ist. Wir haben gewisse Gründe – das betrifft zum Beispiel auch die Kosten wegen des einheitlichen Instrumentariums –, daß wir diese Methode propagieren.

Ich möchte jetzt fragen, wie ich denn die Fälle, die Herr Gotzen vorgestellt hat, mit Mehrfragment- und Trümmerbrüchen mit einer geschlossenen Marknagelung behandeln soll, wenn der Patient nach zwei oder drei Tagen oder auch innerhalb einer Woche mobilisiert sein soll, auch mit Mehrfachfrakturen. Diese Frage möchte ich zurück ans Auditorium geben.

U. Holz, Tübingen: Diese Frakturen, die mit Cerclagen behandelt wurden, lagen in den Indikationsgebieten, die man als erweiterte oder Grenz- oder Ausnahmeindikationen für die Nagelung charakterisiert hat. Wenn man eine solche Fraktur abends bespricht, um sie am anderen Tag zu operieren, sollte man wirklich überlegen, ob in diesen Fällen nicht eine überbrückende Plattenosteosynthese ohne Devastierung der günstigere Weg wäre. Wir wissen, daß wir, je weniger wir bei der Plattenosteosynthese devastieren, riesige Trümmerfrakturen mit einfachen Mitteln solide stabilisieren können. Ich meine, das ist die Grundfrage, wie man am häufigsten seine Indikationen möglichst genau definiert. Die Dinge mit der Cerclage oder zusätzlichen Platten sind wirklich randständige Probleme, die möglichst selten auftauchen sollten.

S. Weller, Tübingen: Es ist ausgeschlossen, daß wir in der uns zur Verfügung stehenden Zeit dieses Problem ausdiskutieren können. Ich darf Sie bitten, das in der Mittagspause miteinander fortzusetzen. Ich möchte jetzt aber noch Herrn Weber das Wort geben.

B.G. Weber, St. Gallen: Ich kann nur sagen, daß beides möglich ist. Die Deperiostierung kann man bei der überbrückenden Plattenosteosynthese, aber auch bei der Cerclage mit Marknagelung beschränken, sofern man den Distraktor gebraucht. Sie können mit dem Distraktor die Fragmente auseinanderziehen und praktisch ohne Deperiostierung reponieren. Sie können dann die Cerclagen unter der Muskulatur hindurch legen.

Es ist mir aufgefallen, daß Methoden bevorzugt werden, die 1. zeitlich kurz dauern, die 2. möglichst gedeckt gemacht werden können. Hinter beiden Vorzügen steht die Angst vor der Infektion. Jedermann hat große Angst vor einer Infektion. Es wird gesagt, an der Infektion sei die lange Dauer der Operation und die Eröffnung der Fraktur schuld. Nein, an der Infektion sind Bakterien schuld. Solange Sie Mikroben im Operationssaal haben, haben Sie Infektionen. Ob Sie nun gedeckt oder nicht gedeckt arbeiten, ist nur eine Frage des Mehr oder Weniger. Ich meine also, daß man sein Augenmerk auch der Asepsis widmen sollte.

S. Weller, Tübingen: Das ist sicherlich ein wesentlicher Gesichtspunkt. Aber das Angreifen eines Bakteriums ist auch davon abhängig, wie weit ich devastiere und die örtliche Zirkulation störe. Ich glaube, auch das ist ein wichtiger Gesichtspunkt, den man berücksichten muß.

Meine Damen und Herren, es ist hervorragend, in welcher Verfassung wir uns hier befinden und mit welcher Vehemenz wir die Diskussion hier führen. Das finde ich gut; so müssen Diskussionen geführt werden. Aber leider ist die Zeit sehr begrenzt.

Aber einen Punkt müssen wir noch ansprechen, nämlich den Rotationsfehler. Ich möchte nochmals behaupten, daß der Rotationsfehler bei der Marknagelung in der Mehrzahl der Fälle auf dem Operationstisch passiert, d.h. bei der Lagerung. Hier sehe ich wirklich einen Nachteil der gedeckten Methode, wenn man nicht aufpaßt. Deshalb sollte man das noch einmal ausführlich zur Darstellung bringen und daran erinnern.

Heute morgen ist mir weiterhin aufgefallen, daß verschiedene Bilder zeigten, daß der Marknagel proximal so weit eingeschlagen wurde, daß er keinen Corticaliskontakt mehr hat. Dann wird natürlich die Instabilität erhöht. Wenn der Marknagel im proximalen Fragment versinkt, d.h. weit hereingeht, dann ist das relativ kurze proximale Fragment in der Rotation nicht mehr stabil, ganz abgesehen davon, daß man den Marknagel nachher schlecht herausbringt, wie wir das im letzten Vortrag gehört haben.

Sicherlich wird sich Herr Weber gern noch zu den Ausführungen seines eidgenössischen Kollegen von Laer aus Basel äußern wollen, der über die Rotationsfehler bei Femurschaftfrakturen bei Kindern gesprochen hat.

B.G. Weber, St. Gallen: Herr von Laer hat absolut nicht unrecht. Es liegt in der Natur des Femurs, daß sich die Ante-Torsion im Laufe des Wachstums selbst spontan reduziert. Wir haben eine ganz andere Femurtorsion bei der Geburt und dann im Verlauf des ganzen Wachstums. Sehr häufig ist bei der konservativen Behandlung der Femurfraktur die Ante-Torsion auf der frakturierten Seite geringer, d.h. ich habe eine relative Außenrotation. Dann derotiert einfach nur noch spontan die nicht gebrochene Seite, so daß es im Laufe der Zeit eine gewisse Angleichung gibt.

Schlecht ist die Situation, wenn es umgekehrt ist, wenn ich eine Frakturheilung habe mit zuviel Ante-Torsion; denn dann habe ich am Schluß einen wesentlichen Unterschied.

Herr von Laer hat recht, daß dieser Torsionsfehler, der bei der Frakturkonsolidierung besteht, sich nicht in gleichem Maße auswirkt, weil die gesunde Seite spontan derotiert.

A.N. Witt, München: Ich möchte Herrn Weller zustimmen, daß wahrscheinlich bei der Lagerung während der Operation mancher Rotationsfehler entsteht. Ich möchte aber auch sagen, daß Nagelungen ganz korrekt durchgeführt werden, die Stabilität des Nagels nicht ganz komplett ist, und im Laufe der Nachbehandlungsphase, wenn der Patient wieder gehen lernt, stellt sich langsam, aber sicher eine Rotationsverschlechterung ein. Dann tritt die Außenrotation ein, also erst in der Nachbehandlungsphase.

S. Weller, Tübingen: Aus der Indikationsstellung ergibt sich auch eine Konsequenz für die Nachbehandlung. Wenn also meine Indikationsstellung zur relativen und Ausnahmeindikation geht, werde ich natürlich vermehrt Komplikationen bei inadequater Nachbehandlung in Kauf nehmen müssen. Ich glaube, darüber sind wir uns im klaren.

Meine Damen und Herren, wir müssen noch einen einzigen Punkt ansprechen, und zwar die autologe und homologe Spongiosaplastik, damit auch dort keine Differenzen und Mißverständnisse auftreten. Aus der Kunerschen Klinik wurde über die homologe Spongiosaplastik vorgetragen. Es wurde schlußendlich empfohlen, daß in den Fällen, in denen schwerere Situationen vorliegen, möglichst die homologe Spongiosaplastik nicht genommen werden sollte, sondern daß die autologe Spongiosaplastik vorgezogen werden sollte. Stimmt das? Darf ich da noch einmal um eine Meinungsäußerung bitten.

E.H. Kuner, Freiburg: Die Ansicht ist, daß wir gerade in diesen Fällen, wo wir das Polytrauma rasch durch eine Osteosynthese gerade am Oberschenkel stabilisieren, diesen zweiten Eingriff zur Gewinnung reichlicher autologer Spongiosa zurückstellen und zunächst mit homologer Spongiosa die Anlagerung medial durchführen, weil wir in sehr vielen Fällen – zwar langsamer als bei der autologen Spongiosa – eine knöcherne Einheilung gesehen haben. In den Fällen, wo das nach Wochen, wenn sich der Patient erholt hat, nicht unseren Vorstellung entspricht, d.h. die Einheilung ist nicht so zustande gekommen, dann machen wir sekundär eine Deperiostierung bzw. eine Decortikation und eine autologe Spongiosa-Anlagerung, also bei der Komplikation.

S. Weller, Tübingen: Ich glaube, es war wichtig, daß das nochmals dargestellt wurde.

Meine Damen und Herren, es tut mir sehr leid, daß wir in der Zeit schon so weit fortgeschritten sind, daß wir diese sehr aufmunternde und stimulierende Diskussion jetzt unterbrechen müssen. Es wäre wirklich schön, wir könnten jetzt in dieser Art und Weise noch ein paar Stunden weiter diskutieren. Ich muß aus diesem Grund das Gespräch abschließen. Ich darf resümierend sagen, daß diese Dinge, die jetzt angesprochen wurden, natürlich bei weitem keine Klärung aller offenen Fragen darstellen, die heute morgen aufgetaucht sind. Das ist auch nicht der Sinn der Sache. Sie sollen dazu beitragen, daß unter Ihnen jetzt und in der Folgezeit weiter gesprochen wird, um diese Dinge, die noch unklar sind – mindestens, was die Praxis anlangt –, zu klären.

J. Probst, Murnau: Ich glaube, wir müssen unserem Präsidenten sehr dankbar dafür sein, daß er dieses Thema so auf die Tagesordnung gesetzt hat, daß einmal losgelöst vom Polytrauma und allen anderen Umständen sozusagen der reine Oberschenkelbruch hier besprochen werden konnte.

Nur dabei konnte herauskommen, daß es hier um ein ganz zentrales Problem geht, dem alle anderen Probleme nachgeordnet sein müssen, um das Überleben des Knochens zu sichern. Form und Funktion können nicht existieren ohne das Überleben des Knochens.

Deswegen, glaube ich, ist es wertvoll, wenn wir alle Verfahren immer wieder einmal abchecken. Aber wir dürfen auch nicht in den Fehler verfallen – das kann passieren –, darin dann Patentlösungen zu sehen.

Vielen herzlichen Dank dem Herrn Präsidenten, daß er uns dieses sozusagen den Menschen stützende Thema hier geboten hat. Am Oberschenkel hängt sehr viel; das weiß man, wenn man die Fehlschläge in gehäufter Zahl sieht und weiß, mit welchem Schicksal das verbunden ist.

Vielen herzlichen Dank.

Planung einer Operation am proximalen Femurende

M.E. Müller

Inselspital Bern, Murtenstraße 35, CH-3000 Bern

Jeder Eingriff am Knochen ist ein *Kunstwerk,* das für den Chirurgen schon deshalb eine ganz besondere Herausforderung darstellt, weil das postoperative Röntgenbild Fehlüberlegungen, Fehlentscheide während der Operation sowie technische Unzulänglichkeiten schonungslos aufdeckt.

Die *Kunst* besteht darin, auf der Grundlage der Anamnese (Unfallmechanismus), Untersuchungsdaten und Röntgenbild die richtige Diagnose zu erstellen und den erfolgversprechendsten Eingriff auszuwählen. Dabei gilt es, die Wechselwirkungen zwischen Prognose, Patienten, bestehenden personellen und instrumentellen Möglichkeiten sowie persönlichem Wissen und Können abzuwägen, zu analysieren, zu konfrontieren, richtig einzuschätzen. Dieser Entscheid rein persönlicher Natur kann je nach Schulung, Erfahrung, Charakter und Temperament, sogar je nach momentaner psychischer oder physischer Verfassung des Chirurgen recht unterschiedlich ausfallen.

Nach der Kunst fängt das *Werk,* das Handwerkliche, an, das für das Endergebnis fast ebenso wichtig sein kann. Jede schöpferische gestaltende Tätigkeit erfordert eine ausgefeilte, zeitbeanspruchende Planung. So würde kein Filmproduzent, kein Bildhauer, kein Architekt, kein guter Maler das eigentliche Werk ohne sorgfältige, meist zeichnerische Planung beginnen. Es gibt aber manche Chirurgen am Bewegungsapparat, die bei Knocheneingriffen die präoperative zeichnerische Planung, sei es aus Zeitgründen, sei es aus Bequemlichkeit, vernachlässigen. Einige wissen vielleicht nicht, wie eine solche Planung gestaltet wird. Andere sind der Meinung, die Planung könne durch eine exakte Diagnose mit speziellen Untersuchungen wie Tomogrammen, CT oder durch Spezialgeräte wie Röntgenbildwandler mit Standbild ersetzt werden.

Die *systematische zeichnerische Planung* der Eingriffe mit den dazugehörigen taktischen Überlegungen charakterisieren geradezu die moderne Orthopädie. Die präoperative Planung lehrt den Operateur, Röntgenbilder richtig zu beurteilen, dreidimensional zu denken, sich den Einsatz der Instrumente und der möglichen Implantate zu überlegen und seine Operationstechnik zu verfeinern.

Je genauer der Operationsplan ist, desto schneller wird sich der Chirurg im Operationssaal bei Komplikationen entscheiden und desto besser operieren.

Nach dem Eingriff dient die Planungszeichnung vor allem der Selbstkontrolle. Dem Chef aber – auch Außenstehenden – zeigt sie, inwieweit der Chirurg die erlernten theoretischen Grundlagen in praxi verwerten kann und ob er den Eingriff so gestaltet hat, wie er es sich präoperativ vorgenommen hatte. Möglicherweise ist diese Herausforderung derart psychisch belastend, daß darin der Hauptgrund für die Vernachlässigung der präoperativen zeichnerischen Planung durch manche Chirurgen zu suchen ist.

Möglichkeiten und Vorteile der zeichnerischen Planung des erwünschten Schlußergebnisses und der verschiedenen Operationsschritte lassen sich am schwer zugänglichen *proximalen Femur* sowohl bei einer frischen Fraktur als auch bei rekonstruktiven Eingriffen besonders einleuchtend darstellen.

Hefte zur Unfallheilkunde, Heft 158
Zusammengestellt von A. Pannike

Eine *frische Fraktur* in der Trochantergegend erfordert stets zwei Röntgenaufnahmen: ein Beckenübersichtsbild mit Innenrotation des gesunden Beines und ein axiales Bild, auf dem dorsal abgesprengte Fragmente erkennbar sind. Ohne axiale Aufnahme ist die Stellung einer morphologisch und therapeutisch relevanten Diagnose nicht möglich. Diese wird nach Bezeichnung von Knochen, Segment und Übersichtsgruppe am einfachsten mit zwei zusätzlichen Kriterien gestellt (Abb. 1).

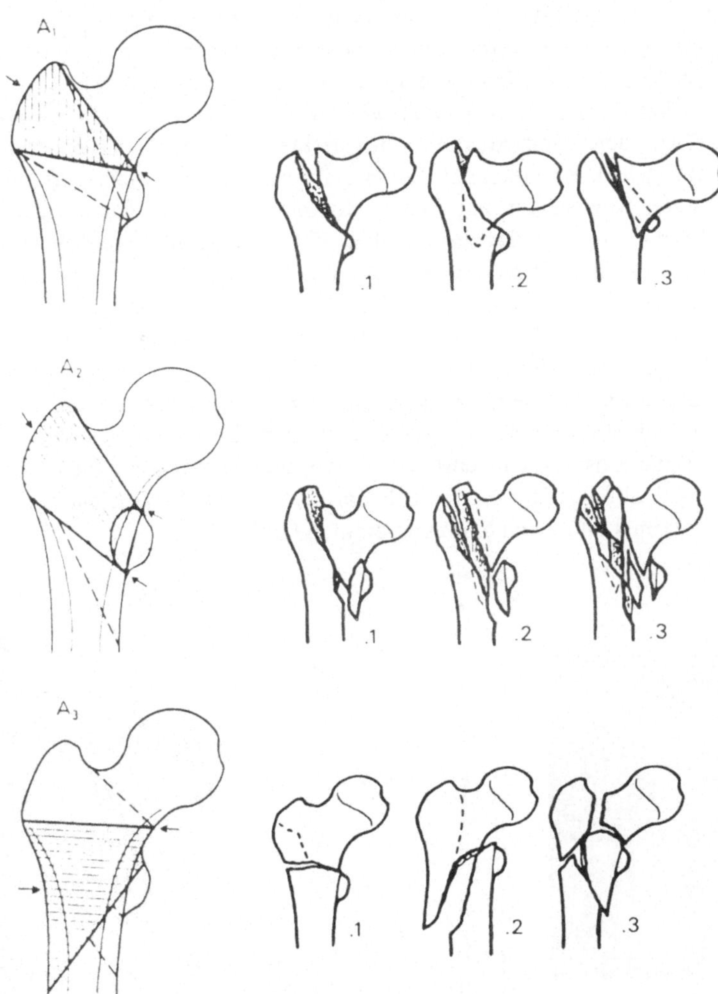

Abb. 1. *Einteilung der Frakturen der Trochantergegend = 31–A:* **A1** – pertrochantere Fraktur mit einfachem Bruch der medialen Corticalis, laterale Corticalis intakt. Untergruppen: *.1* Zweifragmentenbruch, *.2* Adduktionsbruch, *.3* Zusatzfragment dorsal. **A2** – pertrochantere Fraktur mit mehrfachem Bruch der medialen Corticalis, laterale Corticalis intakt. Untergruppen: *.1* ohne dorsales Fragment, *.2* Zusatzfragment dorso-cranial, *.3* Trümmer dorso-medio-cranial. **A3** – intertrochantere Fraktur mit Bruch der lateralen und der medialen Corticalis. Untergruppen: *.1* Bruchverlauf horizontal, *.2* Bruchverlauf umgekehrt, *.3* Bruchverlauf umgekehrt mit Zusatzfragment medial

Beispiel der Planung einer Osteosynthese bei einer intertrochanteren Fraktur mit umgekehrtem Bruchverlauf und medialem Zusatzfragment =·31–A 3.3 (Abb. 2): Auf einer durchsichtigen Folie wird das gesunde proximale Femurende und auf einer weiteren Folie die verschiedenen Fragmente in a-p und axialer Ansicht gezeichnet. Die einzelnen Knochenstücke werden dann in der ersten Zeichnung eingepaßt und die voraussichtliche Lage der Zugschrauben festgelegt. Je nach gewählter Methode wird dann mit Hilfe einer Schablone (Abb. 3) das gewählte Implantat eingezeichnet.

Bei einer *Fehlstellung am proximalen Femur* wird ähnlich vorgegangen. Zeichnung der gesunden und der zu operierenden Seite. Die Fragmente ober- und unterhalb der geplanten intertrochanteren Osteotomielinie werden in der Zeichnung der gesunden Seite eingetragen. Die zu excidierenden Keile werden so ersichtlich (Abb. 4).

Bei einer *Schenkelhalspseudarthrose* mit vitalem Schenkelkopf muß nach Pauwels die Ebene der Pseudarthrose so aufgerichtet werden, daß sie ungefähr senkrecht zu den auf das Hüftgelenk einwirkenden Druckkräften zu liegen kommt. In der Praxis ist ein Winkel zwischen Senkrechter zur Femurschaftachse und Pseudarthroseebene von 25° anzustreben. Beträgt der Pseudarthrosewinkel 75°, ist eine Keilexcision von 50° notwendig, was die Fixation der Fragmente mit einer 120°-Winkelplatte erfordert. Die Lage der Y-förmigen Osteotomie, die Größe der Keile, die Eintrittsstelle, Lage und Länge der Plattenklinge werden in der Zeichnung der kranken Seite eingetragen. Danach erfolgt die Zeichnung des erwünschten postoperativen Ergebnisses. Diese Zeichnung wird mit der gesunden Seite verglichen. Muß eine Verkürzung in Kauf genommen werden, kann meist der Keil etwas verkleinert werden. In praxi wird nach Einsetzen des Plattensitzinstrumentes mit der Oscillationssäge zunächst die Osteotomie senkrecht zum Schaft über dem kleinen Rollhügel durchgeführt und die Rotationsfehlstellung korrigiert. Dann erst werden die Keile proximal und distal herausgenommen (Abb. 5).

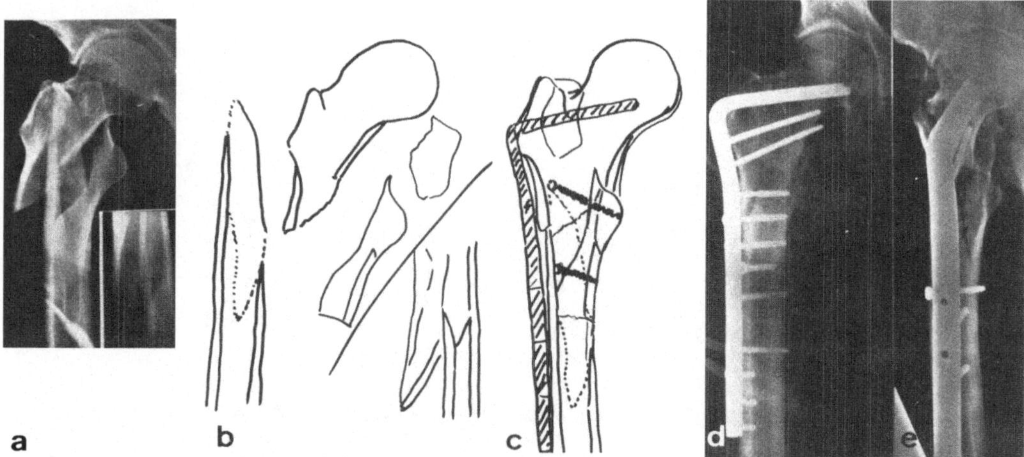

Abb. 2a–e. *Intertrochantere Mehrfragmentfraktur = 31–3.3:* **a** Röntgenbild vor dem Eingriff. **b** Zeichnung der verschiedenen Fragmente. **c** Diese werden in der Zeichnung des gesunden proximalen linken Femurendes eingezeichnet und mit der Schablone wird die richtige Platte gewählt. **d, e** Röntgenbilder a-p und seitlich nach der Operation

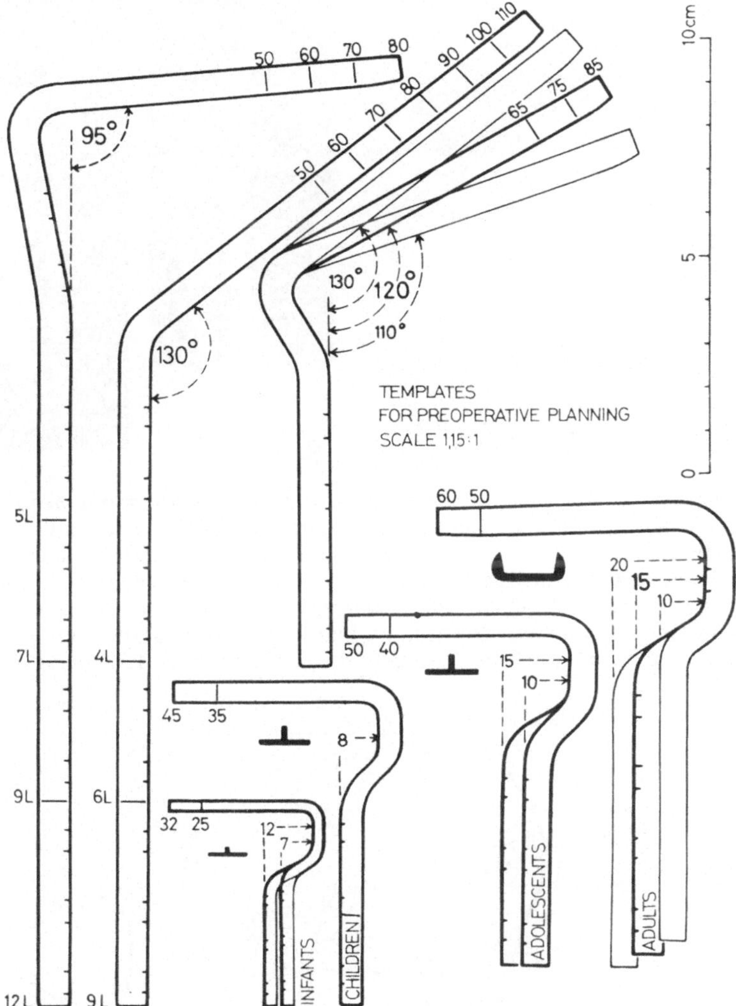

Abb. 3. *Schablone* der Winkelplatten der AO

Nach Pauwels kann bei einer *Coxa valga luxans* die Beanspruchung des Hüftgelenkes mit einer Varisations- oder Adduktionsosteotomie erheblich vermindert werden, was meist zu einer Rückbildung der beginnenden Arthrose führt. Zur Ausführung der präoperativen Zeichnung werden Beckenhälfte und proximales Femur separat gezeichnet und so übereinander verschoben, bis die bestmögliche Kongruenz der Gelenkkörper erzielt wird (Abb. 6).

Vor jeglichem Eingriff am proximalen Femur sollte nicht nur das erwünschte postoperative Ergebnis gezeichnet, sondern ebenfalls die *vorgesehenen Operationsschritte* festgelegt werden, was am Beispiel der Adduktionsosteotomie gezeigt werden soll (Abb. 7). Diese Technik gilt in leicht abgeänderter Form für alle präoperativ zeichnerisch geplanten Ein-

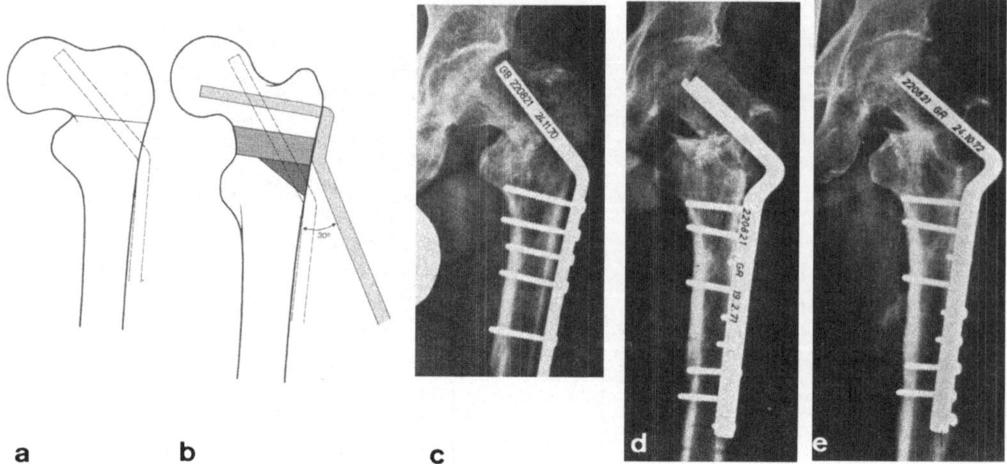

Abb. 4a–e. *Korrektur einer Varusfehlstellung nach einem eingetauchten pertrochanteren einfachen Bruch:* **a** Zeichnung des proximalen Femurendes mit der geplanten senkrechten Osteotomie unmittelbar proximal vom Trochanter minor. Frühere Platte punktiert. **b** Einzeichnungen der beiden Fragmente und der vorgesehenen Platte im gesunden Femur. Der zu excidierende Keil von 30° (*schraffiert*) und die resultierende Verkürzung (*punktiert*) sind sofort erkennbar. Die frühere Platteneintrittsstelle liegt im zu resezierenden Knochenkeil. **c**, **d**, **e** Präoperatives Röntgenbild und Bilder nach der Operation und 1 1/2 Jahre später

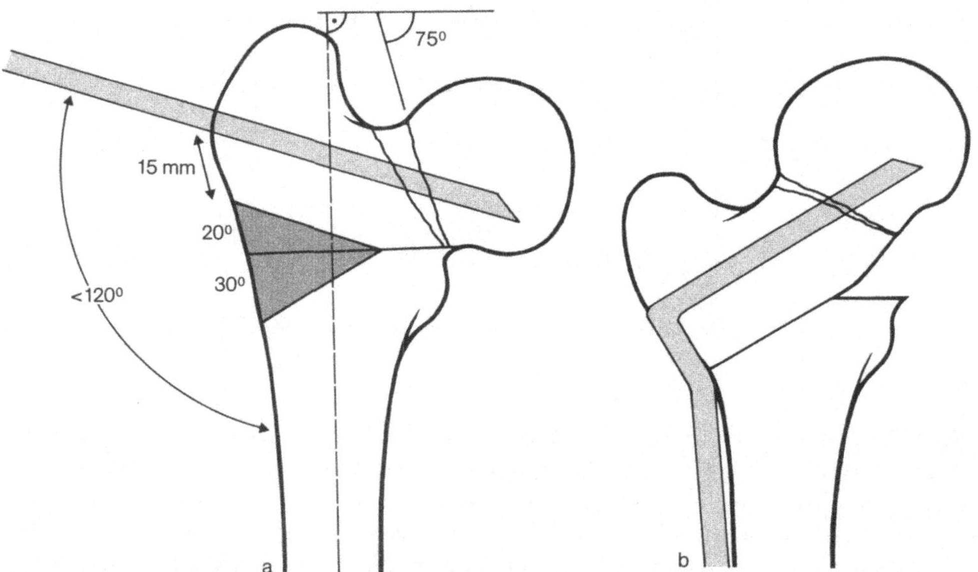

Abb. 5a, b. *Umlagerungsosteotomie bei einer Schenkelhalspseudarthrose mit vitalem Schenkelkopf:* **a** Der Winkel zwischen Senkrechter zur Schaftachse und Pseudarthroseebene beträgt 75°. Der zu excidierende Keil von 50° wird teilweise proximal (20°) und teilweise distal (30°) vor der vorgehenen Osteotomie in der Intertrochantergegend entnommen. Die Eintrittsstelle der Klinge liegt 15 mm oberhalb der proximalen Osteotomiefläche. Die Klinge geht bis in die caudale Kopfhälfte. **b** Vorgesehenes Ergebnis

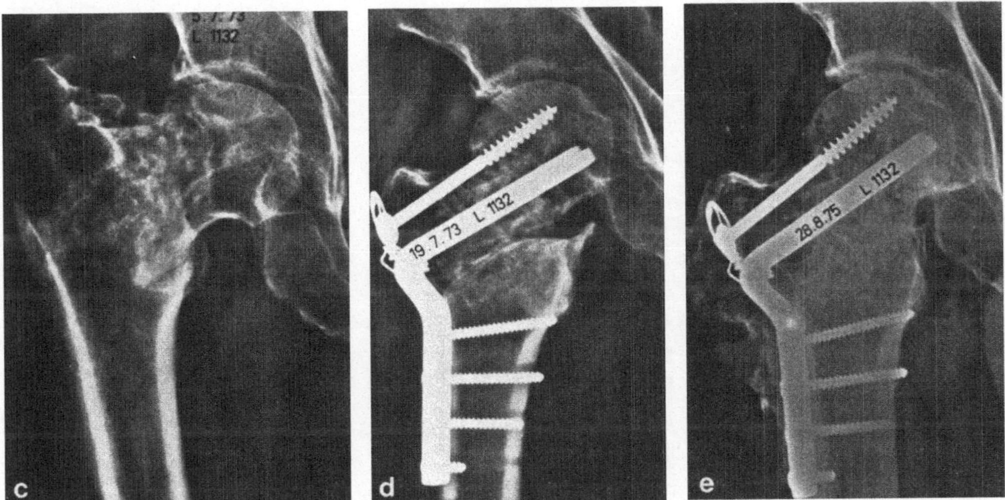

Abb. 5c–e. Röntgenbilder dieser Schenkelhalspseudarthrose vor, nach Umlagerungsosteotomie und 2 Jahre später

griffe. Das Beispiel in Abb. 8 zeigt die Röntgenbilder vor, 1 und 10 Jahre nach Adduktionsosteotomie.

Auch vor Einsetzen einer *Totalprothese* sind zur Erreichung derselben Beinlänge beidseits und zur Festlegung der Lage beider Gelenkkomponenten präoperative Zeichnungen unerläßtlich. Als Beispiel dient eine hohe Subluxationsarthrose nach hochdiaphysärer Osteotomie. In der Zeichnung der Röntgenbilder müssen vorerst die Osteotomien von Trochanter major und minor sowie des Femurschaftes eingezeichnet werden. Dann werden Becken und Femur separat mit den Prothesenanteilen an anatomischer Stelle skizziert, wobei Größe der Pfannendachplastik und Lage der Pfannendachschale zusätzlich eingetragen werden. Vor Durchführung des Eingriffes auf der Gegenseite wird die schon operierte Seite für die neue Planung als Referenz dienen, so daß die Beinlänge derselben angeglichen werden kann (Abb. 9).

Zusammenfassung

Die Vorteile und Möglichkeiten der zeichnerischen Planung des erwünschten Ergebnisses und der verschiedenen Operationsschritte bei Eingriffen am Bewegungsapparat lassen sich am proximalen Femurende besonders gut darstellen. Technik der Planung mit den dazugehörigen Röntgenbildern werden demonstriert und diskutiert bei einer frischen intertrochanteren Fraktur, einer posttraumatischen Fehlstellung, einer Schenkelhalspseudarthrose mit vitalem Schenkelkopf und zwei Hüftsubluxationen, von welchen die eine mit einer intertrochanteren Osteotomie und die andere mit einer Totalprothese saniert wurde.

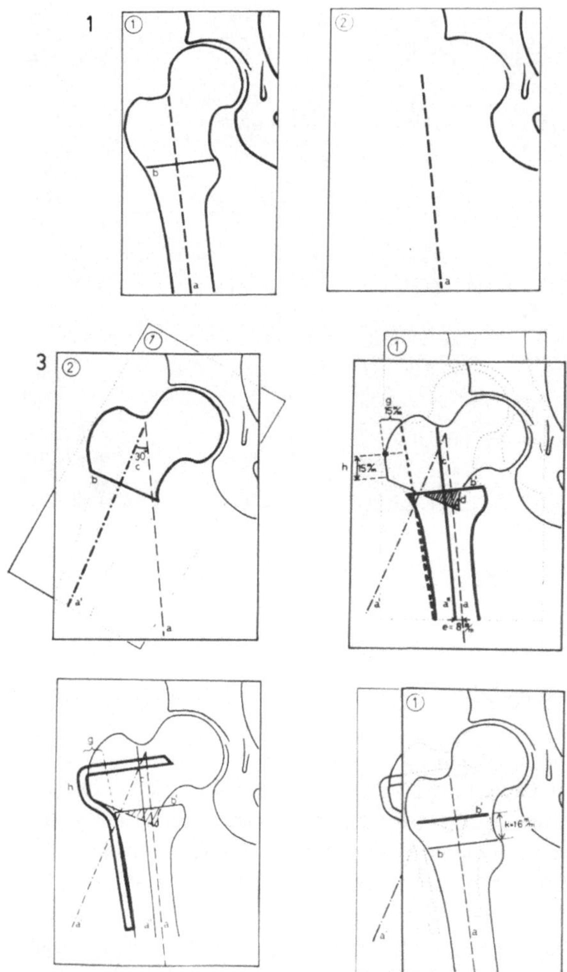

Abb. 6a–g. *Planung einer intertrochanteren Adduktions- und Varusosteotomie von 30°:* Auf durchsichtigen Folien werden zwei Zeichnungen vom a-p Röntgenbild angelegt, und zwar: *1.* Konturen des Hüftgelenkes und des proximalen Femur. Die Femurachse (**a**) wird gestrichelt und die vorgesehene senkrechte intertrochantere Osteotomielinie (**b**) mit voller Linie markiert. *2.* Zeichnung der Pfannenkonturen und der gestrichelten Femurachse (**a**). Zeichnung *2* wird über Zeichnung 1 gelegt und so gedreht, bis die bestmögliche Kongruenz des Schenkelkopfes im Acetabulum erzielt wird. Proximales Femur bis und mit Osteotomielinie und Femurachse (a') werden nachgezeichnet. Der Winkel (**c**) zwischen den Femurachsen a und a' stellt den gewünschten Adduktionswinkel dar. *4.* Zeichnung 3 wird über Zeichnung 1 gelegt, und zwar so, daß beide Blätter parallel sind und die Femurachsen a übereinanderliegen. Die Zeichnung 3 wird nach oben oder unten verschoben und der zu entfernende mediale Keil am proximalen Fragment gezeichnet (**d**). Besteht wie im vorliegenden Fall ein leichtes Valgusknie, muß die Femurachse lateralisiert werden. Die Eintrittsstelle der 90°-Winkelplatte wird 12–15 mm oberhalb der Osteotomielinie markiert. Die mediale Verschiebung des Schaftes (**g**) kann gemessen und die notwendige Winkelplatte mit einer Medialisierung von 10, 15 oder 20 mm gewählt werden. *5.* Vorgesehenes postoperatives Ergebnis mit eingezeichneter 40°-Platte. *6.* Ein Vergleich mit der anfangs eingezeichneten Osteotomielinie b' zeigt, daß die durch die Keilexcision und Varisation bewirkte Verkürzung 16 mm betragen wird

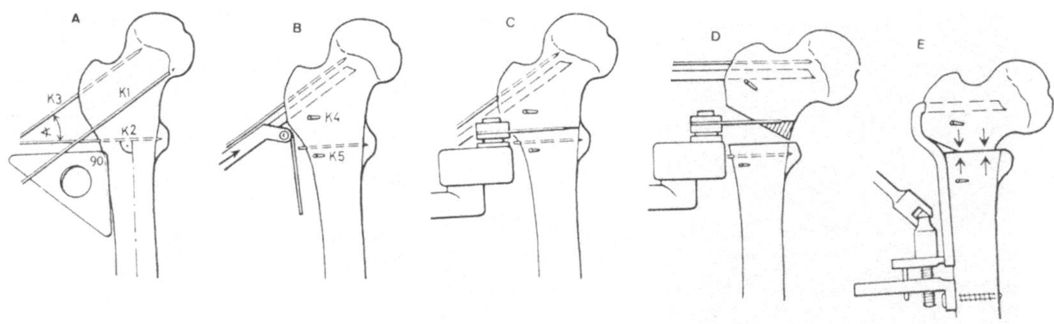

Abb. 7A–E. *Ablauf der verschiedenen Operationsschritte bei einer geplanten intertrochanteren Adduktionsosteotomie von 30°.* **A** K1 = Kirschner-Draht über Schenkelhals, K2 = Kirschner-Draht senkrecht zum Schaft auf Trochanter minor-Höhe, K3 = Kirschner-Draht in einem Winkel von 30° zu K2. **B** K2 wird verkürzt, K4/K5 = zwei senkrechte Drähte beidseits der vorgesehenen Osteotomie zur Festlegung der Rotation. Dann wird das Plattensitzinstrument parallel zu K3 in der Mitte des Schenkelhalses eingeschlagen. **C** Osteotomie proximal von Trochanter minor, 15 mm distal des Plattensitzes mit der Oscillationssäge. **D** Heraussägen des medialen Keiles von 30°. **E** Entfernung des Plattensitzinstrumentes und Einführung der Klinge der Platte. Korrektur der Fehlstellung und Kompression mit dem Plattenspanner

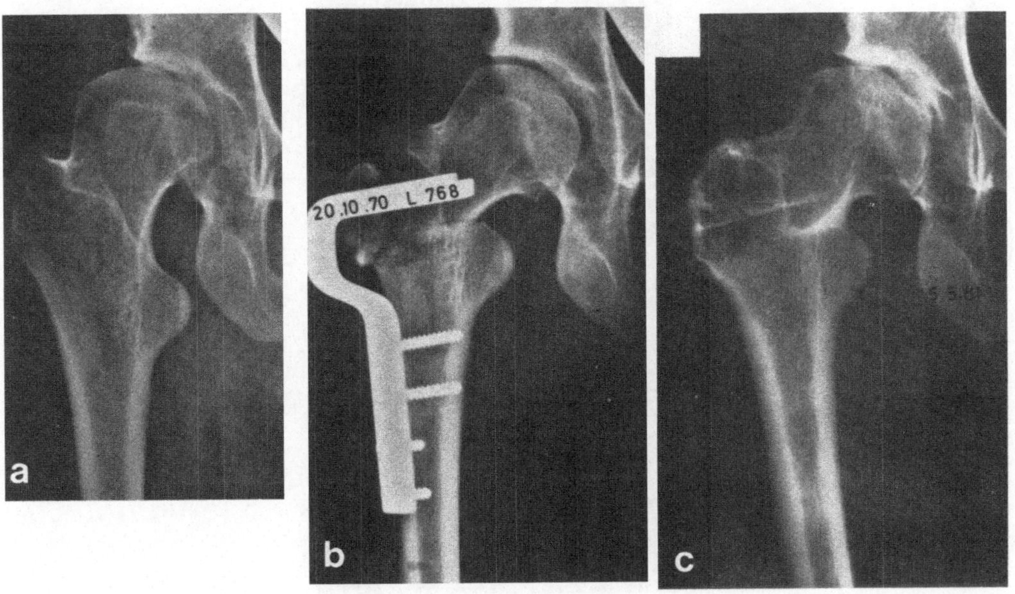

Abb. 8. a *Subluxationshüfte* bei einer 30jährigen Patientin mit erheblichen Schmerzen. **b** Nach intertrochanterer Adduktionsosteotomie von 25° mit gleichzeitiger Versetzung des Trochanter major nach distal. **c** 10 Jahre nach Osteotomie ist die Patientin immer noch beschwerdefrei und sportlich aktiv

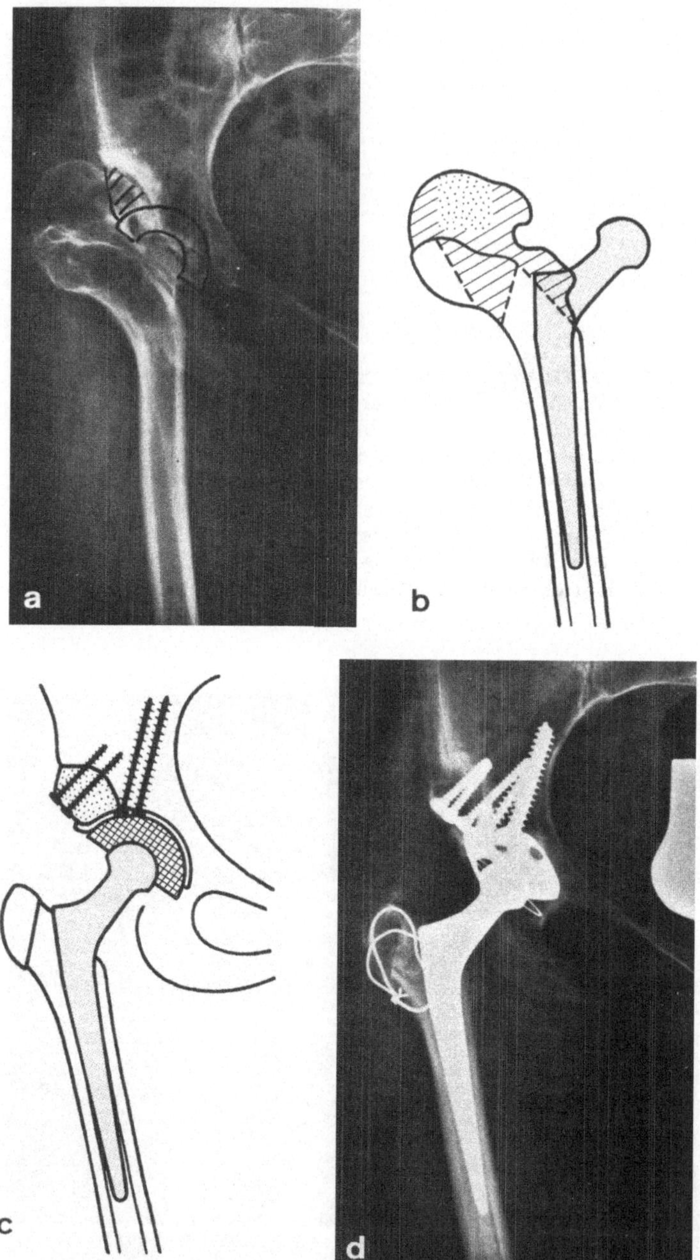

Abb. 9. a *Hohe Hüftsubluxation* rechts bei einer 40jährigen, nahezu gehunfähigen Patientin. Auf der Röntgenaufnahme ist die Lage der Kunstpfanne an anatomischer Stelle eingezeichnet, ebenso der vorgesehene Knochenspan. **b** Zeichnung des rechten Femur mit den drei markierten Osteotomien und der größtmöglichen Dysplasieprothese. **c** Erwünschtes postoperatives Ergebnis. **d** Röntgenbild nach der Operation. Die Dachschale und der Knochenspan aus dem Schenkelkopf sind mit je 3 Schrauben fixiert

Literatur

Müller ME (1975) Intertrochanteric Osteotomies in Adults: Planning and Operating Technique. Chapter 6. In: Cruess RL, Mitchell NS (eds) Surgical Management of Degenerative Arthritis of the Lower Limb. Philadelphia, Lea & Febiger

Müller ME (1980) Klassifikation und internationale AO-Dokumentation der Femurfrakturen. Unfallheilkunde 83:251–259

Müller ME, Allgöwer M, Schneider R, Willenegger H (1977) Manual der Osteosynthese. AO-Technik. Zweite, neubearbeitete und erweiterte Auflage. Springer, Berlin Heidelberg New York

Pauwels F (1973) Atlas zur Biomechanik der gesunden und kranken Hüfte. Prinzipien, Technik und Resultate einer kausalen Therapie. Springer, Berlin Heidelberg New York

III. Der Schenkelhalsbruch im Kindesalter

(Vorsitz: H. Cotta, Heidelberg und H. Ecke, Gießen)

Pathophysiologie und Prognose von Schenkelhalsfrakturen im Kindesalter

F.U. Niethard

Orthopädische Klinik und Poliklinik der Universität Heidelberg (Direktor: Prof. Dr. H. Cotta), Schlierbacher Landstraße 200a, D-6900 Heidelberg

Die Schenkelhalsfraktur im Kindes- und Jugendlichenalter ist ein seltenes Unfallereignis. Nach Ratliff (1974) ist auf 130 Schenkelhalsfrakturen des Erwachsenen nur mit einer im Kindesalter zu rechnen. Tucker (1949) und Streicher (1957) geben sogar ein Verhältnis von 300 : 1 an. Trotz ihrer Seltenheit ist die Schenkelhalsfraktur des Heranwachsenden besonders gefürchtet. Die allgemein günstige Prognose kindlicher Frakturen trifft auf diese Verletzung nicht zu. Nach der Schenkelhalsfraktur im Kindesalter sind Komplikationen zumindest gleich häufig wie nach derjenigen im Erwachsenenalter.

Aus ca. 70 Publikationen konnten über 1 200 Beschreibungen von Schenkelhalsfrakturen im Kindes- und Jugendlichen- und Adeloscentenalter zusammengestellt werden. Eine differenzierte Betrachtung war allerdings nur bei 755 Fällen aus 36 Publikationen unter Einschluß von 21 Beobachtungen aus der Orthopädischen Universitätsklinik Heidelberg möglich (Tabelle 1). Es handelt sich hierbei ausschließlich um Verletzungen bei noch offenen Wachstumsfugen. Nach dieser Literaturübersicht ist bei ca. 60% aller Schenkelhalsfrakturen im Kindesalter mit Komplikationen zu rechnen. Die Komplikationsrate liegt damit deutlich über derjenigen nach Schenkelhalsfrakturen im Erwachsenenalter (Eigenthaler und Möseneder, 1968; Barnes et al., 1976). Ganz im Vordergrund steht die posttraumatische Hüftkopfnekrose, die im Durchschnitt bei 29% aller Schenkelhalsfrakturen im Kindesalter beschrieben wird. Auffällig ist, wie stark die Nekroserate in den einzelnen Publikationen voneinander abweicht. So wird von Khattab (1968) bei 54 kindlichen Schenkelhalsfrakturen lediglich eine Nekroserate von 10% angegeben. Ratliff (1974) findet in dem bisher größten publizierten Kollektiv von 132 Fällen in 45% Nekrosen, McDougall (1961) beschreibt bei 24 Fällen sogar eine Nekroserate von 58%.

Weit günstiger ist die Prognose hinsichtlich der Pseudarthrose. Sie wird durchschnittlich bei 13% der beschriebenen Fälle angegeben.

Unter dem Begriff der Coxa vara werden häufig Wachstumsstörungen und Fehlstellungen des coxalen Femurendes zusammengefaßt. Die Literaturangaben streuen daher sehr. Im Durchschnitt wird diese Komplikation bei 20% der kindlichen Schenkelhalsfrakturen beschrieben.

Im fortgeschrittenen Erwachsenenalter können die sich durch die eingetretenen Komplikationen ergebenden Probleme durch einen Gelenkersatz häufig gelöst werden. Ein Weg, der naturgemäß im Kindesalter nicht gegangen werden kann. Jede einzelne Komplikation einer Schenkelhalsfraktur im Kindesalter wiegt daher schwer, sie ist schicksalhaft. Worin liegen nun die Ursachen für die Sonderstellung dieser Fraktur im Kindesalter? Gibt

Hefte zur Unfallheilkunde, Heft 158
Zusammengestellt von A. Pannike

Tabelle 1

Autor		n	Frakturlokalisation				Komplikationen			
			1	2	3	4	Nekr.	Pseud.	Cox. vara	Bemerkungen
Haldenwang	(1908)	31	6	11	9		2	5	16	5 Fälle nicht klassifizierbar
Borchard	(1909)	6						1	4	
Colonna	(1928)	12		1	11		2		6	
Mitchell	(1936)	10	1	2	7			1	4	bei Canale und Bourland erwähnt
Wilson	(1940)	10	–	–	–		4	2	2	
Carrell u. Carrell	(1941)	12		4	8		4	1	4	
Blount et al.	(1944)	3	1	1	1		1			
Cornacchia	(1951)	17	1	7	9		1	2		
Allende u. Lezama	(1951)	8	1	5	1	1	2	2	3	
Ingram u. Bachynski	(1953)	24	6	11	5	2	6	3	2	bei Canale und Bourland aufgeführt
Ruggieri	(1954)	8		3	5		4		2	
Streicher	(1957)	5		3	2		2		1	
Papadimitriou	(1958)	3		3						
Mattner	(1958)	2		2			1	1	2	
Pettokallio u. Kurkipää	(1959)	6	3		2	1	2		2	
Titze	(1961)	3			3		–	–	–	
Hamilton	(1961)	9	–	–	–	–	2	2		
McDougall	(1961)	24	2	11	8	3	14	3	13	
Aufranc et al.	(1962)	1			1		–	–	–	
Ingelrans et al.	(1966)	8		2	6		3	1	2	
Rigault et al.	(1966)	25	4	10	11		7	3		
Meershoek	(1968)	4		2	2		1			
Titze	(1968)	22	–	–	–	–	9	9		
Khattab	(1968)	54	4	20	26	2	3	4	4	
Jungbluth et al.	(1968)	12		1	9	2	3	1	2	
Weiner u. O'Dell	(1969)	23	4	8	8	3	3		4	
Boitzy	(1971)	12		1	6				1	5 Fälle adolescent

Boitzy	(1971)	28		16	7		16	5	5	5 Fälle adeloscent
Kay u. Hall	(1971)	20		8	12		9	3	5	
Lam	(1971)	75	2	37	23	13	11	4	23	
Solheim	(1972)	4			4		1			
Ratliff	(1974)	132	9	65	48	9	59	31	19	
Canale u. Bourland	(1977)	61	5	27	22	7	26	4	13	
Pförringer u. Rosemeyer	(1980)	52	4	15	22	10	14	6	3	
Maroske u. Thon	(1981)	13	2	7	4		1			
Orthop. Univ.-Klinik Heidelberg		21		9	7	5	8	4	8	
		755					221	98	150	

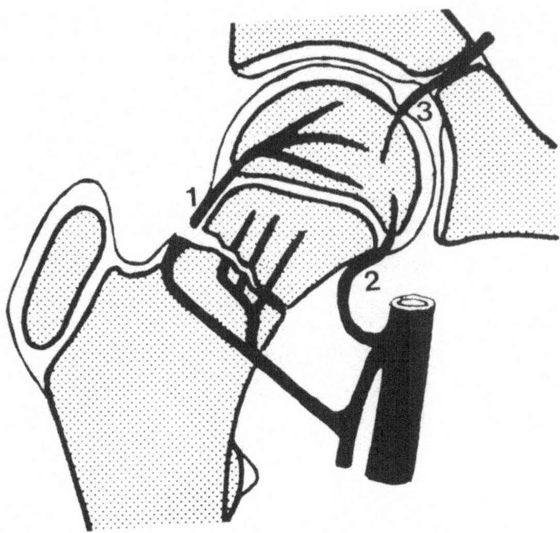

Abb. 1. Schema der Blutversorgung der kindlichen Hüftkopfepiphyse: laterale Schenkelhalsgefäße aus der A. circumflexa femoris posterior (*1*), untere Schenkelhalsgefäße aus der A. circumflexa femoris anterior (*2*), Arterie des Ligamentum capitis femoris (*3*)

es Möglichkeiten, die Komplikationsquote zu senken oder die Auswirkungen der Komplikationen in Grenzen zu halten?

Die Ursachen für die besonders häufige posttraumatische *Hüftkopfnekrose* sind in den Eigentümlichkeiten der Blutversorgung des kindlichen Hüftkopfes zu finden. Es ist hinreichend bekannt, daß auch eine Schenkelhalsfraktur im Erwachsenenalter die Durchblutung des Hüftkopfes gefährdet und zur Hüftkopfnekrose führen kann. Zurecht hat Chandler (1948) die Hüftkopfnekrose wegen der primär kritischen Blutversorgung als „ Coronarerkrankung der Hüfte " bezeichnet. Im Kindesalter ist die Blutversorgung des Hüftkopfes noch wesentlich problematischer als beim Erwachsenen. Das Gefäßgebiet der Epiphyse ist ein in sich völlig abgeschlossenes (Nußbaum, 1923), das aus drei Quellen gespeist werden kann (Abb. 1): Die wichtigsten Gefäße sind die lateralen Halsgefäße, die aus der Arteria circumflexa femoris posterior entspringen und am oberen Schenkelhalsrand entlang verlaufen. Aus dieser Quelle wird auch der metaphysäre Anteil des Schenkelhalses versorgt. Aus der Arteria circumflexa femoris anterior entspringt das untere Halsgefäß. Gefäße treten auch durch das Ligamentum capitis femoris in die Epiphyse ein. Eine Gefäßverbindung zwischen der Metaphyse und Epiphyse besteht nicht, die Wachstumsfuge stellt eine absolute Barriere dar. Trueta (1957) und später Chung (1976) haben in ihren umfangreichen Untersuchungen nachgewiesen, daß die Durchblutung des Hüftkopfes altersabhängigen Modifikationen unterliegt. In einer Phase bis zum 4. Lebensjahr findet die Blutversorgung vor allen Dingen aus den oberen und unteren Halsgefäßen statt, die Gefäße aus dem Ligamentum capitis femoris haben nur einen geringen Anteil. Vom 4. bis zum 8. Lebensjahr sind die lateralen Halsgefäße die einzige Quelle der Hüftkopfdurchblutung. Später gewinnen die unteren Kopfgefäße und diejenigen aus dem Ligamentum capitis wieder zunehmend an Bedeutung. Ihr Anteil an der Durchblutung ist allerdings bis heute noch unklar (Kay und Hall, 1971). Sicher ist, daß vor allem die tragenden Hüftkopfanteile bis zum Wachstumsabschluß ausschließlich von den lateralen Halsgefäßen versorgt werden. Chung (1976) konnte mit seinen Untersuchungen an 150 kindlichen Hüftpräparaten feststellen, daß die beschriebenen Gefäße aus zwei arteriellen Ringsystemen entspringen. Der extraarticulär gelegene Ring verbindet die Gefäßgebiete der Arteria circumflexa femoris anterior und posterior. Bedeutend ist der intraarticuläre Ring, dessen Gefäße unmittelbar subsynovial verlaufen und damit besonders leicht lädiert werden können. Die Existenz dieser arteriellen Ringanastomosen erklärt, daß nicht jede Schenkelhalsfraktur zur Hüftkopfnekrose führt. Andererseits ist die exponierte Lage der lateralen Schenkelhalsgefäße intraarticulär und subsynovial für die besonders hohe Nekroserate bei kopfnahe gelegenen Frakturen verantwortlich.

Nach der Klassifikation von Colonna (1928) werden vier Formen der kindlichen Schenkelhalsfraktur voneinander unterschieden. Beim Typ I handelt es sich um die traumatische Epiphysenlösung, die nicht immer streng von dem akuten Abrutsch einer Epiphyseolyse unterschieden wird. Diese Verletzung ist sehr selten, wird bei den 703 zur Auswertung stehenden Frakturen in 8% beschrieben (Abb. 2). Der Typ II, die transcervikale, und der Typ III, die basocervikale Schenkelhalsfraktur, werden etwa gleich häufig mit jeweils 42% angetroffen. Der Typ IV, die intertrochantere Fraktur, ist dagegen mit 8% wieder ausgesprochen selten.

Nach dieser Klassifikation muß bei den traumatischen Epiphysenlösungen mit einer besonders hohen Nekroserate gerechnet werden. Bei den umfangreichen Untersuchungen von Ratliff (1974) trat die Nekrose in 50%, bei den von Rigault et al. (1966) sowie Canale und Bourland (1977) beschriebenen Fällen sogar in 100% auf (Abb. 3). Für die transcervikalen Frakturen wird eine Nekrosehäufigkeit zwischen 20% (Lam, 1971) und 60% (Canale und Bourland, 1977) angegeben. Bei den basocervikalen Frakturen liegt die Nekroserate zwischen 15% (Lam, 1971) und 35% (Ratliff, 1974). Bei den seltenen intertrochanteren Frakturen ist kaum mehr mit einer Hüftkopfnekrose zu rechnen (Lam, 1971).

Außer der Frakturlokalisation sind auch der Frakturtyp, der Dislokationsgrad, die Zeit bis zur Versorgung, die Art der Versorgung und das Alter für die Häufigkeit der Hüftkopfnekrose verantwortlich gemacht worden. Nach Ratliff (1978) sollen die Abduktionsbrüche im Hinblick auf die Nekroseentstehung prognostisch günstiger sein, weil bei diesem Frakturtyp die lateralen Gefäße häufiger unverletzt bleiben. Bei dislocierten Frakturen ist die Nekroserate mit 70% doppelt so groß wie bei den nicht verschobenen Schenkelhalsbrüchen (Ratliff, 1974).

Die intraarticuläre Lage der den Hüftkopf versorgenden Blutgefäße macht es wahrscheinlich, daß unphysiologische intraarticuläre Druckerhöhungen – wie sie z.B. durch ein Frakturhämatom entstehen – eine bereits gedrosselte Blutversorgung weiter reduzieren können. Damit wird auf die Bedeutung des Zeitfaktors bei der Versorgung von kindlichen Schenkelhalsfrakturen hingewiesen. Dieser von Pförringer und Rosemeyer (1977) betonte Zusammenhang hat zu der Forderung geführt, daß das „Spannungshämarthros" so rasch wie möglich behoben wird (Boitzy, 1978).

Infolge der besonderen Lädierbarkeit der intraarticulär gelegenen Gefäße wurde die Art der Versorgung von Schenkelhalsfrakturen beim Kind immer wieder diskutiert. Zahlreiche Autoren räumen der operativen Versorgung den Vorzug ein (Boitzy, 1971 und 1978, Maroske und Thon, 1981), während Ratliff (1974) keinen Einfluß der Behandlungsart auf die Nekroserate feststellte. Auch bei unserer Zusammenstellung konnte eine Überlegenheit der operativen Versorgung nicht festgestellt werden. Während die nach unterschiedlichen Verfahren operativ behandelten Schenkelhalsfrakturen eine Nekroserate von 36% aufwiesen, betrug sie bei konservativer Behandlung nur 26%. Es bleibt offen, ob neuere Operationsverfahren diese Resultate verbessern können (Boitzy, 1978; Maroske und Thon, 1981) (Tabelle 2).

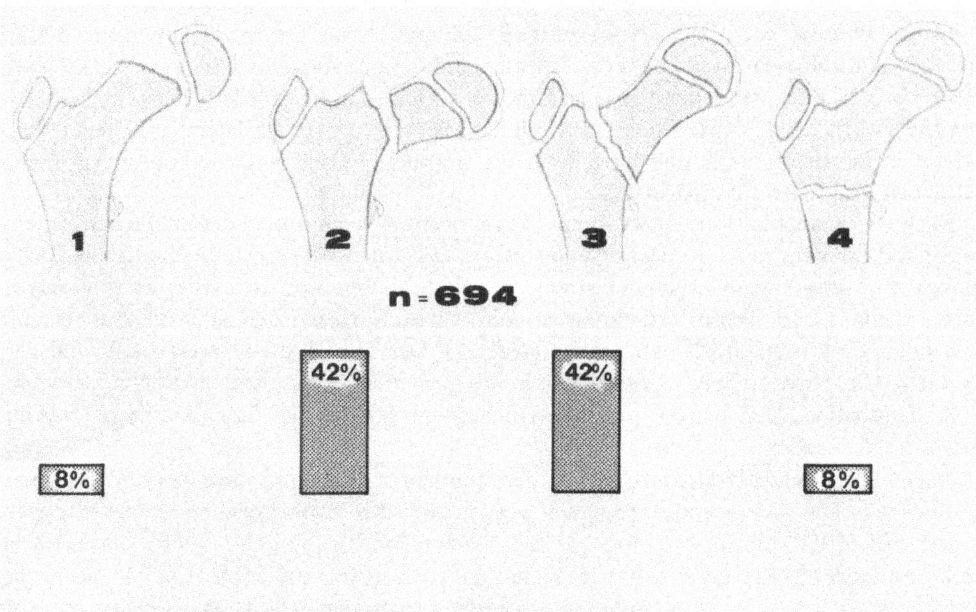

Abb. 2. Klassifikation und Häufigkeit von Schenkelhalsfrakturen im Kindesalter (n = 694), Typ I = transepiphysäre Fraktur, Typ II = transcervikale Fraktur, Typ III = basocervikale Fraktur, Typ IV = intertrochantere Fraktur

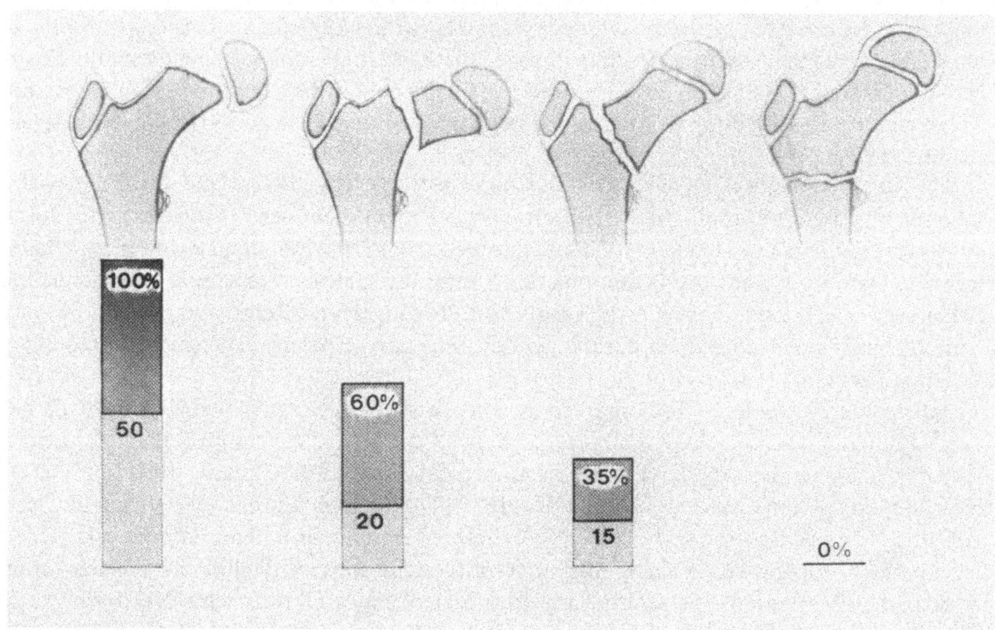

Abb. 3. Häufigkeit der posttraumatischen Hüftkopfnekrose in Abhängigkeit von der Frakturlokalisation

Tabelle 2. Komplikationshäufigkeit in Abhängigkeit von der Behandlungsart

Autor	n Gesamt	n OP	n Kons.	HKN Gesamt	HKN OP	HKN Kons.	C.V. Gesamt	C.V. OP	C.V. Kons.	N.U. Gesamt	N.U. OP	N.U. Kons.
Lam	60	10	50	10 (16,4%)	5 (50%)	5 (10%)	18 (30%)	5 (50%)	13 (25,5%)	4 (6,7%)	1 (10%)	3 (5,9%)
Pförringer	52	33	19	14 (27,5%)	7 (21,2%)	7 (36,8%)	3 (5,8%)	0 (0%)	3 (15,8%)	6 (11,5%)	1 (3%)	5 (26%)
Canale, Bourland	61	41	20	26 (42,6%)	19 (46,3%)	7 (35%)	13 (21,3%)	8 (19,5%)	5 (25%)	4 (6,5%)	2 (4,9%)	2 (10%)
Kay, Hall	20	7	13	9 (45%)	6 (85,7%)	3 (23%)	5 (25%)	1 (14,3%)	4 (30,8%)	3 (15%)	1 (14,3%)	2 (15,4%)
Khattab	31	15	15	3 (9,7%)	0 (0%)	3 (18,8%)	4 (13%)	1 (6,7%)	3 (18,8%)	4 (13%)	1 (6,7%)	3 (18,8%)
Ratliff	71	25	43	30 (58%)	? (55,6%)	? (60%)	14 (54,2%)	? (44,4%)	? (60%)	7 (12,5%)	2 (11,1%)	5 (13,3%)
Summe		115	133		42 (36%)	34 (26%)		19 (17%)	37 (28%)		7 (6%)	17 (13%)

In Abhängigkeit von der Lokalisation der Durchblutungsstörung sind unterschiedliche Nekrosetypen zu beobachten. Ist bereits der extraarticulär gelegene Ring unterbrochen, so kommt es zu einer Nekrose von Hüftkopf und Schenkelhals. Bei einer Läsion der aus dem extraarticulär gelegenen Ring entspringenden metaphysären Gefäße ist eine isolierte Schenkelhalsnekrose möglich, während die Hüftkopfepiphyse vital bleibt. Am häufigsten jedoch ist die isolierte Nekrose der Epiphyse, die bei einer Unterbrechung der lateralen Schenkelhalsgefäße zu erwarten ist (Abb. 4).

Die beschriebenen Ringanastomosen sind dafür verantwortlich, daß im Einzelfall nicht vorausgesagt werden kann, ob eine Hüftkopfnekrose eintritt. Nach einer Schenkelhalsfraktur im Kindesalter ist daher die Verlaufsbeobachtung von besonderer Bedeutung. In der Regel sind erste Strukturveränderungen frühestens 3 Monate nach dem Unfallereignis zu erkennen. Die Hüftkopfnekrose tritt in der Mehrzahl im ersten Jahr nach dem Unfallereignis ein (Ratliff, 1974), ist aber auch schon bis zu zwei Jahre nach der Fraktur beobachtet worden (McDougall, 1961). Vergleichbar zur Perthesschen Erkrankung weist die Hüftkopfnekrose bei älteren Kindern und Jugendlichen eine schlechtere Prognose auf (Pförringer und Rosemeyer, 1980). Im Frühbefund kommt es zum subchondralen Einbruch eines mehr oder weniger großen Kopfareales. Mit weiterer Sinterung der Trabekel entsteht eine Dezentrierung und Subluxation des Hüftkopfes, der bei der Verlaufsbeobachtung die besondere Aufmerksamkeit gelten muß (Abb. 5). Im Kindesalter kann diese Dezentrierung durch anpassendes Wachstum der Hüftpfanne im Sinne einer pathologischen Kongruenz häufig aufgefangen werden (Abb. 6). Im Jugendlichenalter dagegen ist ein Ausgleich der

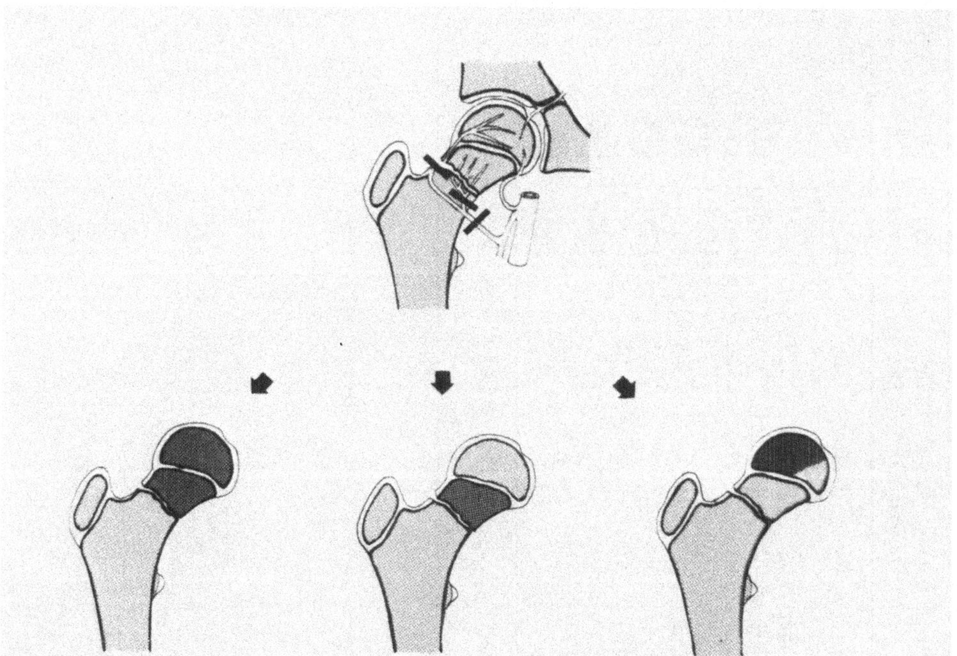

Abb. 4. Nekrosetypen in Abhängigkeit von dem Ort der durch die Fraktur gesetzten Durchblutungsstörung

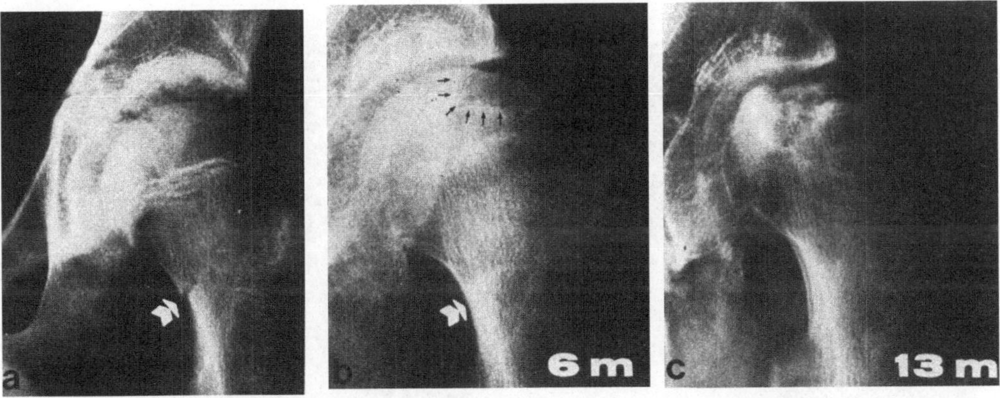

Abb. 5. Verlauf einer konservativ behandelten Schenkelhalsfraktur bei einem 14jährigen Jungen: transcervikale Fissur (**a**). Demarkation und subchondraler Einbruch 6 Monate nach dem Unfallereignis (**b**) und Subluxationsstellung des Hüftkopfes 13 Monate nach Fraktur (**c**)

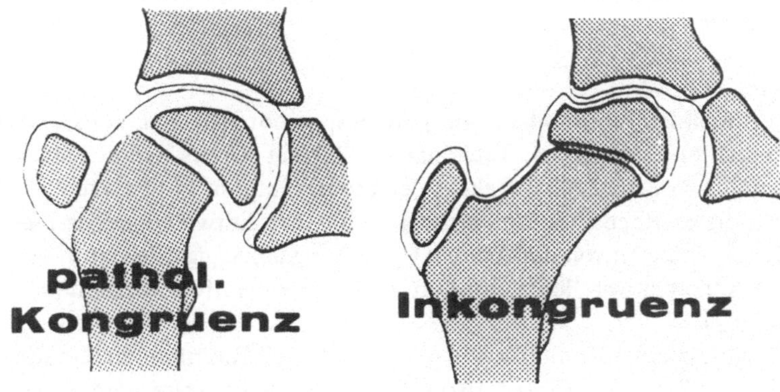

Abb. 6. Auswirkungen der Hüftkopfdeformierung, die im Kindesalter durch anpassendes Wachstum im Sinne einer pathologischen Kongruenz aufgefangen werden kann, während im jugendlichen Alter eine Inkongruenz verbleibt

resultierenden Inkongruenz nicht mehr möglich (Canale und Bourland, 1977; Pförringer und Rosemeyer, 1980). Das therapeutische Bestreben muß sich darauf richten, zumindest diese Subluxationsstellung zur vermeiden.

Das Ausmaß der Gefäßschädigung kann auch als wichtiger Faktor bei der Entstehung der posttraumatischen *Pseudarthrose* angesehen werden. Bei bestimmten Gefäßläsionen sind Nekrosen des metaphysären Schenkelhalsanteiles möglich. Die Unterbrechung der Vascularisation proximal der Fraktur ist sicherlich der wichtigste Faktor für die Störung der Osteogenese in dieser Region (Abb. 7). Die früher immer wieder vermutete Minderwertigkeit der periostalen Knochenbildung scheint nach neueren Untersuchungen keine Rolle zu spielen (Weiner und O'Dell, 1969). Bereits Nußbaum (1923) hatte darauf hingewiesen, daß dem „viel geschmähten" Periost des Schenkelhalses eine weit bessere Kraft zukommt, als allgemein angenommen wird. Vorbedingung für die rasche Konsolidierung

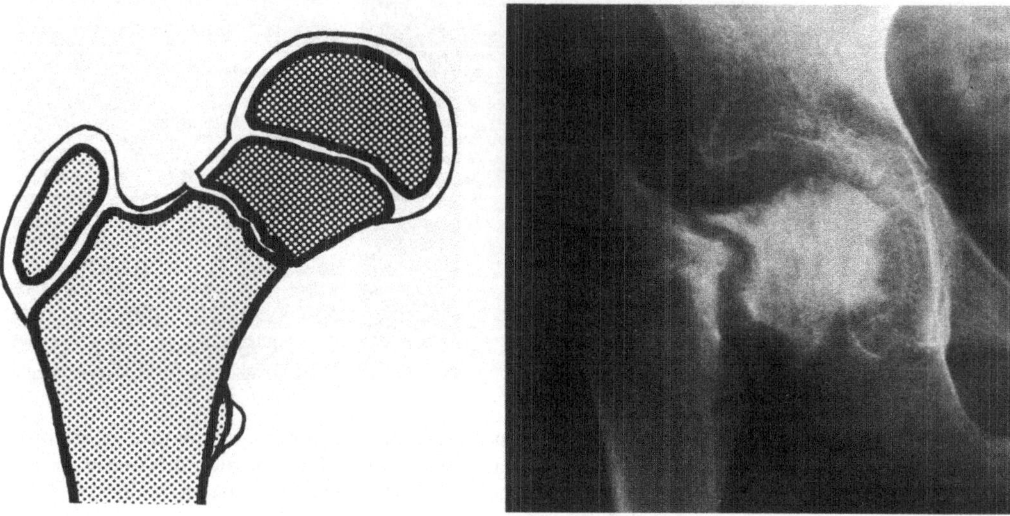

Abb. 7. Pseudarthrose nach epimetaphysärer Nekrose einer transcervikalen Schenkelhalsfraktur

der Fraktur ist offenbar eine gute Reposition, die mit konservativen Maßnahmen nicht immer zu erreichen ist. Tachdjian (1972) hat bereits darauf hingewiesen, daß sich bei der kindlichen Schenkelhalsfraktur der Psoas häufig in die Fraktur einschlägt und ein unüberwindbares Repositionshindernis darstellt. Die Entwicklung der Pseudarthrose ist wohl aus diesen Gründen von der Art der Versorgung abhängig. Sie trat in unserer Zusammenstellung bei konservativer Behandlung in 13%, bei operativer Behandlung dagegen in 6% auf (Tabelle 2).

Als typische Komplikation der Schenkelhalsfrakturen im Kindesalter ist die posttraumatische *Wachstumsstörung* anzusehen. Fälschlicherweise wird diese häufig gemeinsam mit der posttraumatischen *Fehlstellung* abgehandelt und unter dem Begriff der *Coxa vara* subsumiert. Auch für die Entstehung von Wachstumsstörungen ist die Vascularisation von Bedeutung, denn eine durchblutungsgestörte Wachstumsfuge zeigt einen vorzeitigen Fugenschluß. Dieser wurde z.B. von Pförringer und Rosemeyer (1980) bei 30% beobachtet. Mit Ausnahme beim Typ IV durchkreuzt die Schenkelhalsfraktur des Kindes jedoch immer auch eine Wachstumsfuge. Die Epiphysenfuge hat am kindlichen Schenkelhals einen vom Diaphysenstachel bis zur Trochanterrregion durchgehenden Verlauf. Bei den häufigen Schenkelhalsfrakturen des Typs II und III ist also immer die Wachstumsfuge der cranialen Schenkelhalspartie verletzt, die ganz wesentlich für das Breitenwachstum des Schenkelhalses verantwortlich ist. Bei einer Verödung dieser Fuge im cranialen Bereich kommt es zur Verkürzung und Valgusstellung des Schenkelhalses, also einer Coxa valga. Bei ventral oder dorsal liegenden Läsionen der Fuge sind auch Torsionsfehler möglich (Abb. 8). Die typische Coxa vara entsteht nach der Epiphyseonekrose des Hüftkopfes selbst.

Von den Wachstumsstörungen zu trennen sind die reinen Fehlstellungen im Bereich des coxalen Femurendes, deren Prognose eher günstig einzuschätzen ist. Verminderungen des Schenkelhals-Schaftwinkels bis auf 90° können im Kleinkindesalter einer Verlaufsbeobachtung zugeführt werden. Die Revalgisierungstendenz ist meist ausreichend, um annähernd

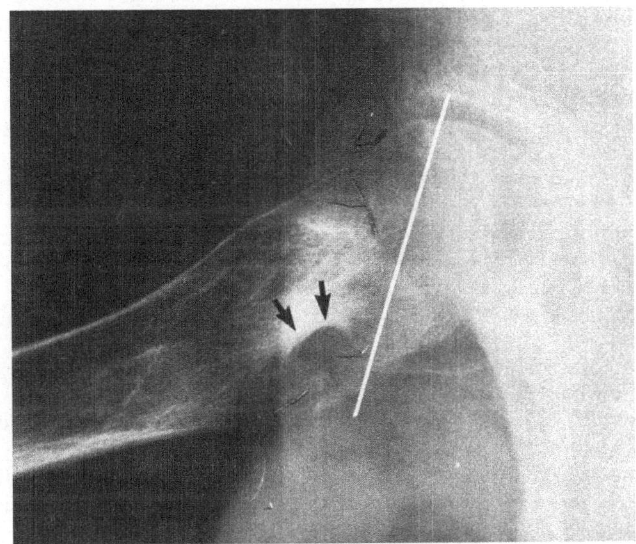

Abb. 8. Retrotorsion der Hüftkopfepiphyse nach Verödung der dorso-cranialen Epiphyse nach vorzeitigem Schluß der dorso-cranialen Wachstumsfuge am Schenkelhals (Pfeil, Lauensteinaufnahme)

normale anatomisch Verhältnisse wiederherzustellen. Im jugendlichen Alter ist wegen der nur begrenzt zur Verfügung stehenden Zeit der Wachstumsanpassung die Varusstellung prognostisch ungünstiger zu sehen. Hier sind operative Korrekturmaßnahmen unerläßlich.

Die Schenkelhalsfraktur des Kindes und Jugendlichen ist wegen ihrer Komplikationsrate gefürchtet. Durch eine optimale Primärversorgung läßt sich die Prognose offenbar verbessern (Boitzy, 1978; Maroske und Thon, 1981). Über die operativ technischen Kenntnisse hinaus erfordert die Behandlung der Schenkelhalsfraktur aber auch das Wissen um die Pathophysiologie dieser Verletzung, denn nur so kann den häufig drohenden Komplikationen rechtzeitig und wirkungsvoll begegnet werden.

Literatur

Allende G, Lezema LG (1951) Fractures of the neck of the femur in children. J Bone Joint Surg 33-A:387

Aufranc OE, Jones WN, Harris WH (1962) Fracture of the neck of the femur in a child. J.A.M.A. 182:348

Barnes R, Garden RS, Nicoll EA (1976) Subcapital fractures of the femur. J Bone Joint Surg 58-B:2

Blount WP, Schaefer AA, Fox GW (1944) Fractures of the femur in children. Southern Medical Journal 37:481

Boitzy A (1971) La fracture du col du femur chez l'enfant et l'adolescent. Masson, Paris

Boitzy A (1978) Frakturen am proximalen Femur. In: Weber BG, Brunner Ch, Freuler F (Hrsg) Die Frakturbehandlung bei Kindern und Jugendlichen. Springer, Berlin Heidelberg New York

Borchard A (1909) Die operative Behandlung der Schenkelhalsbrüche besonders im jugendlichen Alter. Dtsch Z Chir 100:275

Canale ST, Bourland WL (1977) Fracture of the neck and intertrochanteric region of the femur in children. J Bone Joint Surg 59-A:431

Carrell B, Carrell WB (1941) Fractures in the neck of the femur in children with particular reference to aseptic necrosis. J Bone Joint Surg 23:225

Chandler FA (1948) Coronary disease of the hip. J Int Coll Surg 11:34
Chung SMK (1976) The arterial supply of the developing proximal end of the human femur. J Bone Joint Surg 58-A:961
Colonna PC (1928) Fracture of the neck of the femur in childhood. Ann Surg 88:902
Cornacchia M (1951) Le fratture del collo del femore nell'infanzia. Chir Org Mov 36
Eigenthaler L, Möseneder H (1968) Ergebnisse der mit dem Böhler-Nagel operierten Schenkelhalsbrüche. Hefte Unfallheilkd 97:67
Haldenwang O (1908) Über echte Schenkelhalsfrakturen im kindlichen und jugendlichen Alter. Bruns Beitr Klin Chir 59:81
Hamilton CM (1961) Fractures of the neck of the femur in children. J.A.M.A. 178:799
Ingelrans P, Lacheretz M, Debeugny P, Vanderbusch F (1966) Les fractures du col du femur chez l'enfant. Acta Orthop Belg 32:809
Ingram AJ, Bachynski B (1953) Fractures of the hip in children. J Bone Joint Surg 35-A: 867
Jungbluth K-H, Daum R, Metzger E (1968) Schenkelhalsfrakturen im Kindesalter. Z Kinderhalsfrakturen im Kindesalter. Z Kinderchir 6:392
Kay SP, Hall JE (1971) Fracture of the femoral neck in children and its complications. Clin Orthop 80:53
Khattab AS (1968) Fractures of the neck of the femur in children. Egypt Orth J 3:68–84
Lam SF (1971) Fractures of the neck of the femur in children. J Bone Joint Surg 53-A: 1165
Maroske D, Thon K (1981) Schenkelhalsfrakturen im Kindesalter. Unfallheilkunde 84:186
Mattner H-R (1958) Schenkelhalsfrakturen im Kindesalter. Arch Orthop Unfallchir 49:473
McDougall A (1961) Fracture of the neck of femur in childhood. J Bone Joint Surg 43-B: 16
Meershoek PEM (1968) Fractures of the femoral neck in children. Arch Chir Neerl 20:65
Mitchell JI (1936) Fracture of the neck of the femur in children. J.A.M.A. 107:1603
Nussbaum A (1923) Die arteriellen Gefäße der Epiphyse des Oberschenkels und ihre Beziehungen zu normalen und pathologischen Vorgängen. Beiträge Klin Chir 130:495
Papadimitriou DG (1958) Fractures of the neck of the femur in children. Am J Surg 95: 132–137
Peltokallio P, Kurkipää M (1959) Fractures of the femoral neck in children. Ann Chir Gyn Fenn 48:151
Pförringer W, Rosemeyer B (1980) Fractures of the hip in children and adolescents. Acta Orthop Scand 51:91–108
Ratliff AH (1974) Fractures of the neck of the femur in children. Orthopedic Clinics of North America 5:903
Rigault P, Iselin F, Moreau J, Judet J (1966) Fractures du col du femur chez l'enfant. Rev Chir Orthop 52:325
Ruggieri F (1954) Le fratture del collo femore nell'infanzia. Min Ort 20:276
Solheim K (1972) Fracture of the femoral neck in children. Acta Orthop Scand 43:523
Streicher H-J (1957) Schenkelhalsfrakturen bei Kindern und Jugendlichen. Arch Klin Chir 287:716–721
Tachdjian MO (1972) Pediatric orthopedics. Saunders, Philadelphia London Toronto
Titze A (1961) In: Ehalt W (Hrsg) Verletzungen bei Kindern und Jugendlichen. Enke, Stuttgart
Titze A (1968) Schenkelhalsbrüche des Wachstumsalters. Hefte Unfallheilkd 97:157
Trueta J (1957) The normal vascular anatomy of the human femoral head during growth. J Bone Joint Surg 39-B:358
Tucker FR (1949) Arterial supply to the femoral head and its clinical importance. J Bone Joint Surg 31-B:82
Weiner DS, O'Dell HW (1969) Fractures of the hip in children. J Trauma 9:62–76
Wilson JC (1940) Fractures of the neck of the femur in childhood. J Bone Joint Surg 22: 531

Schenkelhalsfrakturen beim Kind – Therapie und Ergebnisse

A. Rüter und U. Kreuzer

Department für Chirurgie der Universität, Abteilung für Unfallchirurgie, Plastische- und Wiederherstellungschirurgie (Direktor: Prof. Dr. C. Burri), Steinhövelstraße 9, D-7900 Ulm

Beschäftigen wir uns mit der Frage nach der derzeit bestmöglichen Therapie einer Fraktur und somit auch der Schenkelhalsfraktur am wachsenden Skelet müssen folgende Teilaspekte angesprochen werden:
Einteilung der Verletzungsformen,
Indikation zu konservativem oder operativem Vorgehen,
Wahl des Behandlungsverfahrens für den aktuellen Fall,
Art der Vorbehandlung,
Technik der vorgesehenen Operation,
Art und Dauer der Nachbehandlung.

Einteilung der Verletzungsformen

Die Einteilung der kindlichen Schenkelhalsfrakturen erfolgt heute weitestgehend einheitlich in die Gruppen: Fugenlösungen – transcervicale Brüche – cervico-basale Brüche.

Hierbei werden jeweils verschobene und unverschobene Frakturen unterschieden.

Die intertrochanteren Brüche werden bei vielen Statistiken mitgeführt. Sie weisen jedoch eine vollständig andere Problematik auf.

Die Kriterien der oben getroffenen Unterteilung und pathophysiologischen Besonderheiten der einzelnen Verletzungen sind im vorhergehenden Referat ausführlich dargelegt.

Indikation zu konservativem oder operativem Vorgehen

Zur Beantwortung der Frage, ob eine Fraktur konservativ oder operativ behandelt werden soll, gilt der Leitsatz, daß die Ergebnisse die Indikation bestimmen.

Grundlage einer verbindlichen Stellungnahme wird somit die Kenntnis der mit verschiedenem Vorgehen erreichbaren Resultate. Hierbei ist ein Vergleich publizierter Ergebnisse nur aussagekräftig, wenn nach denselben Bewertungsrichtlinien über eine repräsentative Fallzahl vergleichbare Bruchformen in entsprechenden Altersgruppen berichtet wird und die angewandte Therapie differenziert und konsequent durchgeführt wurde.

Bezüglich der Bewertungsrichtlinien treten gerade bei den Kontrollen nach Schenkelhalsfrakturen subjektiv bestimmte Angaben sowie erreichte Bewegungsausmaße hinter die röntgenologisch objektivierbaren Probleme der Kopf-Halsnekrose, des vorzeitigen Epiphysenverschlusses, der posttraumatischen Coxa vara sowie der Pseudarthrose zurück.

Die Forderung, Behandlungserfolge an einer repräsentativen Fallzahl zu belegen, kann gerade bei der Schenkelhalsfraktur in diesem Alter nicht immer erfüllt werden. Blount [3] schreibt in seinem Buch über Kinderfrakturen: „Frakturen des proximalen Femur sind so selten, daß niemand große Erfahrungen mit ihnen hat." McDougall [13] weist noch 1961

Hefte zur Unfallheilkunde, Heft 158
Zusammengestellt von A. Pannike

darauf hin, daß nur wenige Chirurgen im Laufe ihres Lebens Gelegenheit hätten, mehr als einen oder zwei derartige Patienten zu behandeln. Eine sicher unvollständige Zusammenstellung der in der Literatur angegebenen Fallzahlen findet sich in Tabelle 1. Die hohe Zahl von Ratliff [19] entspricht einer Zusammenstellung vieler Zentren. Die größte Serie selbst behandelter Fälle hat unseres Wissens Lam [11] mit 75 derartigen Brüchen publiziert.

Wir verstehen mit den meisten Autoren als eigentliche Schenkelhalsfrakturen am wachsenden Skelet nur die transcervicalen und cervico-basalen Brüche. Auch eine Differenzierung zwischen diesen beiden Gruppen ist von Bedeutung, da offensichtlich die transcervicalen, mehr beim älteren Kind auftretenden Brüche mit einer Nekroserate von 43% eine noch schlechtere Prognose hatten als die cervico-basalen Frakturen bei jüngeren Kindern mit Gesamtnekrosen um 30% (Tabelle 2).

Inwieweit darüberhinaus eine Unterscheidung in verschiedene Altersgruppen von Bedeutung ist, kann nicht eindeutig beantwortet werden, da die einzelnen Autoren ihre Gruppierungen in verschiedenen Jahren ansetzen. Ein sicherer Anhalt, daß die gelegentlich postulierte geringere Nekrosegefährdung kleinerer Kinder tatsächlich signifikant gegeben ist, konnten wir in der Literatur nicht finden. Dagegen besteht kein Zweifel, daß bei einmal eingetretener Durchblutungsstörung das Endergebnis noch umso besser sein kann, je jünger die Kinder sind. Die Alterszugehörigkeit scheint daher im Hinblick auf die funktionellen Langzeitergebnisse von wesentlichem Einfluß.

Die in Tabelle 3 zusammengestellten Angaben über Ergebnisse nach konservativer und operativer Behandlung erlauben bei kritischer Wertung keine Aussage zur Indikationsstellung, da die Frage nicht beantwortet ist, was „ operative Therapie “ im Einzelfall bedeutet. Das heißt:

Zeitpunkt der Operation? – Vorbehandlung? – Osteosyntheseverfahren? – Kapseleröffnung? – Infektrate? –

Soweit aus den Publikationen ersichtlich, gab es bis Anfang der 60iger Jahre keine Klinik, in der kindliche Schenkelhalsfrakturen notfallmäßig operativ versorgt wurden. Dieser Behandlung wurden nur die Fälle zugeführt, die nach tage- bis wochenlanger konservativer Therapie sich nicht genügend reponiert zeigten. Zum Teil wurde dann nur offen eingerichtet und nicht stabilisiert. Zusätzlich war ein Teil der so erreichten Ergebnisse durch operations-

Tabelle 1. Schenkelhalsfrakturen beim Kind

Veröffentlichte Fallzahlen		
Ingram [9]	1953	24
Kite [10]	1962	35
Ratliff [19]	1966	139
Rigault [20]	1966	25
McDougall [13]	1968	24
Marsh [12]	1970	26
Lam [11]	1971	75
Boitzy [4]	1971	12
Nöh [16]	1972	22
Pförringer [17, 18]	1976	34
Canale [6]	1977	61
Heiser [8]	1980	40
Ansorg [1]	1980	8

Tabelle 2. Nekroserate/Bruchform

Transcervicale Frakturen				
	N	Gesamt	Verschoben	Unverschoben
Bauer [2]	3	2		
Cervenanski [7]	2	1		
Pförringer [17, 18]	10	8		
Lam [11]	28	5	20/5	8/0
Canale [6]	27	14	22/14	5/0
		43%	45%	0%

Cervicobasale Frakturen				
	N	Gesamt	Verschoben	Unverschoben
Bauer [2]	2	0		
Cervenansky [7]	4	0		
Pförringer [17, 18]	19	9		
Lam [11]	18	4	7/4	11/0
Canale [6]	22	6	17/6	5/0
		30%	44%	0%

technische Probleme belastet. So berichtet zum Beispiel Lam [11] bei sechs Spickungen über drei Infekte und einen Nagelbruch.

Seit Ende der sechziger Jahre propagierten u.a. Müller [15], Marsh [12], Butler [5] und Boitzy [4] die notfallmäßige operative Stabilisierung unter Entlastung des sogenannten Spannungshämarthros. Eine Zusammenstellung einiger Angaben so behandelter Frakturen, wozu auch die eigene Statistik mit 7 Fällen und einer Nekrose zählt, zeigt nun eine wesentlich günstigere Prognose mit einer Nekroserate um 10% (Tabelle 4).

Faßt man die vorliegenden Zahlen grob zusammen, so findet sich nach konservativer oder verzögert operativer Therapie eine Nekroserate von 50%, während bei sofortiger offener Osteosynthese diese Komplikation in den Bereich von 10% gesenkt werden kann.

Diese Zahlen beziehen sich allein auf die Nekrosen. Die bekannten sonstigen Komplikationen durch vorzeitigen Epiphysenverschluß, Coxa vara und Pseudarthrose ist hierbei noch nicht berücksichtigt. Offensichtlich sind diese Spätfolgen bei sofortiger operativer Therapie nicht beobachtet oder Raritäten.

Wahl des Behandlungsverfahrens

Die dargelegten Zahlen belegen, daß heute die notfallmäßige Arthrotomie, schonende Reposition und stabile Osteosynthese bei der Behandlung von Schenkelhalsfrakturen am wachsenden Skelet zum Vorgehen der Wahl bei allen Bruchformen geworden ist. Als Osteosyntheseverfahren stehen theoretisch Spickung, Verschraubung und Nagelung zur Verfügung. Das letztere Vorgehen scheidet in praxi jedoch aus, da durch die Härte der

Tabelle 3. Ergebnisse – Nekrose oder „nicht gut“

	N	Konservativ	Operativ
Canale [6]	54	36%	50%
Lam [11]	33	40%	23%
McDougall [13]	20	62%	57%
Heiser [8]	28	89%	38%
Miller [14]	20	17%	50%

Tabelle 4. Ergebnisse – Nekroserate nach notfallmäßiger Versorgung

Boitzy [4]	N = 7	0	0%
Pförringer [17, 18]	N = 5	1	20%
Ansorg [1]	N = 3	0	0%
Eigene	N = 7	1	14%

kindlichen Spongiosa beim Einschlagen des Nagels das proximale Fragment kippt oder vor dem Nagel hergetrieben werden kann.

Vorbehandlung

Die Vorbehandlung muß der Forderung nach einer raschen Operation gerecht werden. Hierbei sind zwischenzeitliche Repositionsversuche wegen der Gefahr zusätzlicher Verletzung der ernährenden Gefäße kontraindiziert. Vielmehr soll das verletzte Bein in der spontan eingenommenen Stellung in einer Schaumstoffschiene ohne Extension gelagert werden. Wenn irgend möglich, muß die Operation als echter Notfalleingriff geplant und in die Wege geleitet werden. Inwieweit durch sofortige Punktion des intrakapsulären Hämatoms und entsprechende Druckentlastung eine Verschiebung des Operationszeitpunktes vertretbar ist, kann aus unserer Erfahrung und den Literaturangaben nicht beantwortet werden.

Selbstverständlich haben bei mehrfach verletzten Kindern konservative oder operative lebensrettende Maßnahmen absoluten Vorrang. In diesen Ausnahmesituationen, die den Eingriff am Schenkelhals auf zunächst unabsehbare Zeit verzögern, wird das intrakapsuläre Hämatom abpunktiert und das Bein in einer Schaumstoffextension unter Belastung mit einem Viertel bis einem Fünftel des Körpergewichtes ruhiggestellt.

Operationstechnik

Zur Darstellung der Fraktur bewährt sich auch beim Kind der Zugang nach Watson-Jones. Nach vorsichtiger aber breiter Darstellung der ventralen Kapsel wird diese türflügelartig incidiert und die Fraktur schonungsvoll unter Sicht des Auges reponiert. Das Bein muß frei beweglich abgedeckt sein. Dies nicht zuletzt, um nach Einbringen des ersten Implantates durch Beugung und Abduktion Reposition und Metallage mittels Bildverstärker in beiden Ebenen kontrollieren zu können.

Art und Umfang der verwendeten Implantate richtet sich nach der Größe des Knochens bzw. dem angestrebten Effekt.

Bei der Epiphysiolyse kleinerer Kinder werden Kirschner-Drähte mit Gewindekopf implantiert, die relativ weit vom Knochen umgebogen werden. Der weiter wachsende Schenkelhals kann diese Drähte mit sich ziehen (Abb. 1).

Bei der Epiphysiolyse im typischen Alter, d.h. unmittelbar vor Wachstumsabschluß, sollen die Implantate eine Epiphysiodese bewirken. Hier werden also normale Spongiosaschrauben unter dem Zugschraubenprinzip zur Kompression der Fuge das richtige Implantat (Abb. 2).

Bei den meist etwas jüngeren baso-cervicalen Frakturen kann häufig nur eine Schraube eingebracht werden. Zur Sicherung der Rotationsstabilität empfiehlt es sich, zusätzlich einen Kirschner-Draht einzusetzen (Abb. 3). Wichtig ist, daß die Schraube auf der einen Seite das Zugschraubenpinzip gewährleistet, d.h. ihr Gewinde nur jenseits der Fraktur liegt, andererseits die Schraubenspitze aber die Wachstumsfuge nicht tangiert. Hierzu ist es nicht selten notwendig, selbst von den Spongiosaschrauben mit kurzem Gewinde, vorne noch soviel Gewindezüge abzuzwicken, daß das Implantat beiden Forderungen gerecht wird.

Bei den transcervicalen Frakturen älterer Kinder können meist bereits 2 Spongiosaschrauben eingebracht werden (Abb. 4).

Nachbehandlung

Bezüglich der Nachbehandlung gehen die Anschauungen, ob durch langfristige Entlastung das Entstehen einer Nekrose verhindert werden kann, auseinander. Namhafte Autoren empfehlen routinemäßige Entlastungszeiten von 6–9 Monaten. Signifikante Aussagen anhand exakter Untersuchungen über den Einfluß der Entlastungszeit auf die Nekroserate sind uns jedoch nicht bekannt. Wir selbst lassen nur bis zur Bruchheilung entlasten, wobei sich unter den Gesichtspunkten der Heilungsgeschwindigkeit sowie der Zuverlässigkeit der kleinen Patienten folgende Richtwerte ergeben:
Bis zum 14. Jahr Beckengips für 6 Wochen.
Zwischen 5. und 10. Jahr Thomasbügel und Gehstöcke für 10–12 Wochen.
Ab dem 10. Lebensjahr Teilbelastung an Gehstöcken für 12 Wochen.

Diese Zahlen erfahren natürlich eine Änderung bei sich anbahnender Knopfnekrose. Hier wird allgemein eine längerfristige Entlastung als nützlich angesehen, obwohl signifikante Beweise dieses Effektes unseres Wissens fehlen.

Zusammenfassung

Die Frage nach der Therapie von Schenkelhalsfrakturen am wachsenden Skelet läßt sich ohne Kenntnis der Ergebnisse nicht beantworten. Die in der Literatur wiedergegebenen Zahlen sowie die eigenen Erfahrungen berechtigen heute zu der eindeutigen Aussage, daß die kindliche Schenkelhalsfraktur einen Notfall darstellt, der durch offene schonungsvolle Reposition und stabile Osteosyntese unter Berücksichtigung der biomechanischen Voraussetzungen behandelt werden muß. Kleinere Fallzahlen erlauben den Schluß, daß durch dieses Vorgehen die Nekroserate auf etwa 10% gesenkt werden kann. Diese immer

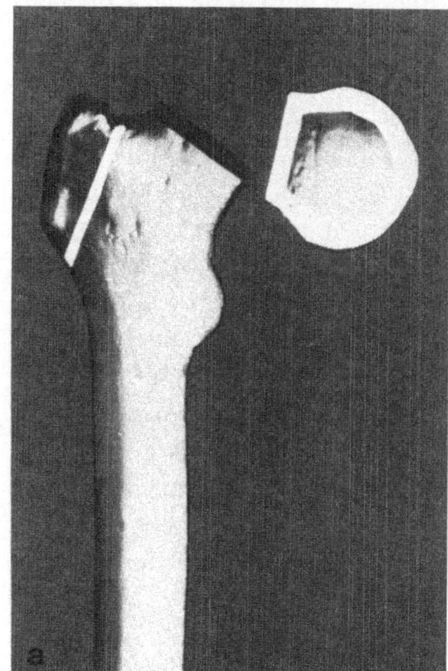

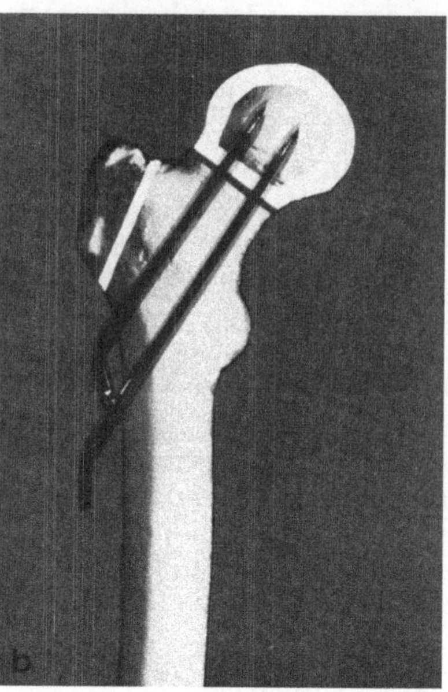

Abb. 1a, b. Vorgehen bei Epiphysiolyse kleinerer Kinder. **a** Schema der Verletzung. **b** Schema der Versorgung durch 2 Kirschner-Drähte mit Gewindekopf

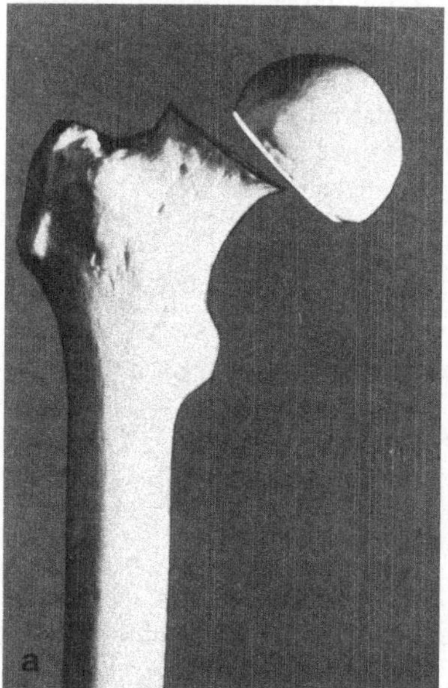

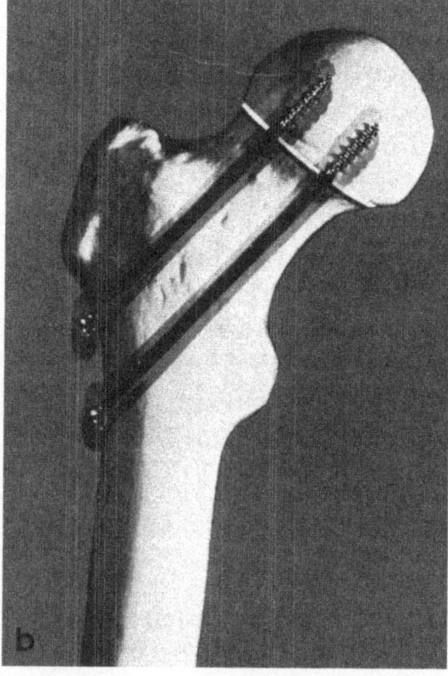

Abb. 2a, b. Vorgehen bei Epiphysiolyse kurz vor Wachstumsabschluß. **a** Schema des Abrutsches. **b** Schema der Versorgung durch 2 Spongiosaschrauben

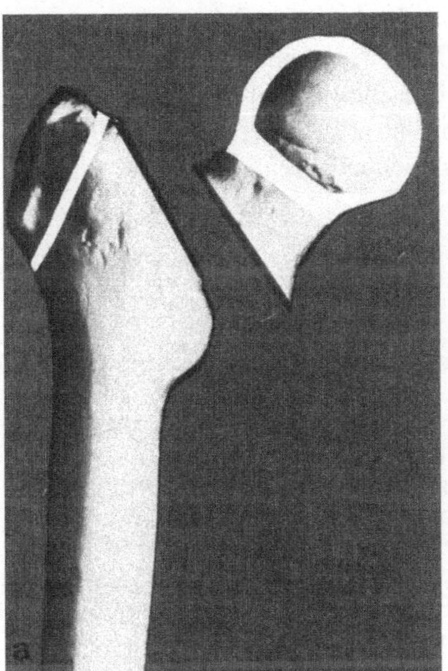

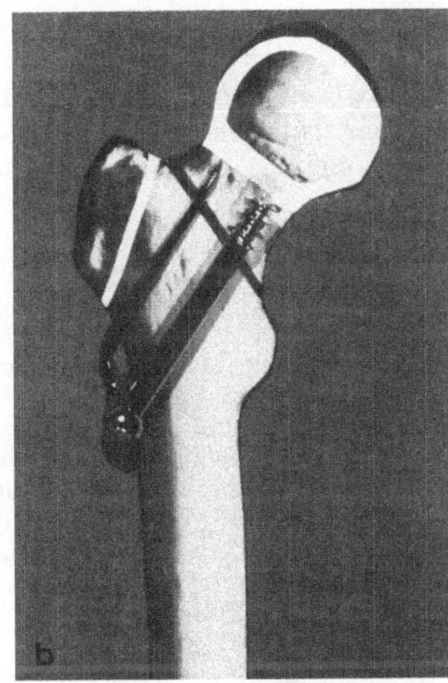

Abb. 3a, b. Vorgehen bei Schenkelhalsfraktur eines kleineren Kindes. **a** Schema der Verletzung. **b** Schema der Versorgung durch eine Spongiosaschraube und einen Spickdraht. Das Gewinde der Schraube darf weder Fuge noch Fraktur überqueren

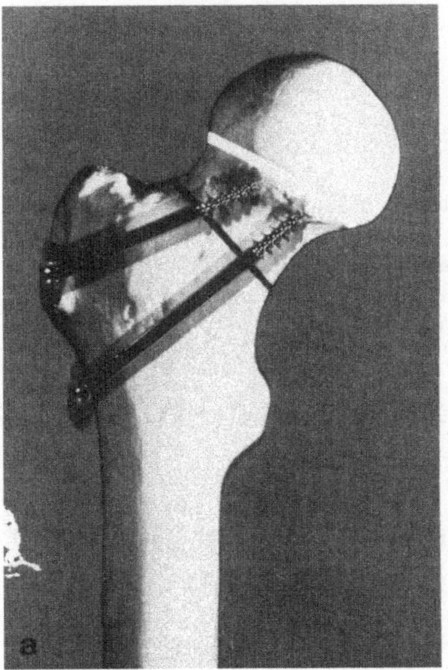

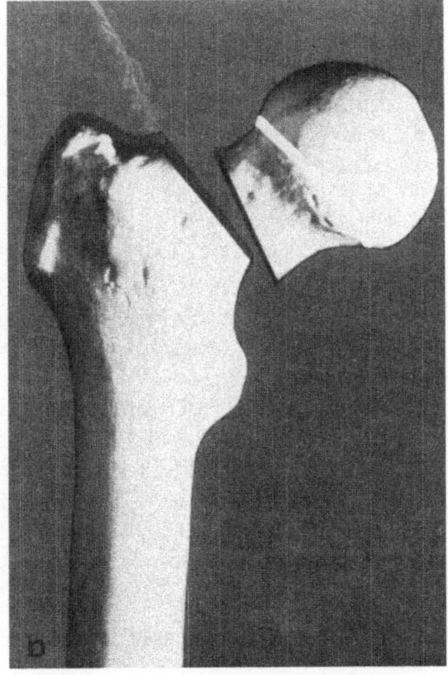

Abb. 4a, b. Vorgehen bei Schenkelhalsfraktur älterer Kinder. **a** Schema der Verletzung. **b** Schema der Versorgung mit 2 Spongiosaschrauben

noch unbefriedigende Zahl ist jedoch fünfmal günstiger als die Ergebnisse nach konservativer oder verzögerter operativer Therapie. Unverschobene Brüche mögen ein anderes Vorgehen rechtfertigen. Hierbei bleibt aber die Unsicherheit, ob der Bruch immer unverschoben war und unverschoben bleiben wird. Somit ist u.E. die erwähnte operative Therapie bei allen Bruch- und Dislokationsformen des kindlichen Schenkelhalses zu fordern.

Literatur

1. Ansorg P, Graner G (1980) Schenkelhalsfrakturen bei Kindern und Jugendlichen. Zbl Chirurgie 105:721
2. Bauer J, Andrasina J, Brandebur O, Kovac M (1968) Aussprache über Schenkelhalsbrüche des Wachstumsalters. Unfallheilkunde 97:160
3. Blount WJ (1957) Knochenbrüche bei Kindern. Thieme, Stuttgart
4. Boitzy A (1971) La fracture du col du femur chez l'enfant et adolescent. Masson, Paris
5. Butler JE, Cary JM (1971) Fractures in the femoral neck in a child. J Amer Med Ass 218:3
6. Canale ST, Bourland WL (1977) Fracture of the Neck and Intertrochanteric Region of the Femur in Children. J Bone Joint Surg 59-A:431
7. Cervenansky J, Makai F (1968) Aussprache über Schenkelhalsbrüche im Wachstumsalter. Wschr Unfallheilkd 97:161
8. Heiser JM, Oppenheim WL (1980) Fractures of the Hip in Children. Clinic Orthop 149:177
9. Ingram AJ, Bachinski B (1953) Fractures of the Hip in Children. Treatment and Results. J Bone Joint Surg 35-A:867
10. Kite JH, Lovell MW, Allmann FL (1962) Fracture of the hip in the young. J Bone Joint Surg 44-A:1710
11. Lam SF (1971) Fractures of the Neck of the Femur in Children. J Bone Joint Surg 53-A:1165
12. Marsh HO (1970) The 2nd Malaysian Orth. Meeting in Kuala Lumpur. J Bone Joint Surg 52-A:1467
13. McDougall A (1961) Traumatic Dislocation of the Hip in Children. J Bone Joint Surg 50-A:79
14. Miller WE (1973) Fractures of the hip in children from birth to adolescence. Clinic Orthop 92:155
15. Müller ME (1974) Schenkelhalsfraktur beim Kind. Orthop Praxis 2/:65
16. Nöh E, Rettig H (1972) Die Behandlung von Folgezuständen nach Schenkelhalsfrakturen bei offenen Wachstumsfugen. Act Traum 2:133
17. Pförringer W, Rosemeyer B (1977) Schenkelhalsfrakturen im Kindesalter. Arch Orthop Unfallchir 88:281
18. Pförringer W, Rosemeyer B (1977) Schenkelhalsfrakturen bei Jugendlichen. Arch Orthop Unfallchir 90:169
19. Ratliff AHC (1966) Fractures of the neck of the femur in children. Exerpta Medica, Int Congr Series 116, p E13, 25
20. Rigault PF, Iselin JM, Judet J (1966) Fractures du femur chez l'enfant. Rev Chir Orthop 52:325

Orthopädische Probleme nach Schenkelhalsfrakturen im Kindesalter

H. Wagner

Orthopädische Klinik Wichernhaus, Postfach 60, D-8501 Schwarzenbruck/Nürnberg

Die orthopädischen Probleme nach Schenkelhalsfrakturen im Kindesalter ergeben sich aus den anatomischen Verhältnissen am proximalen Femurende. Vor allem drei Faktoren spielen hier eine ausschlaggebende Rolle:

1. Die gemeinsame, zusammenhängende Wachstumsfuge des proximalen Femurendes kann bei Verletzungen an jeder beliebigen Stelle zu Wachstumsstörungen des gesamten proximalen Femurendes führen.
2. Die Cambiumschicht der Schenkelhalsfuge, die von den Blutgefäßen der Hüftkopfepiphyse ernährt wird, kann bei einer ischämischen Hüftkopfnekrose zugrunde gehen.
3. Die ischämische Hüftkopfnekrose kann zur Verformung der Hüftkopfgelenkfläche führen.

Das proximale Femurende besitzt in jedem Lebensalter bis zum Abschluß des Wachstums eine einzige zusammenhängende Epiphysenfuge, die sich vom medialen Schenkelhalssporn entlang der lateralen Schenkelhalsfläche bis zur distalen Begrenzung des Trochanter major erstreckt (Abb. 1). Eine traumatische oder instrumentelle Schädigung dieser Fuge an jeder beliebigen Stelle führt so gut wie immer zu einem Fehlwachstum des gesamten proximalen Femurendes, wobei das Ausmaß des Fehlwachstums von der noch verbleibenden Wachstumsreserve abhängt. So kann z.B. eine Schenkelhalsfraktur mit Diastase der Fragmente, selbst bei idealer knöcherner Konsolidierung der Fraktur, in der knorpeligen Frakturspalte zu einer knöchernen Überbrückung der Wachstumsplatte an der lateralen Schenkelhalsfläche führen, die das weitere Längenwachstum hemmt (Abb. 2). Nur die sofortige, sehr exakte, geradezu „wasserdichte" Reposition der knorpeligen Fugenflächen hat Aussicht, dieses Problem zu vermeiden.

Die Lokalisation der Fugenschäden bestimmt Art und Richtung des Fehlwachstums, das Ausmaß der Schädigung, den Schweregrad der Wachstumsstörung.

Die Cambiumschicht der Schenkelhalsfuge, in der die Proliferationsvorgänge für das Längenwachstum des Schenkelhalses ablaufen, liegen in der oberflächlichen, der Kopfepiphyse zugewandten Schicht des Fugenknorpels. Sie wird von den Blutgefäßen der Kopfepiphyse ernährt. Bei einer avasculären Hüftkopfnekrose kann daher eine ischämische Schädigung der Cambiumschicht auftreten, so daß das Längenwachstum des Schenkelhalses ganz oder teilweise sistiert. Eine Schenkelhalsverkürzung mit Trochanterhochstand ist die Folge dieser Schädigung (Abb. 3).

Die lokalen Konsequenzen der Hüftkopfnekrose sind prinzipiell die gleichen wie bei der Schenkelhalsfraktur des Erwachsenen, allerdings mit der Ausnahme, daß die Regenerationsmöglichkeiten besser sind. Je jünger der Patient und je kleiner der Epiphysenkern, umso kleiner ist die Ausdehnungsmöglichkeit der avasculären Osteonekrose und umso größer ist die verbleibende Wachstumsreserve der noch nicht ossifizierten knorpeligen Anlage. Außerdem ist aber auch die Revascularisation und der knöcherne Umbau der Nekrose im Kindesalter schneller und wirksamer als beim Erwachsenen.

Die in der Literatur viel diskutierte Frage, ob eine langfristige konsequente Immobilisation oder Entlastung nach einer Schenkelhalsfraktur die Häufigkeit der Hüftkopfnekrose

Hefte zur Unfallheilkunde, Heft 158
Zusammengestellt von A. Pannike

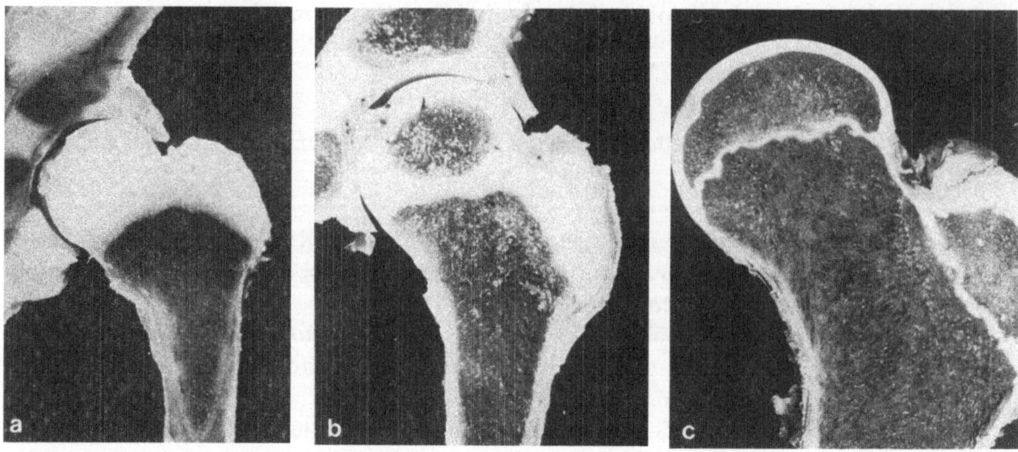

Abb. 1a–c. Gemeinsame zusammenhängende Epiphysenfuge des proximalen Femurendes **a** beim Neugeborenen, **b** im Alter von 1 Jahr, **c** im Alter von 12 Jahren

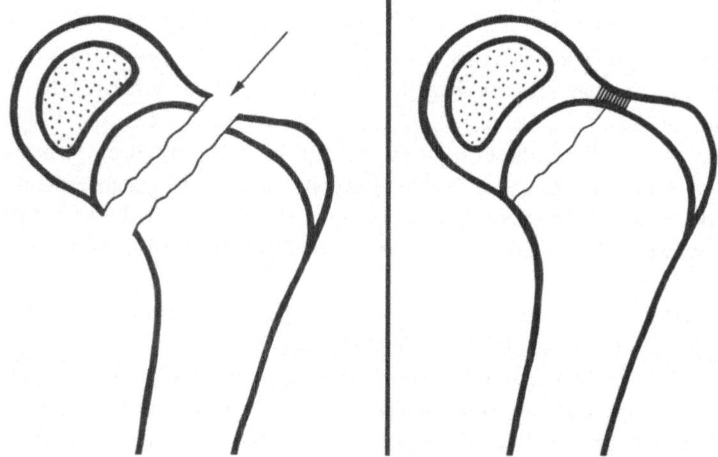

Abb. 2. Bei Schenkelhalsfrakturen mit Diastase der Fragmente kann sich eine Knochenbrücke im lateralen Anteil der Epiphysenfuge bilden, die zu Wachstumsstörungen führt

verringert oder ihre Ausdehnung hemmt, kann nicht konkret, insbesondere nicht positiv beantwortet werden. Es liegen insbesondere keine Berichte vor über vergleichbare repräsentative Patientenkollektive, die eine zuverlässige Aussage zu diesem Problem erlauben würden.

Alle Autoren überblicken, wie auch wir selbst, nur kleine Patientengruppen mit kindlichen Schenkelhalsfrakturen, die nach ganz verschiedenen Gesichtspunkten behandelt worden sind. Zur Prophylaxe der posttraumatischen Hüftkopfnekrose kann man daher nur nach allgemeinen Erfahrungen in der Traumatologie Stellung nehmen:

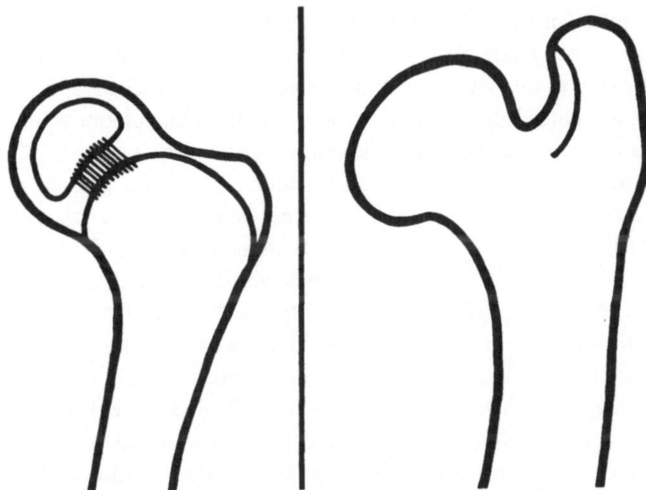

Abb. 3. Eine Schädigung der Schenkelhalsfuge (z.B. durch Ischämie der Kopfepiphyse oder durch instrumentelle Verletzung) führt zur Schenkelhalsverkürzung mit Trochanterhochstand

Eine konsequente Immobilisation im Beckengipsverband, die 8 Wochen wesentlich überschreitet, ist wegen Immobilisationsfolgen am verletzten Hüftgelenk sicher ungünstig. Langfristige Teilentlastung mit Krücken oder Unterarmstützen dürfte bei den sehr jungen und in aller Regel beschwerdefreien Patienten kaum zu überprüfen sein. Entlastende orthopädische Apparate mit Tubersitz haben wegen der Muskel- und Hebelverhältnisse an der Hüfte eine echte entlastende Wirkung erst unterhalb des Trochanter major, sodaß sie eher zu einer Muskelatrophie am Bein als zu einer nennenswerten Entlastung des Hüftgelenkes führen. Die Empfehlungen zur Vermeidung einer Hüftkopfnekrose dürften mehr auf optimistischen Erwartungen als auf objektiven Erkenntnissen beruhen.

Demgegenüber erscheint es uns viel überzeugender, durch frühzeitige Herbeiführung physiologischer Verhältnisse die reparativen Vorgänge anzuregen und zu fördern.

Die wichtigste Prophylaxe gegen eine ischämische Hüftkopfnekrose erscheint mir die sofortige, notfallmäßige operative Versorgung der kindlichen Schenkelhalsfraktur mit Dekompression des Hämarthros zu sein.

Postoperativ lassen wir während der Frakturheilung für 6 Wochen das Hüftgelenk mit zwei Unterarmstützen entlasten. Bei jüngeren Kindern, die die Teilentlastung mit Krücken nicht zuverlässig handhaben können, legen wir für 6–8 Wochen einen Beckengips an. Nach der Frakturheilung überlassen wir die Kinder ihrem natürlichen Bewegungsdrang, halten sie aber von sportlichen Aktivitäten zurück. Röntgenkontrollen werden jedoch in sechsmonatlichen Abständen während der ersten 3 Jahre durchgeführt, weil postoperative Hüftkopfnekrosen eine Latenzzeit von über zwei Jahren haben können.

Die funktionell und prognostisch wichtigste Konsequenz der posttraumatischen Hüftkopfnekrose ist die Impression der Gelenkflächen des Hüftkopfes unter der Pfannendachkante. Die Hüftkopfnekrose betrifft hauptsächlich das cranio-ventrale Hüftkopfsegment. Im Frühstadium der Nekrose hat der betroffene Knochen noch seine normale Festigkeit. Mit dem Einsetzen der reparativen Vorgänge und der Revascularisation wird der nekrotische Knochen resorbiert und schrittweise durch Granulationsgewebe und Osteoid ersetzt. In dieser Phase ist die mechanische Festigkeit des nekrotischen Herdes herabgesetzt, und unter der Belastung wird die Gelenkfläche des Hüftkopfes über dem erweichten nekrotischen Herd eingedrückt. Dabei sinkt die Pfannendachkante in den Defekt des Hüftkopfes ein. Entsprechend der Gelenkflächenimpression wandert der Hüftkopf nach cranio-lateralwärts in Subluxationsstellung, und gleichzeitig kommt es zu einer Verhakung zwischen dem Pfannendach und der lateralen Gelenkflächenstufe des imprimierten Hüftkopfbezirkes. Dabei entwickelt sich eine Bewegungssperre des Gelenkes in Adduktionsfehlstellung.

Wenn ein ausreichend großes vitales Hüftkopfsegment noch vorhanden ist, kann der nekrotische Herd durch eine intertrochantere Osteotomie aus dem Gelenk herausgedreht und dadurch entlastet werden. Bei der meist anterolateralen Lokalisation der Nekrose wird meist eine Valgisations-Flexionsosteotomie in Frage kommen. Zur Vermeidung einer Beugekontraktur ist dabei immer noch eine Resektion der ventralen Hüftgelenkkapsel mit dem Lig. iliofemorale erforderlich. Relativ selten ist eine Varisationsosteotomie dann indiziert, wenn ein ausreichend großes laterales vitales Hüftkopfsegment unter die craniale Pfannengelenkfläche eingestellt werden kann. Der nekrotische Herd wandert dabei in Richtung auf den Pfannengrund und wird dadurch entlastet.

Bei schwerer Hüftkopfdeformierung ist die intertrochantere Osteotomie nicht mehr möglich, weil die Deformität des Hüftkopfes die Wiederherstellung eines Gelenkschlusses nicht mehr erlaubt. Hier kann die Beckenosteotomie nach Chiari durch Abstützung des aus der Gelenkpfanne herausgetretenen lateralen Hüftkopfsegmentes den nekrotischen Herd entlasten (Abb. 4). Bei diesem Behandlungsverfahren muß der aus dem Acetabulum hervortretende laterale Hüftkopfrand von dem cranialen Beckenfragment vollständig überdeckt und so stark unter Druck gesetzt werden, daß die „Verhakung" zwischen dem Pfannendach-

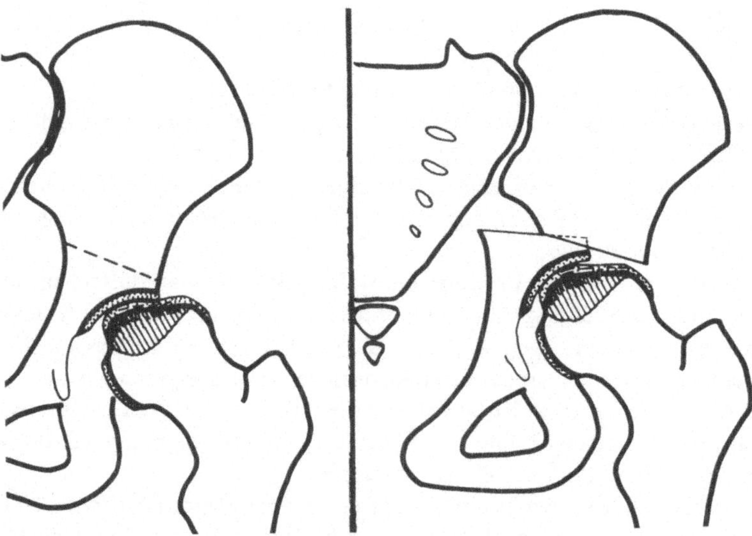

Abb. 4. Bei einer ausgedehnten Hüftkopfnekrose mit Deformierung des Hüftkopfes kann eine Abstützung des lateralen Hüftkopfsegmentes durch eine Beckenosteotomie den nekrotischen Herd entlasten

rand und dem eingedellten nekrotischen Gelenkflächenbezirk gelöst wird. Durch diese Entlastung wird eine weitere Impression der Gelenkflächen verhindert, und im Laufe von 2–3 Jahren kommt es zu einer guten Revascularisation und Reossifikation des nekrotischen Herdes. Insgesamt entsteht nach der Beckenosteotomie jedoch eine querovale Verformung des Hüftgelenkes mit allerdings guter Scharnierbeweglichkeit bei eingeschränkter Rotation und Abduktion. Die Patienten haben durch die breite Überdachung des Hüftkopfes eine sehr gute Leistungsfähigkeit und keine oder nur geringe Beschwerden.

Pseudarthrosen nach kindlichen Schenkelhalsfrakturen sind selten, wenn sie jedoch auftreten, haben sie bessere Heilungsaussichten als beim Erwachsenen. Straffe Pseudarthrosen in guter Stellung lassen so gut wie immer eine spontane Konsolidierung erwarten. Instabile Pseudarthrosen hingegen führen zu einer zunehmenden Fehlstellung und erfordern eine stabile Osteosynthese, häufig sogar eine Korrekturosteotomie.

Eine Osteosynthese am kindlichen Schenkelhals muß zwei wichtige anatomische Gegebenheiten berücksichtigen: Einerseits ist die Spongiosa beim Kind und Jugendlichen sehr dicht und hart, sodaß keine stabilen Implantate eingeschlagen, sondern nur Kirschner-Drähte oder Schrauben verwendet werden können. Andererseits steht durch die Lokalisation der Epiphysenfuge nur ein schmaler Knochenbezirk für die Osteosynthese zur Verfügung, will man eine Verletzung des Wachstumsknorpels und damit weitere Wachstumsschäden vermeiden.

Bei uns hat sich für solche Osteosynthesen eine sehr einfache und dennoch stabile Fixation mit Kirschner-Drähten bewährt (Abb. 5 u. 6):

Zunächst werden drei kräftige Kirschner-Drähte von 2,5–3 mm Durchmesser distal von der Wachstumsfuge des Trochanter major in Längsrichtung des Schenkelhalses eingebohrt. Diese Kirschner-Drähte können im Anschluß an die Osteotomie für die Manipulation des Schenkelhalses auch als „Handgriff" benutzt werden. Die querverlaufende intertrochantere

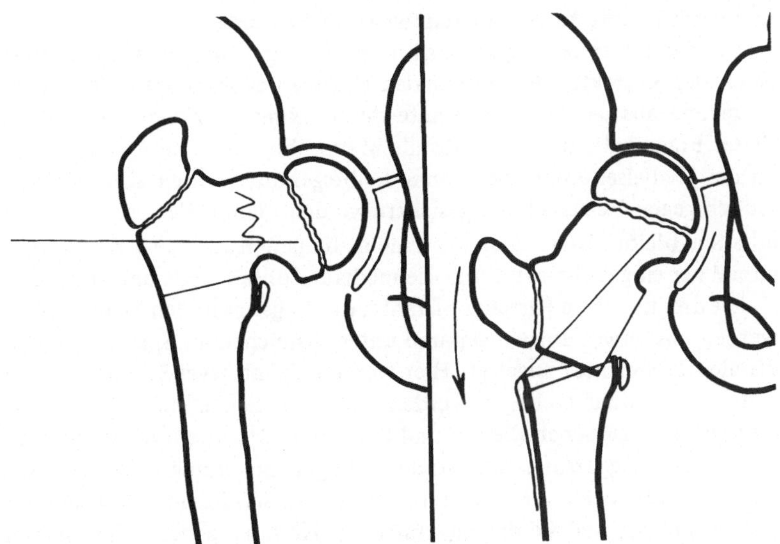

Abb. 5. Intertrochantere Valgisations-Osteotomie beim Kind, mit Kirschner-Drähten stabilisiert (Erläuterung im Text)

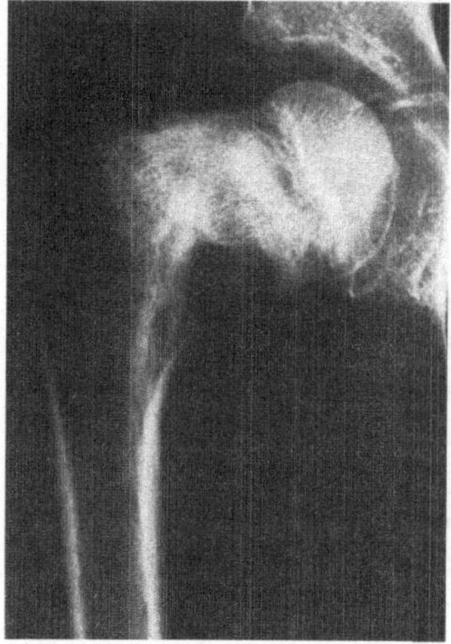
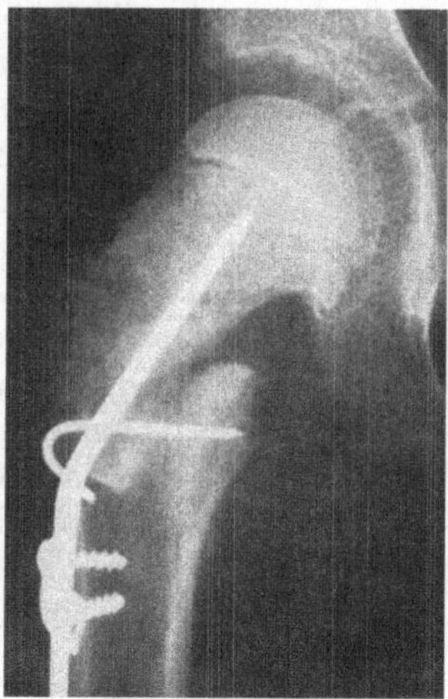
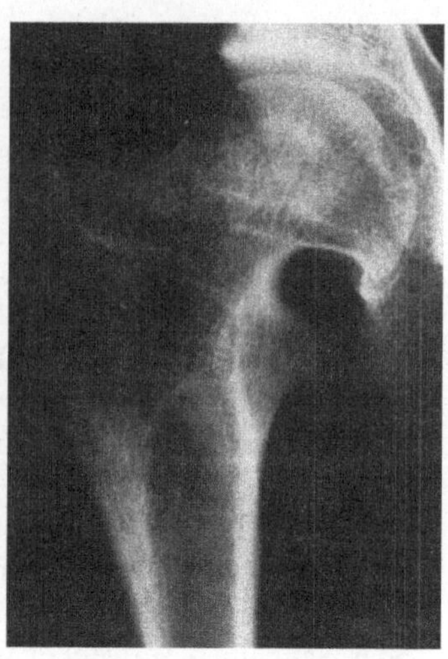

Abb. 6a–c. Intertrochantere Valgisationsosteotomie bei Schenkelhalspseudarthrose nach Schenkelhalsfraktur im Kindesalter. **a** Schenkelhalsfraktur bei 9jährigem Knaben 1 Jahr nach Schenkelhalsfraktur, **b** intertrochantere Valgisationsosteotomie, mit Kirschner-Drähten fixiert (Operationsaufnahme), **c** Röntgenbefund im Alter von 15 Jahren

Osteotomie wird auf Höhe der cranialen Begrenzung des Trochanter minor angelegt. Mit einem Fragmentspreizer oder einem Elevatorium wird der Osteotomiespalt geöffnet, und durch den Osteotomiespalt hindurch werden an der medialen Fläche des Femur die Ausläufer der Hüftgelenkkapsel, die bis zum Trochanter minor hinunterziehen, durchtrennt. Dadurch gewinnt das proximale Femurfragment eine große Mobilität und kann nun leicht in die gewünschte Korrekturstellung gebracht werden.

Bei der Schenkelhalspseudarthrose ist so gut wie immer eine Valgisation erforderlich. Nach der Korrektur des proximalen Fragmentes muß entweder durch eine sparsame Keilentnahme aus der lateralen Kante des proximalen Fragmentes oder durch Einstauchung dieser Fragmentkante in die distale Markhöhle eine gute Abstützung der beiden Fragmente an der Medialseite der Osteotomie herbeigeführt werden. Der Kontakt der Fragmente muß jedoch gegen Verschiebung gesichert werden, damit die „ mediale Abstützung" zuverlässig erhalten bleibt. Dies kann mit einem dünnen Kirschner-Draht erreicht werden, der von lateral her eingebohrt wird und die mediale Kontaktstelle der Fragmente durchläuft.

Die drei kräftigen Kirschner-Drähte, die eingangs in den Schenkelhals eingebohrt wurden, werden nun etwas umgebogen und unter ausreichender Spannung an die laterale Fläche des distalen Fragmentes angelegt. Hier werden sie mit zwei Schellen, die aus Drei-Loch-Drittelrohrplatten zurechtgebogen wurden, befestigt. Schließlich wird der M. vastus lateralis reinseriert und zwischen diesem und der Sehne des M. glutaeus medius eine kräftige durchflechtende Zuggurtungsnaht unter mäßiger Spannung angelegt. Diese Zuggurtungsnaht zwischen den beiden Muskeln hat einen entscheidenden Einfluß auf die Stabilität der Osteosynthese, weil sie die Zugkräfte der Hüftabduktoren, die sonst ein Biegemoment auf das proximale Femurfragment ausüben würden, auf den Vastus lateralis überträgt und damit die Osteotomiestelle unter zusätzliche Kompression setzt.

Die *geburtstraumatische Schenkelhalsfraktur* stellt einen Sonderfall der kindlichen Schenkelhalsfraktur dar. Durch die enorme Regenerationsfähigkeit in diesem Alter sind gezielte Behandlungsmaßnahmen meist nicht erforderlich. Da ein Epiphysenkern noch nicht vorhanden ist, können auch keine Hüftkopfnekrosen auftreten. Die geburtstraumatische Schenkelhalsfraktur ist an sich schon sehr selten und wird wegen der wenig eindrucksvollen Symptomatik sicherlich auch nur ausnahmsweise diagnostiziert. Fehlhaltung und Schonung des betroffenen Beines sind die einzigen spärlichen klinischen Symptome. Im Röntgenbild zeigt sich eine Lateralisation der proximalen Femurmetaphyse und nach 3 Wochen eine überschiessende periostale Callusbildung. Mit sukzessiver Normalisierung der Fehlstellung wird auch der zunächst voluminöse Callus in das fortschreitende Größenwachstum des proximalen Femurendes einbezogen, bis schließlich die Frakturfolgen nicht mehr zu erkennen sind.

Bei der kindlichen Schenkelhalsfraktur ist es, mit Ausnahme der geburtstraumatischen Fraktur, ein besonderes Glück, wenn es uns bei der Behandlung gelingt, alle genannten Probleme zu umgehen. Eine endgültige Beurteilung unseres Behandlungsergebnisses ist erst nach Wachstumsabschluß möglich.

Die Behandlung des Schenkelhalsbruches im Kindesalter – Notfallmäßige Arthrotomie, Reposition und Verschraubung

E. Fornaro, Ch. Brunner und B.G. Weber

Klinik für Orthopädische Chirurgie, Kantonsspital St. Gallen, CH-9007 St. Gallen

Einleitung

Schenkelhalsbrüche bei Kindern sind relativ selten. Im Vergleich zum älteren Menschen findet man ausgesprochen dichte Spongiosastrukturen. Dementsprechend sind größere Krafteinwirkungen notwendig, um den Knochen an dieser Stelle zu frakturieren. Sehr oft sind Schenkelhalsbrüche nicht isoliert vorhanden, nach weiteren Zusatzverletzungen ist zu suchen.

Einteilung der Schenkelhalsfrakturen

Wir unterscheiden folgende Typen von Schenkelhalsbrüchen:

Typ I: Rein traumatische Epiphysenlösungen. Dieser Frakturtyp ist außerordentlich selten. Differentialdiagnostisch ist vor allem in der Präpubertät an eine juvenile Epiphysenlösung mit akutem Gleiten zu denken.

Hefte zur Unfallheilkunde, Heft 158
Zusammengestellt von A. Pannike

Typ II: Transcervicale Frakturen. Dazu gehören alle Schenkelhalsfrakturen, die zwischen Kopfepiphysenfuge und Linea intertrochanterica stattfinden.

Typ III: Cervico-trochantere oder laterale Schenkelhalsfrakturen. Die Bruchlinie findet sich hier genau an der Basis des bei Kindern sehr schlanken Schenkelhalses im Übergang zum Trochantermassiv.

Spezielle Gegebenheiten der Blutzirkulation am kindlichen Schenkelhals

Die Blutversorgung des Schenkelhalses und des Femurkopfes geschieht durch Gefäße, die aus den Arteriae circumflexae femoris unter der periostalen Synovialis entlang des Halses zum Kopf hin ziehen. Sie überspringen die Wachstumsfuge. Die Versorgung des Femorkopfes via Ligamentum teres capitis ist nicht ausreichend.

Bei Frakturen des kindlichen Schenkelhalses kann demnach die Blutversorgung des proximalen Frakturanteiles durch 2 Ursachen geschädigt werden:
1. Ruptur der Gefäße durch die Fraktur selbst.
2. Verschluß der intraarticulären Gefäße durch Dislokation und Hämarthros.

Behandlungsrichtlinien

In Anbetracht der pathologisch-anatomischen Charakteristika, insbesondere der zirkulatorischen Verhältnisse bei kindlichen Schenkelhalsfrakturen, zwingt sich unserer Ansicht nach folgendes Vorgehen auf:
1. *Notfallmäßige Capsulotomie und Gelenkspülung.* Sollte dieser Notfalleingriff aus irgendeinem Grunde nicht möglich sein, muß der Hämarthros unbedingt punktiert werden, eventuell wiederholt.
2. *Schonende Reposition der Frakturfragmente unter Sicht.*
3. *Stabile Osteosynthese durch Zugschrauben bzw. Spickdrähte.*
4. *Lediglich partielle Naht der Gelenkkapsel zur Sicherung der Drainage.*
5. *Entlastung.*

Unser Patientengut

In der Zeit zwischen 1963 und 1980 haben wir 11 Kinder im Alter zwischen 2 und 14 Jahren wegen Schenkelhalsfrakturen behandelt. Alle wurden notfallmäßig operiert. Sämtliche Patienten erlitten Frakturen vom Typ II und III. Einen Bruch vom Typ I haben wir nicht gesehen. Die pertrochantere Femurfraktur ist in dieser Arbeit nicht berücksichtigt.

Wegen der sehr dichten Spongiosa im Schenkelhals haben wir zur Osteosynthese immer Zugschrauben eingesetzt, um nicht beim Einschagen von Winkelplatten oder Lamellennägeln eine zusätzliche Dislokation der Frakturfragmente mit entsprechender Gefährdung der Blutversorgung zu riskieren.

Bei einer jungen Patientin kam es nach einer Schenkelhalsfraktur Typ II zu einer Teilnekrose des Femurkopfes. Unter üblicher Entlastungszeit stellte sich ein gutes Remodelling ein.

Kasuistik

Es wird der Behandlungsverlauf einer kindlichen Schenkelhalsfraktur vom Typ II und einer Fraktur vom Typ III dargestellt.

Beim 1. Fall kam es zu einer Kopfnekrose mit später einwandfreiem Remodelling.

Bei allen unseren 11 Patienten haben wir die aseptische Narkosebildung nur einmal gesehen.

Fall 1: N.E., 8. J., ♀, Nr. 141'108. Als 8jähriges Mädchen von einem Auto angefahren, Zuweisung von auswärts mit der Diagnose einer Schenkelhalsfraktur rechts. Notfallmäßige Operation gleichentags: Reposition und Verschraubung der Fraktur mit 2 Spongiosaschrauben. Primär komplikationsloser Heilungsverlauf, Entlastung mittels Thomasbügel über 10 Monate. Nach 12 Monaten finden sich erstmals Anhaltspunkte für eine beginnende

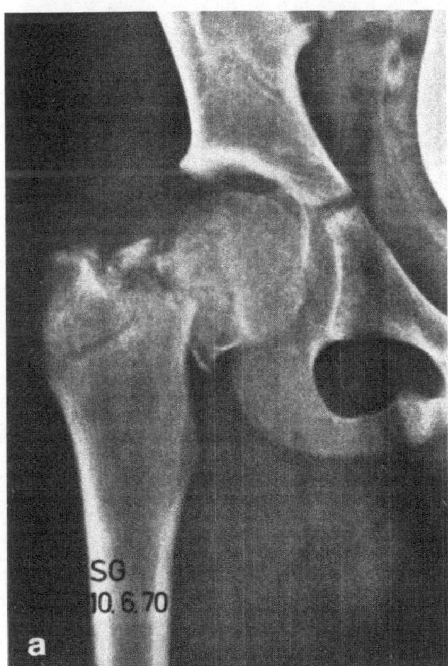

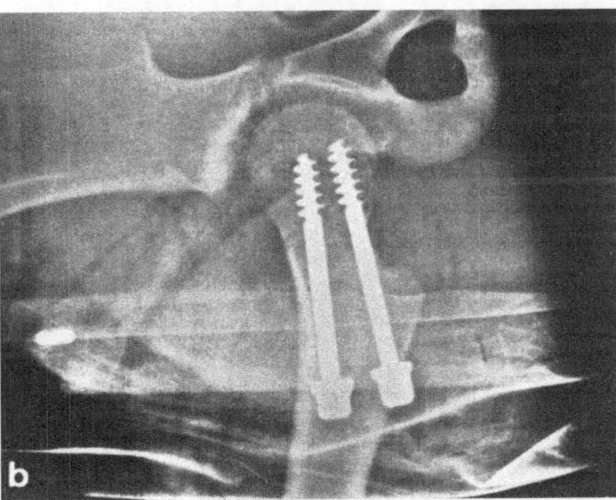

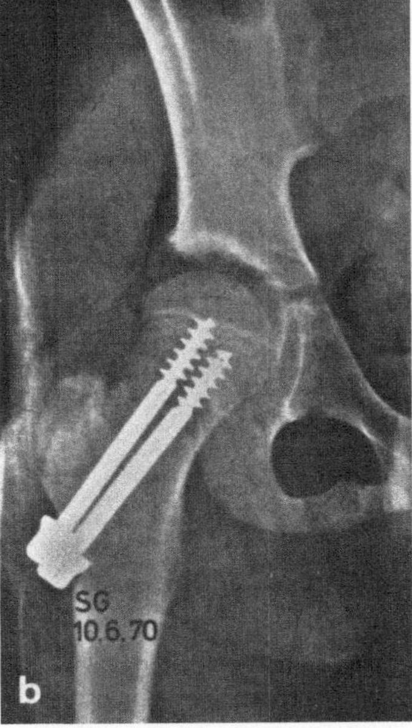

Abb. 1. a N.E. 8 J., ♀, Nr. 141'108: Schenkelhalsfraktur Typ II. – Unfallbild. **b** St. n. Reposition und Verschraubung – Postoperatives Bild

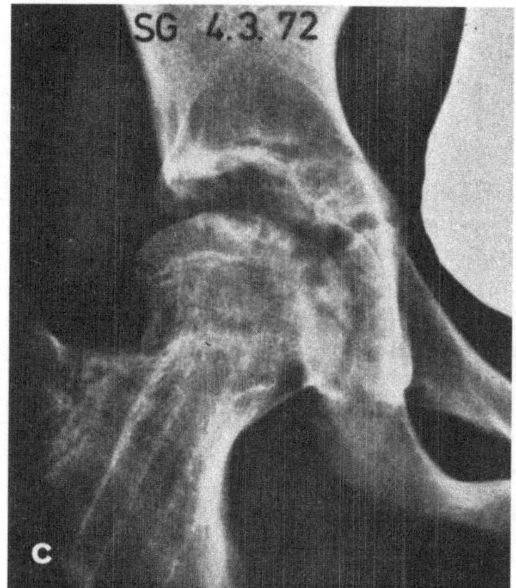

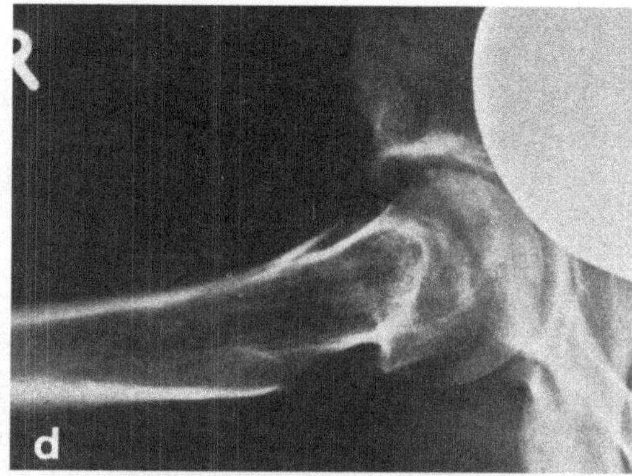

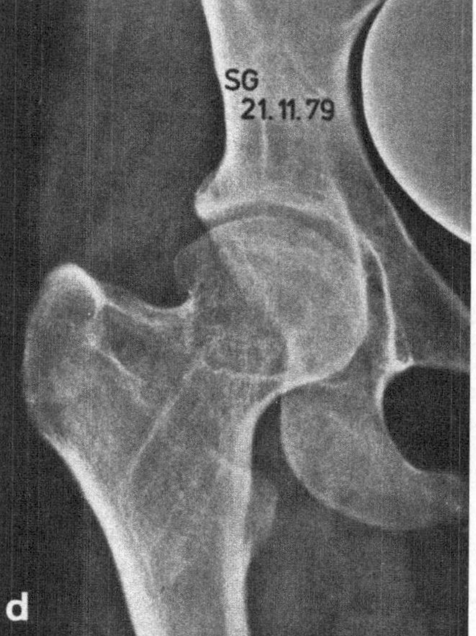

Abb. 1. c Zeichen der Femurkopfteilnekrose – St. n. Metallentfernung – 21 Monate nach Unfall. **d** Remodelling des Femurkopfes, Coxa vara, Retroversion des Hüftkopfes – 9 1/2 Jahre nach Unfall

Femurkopfnekrose. Metallentfernung 13 Monate nach dem Unfall. Die junge Patientin belastet voll. Regelmäßige Kontrollen. Anläßlich der letzten Kontrolle im Alter von 17 Jahren war die Patientin subjektiv völlig beschwerdefrei, betreibt Sport. Der Gang ist hinkfrei, wegen einer Beinverkürzung von 1 cm rechts trägt sie Schuheinlagen. Die Hüftbeweglichkeit ist nicht eingeschränkt, symmetrisch mit der gesunden Seite. Radiologisch stellt man eine Coxa vara sowie Retroversionsstellung und Abflachung des rechten Femurkopfes fest.

Fall 2: S.P., 14 J., ♂, Nr. 94'893. Sturz vom Heuwagen, Zuweisung von einer Außenklinik mit der Diagnose einer lateralen Schenkelhalsfraktur links. Notfallmäßige Operation am gleichen Tag: Reposition und Verschraubung der Fraktur mit 3 Spongiosaschrauben. Komplikationsloser Heilungsverlauf. Entlastung mit Thomasbügel über 6 Monate. Schraubenentfernung nach 10 Monaten. Abschlußkontrolle im Alter von 28 Jahren: Subjektiv völlig beschwerdefrei, objektiv Bewegungseinschränkung von wenigen Graden, Beinverkürzung links von 1 cm, symmetrischer CCD- und AT-Winkel.

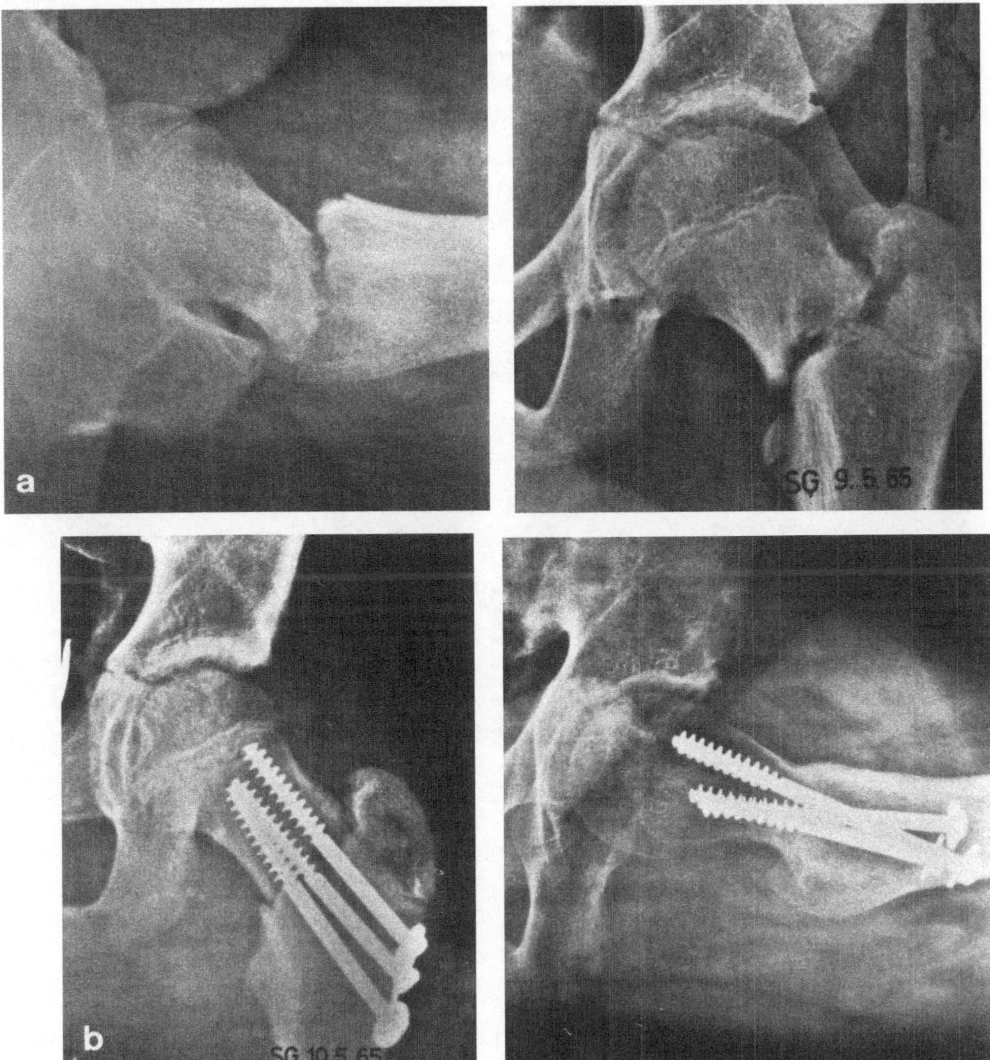

Abb. 2. a S.P. 14 J., ♂, Nr. 94'893: Schenkelhalsfraktur Typ III – Unfallbild. **b** St. n. Reposition und Verschraubung – Postoperatives Bild

Komplikationsmöglichkeiten

Die häufigste Komplikation ist die aseptische Knochennekrose, wobei der Femur oder der Schenkelhals isoliert betroffen sein können oder beide zusammen.

Pseudarthrosen oder Heilungen in Fehlstellung sind unvergleichlich seltener.

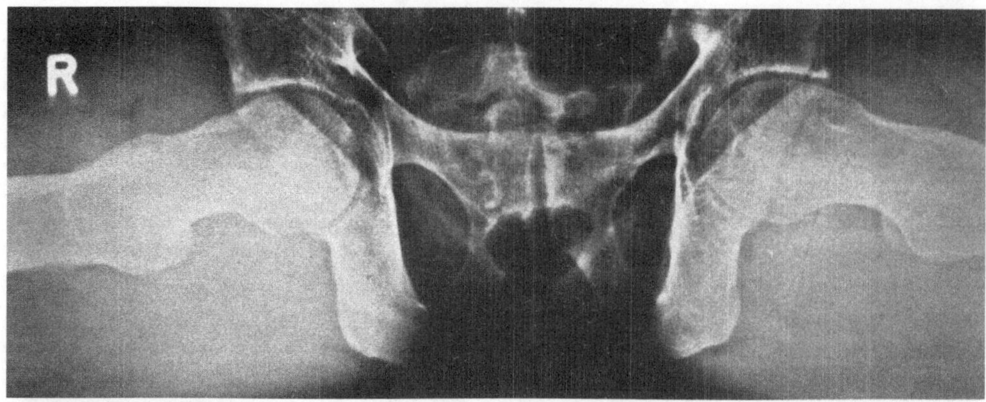

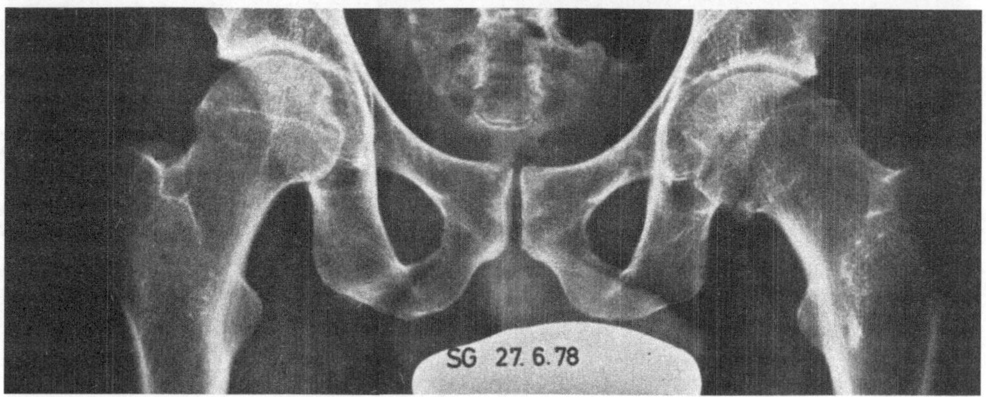

Abb. 2. c St. n. Metallentfernung – gutes Ergebnis, Femurkopf etwas abgeflacht – 13 Jahre nach Unfall

Zusammenfassung

Schenkelhalsfrakturen bei Kindern sind sehr selten. Jede kindliche Schenkelhalsfraktur ist aus Gründen der Zirkulation von Schenkelhals und Femurkopf notfallmäßig zu operieren, insbesondere der Spannungshämarthros ist zu evakuieren.

Die Osteosynthese hat mittels Zugschrauben bzw. Spickdrähten zu erfolgen, wobei darauf geachtet werden muß, daß die Wachstumsfugen nicht tangiert werden.

Abgesehen von Femurköpf und/oder Schenkelhalsnekrosen sind Komplikationen selten.

Literatur

Boitzy A (1971) La fracture du col du femur chez l'enfant et adolescent. Masson, Paris

Calandruccio, Rocco, Gilmer, Scott Jr (1962) Proliferation, Regeneration and Repair of Articular Cartilage of Immature Animals. J Bone Joint Surg 44-A:431–455

Colonna PC (1929) Fracture of the neck of the femur in children. Amer J Surg 6:793

Müller ME, Ganz R (1974) Luxationen und Frakturen: Untere Gliedmaßen und Becken: In: Rehn J (Hrsg) Unfallverletzungen bei Kindern. Springer, Berlin Heidelberg New York

Nöh E, Akalin M (1975) Die Behandlung von Schenkelhalsfrakturen am wachsenden Skelett. Acta Traumatol 5:141–146

Ratliff AHC: Fractures of the femoral neck in children. A clinical study of 120 cases. In: 10^{e} congres international de chirurgie orthopedique et traumatologie. Acta Med Belg 151:167

Ratliff AHC (1968) Traumatic separation of the upper femoral epiphysis in young children. J Bone Joint Surg 50-B:757

Soto Hall R, Woodhouse C (1963) Alterations in the intra-articular pressure in transcervical fractures of the hip. J Bone Joint Surg 45-A:662

Tachdjian MO (1972) Pediatric orthopedics. Saunders, Philadelphia London Toronto

Weber BG, Brunner Ch, Freuler F (1978) Die Frakturbehandlung bei Kindern und Jugendlichen. Springer, Berlin Heidelberg New York

Zur operativen Behandlung des kindlichen Schenkelhalsbruches

G. Kramer

Unfall- und Chirurgische Klinik (Direktor: Dr. G. Kramer), Münsterstraße 238–240, D-4600 Dortmund

Die Seltenheit kindlicher Schenkelhalsfrakturen – auch größere Statistiken berichten nur über zweistellige Zahlen – machen klare therapeutische Empfehlungen nahezu unmöglich. Nach dem neueren Schrifttum, zitiert seien Pförringer u. Rosemeyer sowie Maroske u. Thon, entscheidet man sich wohl heute mehrheitlich für ein aktives operatives Vorgehen.

Während die genannten Autoren der offenen operativen Versorgung das Wort reden, neigen wir mehr zu percutanen bzw. gedeckten Verfahren. Voraussetzung dazu ist, daß die schonende Reposition unter Bildwandlerkontrolle korrekt gelingt. Dies war in den 20 Fällen, über die hier berichtet werden soll, fast immer möglich. Die vielfach empfohlene Schlitzung der Gelenkkapsel zur Hämatomentleerung haben wir nicht durchgeführt. Nachteile wurden deswegen nicht beobachtet. Nur in einem Fall waren wir gezwungen, bei einer pertrochanteren Trümmerfraktur eine offene operative Versorgung vorzunehmen.

Bei der Durchsicht unseres Krankengutes haben wir entsprechend den Überlegungen von Pförringer und Rosemeyer die Altersgruppen 3 bis 11 Jahre und 12 bis 16 Jahre gesondert erfaßt, weil auch wir überzeugt sind, daß die Kriterien des therapeutischen Vorgehens in der ersten Altersgruppe noch sorgfältiger gewählt sein müssen, um Spätschäden, die in dieser Altersgruppe verhängnisvoller sind als bei älteren Jugendlichen, zu vermeiden. Die transcervicalen und transepiphysealen Frakturen beanspruchen erhöhte Aufmerksamkeit, da bei der operativen Versorgung in jedem Falle die Epiphyse tangiert wird.

Analog zu anderen Frakturbehandlungen mit Beteiligung der Wachstumsfuge haben wir uns in den meisten Fällen für eine Kirschner-Drahtspickung entschieden. Die anderen hier aufgeführten operativen Verfahren betrafen in erster Linie pertrochantere und basale Frakturen.

Hefte zur Unfallheilkunde, Heft 158
Zusammengestellt von A. Pannike

Von 20 Fällen erlebten wir 4 Kopfnekrosen. Es handelte sich ausnahmslos um transcervicale Frakturen von Jugendlichen im etwa 16. Lebensjahr. Als mögliche Ursache oder zumindest gewichtige Teilursache sehen wir in 3 Fällen eine insuffiziente Operation an, zwei Patienten wurden nur mit einem Drei-Lamellen-Nagel versorgt und einer mit nur 3 Kirschner-Drähten. Im 4. Fall zeigte sich zwar eine primäre Durchbauung der Fraktur, jedoch nach 1 Jahr eine beginnende Kopfnekrose.

Die klinisch und röntgenologisch besten Ergebnisse erreichten wir bei den transcervicalen und transepiphysealen Frakturen mit der Drahtspickung, wobei wenigstens 6–8 Drähte möglichst fächerförmig in den Hüftkopf eingebracht werden sollten. Bei geringster Traumatisierung wird eine hohe Stabilität erreicht, so daß wir in späteren Jahren sogar auf zusätzliche Beckengipsbehandlung verzichtet haben (Abb. 1).

Zur Nachuntersuchung standen 17 Fälle zur Verfügung. In diesem Kollektiv waren alle Kinder der ersten Altersgruppe. In 8 Fällen konnte ein gutes Ergebnis erzielt werden und in 5 Fällen ein mittleres Ergebnis. Nach den Nachuntersuchungsergebnissen sind aufgrund der röntgenologischen Kontrolle gravierende Spätschäden hier weniger wahrscheinlich.

Bei den 4 schlechten Ergebnissen handelt es sich um die schon erwähnten Kopfnekrosen. Ob diese durch eine andere operative Technik vermeidbar gewesen wären, bleibt dahingestellt. Diese Einschränkung relativiert aber keineswegs unsere Forderung nach frühzeitiger und stabiler Versorgung.

Erlauben Sie noch zum Abschluß ein paar kasuistische Beispiele:

Bei einer 8jährigen Patientin kam es wohl durch die Verwendung des Drei-Lamellen-Nagels zu einem vorzeitigen Epiphysenschluß, der das Endergebnis mit Beinverkürzung um 1 cm und röntgenologischer Verkürzung des Schenkelhalses bei sonst freier Funktion negativ beeinflußte. Im Gegensatz dazu heilte bei einem 8jährigen Jungen nach fächerförmiger Kirschner-Drahtspickung die Fraktur komplikationslos aus. Auch diese transepiphyseale Fraktur heilte nach Kirschner-Drahtspickung mit gutem Endergebnis aus.

Daß man bei einer basalen Fraktur auch mit einem Ender-Nagel Erfolg haben kann, demonstriert dieser Fall eines 10 Jahre alten Jungen.

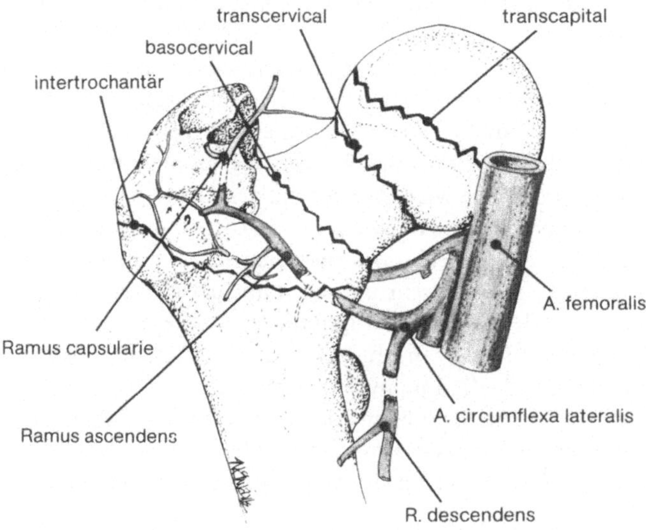

Abb. 1. Schenkelhalsfrakturen und Vascularisation

Zusammenfassend bleibt festzustellen, daß nach den gemachten Erfahrungen unter der Voraussetzung, daß ein schonendes Repositionsmanöver möglich ist, die percutane operative Versorgung empfohlen werden kann. Der fächerförmigen Drahtspickung geben wir wegen der geringsten Traumatisierung dabei den Vorzug.

Spätergebnisse nach Schenkelhalsfrakturen im Kindesalter

W. Sattel, A. Koch und P. Stankovic

Klinik und Poliklinik für Allgemeinchirurgie, Robert-Koch-Straße 40, D-3400 Göttingen

Es wird über 16 kindliche Schenkelhalsfrakturen berichtet, die zwischen 1945 und 1981 behandelt wurden (Tabelle 1).

Der Unfallmechanismus im Unterschied zum Unfallereignis des alten Menschen war stets durch eine erhebliche Krafteinwirkung charakterisiert. Entweder hat es sich um eine starke Körperbeschleunigung gehandelt, so z.B. um Sturz von der Mauer, Fallen aus dem Baum oder aus dem Fenster oder die Frakturen waren Folgen von Verkehrsunfällen. In der Regel lag eine Mehrverletzung vor. Die Ergebnisse der konservativen Behandlung gibt die Tabelle 2, die der operativen die Tabelle 3 wieder. Wie man der Tabelle 3 entnehmen kann, führten beide vor 26 bzw. 23 Jahren durchgeführten 3-Lamellen-Nagelosteosyn-

Tabelle 1. Schenkelhalsfrakturen im Kindesalter 1945–80 (16 Fälle)

Frakturtyp			
I transepiphysär	–		
II transcervical	10		
III cervico-basal	3		
IV intertrochantär	3		
	16		
Erstbehandlung			
Konservativ	6		
Extension + Beckengips		4	(1)
Beckengips		2	
Operativ	10		
Lamellennagel		2	(1)
Spongiosschraube		6	
Kirschner-Draht		2	
	16		

( ) Erstbehandlung in auswärtiger Klinik

Hefte zur Unfallheilkunde, Heft 158
Zusammengestellt von A. Pannike

Tabelle 2. Ergebnisse

	Nach-beobachtung	Schmerz	Motilität	Bein-verkürzung	Röntgenol.	Beurteilung
Konservativ	31 J.	+++	Mittelgr. konz. Bewegungs-einschränkung	2 cm	Mittelgr. Arthrose,-Skoliose	Schlecht
	24 J.	+	Geringgr. Flexions- u. Abduktionseinschränkung	1 cm	Coxa vara, geringgr. Arthrose	Befriedigend
	23 J.	–	o.B.	–	o.B.	Gut
	21 J.	–	o.B.	0,5 cm	Geringgr. Coxa vara	Befriedigend
	10 J.	+	Mittelgr. Flexions- u. Adduktionseinschränkung	1 cm	Geringgr. Kopfdefor-mierung u. Arthrose	Befriedigend
	9 J.	–	o.B.	–	o.B.	Gut
	6 Fälle					

Tabelle 3. Ergebnisse

	Nachbeobachtung	Schmerz	Motilität	Beinverkürzung	Röntgenol.	Beurteilung
Operativ						
I. 3. Lamellennagel	26 J.	++	Ankylose in schlechter Stellung	7 cm	Z. n. Arthrodese	Schlecht
	23 J.	+	Hochgr. Flexions- u. Abduktionseinschränkung	–	Hochgr. Arthrose	Schlecht
II. Spongiosaschraube	2 1/2 J.	(+)	Geringgr. konz. Bewegungseinschränkung	1 cm	Kopfnekrose	Schlecht
	4 1/2 J.	–	o.B.	–	o.B.	Gut
	2 J.	–	o.B.	–	o.B.	Gut
	2 J.	–	o.B.	–	o.B.	Gut
	3 J.	+	o.B.	–	o.B.	Gut
	3 J.	–	o.B.	–	Verm. d. Antetorsion um 10°	Befriedigend
III. Kirschner-Draht	10 J.	+	Rotat. einschr.	–	Geringgr. Arthrose	Befriedigend
	10 J.	++	Rotat. einschr.	–	Geringgr. Arthrose	Befriedigend
	10 Fälle					

thesen zum schlechten Ergebnis. Hierbei soll an die charakteristischen Merkmale des kindlichen Schenkelhalses – die Festigkeit seiner Spongiosa erinnert werden. Darin sind die Ursachen auch für die operativ technischen Schwierigkeiten zu sehen. So z.B. das Auseinandertreiben der Bruchstücke, das Abkippen des Kopffragmentes und andere. Erst die Einführung der druckerzeugenden Schraubenosteosynthese ermöglichte nach anatomisch exakter Reposition ein gutes Spätergebnis zu erzielen.

Wenn der allgemeine Zustand es zuläßt, so ist die Schraubenosteosynthese als Noteingriff auszuführen. Die anschließende Ruhigstellung im Becken-Bein-Gips für 6 Wochen hat die Aufgabe, das operative Ergebnis zu schützen.

Es zeigt sich am Beispiel des 10jährigen Mädchens[1] (Abb. 1 u. 2), daß selbst eine Mini- oder Adaptationsosteosynthese mit Kirschner-Drähten – korrekte Stellung der Fragmente vorausgesetzt – zu guten Ergebnissen führen kann. In diesem Falle der Polytraumatisierung ließ der Zustand der Weichteile eine Freilegung der Fraktur nicht zu.

In der Literatur sind zwar, selbst in den letzten Jahren, Berichte auch über die konservative Therapie zu finden, dennoch glauben wir, daß eine vom versierten Operateur ausgeführte Osteosynthese bessere Erfolgsaussichten hat.

Zusammenfassend ist zu sagen, daß die Therapie einer kindlichen Schenkelhalsfraktur die genaue Diagnostik und Kenntnis der jeweiligen Brucheigenschaften voraussetzt. Die Osteosynthese ist als Noteingriff, aber nur von einem erfahrenen, mit der Biomechanik des

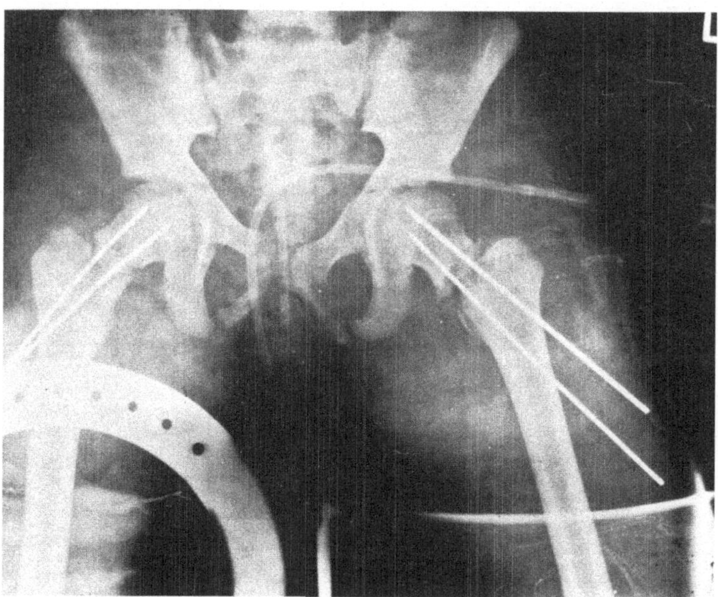

Abb. 1. 10jähriges Mädchen, Schenkelhalsfraktur beiderseits. Unterschenkelbruch rechts. Innenknöchelfraktur rechts. Beckenfraktur sowie eine Urethra-Vaginaruptur. Primärversorgung durch Extensionen. Am 10. Tag Versorgung durch Kirschner-Drähte

---

[1] Den Fall verdanken wir dem Kollegen Reichmann, Leiter der Abteilung für Unfallchirurgie der Chirurgischen Universitätsklinik Köln

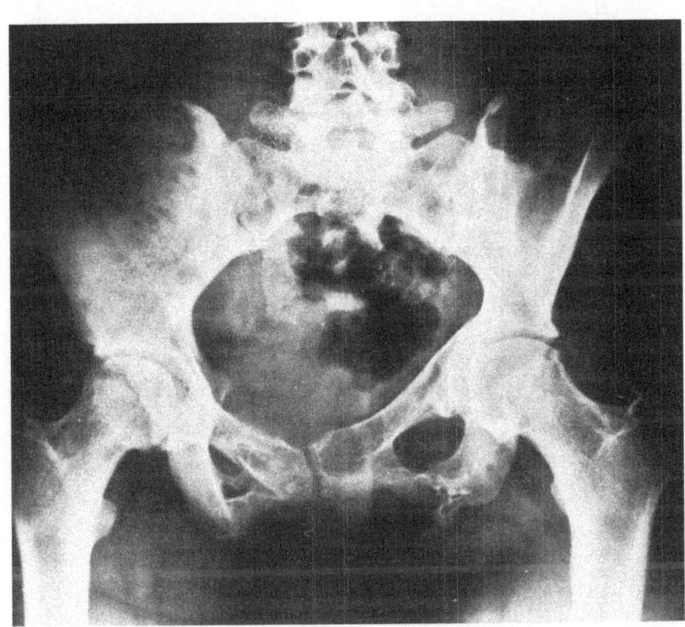

Abb. 2. Kontrollaufnahme nach Metallentfernung

proximalen Femurendes vertrauten Operateur auszuführen. Als operative Methode eignet sich am besten die Spongiosaschraubenosteosynthese.

Hierbei ist zu bedenken, daß die mißglückten Osteosynthesen im Kindesalter im Vergleich zu solchen Situationen bei alten Menschen schwerwiegendere – nicht durch die Prothese zu kompensierende Folgen haben. Wenn ein gewisser Prozentsatz der Schenkelhalsfrakturen zum Zeitpunkt des Unfalles für die Entstehung der Kopfnekrose vorbestimmt sein soll – so muß die Aufgabe einer Osteosynthese sein, diese Zahl nicht höher werden zu lassen.

Langzeitergebnisse von Schenkelhalsfrakturen bei Kindern und Jugendlichen

W. Pförringer und B. Rosemeyer

Staatl. Orthopädische Klinik, Harlachinger Straße 51, D-8000 München 90

Schenkelhalsfrakturen im Wachstumsalter sind selten und demzufolge sind bisher nur vier größere Nachuntersuchungen der Langzeitergebnisse mit jeweils großen Patientenzahlen veröffentlicht worden. Die umfassendste Arbeit ist die von Ratliff (1974), der die Ergebnisse von 170 Frakturen aus 20 verschiedenen Orthopädischen Kliniken zusammengefaßt hat. Kürzlich haben Canale u. Bourland (1977) 24 Patienten erneut nachuntersucht, die bereits von Ingram u. Bachynsky (1953) untersucht worden waren und haben ihre Unter-

Tabelle 1. Transepiphysäre Frakturen (Kinder)

Fall	Alter bei Verletzung (Jahre)	Behandlung	Alter bei letzter Nachsuchung	Avasculäre Nekrose	Pseudarthrose	Beinlänge	Schmerz + Beweglichkeitseinschränkung	Vorzeitiger Epiphysenschluß	Coxa valga Coxa vara	Endresultat
1	2	Offene Einstellung + Kirschner-Drähte	9	–	–	+ 0.5 cm	–	–	–	Gut
2	5	Offene Einstellung + Kirschner-Drähte	17	–	–	–	–	–	–	Gut
3	5	Extension und Beckengips für 7 Wochen	12	ja	–	– 2 cm	ja	ja	–	Schlecht
4	8	Extension und Beckengips für 12 Wochen, anschließend Arthrodese	15	ja	–	– 3 cm	–	–	–	Schlecht

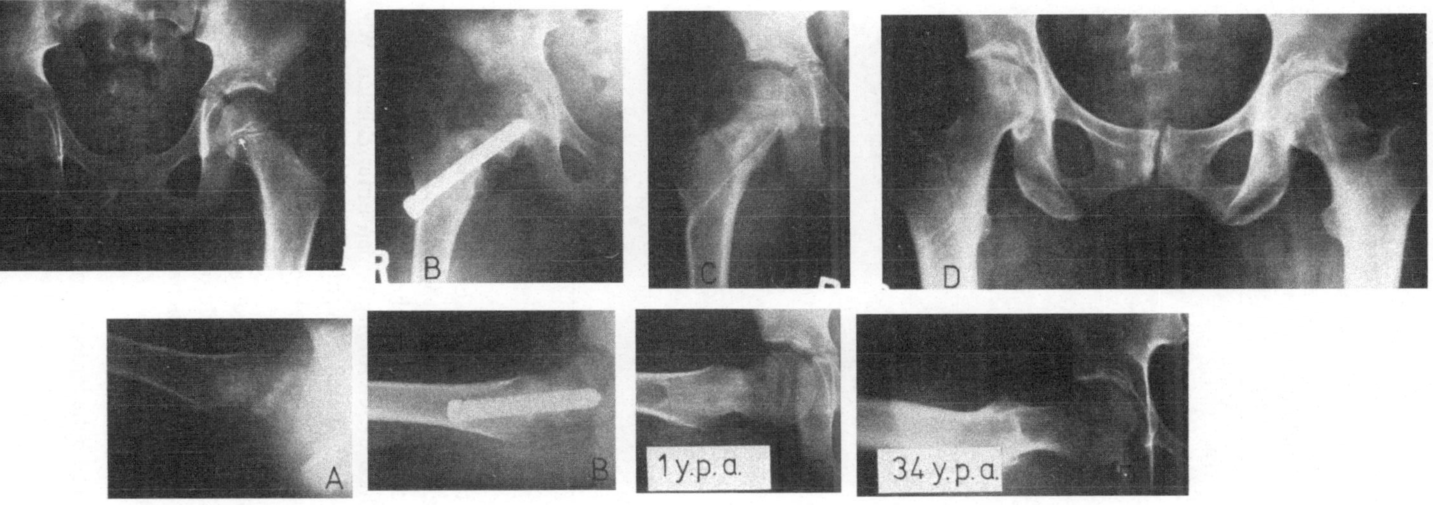

Abb. 1. 11jähriges Mädchen mit basocervicaler Schenkelhalsfraktur rechts nach Sturz vom Heuboden. Operative Versorgung mit Drei-Lamellennagel in nicht optimaler Stellung. Spätergebnisse 34 Jahre danach: Patientin völlig beschwerdefrei, freie Beweglichkeit des Hüftgelenkes

Tabelle 2. Transcervicale Frakturen (Kinder)

Fall	Alter bei Verletzung (Jahre)	Behandlung	Alter bei letzter Nachuntersuchung	Avasculäre Nekrose	Pseudarthrose	Beinlänge
1	7	Offene Einstellung + Kirschner-Drähte, Tag der Verletzung	14	–	–	+ 1 cm
2	10	Offene Einstellung + Kirschner-Drähte	13	–	–	– 1 cm
3	7	Offene Einstellung +	16	–	–	–
4	11	2 Wochen Extension, anschließend offene Einstellung + Kirschner-Drähte	18	ja	–	– 1 cm
5	9	3 Wochen Extension, anschließend offene Einstellung + Kirschner-Drähte	12	–	–	– 1,5 cm
6	9	Nagelung 2 Wochen nach Unfall	20	ja	–	– 2 cm
7	8	8 Wochen Extension und Beckengips	15	–	ja	– 1 cm

suchungen mit zusätzlich 36 Fällen erweitert. Sie haben ihre Ergebnisse mit denen von Ratliff (1974) u. Lam (1971) verglichen. In all diesen Arbeiten wurde jedoch kein Unterschied zwischen Frakturen bei Kindern und solchen bei Jugendlichen gemacht. Nur Boitzy (1971, 1978) hat bei seinen Patienten innerhalb dieser Altersgruppen unterschieden. Wir haben bereits in früheren Arbeiten ebenfalls nach diesen Gesichtspunkten unterschieden (Pförringer u. Rosemeyer 1977) und jetzt in der vorliegenden Arbeit mit einer erweiterten Fallzahl ebenfalls dieses Schema beibehalten.

An der Orthopädischen Klinik München wurden 52 Schenkelhalsfrakturen bei Kindern (Alter 1–11 Jahre) und Jugendlichen (Alter 12–18 Jahren) nachuntersucht.

Die durchschnittliche Nachuntersuchungszeit bei den kindlichen Frakturen (10 Buben und 16 Mädchen mit einem Durchschnittsalter von 7 Jahren z.Z. des Unfalls) betrug 9 Jahre.

Bei den Jugendlichen (18 männliche und 7 weibliche Patienten mit einem Durchschnittsalter von 15,3 Jahren z.Z. des Unfalls) war die durchschnittliche Nachuntersuchungszeit 14,8 Jahre nach Unfall.

Das Ergebnis unserer Untersuchungen zeigte deutliche Unterschiede zwischen Schenkelhalsfrakturen bei Kindern und solchen bei Jugendlichen, was bei der Beurteilung derartiger

Schmerz + Beweglichkeits-einschränkung	Vorzeitiger Epiphysen-schluß	Zweitoperation	Coxa vara Coxa valga	Endresultat
–	–	–	–	Gut
–	ja	Refraktur nach Entfernung der Kirschner-Drähte 10 Monate postop., anschließend Extension für 12 Wochen		Befriedigend
ja	ja	–	Coxa valga 138°	Schlecht
(+)	ja	–	–	Befriedigend
ja	ja	–	–	Schlecht
ja	ja	–	–	Schlecht
–	ja	Spongiosaplastik + Kirschner-Drähte 6 Monate nach Verletzung	Coxa valga 140°	Befriedigend

Frakturen die Unterscheidung nach diesen Altersgruppen rechtfertigt und unserer Meinung nach notwendig macht.

Die Frakturen wurden folgendermaßen eingeteilt: transepiphyseale Frakturen, transcervicale, basocervicale und intertrochantere Frakturen. Die Behandlungsarten schlossen konservative Therapie, sofortige operative und verzögerte operative Therapie ein.

Die konservative Behandlung umfaßte Extensionsverbände, Immobilisierung im Becken-Bein-Gips, Bettruhe bis zum knöchernen Durchbau der Fraktur und Entlastung der entsprechenden Extremität für 6 Monate.

Sofortige operative Behandlung bestand in offener oder geschlossener Reposition der Fraktur, der dann die Fixation entweder mit Kirschner-Drähten, Schrauben oder Nägeln folge. Nach einer Fixation mit Kirschner-Drähten wurde ein Becken-Bein-Gips für 4–6 Wochen angelegt. Osteosynthesen mit Nageln oder Schrauben machten eine äußere Stabilisierung überflüssig. Eine Entlastungszeit von 6 Monaten wurde in allen Fällen angeraten. Die operative Therapie wurde dann als verzögert betrachtet, wenn sie später als 36 Stunden nach dem Unfall erfolgte. Bei der Analyse unserer Spätergebnisse haben wir die Kriterien, die Ratliff zur Beurteilung der Ergebnisse von Schenkelhalsfrakturen bearbeitet hat, zugrunde gelegt.

Tabelle 3. Basocervicale Frakturen (Kinder)

Fall	Alter der Verletzung (Jahre)	Behandlung	Alter bei letzter Nachuntersuchung	Avasculäre Nekrose	Pseudarthrose	Beinlänge
1	4	Offene Einstellung + Kirschner-Drähte, Tag der Verletzung	15	–	–	–
2	5	Offene Einstellung + Kirschner-Drähte, Tag der Verletzung	28	–	–	+ 0,5 cm
3	8	Offene Einstellung + Kirschner-Drähte, Tag der Verletzung	11	–	–	–
4	10	Offene Einstellung + Kirschner-Drähte, 4 Tage nach Verletzung	13	–	–	+ 1 cm
5	10	Geschlossene Einstellung + Kirschner-Drähte, 5 Tage nach Verletzung	14	–	–	–
6	10	6 Tage Extension, anschließend geschlossene Einstellung + Kirschner-Drähte	13	–	–	+ 0,5 cm
7	7	Extension + Beckenbeingips für 6 Wochen	19	–	ja	– 3 cm
8	6	Extension + Beckenbeingips für 7 Wochen	18	ja	–	– 2 cm

Aus unseren Ergebnissen empfehlen wir als Behandlung der Wahl für kindliche Frakturen die sofortige offene Reposition und Fixation mit Kirschner-Drähten bei einer anschliessenden Gipsruhigstellung für 6 Wochen. Im Anschluß daran sollte eine insgesamt 6monatige postoperative Entlastung der betroffenen Extremität, z.B. mit Hilfe eines Thomas-Splints, erfolgen. Bei Jugendlichen empfehlen wir ebenfalls die sofortige offene Frakturreposition und die Osteosynthese mit Schrauben. Eine Gipsmobilisation erübrigt sich danach, aber auch hier halten wir eine 6monatige Entlastungszeit für günstig. Als einzige Ausnahme von der operativen Behandlung könnte die eingestauchte Abduktionsfraktur gesehen werden, die bei Kindern extrem selten ist (s. Tabellen 1–7).

Ein Vergleich von konservativ und operativ behandelten Schenkelhalsfrakturen zeigte sowohl bei Kindern wie bei Jugendlichen, daß die besten Ergebnisse bei sofortiger operativer Behandlung zu erzielen sind. Mit zunehmendem zeitlichem Abstand zwischen Unfall und Operation verschlechtert sich auch die Prognose und die schlechtesten Ergebnisse finden sich bei den konservativ behandelten Frakturen.

An Komplikationen finden sich in erster Linie die posttraumatische Hüftkopfnekrose (in unserem Krankengut 20% der Kinder und 30% der Jugendlichen) sowie der vorzeitige Schluß der proximalen Femurepiphyse (30% der Kinder und 36% der Jugendlichen).

Schmerz + Beweglichkeits-einschränkung	Vorzeitiger Epiphysen-schluß	Zweitoperation	Coxa vara Coxa valga	Endresultat
–	–	–	–	Gut
–	–	–	–	Gut
–	–	–	–	Gut
–	–	–	–	Gut
–	–	–	–	Gut
–	–	–	–	Gut
(+)	–	3 Monate nach Unfall, Spongiosaplastik	Coxa vara 118°	Befriedigend
ja	ja	–	Coxa vara 142°	Schlecht

Diskussion

Die Analyse unserer Ergebnisse zeigte einen deutlichen Unterschied der Schenkelhalsfrakturen im Kindes- oder im jugendlichen Alter, das sowohl die Prognose wie auch die Therapie anbelangt. Die Fixation mit Kirschner-Drähten bei kindlichen Schenkelhalsfrakturen ist der Schraubenfixation vorzuziehen, weil erfahrungsgemäß auch ein transepiphysealer Kirschner-Draht nicht zur vorzeitigen Epiphyseodese führt. Bei transepiphysealen Schrauben hingegen kommt es durch die entstehende Zugwirkung der Schrauben hingegen kommt es durch die entstehende Zugwirkung der Schraube praktisch immer zum vorzeitigen Fugenschluß und daher ist diese Osteosyntheseform nur dort indiziert, wo kein wesentliches weiteres Längenwachstum mehr erwartet wird. Folglich bleibt die Schraubenosteosynthese also den jugendlichen Schenkelhalsfrakturen vorbehalten. Genauso wie die Schraubenfixation, ergibt auch die Fixation mit einem 3-Lamellen-Nagel eine stabile Frakturversorgung, allerdings ist die Operationstechnik hier schwieriger, was hauptsächlich durch die Härte der Spongiosa und des coxalen Femurendes im Wachstumsalter bedingt ist. Es hat sich gezeigt, daß die Spätergebnisse von Schenkelhalsfrakturen bei Jugendlichen schlechter sind als bei Kindern. Bei allen Frakturtypen, sowohl bei Kindern als auch bei

Tabelle 4. Intertrochantere Frakturen (Kinder)

Fall	Alter bei Verletzung (Jahre)	Behandlung	Alter bei letzter Nachuntersuchung	Avasculäre Nekrose	Pseudarthrose	Beinlänge
1	5/12	Offene Einstellung + Kirschner-Drähte	16	–	–	– 1 cm
2	11	Geschlossene Einstellung + Kirschner-Drähte, Tag nach Unfall	14	–	–	– 0,5 cm
3	3	Bilaterale Frakturen (Lamellennägel, 11 Tage n. Verletzung)	13	–	–	li. Bein – 1 cm
4	10	Beckenbeingips	8	–	–	+ 0,5 cm
5	4	Beckenbeingips	18	–	–	+ 0,5 cm
6	5	Beckenbeingips	18	–	–	+ 0,5 cm
7	11	Extension u. Beckenbeingips für 7 Wochen	23	–	–	– 2 cm

Tabelle 5. Transcervicale Frakturen (Jugendliche)

Fall	Alter bei Verletzung (Jahre)	Behandlung	Alter bei letzter Nachuntersuchung	Avasculäre Nekrose	Pseudarthrose	Vorzeitiger Epiphysenschluß
1	13	Offene Einstellung, 4 Kirschner-Drähte, Tag der Verletzung	26 Tag der Verletzung	–	–	–
2	13	Offene Einstellung	26	–	–	ja
3	17	Offene Einstellung + Nagelung, Tag der Verletzung	25	–	–	–
4	15	Geschlossene Einstellung (Extension)	43	–	ja	ja
5	15	Geschlossene Einstellung (Extension + Beckenbeingips)	30	–	ja	ja
6	15	Geschlossene Einstellung (Beckenbeingips)	22	ja	–	ja
7	16	Offene Einstellung + Nagelung 1 Monat n. Verletzung	25	ja	–	ja
8	16	Offene Einstellung + Nagelung 3 Monate n. Verletzung	37	–	–	ja

Schmerz + Beweglichkeits-einschränkung	Vorzeitiger Epiphysen-schluß	Coxa vara Coxa valga	Zweitoperation	Endresultat
–	–	Coxa valga 165°	–	
–	–	–	–	Gut
ja	–	Coxa valga links 145° rechts 138°	Bilaterale Valgus- u. Derotationsosteotomie 2 Jahre n. Verletzung	Schlecht
–	–	Coxa valga 142°	–	Befriedigend
–	–	Coxa valga 145°	–	Gut
–	–	–	–	Gut
(+)	ja	–	–	Befriedigend

Beinlänge	Schmerz + Beweglich-keitsein-schränkung	Coxa vara Coxa valga	Zweitoperation	Endresultat
–	–	–	–	Gut
– 1 cm	–	Coxa valga 140°	–	Befriedigend
–	–	–	–	Gut
– 3 cm	ja	–	Nagelung + Spongiosa-plastik bei Pseudarthrose 2 Jahre n. Verletzung	Schlecht
– 4 cm	ja	–	10 Monate nach Ver-letzung Spongiosaplastik + subtroch. Valgusosteotomie	Schlecht
– 3 cm	–	–	Arthrodese 1 Jahr n. Verletzung	Schlecht
– 4 cm	ja	–	–	Schlecht
– 3,5 cm	ja	–	–	Schlecht

Tabelle 6. Basocervicale Frakturen (Jugendliche)

Fall	Alter bei Verletzung (Jahre)	Behandlung	Alter bei letzter Nachuntersuchung	Avasculäre Nekrose	Pseudarthrose	Vorzeitiger Epiphysenschluß
1	14	Offene Einstellung, Kirschner-Drähte, Tag der Verletzung	24	–	–	–
2	12	Offene Einstellung + Kirschner-Drähte, Tag der Verletzung	29	–	–	–
3	12	Offene Einstellung + 4 Kirschner-Drähte, Tag der Verletzung	22	–	–	–
4	17	Offene Einstellung + Nagelung, Tag der Verletzung	26	ja	ja	–
5	16	Offene Einstellung + Nagelung, 2 Wochen nach Verletzung	42	ja	–	ja
6	15	Offene Einstellung + Nagelung, 4 Wochen nach Verletzung	26	–	–	–
7	14	Offene Einstellung + Nagelung, 3 Monate nach Verletzung	29	–	–	ja
8	15	Geschlossene Einstellung (Beckenbeingips)	35	ja	–	–
9	15	Geschlossene Einstellung	17	–	–	–
10	17	Geschlossene Einstellung (Beckenbeingips)	38	ja	–	–
11	15	Offene Einstellung + Nagelung, 3 Wochen nach Verletzung	28	ja	–	ja
12	17	Offene Einstellung + 4 Kirschner-Drähte, Tag der Verletzung	22	–	–	–
13	17	Hautzug, Beckenbeingips	35	ja	ja	–
14	16	Hautzug, Beckenbeingips	27	–	–	–

Beinlänge	Schmerz + Beweglichkeitseinschränkung	Coxa vara Coxa valga	Zweitoperation	Endresultat
–	–	Coxa valga 138°	–	Befriedigend
–	–	–	–	Gut
– 1 cm	–	–	–	Gut
– 6 cm	ja	–	Postop. Knochenentzündung mehrere Re-Operationen mit Nagelung und Spongiosaplastik	Schlecht
– 2 cm	ja	–	–	Schlecht
–	–	–	–	Gut
– 2 cm	ja	–	–	Schlecht
– 4 cm	ja	–	Subtroch. Bohrung, 1 Jahr nach Verletzung	Schlecht
–	–	Coxa vara + 30° ex. rot.	Pat. verstarb 2 Jahre nach Verletzung	Schlecht
– 1 cm	–	–	Arthrodese 9 Jahre nach Verletzung	Schlecht
– 5 cm	ja	–	Arthrodese geplant	Schlecht
–	–	–	–	Gut
– 3 cm	–	Coxa vara 120°	Osteotomie u. Spongiosaplastik 12 Monate nach Verletzung	Schlecht
–	–	–	–	Gut

Tabelle 7. Intertrochantere Frakturen (Jugendliche)

Fall	Alter bei Verletzung (Jahre)	Behandlung	Alter bei letzter Nachuntersuchung	Avasculäre Nekrose	Pseudarthrose	Vorzeitiger Epiphysenschluß
1	18	Offene Einstellung + Nagelung, Tag der Verletzung	33	–	–	–
2	17	Offene Einstellung + Nagelung, 4 Wochen nach Verletzung	39	ja	–	–
3	15	Offene Einstellung + Nagelung, 6 Monate nach Verletzung	39	–	–	–

Jugendlichen, ist gerade von avasculären Nekrosen, vorzeitigem Epiphysenschluß und Pseudarthrosenbildung nach sofortigem operativen Vorgehen deutlich geringer als nach verzögert operativer oder konservativer Behandlung. Wenn eine operative Behandlung, aus welchen Gründen auch immer, nicht unmittelbar möglich ist, sollte bei allen intracapsulären Frakturen eine Hüftgelenkspunktion durchgeführt werden. Müller und Ganz haben bereits 1974 darauf hingewiesen, daß bei intracapsulären Frakturen die Punktion notwendig ist, um das entstandene Hämarthros zu beseitigen. Dies beugte der Gefahr vor, daß die Kapselgefäße durch den steigenden intracapsulären Druck blockiert werden und hierdurch eine avasculäre Nekrose entstehen kann. Wir können diese Ansicht nur unterstreichen.

Wir sind der Ansicht, daß das Ausmaß der Epiphysenschädigung vom Ausmaß der Schädigung der Blutversorgung des Femurkopfes abhängt. Dies erscheint logisch in Anbetracht der Tatsache, daß Vascularisationsschädigungen am coxalen Femurende von lateral nach medial bei Schenkelhalsfrakturen zunehmen. Dies wiederum bestätigt unsere Ansicht, daß das Schicksal der Fraktur weitgehend bereits im Moment des Unfalls festgelegt ist, und zwar in Abhängigkeit von dem Ausmaß der initialen Schädigung der Blutversorgung. Zusätzliche Schädigungen der Vascularisation werden durch wiederholte geschlossene Manipulationsversuche oder durch zu ausgedehntes operatives Freilegen der Gelenkregionen während einer Operation herbeigeführt.

Beim Vergleich der verschiedenen Frakturtypen zeigt sich, daß die intertrochanteren Frakturen insgesamt eine bessere Prognose haben als basocervicale und transcervicale Frakturen. Die schlechteste Prognose haben erwartungsgemäß transcapitale Frakturen, obwohl es unrichtig ist, daß hier praktisch nie gute Ergebnisse zu erzielen sind. In unserem eigenen Krankengut haben wir bei 4 transcapitalen Frakturen bei Kindern immerhin 2 gute Ergebnisse gesehen.

Zusammenfassend läßt sich also sagen, daß die Prognose von Schenkelhalsfrakturen im Wachstumsalter vom Ausmaß der Schädigung der Blutversorgung des coxalen Femurendes abhängt und daher folglich auch durch die Lokalisation der Fraktur genauso wie durch das Ausmaß der einwirkenden Gewalt festgelegt wird. Zusätzlich ist der zeitliche Abstand zwischen Unfallereignis und operativer Versorgung von entscheidender Bedeutung. Mit zunehmend verzögerter Operation verschlechtert sich auch die Prognose des betroffenen

Beinlänge	Schmerz + Beweglich-keitsein-schränkung	Coxa vara Coxa valga	Zweitoperation	Endresultat
–	–	–	–	Gut
– 2 cm	ja	–	Arthrodese 2 Jahre nach Verletzung	Schlecht
– 2 cm	(+)	–	–	Gut

Hüftgelenkes. Konservative Behandlungen sind mit sehr geringen Einschränkungen unserer Meinung nach niemals indiziert.

Nicht unterschätzt werden sollte aber die Reparationskraft des Skeletsystems im Wachstumsalter. Scheinbar vollständig zerstörte Hüften können noch nahezu bis zu einer Resitutio ad integrum in einem Zeitraum von Jahren gelangen.

Literatur

Boitzy A (1971) La fracture du col du femur chez l'enfant et l'adolescent. Masson, Paris

Boitzy A (1978) Frakturenbehandlung bei Kindern und Jugendlichen. In: Weber, Brunner, Trenter (Hrsg), S 258–271. Springer, Berlin Heidelberg New York

Canale ST, Bourland WC (1977) Fracture of the neck and intertrochanteric region of the femur in children. J Bone Joint Surg 59-A:431–443

Ingram AJ, Chaynski B (1953) Fractures of the hip in children. Treatment and results. J Bone Joint Surg 35-A:867–886

Lam SF (1971) Fractures of the neck of the femur in children. J Bone Joint Surg 53-A: 1165–1179

Müller ME, Ganz R (1974) Unfallverletzungen bei Kindern. In: Rehn J (Hrsg), S 153–164. Springer, Berlin Heidelberg New York

Pförringer W, Rosemeyer B (1977a) Schenkelhalsfrakturen im Kindesalter. Arch Orthop Unfallchir 88:218–308

Pförringer W, Rosemeyer B (1977b) Schenkelhalsfrakturen bei Jugendlichen. Eine Langzeituntersuchung von 22 Fällen vor und nach Epiphysenschluß. Arch Orthop Unfallchir 90:169–185

Pförringer W, Rosemeyer B (1980) Fractures of the hip in children and adolescents. Acta Orthop Scand 51:91–108

Ratliff AHC (1974) Fractures of the neck of the femur in children. Orthop Clin N Amer 5: 168–173

Die angeblich traumatische Femurkopfepiphysenlösung beim Jugendlichen – Ein forensiches Problem

K.F. Schlegel und E. Puhlvers

Orthopädische Universitätsklinik und Poliklinik (GHS) (Direktor: Prof. Dr. med. K.F. Schlegel), Hufelandstraße 55, D-4300 Essen

Aktuellen Anlaß zu diesem Bericht gibt ein Gutachten für ein Landessozialgericht, dessen Aktenmaterial 20 kg wog und einen Rechtsstreit aufzeichnete, der über drei Jahrzehnte führte. Obwohl bei dem damals 19jährigen bereits 1946 in Krankenblättern die Diagnose „Coxa vara epiphysarea" und „Coxa vara adolescentium bilateralis", in Fehlstellung knöchern verheilt, gestellt worden ist, gelang es dem Patienten, mit Hilfe vieler Gutachten primär eine hundertprozentige Erwerbsminderung als Wehrdienstentschädigung zuerkannt zu bekommen, die erst im März 1960 angezweifelt worden ist. Inzwischen war beiderseits 1947 eine Osteotomie durchgeführt worden, eine schwere Infektion mit chronischer Fistelung war eingetreten und 1960 lautet noch ein Röntgenbefund: „Beidseitige Hüftgelenksversteifung nach Kriegsverletzung". Inzwischen war auch die Endoprothesenoperation beidseitig durchgeführt worden und jeweils von den Operateuren festgestellt worden, daß es sich um das typische Bild einer schweren sekundären Arthrose nach jugendlicher Hüftkopflösung handelt. In der Zwischenzeit hatte sich auch herausgestellt, daß der Kläger niemals Soldat gewesen ist, daß er in einem Wehrertüchtigungslager 1945 ausgerutscht und angeblich vier Meter in die Tiefe gestürzt sei.

Obwohl auch dieser Sturz niemals bewiesen werden konnte, es überhaupt fraglich ist, ob diese Unfallursache stimmt, blieb uns bei der abschließenden Begutachtung keine andere Möglichkeit, als die traumatische Verursachung zweifelsfrei abzulehnen, eine richtunggebende Verschlimmerung jedoch anzuerkennen, weil durch die damaligen Zeitverhältnisse eine sofortige und richtige Behandlung nicht durchgeführt werden konnte.

Die Angelegenheit ist inzwischen juristisch so verfahren, daß wir nicht glauben, daß unser Gutachten das letzte gewesen ist und sogar annehmen müssen, daß der Kläger nicht nur die bereits anerkannten 100% MdE behält, sondern auch noch aufgrund seines bedauernswerten Zustandes die Pflegestufe I mit Erfolg erstreiten wird.

In einem weiteren Fall konnten wir ebenfalls nicht umhin, dem Kläger in einem Versorgungsstreit Hilfestellung zu geben, weil die doppelseitige Epiphysiolyse während eines Arbeitseinsatzes nach dem Kriege in Polen entstanden ist. Konnte doch erst sieben Monate nach dem Ereignis eine Behandlung eingeleitet werden, die dann zwangsläufig nicht mehr erfolgversprechend war, weshalb wir die Hälfte einer insgesamt 60% MdE in Höhe von 30% der richtunggebenden Verschlimmerung anlasten mußten. Ob dem Kläger im Laufe der Zeit, entsprechend dem § 10,1 juristisch der gesamte Folgezustand anerkannt worden ist, entzieht sich unserer Kenntnis.

Die anderen Fälle betrafen Schüler, bei denen ein Bagatellereignis während der Schulzeit zum akuten Abrutsch der Femurkopfepiphyse geführt hatte. Hier war trotz anderer Einschätzung von Vorgutachtern die Sachlage klar, weil sich bei subtiler Erhebung der Anamnese und Beiziehung aller Unterlagen wochenlange schmerzhafte Prodromalzeichen der drohenden Femurkopfkappenlösung gefunden haben.

Hefte zur Unfallheilkunde, Heft 158
Zusammengestellt von A. Pannike

Trotz mancher, auch heute noch bestehender ätiologischen Unklarheiten ist bei der Coxa vara epiphysaria adolescentium festzustellen, daß pathogenetisch die Femurkopfkappenlösung durch biomechanische Gesetzmäßigkeiten hinreichend erklärt werden kann. Hier muß besonders auf die Untersuchungen von Imhäuser (1957) und Morscher (1961) hingewiesen werden. Wesentlicher ätiologischer Faktor ist eine hormonelle Dysregulation in der Präpubertät bzw. Pubertät.

Erschwert wird die Beurteilung durch die Tatsache, daß auch echte Epiphysenfrakturen infolge Stauchung und gleichzeitiger Knickung durch die Knorpelfuge hindurchlaufen. Im Gegensatz zur hormonell gesteuerten Epiphysenlösung ist bei der Epiphysenfraktur das Stratum germinativum verletzt und die Verletzung in ihren Folgeerscheinungen weiterreichender und in ihrer Prognose schlechter als die Epiphysiolysis capitis femoris.

Im Gegensatz dazu tritt die Epiphysiolysis capitis femoris in der Schicht degenerierter Knorpelzellen und der primären enchondralen Ossifikation auf. Die Lösung erfolgt distal der Knorpelplatte, die Epiphysenfuge selbst ist nicht direkt tangiert. Es wird daher nur ausnahmsweise und bei unterbliebener oder nicht sofort erfolgender kompletter Reposition und Fixation eine Wachstumsstörung eintreten. Die akute Epiphysiolysis capitis femoris ist nichts anderes als eine Sonderform der Coxa vara adolescentium, wobei in erster Linie hormonelle Faktoren ätiologisch wirksam sind.

Dies wird dadurch bewiesen, daß auch bei den sogenannten einseitigen akuten Femurkopfepiphysenabrutschen die andere Seite die Stigmata der Epiphysenlockerung aufweist und zumindest von der schleichenden Abkippung bedroht ist.

Außer der vorwiegenden Doppelseitigkeit dieser auf einer hormonalen Grundstörung beruhenden Krankheit gibt es noch weitere Argumente, daß die traumatische Genese beim akuten Abrutschen äußerst kritisch angesehen werden muß. Jungen erkranken wesentlich häufiger als Mädchen, die linke Epiphyse wird häufiger abgeschert als die rechte, das Verhältnis von Abkippung zu Abscherung beträgt ungefähr 9 : 1 und ein wahrscheinlich unregelmäßig dominanter Erbgang muß angenommen werden.

Damit dieses bekannte Krankheitsbild nicht weiter zur ungerechtfertigten Anerkennung eines Unfallzusammenhanges führt, sind nicht nur die allgemeinen Kenntnisse über die Ätiopathogenese notwendig, sondern vornehmlich eine initiale genaue Erhebung des angeschuldigten Unfallereignisses, eine subtile Aufhellung der Vorgeschichte vor jedem angeschuldigten Ereignis bei der ersten Untersuchung, die genaue radiologische Untersuchung der sogenannten gesunden Seite in zwei senkrecht zueinander stehenden Ebenen mit Hilfe der exakten Lauenstein-Position und die Gutartigkeit des Verlaufes selbst bei akutem Abrutsch, wenn unmittelbar die exakte Reposition schonend durchgeführt worden ist und es sich nicht um einen der seltenen Fälle gehandelt hat, bei denen der akute Abrutsch auch die Gefäßversorgung unterbrochen hat.

Literatur

Blencke B (1981) Die Hüftkopf-Epiphysenlösung. Dt Ärztebl 31:1485–1492

Imhäuser G (1957) Zur Pathogenese und Therapie der jugendlichen Hüftkopflösung. Z Orthop 88:3–41

Imhäuser G (1960) Über das Wesen der Epiphysendislokation am koxalen Femurende und ihre operative Spätbehandlung. Wiederherst Chir und Traumat 5:203–241

Möhler W, Rütt A (1981) Die hormonelle Behandlung des hypophysären Minderwuchses, eine Ursache des Epiphysenabrutsches? Z Orthop 119:89–91

Ochsner PE, Razavi R, Schinzel A (1977) Epiphysiolysis capitis femoris mit wahrscheinlich unregelmäßig dominantem Erbgang. Z Orthop 115:840–847

Pförringer W (1981) Schäden der Femurkopfepiphyse. Z Orthop 119:145–156

Ratliff AHC (1968) Traumatic separation of the upper femoral epiphysis in young children. J Bone Joint Surg 50-B:757–770

Salter RB, Harris R (1963) Injuries involving the epiphyseal plate. J Bone Joint Surg 45-A: 587

Weber BG (1964) Epiphysenfugen-Verletzungen. Helv Chir Acta 31:103–108

Diskussion zum Hauptthema III

Vorsitz: H. Cotta, Heidelberg und H. Ecke, Gießen

H. Ecke, Gießen: Nach den einleitenden Vorträgen ergeben sich eine ganze Reihe von durch die folgenden Vorträge aufgeworfenen Fragen. Zum einen wird Stellung dazu genommen werden müssen, ob die Operation überhaupt durchgeführt werden soll oder ob konservativ behandelt wird. Zweitens ist noch einmal kurz zum Zeitpunkt Stellung zu nehmen, schließlich zur Art der Reposition, zum Osteosynthesemittel, aber auch zur Nachbehandlung. Vielleicht sollte auch noch einmal zu dem letzten Vortrag von Herrn Schlegel über die Epiphysenlösung gesprochen werden. Ich wollte diesen Fragenkomplex noch eben zur Aussprache bringen, damit wir mit einer annähernd einhelligen Meinung über diese so schwierige Gebiet den Saal verlassen können.

H. Cotta, Heidelberg: Ich möchte in diesem Zusammenhang an Herrn Wagner eine Frage richten. Es kommt zu Ihnen ein zehnjähriger Junge mit einem Zustand nach einer Schenkelhalsfraktur, und zwar mit einer Fehlstellung im Sinne einer Coxa valga und zunehmender Subluxation. Würden Sie in diesem Augenblick schon zu einer Korrektur-Osteotomie raten, nachdem Sie die reale Winkelstellung festgestellt haben, oder würden Sie das Wachstum abwarten?

H. Wagner, Schwarzenbruck: Wenn es sich nicht um eine akute Situation handelt, würde ich meine Entscheidung nicht gern von einer einzigen Röntgenuntersuchung abhängig machen, es sei denn, daß irgendwelche funktionellen Gesichtspunkte eine Rolle spielen. Wenn ich rein die röntgenologische Fehlstellung sehe, würde ich gern einen Verlauf sehen, um eine Beurteilung über die Spontanentwicklung abgeben zu können. Zeigten zumindest zwei Röntgenaufnahmen in zeitlichem Abstand eine Tendenz zur spontanen Besserung, dächte ich nicht daran, in eine spontane Besserung operativ einzugreifen.

H. Ecke, Gießen: Zur Frage der operativen Behandlung war, so glaube ich, allgemein herausgekommen, daß sie heute anzustreben ist. Das haben fast alle Redner betont.

Zum Zeitpunkt ist gesagt worden: sofort bzw. sobald wie möglich.

Die Reposition allerdings wurde unterschiedlich behandelt. Herr Tassler hat zum Beispiel gesagt, daß er eine geschlossene Operation vorzieht. Wird hierzu das Wort zur Diskussion gewünscht?

J. Böhler, Wien: Es ist auffallend, wie verschieden die Einstellung zur Prognose dieser Fraktur zwischen den Orthopäden und den Unfallchirurgen ist. Der Grund liegt sicher darin, daß der Zeitpunkt der Behandlung verschieden ist. Herr Rüter hat die notfallmäßige Ver-

Hefte zur Unfallheilkunde, Heft 158
Zusammengestellt von A. Pannike

sorgung, die notfallmäßige Entlastung gefordert. Eine notfallmäßige Operation dauert nach der Einweisung in die Klinik bei einem gut organisierten Betrieb eine Stunde, vielleicht andernorts auch mehr als eine Stunde.

Ich glaube, das ist eine verlorene Stunde. Sonderfall war der erste, der gezeigt hat, daß der intraarticuläre Druck ausschlaggebend ist. Wir haben selber Messungen des intraarticulären Drucks bei Kindern durchgeführt. Es wurden 40 oder 50 Millimeter Quecksilber angezeigt. Deshalb machen wir sofort auf dem Röntgentisch, sobald die Diagnose des kindlichen Schenkelhalsbruchs gestellt ist, die Punktion und die Entlastung des Hüftgelenkes. Manchmals spritzt das Blut im Strahl aus der Kanüle. Es ist ganz sicher der venöse Abfluß behindert. Das ist die Ursache der Kopfnekrose. Ob man nach der Punktion noch am gleichen Tag offen reponiert oder konservativ reponiert und mit Schrauben stabilisiert, ist, glaube ich, weniger ausschlaggebend. Wenn man aber konservativ reponiert und nicht oft reponiert, soll man ein Kapselfenster schneiden, um den weiteren Hämatomdruck zu entlasten.

Ich glaube, daß umgekehrt der kindliche Schenkelhalsbruch dank der Regenerationskraft der Kinder eine wesentlich bessere Prognose hat. Beweis ist für mich der Fall einer Hüftluxation mit Epiphysenlösung, also eine Fraktur vom Typ I mit gleichzeitiger Luxation, wo sicher alle Gefäßverbindungen zerrissen waren. Der ist praktisch ad integrum ausgeheilt.

H. Cotta, Heidelberg: Vielen Dank, Herr Böhler, vor allem auch für den so wichtigen Hinweis, sofort zu entlasten, um den intraarticulären Druck zu vermindern. Würden Sie mit mir übereinstimmen, daß diese Erhöhung des intraarticulären Drucks *ein* Faktor zur Kopfnekrose ist, nicht *der* Fraktor?

J. Böhler, Wien: Ich glaube, es ist der ganz wesentliche Faktor. Es sind sicher dabei auch Gefäße zerrissen. Aber, wie gesagt: Die Regenerationskraft ist sehr groß. In dem erwähnten Fall mußten alle Gefäße zerrissen sein. Es wurde offen reponiert. Der Patient hat sich wieder erholt.

H. Ecke, Gießen: Herr Böhler, müßte man nicht unter Umständen wiederholt punktieren beim Polytraumatiker, wo wir nicht sofort operieren können?

J. Böhler, Wien: Ganz sicher. Wir punktieren sofort auf dem Tisch und machen nach Möglichkeit am gleichen Tag die Operation und legen dann ein Kapselfenster an. Wenn wir das nicht können, punktieren wir wiederholt.

K.F. Schlegel, Essen: Ich möchte Herrn Böhler recht geben und Sie alle bitten, das als wesentlichstes mit nach Hause zu nehmen, daß man sofort punktieren soll, wenn die Diagnose feststeht. Wir haben bei der kindlichen Infektion des Hüftgelenks Jahrzehnte gebraucht, um die Pädiater dazu zu bringen, daß dieses Gelenk sofort punktiert wird. Ähnlich ist es auch hier. Ich glaube, Herr Cotta, daß dies das wesentliche Argument ist, wenn es nachher zu Epiphysenschädigungen kommt, wenn nicht sofort punktiert worden ist.

H. Cotta, Heidelberg: Wir kommen zur Osteosynthese. Herr Fornaro, Sie haben vorhin gesagt, Sie würden mit Spickdrähten eine stabile Osteosynthese erzeugen. Können Sie das noch ein bißchen näher definieren, damit keine falschen Vorstellungen erfolgen?

E. Fornaro, St. Gallen: Die Fraktur vom Typ I muß ja wohl mit Spickdrähten fixiert werden, weil wir durch die Epiphysenfuge gehen. Das ist besser, als zu schrauben. Ich glaube, das scheint klar zu sein. Wir haben bei uns keine Frakturen vom Typ I gesehen. Wir haben daher nur Zugschrauben eingesetzt. So ist das zu interpretieren. Es wurde von einigen

Referenten gezeigt, daß sie Spickdrähte für die Frakturen vom Typ I, II und III gebraucht haben. Wir nehmen für die Frakturen vom Typ II und III Schrauben. Bei einer Fraktur vom Typ I brauchten wir wahrscheinlich Spickdrähte.

H. Ecke, Gießen: Wir in Gießen haben nicht soviele Frakturen wie Sie. Wir hatten den Fall, daß bei einem Mädchen, das wir behandelt haben, sowohl die Schraube als auch zwei Spickdrähte, die eigentlich nur angebracht waren, um eine Torsion unmöglich zu machen, abbrachen, ohne daß dies den Erfolg im Endeffekt gestört hätte. Aber ich glaube, auch mit Schrauben muß man unter Umständen eine Ruhigstellung im Beckengips für eine gewisse Zeit hinnehmen.

E. Fornaro, St. Gallen: Nach der Operation bekommen bei uns die kleinen Kinder einen Beckenbeingips. Die größeren Kinder bekommen einen Gipsstiefel mit 20° Innenrotation und leichter Abduktion zur Verhinderung der Kapselschrumpfung dorsal.

W. Pförringer, München: Ich möchte gern einen Fall zeigen, der zur operativen Behandlung gehört. Es handelt sich um ein vierjähriges Mädchen, das vom Dach gestürzt war. Es hatte eine cervicobasale Schenkelhalsfraktur.

Wir mußten das Kind am zweiten Tag nach dem Unfall operieren. Wir hatten den Fehler gemacht, daß wir primär nicht punktierten. Bei der Operation haben wir dieses Hämatom unter Druck gesehen. Dann haben wir fixiert. Die Entfernung des Osteosynthesematerials sehen Sie hier nach sechs Monaten. Zwei Jahre nach dem Unfall sehen Sie die teilweise Nekrose des Schenkelhalses, die wir ebenfalls auf die Drucksteigerung zurückführen. Die Epiphyse selbst ist in Ordnung. Bei der Operation war eine vollständige Verdrehung des Fragments zu sehen. Konservativ wäre eine Reposition unmöglich gewesen.

H. Wagner, Schwarzenbruck: Ich wollte noch eine Bemerkung zur Fixation mit Kirschner-Drähten machen. Nach meiner Erfahrung ist die Fixation mit Kirschner-Drähten bei der kindlichen Schenkelhalsfraktur ein ganz überragend wichtiges Fixationsverfahren. Nur hängt es davon ab, ob die spongiöse Fraktur fugendicht reponiert ist oder nicht. Wenn die Fraktur mit ihren Verzahnungen gut reponiert ist, dann geben Kirschner-Drähte mit einer relativ steilen Lage eine außerordentlich große Festigkeit. Sie wirken als eine innere Schienung.

Ist die Reposition aber nicht gut und besteht gar eine Diastase, so werden die Kirschner-Drähte nur auf Biegung beansprucht, und dafür sind sie völlig ungeeignet.

Es ist mir heute bei den Vorträgen aufgefallen, daß einige Herren eine ganze Handvoll Kirschner-Drähte verwenden. Ich habe noch niemals mehr als drei gebraucht. Ich meine, daß sie bei einer anatomischen Reposition vollkommen ausreichend sind.

H. Ecke, Gießen: Herr Wagner, ich werde Ihnen einmal die Röntgenbilder schicken. Sie werden sehen, daß es in diesem Fall anatomisch reponiert war. Trotzdem sind die Kräfte sehr groß.

A. Rüter, Ulm: Ich möchte noch etwas zum Thema notfallmäßige Punktion versus Operation sagen. Es ist doch die Frage: Wer punktiert in der Notfallsituation und unter welchen Bedingungen? Punktieren Sie ohne Narkose, Herr Böhler? Ich habe Mühe, eine kindliche Hüfte im Röntgen zu punktieren, wo es halb dunkel ist.

J. Böhler, Wien: Es ist eine Organisationsfrage. Wir haben bei der Erstuntersuchung immer einen Facharzt für Unfallchirurgie dabei, der jeden Schenkelhalsbruch anschaut. Wir machen eine Lokalanästhesie, um überhaupt die axiale Aufnahme machen zu können. Gleichzeitig wird in Lokalanästhesie mit einer dicken Punktionsnadel punktiert. Wir glauben, daß auch beim Erwachsenenschenkelhalsbruch das Hämatom abpunktiert werden soll, wenn wir eine kopferhaltende Operation machen, um die Nekrosehäufigkeit zu vermindern. Das geschieht in örtlicher Betäubung. Das ist schon seit fünfzig Jahren bewährt und ist noch immer die gute Methode.

H. Ecke, Gießen: Zum Ende der Diskussion möchte ich noch Herrn Pförringer fragen, ob er auf Herrn Schlegel erwidern möchte. Er wurde in diesem Vortrag angesprochen.

W. Pförringer, München: Bevor ich auf Herrn Schlegel zurückkomme, möchte ich etwas zu Herrn Böhler sagen, weil er so dezidiert zwischen Unfallchirurgen und Orthopäden unterscheidet. Herr Böhler, Sie wissen, daß wir immer auf die Notwendigkeit der sofortigen Punktion hingewiesen haben. Es versteht sich von selber, daß die Punktion spätestens dann erfolgt, wenn Sie das Röntgenbild haben und damit die Dokumentation der intracapsulären Fraktur.

Wir sind nicht ganz der Meinung, daß ausschließlich diese Druckerhöhung die Nekrose hervorruft. Dann dürften nämlich alle Frakturen, die eine traumatische Kapselzerreißung haben, signifikant weniger Nekrosen haben. Bei unserem relativ großen Krankengut haben wir das nicht festgestellt.

Ich gebe Herrn Professor Schlegel natürlich völlig recht: Eine akute Epiphysenlösung und eine traumatische Epiphysenlösung sind etwas völlig Verschiedenes. Es passiert auch histologisch an verschiedenen Stellen. Allerdings bin ich nach wie vor der Meinung: Bei entsprechend adäquater Therapie hat auch die traumatische Epiphysenlösung eine ähnlich gute Chance zu einer Restitutio a integrum wie die akute Epiphysenlösung. Sollte ich mich jemals in der Richtung ausgedrückt haben, daß es dasselbe sei, so muß ich mich mißverständlich ausgedrückt haben.

R. Labitzke, Essen: Ich bitte um die Aufklärung einer Diskrepanz, die jetzt eben sehr akut aufgetreten ist. Wir haben aus der Kramerschen Klinik in Dortmund, wenn ich mich recht erinnere, 20 Fälle gesehen, die überhaupt nicht punktiert wurden. Die Ergebnisse sahen röntgenologisch nicht schlecht aus. Ich weiß nicht, wie alt sie waren.

Dagegen steht die eben vehement vorgetragene Auffassung von Herrn Schlegel und Herrn Böhler. Vielleicht könnten mit die Herren erklären, wie sie sich diese Diskrepanz erklären. Ich persönlich bin auch ein Anhänger der Punktion, und zwar aus ganz normalen pathophysiologischen Gründen. Ich kann mir deshalb das Ergebnis der Kramerschen Klinik gar nicht erklären.

H. Ecke, Essen: Herr Labitzke, da muß man allerdings sagen: Sie hätten das verfolgen müssen: Unter den sieben cervicalen Frakturen – das habe ich mir sehr genau angesehen – waren vier Nekrosen. Das kann man nicht als ein gutes Ergebnis in diesem Bereich ansehen.

E. Linke, Darmstadt: Herr Tassler hat gesagt, daß er bei einem zehnjährigen Jungen – er hat auch das Bild gezeigt – eine Endernagelung für richtig hält. Dafür möchte ich eine Erklärung haben. Das mit einem einzigen Endernagel scheint mir sehr unwahrscheinlich.

Tassler, Dortmund: Ich habe den Eindruck, daß bei einer Reihe von Fragen unsere Methoden angesprochen worden sind. Um zunächst einmal Mißverständnissen vorzubeugen, möchte ich folgendes sagen. Wogegen wir uns gewandt haben, ist die Notwendigkeit der sofortigen operativen Kapsulotomie. Wir haben nicht von der Punktion gesprochen. Wir führen auch in Einzelfällen die Punktion durch. Wir führen es dann nicht durch, wenn wir nach der Art der Fraktur erwarten, daß es mit dem Mechanismus der Fraktur auch zu einer Kapselzerreißung gekommen ist.

H. Ecke, Gießen: Ich glaube, wir müssen das Ganze etwas zusammenfassen. Wir liegen auch nach der Diskussion meines Erachtens nicht falsch, diese Schenkelhalsfrakturen – darauf können sich alle einigen – notfallmäßig zu behandeln. Eine Entlastung des Spannungs-Hämarthros kam hier ebenfalls deutlich als zwingend notwendig heraus. Auch dann wird man daran denken müssen, wenn in einem Teil der Fälle, wie Sie eben erwähnten, die Kapsel mit zerrissen ist.

Das Thema der Osteosynthesemittel konnten wir nicht vollkommen diskutieren. Der Nagel ist nicht mehr erwähnt worden. Er ist in einigen Bildern gezeigt worden. Aber die Schrauben und der Spickdraht sind in einer Reihe von Fällen mit Erfolg angewandt worden. Ich glaube, dabei müssen wir es in dieser Sitzung belassen.

Mit meinem Dank an die Referenten und Diskussionsredner schließe ich – etwas verspätet – diese Sitzung.

IV. Computertomographie in der Unfallchirurgie

(Vorsitz: J. Böhler, Wien und A. Encke, Frankfurt)

Computertomographie des Schädels

U. Piepgras

Universitätskliniken, Abteilung für Neuroradiologie, D-6650 Homburg/Saar

Einleitung

Bis zur Einführung der Computertomographie war man in der radiologischen Diagnostik von Schädelhirnverletzungen auf die Röntgennativdiagnostik, die Hirnangiographie und die cerebrale Sequenzszintigraphie angewiesen. Inzwischen liegt der Schwerpunkt der radiologischen Diagnostik überwiegend und eindeutig im CT-Bereich. Der Grund liegt darin, daß es im Gegensatz zu den konventionellen Röntgenverfahren mit der CT möglich ist, die Früh- und Spätfolgen eines Schädelhirntraumas *direkt* darzustellen.

Grundlagen

Daß die Computertomographie wie in keinem anderen Bereich der Schädelhirndiagnostik so Hervorragendes leistet wie in der Neurotraumatologie wird verständlich, wenn man sich vergegenwärtigt, daß die traumatischen Läsionen des Schädels und des Gehirns in Bezug auf Hirngewebe und Liquor cerebrospinalis in besonders günstigen Absorptionsbereichen liegen. Dies verdeutlicht der Vergleich mit der sogenannten Hounsfield-Skala (Abb. 1), in der die Schwächungswerte der Stoffe des menschlichen Körpers zwischen dem Wert – 1 000 für Luft und + 1 000 für dichten Knochen aufgeteilt sind. Die Bezugsbasis dieser CT-Dichtewertskala bildet Wasser mit dem Wert 0. Für die Praxis der Schädelhirn-CT-Diagnostik hat es sich bewährt, die intracraniellen Gewebe und Flüssigkeiten im Vergleich zur Dichte von Hirngewebe zu beurteilen. Dementsprechend werden Strukturen und Prozesse mit der Dichte von normalem Hirngewebe als isodens bezeichnet, während solche, deren Dichte darüber oder darunter liegt, als hyper- bzw. als hypodens eingestuft werden. Frisch coaguliertes, extravasal gelegenes Blut ohne Serum ist wesentlich dichter als das in den Gefäßen strömende Blut, seine Dichte liegt weit oberhalb der Werte für Hirngewebe (Abb. 2). Zum Vergleich sind die noch wesentlich dichteren Werte für sedimentiertes Blut und die erheblich geringeren Werte für Blutserum in Abb. 1 aufgeführt. Ein Hämatom ist umso dichter je mehr corpusculäre Anteile und je weniger Flüssigkeit es enthält. Die Kenntnis dieser Tatsache ist für die Verlaufsbeurteilung von Hämatomen von besonderer Bedeutung.

Nicht nur Blut stellt sich direkt dar sondern auch die umschrieben oder allgemein vermehrte Flüssigkeitseinlagerung in das Hirngewebe, d.h. der Kontusionsherd oder das Hirn-

Hefte zur Unfallheilkunde, Heft 158
Zusammengestellt von A. Pannike

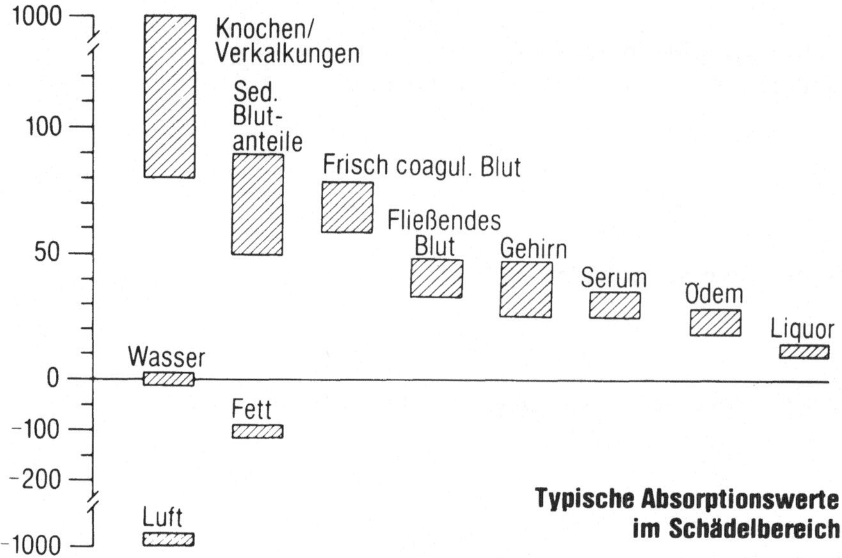

Abb. 1. Hounsfield-Skala der CT-Werte mit Gegenüberstellung des Schwächungsbereiches einiger für die Neurotraumatologie wichtiger Gewebe und Flüssigkeiten

ödem (Abb. 3). Kontusions- und Ödemzonen sind hypodens, ihre Dichte liegt in der Hounsfield-Skala zwischen Hirngewebe und Liquor (Abb. 1).

Im Verlaufe von Blutungen kommt es durch Abbau der corpusculären Blutbestandteile und durch Flüssigkeitseinstrom zu einer Abnahme der Hämatomdichte, bis das Hämatom homogen oder inhomogen hypodens ist (Abb. 4). Dies gilt vorrangig für das Subduralhämatom. Dabei bestehen keine festen zeitlichen Beziehungen zum Unfallereignis.

Zwischen dem hyper- und hypodensen Stadium liegt eine Phase, in der das Subduralhämatom isodens ist, d.h. dieselbe Dichte hat wie Hirngewebe. Bis zum Erreichen des isodensen Stadiums vergehen in der Regel mindestens 10–14 Tage nach dem Trauma. Ist ein Hämatom isodens, kann man es gegenüber Hirngewebe nicht mehr abgrenzen, die Direktdarstellung fehlt. Liegt jedoch als Zeichen der Raumforderung eine Kompression oder Verlagerung des Ventrikel- oder Zisternensystems vor, läßt sich aufgrund dieser indirekten Zeichen in der überwiegenden Zahl der Fälle auch in der isodensen Phase die Diagnose eines chronischen Subduralhämatoms stellen. Probleme ergeben sich, wenn isodense Subduralhämatome bilateral symmetrisch entwickelt sind (Abb. 5). Dann hebt sich infolge der Kompression von beiden Seiten die Seitenverlagerung der Mittellinienstrukturen auf, womit das wichtigste indirekte Zeichen entfält. Die Symmetrie der fehlenden Zisternendarstellung durch die beidseitige Hämatomkompression kann weitere Verwirrung stiften. Sehr wichtig ist in diesen Situationen die sorgfältige Beachtung der Konfiguration des Ventrikelsystems. Durch den Druck von beiden Seiten kommt es nämlich bei bilateralen Subduralhämatomen zu einer charakteristischen Umformung des Ventrikelsystems, die weitreichende diagnostische Rückschlüsse erlaubt. Die Deformierung des Ventrikelsystems besteht darin, daß es durch den Druck von beiden Seiten zu einer Annäherung der Spitzen der Vorder- und/oder Hinterhörner der Seitenventrikel sowie zu einer unterschiedlich ausgeprägten langgestreckten Kompression der Ventrikel im Bereiche der Cella media mit Verlängerung

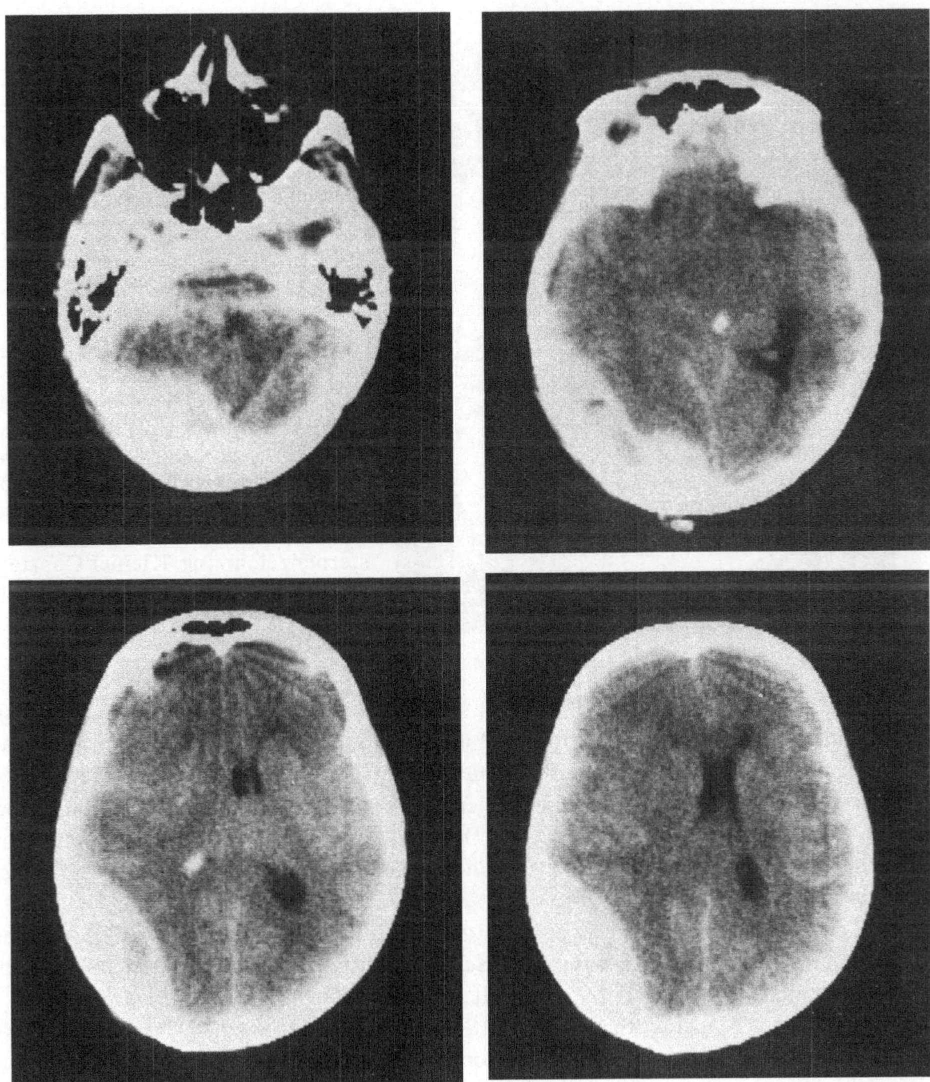

Abb. 2. Frisches intratentoriell und temporookcipital links gelegenes Epiduralhämatom mit typischer linsenförmiger oder bikonvexer Konfiguration. Erhebliche linkshirnige Raumforderung mit Teilkompression des linken Seitenventrikels und Hirnmassenverschiebung nach rechts mit deutlicher Rechtsverlagerung der Mittellinienstrukturen. Das frische Hämatom ist stark hyperdens, einzelne weniger dichte Areale entsprechen nicht coagulierten Bluteinschlüssen

und Verschmälerung der Ventrikeltaille kommt. Einige Autoren sprechen bei diesen Bildern von einer „hasenohrähnlichen" Verformung der Seitenventrikel. Auch wenn diese relativ charakteristischen indirekten Hinweise am Ventrikelsystem vorliegen, kann man bei dem Verdacht auf ein isodenses beidseitiges Subduralhämatom vielfach auf eine zusätzliche Angiographie nicht verzichten.

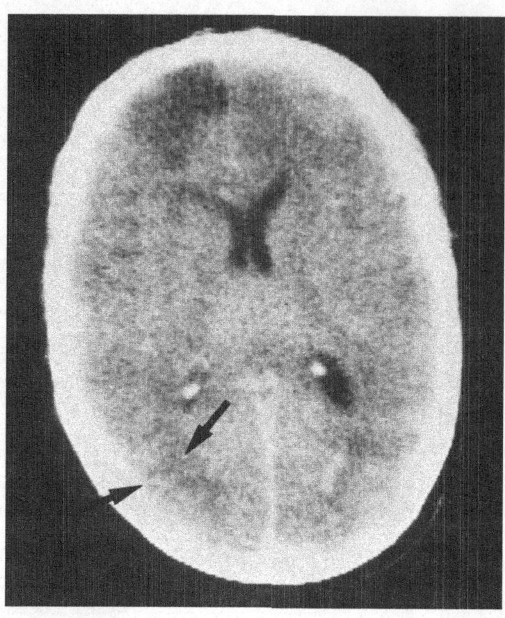

Abb. 3. Frontopolarer frischer Kontusionsherd rechts mit Teilkompression der Spitze des rechten Ventrikelvorderhornes. Allgemeine beidseitige Hirnschwellung mit Aufhebung der Zisternenzeichnung. Kleiner Contre-coup-Kontusionsherd mit Einblutung links okcipetal (→)

Aus der Konfiguration im CT ergeben sich Rückschlüsse auf die Art bzw. den Ursprung eines Hämatoms: Epiduralhämatome sind meist bikonvex linsenförmig angeordnet, da ihrer Ausbreitung durch die stärker fixierte Dura Widerstand entgegengesetzt wird. Das frische Subduralhämatom hingegen hat überwiegend eine konvex-konkave sichelförmige Konfiguration, da es sich relativ leicht zwischen Dura und Arachnoidea ausbreiten kann (Abb. 6). Zwischen beiden Bildern gibt es insbesondere bei Kombinationsverletzungen Übergangs-, Zwischen- und Mischformen.

Die Darstellung von *Hirnschädelfrakturen* bleibt im wesentlichen weiter Aufgabe der Röntgennativdiagnostik. Frakturen der Schädelkalotte sind im Computertomogramm nur dann erkennbar, wenn sie klaffen oder mit einer deutlichen Knochenverformung bzw. einer Verlagerung von Knochenstücken in das Schädelinnere einhergehen. Impressionsfrakturen sowie ihre begleitenden extra- und intracraniellen Weichteilläsionen sind nur erfaßbar, da die trichterförmige Deformierung in der Schichtebene liegt und überlagerungsfrei dargestellt wird. Auch *Frakturen des Gesichtsschädels und der Schädelbasis* sind wegen des eingeschränkten räumlichen Auflösungsvermögens der CT nur bei größerer Fragmentdislokation im Computertomogramm darstellbar. Die Computertomographie zeigt jedoch mit hervorragender Detailgenauigkeit die mit Schwellung und Einblutung einhergehenden Weichteilschädigungen sowie die Exsudationen und Einblutungen in die Nasennebenhöhlen, die Orbita und den Retromaxillarraum auf.

Korrelation zum klinischen Befund, CT-Verlaufsbeobachtung

Die Computertomographie erfaßt zwar die morphologischen Folgen einer Schädelhirnverletzung mit außerordentlicher Präzision, es besteht jedoch keine feste Korrelation zwischen den computertomographisch erhobenen Befunden und der Schwere der cerebralen Ausfälle

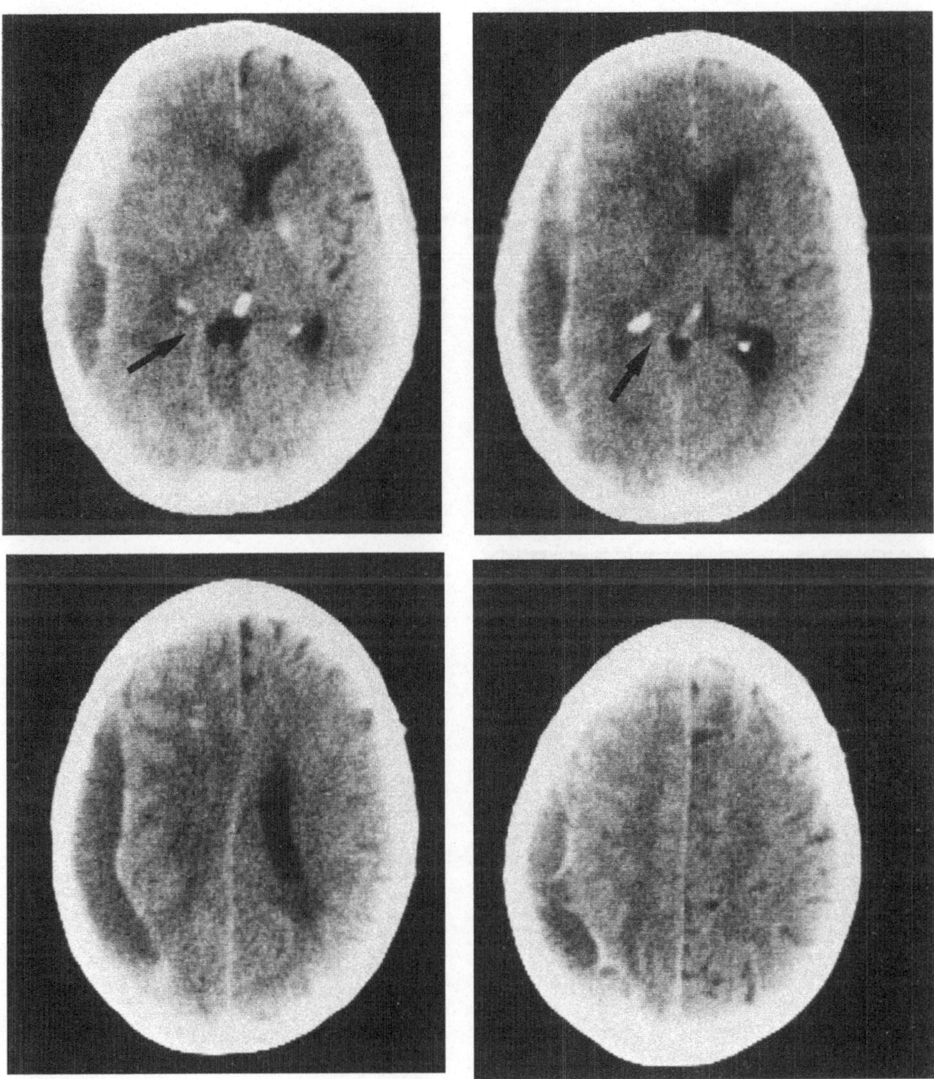

Abb. 4. Hypodenses chronisches Subduralhämatom links parietal mit deutlicher Kapseldarstellung. Ausgeprägte Raumforderung mit Ventrikel- und Zisternenkompression links sowie Hirnmassenverschiebung nach rechts. Verlagerung des Plexus chorioideus im Trigonumbereich des linken Seitenventrikels nach medial und ventral (→)

bzw. Funktionsstörungen. Auf der Basis einer Erst-CT bzw. einer einmaligen CT-Untersuchung allein ist meist auch keine deutige prognostische Aussage möglich. Die manchmal erheblichen Diskrepanzen zwischen der Schwere der klinischen Erscheinungen und der Geringfügigkeit des computertomographischen Befundes werden mit Recht von neurotraumatologischen Arbeitsgruppen besonders hervorgehoben. Lanksch u. Mitarbeiter (1978) stellten bei einer Analyse ihrer Fälle mit Hirnkontusion fest, daß in einer Gruppe von 24% von Patienten mit schweren gedeckten Schädelhirnverletzungen, die zu erheblichen kli-

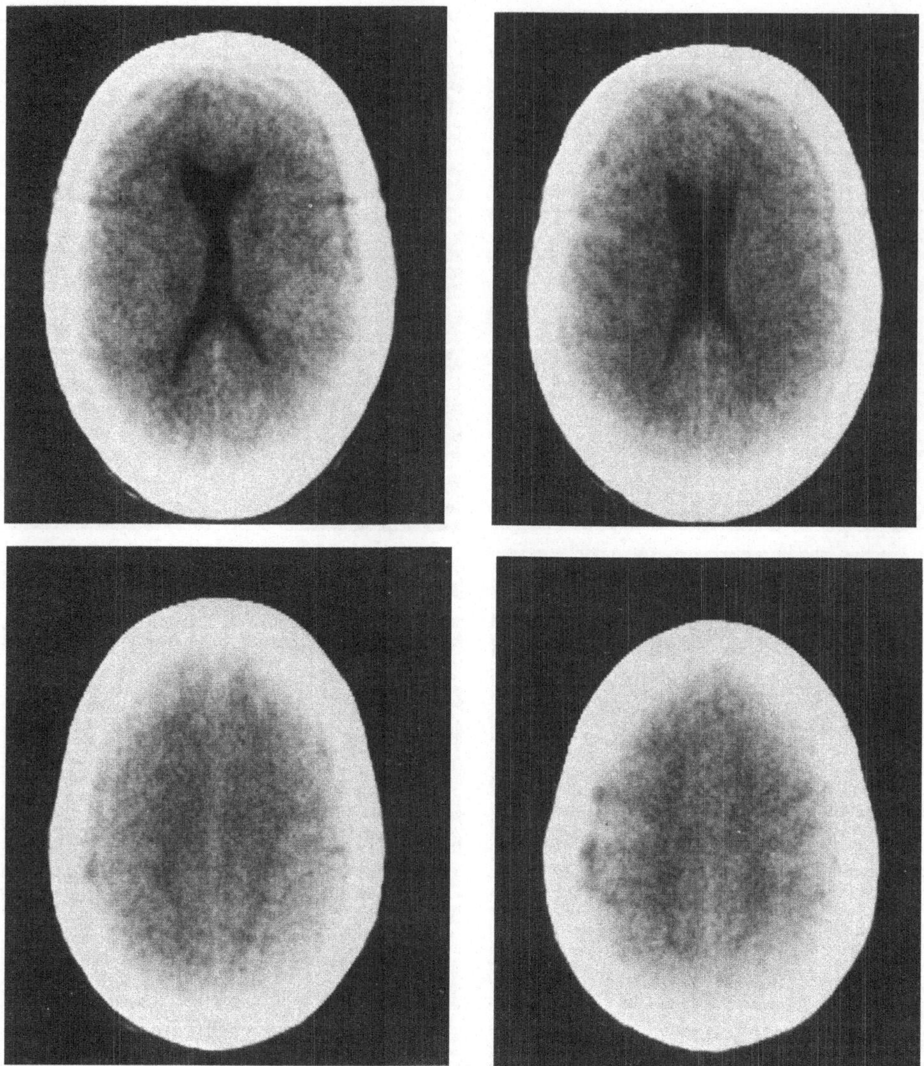

Abb. 5. Isodenses chronisches Subduralhämatom, bilateral symmetrisch entwickelt. Das Zisternensystem ist beidseits vollständig komprimiert. Das Hämatom selbst ist wegen des fehlenden Dichteunterschiedes gegenüber dem Hirnparenchym nicht abgrenzbar, als wichtiger diagnostischer Hinweis auf ein beidseitiges chronisches Subduralhämatom findet sich jedoch eine relativ charakteristische Umformung des Ventrikelsystems mit Verlängerung und Verschmälerung der Ventrikeltaille sowie Annäherung und Abflachung der Vorder- und Hinterhornspitzen („Hasenohrphänomen")

nischen Ausfallerscheinungen geführt hatten, das CT negativ war, d.h. die Traumafolgen ausschließlich durch die klinische Symptomatik bestimmt waren.

Eine besondere Bedeutung kommt der kurz- und langfristigen computertomographischen Verlaufsbeobachtung in der Diagnostik von Schädelhirntraumen zu. Der Frühbefund nach einem Schädeltrauma ist im Erst-CT oft nur diskret und vielfach unspezifisch. Überraschend

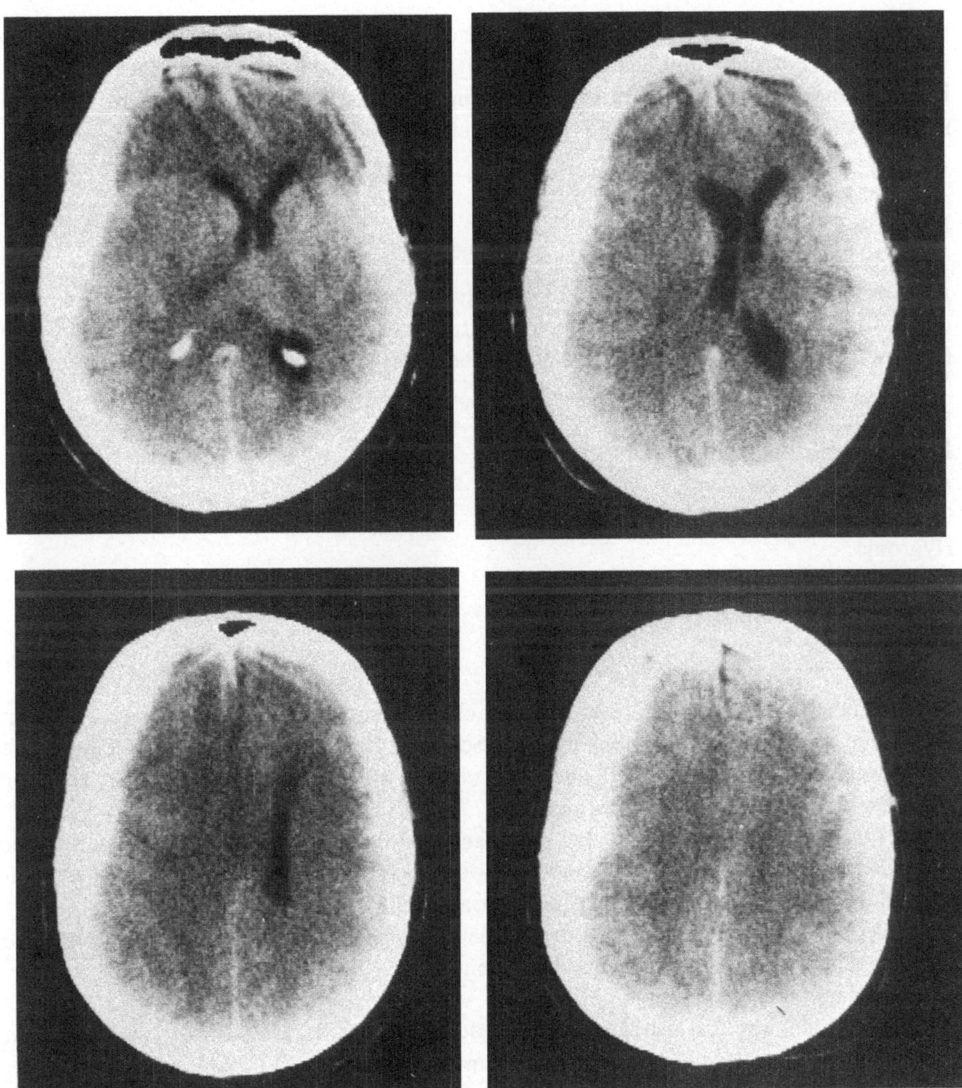

Abb. 6. Erheblich raumforderndes akutes Subduralhämatom über der linken Hemisphäre mit einer im Gegensatz zur linsenförmigen Konfiguration des Epiduralhämatoms (s. Abb. 2) relativ chrakteristischen konvex-konkaven sichelförmigen Anordnung der Blutung über der Hirnoberfläche

und immer wieder auffschlußreich ist die Änderung der morphologischen Situation mit Entwicklung u.a. von hämorrhagischen Kontusionsherden innerhalb kürzester Zeit.

Keinesfalls selten findet sich bei gedeckten Schädelhirntraumen initial nur eine allgemeine Hirnschwellung mit einer ödembedingten beidseitigen diffusen Dichteminderung des Gehirns und einer allgemeinen erheblichen Ventrikel- und Zisternenkompression. In Abhängigkeit vom Ausmaß der zugrunde liegenden diffusen Parenchymschädigung entwickelt sich in diesen Fällen posttraumatisch eine Hirnatrophie mit allgemeiner Erweiterung des Ventrikel- und Zisternensystems. Der Übergang aus dem Ödemstadium in die Hirnatrophie erfolgt bei schwerer Schädigung sehr rasch, unter Umständen im Einzelfall in wenigen Wochen, und kann über längere Zeit progredient sein.

Ergebnisse

Auf der Basis einer Analyse nach CT-Hauptdiagnosen ergibt sich folgende Übersicht über die Häufigkeitsverteilung der verschiedenen traumatischen Läsionen im Schädelhirnbereich (Lanksch, Grumme, Kazner, 1978; Nadjmi, Piepgras, Vogelsang, 1981).

Kontusionen	25%
Epiduralhämatome	6%
Akute Subduralhämatome	8%
Chronische Subduralhämatome	8%
Hygrome	3%
Offene SHT	6%
Kombinationstraumen	7%
Folgezustände	17%

Die Diagnostik von Schädelhirntraumen macht insgesamt etwa 8,7% aller Kopf-CT-Untersuchungen aus. Bei etwa 20% bis 30% der Schädelhirnverletzungen ist das CT negativ entweder wegen der Geringfügigkeit oder, wie oben erwähnt, trotz der Schwere des Traumas und erheblicher klinischer Symptomatik.

Für das CT-Erscheinungsbild der chronischen Subduralhämatome ergibt sich folgende Häufigkeitsverteilung: Etwa 40% sind hypodens, 30% bis 35% haben eine unterschiedliche Dichte, ungefähr 25% sind überwiegend oder ausschließlich isodens.

Bezüglich der *Grenzen der CT* in der Beurteilung des Schädelhirntraumas und seiner Folgezustände ergeben sich folgende Kriterien:

1. Nicht darstellbar sind:
   a) Unterhalb des Auflösungsvermögens der CT liegende kleine Blutungs- und Kontusionsherde, z.B. multiple petechiale Hämorrhagien
   b) Umschriebene Hirnstammläsionen, besonders wenn Knochen- und/oder Bewegungsartefakte die Beurteilung beeinträchtigen
   c) Ungünstig verlaufende Fissuren und Frakturen des knöchernen Schädels
   d) Sekundäre Hirnstammschädigungen bei transtentorieller Herniation als Folge supratentorieller Raumforderungen im Dekompensationsstadium
2. Diagnostische Schwierigkeiten können sich bei Blutungen im isodensen Dichtestadium ergeben, wenn indirekte Kompressionzeichen an den intracraniellen Liquorräumen fehlen.

Im Hinblick auf die *Konsequenzen für das diagnostische Vorgehen* steht die Frage im Mittelpunkt, wann zusätzlich zur CT noch eine Hirnangiographie durchgeführt werden muß. Dies ist abgesehen von speziellen Einzelfällen im wesentlichen bei Verdacht auf folgende Läsionen der Fall:

1. Sinusruptur
2. Traumatisch bedingter Carotisverschluß

3. Carotis-Sinus-cavernosus-Fistel
4. Cerebraler Kreislaufstillstand
5. Isodenses chronisches Subduralhämatom
6. Arterielles Aneursysma oder artiovenoses Angiom, wenn Zweifel an einem primär traumatischen Blutungsereignis bestehen.

Zusammenfassung

1. Die CT hat in der radiologischen Diagnostik des SHT und seiner Folgezustände erste Priorität, weil sie
   a) Morphologische Verletzungsfolgen extra- und intracerebral direkt darstellt,
   b) Art und Umfang der Raumforderung anzeigt,
   c) Früh- und Spätfolgen präzise erfaßt,
   d) nicht invasiv und rasch durchführbar ist.
2. Eine Hirnangiographie ist zusätzlich nur in Sonderfällen bei spezieller Indikation erforderlich.
3. Die konventionelle Röntgennativdiagnostik des Schädels und des craniocervicalen Überganges kann im Anschluß an die CT gezielt durchgeführt werden.
4. Es besteht keine direkte Korrelation zwischen dem morphologischen Befund im Erst-CT und dem Ausmaß der cerebralen Funktionsstörung, prognostisch wichtige Rückschlüsse ergeben sich jedoch aus der kurz- und langfristigen CT-Verlaufsbeobachtung.

Literatur

1. Lanksch W, Grumme Th, Kazner E (1978) Schädelhirnverletzungen im Computertomogramm. Springer, Berlin Heidelberg New York
2. Nadjmi M, Piepgras U, Vogelsang H (1981) Kranielle Computertomographie. Thieme, Stuttgart New York

Computertomographie des Abdomens und Thorax in der Unfallchirurgie

A.L. Baert, M. Nijssens und R. Usewils

Universitaire Ziekenhuizen, Department of Diagnostic Radiology, B-300 Leuven

Milz und Leber

Von allen parenchymatösen Oberbauchorganen ist die Milz bei stumpfen abdominalen Verletzungen am häufigsten betroffen.

Hefte zur Unfallheilkunde, Heft 158
Zusammengestellt von A. Pannike

Vom radiologischen Standpunkt her ist es jedoch sinnvoll die traumatischen Milz- und Leberläsionen zusammen zu diskutieren. Dabei kann man nach der Lokalisation intralienalen bzw. intrahepatischen, subcapsulären, und perilienalen bzw. perihepatischen Hämatomen unterscheiden.

Das frische Hämatom entspricht der Dichte des frischen Blutes und kann damit nicht eindeutig von umgebendem Leber- oder Milzparenchym unterschieden werden. Nur nach intravenöser Kontrastmittelverabreichung werden diese Hämatome durch das elektive Enhancement des Parenchyms eindeutig sichtbar.

In der folgenden Zeit sinkt die Dichte des Hämatoms durch Verflüssigung ab und kann dabei den Dichtewert von Wasser erreichen. Während dieser Phase stimmt das CT-Bild

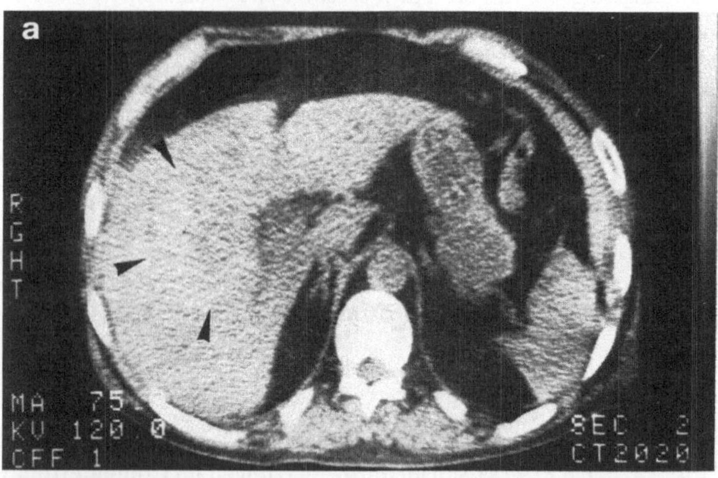

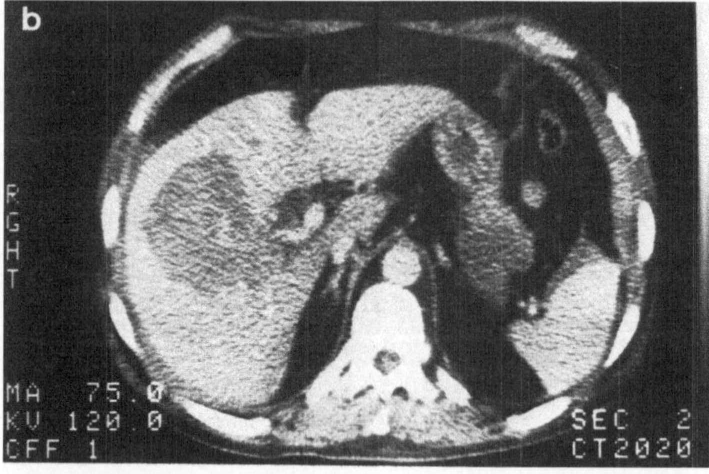

Abb. 1a, b. Frisches intrahepatisches Hämatom. **a** Natur scan, **b** Scan nach I.V. Kontrastmittelbolus. Das Hämatom (*Pfeile*) in der Mitte des rechten Leberlappens ist isodens im Vergleich mit dem umgebenden Leberparenchym und wird nur eindeutig sichtbar als relativ hypodenses Areal nach Kontrastanreicherung des Leberparenchyms

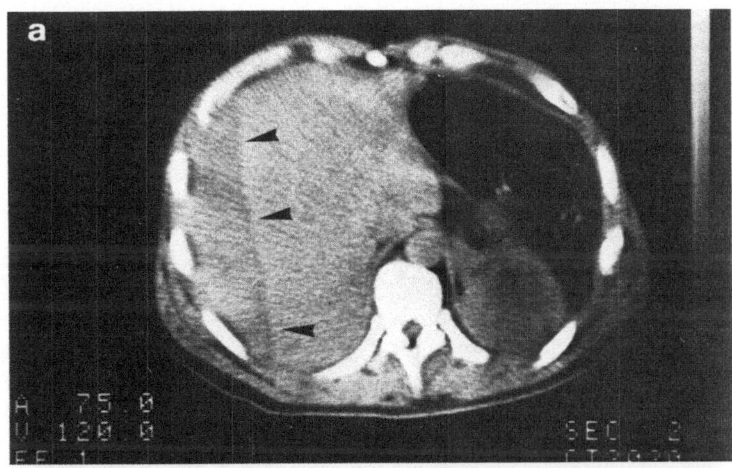

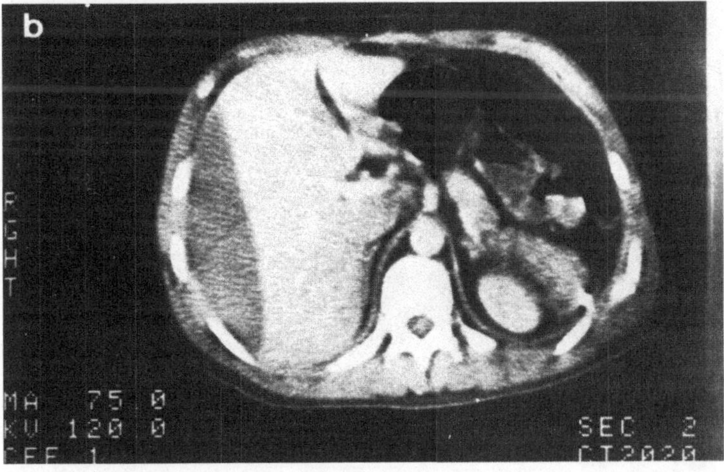

Abb. 2a, b. Subcapsuläres Leberhämatom (vier Tage nach Trauma). **a** Natur scan. **b** Scan nach I.V. Kontrasmittelbolus. Planconvexer hypodens Bezirk im Bereich des lateralen Leberrandes (⟸). Volumen und Lage des Hämatoms sind auch ohne Kontrastmittel korrekt abzuschätzen. Einteilung des Leberrandes

überein mit einem scharf begrenzten Bezirk und kann auch ohne Kontrastmittel wahrgenommen werden.

Haertel [6] weist daraufhin, daß man mit CT schwierig unterscheiden kann zwischen einem recenten Leberinfarkt und einem in initialen Stadium isodensen Hämatom und, daß nach seiner Meinung allein Angiographie hier Zweifel für die Diagnose sichern kann.

Das subcapsuläre Leber- oder Milzhämatom stellt sich dar wie eine typische bikonvexe scharf begrenzte Zone an der Leber- oder Milzoberfläche und wird auch, nachdem der Zeitpunkt an dem die Untersuchung vorgenommen wird einen iso- oder hypodensen Aspekt in Vergleichung mit dem normalen Parenchym annehmen [8].

Nach Ansicht von Gürtler [5] können auch extracapsulär gelegene Hämatome gelegentlich das gleiche bikonvexe Defektbild hervorrufen.

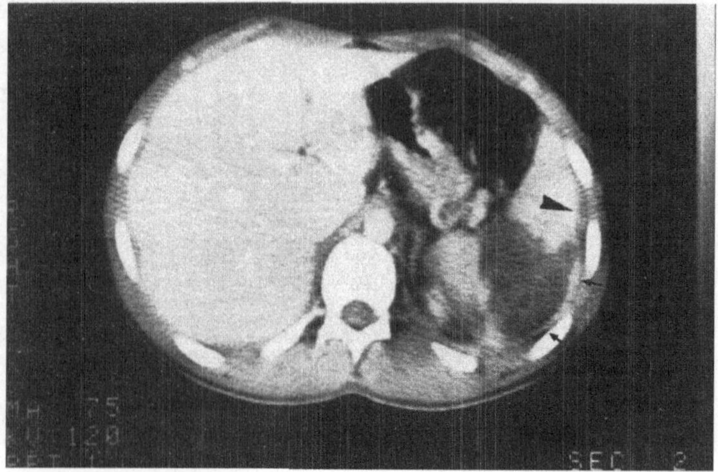

Abb. 3. Milzruptur (Scan nach I.V. Kontrastmittelbolus). Das Milzparenchym ist auf seine ganze Breite durchgerissen. Das Hämatom ist nocht teilweise durch die Milzkapsel begrenzt (→) aber ein dünner Flüssigkeitsraum (▶) zwischen dem ventralen Milzsegment und der lateralen abdominalen Wand weist auf freies intra-abdominales Blut und auch auf Kapselruptur

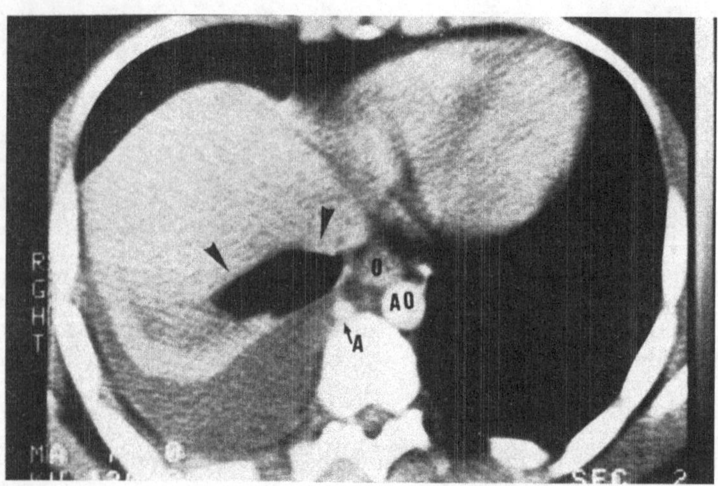

Abb. 4. Ruptur (→) des dorso-medialen Segmentes des re. Diaphragmes median reichend bis zum Oesophagus. Pleuraerguß rechts. *O* = Oesophagus; *Ao* = Ao; *A* = V. Acygos

Am häufigsten kommt es zur Ruptur von Parenchym und Kapsel wobei ein perilienales bzw. perihepatisches Hämatom entsteht.

Das CT-Bild zeigt in diesen Fällen die quer durch das Milzparenchym verlaufende Aufhellungen, unterbrochene Milz bzw. Leberkontur und freies Blut angedeutet durch einen Flüssigkeitsaum zwischen lateralen Bauchwand und lateralen Rand des Organs.

Der wesentliche Beitrag der CT der Leber und Milz bei abdominalen Traumata liegt darin, daß diese Methode durch die genauere morphologische Darstellung der Ausbreitung und des Grades der Organbeschädigung die Entscheidung für den Chirurgen zur konservativen oder chirurgischen Therapie auf einer mehr objektiven Basis ermöglicht natürlich im Zusammenhang mit dem klinischen und -Laborparameter.

Pankreas

Stumpfe Pankreastraumata sind wegen der Verkehrsunfälle viel häufiger als penetrierende Verletzungen.

Die Schädigung der Drüse reicht von einer bloßen Concussio über subcapsuläre Ruptur bis zu vollständiger querer Durchtrennung.

Bisher waren diese Läsionen immer sehr schwierig zu demonstrieren weil die klinischen und konventionellen Untersuchungen meistens keine spezifischen Befunde zulassen.

CT ist in der Lage die verschiedenen Formen der traumatischen Pankreasläsionen wie partielle oder totale Ruptur des Organs, Pankreashämatom und die eventuellen Komplikationen nämlich akute nekrotisierende Pankreatitis und/oder Pseudocystenbildung in ihrer Lage und Ausmaß darzustellen mit einer anatomischen Präzision die bisher unbekannt war.

Nieren

In der Tabelle 1 ist der vergleichende diagnostische Aussagewert der Urographie, CT und Angiographie bei traumatischen Nierenläsionen wiedergegeben. Nach unserer Meinung ist CT den beiden anderen Methoden gleich oder überlegen mit Ausnahme der Darstellung von spezifischen Gefäßläsionen wobei die Angiographie die bessere Information bringt.

Weiter ist es klar, daß im Falle einer Ruptur des Ureters die Urographie die Urine-Extravasation nur beweist, wenn die Niere noch funktionsfähig ist, während die CT das Urinom auch ohne Kontrastausscheidung beweist.

Bei funktionierender Niere gestattet die Urographie jedoch viel besser als CT die genaue topographische Lage der eventuellen Ureterruptur aufzuzeigen.

Aufgrund unserer Erfahrung scheint es uns besser die Serien CT nach I.V. Bolus Kontrastmittelverabreichung wegen ihrer sehr breiten Aussagekraft als erste Untersuchung bei Verdacht auf Nierenverletzung durchzuführen. Diese Methodik ermöglicht mit der CT eine totale Occlusion der Nierenarterie oder eben eine Thrombose von segmentärem intrarenalen Ast zu diagnostizieren. Anschließend kann die konventionelle Urographie ohne neue Kontrastmittelgabe erfolgen wobei die spezifische Information über eventuelle Ruptur des Ureters oder der Harnblase zu diesem Zeitpunkt noch erfaßt werden kann.

Eine zweite Kontrastmitteldosis innerhalb 24 Std schließt ein erhöhtes Risiko der Nephrotoxität mit Tubulusnekrose in diesen akuten Umständen ein.

Tabelle 1. Traumatische Nierenläsionen

	Diagnostischer Wert Urographie mit Bolus KM	C.T. mit Bolus KM	Angiographie
Vascularisierung	+	++	+++
Parenchym-Ruptur	+	+++	+++
Intrarenales Hämatom	–	+++	+
Perirenales Hämatom	+	+++	+
Läsion Nierenbecken Ureter (Urinoma)	+++	++	–

Die Angiographie der Nieren soll man nur noch durchführen wenn ein klarer Verdacht auf eine intrarenale vasculäre Läsion besteht.

Bauchwand

CT ist auch gut geeignet um spezifische Läsionen der Bauchwand wie zum Beispiel ein Hämatom der M. rectus abdominis darzustellen.

Diskussion

Die Autoren [1, 4, 5, 10], die über CT bei abdominalen Trauma berichtet haben sind einig, daß die Methode sehr wichtige Vorteile bietet in Vergleich zu den konventionellen radiologischen Untersuchungen, zu den nuklearmedizinischen Methoden und zur Angiographie, weil sie nicht invasiv ist und weil sie so schnell und sicher den gleichzeitigen Nachweis multipler Läsionen sowohl von intra- als retroperitonealen Organen ermöglicht.

Zur Spezifität und Sensivität der Methode gibt es bisher nur wenige Berichte. Federle [4] konnte in einer Serie von 100 Patienten mit abdominalem Trauma bei 40 Patienten keine falsch negativen Befunde feststellen. Von 60 positiven Befunden wurden 31 operiert und der positive Befund wurde in jedem Patienten bestätigt. In den 29 übrigen Fällen erfolgte keine operative Kontrolle: Es wird angenommen, daß der CT Befund korrekt war auf Grund der CT Nachkontrolle.

Nach unserer Meinung und auch nach der von Gürtler [5] ist CT die Methode der Wahl für Patienten die unter einem stumpfen abdominal Trauma gelitten haben und wobei weder ein schwerer Schockzustand noch eine massive Blutung eine sofortige Laparatomie rechtfertigen. Bei solchen Patienten wird die CT den Chirurgen erlauben eine bessere Entscheidung für den Eingriff zu treffen oder im gegebenen Fall keine Operation durchzuführen (Tabelle 2).

Bei penetrierenden Bauchtraumata dagegen ist die CT weniger nützlich weil hier manchmal Verletzungen der Blutgefäße und Eingeweide vorliegen und diese nicht gut durch CT erfaßt werden können. Die Angiographie bleibt für diese Fälle also noch immer indiziert.

Tabelle 2. Abdominales Trauma

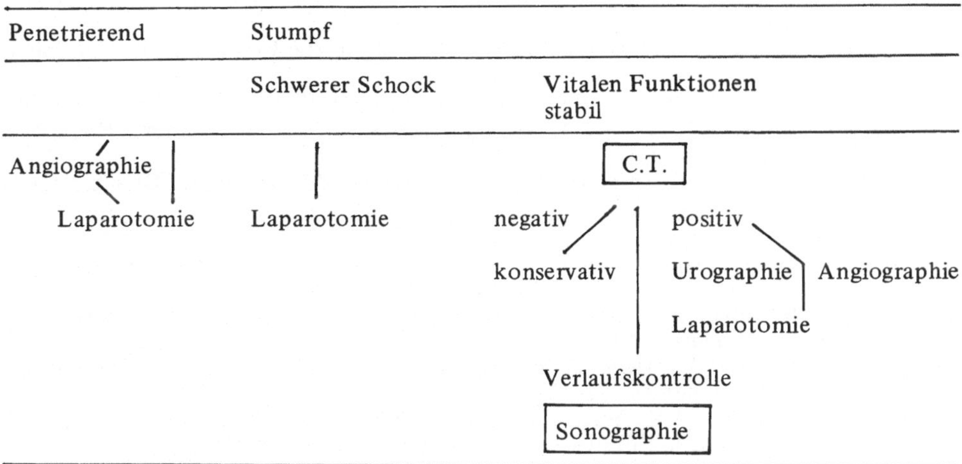

Ultraschall-Untersuchungen sind im allgemeinen unter diesen akuten Umständen technisch schwer durchführbar, sie sind dagegen von großem Wert bei der Verlaufskontrolle von Hämatomen der parenchymatosen Organe oder Pankreaspseudocysten.

Thorax

Im Thorax-Bereich ist die Rolle der CT viel mehr beschränkt als im abdominalen Bereich. Es gibt Berichte [3, 7] über den CT-Nachweis von Zwerchfellrupturen, mit oder ohne Herniabildung. CT ist in der Lage Blutung im Mediastinum zu erfassen auf Grund von einer Veränderung der normalen anatomischen Verhältnisse und einem eindeutigen Anstieg der Absorptionswerte. Nach Lackner [9] ist die Diagnostik des Aneurysma dissecans im CT möglich wenn der septumartige Aortenwandanteil zwischen wahrem Lumen und Dissektionsraum nachgewiesen werden kann. Dieses Zeichen kann leider manchmal vorgetäuscht werden durch lineäre Artefakte bedingt durch die Nähe des Brustwirbels. Egan [2] berichtet in diesem Zusammenhang über einen falsch positiven Befund bei einem Patienten mit Thoraxtrauma. Weiterhin bleibt nach CT Nachweis eines posttraumatischen Aneurysmas dissecans die Aortographie noch immer erforderlich zur genaueren präoperativen Abklärung. Ebenfalls bei artefaktreichen Bildern und CT negativem Befund bleibt zum Ausschluß eines Aneurysmas dissecans die Angiographie angewiesen.

Wegen dieser Gründe und wegen der relativ großen Menge Kontrastmittel die für die CT Untersuchung des Aorta thoraxalis gebraucht wird scheint es mir besser, wenn ein klinischer Verdacht auf Aneurysma dissecans des Aorta thoracalis vorliegt, direkt die Angiographie durchzuführen.

Literatur

1. Druy EM, Rubin B (1979) Computed Tomography in the Evaluation of Abdominal Trauma. JCAT 3:40–44
2. Egan T, Neimann HL, Herman RJ, Malave SR, Sanders JH (1980) Computed Tomography in the Diagnosis of Aortic Aneurysm Dissection of Traumatic Injury. Radiology 136:141–146
3. Fagan C, Schreiber MH, Amparo EG, Wysong CB (1979) Traumatic Diaphragmatic Hernia into Pericardium: Verification of Diagnosis by Computed Tomography. JCAT 3:405–408
4. Federle M, Goldberg H, Kaiser JA, Moss AA, Brooke JR, Mall JC (1981) Evaluation of Abdominal Trauma by Computed Tomography. Radiology 138:637–644
5. Gürtler KF, Buurman R, Erbe W (1979) Cumputertomographischer Nachweis von Hämatomen des Becken- und Bauchraumes. Fortschr Röntgstr 131:493–498
6. Haertel M, Fuchs WA (1979) Computertomographie nach stumpfem Abdominaltrauma. Fortschr Röntgenstr 131:487–492
7. Heiberg E, Wolverson MK, Hurd RN, Jagannardharao B, Sundaram M (1980) CT Recognition of Traumatic Rupture of the Diaphragm. AJR 135:369–372
8. Korobkin M, Moss AA, Callen PW, de Martini WJ, Kaiser JA (1978) Computed Tomography of Subcapsular Splenic Hematoma. Radiology 129:441–445
9. Lackner K (1981) Thorax. In: Friedman G, Bücheler E, Thurn P (Hrsg) Ganzkörper Computer Tomographie. S 143–217. Thieme, Stuttgart
10. Mall JC, Kaiser JA (1980) CT diagnosis of splenic laceration. AJR 134:265–269
11. Mitty HA (1980) CT for diagnosis and management of urinary extravasation. AJR 134:497–501

Computer-Tomographie von Wirbelsäule und Extremitäten

F. Heuck

Radiologisches Institut, Zentrum für Radiologie, Katharinenhospital (Ärztl. Direktor: Prof. Dr. med. F. Heuck), Kriegsbergstraße 60, D-7000 Stuttgart 1

Nach Überwindung kritischer und skeptischer Distanz der Traumatologen zu den diagnostischen Möglichkeiten der Röntgen-Computer-Tomographie wird heute das ganze Spektrum der Informationen dieses neuen, vielseitigen Verfahrens für die Erkennung und die Behandlung von Knochenbrüchen als sehr hilfreich anerkannt.

Im besonderen Maße erfordern Frakturen der Wirbelsäule einen exakten Nachweis der Topographie der Fragmente zur Beurteilung der Frage nach einer Einengung des Spinalkanals, ferner der Ausdehnung des Frakturhämatoms, das zur Irritation von Medulla oder Cauda führen kann. Von diesen diagnostischen Informationen sind die Strategie der Behandlung und die Prognose von Wirbelfrakturen abhängig.

Hefte zur Unfallheilkunde, Heft 158
Zusammengestellt von A. Pannike

Computer-tomographische Diagnostik von Wirbelfrakturen

Nur selten sind Flexions- oder Extensions-Kräfte allein Ursache weniger komplizierter Wirbelfrakturen, die oft konservativ behandelt werden können. Meist tritt eine kombinierte Gewalteinwirkung mit Rotationskräften, Kompressionstrauma und Scherkräften auf. Als Resultat sind vielgestaltige Wirbelzertrümmerungen und Dislokationen der Fragmente zu erwarten, die mit den konventionellen Röntgenaufnahmen in mehreren Ebenen, auch mit Hilfe der Schichtuntersuchungen nicht ausreichend erfaßt werden können. Die horizontale Schnittebene der Röntgen-Computer-Tomographie erlaubt in der dritten Dimension Zusatzinformationen zu gewinnen, die bisher unbekannt waren. Betont sei, daß die Durchführung dieser Untersuchung ohne zusätzliche Belastung oder Gefährdung des oft bewußtlosen, polytraumatisierten Patienten in stabiler Rückenlage erfolgt, so daß selbst eine Reanimation und die künstliche Beatmung fortgesetzt werden können. In Tabelle 1 sind die besonderen Vorzüge der Röntgen-Computer-Tomographie bei Verletzungen der Wirbelsäule zusammengestellt.

An einigen typischen Beispielen von Wirbelfrakturen im Hals-Brust- und Lendenabschnitt der Wirbelsäule soll der Informationswert der Computer-Tomographie einschließlich weiterführender Rekonstruktionen von beliebig gewählten Sekundärschichten dargelegt werden.

Die *Frakturen der Halswirbel* führen oft zu Verletzungen der Medulla und der Nervenwurzeln, so daß eine präzise Röntgendiagnostik für die Therapieplanung unerläßlich ist. Als Einstellhilfe zur Auffindung der richtigen Schnittebenen ist das *Topogramm* geeignet. Im Bereich des atlanto-occipitalen Überganges erschweren die besonderen anatomischen Gegebenheiten der Halswirbelsäule eine optimale Darstellung von Frakturen des Atlas oder des Epistropheus. Durch Taucherunfälle bedingte Halswirbelfrakturen können mit Hilfe der Röntgen-Computer-Tomographie besser beurteilt werden, wie Coin und Mitarbeiter (1979) zeigen konnten. Frakturhämatome von unterschiedlicher Ausdehnung in die Halsweichteile oder in den Spinalkanal können erfaßt werden (Sartor 1980). Die meist doppelseitige Bogenfraktur des *Atlas* wird mit einem Epiduralhämatom einhergehen. Als Beispiel kann ich den Befund bei einem 32jährigen Mann mit Atlasfraktur und dorsal entwickeltem Epiduralhämatom demonstrieren, das bei geeigneter Dichteskala gut erkennbar ist (Abb. 1).

Frische Frakturen des *Epistropheus,* insbesondere Densfrakturen sollten primär immer mit Röntgenaufnahmen in 2 Ebenen, Zielaufnahmen durch den geöffneten Mund und konventionellen Tomogrammen gesichert werden. Im Computer-Tomogramm können die Densfrakturen oft nur durch eine Fehlstellung des Denssockels oder mit Hilfe der elektro-

Tabelle 1. Röntgen-Computer-Tomographie bei Wirbelsäulenverletzungen

Weitgehende Schonung des Patienten in *stabiler* Rückenlage
Darstellung der Wirbelbögen und Gelenkfortsätze
Nachweis vertikaler Wirbelfrakturen
Erkennung intra- und extraspinaler Fragmente
Beurteilung der Konturen des Wirbelkanals
Bestimmung der Ausdehnung des Fraktur-Hämatoms
Erfassung von Verletzungen der paravertebralen Weichteile
Lokalisation von Fremdkörpern oder Einschlüssen nach Trauma
Kontrolle von Osteosynthesen und Frakturheilungen

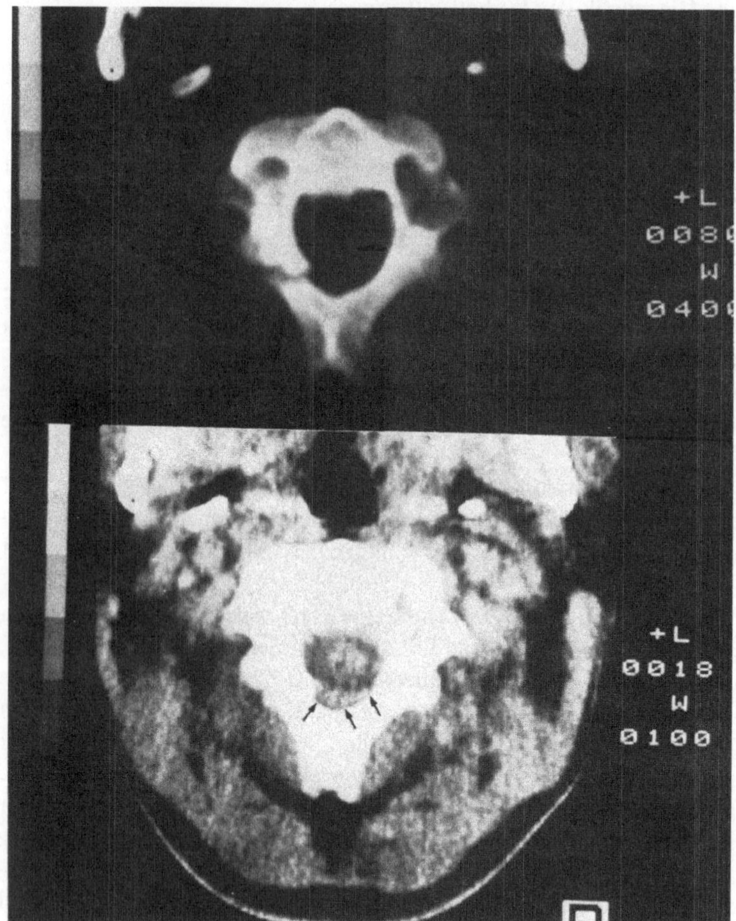

Abb. 1. Fraktur des Atlasbogens bei einem 32jährigen Mann im axialen Computer-Tomogramm dargestellt. Durch Wahl der geeigneten Dichteskala kommen das Epiduralhämatom neben der Fraktur und die Medulla zur Darstellung (Beobachtung Priv.-Doz. Dr. Sartor, Strahlendiagnostische Abteilung des Allgemeinen Krankenhauses Hamburg)

nischen Rekonstruktion einer anderen Ebene erfaßt werden, wie das Beispiel einer 60 Jahre alten Patientin deutlich macht (Abb. 2a, b). Die Densfraktur kann infolge *Rotation des Fragmentes* eine Einengung des Spinalkanals hervorrufen. Für die Beantwortung dieser Frage bei einem Gutachten nach Heilung der Densfraktur ist die Computer-Tomographie entscheidend wichtig.

Im unteren Abschnitt der *Halswirbelsäule* am Übergang zur *Brustwirbelsäule* treten nicht selten diagnostische Schwierigkeiten für den Nachweis von Wirbelfrakturen auf. Luxationsfrakturen im Bereich der Brustwirbelsäule können diagnostische Probleme bieten, die nur mit einer gezielten Computer-Tomographie gelöst werden können. Durch Rekonstruktion von sagittalen und coronaren Bildebenen kann die *Dislokation von Wirbelfragmenten* erfaßt werden. Eine im Bereich des Hals-Brust-Überganges der Wirbelsäule in Höhe C 7/Th 1 lokalisierte Luxationsfraktur läßt nur im Computer-Tomogramm die Verschie-

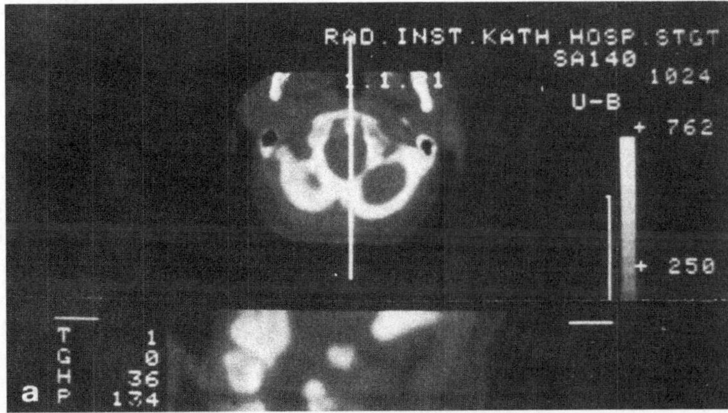

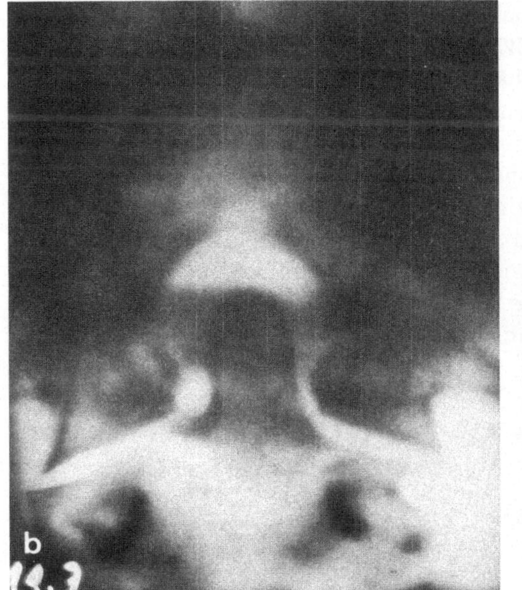

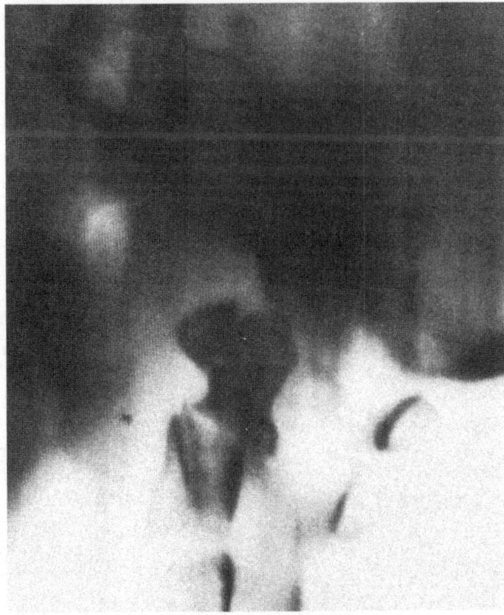

Abb. 2a, b. Das Computer-Tomogramm kann eine Fraktur des Dens vom Epistropheus bei einer 60jährigen Frau im Bereich des Dens-Sockels nur mit Hilfe der Rekonstruktion von überlappenden Schichten erfassen (**a**). Die Darstellung dieser Frakturen gelingt im konventionellen Schichtbild in 2 Ebenen wesentlich besser (**b**)

bung der Wirbelfragmente erkennen. Die schwere Luxationsfraktur in Höhe des 6./7. BWK mit Dislokation und Gibbusbildung bei einem 19 Jahre alten Mann, der von einem fahrenden Zug erfaßt wurde, konnte im konventionellen Röntgenbild und Tomogramm nicht eindeutig erfaßt werden. Es bestanden keine neurologischen Ausfälle. Bei dem polytraumatisierten Patienten waren ferner eine Schädelfraktur rechts frontal, Kieferfrakturen und Mittelhandfrakturen rechts aufgetreten. Im Röntgen-Computer-Tomogramm konnte mit Hilfe der Bildrekonstruktion das Ausmaß der Zertrümmerung und Dislokation der Wirbel Th 6–Th 8 eindeutig analysiert werden. Im rekonstruierten Bild der sagittalen und coronaren Ebenen erkennt man eine deutliche *Erweiterung* des Wirbelkanals durch das Auseinanderweichen und die Zusammenstauchung von Fragmenten, so daß die relativ geringfügige neurologische Symptomatik bei der Schwere der Wirbelsäulenverletzung verständlich wird (Abb. 3a, b, c).

Kompressionsfrakturen der *Lendenwirbelsäule* führen nicht selten durch Verlagerung von Fragmenten zu einer Einengung des Spinalkanals und bei ausgedehntem Frakturhämatom zur Kompression von Medulla oder Nervensträngen der Cauda. Bei einem 18jährigen Mann konnte eine Trümmerfraktur des 1. und 2. Lendenwirbel analysiert und die Verschiebung eines dorsalen Fragmentes erfaßt werden, das den Spinalkanal eingeengt und die Medulla komprimiert hatte. Die Frakturen des 3. und 4. Lendenwirbels einer 21jährigen Frau (Abb. 4a) hatten eine Einengung des Spinalkanals auf etwa 1/3, neurologische Ausfälle und eine Blasenentleerungsstörung zur Folge (Abb. 4b, c). Eine Entlastungslaminektomie wurde notwendig.

Das Beispiel einer *Meißelfraktur* mit Auseinanderweichen der lateralen Wirbelkörperfragmente bei gleichzeitiger Fraktur des Wirbelbogens verdanke ich Herrn Wenz aus Freiburg (Abb. 5). In der *Differentialdiagnose von Wirbelfrakturen* ist die Kenntnis der normalen anatomischen Strukturen eines Wirbels wichtig. So dürfen die Venenkanäle, insbesondere die Y-Figur der Venen sowie deren Varianten nicht fälschlicherweise als Frakturen angesehen werden. Die Rekonstruktion von computer-tomographischen Schichten von 4 mm und geringer Schichtdicke, die sich überlappen, erlaubt den Nachweis auch solcher Frakturlinien im Wirbelkörper, die im konventionellen Röntgenbild nicht sichtbar sind. Dies gilt in erster Linie für Frakturen mit vertikalem Verlauf. Die Art der Kräfteinwirkung einerseits und der Materialzustand des Knochens andererseits sind von entscheidender Bedeutung für die Art der Zertrümmerung eines Wirbels. Bekanntlich haben eine pathologisch veränderte Struktur und Architektur der Wirbelspongiosa und eine Mineralisationsstörung

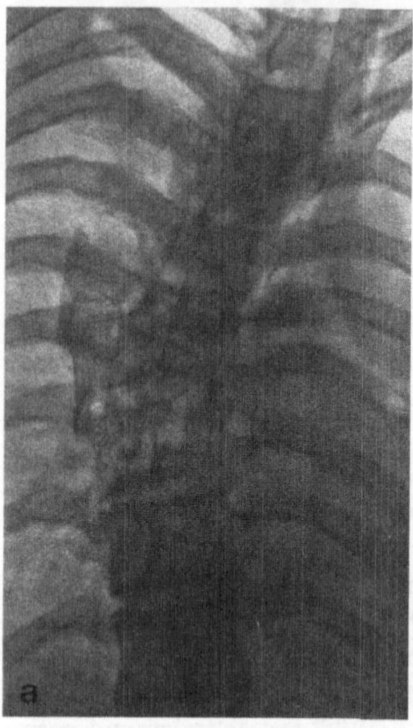

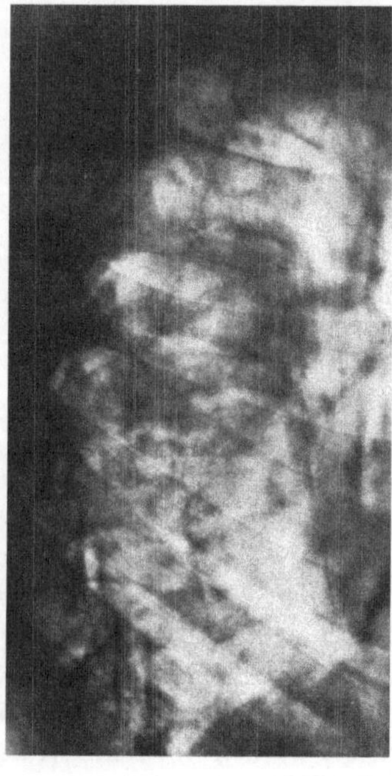

Abb. 3a

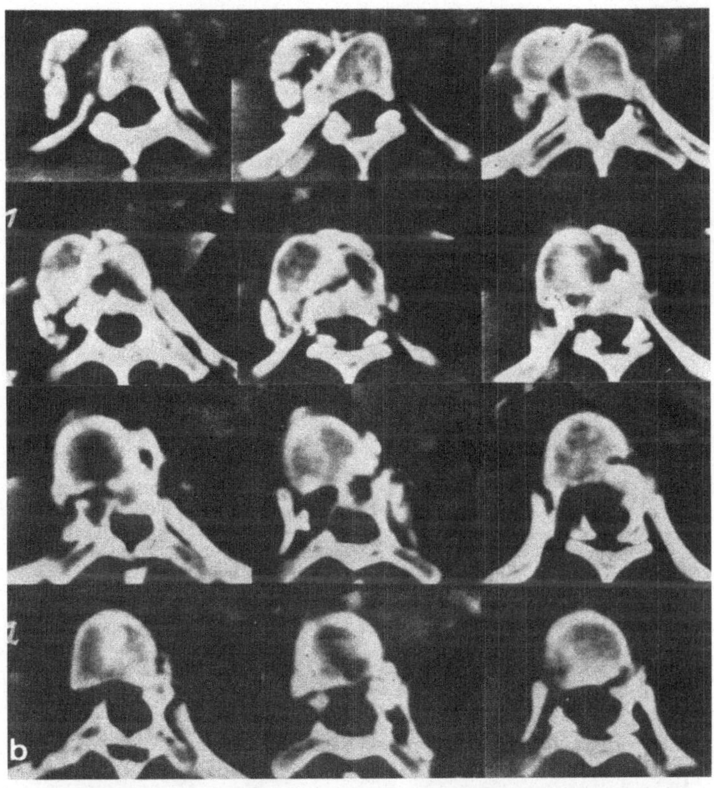

Abb. 3a, b. Schwere Luxationsfraktur im Bereich der mittleren Brustwirbelsäule bei einem 19jährigen Mann infolge eines Unfalles mit Scherverletzung und Frakturen des Schädels und der rechten Hand. Neurologische Symptome waren nicht aufgetreten. Die Übersichtsaufnahmen (**a**) zeigen die Trümmerfrakturen des 6.–8. Brustwirbels nur angedeutet, während das Ausmaß der Fragmentdislokationen im Computer-Tomogramm erfaßt werden kann (**b**)

der Tela ossea Einfluß auf die Wirbelsäulenstatik. In Zweifelsfällen werden eine pathologische Fraktur bei Osteopathien oder osteolytische Destruktionen von Knochengewebe im Wirbel bei einem Tumorleiden erfaßt werden können. Das den Wirbel zerstörende Tumorgewebe ist als weichteildichter Schatten im Röntgen-Computer-Tomogramm sicher erkennbar. Dichtemessungen erlauben eine Differenzierung von Tumorgewebe gegen ein Frakturhämatom.

Bei der computer-tomographischen Analyse von Wirbelfrakturen sollten auch immer der Bandapparat und paravertebralen Weichteile Beachtung finden. Der Nachweis einer Verletzung durch Fremdkörper in den Weichteilen ist möglich. Wahrscheinlich wird die Röntgen-Computer-Tomographie auch bei der Beurteilung von Todesursachen durch Unfälle oder bei Tötungsdelikten in der forensischen Medizin Bedeutung erlangen. Die Lage eines Projektils und die Rekonstruktion von Schußkanälen ist möglich. Ferner wird das Resultat operativer Wirbelfusionen und Rekonstruktionen von Frakturen mit der Computer-Tomographie besser beurteilt werden können. Über den Endzustand einer Frakturheilung wird

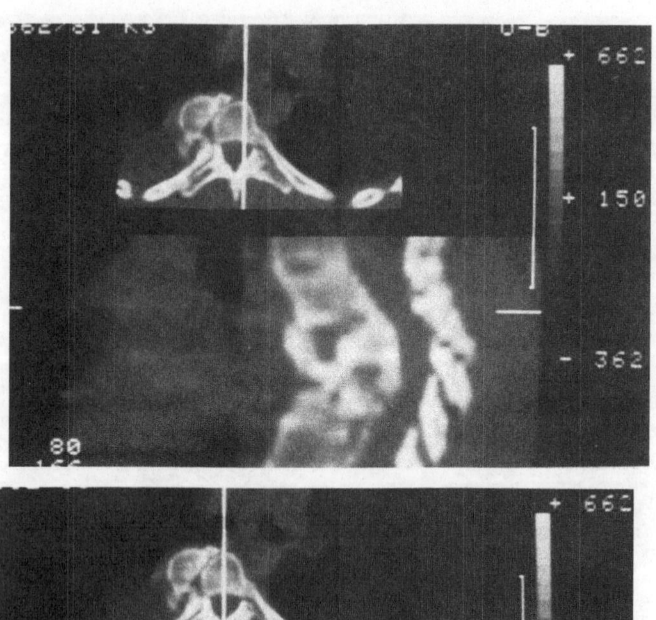

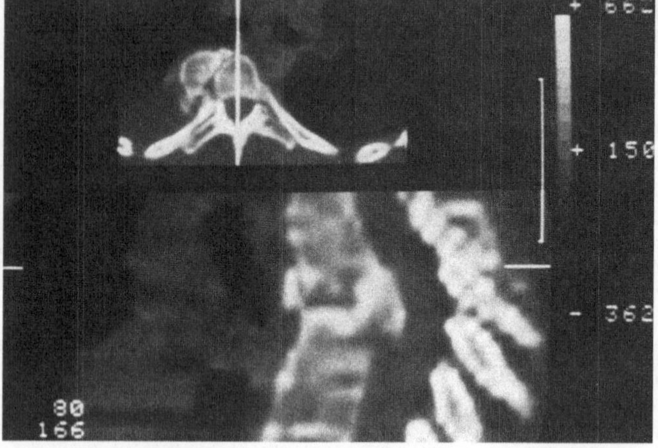

Abb. 3c. Durch Rekonstruktion der überlappend angefertigten Schichten kann die Medulla im erweiterten Spinalkanal beurteilt werden. Eine Kompression der Medulla oder eine stärkere Einengung des Spinalkanals sind nicht nachzuweisen

die Computer-Tomographie wichtige Zusatzinformationen geben, die Fragen nach der Stellung von Fragmenten, Winkelmessungen und der daraus resultierenden Beeinträchtigung der Funktion beantworten können.

Computer-tomographische Diagnostik der Extremitätenfrakturen

Die Bedeutung der Röntgen-Computer-Tomographie für Diagnostik und Therapie von *Frakturen der Extremitäten* kann noch nicht abschließend beurteilt werden. Im Bereich der großen Gelenke werden Zusatzinformationen über die Topographie der Fragmente, die Ausdehnung des Frakturhämatoms oder eines Hämarthros und über die periarticulären Muskeln- und Weichteilverletzungen für die Therapieplanung wertvoll sein. Die Referate von Reiser, Karpf und Mitarbeitern und die Posterschau von Hendrich und Mitarbeitern

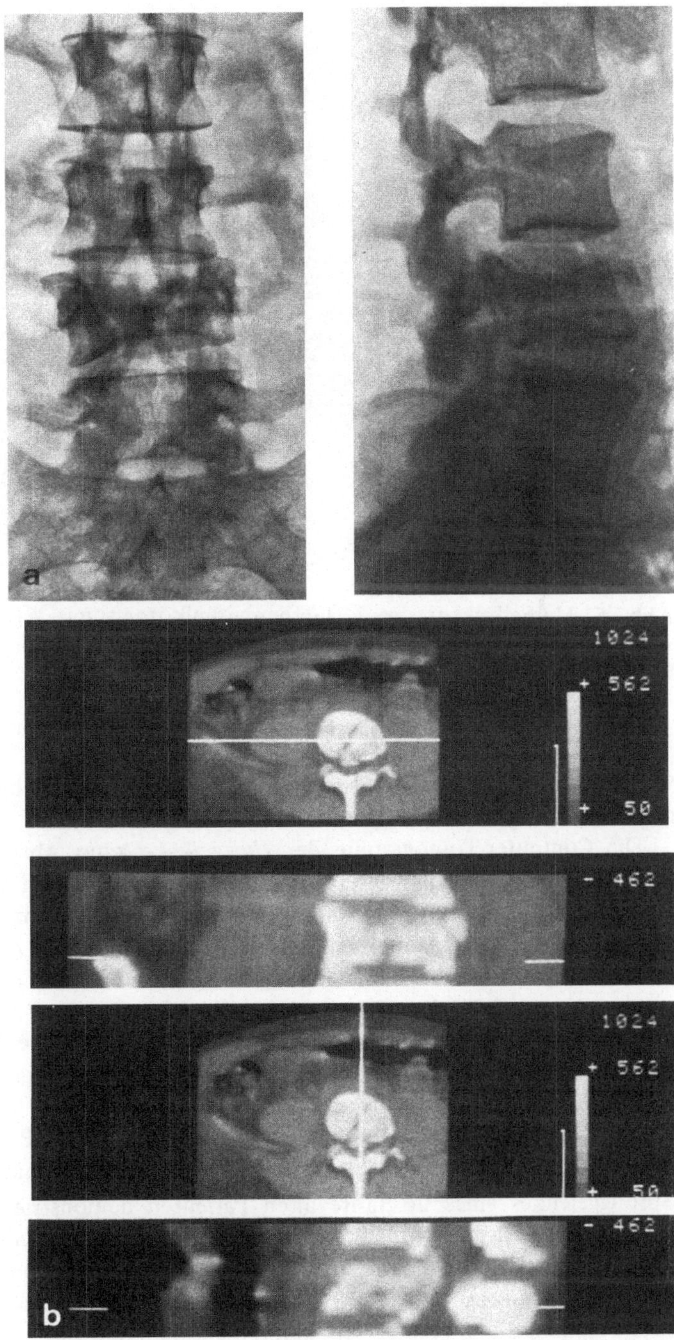

Abb. 4a, b. Frakturen des 3. und 4. Lendenwirbels mit schwerer Zertrümmerung des 4. Lendenwirbelkörpers bei einer 21jährigen Frau (**a**). Das Ausmaß der Zertrümmerung und die deutliche Einengung des Spinalkanals werden durch das Computer-Tomogramm mit rekonstruierten Sekundärschnitten gut erfaßt (**b**)

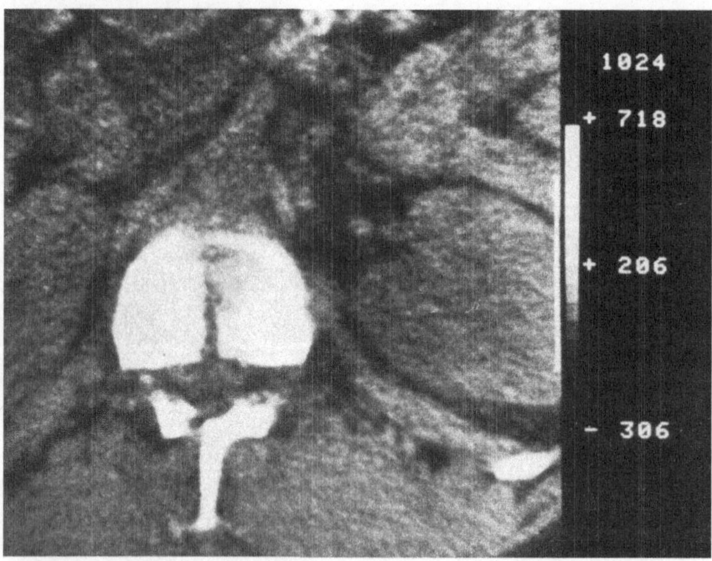

Abb. 5. Meißelfraktur des 1. Lendenwirbelkörpers mit Wirbelbogenfrakturen bei einem 24jährigen Mann. Der Frakturspalt kommt nur im Computer-Tomogramm gut zur Darstellung

werden Fragen der computer-tomographischen Diagnostik bei Verletzungen des Beckens, des Kniegelenkes und des Fußgelenkes erörtern.

Die Computer-Tomographie der *Hüftgelenke* kann Absprengungen des dorsalen und ventralen Pfannenanteiles, eine zentrale Pfannenfraktur und die Art der Subluxation oder Luxation des Femurkopfes erfassen. Das Beispiel der Trümmerfraktur beider Hüftgelenke eines 18 Jahre alten Mannes zeigt auf der linken Seite den Abbruch des dorsalen Pfannenrandes, eine zentrale Pfannenfraktur beiderseits und die Subluxation beider Femurköpfe.

Das Röntgenbild der *trimalleolären Luxationsfraktur* des oberen Sprunggelenkes mit Abbruch des Volkmannschen Dreiecks kann diagnostische Fragen zur Topographie der Fragmente offen lassen, die durch eine Computer-Tomographie mit Rekonstruktion der erforderlichen Schichtebenen geklärt werden können. Im Arbeitskreis von Wenz in Freiburg sind diese Probleme bearbeitet worden und in der Posterschau von Hendrich und Mitarb. dargestellt. Als Beispiel kann ich Ihnen die Computer-Tomogramme des oberen Sprunggelenkes eines 26 Jahre alten Patienten demonstrieren (Abb. 6). Wahrscheinlich wird in Zukunft die röntgenmorphologische Analyse des *Status einer Zertrümmerung* der Knochen für die Osteosynthese an Bedeutung gewinnen. Ob auch die Kenntnis des Musters der Zertrümmerung vom *Radius* als diagnostische Zusatzinformation und damit therapeutische Planungshilfe wertvoll sein kann, bleibt abzuwarten.

Die mit der Röntgen-Computer-Tomographie mögliche radiographische Aufnahmetechnik des „ Topogramms“ erlaubt mit Hilfe des schlitzartig eingeblendeten Strahlenbündels eine gute Darstellung und damit Beurteilung *der Heilung von Frakturen im Gipsverband.* In ähnlicher Weise kann die sog. „Slot-Technik“ des Röntgenbildes eine sehr gute Darstellung der Knochenstrukturen im Gipsverband erreichen. Dabei bewegt sich ein schlitz-

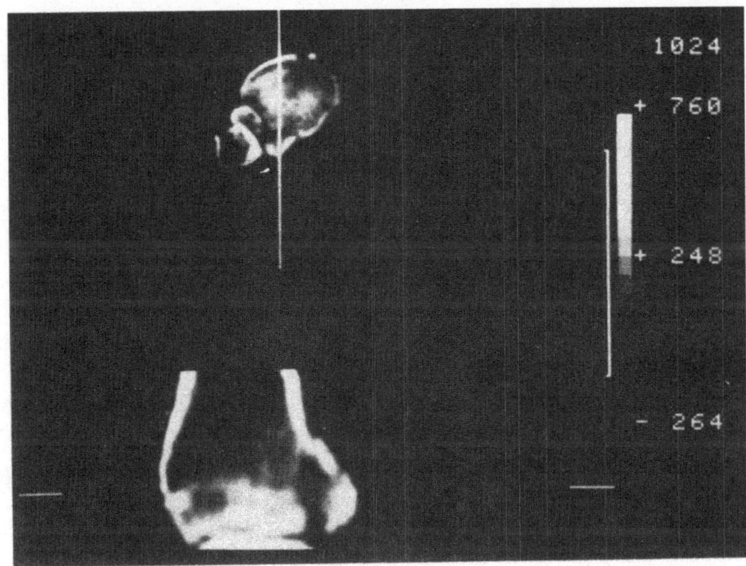

Abb. 6. Trimalleoläre Luxationsfraktur im oberen Sprunggelenk bei einem 26jährigen Mann im Computer-Tomogramm mit rekonstruiertem Sekundärschnitt zur Darstellung der Verletzung im Bereich des lateralen, dorsalen Tibiakante (Volkmannsches Dreieck). (Beobachtung Prof. Dr. Wenz, Röntgendiagnostische Abteilung, Zentrum Radiologie, Universität Freiburg)

förmiges Strahlenbündel über den interessierenden Körperabschnitt. Ein Beispiel verdanke ich Breit aus Passau, der erste Erfahrungen mit dieser Aufnahmemethode sammeln konnte.

Im Bereich der Extremitäten kann der Horizontalschnitt der Computer-Tomographie durch eine Frakturzone Topographie, Form, Kontur und Struktur der Fragmente, deren Adaptation nach konservativer oder operativer Behandlung und den Ablauf der Heilung erfassen. Durch Verschiebungen der Dichteskala können Ausdehnung und Mineralisation des Frakturcallus beurteilt werden. Zunehmende Erfahrung wird wahrscheinlich die Röntgen-Computer-Tomographie auch für die abschließende gutachterliche Beurteilungeines Heilungszustandes von Frakturen wichtig erscheinen lassen.

Schlußfolgerungen

Zusammenfassend kann festgestellt werden, daß mit der Röntgen-Computer-Tomographie eine gefahrlose, sehr rasch durchführbare Erweiterung unserer diagnostischen Möglichkeiten zur Verfügung steht, die auch einen hohen Informationswert für die Therapieplanung besitzt. Etwa 10%–20% der Wirbelfrakturen haben neurologische Störungen zur Folge, deren Ursachen als Einengungen des Spinalkanals durch Fragmente oder extradurale Hämatome erkannt werden können. Auf die Frakturdarstellung durch konventionelle Röntgenaufnahmen evtl. auch die Tomographie sollte jedoch nicht verzichtet werden! Kleine Abrisse an Wirbelkörpern, Gelenk- und Dornfortsätzen oder eine Densfraktur lassen sich oft nur im Röntgenbild erfassen. Das Computer-Tomogramm stellt dagegen Frakturen der Wirbelbögen und der dorsalen Anteile eines Wirbels besonders gut dar. Die sagittalen und coronaren Rekonstruktionen machen den Frakturverlauf in allen Ebenen sichtbar. Durch sorgfältige Analyse von Form und Weite des Wirbelkanals und der Randhämatome wird auf eine Myelographie oft verzichtet werden können.

Bei gelenknahen Frakturen der Extremitäten kann das Ausmaß der Beteiligung des Gelenkes am Frakturgeschehen erfaßt werden. Eine weitergehende Analyse von Trümmerfrakturen erscheint bedeutsam. Die Stellung der Fragmente nach konservativer oder operativer Behandlung kann kontrolliert, der Heilungsverlauf beobachtet und eine abschließende Begutachtung der Frakturheilung objektiviert werden. Durch die Computer-Technologie der vierten Generation ist eine weitere Verbesserung des räumlichen Auflösungsvermögens und eine bessere Dichteauflösung zu erwarten, so daß insbesondere bei diskreten Frakturen die diagnostische Information noch verfeinert werden wird. Die rasante technologische Weiterentwicklung der bildgebenden Verfahren in der Radiologie erlaubte es mir lediglich, die Möglichkeiten des Informationswertes der Röntgen-Computer-Tomographie an Hand von Beispielen darzulegen, die während eines kurzen Entwicklungsabschnittes gewonnen worden sind. Die Erfahrungen der nächsten Jahre werden die Indikation zur Röntgen-Computer-Tomographie für eine erweiterte Frakturdiagnose auf eine breite Basis stellen.

Literatur

Baert AL, Wackenheim A, Jeanmart L (1980) Abdominal Computer Tomography. Springer, Berlin Heidelberg New York

Binet EF, Ullrich CG, Sanecki MG (1978) Computed tomography in the evaluation of post-traumatic impingement on the spinal canal. 16th Ann Meeting Amer Society Neuroradiol New Orleans, 26.2.–2.3.1978

Coin CG, Pennink M, Ahmad WD, Keranen VJ (1979) Diving-type injury of the cervical spine: Contribution of computed tomography to management. J Comp Assist Tomography 3:362–372

Colley DP, Dunsker SB (1978) Traumatic narrowing of the dorsolumbar spinal canal demonstrated by computed tomography. Radiology 129:95–98

Effendi B, Roy D, Cornish B, Dussault RG, Laurin CA (1981) Fractures of the ring of the axis. A classification based on the analysis of 131 cases. J Bone Joint Surg 63-B:319–327

Faerber EN, Wolpert SM, Scott RM, Belkin SC, Carter BL (1979) Computed tomography of spinal fractures. J Comp Assist Tomogr 3:657–661

Friedmann E, Mödder U (1978) Leistungsfähigkeit der Ganzkörpercomputertomographie. Dtsch Ärzteblatt 48:1891–1899

Friedmann G, Bücheler E, Thurn P (1981) Ganzkörper-Computertomographie. Thieme, Stuttgart

Gargano FP, Rosomoff HL (1975) Transverse axial tomography of spine. Part II: The stenotic spinal canal. J Neurosurg 42:412–418

Gerhardt P (1979) (Hrsg) Total Body Computerized Tomography. Thieme, Stuttgart

Goutallier D, Scheffer JC (1977) Symposium. Fractures instabiles du rachis. L'instabilite clinique. Rev Chir Orthop 63:432–436

Haaga J, Reich NE (1978) Computed Tomography of Abdominal Abnormalities. Mosby Company, St. Louis

Hammerschlag SB, Wolpert SM, Carter BL (1976) Computed Tomography of the spinal canal. Radiology 121:361–367

Handelberg F, Bellemans MA, Opdecam P, Casteyn PP (1981) The use of computerized tomography in the diagnosis of thoracolumbar injury. J Bone Joint Surg 63-B:336–341

Keene CGR, Hone MR, Sage MR (1978) Atlas Fracture: Demonstration using computerized tomography . A case report. J Bone Joint Surg 60-A:1106–1107

Kershner MS, Goodman GA, Perlmutter GS (1977) Computed tomography in the diagnosis of an atlas fracture. Amer J Roentgenol 128:688–689

Lasda NA, Levinsohn EM, Yuan HA, Bunnell WP (1978) Computerized tomography in disorders of the hip. J Bone Joint Surg 60-A:1099–1102

Lee BCP, Kazam E, Newman AD (1978) Computed tomography of the spine and spinal cord. Radiology 128:95–102

Löer F, Stenbock-Fermor N, Wulf KD (1981) Anwendungsmöglichkeiten der Computertomographie in der Orthopädie. Z Orthop 119:222–227

Louis R (1977) Symposium. Fractures instabiles du rachis. Les theories des l'instabilite. Rev Chir Orthop 63:423–425

Maravilla KR, Cooper PR, Sklar FH (1978) The influence of thin-section tomography on the treatment of cervical spine injuries. Radiology 127:131

McLeod RA, Stephems DH, Beabout JW, Sheedy PF, Hattery RR (1978) Computed tomography of the skeletal system. Semin Roentgenol 13:235–247

Miller MD, Gehweiler JA, Martinez S, Charlton OP, Daffner RH (1978) Significant new observations on cervical spine trauma. Amer J Roentgenol 130:659

Naidich TP, Pudlowski RM, Moran CJ, Gilula LA, Murphy W, Naidich JB (1979) Computed tomography of spinal fractures. In: Advances in Neurology "Complications of Nervous System Trauma": 22:207–253

Nykamp PW, Levy JM, Christenson F, Dunn R, Hubbard J (1978) Computed tomography for a bursting fracture of the lumbar spine. Report of a case. J Bone Joint Surg 60-A: 1108

Paakala T, Neski-Nisula L, Lethinen E (1978) Fehlbefundung in der Röntgendiagnostik der Halswirbelsäulenverletzung. Fortschr Röntgenstr 128:550

Pavlov H, Freiberger RH, Deck MF, Marshall JL, Morrissey JK (1978) Computer-assisted tomography of the knee. J Comp Assist Tomogr 2:181–183

Post JD, Gargano FP, Vinning DQ, Rosomoff HL (1978) A comparison of radiographic methods of diagnosing constrictive lesions of the spinal canal. J Neurosurg 48:360–368

Rinaldi I, Mullins WJ, Delaney WF, Fitzer PM, Tornberg DN (1979) Computerized tomographic demonstration of rotational atlanto axial fixation. Case report. J Neuro Surg 50: 115

Sartor K, Richert S (1979) Computertomographie des zervikalen Spinalkanals nach intrathekalem Enhancement. Zervikale CT-Myelographie. Fortschr Röntgenstr 130:261

Sartor K (1980) Computertomographie bei Verletzungen der Halswirbelsäule und der oberen Brustwirbelsäule. Fortschr Röntgenstr 132:132–138

Schaaf R, Gehweiler J, Miller M, Powers B (1978) Lateral hyperflexion injuries of cervical spine. Skeletal Radiology 3:73

Sheldon JJ, Sersland T, Lebourgne J (1977) Computed tomography of the lower lumbar vertebral column. Normal anatomy and stenotic canal. Radiology 124:113–118

Steppe R, Bellemans M, Boven F, De Smedt E, Potvliege R (1981) The value of computed tomography scanning in elusive fractures of the cervical spine. Skeletal Radiology 6: 175–178

Tadmor R, Davis KR, Roberson GH, New PFJ, Taveras JM (1978) Computed tomographic evaluation of traumatic spinal injuries. Radiology 127:825–827

Wilson JS, Korobkin M, Genant HK, Bovill EG (1978) Computed tomography of musculoskeletal disorders. Amer J Roentgenol 131:55–61

Computertomographie beim Polytrauma

H. Dittmer, M. Rath und K. Schäfer

Chirurgische und Radiologische Klinik der Universität, Klinikum Großhadern, Marchioninistraße 15, D-8000 München 70

Der Polytraumatisierte ist in den ersten Stunden akut vital gefährdet durch 1. Blutungen in die großen Körperhöhlen, 2. Behinderung der Atem- und Kreislaufmechanik, 3. Blutungen in das ZNS. Wir wünschen uns deshalb eine Untersuchungsmethode die uns schnell, sicher, wenig invasiv und ohne viel Umlagerung Aufschluß gibt über folgende Körperregionen:

Hirnschädel zur Diagnostik intracranieller Blutungen

Thoraxhöhle mit Lunge vor allem wegen Pneumo- Hämatothorax, Lungenkontusion

Mediastinalgebilde: Ruptur der thorakalen Aorta, Perikardtamponade

Wirbelsäule zum Erkennen drohender oder bereits eingetretener Schädigungen des Rückenmarkes

Oberbauchorgane: Blutung aus Leber, Milz, Niere

weniger dringlich das Becken zur genauen Diagnostik von Frakturen und Hämatomen

und am Ende der Dringlichkeitsskala die Extremitäten.

Die CT vereinigt die Möglichkeit der digitalen Darstellung ganzer Körperabschnitte mit der Möglichkeit axialer Schichten. Was bringt sie uns bei den vorher aufgezählten Körperregionen?

Am Schädel ist das CT eine lang etablierte Untersuchungsmethode, aus der neurochirurgischen Diagnostik nicht mehr wegzudenken. Im vergangenen Jahr wurden z.B. bei 130 Polytraumatisierten 158 CT-Untersuchungen durchgeführt, davon allein 71 am Schädel. Es folgten der Häufigkeit nach Becken, Thorax, Wirbelsäule.

Am Thorax zeigt das Topogramm in diesem Beispiel nur eine Transparenzvermehrung li, erst die axiale Schicht läßt den ventral gelegenen Pneu erkennen. Ebenso sicher lassen sich Ergüsse und Kontusionsherde darstellen.

Bei einer verdächtigen Verbreiterung des oberen Mediastinums können wir mit Hilfe der CT eine Ruptur der thorakalen Aorta ohne Angiographie sichern, häufig sogar ohne Konntrastmittel, ebenso eine Perikardtamponade.

An der Hals- und Lendenwirbelsäule sind seitliche Aufnahmen ohne Umlagerung oft von schlechter Qualität. Hier bietet uns die CT die Möglichkeit einer lateralen Topographie. Gleichzeitig können Wirbelbögenfrakturen gesichert werden, sowie epidurale Hämatome und Fragmente, also Kompression von außen gegen Markblutung abgegrenzt werden.

Die CT-Untersuchung am Becken erfolgt in der Regel erst in einer späteren Phase nach Stabilisierung. Hier schätzen wir die Tatsache, daß schmerzhafte Ala- und Obturatoriaaufnahmen entfallen und auch sonst schwer zugängliche Gebiete wie Hüftgelenk, Ileosacralfuge und Kreuzbein einwandfrei zu diagnostizieren sind. Außerdem stellen sich größere Hämatome dar.

Die Darstellung von Leber- und Milzrupturen im CT ist möglich, jedoch halten wir im akuten Stadium den Aufwand und die Zeit für nicht gerechtfertigt, hier verlassen wir uns lieber auf die schnelle und sichere Lavage. Bei Problemen im postprimären Stadium (wie hier bei einer Patientin mit tiefer Leberruptur und galliger Peritonitis ist die CT die Methode der Wahl.

Hefte zur Unfallheilkunde, Heft 158
Zusammengestellt von A. Pannike

Beim Polytraumatisierten liefert die CT für alle akut lebenswichtigen Untersuchungen (mit Ausnahme Oberbauch) rasch genau und schonend die erforderlichen Erkenntnisse, in vielen Fällen ist sie überhaupt die einzig erfolgversprechende Methode.

Die Forderung, nun jeden Polytraumatisierten unverzüglich der CT zuzuführen scheitert allerdings noch an personellen und Kapazitätsproblemen.

Die Wertigkeit der Computertomographie für die Diagnostik von Milzverletzungen

M. Heller, H.-H. Jend, K.-F. Gürtler und D. Kötter

Radiologische Klinik, Abt. Röntgendiagnostik und Chirurgische Klinik, Abt. Unfallchirurgie, Universitätskrankenhaus Hamburg-Eppendorf, Martinistraße 52, D-2000 Hamburg 20

Die *Milz* ist das am häufigsten betroffene intraperitoneale Organ bei abdominellen Traumen. Die *Computertomographie* ist zu einem unverzichtbaren Instrument der Organdiagnostik geworden. Den Wert der Computertomographie für die Diagnostik von Milzverletzungen möchte ich Ihnen belegen (Tabelle 1).

Die konkurrierenden radiologischen Methoden sehen Sie hier aufgelistet. Welche Methode wir favorisieren ist unschwer zu erkennen. Zur computertomographischen Untersuchungsmethodik lassen Sie mich nur soviel bemerken: – die intravenöse Kontrastmittelapplikation ist obligat

– die orale KM-Gabe ist nur gelegentlich erforderlich zur Abgrenzung benachbarter intestinaler Strukturen.

Ich möchte Ihnen nun die Charakteristika computertomographischer Befunde bei den verschiedenen Verletzungsformen der Milz demonstrieren (Tabelle 2).

Auffallend an diesem Nativbefund ist einzig die Formänderung der Milz, die Konkavität der medialen Organkontur ist zu Gunsten einer Konvecität aufgehoben. Nach intravenöser KM-Gabe zeigt sich dann ein jetzt hypodenses linsenförmiges Areal, entsprechend einem *subcapsulären Hämatom.* Nativdiagnostisch waren Hämatom und Milzparenchym also isodens.

Die nächsten Beispiele zeigen unterschiedlich stark ausgeprägte *Parenchymrupturen.* Zu dem Bild der Organdeformierung und hier der bereits nativ erkennbaren subcapsularen Flüssigkeitsansammlung kommen hier ein zentraler bzw. schwere septierende Parenchymdefekte oder -fragmentationen.

Die *Parenchym-Kapselruptur* ist charakterisiert durch zwei zusätzliche Phänomene: die Konturalteration und extrasplenische Flüssigkeiten. Hier handelt es sich um eine zweizeitige Milzruptur: das Organ ist deformiert, neben hypodensen und isodensen Bezirken finden sich auch hyperdense Areale als Ausdruck einer frischen Blutung. Die laterale Organkontur ist unterbrochen, extrasplenische Flüssigkeit wird nachweisbar.

Hefte zur Unfallheilkunde, Heft 158
Zusammengestellt von A. Pannike

Tabelle 1. Radiologische Milzdiagnostik

– Konventionelles Röntgen:	Abdomenübersicht
	KM oral
	Angiographie
– Szintigraphie	
– Sonographie	
– Computertomographie	
Vorteile der CT	
Nichtinvasiv	
Präzise Organdiagnostik	
Komplexe Situsdiagnostik	
Nachteile der CT	
Keine	
(limitierte Kapazitäten)	

Tabelle 2. Klassifikation von Milzverletzungen

Kontusion
Parenchymruptur
Parenchym-Kapselruptur
Hilusverletzungen
Verletzungsfolgen und Komplikationen

Diesem Befund liegt eine 4 Tage alte Messerstichverletzung zu Grunde: zusätzlich ist hier ein perihepatischer Flüssigkeitssaum nachweisbar. Es bleibt als letzte diagnostisch relevante Gruppe die der *Spätfolgen* und *-komplikationen:* hier eine monströse cystische Raumforderung des linken Mittel- und Oberbauches, einer posttraumatischen Milzpseudocyste entsprechend.

Vier Tage nach dem Unfallereignis galt es bei bekannter, bereits drainierter intraperitonealer Blutung aufgrund eines plötzlichen Hb-Abfalls eine Milzruptur auszuschließen. Dies gelang, es wurde eine ausgedehnte frische retroperitoneale Blutung dargestellt.

Computertomographisch gelingt also eine Differenzierung des Verletzungsgrades eines Milztraumas. Die klinisch höchstrelevante Fragestellung, ob es sich um eine Parenchymläsion oder um eine Parenchym-Kapselruptur handelt kann beantwortet werden. Möglicherweise kann die Entscheidung zu einem konservativen Vorgehen erleichtert werden, da die Möglichkeit der unproblematischen Kontrolle besteht.

Ich fasse zusammen, indem ich die Vorteile der Computertomographie noch einmal hervorhebe:

– dieses Verfahren ist nichtinvasiv
– die heutige Gerätetechnologie erlaubt eine präzise Organdiagnostik durch kurze Scanzeiten und eine hohe räumliche Auflösung

und – dies ist besonders herauszustreichen – eine komplexe Situsdiagnostik wird möglich unter Einbeziehung aller Körperregionen. Bedeutsame methodische Nachteile gibt es nicht!

Der Wert der Computertomographie in der Indikationsstellung zur operativen Behandlung der Wirbelsäulenverletzungen

D. Stoltze, J. Harms und K.E. Brinkmann

Rehabilitationskrankenhaus Karlsbad-Langensteinbach, D-7516 Karlsbad

Frakturen und Luxationen der Halswirbelsäule werden heute vermehrt operativ behandelt. Es erscheint auch nicht mehr gerechtfertigt, Frakturen der BWS und LWS ausschließlich konservativ zu behandeln.

Die Indikation zur operativen Therapie von Wirbelsäulenverletzungen wird von der Stabilität, dem Frakturtyp sowie von dem neurologischen Befund bestimmt.

Die konventionelle Röntgenaufnahmen (Nativaufnahme einschließlich Tomographie) gestatten eine Klassifizierung nach Stabilität und Frakturtyp. Mit der Myelographie, die bei neurologischen Komplikationen immer durchzuführen ist, läßt sich eine frakturbedingte Einengung des Spinalkanals sicher abklären.

Die Computertomographie kann die auf konventionellem Wege gewonnene Aussage erweitern, und zwar in folgender Richtung:

1. Nachweis der Verlagerung von Bandscheibengewebe oder Knochenfragment in den Spinalkanal.
2. Nachweis von Hinterwanddefekten.
3. Nachweis von Bogenwurzel- und Gelenkdislokationen.
4. Nachweis von Begleitverletzungen.
5. Traumatisch bedingte cervicale Myelopathie.

Durch den Nachweis dieser Verletzungsdetails erleichtert sich sowohl die Indikation zum operativen Vorgehen als auch die op-taktische Planung.

Fallbeispiele

Fragmentverlagerung in den Spinalkanal: Bei einem 40jährigen Patienten (M.S. 15.9.41) mit Fraktur des 1. Lendenwirbelkörpers kam es unmittelbar nach dem Unfall zur Ausbildung einer kompletten Querschnittslähmung. Das konventionelle Röntgenbild zeigt eine nur geringe Zusammensinterung des Wirbelkörpers (Abb. 1a). Die Absprengung eines kleinen Fragmentes kann sowohl in der Nativaufnahme als auch in der Myelographie nachgewiesen werden. Erst die Computertomographie zeigt das gesamte Ausmaß der Verletzungen des Wirbelkörpers, wobei insbesondere die Bogenwurzelfraktur mit Fragmentverlagerung in den Spinalraum hinein zur Darstellung kommt (Abb. 1b).

Hinterwanddefekt: Eine 23jährige Patientin (R.I. 19.4.52) erlitt eine Kompressionsfraktur des 12. BWK's mit nachfolgender inkompletter Querschnittslähmung. Durch die Computertomographie konnte die Zerstörung des Wirbelkörpers, einschließlich der Hinterwand nachgewiesen werden. Daraus ergab sich bei der Operation die Indikation zur kompletten Spondylektomie mit nachfolgender Spanüberbrückung. Es kam zur vollständigen Wiederherstellung der neurologischen Funktionen.

Nachweis von Begleitverletzungen: Ein 17jähriger Patient (K.N. 3.4.62) erlitt einen Trümmerbruch des 1. LWK's und einen Kompressionsbruch des 4. LWK's. Durch die Computertomographie konnte das gesamte Ausmaß der Verletzung mit hochgradiger Einengung des Spinalkanals nachgewiesen werden. Gleichzeitig ließ sich ein ausgedehntes retroperitoneales

Hefte zur Unfallheilkunde, Heft 158
Zusammengestellt von A. Pannike

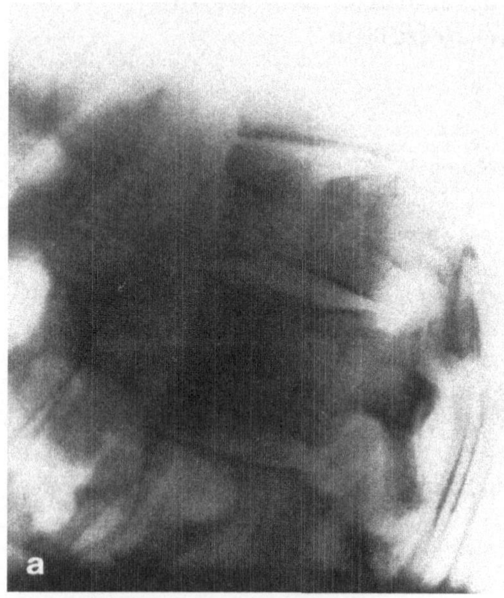

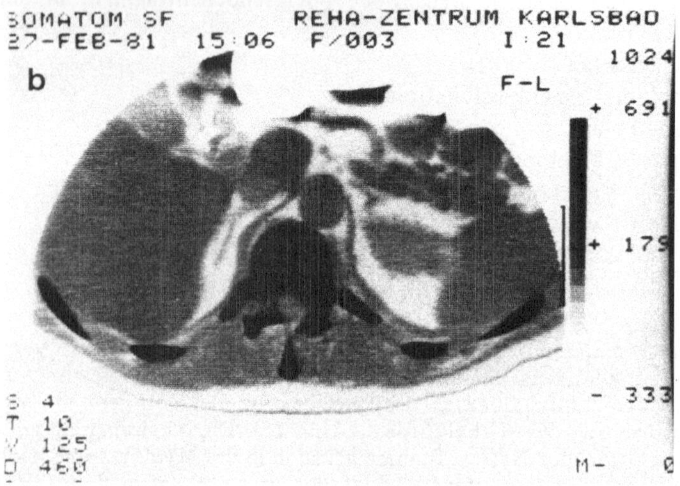

Abb. 1. a Fraktur des 1. Lendenwirbelkörpers, komplette Querschnittslähmung. **b** Computertomographie der Fraktur des 1. Lendenwirbelkörpers. Kompression des Rückenmarkes durch die rechte dislocierte Bogenwurzel

Hämatom erkennen. Durch die sofort durchgeführte Kontrastmittelinjektion ließ sich computertomographisch eine Verletzung von Leber, Milz und Niere ausschließen, so daß die Hämatombildung alleine auf dem Boden der Wirbelfraktur zu erklären war. Eine sofortige Probelaparatomie konnte dadurch umgangen werden.

Nachweis einer cervicalen Myelopathie: (R.R. 7.3.35) Bei einer 18 Jahre lang zurückliegenden alten Luxationsfraktur C 5, C 6 die konservativ behandelt wurde, kam es zur Ausbildung einer cervicalen Myelopathie mit inkompletter Tetraparese. In der Übersichtsaufnahme konnte die Verschiebung der Wirbelkörper, in der Myelographie die Unterbrechung der Kontrastmittelsäule nachgewiesen werden.

Die Angiographie zeigt die Verdrängung der A. vertebralis. Mit der Computertomographie konnte die traumatisch bedingte Einengung des Spinalkanals auf weniger als 9 mm dargestellt werden, die letzten Endes die Ursache der cervicalen Myelopathie war. Daraus ergab sich die Indikation zu folgendem operativen Vorgehen:

Ventrale Dekompression durch Spondylektomie C 5 und C 6 mit anschließender Spanüberbrückung und Plattenabstützung. Postoperativ kam es zur weitgehenden Normalisierung des neurologischen Erscheinungsbildes.

Die Computertomographie erlaubt in hervorragender Weise die Darstellung morphologischer Verletzungsdetails, die mit den konventionellen Röntgenuntersuchungen nur sehr schwer nachgewiesen werden können. Da es sich um eine nicht belastende und nicht invasive Untersuchung handelt, hat sich die Computertomographie als Standarduntersuchung auch bei Verletzungen der Wirbelsäule hervorragend bewährt. Sie ermöglicht

1. das genaue Ausmaß der Verletzungen zu erfassen und
2. daraus die Indikation zur operativen Therapie und zum operationstaktischen Vorgehen abzuleiten.

Die Computertomographie bei Verletzungen im dorsalen Beckenabschnitt

J. Poigenfürst und H. Imhof

I. Universitätsklinik für Unfallchirurgie des Allgemeinen Krankenhauses der Stadt Wien, Alserstraße 4, A-1090 Wien

Der Schlüssel für Diagnose und Therapie der Beckenverletzungen liegt im dorsalen Beckenabschnitt. Folgende Verletzungen kommen vor:

1. Zerreißung der Kreuz-Darmbeinfuge
2. Darmbeinbruch mit oder ohne Beteiligung der Kreuz-Darmbeinfuge
3. Kreuzbeinbruch mit oder ohne Beteiligung der Kreuz-Darmbeinfuge

Diese Verletzungen können einseitig oder in verschiedener Zusammensetzung auch beidseitig vorkommen. Je nach dem Ausmaß der begleitenden Weichteilverletzungen sind sie in vier Instabilitätsgrade einzuteilen.

Bei Grad I liegt je nach Richtung der Gewalteinwirkung nur eine Bandverletzung im ventralen oder im dorsalen Abschnitt der Kreuz-Darmbeinfuge vor, die nur der Ruhigstellung bedarf und sonst keine chirurgischen Konsequenzen hat.

Grad IV bedeutet eine komplette Zerreißung der dorsalen und ventralen Bänder und der Kapsel der Iliosacralfugen, Zerreißung des Ligamentum iliolumbale, und Zerreißung des Beckenbodens. Diese Verletzung ist auf Röntgenbildern an der starken Verschiebung einer oder beider Beckenhälften gegeneinander immer zu erkennen. Vom Skelet aus sind daher keine zusätzlichen Untersuchungen erforderlich.

Bei den Instabilitätsgraden II und III kommen Fehlstellungen im Sinne der Rotation um die Körperlängsachse und Seitenverschiebungen in der Frontalebene vor. Diese Ver-

Hefte zur Unfallheilkunde, Heft 158
Zusammengestellt von A. Pannike

schiebungen sind im frischen Zustand auf den ersten Röntgenbildern nach dem Unfall oft nicht mit Sicherheit zu erkennen. Ihre rechtzeitige Diagnose ist wesentlich, weil sich daraus – je nach Art der gewählten Therapie – folgende Konsequenzen ergeben:

a) bei konservativer Therapie
   – Dauer der Extensionsbehandlung
   – Wahl des Extensionsgewichtes
   – Notwendigkeit von Rotationszügen
b) bei Osteosynthese
   – Zusätzliche Stabilisierung im dorsalen Beckenabschnitt

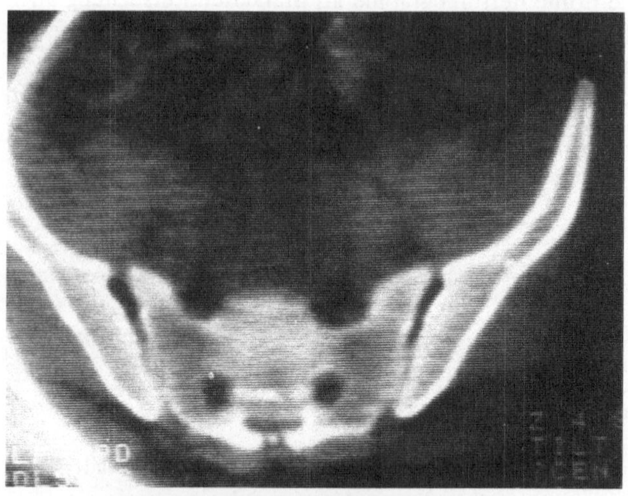

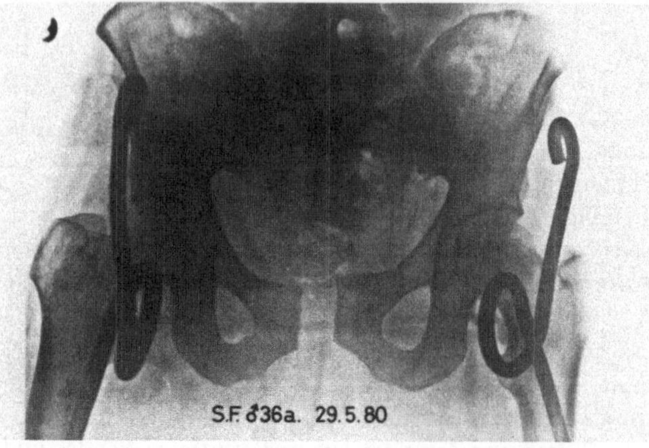

Abb. 1. Beckenübersichtsröntgen bei einem Patienten mit Sprengung der Symphyse in der Beckenschwebe. Nach dem Ausmaß der Diastase ist mit einer Zerreißung im dorsalen Beckenabschnitt zu rechnen. Das Röntgenbild läßt eine Sprengung der rechten Sacroiliacalfuge vermuten. Im Computertomogramm wird diese Vermutung bestätigt und außerdem eine zusätzliche Sprengung der linken Sacroiliacalfuge aufgedeckt. Beträchtliche Weichteilschwellung

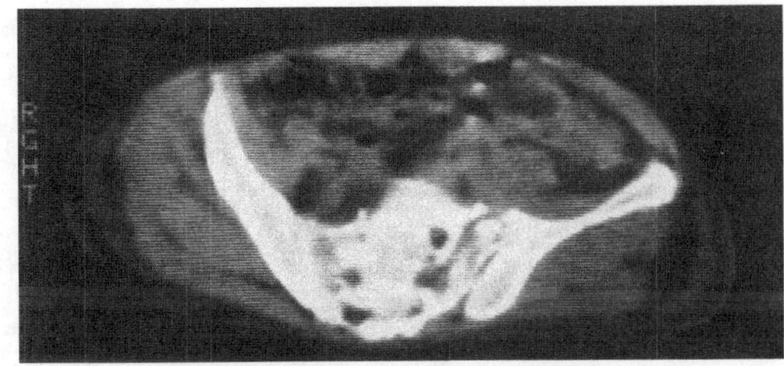

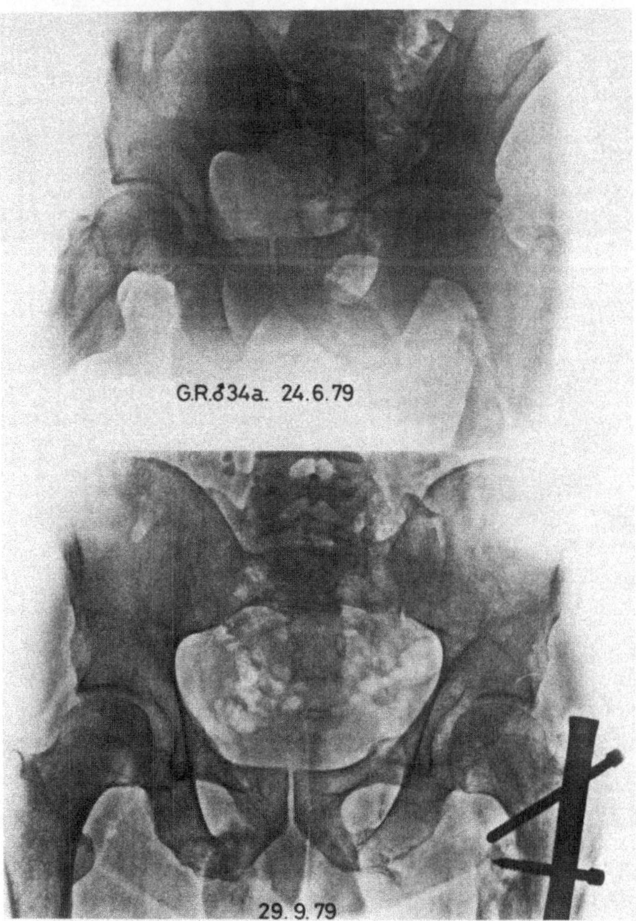

Abb. 2. Röntgenaufnahme eines Patienten mit mehrfachem Beckenringbruch. Im dorsalen Abschnitt geht die Fraktur durch die Massa lateralis des Kreuzbeines. Im Computertomogramm ist diese Fraktur besser zu verfolgen. Die Sacroiliacalfuge ist davon nicht betroffen. Auch hier besteht ein beträchtliches Weichteilhämatom

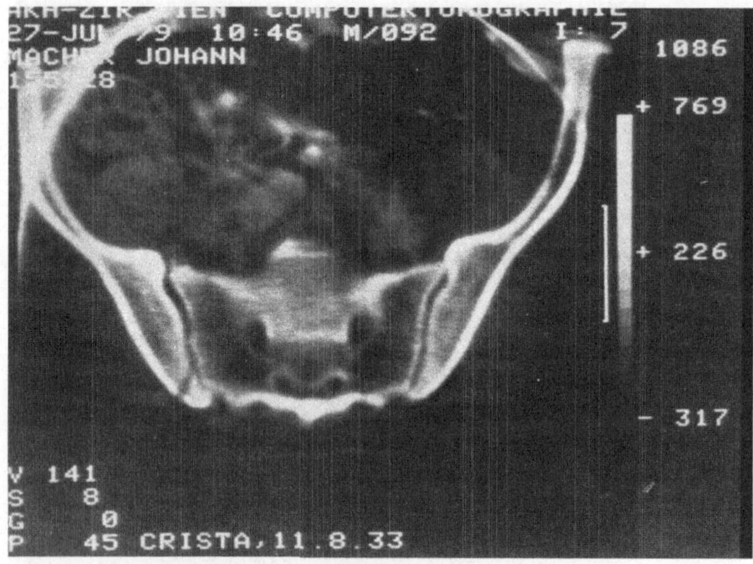

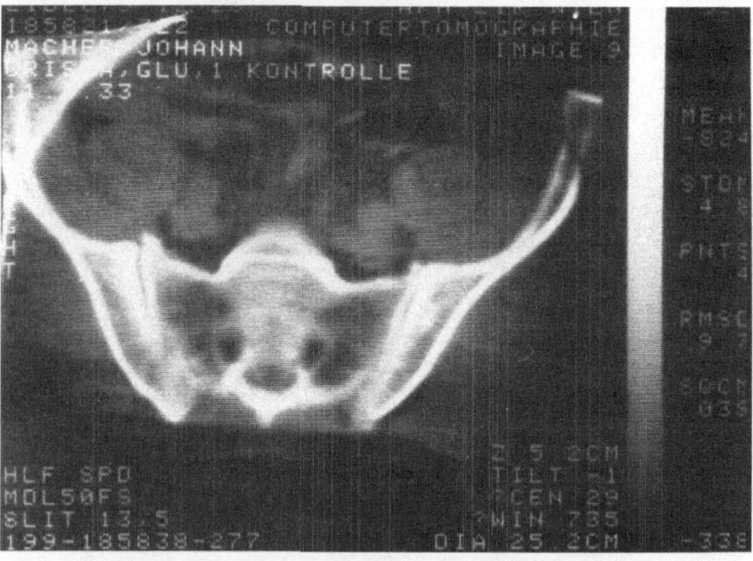

Abb. 3. Darstellung eines Bruches der Spina iliaca dorsalis, der in die Sacroiliacalfuge hineingeht. Diese ist gesprengt. Im Kontroll-Computertomogramm sieht man, daß dieser Bruch geheilt ist. Die Sacroiliacalfuge ist teilweise verlötet. Im ventralen Abschnitt besteht Callusbildung

c) bei Osteotaxis
– Auswahl der Montageform.

Bei bereits geheilten Beckenringbrüchen ist die Beurteilung der Sacroiliacalfugen zur Erklärung von chronischen Schmerzzuständen in diesem Bereich von klinischer Bedeutung.

Das Computertomogramm kann pathologische Zustände in den dorsalen Beckenabschnitten besser darstellen, als das konventionelle Röntgenbild. Diese sind:

1. Weichteilschwellungen und Hämatom (Abb. 1),
2. Sprengungen der Sacroiliacalfugen (Abb. 1),
3. Stufenbildung innerhalb der Sacroiliacalfugen,
4. Verlauf von Kreuzbeinbrüchen (Abb. 2),
5. Beurteilung der Callusbildung (Abb. 3).

Unsere Erfahrungen gründen sich auf Untersuchungen von Patienten unserer Klinik im zentralen Institut für Radiodiagnostik der Universität Wien. Als Gerät dient derzeit noch ein Ohio Nuclear Delta 50 FS, ein Computertomograph der zweiten Generation, mit einer Aufnahmezeit von 25 sec/Schicht. Die Strahlenbelastung beträgt 2–4 rad Oberflächendosis.

Auf Grund unserer Erfahrungen bietet die computertomographische Untersuchung der dorsalen Beckenabschnitte folgende klinische Vorteile:

1. Der Patient muß nur einmal auf den Untersuchungstisch umgelagert werden.
2. Die Untersuchung kann in Rückenlage ohne zusätzliche Drehung des Körpers durchgeführt werden.
3. Aus den angefertigten Axialschnitten können Sekundärschnitte in jeder beliebigen Ebene durch den Computer angefertigt werden.
4. Die Weichteile des Beckens, einschließlich der Hohlorgane können mit und ohne Kontrastmittelverabreichung beurteilt werden.

Der Nachteil liegt derzeit darin, daß Kontrolluntersuchungen bei intra- oder extracorporal liegenden Metallteilen durch Störungen nicht beurteilbar sind, und daß die Expositionsdauer von 25 sec bei unruhigen Patienten zu Bewegungsunschärfe führt. Bei Einsatz der modernen Geräte von 1 sec, Anpassung des Programms an Metallimplantate und bei guter örtlicher und zeitlicher Verfügbarkeit des Gerätes werden die Indikationen für die computertomographische Untersuchung der dorsalen Beckenabschnitte immer häufiger gestellt werden und immer unerläßlicher sein.

Die Computertomographie bei Beckenverletzungen

M. Reiser[1], B. Ultsch[2], N. Rupp[1], P.M. Karpf[3] und St. Feuerbach[1]

[1] Institut für Röntgendiagnostik am Klinikum rechts der Isar der Technischen Universität (Direktor: Prof. Dr. H. Anacker), Ismaninger Straße 22, D-8000 München 80
[2] Chirurgische Klinik und Poliklinik am Klinikum rechts der Isar der Technischen Universität (Komm. Dir.: Prof. Dr. W. Theisinger), Ismaninger Straße 22, D-8000 München 80
[3] Orthopädische Klinik und Poliklinik am Klinikum recht der Isar der Technischen Universität (Direktor: Prof. Dr. E. Hipp), Ismaninger Straße 22, D-8000 München 80

Für die Indikationsstellung zur offenen Versorgung von Beckenfrakturen und für die Operationsplanung ist eine exakte röntgenologische Verletzungsanalyse unerläßlich. Bisher standen dafür die Beckenübersichtsaufnahme sowie 45°-Schrägaufnahmen (Ala- und Obtu-

Hefte zur Unfallheilkunde, Heft 158
Zusammengestellt von A. Pannike

ratoriumsaufnahme) zur Verfügung. Obwohl auf diese Weise wesentliche Aufschlüsse über den Verlauf einer Beckenfraktur gewonnen werden können, ist aufgrund der komplexen Anatomie des Beckens und der gelegentlich störenden Überlagerung durch luftgefüllte Darmschlingen eine genauere Bestimmung erschwert.

Die Computertomographie, die ein überlagerungsfreies Querschnittsbild mit hoher Dichteauflösung ermöglicht, wurde daher sehr bald für die Diagnostik von Beckenverletzungen herangezogen (Gilula et al., 1979). Neben den üblichen transversal-axialen Schichten senkrecht zur Körperlängsachse ist es möglich, aus einer Serie von in regelmäßigen Abständen aufeinander folgenden Einzelschichten Schnittbilder in der dazu senkrechten coronaren oder sagittalen Ebene zu berechnen.

Heller u. Mitarb. (1980), Shirkoda (1980) und Sauser u. Mitarb. (1980) berichteten über die Anwendung der CT des traumatisierten Beckens bei größeren Patientenkollektiven und stellten die Vorteile dieses neuen Verfahrens deutlich heraus.

Methodik und Patientengut

Für unsere Untersuchungen stand ein Somatom SD (Siemens AG, Erlangen) zur Verfügung. Die Untersuchungen wurden zum Teil mit dem „body-mode", zum Teil im „Sector-Scan-Verfahren" durchgeführt. Es wurde eine Schichtbreite von 7 mm gewählt; bei speziellen Fragestellungen wurden 4 mm breite Schichten angefertigt. Die meisten Patienten wurden im Rahmen der Erstdiagnostik unmittelbar nach der Aufnahme in die Klinik untersucht. Wenn es sich um polytraumatisierte Patienten handelte, erfolgte die CT des Beckens in einem Untersuchungsgang mit dem craniellen oder/und abdominellen CT. In einigen Fällen wurde die CT erst später im Zuge der präoperativen Diagnostik durchgeführt oder um posttraumatische oder postoperative Komplikationen festzustellen. Bei 4 Patienten mit veralteten und in Fehlstellung verheilten Beckenbrüchen diente die CT zur Planung des rekonstruktiven Eingriffes.

Insgesamt wurden bisher 36 Patienten untersucht (25 männlich, 11 weiblich). Der jüngste Patient war 13 Jahre, der älteste 77 Jahre alt. Das Durchschnittsalter betrug 35,8 Jahre. Als auslösende Ereignisse standen Auto- und Motorradunfälle im Vordergrund, gefolgt von Arbeitsunfällen und häuslichen Unfällen.

Ergebnisse

Es wurden 22 Acetabulumfrakturen, 32 Beckenringfrakturen und 2 Beckenrandfrakturen festgestellt, wobei CT und Operation als Referenzmethode herangezogen wurden (Tabelle 1). Während bei Beckenringfrakturen die konventionellen Röntgenaufnahmen in 21,9% einen falschen oder unvollständigen Befund ergeben hatten, wurde bei den Acetabulumfrakturen in 36,4% der Untersuchungen durch die CT die Beteiligung des Acetabulums erst gesichert oder ausgeschlossen bzw. die Klassifikation des Bruchs geändert.

Aus Tabelle 2 geht hervor, welche Zusatzbefunde die CT gegenüber der konventionellen Röntgendiagnostik erbrachte. Durch die überlagerungsfreie Darstellung der CT können selbst kleinste interponierende Fragmente mit hoher Sicherheit diagnostiziert werden. Dieser Umstand wurde eindrucksvoll durch die Beobachtung bei einem Jugendlichen belegt, der 8 Wochen vor der stationären Aufnahme mit dem Fahrrad gestürzt war und seit-

Tabelle 1. Computertomographie bei Beckenverletzungen

	Acetabulumfraktur	Röntgen	CT
Grundformen	Typ 1	2 (4)	5
	Typ 2	1 (1)	0
	Typ 3	4 (1)	4
	Typ 4	0	0
Kombinierte Frakturformen	Typ 5	1 (1)	1
	Typ 6	2	2
	Typ 7	3	3
	Typ 8	6 (1)	7
	Gesamt	19 (8)	22
	Beckenringfrakturen	25 (7)	32
	Beckenrandfrakturen	2	2

( ) falsche Befunde

Tabelle 2. Computertomographie bei Beckenverletzungen Zusatzbefunde im CT

Fragmente im Gelenkspalt	5
Sprengung des Iliosacralgelenks	3
Beurteilung der Kongruenz der Fragmente	11
Kreuzbeinfrakturen	2
Schambeinfrakturen	3
Darmbeinfrakturen	2
Hüftkopffrakturen	2
Weichteilveränderungen	15

dem rezidivierende Schmerzen im Hüftgelenk angab. Die konventionelle Röntgentechnik ergab keinen pathologischen Befund. Erst die CT zeigte ein kleines, schalenförmiges Fragment im Gelenkspalt. Bei der Operation zeigte sich, daß es sich um ein, dem Limbus acetabuli anhängendes Knochenfragment handelte, das in das Gelenk eingeschlagen war (Abb. 1).

Auch bei der Reposition können Fragmente in den Gelenkspalt verlagert werden, die dann im CT klar dokumentiert werden.

Bei 5 Patienten wurde mit der CT ein Fragment im Gelenkspalt festgestellt, das vorher nicht oder nicht sicher diagnostiziert werden konnte.

Auch für die Beurteilung der Kongruenz der Fragmente erwies sich die CT in 11 Fällen der konventionellen Röntgendiagnostik überlegen und gibt so dem Unfallchirurgen wesentliche Entscheidungskriterien für die Wahl des therapeutischen Vorgehens (Abb. 2).

Auch Sprengungen des Sacroiliacalgelenkes und Kreuzbeinfrakturen, die der konventionellen Röntgendiagnostik relativ leicht entgehen können, sind mit der CT eindeutig nachweisbar.

Aufgrund seiner hohen Dichteauflösung eignet sich die CT hervorragend für die Darstellung von begleitenden Weichteilveränderungen. Hämatome, Verletzungen der Becken-

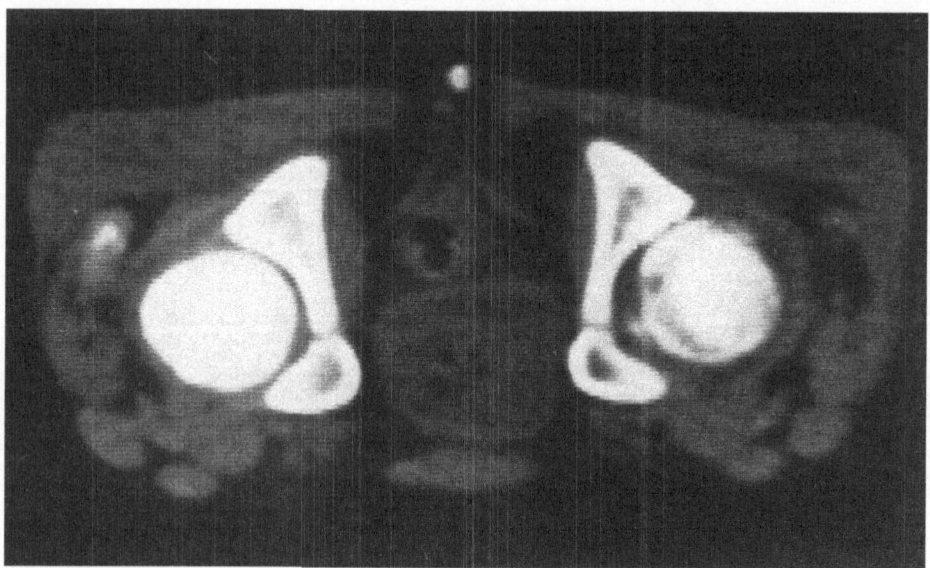

Abb. 1. 13jähriger Junge. Zustand nach Fahrradsturz. Schalenförmiges, kleines Fragment im Gelenkspalt (*Pfeil*) des rechten Hüftgelenkes. Gelenkerguß. Operativ: in den Gelenkspalt verlagerter Limbus acetabuli mit anhängendem kleinen Knochenfragment

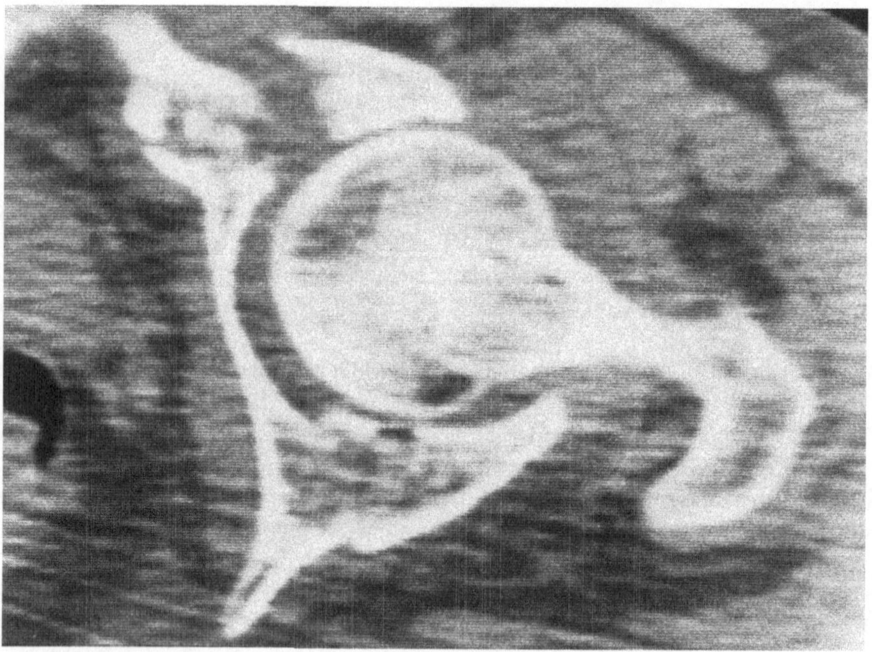

Abb. 2. Fraktur des vorderen und hinteren Pfeilers des Acetabulums. Erhebliche Dislokation des vorderen Pfeilers

Tabelle 3. Computertomographie bei Beckenverletzungen
Vorteile der CT

1. Nachweis intraarticulärer Fragmente
2. Beurteilung der Kongruenz der Gelenkflächen
3. Geringeres Lagerungsproblem
4. Miterfassung von Weichteilveränderungen
5. Erleichterung der OP-Planung

eingeweide wie Anspießung des Dickdarms und Blasenrupturen, Schädigungen des N. ischiadicus sowie im weiteren Verlauf entstehende Absceßbildungen sind sicher zu erfassen.

Sind Rekonstruktionen von veralteten und in Fehlstellung verheilten Beckenfrakturen geplant, so gewährt die CT gleichfalls wertvolle Aufschlüsse über die anatomische Situation. Insbesondere die Stabilität des Hüftgelenkes ist häufig erst im CT erkennbar.

Bei der Beurteilung der klinischen Wertigkeit der CT ist festzustellen, daß in unserem Untersuchungsgut in 26 Fällen durch die CT eine wesentliche Zusatzinformation gewonnen werden konnte. Bei 9 Patienten wurde der aufgrund der radiologischen Untersuchung vermutete Befund bestätigt und nur einmal erbrachte die CT keine verwertbare Aussage. Diese günstige Beurteilung der CT ist darauf zurückzuführen, daß nur in zweifelhaften Fällen die Indikation zur CT gestellt wurde.

Schlußfolgerungen

Aufgrund unserer Ergebnisse und in Übereinstimmung mit den Mitteilungen in der Literatur halten wir die CT für eine entscheidende Erweiterung in der radiologischen Diagnostik von Beckenverletzungen. Als wesentliche Vorteile der CT sehen wir dabei an (Tabelle 3):

1. Intraarticuläre Fragmente können mit hoher Empfindlichkeit nachgewiesen und lokalisiert werden. Rein cartilaginäre Fragmente können jedoch möglicherweise auch dem computertomographischen Nachweis entgehen.
2. Die klare Abbildung der Fragmentgröße, -lokalisation und -zahl erlaubt eine Beurteilung der Kongruenz der Gelenkflächen und der Stabilität des Gelenkes.
3. Eine spezielle Lagerung ist nicht erforderlich. Die Untersuchung kann im Zuge der abdominellen und craniellen CT bei den häufig polytraumatisierten Patienten im gleichen Untersuchungsgang erfolgen. Gipsverbände beeinträchtigen die Untersuchung nicht. Dagegen ist nach der Implantation von Metallteilen keine Untersuchungsmöglichkeit mit der CT mehr gegeben (Artefakte).
4. Weichteilveränderungen werden mit großer Genauigkeit miterfaßt: Hämatome, Abscesse, Blasen- und Darmläsionen.
5. Die CT präzisiert den Frakturtypus, sodaß die Operationsindikation und die Operationsplanung verbessert wird. Rekonstruktive Eingriffe können exakter geplant werden.

Literatur

Dihlmann W, Gürtler K-F, Heller M (1979) Sacro-iliacale Computertomographie. Fortschr Röntgenstr 130:659–665

Gilula LA, Murphy WA, Tailor ChC, Patel RB (1979) Computed Tomography of the Osseous Pelvis. Radiology 132:107–114

Gürtler K-F, Buurman R, Erbe W (1979) Computertomographischer Nachweis von Hämatomen des Becken- und Bauchraumes. Fortschr Röntgenstr 131:493–498

Heller M, Kötter D, Wenzel E (1980) Computertomographische Diagnostik des traumatisierten Beckens. Fortschr Röntgenstr 132:386–391

Judet R, Judet J, Letournel E (1964) Fractures of the Acetabulum: Classification and Surgical Approach for Open Reduction. J Bone Joint Surg 46-A:1615–1646

Sauser DD, Billimoria PhE, Rouse GA, Mudge K (1980) CT Evaluation of Hip Trauma. Amer J Roentgenol 135:269–274

Shirkoda A, Brashear HR, Staab EV (1980) Computed Tomography of Acetabular Fractures. Radiology 134:683–688

Darstellung der Kreuzbänder des Knies im Computertomogramm

P.M. Karpf[1], M. Reiser[2], Th. Biehl und P. Bernett[3]

[1] Orthopädische Klinik und Poliklinik am Klinikum rechts der Isar (Direktor: Prof. Dr. E. Hipp), Ismaninger Straße 22, D-8000 München 80

[2] Institut für Röntgendiagnostik am Klinikum rechts der Isar der Technischen Universität (Direktor: Prof. Dr. H. Anacker), Ismaninger Straße 22, D-8000 München 80

[3] Institut für Sporttraumatologie und Poliklinik für Sportverletzungen am Klinikum rechts der Isar der Technischen Universität (Direktor: Prof. Dr. P. Bernett), Ismaninger Straße 22, D-8000 München 80

Die konventionellen Methoden der radiologischen Kreuzbanddiagnostik haben keine befriedigenden Ergebnisse erbracht. Mit der Einführung der Computertomographie, die überlagerungsfreie Querschnittsbilder mit hoher Dichteauflösung ermöglichte, ergaben sich auch für die Kreuzbanddiagnostik neue Perspektiven.

Erste Versuche, die CT für die Darstellung der Kreuzbänder einzusetzen, wurden von Archer und Yeager (1978) und Pavlov u. Mitarb. (1978, 1979) unternommen. Wir haben die Untersuchungstechnik weiterentwickelt und standardisiert, sowie die Methode an einem umfangreichen Kollektiv klinisch erprobt.

Patientengut

Es wurden bisher insgesamt 284 Patienten untersucht, dabei handelte es sich um 206 männliche Patienten und um 78 weibliche Patienten. Es handelte sich um 246 Kniegelenkstraumen, von denen 56 frisch zur Untersuchung kamen, während bei 190 Patienten das Trauma

Hefte zur Unfallheilkunde, Heft 158
Zusammengestellt von A. Pannike

bereits längere Zeit zurücklag. Bei 38 Patienten waren Operationen der Kreuzbänder vorausgegangen. Bei 159 Patienten konnte der Befund der CT-Arthrographie operativ verifiziert werden.

Das Durchschnittsalter aller Patienten betrug 33,1 (± 0,57) Jahre. Die meisten Patienten befanden sich im 2. bis 5. Dezennium, wobei die 3. Dekade für beide Geschlechter die größte Häufigkeit aufwies (Tabelle 1). Die Untersuchung war bei 96% der Patienten durchführbar. In 4% konnten keine verwertbaren Ergebnisse erzielt werden. Ursächlich dafür war eine schmerzhafte Bewegungseinschränkung, ein Resterguß oder ein Hämarthros oder ein ungenügender Luftkontrast.

Methodik

Nach Desinfektion wird das Kniegelenk punktiert. Ein gegebenenfalls vorhandener Erguß bzw. ein Hämarthros muß vollständig entleert werden. Anschließend erfolgt die Insufflation von 40–60 ccm Luft. Die Untersuchung des vorderen Kreuzbandes erfolgt in der lateralen Position. Dabei sitzt der Patient auf dem CT-Tisch, das Kniegelenk wird um 90° gebeugt. Es erfolgt eine Außenrotation und Abduktion in der Hüfte, sodaß Ober- und Unterschenkel flach auf dem CT-Tisch ruhen.

Für die Darstellung des hinteren Kreuzbandes hat sich die Position in Bauchlage als günstig erwiesen, hierbei erfolgt eine Beugung des Kniegelenkes um 50°. Auf diese Weise gelangt das hintere Kreuzband mit seiner Längsachse in die CT-Querschnittsebene. Im CT-Arthrogramm sind die jeweils dargestellten Kreuzbänder in Ursprung, Ansatz und Verlauf darstellbar.

Ergebnisse

Bei 144 Patienten wurde eine Läsion des vorderen Kreuzbandes, bei 14 Patienten eine Verletzung des hinteren Kreuzbandes festgestellt. Abhängig von Verletzungsmodus, Intervall zwischen Verletzung und Untersuchung und Mitbeteiligung des synovialen Überzuges ergeben sich unterschiedliche morphologische Befunde an den verletzten Kreuzbändern. Diese finden im CT-Arthrogramm ihr Korrelat. Wir haben eine Klassifikation der Kreuz-

Tabelle 1. CT-Arthrographie der Kreuzbänder – Patientengut

Gesamt	284
♂	206
♀	78
Rechtes Knie	132
Linkes Knie	152
Kniegelenkstraumen gesamt	256
– frisch	56
– alt	190
Kreuzbandrekonstruktionen	38
Operative Sicherung	159

Tabelle 2. Klassifikation der Läsionen des vorderen Kreuzbandes im CT-Arthrogramm

Typ I:	Abriß des femoralen Ursprunges des vorderen Kreuzbandes mit Anlagerung an das hintere Kreuzband
Typ II:	Intraligamentärer Riß mit Verdünnung des Restbandes bei erhaltenem Ursprung und Ansatz
Typ III:	Vollständige Durchtrennung mit Retraktion der Fragmente
Typ IV:	Ossärer Ausriß am tibialen oder femoralen Ansatz
Typ V:	Inhomogene Dichteverteilung im Kreuzband mit hypodensen Arealen

bandläsionen entwickelt, die uns zu einer einfachen und kurzen Beschreibung geeignet erscheint (Tabelle 2).

Beim Typ I liegt ein Abriß des Bandursprunges vom lateralen Femurcondylus vor, wobei sich das abgerissene Fragment charakteristischerweise an das hintere Kreuzband anlagert. In der Folge entwickelt sich eine bindegewebige Adhärenz an das hintere Kreuzband. Gleichzeitig tritt eine Verkürzung und Verdünnung des rupturierten vorderen Kreuzbandes ein. Das CT-Arthrogramm ist gekennzeichnet durch die Medialisierung des proximalen Anteiles des vorderen Kreuzbands, während die eigentliche Ursprungsregion an der Innenfläche des lateralen Femurcondylus entblößt ist.

Der Typ II ist definierbar als eine Verdünnung, die meist das vordere Kreuzband in seiner ganzen Länge betrifft, die aber auch auf einen einzelnen Bandabschnitt begrenzt sein kann. Pathologisch-anatomisch liegt diesem Befund ein intraligamentärer Riß mit nachfolgender Schrumpfung zugrunde. Ursprung und Ansatz des Bandes bleiben charakteristischerweise erhalten.

Der Typ III ist gekennzeichnet durch eine vollständige Kontinuitätstrennung des vorderen Kreuzbandes mit nachfolgender Schrumpfung, sodaß oft nur noch stummelförmige Relikte im CT-Arthrogramm erkennbar sind.

Der Typ IV ist als knöcherner Bandausriß definiert. Bei dem Typ IV a handelt es sich um einen Ausriß aus der tibialen Ansatzregion des vorderen Kreuzbandes, bei dem Typ IV b aus der femoralen Ursprungsregion. Als typisches Kennzeichnen wird im CT-Athrogramm das ausgerissene knöcherne Fragment dargestellt.

Beim Typ V findet man inhomogene Dichtewerte mit Einlagerung hypodenser Areale. Dieser Befund ist auf ein Ödem des Bandes und eine Blutung im Band bzw. die Synovia zurückzuführen.

Während der Typ II mit 41% am häufigsten gefunden wird und der Typ I in 38% der Fälle beobachtet wurde, sind die übrigen Typen deutlich seltener nachzuweisen. Der Typ III wird in 12% der Fälle gefunden, Typ IV a in 3,5%, Typ IV b in 2%, Typ V in 3,5%.

Es wurde anhand der Fälle, die operativ verifiziert wurden, eine Sensivität von 95,4% und eine Spezifität von 92,6% für die CT-Arthrographie der Kreuzbänder errechnet.

Neben dem Nachweis frischer und alter Kreuzbandläsionen eignet sich die CT-Arthrographie auch zur Kontrolluntersuchung nach rekonstruktiven Kreuzbandeingriffen. Es wurden 38 Patienten nach rekonstruktiven Kreuzbandoperationen nachuntersucht. Die CT-Arthrographie erlaubt eine morphologische Beurteilung des operierten Bandes. Dadurch ist eine Beurteilung der Spätergebnisse verschiedener operativer Verfahren möglich (Abb. 1, 2). Es wurde auch für das operierte Kreuzband ein morphologisches Klassifikations-

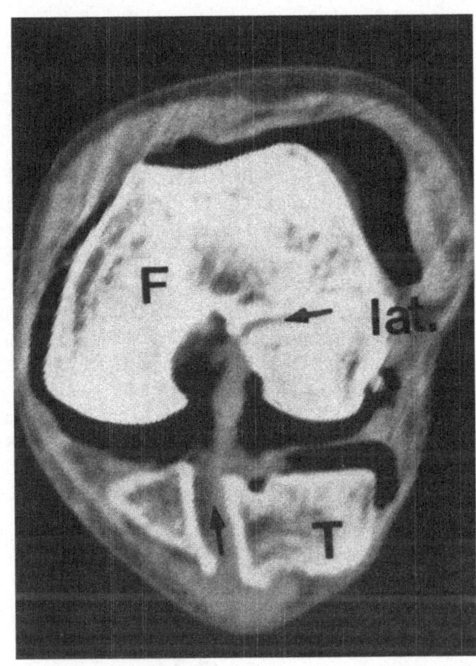

Abb. 1. Zustand nach vorderer Kreuzbandplastik durch freies Patellasehnentransplantat vor 56 Monaten. *Pfeile* = Bohrkanal in Tibiakopf und lateralem Femurcondylus. *F* = Femur, *T* = Tibia. Das Transplantat ist erhalten

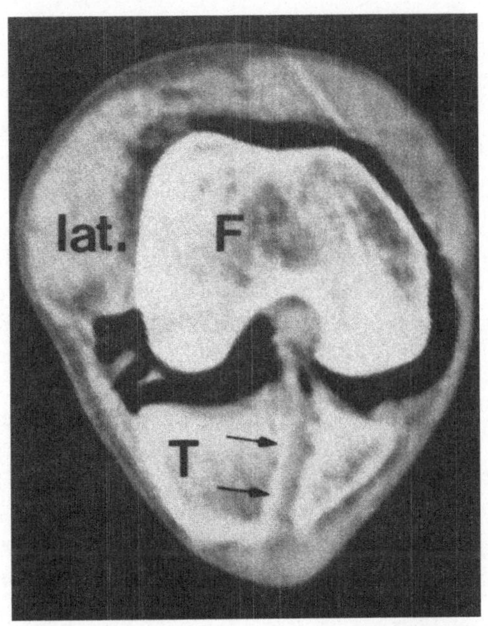

Abb. 2. Zustand nach distal gestieltem Patellasehnentransplantat vor 21 Monaten. Hochgradige Verdünnung des Bandes. Das Restband ist nach medial verlagert und an den tibialen Ansatz des hinteren Kreuzbandes angelegt. *Pfeile* = Bohrkanal am Tibiakopf

schema entwickelt. Bei dem Vergleich mit dem Ergebnis der klinischen Kontrolluntersuchung konnten durch die CT-Arthrographie wesentliche Zusatzinformationen gewonnen werden.

Literatur

Archer CR, Yeager V (1978) Internal structures of the knee visualized by computed tomography. J Comput Assist Tomogr 2:181–183
Girgis EG, Marshall JL, AlMonajem ARS (1975) The cruciate ligaments of the knee joint: anatomical, functional and experimental analysis. Clin Orthop 106:216–231
Hertel P, Schweiberer L (1975) Biomechanik und Pathophysiologie des Kniebandapparates. Hefte Unfallheilkd 125:1–16
Karpf PM, Reiser M, Biehl Th, Rupp N (1981) Die Darstellung der Kreuzbänder durch die Computer-Tomographie. In: Jäger M, Hackenbroch MH (Hrsg) Kapselbandläsionen des Kniegelenkes. Thieme, Stuttgart New York, S 141–149
Pavlov H, Freiberger RH, Deck MF, Marshall JL, Morrissey JK (1978) Computer-assisted tomography of the knee. Invest Radiol 13:57–62
Reiser M, Rupp N, Karpf M (1980) Die Darstellung der Kreuzbänder durch die xeroradiographische Tomographie. Fortschr Röntgenstr 132:3
Reiser M, Rupp N, Karpf PM, Feuerbach St, Anacker H (1981) Evaluation of the Cruciate Ligaments by CT. Europ J Radiol 1:9–15

Torsionsmessung des Schienbeins mit Computertomogramm und herkömmlichen Methoden

G. Giebel, H. Tscherne, H. Elgeti und R. Grote

Unfallchirurgische Klinik und Institut für klinische Radiologie der Medizinischen Hochschule (Direktor: Prof. Dr. H. Tscherne), Karl-Wiechert-Allee, D-3000 Hannover

Rotationsfehlstellungen des Schienbeins können durch Änderung der Beinstatik zu Fehlbelastungen und nachfolgender Arthrose führen [1]. Bei stärkeren Fehlstellungen ist deshalb besonders bei Beschwerden eine Korrektur indiziert [8]. Ein gutes Operationsergebnis ist abhängig von der exakten Bestimmung des Rotationsfehlers.

Seit 1978 verwenden wir dazu an der Medizinischen Hochschule Hannover die Computertomographie. Sie verwirklicht einen alten Traum der Röntgenologen, den Tibiatorsionswinkel direkt abzubilden, wie dies bei der technisch nicht durchführbaren axialen Aufnahme der Tibia der Fall wäre, wenn Knie- und Sprunggelenk übereinander projiziert würden.

Das CT-Prinzip besteht darin (Abb. 1a, b), Transversalschnitte durch beide Femurcondylen und durch das obere Sprunggelenk zu legen. Die Bezugslinien verlaufen proximal parallel zum Hinterrand der Femurcondylen, distal durch Außen- und Innenknöchelmitte. Der dadurch gebildete Torsionswinkel muß mit der Gegenseite verglichen werden.

Die Beine des Patienten sind während der Untersuchung fixiert. Um die Meßgenauigkeit des Verfahrens zu bestimmen, führten wir an einem Knochenmodell der unteren Extremität 20 Messungen durch, die nur eine Standardabweichung zwischen 1° und 2° ergaben.

Bei 10 von uns untersuchten Patienten eines Normalkollektivs betrug die durchschnittliche Seitendifferenz nur $2{,}7^{o}$ [2]. Die klinischen Einzelmessungen dagegen wichen vom CT um durchschnittlich 8° ab.

Hefte zur Unfallheilkunde, Heft 158
Zusammengestellt von A. Pannike

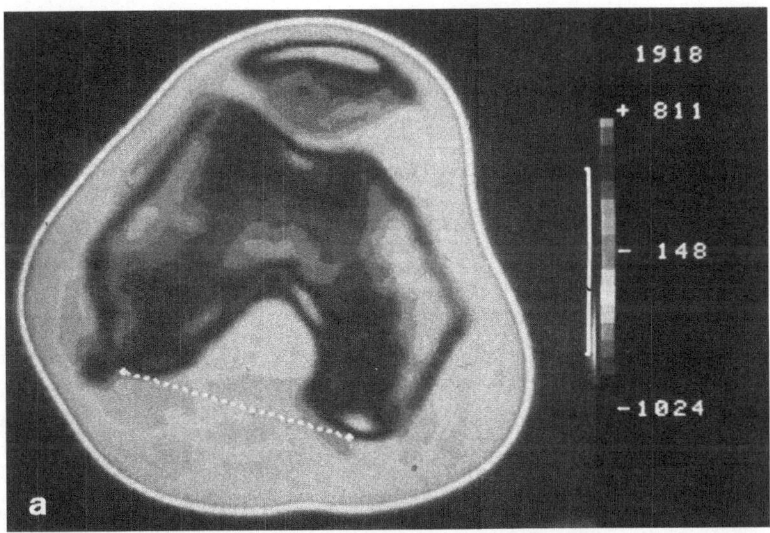

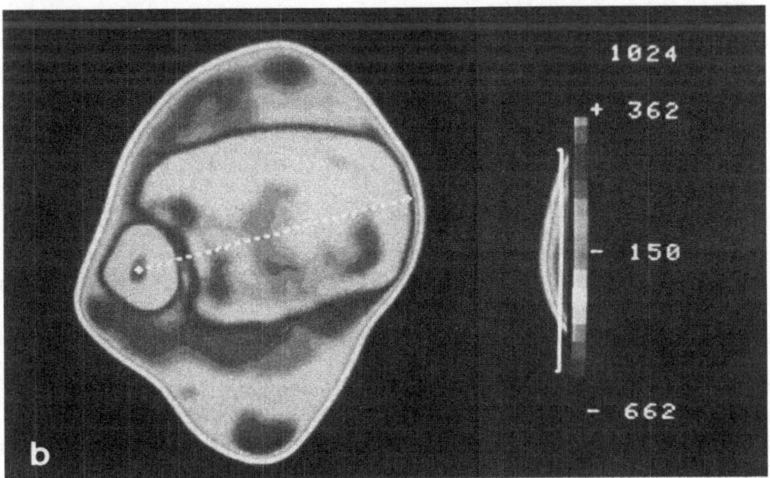

Abb. 1a, b. Zur Bestimmung der Tibiatorsion werden Transversalschnitte durch die Femurcondylen (**a**) und das obere Sprunggelenk (**b**) gelegt. Der Torsionswinkel errechnet sich aus den Bezuglinien parallel zum Femurcondylenhinterrand und durch Außen- und Innenknöchelmitte

Nach einer mit einem Außenrotationsfehler von 26° verheilten Unterschenkelfraktur wurden nur 20° korrigiert, weil 26° subjektiv als zu hoch erschien. Das postoperativ veranlaßte CT zeigte dann immer noch eine Außenrotationsfehlstellung von 7°.

Herkömmliche Verfahren zur Tibiatorsionsmessung frontalisieren beide Kniegelenke und lesen die Rotation aus der ungezwungenen Stellung der Malleolengabel oder Fußlängsachse ab [3].

Von Rippstein, Ritter u.a. werden die Malleolen dazu in schraubenzwingähnliche Apparate eingespannt. Auch aus dem Verlauf der Schienbeinvorderkante und der medialen Tibiafläche wird die Bestimmung versucht.

Ein radiologisches Verfahren aus der Vor-CT-Zeit von Mebs [4] bringt mit dem Bildwandler die Femurcondylen zur Deckung und fertigt dann mehrere Aufnahmen vom Sprunggelenk an, aus denen sich recht kompliziert die Tibiatorsion errechnen läßt. Diese klinischen Verfahren erscheinen nicht nur bei Schwellungen, Bewegungseinschränkungen und Bandinstabilitäten ungenau, sondern auch unter normalen Verhältnissen. Trotzdem sind sie wertvoll für die Indikation zum CT.

Die radiologische Methode ist kompliziert, der Patient darf sich mindestens 5 min lang nicht bewegen.

Demgegenüber ist das computertomographische Verfahren relativ schnell und exakt bei bequemer Patientenlagerung. Seine Genauigkeit ist der direkten Bestimmung am anatomischen Präparat, die schon Miculicz [5] 1878 durchführte, mindestens ebenbürtig und weniger aufwendig.

Die Untersuchungsdauer beträgt nur 5 min, die Auswertung ist schnell Routine. Nachdem jetzt die exakte Bestimmung der Tibiatorsion möglich ist, sollte man auch unter dem gegenwärtigen Zwang zur Kosteneinsparung nicht auf diese wertvolle Untersuchung verzichten.

Literatur

1. Debrunner AM (1967) Biomechanische Wirkungen der posttraumatischen Achsenfehler der unteren Extremität. In: Müller ME (Hrsg) Posttraumatische Achsenfehlstellungen an den unteren Extremitäten. Huber, Bern
2. Elgeti H, Grote R, Giebel G (1980) Bestimmung der Tibiatorsion mit der axialen Computertomographie. Unfallheilkunde 83:14–19
3. Maronna U (1974) Operative Behandlung von Torsionsfehlern des Unterschenkels. Z Orthop 112:642
4. Mebs G, Schrems HTh (1973) Eine röntgenologische Methode zur Bestimmung des Torsionswinkels der Tibia. Arch Orthop Unfallchir 76:1
5. Miculicz J v (1878) Über individuelle Formdifferenzen am Femur und an der Tibia des Menschen. Arch Anat Entwicklungsgesch 351–383
6. Rippstein J (1971) Der Torsiometer. Ther Umsch 28 (5):341–342
7. Ritter MA, DeRosa GP, Babcock JL (1976) Tibial torsion. Clin Orthop 120:159
8. Tscherne H, Gotzen L (1978) Posttraumatische Fehlstellungen. In: Zenker R, Deucher F, Schink W (Hrsg) Chirurgie der Gegenwart, Bd 4a. Urban & Schwarzenberg, München Wien Baltimore

Diskussion zum Hauptthema IV

Vorsitz: J. Böhler, Wien und A. Encke, Frankfurt

J. Böhler, Wien: Leider ist die Zeit so weit fortgeschritten, daß wir keine Diskussion mehr durchführen können. Wir sind es, glaube ich, unserer Gastfreundschaft schuldig, daß wir Herrn Hughston pünktlich anfangen lassen.

Die Vorträge haben aber doch gezeigt, daß zunehmend die extracranielle Computertomographie an Bedeutung gewinnt.

The Knee in Sports

Jack C. Hughston

Hughston Orthopaedic Clinic, P.C., 6262 Hamilton Road, 31995 Columbus, Georgia, USA

Presentation

The field of sports has constituted our research laboratory over the past thirty years as to the mechanism of injury of the knee, the identification of ligament tears associated with various types of instabilities, and in our efforts to return these athletes to the field of play, we have learned some of the secrets of satisfactory ligament repair and ligament reconstruction. This learning has greatly benefited industry and its associated knee injuries and has benefited the accident victim. I state that the field of sports has been our research laboratory, because in the States we have more than one million youngsters annually participating in high school football and another million participating in the other sports activities at the high school level. It is at the high school level that the greatest number of injuries occur and at the professional level that the least number of injuries occur, though the news media focuses on the professional.

The injury to the medial compartment resulting in the unholy triad occurs most often in football from contact injury with a blow to the outside of the knee in the process of blocking or tackling, thereby tearing all of the medial ligaments. This photograph demonstrates an actual incident of an accident to a football player where you see the knee being bent into extreme valgus with rupture of the knee ligaments.

Other mechanisms injure the lateral compartment such as the head-on tackle producing recurvatum and a tear of the lateral compartment.

Many of the injuries occur with no contact or force or blow whatsoever to the knee and this player demonstrates the extreme stresses placed on the knee in cutting.

In basketball, skiing, tennis, pole vaulting and other activities, landing on the lower limb with it rotated in the mal-position can produce severe ligamentous injuries without any contact.

Hefte zur Unfallheilkunde, Heft 158
Zusammengestellt von A. Pannike

Looking at the anatomy of the medial compartment we see the pes anserinus group and the quadriceps and the vastus medialis obliques on the medial side.

With removing the pes anserinus, we see that all-important semi-membranosus which is the musculotendinosus unit I consider to be so important to the stability and function of the medial compartment of the knee.

With removal of the superficial structures, we see the tibial collateral ligament and the posterior oblique ligament of the knee, the posterior oblique being the end ligament to which the semimembranosus attaches. All of the stability in the knee is not merely the result of the ligaments. The stability afforded by the topography of the femur and tibia is one large factor giving stability to this mortis joint. If we add the menisci, we gain still further appositional stability on the basis of contour.

Thus, we feel that the meniscus is one of the major stabilizing elements of the knee and the semimembranosus attaches to the posterior oblique ligament to which the medial meniscus is attached and all of this functions as one single stabilizing unit. The trucks with the log on the flat-bed shows graphically the meniscus and its relationship to stability.

Looking down on the top of the tibia and viewing the capsular ligaments attaching to the menisci, we see the importance of the meniscus.

And, taking the medical meniscus and showing the ligamentous attachments to it, we see the semimembranosus, the posterior oblique ligament and its attachment to the meniscus thus illustrating all of these structures acting as a single unit in the stabilizing of the medical compartment.

Likewise, on the lateral side of the knee joint we have the capsular ligament attaching to the lateral meniscus with the main dynamic stability coming from the attachment of the popliteus and the biceps to the arcuate ligament complex thereby helping to stabilize the lateral meniscus.

When we look at the knee from the top of the tibia, we then see the semimembranosus coming into the medial aspect of the joint for stability and the popliteus and biceps coming into the lateral aspect, both units serving the respective menisci for giving good stability to the knee joint.

The anterior cruciate deficient knee is receiving a great deal of attention in the States at the present time and I fear that we will have many troubled knees in the future as a result of the voluminous surgical attacks on the anterior cruciate ligament. I fear that the deficiency is not so much in the anterior cruciate ligament, but that it is a deficiency of our perception of the other associated injuries in the knee joint. You have possibly already heard that I am the one in the States against the anterior cruciate ligament. Nother could be further from the truth.

The anterior cruciate ligament is the only ligament in the knee joint having a posterior-anterior alignment, the only one that has an absent dynamic partner, and it is the only one that depends on the fulcrum strength of the ligament resting against the intercondylar shelf for its strength and thereby, its frequent mid-third tear. Also, it is the only ligament which lives entirely in the hostile environment of the synovial fluid which is almost like hydrochloric acid.

For thirty years, I have carried out considerable research in association with the veterinarians at the Auburn University School of Veterinary Medicine and we have not yet achieved a successful repair or reconstruction of the anterior cruciate ligament in animals. When we do so, I will begin applying the technique to humans.

Another proposal that we made many years ago relative to the repair of the medial ligaments was that they should be repaired and immobolized at approximately 60 degrees of flexion. We arrived at this for two reasons, one being that this was the position in which the athlete primarily functioned and secondly, this was the position of the greatest possible shortening of the distance between the femoral and tibial attachments of the posterior oblique ligament. At the time we began proposing this and stating that we were using it in our technique it was the custom to repair and immobilize the ligaments at about 10 degrees of flexion because of fear of ankylosis if they were fixed in greater flexion. We have never been bothered with ankylosis as a result of fixation at this degree of flexion.

The basic principles of acute knee ligament repair are to first re-examine under pre-operative anesthesia for all the various possibilities of ligament instability and patello-femoral instability to see if muscle spasm or apprehension of the patient had prevented recognition of some additional instabilities.

Next, a surgical approach for adequate exposure and it is important to make what we term a medical hockey-stick incision which allows access to the anterior aspect of the joint, the extensor mechanism and primarily to the posteromedial corner of the joint wherein there is usually the greatest amount of pathology.

Next, it is most important to demonstrate the pathology in the knee joint and in so doing, we perform an anteromedial retinaculum incision. The retinaculum is usually not torn. The anterior extent of the tear is usually the tibial collateral ligament. Thus, with the anteromedial retinaculum incision we can investigate the anterior and posterior cruciate ligament, any chondral damage to the femur, tibia, or patella, and the lateral meniscus. With examination of all of the intra-articular structures, one is unlikely to miss a torn lateral meniscus.

Also, the approach must attempt to maintain the blood supply or the nerve supply and maintain the tissue planes. This is extremely important.

The hockey-stick incision runs in line with the superifical nerves and when these can be identified, they are retracted out of the field of the deeper surgical approach.

In a typical case, the knee joint is opened, demonstrating the hemorrhage and then demonstrating the tibial collateral ligament torn from the tibia and lying loose.

Then looking more posteriorly, we see the posterior oblique ligament torn from the tibia and with lifting the tibial collateral demonstrate the complete peripheral tear of the medial meniscus preventing its being saved in this particular case.

The posterior oblique ligament is demonstrated here with its avulsion from the tibia and all of the deep ligaments are repaired and then the tibial collateral is put back into place.

In cases wherein the tear is less complete, it may be neccessary to make vertical incisions anterior and posterior to the tibial collateral ligament to demonstrate the pathology of the deep layer of the medial collateral ligament, what we call the meniscofemoral and meniscotibial layers, and in order to demonstrate the tear of the posterior oblique ligament from the tibia as seen here.

Another case wherein the tibial collateral appears to be torn along its anterior border, but then with further retraction you see with looking under the tibial collateral, the complete tear of the meniscofemoral and meniscotibial ligaments.

A similar case in which the tibial collateral is somewhat torn and in a case of this sort, it definitely needs to be retracted in order to demonstrate the still deeper tears.

Also, one must be conscious of the patellofemoral instability in medial tears because of the VMO attaching along the raphe of the medial ligaments and to the adductor tubercle.

Here is one case demonstrating the tear of the VMO from the adductor tubercle.

Another case demonstrating the tear of the raphe so that one can lift up the entire VMO. Thus, it is important to never be satisfied with one single diagnosis. Survey and examine the entirety of the joint in order to determine all tears.

So, in closing, we first remove the tourniquet, secure hemostatis, we repair the tears after removing the tourniquet and test for stability and then we place in a functional position of immobilization at 60 degreees and later carry out the rehabilitation.

In coming out, so to speak, that is beginning to close the knee, the first step is to close the anteromedial incision and secure the inter-meniscal ligament anteriorly.

We feel it is important not to do reconstructive procedures in acute cases because the response of the tissues in acute trauma is different from that in reconstruction and first, there is no need for reconstructive procedures in order to obtain a desirable percentage of good results, and second, the reconstructive procedures produce such a tremendous amount of scar tissue that subsequent reconstruction in the failures is very difficult and less succesful.

Thus, returning to our basics, our repair of the acute ligaments is based primarily on the meniscus, posterior oblique ligaments, and semimembranosus musculotendinus unit as the major stabilizing factor.

This graphically and anatomically demonstrates the fixation of the posterior oblique ligament to the tibia and the femur and the association of the semimembranosus.

Then, with the tibial collateral ligament fixed down to the tibia or the femur, from whereever it was torn, the anterior border of the posterior oblique ligament is advanced in a pants-over-vest fashion over the reapproximated tibial collateral ligament. This gives a good thickened ligament running in the line of the posterior oblique ligament with tightening of the joint and without destruction of the blood supply to the tissues.

In 1972, we reported at the Knee Conference in Eugene, Oregon, on one hundred acute medial tears in which the medial meniscus was saved in 68 percent and with a five year follow-up there had been no subsequent tears. Also, the anterior cruciate ligament was torn in approximately 50 percent and two were from their terminal attachments which allowed repair.

The results with the five year follow-up demonstrated one to have had another acute tear, three to have undergone reconstruction, and two to be below prior performance and needing medical reconstruction thus a 5 percent failure rate.

Recently we objectively reviewed ninety-three consecutive acute medical compartment knees with a two year follow-up and essentially the same results were demonstrated. But it did point out that in those cases that the medial meniscus had to be removed, there were no excellent results and the good category was lower than with any other associated tears.

Whereas the anterior cruciate ligament whether torn or not torn, did not appear to have any effect on the objective result. With examining the knees without looking at the records, we could not tell which knee had an intact anterior cruciate or which knee had a torn unrepaired anterior cruciate.

The subsequently related surgery again demonstrated essentially a 5 percent failure rate necessitating medial reconstruction, one necessitating an anterolateral reconstruction, and it is important for us to look at the functional and objective results because functionally they are 90 percent excellent or good, whereas objectively when we grade the stabilities they are 75 percent in this category. I think it is important for us to evaluate results from an objective standpoint because the functional evaluation demonstrates the ability of the athlete and not the ability of the surgeon. It is wrong for us to point with pride to an athlete performing excellently when our result demonstrates a moderate instability objectively persisting.

I wanted to further speak to you relative to the acute tears of the posterior cruciate. These are so extremely important because the success rate of acute repair is quite good, whereas the reconstructive procedures are a very poor substitute. It is important to recognize the acute tears and repair them at that time.

We approach the posterior cruciate tears through the same medical hockey-stick incision, thereby having access to the posterior cruciate, both anteriorly through the anteromedial retinaculum incision and posteriorly.

Here a case demonstrates the end of the posterior cruciate ligament lying free where it is torn from the femur and the other case demonstrating the tear of the posterior cruciate from the tibia with the joint opening wide and certainly giving adequate access to placing of sutures for repair.

Obviously, when it is torn from the femur, it is fixed back to the area and when torn from the tibia, fixed through drill holes to that area.

When it is torn in the mid-third, you can see that it is very closely associated with the oblique popliteal ligament.

Thus, in suturing the mid-third interstitial tears of the posterior cruciate, it is important to put sutures from anterior to posterior and from posterior to anterior and this approximates the ligament end. It is also important to have the sutures passed through the oblique popliteal ligament in order to approximate the tears to this ligament surface for gaining blood supply and healing properties. This helps greatly in the success of repair of this particular type of tear.

A case for demonstration shows the medial compartment torn with the tibial collateral ligament being lifted, demonstrating the meniscotibial tear deep to the tibial collateral.

With lifting the tibial collateral ligament and with attempting to open the joint, we see the meniscus going with the meniscofemoral ligament and see that the medial meniscus is not torn, thus it will be saved.

Looking through the anteromedial retinaculum incision, we see the avulsed end of the posterior cruciate ligament from the femoral condyle and sutures are placed through to approximate it to this surface.

Once these sutures are placed through and held taut, the stability is checked but the sutures are not tied at this moment.

Then, the meniscotibial ligament is re-approximated for saving the meniscus. The posterior oblique ligament ist repaired.

The tibial collateral is put back into its position and then the posterior cruciate sutures are tightened.

You already know the results of these cases from the article in the *Journal of Bone and Joint Surgery.* However, a few points wil be reiterated. One being that the posterior drawer test ist not diagnostic in twenty of twenty-nine cases. The reason for this in our series of cases being that the mechanism of injury in athletics is one of rotational stress more than one of direct anteroposterior stress.

To illustrate, this demonstrates the absence of the posterior drawer test even under anesthesia, however, the abduction stress test is positive at 0 degrees of extension. Unless this is remembered, and evaluated in this manner, the diagnosis of many posterior cruciate lesions will be missed, and they are still being missed in the States because of lack of appreciation of this technique of testing.

These cases had a minimum of five year follow-up and a maximum of nineteen years and they have been documented repeatedly in their follow-up.

The results allowed twenty objective evaluations and six functional and subjective evaluations by telephone. In the six by telephone, we had one failure of a posterior cruciate which we reconstructed and one failure of a medial compartment which we reconstructed.

The results of the twenty examined, demonstrated as you see here, our evaluation of three of them being poor secondary to medical compartment gonarthrosis and one secondary to a fixed posterior subluxation of the tibiofemoral joint which functionally was giving the patient little to no difficulty. Thus, from a functional and subjective standpoint, there were no poor results. Of those evaluated by telephone who did not return for objective evaluation, you see that the two reconstructions worked out satisfactorily and the patients allowed no poor results.

I want to re-emphasize to you that the important thing in knee ligament injuries is to get a hold of them in the acute phase and repair them in the acute phase. Also, I think it is impossible for one to do satisfactory reconstruction without knowing the acute knee.

Gentlemen, thank you for the honor and pleasure of being your guest and allowing me the privilege of this presentation to you.

V. Das isolierte stumpfe Thoraxtrauma: Symptomatologie und Therapie

(Vorsitz: W. Glinz, Zürich und G. Heberer, München)

Thoraxverletzung im Röntgenbild

W. Glinz

Chirurgische Klinik B im Universitätsspital, CH-8091 Zürich

Das Thoraxröntgenbild ist das wichtigste diagnostische Hilfsmittel bei Thoraxverletzungen; trotzdem steht es nicht immer an erster Stelle. Ein ausgedehnter *Spannungspneumothorax* muß klinisch erkannt und vor der Röntgenaufnahme drainiert werden.

Informationen, die das Thoraxröntgenbild nicht geben kann

Der Unerfahrene erwartet meist vom Thoraxröntgenbild Informationen, die dieses nicht geben kann:

1. *Rippenfrakturen,* im knorpeligen Anteil ohnehin nicht sichtbar, kommen auch im knöchernen Anteil im primären Röntgenbild oft nicht zur Darstellung, wenn sie nicht dislociert sind. Wir fanden bei 30 verstorbenen Patienten mit Rippenserienfrakturen bei der Sektion doppelt so viele Frakturstellen als im Thoraxröntgenbild erkannt wurden. Trotzdem darf man sich nicht verleiten lassen, eine bessere Frakturdiagnostik durch harte Aufnahmen („Rippenthorax") auf Kosten einer schlechteren Beurteilung von Pleura und Lunge zu erreichen.
   Rippenfrakturen sind keine radiologische, sondern eine *klinische* Diagnose.
2. Das Röntgenbild sagt nichts aus über die *Lungenfunktion.* Gerade beim ARDS im Anfangsstadium erweckt der geringe pulmonale Röntgenbefund oft eine trügerische Sicherheit: Allein die arterielle Blutgasanalyse deckt die schwere Hypoxie auf.
3. Es scheint eine Selbstverständlichkeit, daß die Thoraxaufnahme nur den *Zustand in einem bestimmten Zeitpunkt* wiedergibt. Sie gestattet keinen Blick in die Zukunft. Trotzdem verläßt man sich oft sorgenlos auf das eine erste Thoraxbild. Wiederholte Kontrollaufnahmen sind unerläßlich.

Aufnahme in liegender Position

Es wird gefordert, die Röntgenaufnahme in aufrechter Position vorzunehmen. Bei schweren Verletzungen ist dies in der Regel nicht möglich und nicht sinnvoll. Man muß vielmehr lernen, auch Röntgenbilder beim liegenden Patienten zu lesen. Die Zwerchfellkuppen stehen höher. Flüssigkeitsansammlungen im Thoraxraum verteilen sich über die ganze Thoraxhälfte. Eine leichte Trübung heißt beim Hämatothorax bereits eine Blutansamm-

Hefte zur Unfallheilkunde, Heft 158
Zusammengestellt von A. Pannike

lung von mehreren 100 ml. Das klassische Bild eines Ergusses findet sich bei diesen Aufnahmen beim liegenden Patienten nicht.

Luftansammlungen

Dreieckförmige parakardiale Aufhellungen weisen auf einen Pneumothorax hin, auch wenn das klassische Bild des Pneumothorax nicht vorliegt.

Selbst die scheinbar so leichte Diagnose eines *Spannungspneumothorax* hat seine Tücken: Liegt er beidseits vor, kommt es nicht zur Verschiebung des Mediastinums; ist er nur lokalisiert, wird er unter Umständen übersehen.

Das *subcutane Emphysem*, klinisch und radiologisch eine einfache Diagnose, verunmöglicht – und darin liegt seine radiologische Bedeutung – die korrekte Beurteilung der darunterliegenden Lunge (Abb. 1).

Ein *Mediastinalemphysem* kann meist *klinisch* durch den charakteristischen Auskultationsbefund (das Hamman-Geräusch) erkannt werden, bevor die radiologischen Zeichen (Doppelkontur an der Herzsilhouette links oder an der Aorta, Darstellung weiterer Luft im Mediastinum) vorliegen.

Lungenverletzungen

Wie kommt eine *Lungenverletzung* im Thoraxröntgenbild zur Darstellung?

1. Die *Lungenlaceration* oder die *Lungenruptur* mit Verletzung der Pleura visceralis ist gekennzeichnet durch Hämatothorax und Pneumothorax; an der Lunge selbst sieht man nicht viel.
2. Die *Lungenkontusion* hingegen zeigt oft ein eindrückliches, fleckiges Verschattungsbild, das im Laufe des ersten Tages noch zunimmt. Nur die Blutgasanalyse gibt Auskunft über die respiratorische Beeinträchtigung.
3. Das *pulmonale Hämatom* ist ein Spezialfall. Es entsteht häufig aus einer Lungenkontusion. Die flaue Verschattung wird in einigen Tagen zum *pulmonalen Rundherd.* Die rundliche Form ist durch die Elastizität des Lungengewebes bedingt. Er wird binnen Monaten resorbiert.
4. *Traumatische Lungenpseudocysten* können unmittelbar nach dem Trauma im Röntgenbild sichtbar sein; in der Regel sieht man sie aber erst ein bis zwei Wochen nach dem Unfall, wenn die Blutdurchsetzung des umgebenden Lungengewebes resorbiert ist.

Für die Beurteilung von Lungenverletzungen ist die Forderung nach *wiederholten Röntgenaufnahmen* und *wiederholten Blutgasanalysen* ganz besonders ernst zu nehmen.

Radiologische Differentialdiagnose zur Lungenverletzung

1. Es gibt nur eine einzige Verschattung im Thoraxraum, die gleichzeitig zur Verlagerung des Mediastinums zur Verschattung hinführt: Die *Atelektase.*
   Die Atelektasebildung ist aber nicht immer vollständig, und damit treten diagnostische Schwierigkeiten auf. Solche *Dystelektasien* sind schwierig von Lungenkontusion, Pneu-

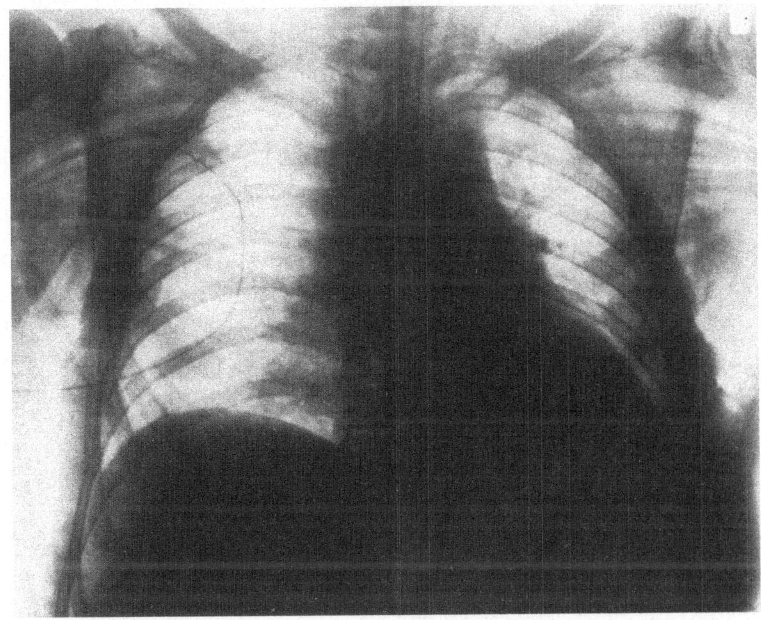

Abb. 1. Instruktives Beispiel der Analyse eines Röntgenbildes nach stumpfem Thoraxtrauma unter klinischen Gesichtspunkten: 1. Es besteht ein massives *subcutanes Emphysem.* Dieses behindert die Beurteilung der intrathorakalen Verhältnisse. Grenzen eines Pneumothorax z.B. sind nicht sichtbar. 2. Es liegt aber ein *Spannungspneumothorax* rechts vor. Beweisend ist die Verlagerung des Mediastinums nach links. 3. Der *Thoraxdrain* fördert perfiderweise Luft, aber aus dem subcutanen Emphysem. Er liegt nicht im Thorax und kann dadurch den Spannungspneumothorax nicht beheben

monie etc. abzugrenzen. Der weitere Verlauf mit Zunahme der Atelektasenbildung oder Regredienz unter physikalischer Therapie innert Stunden beweist die Diagnose.

2. Die *Aspiration von Blut* führt unmittelbar zum massiven Befund im Röntgenbild, schwierig von der Lungenkontusion abzugrenzen. Sie geht aber erstaunlicherweise mit geringer funktioneller Beeinträchtigung einher. Der radiologische Befund ist in der Regel rasch rückläufig. Zu einem ganz anderen Bild, nämlich der diffusen Verschattung eines interstitiellen und alveolären Lungenödems führt die *Aspiration von saurem Magensaft,* das *Mendelson-Syndrom.*

„High Index of Suspicion"

Es gibt zwei Wege, das Thoraxröntgenbild zu beurteilen: Erstens: Den radiologischen Befund analysieren und dazu eine entsprechende Diagnose finden. Der umgekehrte Weg: Sich immer wieder fragen, ob nicht gerade eine bestimmte, oft übersehene Verletzung vorliegt.

Dieser „ High index of suspicion", also eine Sensibilisierung für eine bestimmte Verletzung, ist wichtig für die Diagnose der *Aortenruptur,* der *Bronchusruptur* und der *Zwerchfellruptur.*

Wechselnde Zonen von Verschattungen mit umschriebenen Aufhellungen bei fehlender Abgrenzung des Zwerchfells sind das typische radiologische Bild einer *Zwerchfellruptur* (Abb. 2). Die Zwerchfellruptur kann aber auch imponieren als *Hämathorax* oder als *Spannungspneumothorax* und man wird überrascht sein, bei der Thoraxdrainage plötzlich Speisereste zu fördern.

Besondere Schwierigkeiten bereitet die Diagnose der *rechtsseitigen* Zwerchfellruptur. Die Insufflation von Luft durch einen Peritonealdialysekatheter ins Abdomen läßt beurteilen, ob das rechte Zwerchfell intakt ist: Dann stellt sich eine Luftsichel unter dem Zwerchfell dar. Liegt eine Zwerchfellruptur vor, kommt das Zwerchfell nicht zur Darstellung; es tritt ein Penumothorax auf.

Dem *breiten oberen Mediastinum* kommt besondere Bedeutung für die Diagnose der *Aortenruptur* zu. Diese wird leider auch heute noch häufig übersehen und ist keineswegs eine seltene Verletzung [1, 2, 3].

Es wird allgemein angenommen, daß diese Mediastinalverbreiterung Ausdruck einer Extravasation von Blut aus der Rupturstelle der Aorta, also der Bildung eines *falschen Aneurysmas* sei. Diese landläufige Überzeugung ist in vielen Fällen falsch. Das Hämatom im Mediastinum kommt oft durch Zerreissung kleinerer Gefäße zustande, unabhängig von der Aorta. Es signalisiert aber, daß an dieser Stelle eine Gewalteinwirkung stattgefunden hat und daß im Zusammenhang damit auch die Aorta verletzt sein könnte. Die Aortographie zeigt dann die Verletzung ohne wesentliche Aneurysmabildung.

Mit diesem Konzept haben wir bei 44 frischen Aortenrupturen 14 Rupturen ohne wesentliches Hämatom aus der Aorta gefunden, selbst in einem Fall ein zirkulärer reiner Intimaeinriß.

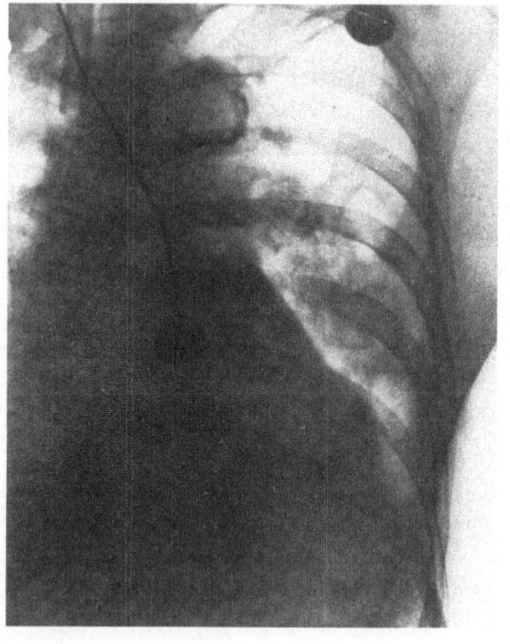

Abb. 2. Fehlende Zwerchfellabgrenzung, Verschattungen und fleckenhafte Aufhellungen in den unteren und mittleren Thoraxabschnitten: Zwerchfellruptur links mit in den Thorax verlagerten Dünndarmanteilen

Die Schlußfolgerung daraus ist klar: Ein breites Mediastinum bedeutet die Indikation zur *Aortographie,* evtl. zur Computertomographie. Und dies unabhängig davon, ob das Hämatom am Aortenbogen selbst liegt oder ob es im weiteren Verlauf zunimmt.

Die Indikation zur Aortographie ist also weit zu stellen. Wenn man alle Aortenrupturen rechtzeitig entdecken will, müssen auch negative Aortographien in Kauf genommen werden.

Radiologische Ergänzungsuntersuchungen

Im akuten Stadium besteht kaum je eine Indikation für *Tomographien.* Im weiteren Verlauf können diese gelegentlich hilfreich sein für die Beurteilung intrapulmonaler Rundherde oder posttraumatischer Pseudocysten oder zur Beurteilung von Sternumfrakturen. Die *Oesophagographie* mit einem wasserlöslichen Kontrastmittel (Gastrografin) ist die Untersuchungsmethode der Wahl bei Verdacht auf Oesophagusverletzung, eine Verletzung, die beim stumpfen Trauma allerdings eine Rarität darstellt.

Auf die Indikation zur *Aortographie* wurde oben hingewiesen. Beim akuten Trauma gibt es hingegen *nie* eine Indikation zur *Bronchographie;* die Diagnose einer Bronchusverletzung erfolgt durch *Bronchoskopie.*

Kontrolle von Therapiemaßnahmen

Es versteht sich, daß nach dem Einlegen einer Thoraxdrainage oder jeder Pleurapunktion ein Kontrollröntgenbild angefertigt wird. Bei jedem Bild ist aber zusätzlich auf die Lage von Endotrachealtubus, zentralem Venenkatheter und der Thoraxdrainage zu achten, denn diese zeigen oft ein unerwartetes und bewegtes Eigenleben.

Literatur

1. Attar S, Ayelia RJ, McLaughlin JS (1972) The widened mediastinum in trauma. Ann Thorac Surg 13:435–449
2. Glinz W (1979) Thoraxverletzungen: Diagnose, Beurteilung und Behandlung. 2. Aufl. Springer, Berlin Heidelberg New York
3. Greenway BA, Nicholls BA (1975) Traumatic rupture of the thoracic aorta – a radiological pitfall. Injury 7:11–13
4. Paredes S, Hipona FA (1975) The radiologic evaluation of patients with chest trauma; respiratory system. Med Clin N Amer 59:37–63
5. Schmoller HJ (1973) Lungen-, Herz- und Mediastinalverletzungen im Röntgenbild beim stumpfen Thoraxtrauma. Münch Med Wschr 115:991–997

Behandlungstaktik beim Hämatothorax

P. Klaue

Chirurgische Univ.-Klinik und Poliklinik, Josef-Schneider-Straße 2, D-8700 Würzburg

In etwa 30% (22%–52%) entwickelt sich nach stumpfem Thoraxtrauma ein Hämatothorax [7, 8]. Hierzu können neben Thoraxwand-, Gefäß- und Lungenverletzungen auch Wirbelfrakturen und Zwerchfellrupturen führen. Die Gefährdung der Verletzten beruht vor allem auf der Tatsache, daß bis zu 6 Liter Blut in die Pleurahöhlen verlorengehen können.

Diagnose

Eine sichere klinische und röntgenologische Diagnostik wird erst ab Mengen von 200–400 ml Blut in der Pleurahöhle möglich. Ein Hämatothorax wird deshalb in etwa 25% mit Verzögerungen von bis zu 3 Tagen erkannt [7]. Die Diagnose ist vor allem auch erschwert durch ungenügende röntgenologische Technik im Notfall oder durch gleichzeitig vorhandene Kontusionsherde.

Das rechtzeitige Erkennen eines Hämatothorax ist aber der erste Schritt zu seiner erfolgreichen Therapie, deren oberstes Ziel die vollständige Entleerung der Pleurahöhle bis zur kompletten Wiederausdehnung der Lunge ist. Dies gelingt nur solange das Blut noch flüssig ist.

Therapie

Die wichtigste Maßnahme ist daher die sofortige adäquate Drainage, die 2 Ziele hat:

1. Die Blutstillung, die in den meisten Fällen nach Ausdehnung der Lunge sicher erzielt wird.
2. Die Überwachung des evtl. anhaltenden Blutverlustes, damit die Indikation zur Thorakotomie rechtzeitig gestellt werden kann.

Technik der Drainage beim Hämatothorax

Allgemein werden 3 Methoden unterschieden, ein Drain in die Pleurahöhle einzubringen.

1. Durch stumpfes Einführen mittels Finger und gebogener Klemme. Dies ist die ungefährlichste und am häufigsten empfohlene Technik [9].
2. Durch eine mittels Trokar eingeführte Hülse (von Eerland ursprünglich zur Empyemdrainage entwickelt).
   Die Vorteile dieser Methode sind das leichte Durchdringen der Thoraxwand mit der scharfen Dreikantspitze des Trokar bei gleichzeitig sicherer Kontrolle mit dem kurzen handlichen Instrument.
3. Durch die Verwendung eines Trokarkatheters. Dies ist eine weitverbreitete, aber in der Hand des weniger Geübten sehr gefährliche Methode. Der Widerstand beim Durchdringen

Hefte zur Unfallheilkunde, Heft 158
Zusammengestellt von A. Pannike

der Brustwand ist auch nach adäquater Hautincision oft noch sehr hoch, und die Kontrolle über den langen Trokar weniger sicher. Deshalb sind Verletzungen von Lunge oder Oberbauchorganen möglich. Diese Gefahr ist besonders beim Hämatothorax groß, da ja hier in der Regel an tieferer Stelle eingegangen wird [9].

Welche Technik auch bevorzugt wird, immer sollte zuerst eine Probepunktion erfolgen, durch die man die Diagnose sichert und sich vor allem Gewißheit schafft, daß man an der gewählten Stelle freien Pleuraraum erreichen wird.

Weitere technische Details, die keiner besonderen Erläuterungen bedürfen sind:

1. Möglichst tiefes Einführen der Drainage, d.h. im 5.–6. ICR (je nach Probepunktion, evtl. auch noch tiefer) in der mittleren oder hinteren Axillarlinie.
2. Der Stärke des Drains entsprechend Hautincision einen ICR tiefer.
3. Einführen der Drainage beim Beatmen in Atemstillstand.
4. Vorschieben des Drains nach dorsal und cranial, sodaß es vom Zwerchfellwinkel bis zur Pleurakuppel reicht.
5. Anbringen zusätzlicher Drainageöffnungen im Schlauch (am besten mit der Luerzange), wobei zumindest die tiefste in den Kontraststreifen geschnitten werden sollte.
6. Verwendung weitlumiger (Charr. 28–36) siliconisierter Drainagen und entsprechend weiter Verbindungsstücke.
7. Aktiver Sog bis zu 25 cm Wassersäule, je nach Alter des Patienten, d.h. nach Elastizität seiner Lunge. Kein Sog beim Vorliegen von Parenchymfisteln.
8. Ständige Kontrolle der Durchgängigkeit der Drainage (atemsynchrone Bewegungen der Blutsäule im Schlauch) bzw. deren Wiederherstellung durch Walken mittels Rollenzange, keinesfalls jedoch durch Anspülen.
9. Bei mangelnder Wiederausdehnung der Lunge, Legen neuer oder zusätzlicher Drainagen.
10. Beim Hämopneumothorax Einbringen einer 2. Drainage im 2. ICR in der Medioclavicularlinie.

Die Geschwindigkeit der Entleerung muß den Kreislaufverhältnissen angepaßt sein. Nach etwa 1000 ml sollte eine Pause eingelegt werden, da Schockgefahr besteht.

Ohne Vorbehalt ist die Autotransfusion zu empfehlen, die mit dem Soerensen-System sicher und einfach durchzuführen ist [8].

Die Drainagen sollen nach 2–3 Tagen wieder entfernt werden. Danach muß eine intensive Atemgymnastik erfolgen.

Indikationen zur Thoracotomie beim Hämatothorax

1. Beim Moribunden im massiven Schock kann die *sofortige Notfallthoracotomie,* die in amerikanischen Traumazentren häufig bereits im Aufnahmeraum durchgeführt wird (laterale Thoracotomie im 5. ICR) [4], versucht werden.
2. Die *verzögerte Notfallthoracotomie* wird bei anhaltender Blutung innerhalb der ersten Stunden notwendig. Aus den zahlreichen Empfehlungen unterschiedlicher Richtwerte bezüglich der Blutverluste, die als Operationsindikation gelten, lassen sich durchschnittliche Grenzwerte ermitteln, die bei einem Initialverlust von über 1000–2000 ml gefolgt von anhaltendem Verlust von mehr als 200–300 ml pro Stunde liegen [2, 3, 5, 6, 10 11]. Dabei ist die anhaltende Blutung sicherlich der entscheidendere Faktor bei der Indikationsstellung (Tabelle 1).

Tabelle 1. Empfohlene Richtwerte für die Indikationsstellung zur Thoracotomie beim Hämothorax

>	1000 cc + > 200 cc/Std		(Homburg)
>	800 cc initial		
> 500 –	700 cc + > cc/Std		(Erlangen)
> 2000 –	3000 cc initial		
>	200 cc/Std		(München)
>	500 cc/Std nach 3 Std		
>	150 cc/Std nach 6 Std		(Zürich)
> 1500 –	2000 cc initial +	anhaltend	(Düsseldorf)
>	300 cc/Std	anhaltend	(Houston)
>	200 cc/Std	anhaltend	(New Orleans)
> 1000 –	2000 cc initial + 200–300 cc/Std. anhaltend		

Ob in Zukunft die Thoracoskopie eine Rolle bei der Indikationsstellung spielen wird, muß sich erst noch erweisen [5].

3. Die unvollständige Entleerung eines Hämatothorax führt zur Schwartenbildung oder zum Empyem, letzteres droht vorallem bei Kontusionen, Pneumonie sowie persistierender Parenchymfistel [12]. Hier ist deshalb eine *Frühthoracotomie* vor dem 8. Tag indiziert. Zu diesem frühen Zeitpunkt ist eine einfache Ausräumung von Coageln über eine kleine anterolaterale Thoracotomie im 5. ICR erfolgt von großzügiger Drainage aureichend. In der gleichen Narkose sollte eine Bronchoskopie durchgeführt werden zum Absaugen von Sekret und zur Kontrolle der Unversehrtheit des Bronchialsystems [1, 3, 8]. Die Instillation von Fibrinolytica wird nicht empfohlen [6]. Ebensowenig erscheint eine Antibioticaprophylaxe zur Verhütung des Pleuraempyems angezeigt [12].
4. Wird beim Resthämatom dieser frühe Zeitpunkt verpaßt, so darf erst nach 6 Wochen die *Spätthoracotomie* durchgeführt werden, bei der nun eine echte Decortikation erfolgen muß.
   Ab dem 8. Tag beginnt nämlich die Organisation des Resthämatoms mit Einsprossen zahlreicher Capillaren [8]. Eine Entfernung zu diesem Zeitpunkt oder später ist mühsam und blutreich und birgt die Gefahr der Lungenverletzung mit evtl. notwendiger Resektion in sich. Nach 6 Wochen hat sich dagegen eine Trennschicht zwischen organisiertem Hämatom und Elastica der Pleura visceralis ausgebildet, in der die Schwarte leicht abgezogen werden kann.

Schlußfolgerungen

Abschließend lassen sich die wichtigsten Prinzipien der Behandlungstaktik beim Hämatothorax wie folgt zusammenfassen.

1. Frühzeitige Diagnose auch des verzögert auftretenden Hämatothorax durch wiederholte Kontrollen, adäquate Röntgentechnik und evtl. Probepunktion.
2. Sofortige und effektive Drainage zur vollständigen Entleerung des Blutergußes, sodaß durch die komplette Wiederausdehnung der Lunge eine Blutstillung erreicht wird.

3. Großzügige Indikation zur sofortigen Notfallthoracotomie beim nichtbeherrschbaren Schock, sowie zur verzögerten Notfallthoracotomie bei anhaltender Blutung. Dies wird in weniger als 3% der Fälle notwendig sein [8, 11].
4. Rechtzeitige Frühthoracotomie bei inkomplett entleertem Hämatothorax zur Entfernung der Restcoagel vor dem 8. Tag. Dies sollte nur in höchstens 1% der Fälle notwendig werden [1, 8, 11, 13].
5. Decortikation einer organisierten Schwarte durch Spätthoracotomie nicht vor der 6. Woche.

Literatur

1. Collins MP et al (1978) Early Decortication After Thoracic Trauma. Arch Surg 113: 440
2. Gall F et al (1979) Dringliche Therapie der Thoraxverletzungen. Schriftenreihe: Unfallmed. Tagungen der Landesverbände der gewerblichen Berufsgenossenschaften. Heft 38:73
3. Glinz W (1978) Thoraxverletzungen. Springer, Berlin Heidelberg New York
4. Harnar TJ et al (1981) Role of Emergency Thoractotomy in the Resuscitation of Moribund Trauma Victims. Amer J Surg 142:96
5. Jones JW et al (1981) Emergency Thoracoscopy: A logical Approach to Chest Trauma Management. J Trauma 21:280
6. Kremer K et al (1978) Komplikationen nach offenen und geschlossenen Thoraxtraumen. Unfallchirurgie 4:30
7. Medina A et al (1981) Spät auftretender Haematothorax nach stumpfem Thoraxtrauma mit Rippenfrakturen. Helv Chir Acta 48:121
8. Milfeld DJ et al (1978) Early Evacuation of Clotted Hemothorax. Amer J Surg 136: 686
9. Millikan JS et al (1980) Complications of Tube Thoracostomy for Acute Trauma. Amer J Surg 140:738
10. Spelsberg F et al (1979) Dringliche Diagnostik der Thoraxverletzungen. Schriftenreihe: Unfallmed. Tagungen des Landesverbände der gewerblichen Berufsgenossenschaften. Heft 38:65
11. Sturm JT et al (1975) Hemopneumothorax Following Blunt Trauma of the Thorax. Surg Gynecol Obstet 141:539
12. Villalba M et al (1979) The Etiology of Post-traumatic Empyema and the Role of Decortication. J Trauma 19:414
13. Wilson JM (1979) Traumatic hemothorax: Is decortication necessary? J Thorac Cardiovasc Surg 77:489

Pneumothorax einschließlich Haut- und Mediastinalemphysem

W.F. Schildberg, A. Valesky und E. Thies

Abteilung Chirurgie des Klinikums der Medizinischen Hochschule, Ratzeburger Allee 180, D-2400 Lübeck

Luftansammlungen in Pleura, Mediastinum und im Subcutangewebe sind Folgen und Symptom übergeordneter Erkrankungen, können aber selbst weitere, zum Teil lebensbedrohliche Störungen induzieren, so daß sie unabhängig von der Grunderkrankung oft therapiepflichtig werden.

Der Pneumothorax ist eine relativ häufige Erkrankung wechselnder Ätiologie. Führend ist bekanntlich das offene und geschlossene Thoraxtrauma, letzteres so gut wie immer kombiniert mit Rippenfrakturen. Häufig tritt er auch als sekundärer oder idiopathischer Spontanpneumothorax bzw. als Folge diagnostischer und therapeutischer Maßnahmen auf.

Kenntnisse über dieses Krankheitsbild dürfen allgemein als bekannt vorausgesetzt werden. Ich möchte mich deshalb im folgenden darauf beschränken, einige mir wichtig erscheinende Besonderheiten unter Berücksichtigung traumatologischer Gesichtspunkte darzustellen.

Der Thorax des Menschen stellt in physikalischer Hinsicht weder einen einheitlichen Raum dar, noch läßt sich das Konzept zweier, durch das Mediastinum vollständig voneinander getrennter Kammern aufrechterhalten. Unsere Untersuchungen an Leichen (Abb. 1) haben ergeben, daß sich Druckerhöhungen in einer Thoraxhälfte nur bis zu einem gewissen Ausmaß auch der contralateralen Seite mitteilen. Ein vollständiger Druckausgleich tritt nicht ein, da das Mediastinum nicht frei, sondern nur in beschränktem Umfange beweglich ist. Im Tierexperiment, namentlich bei Hunden, findet sich hingegen ein nur sehr zartes Mediastinum mit sehr guter Verschieblichkeit, so daß hier beide Thoraxhälften als eine gemeinsáme Kammer mit einheitlichen Druckverhältnissen betrachtet werden müssen. Die funktionelle Zweiteilung, die bis zu einem gewissen Grade dem menschlichen Thorax eigen ist, erweist sich als vorteilhaft, da sie ihm bei einseitigem Pneumothorax noch eine ausreichende Restatmung erlaubt, wohingegen Hunde unter diesen Bedingungen innerhalb von Minuten infolge gestörter äußerer Atmung sterben.

Druckerhöhungen einer Thoraxhälfte bleiben allerdings nicht auf diese beschränkt, sondern bewirken eine Drucksteigerung im gesamten Thorax. So geraten bei einem Spannungspneumothorax auch die Mediastinalorgane in die Zone erhöhten Druckes, so daß der venöse Rückfluß zum Herzen anfangs behindert ist und bei höheren thorakalen Drücken zum Erliegen kommt (Abb. 2). Exemplarisch seien diese Kreislaufveränderungen im Tierexperiment vorgestellt. Weitgehend parallel zum intrapleuralen Druckanstieg finden sich auch Druckerhöhungen im rechten Vorhof, der venöse Rückfluß zum Herzen wird erschwert, der Druck in der V. cava inferior steigt an. Gleichzeitig fallen das HZV und der systemische Blutdruck. Da in diesem Experiment der Pneumothorax beidseitig angelegt war, fallen Abknickungen der V. cava inferior infolge starker Mediastinalverschiebungen als Ursache für den behinderten venösen Rückfluß aus. Es bleibt somit zweifelhaft, ob und inwieweit dieser immer wieder genannte Mechanismus überhaupt eine Rolle spielt.

Neben den Kreislaufveränderungen finden sich auch Störungen der Atmung, die hier nicht näher charakterisiert werden sollen. Diese machen sich namentlich beim einfachen

Hefte zur Unfallheilkunde, Heft 158
Zusammengestellt von A. Pannike

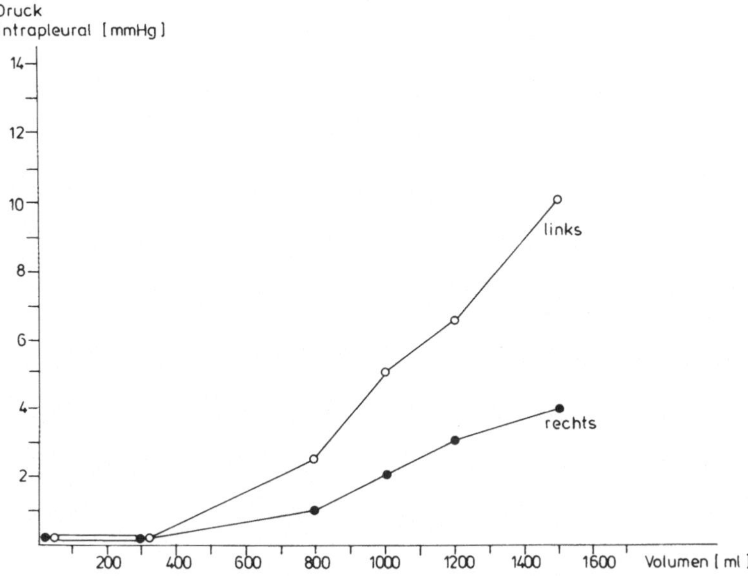

Abb. 1. Druckveränderungen im Thorax (Leichen) nach Insufflation unterschiedlicher Gasmengen in die linke Pleurahöhle. Die Drucksteigerung der linken Thoraxhälfte teilt sich auch der contralateralen Seite mit, jedoch findet kein vollständiger Druckangleich statt

Pneumothorax bereits zu einem Zeitpunkt bemerkbar, wo ausgeprägte Kreislaufveränderungen noch nicht eingetreten sind.

Diagnostische Schwierigkeiten sind beim Pneumothorax nur selten zu erwarten. Kleinere Luftansammlungen können allerdings insbesondere bei liegenden Patienten übersehen werden. Hier liefern gelegentlich ein gut sichtbarer, tiefer lateraler Sinus phrenicocostalis evtl. mit Abflachung des Zwerchfells, eine basale Aufhellung oder Luftansammlungen mit Projektion auf einen der oberen Quadranten des Abdomens wichtige Hinweise. Differentialdiagnostisch ist ggf. eine Zwerchfellruptur auszuschließen. Bei Obliteration des Pleuraspaltes durch vorausgegangene Erkrankungen kann selbst eine partielle Luftansammlung noch einen Spannungspneumothorax hervorrufen. Diese Luftblase kann so gering sein, daß sie auf dem Röntgenbild nicht immer zu erkennen ist. In solchen Fällen ist die Diagnose nur auf Grund einer Mediastinalverlagerung im Verein mit den klinischen Zeichen wie Dyspnoe, Cyanose, hoher Venendruck, steigender Beatmungsdruck etc. zu stellen. Zu beachten ist auch, daß die Lunge beim interstitiellen und alveolären Ödem nicht kollabieren kann.

Zur Therapie des Pneumothorax wird regelmäßig die Pleuradrainage eingesetzt, wenn nicht – wie bei einem einfachen Mantelpneumothorax – eine konservativ-abwartende Haltung gerechtfertig ist. Eine zusätzliche Saugung beschnleunigt die Reexpansion der Lunge. Allerdings wird man sich von der einwandfreien Funktion der Drainage in jedem einzelnen Fall überzeugen müssen, da diese z.B. bei großem Luftverlust aus einer Parenchymfistel bei gekammertem Pneumothorax keineswegs immer ausreichen muß. In solchen Fällen sind mehrere Drainagen erforderlich.

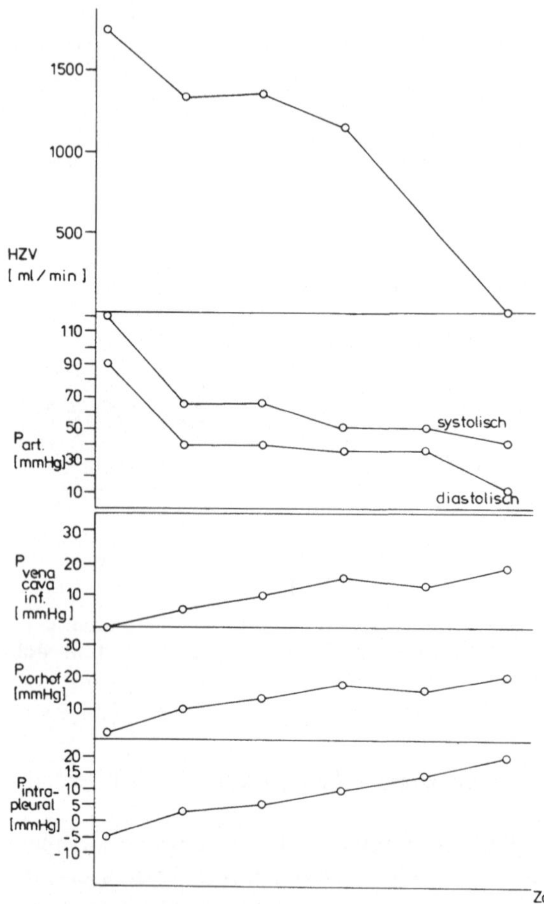

Abb. 2. Veränderungen einzelner Kreislaufparameter (Herzzeitvolumen, systolischer und diastolischer Druck in der A. fem., Druck in der V. cava inf., Druck im re. Vorhof) bei doppelseitiger intrathorakaler Drucksteigerung (unteres Diagramm) durch Insufflation von unterschiedlichen Luftmengen (Tierexperiment, Hund, beatmet)

Dies gilt insbesondere für Patienten mit Verletzungen des Tracheobronchialbaumes. Wir haben mehrfach gesehen, daß in der Initialphase der Therapie, d.h. gewöhnlich schon während des Rettungseinsatzes, folgenschwere Fehler gemacht wurden. Bei 3 von 10 Patienten entwickelte sich so trotz eingelegter großkalibriger Pleuradrainage unter der Überdruckbeatmung ein Spontanpneumothorax, der noch während des Transportes in die Klinik unter wachsendem Beatmungsdruck und Zunahme der venösen Stauung zum Tode führte. Bei ausreichender Entlastung durch mehrere Drainagen und Verzicht auf die Überdruckbeatmung hätte sich diese Entwicklung wahrscheinlich verhindern lassen. In der Klinik kann nach genauer Lokalisation der Verletzungen durch seitengetrennte Intubation mit Hilfe der Tuben nach Carlens oder White der Zustand bis zur endgültigen Versorgung stabilisiert werden. Wegen der Gefahr eines Spannungspneumothorax wird von manchen Chirurgen die prophylaktische Pleuradrainage bei Vorliegen von Rippenfrakturen und der Notwendigkeit einer Beatmung gefordert. Bei guten Überwachungsmöglichkeiten halten wir dies nicht für erforderlich. Unverzichtbar ist eine prophylaktische Drainage bei dieser Konstellation dann, wenn der Verletzte im Fluggerät transportiert werden muß oder vor geplanten operativen Eingriffen.

Die Indikation zur operativen Behandlung eines Pneumothorax stellen wir nicht rein schematisch auf Grund der Größe des Gasverlustes über die Fistel. Hier werden gelegentlich 40% des Atemminutenvolumens als obere Grenze angegeben. Mir scheint letztlich die Frage von Bedeutung, ob sich die Lunge unter der Therapie ausdehnt. Ist dies nicht der Fall, müssen differentialdiagnostisch die Bronchus- oder Trachealruptur endoskopisch gesichert oder ausgeschlossen werden. Erst danach ist die Thoracotomie mit dem Ziel der Lungenparenchymnaht oder der Bronchusrekonstruktion angezeigt. Eine Lobektomie oder gar Pneumonektomie wird nur in den seltensten Fällen bei gleichzeitig starker Blutung infolge weitgehender Zerstörung eines Lungenlappens in Erwägung zu ziehen sein.

Luftansammlungen im Mediastinum werden seit der Einführung der Beatmung häufiger als früher beobachtet. Meist handelt es sich ursächlich um Alveolarrupturen, das austretende Gas dringt entlang von Gefäßen und Bronchien in das Mediastinum vor und kann von hier aus sowohl das subcutane Gewebe besonders im Hals- und Gesichtsbereich als auch den retro- und intraperitonealen Raum erreichen. Andere Ursachen – besonders im traumatologischen Krankengut – sind Verletzungen des Tracheobronchialbaumes und des Ösophagus. In ca. der Hälfte der Beobachtungen ist das Pneumomediastinum mit einem Pneumothorax vergesellschaftet.

Die Diagnostik solcher Veränderungen ist nicht leicht zu stellen. Die als typisch beschriebene Crepitation – das sogenannte Hamman-Zeichen – ist selten zu hören. Im ap.-Bild finden sich solche Luftansammlungen parakardial nur in ca. 50% der Fälle. Die aussagekräftigere seitliche Aufnahme wird bei diesen oft intensiv zu behandelnden Patienten meist nicht durchgeführt.

Therapeutische Konsequenzen sind aus einem solchen Nachweis von Luft nicht zu ziehen, doch sollte endoskopisch und röntgenologisch nach Verletzungen von Trachea und Ösophagus gefahndet werden. Zunehmende Luftansammlungen oder eine Verschlechterung der Kreislaufsituation sind Hinweise auf das Vorliegen eines Spannungspneumomediastinums und erfordern die sofortige Entlastung durch collare Mediastinotomie mit stumpfer Dissektion nicht nur des vorderen Mediastinums, sondern auch des prätrachealen Raumes sowie die Einlage einer Drainage.

Liegt eine tracheo-bronchiale Verletzung vor, so darf erst dann beatmet werden, wenn die Manschette des Beatmungstubus distal der Verletzung liegt oder die verletzte Seite durch contralaterale Intubation von der Respiration ausgeschlossen ist. Während des Rettungseinsatzes ist möglichst von der Intubation solcher Patienten Abstand zu nehmen. Ein 26jähriger Patient mit stumpfem Thoraxtrauma wurde auf dem Wege in die Klinik intubiert und beatmet. Anstatt der erwarteten Besserung verschlechterte sich die Kreislaufsituation, gleichzeitig nahm das Hautemphysem im Kopf- und Halsbereich zu und der Beatmungsdruck stieg. Die sofortige Bronchoskopie zeigte einen semizirkulären Einriß der Trachea im cervicalen Abschnitt. Durch Vorschieben des Tubus über die Rupturstelle hinaus konnte die akute Situation beherrscht und die Trachea in der anschließenden Operation durch Resektion und End-zu-End-Anastomose versorgt werden.

Bei vollständigem Abriß der Trachea ist wegen der Retraktion des distalen Stumpfes in das Mediastinum eine Intubation oft nicht möglich. Auf forcierte Intubationsversuche sollte dann unter allen Umständen verzichtet werden. Häufig genügt für den Transport die Freihaltung der Atemwege durch Absaugen und die Insufflation von Sauerstoff. In der Klinik kann dann nach genauer Lokalisation der Verletzung die sofortige Versorgung erfolgen. So sahen wir einen 28jährigen Patienten, der vom Notarzt mit komplettem Abriß der Trachea in Höhe des Ringknorpels in extremis eingeliefert wurde. Nur durch notfallmäßige

Freilegung des distalen Trachealstumpfes konnte der drohende hypoxische Herzstillstand abgewendet werden. Auch bei diesem Patienten hatte nach vergeblichen Intubationsversuchen die Überdruckbeatmung mit Hilfe der Maske zu einer Verschlechterung der Situation mit Ausbildung eines Spannungspneumomediastinums geführt. Die Resektion des verletzten Trachealanteils mit Rekonstruktion durch End-zu-End-Anastomose ergab auch hier ein gutes Ergebnis.

Instabiler Thorax – konservative Behandlung

G. Wolf, H. Langenstein und M. Dittmann

Abteilung für Intensivmedizin, Kantonsspital, Department Chirurgie der Universität, CH-4031 Basel

Grundlagen

Der „ instabile Thorax" nach Thoraxtrauma ist für den Patienten gefährlich wegen der dadurch versursachten *Störung der Atemfunktion,* jedoch nicht a priori wegen der dadurch verursachen morphologisch faßbaren Veränderungen des Thoraxskelets. Der Nachweis, daß bei einem einzelnen Patienten mit instabilem Thorax die bisherige Behandlung nicht genügt und mehr zu unternehmen ist, kann deshalb weder mit der Thoraxübersichtsaufnahme noch mit irgendwelchen anderen die Rippenbrüche dokumentierenden Spezialaufnahmen erbracht werden; dieser Nachweis muß vielmehr mit Hilfe funktioneller Untersuchungen, d.h. durch die bewiesene Einschränkung der Atemmechanik und/oder des pulmonalen Gasaustauschs geleistet werden. Es ist schon lange bekannt, daß die durch das Thoraxtrauma verursachten atemabhängigen Schmerzen zur Reduktion der funktionellen Residualkapazität und zur Vergrößerung der venösen Beimischung (intrapulmonaler Rechts-links-Shunt) beitragen. Wird jedoch die allgemeine Analgesie in der für Schmerzfreiheit notwendigen Dosierung durchgeführt, so kommt es unweigerlich auch zu einer Sedation mit zentraler Atemdepression. Mit thorakaler Epiduralanalgesie über einen für einige Tage eingelegten epiduralen Katheter können die atemabhängigen Schmerzen restlos beseitigt werden, ohne daß eine zentrale Atemdepression in Kauf genommen werden müßte. Interessanterweise ist nun unter erfolgreicher thorakaler Epiduralanalgesie nicht nur subjektive Schmerzfreiheit zu beobachten, sondern eine Vergrößerung des Atemzugsvolumens, ein Abfallen der zuvor erhöhten Atemfrequenz, ein Anstieg der Vitalkapazität und ein Anstieg des arteriellen Sauerstoffpartialdrucks. Bei instabilem Thorax beeindruckt außerdem, daß unter der erfolgreichen Analgesie das Ausmaß der paradoxen Atmung sich deutlich vermindert, ja sogar unsichtbar wird. Lungenfunktionsuntersuchungen haben nicht nur die Vergrößerung der Vitalkapazität bestätigt, sondern außerdem einen Anstieg der funktionellen Residualkapazität und der Compliance gezeigt sowie einen Abfall des Atemwegswiderstandes (Abb. 1) [4].

Hefte zur Unfallheilkunde, Heft 158
Zusammengestellt von A. Pannike

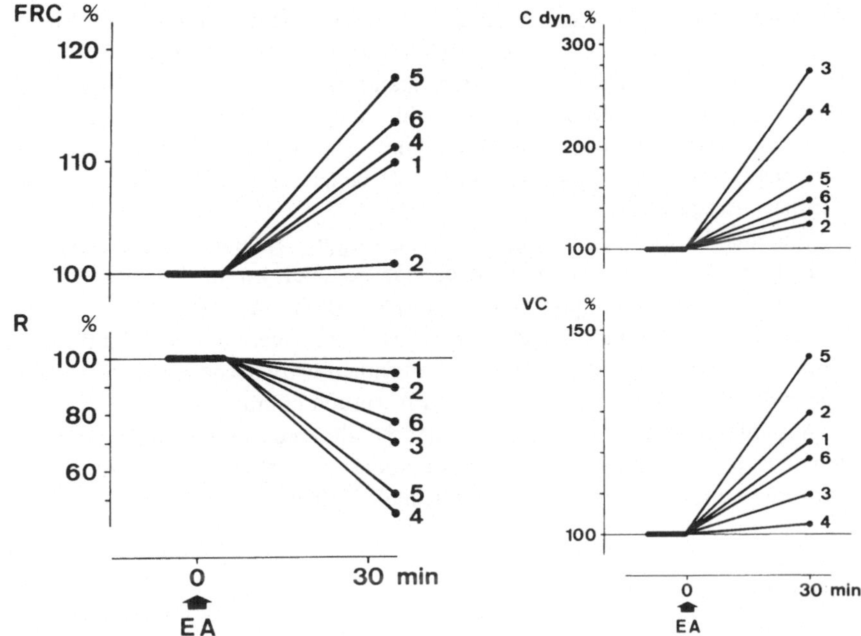

Abb. 1. Lungenfunktionsuntersuchungen an 6 Patienten mit thorakalem epiduralem Katheter bei Rippenserienfrakturen vor und nach Applikation von Carbostesin. Angaben in Prozent der Ausgangswerte. *FRC* = funktionelle Residualkapazität; *R* = Atemwegswiderstand; C_{dyn} = dynamische Lungencompliance; *VC* = Vitalkapazität (s. Text)

Behandlungskonzept

Aufgrund dieser Erfahrungen haben wir zur Behandlung von Rippenserienfrakturen folgendes Konzept vorgeschlagen [5]: Jeder Patient wird mit thorakaler Epiduralanalgesie behandelt,

- sofern Bewußtsein und Kooperationswille vorhanden sind,
- sofern die Vitalkapazität (exspiratorisch gemessen) mindestens 15 ml/kg KG beträgt, oder dieser Wert nach einigen Stunden optimaler konservativer Behandlung erreicht werden kann,
- sofern die durch einen Lungenparenchymschaden (z.B. Lungenkontusion, Atelektase oder Aspiration) verursachte venöse Beimischung nur wenig ausgeprägt ist, d.h. (wenn angenommen wird, daß vor dem Unfall das P_aO_2 normal war) solange das P_aO_2 unter Spontanatmung mit Raumluft mehr als 60 mm Hg (8 kPa) beträgt, oder wenn dieser Wert bei optimaler konservativer Behandlung innerhalb weniger Stunden erreicht werden kann.

Die Entscheidung zur thorakalen Epiduralanalgesie ist jeweils nur eine vorläufige, und der Verlauf wird in kurzen Intervallen sorgfältig verfolgt. Arterielle Blutgase werden bei Zimmerluftatmung entnommen; die Schwestern verfolgen die Vitalkapazität (exspiratorisch gemessen) und die Atemfrequenz jeweils vor und nach erneuter Applikation des Lokalanaestheticums durch den epiduralen Katheter. Ein Abfall der Vitalkapazität oder des arteriellen P_{O_2} und ein Anstieg der Atemfrequenz werden als gefährliche Zeichen gewertet. Zeigt sich jedoch ein Entwicklungstrend, der auch bei verstärkten konservativen Maßnahmen nicht abgewendet werden kann, so zeigt dieser Trend viel besser als einzelne Messungen, daß mit Epiduralanalgesie hier das Ziel nicht erreicht wird. Wenn volle Analgesie und optimale zusätzliche Maßnahmen eine Verschlechterung nicht aufhalten lassen, wird der Versuch mit Epiduralanalgesie zu behandeln, abgebrochen, d.h. der Patient wird intubiert und beatmet.

Muß der Patient zur chirurgischen Versorgung anderer Verletzungen narkotisiert und deshalb intubiert werden, so wird er erst extubiert, wenn er unter thorakaler Epiduralanalgesie die oben aufgezählten Kriterien erfüllt. Außerdem werden primär beatmete Patienten mit thorakaler Epiduralanästhesie behandelt und extubiert, sobald die venöse Beimischung, verursacht durch den Lungenparenchymschaden, ausreichend reduziert ist, was in der Regel höchstens 2–3 Tage in Anspruch nimmt.

Außerdem lassen wir keinen Mehrfachverletzten spontan atmen, solange der Schock andauert [7], solange der pulmonal-vasculäre Widerstand erhöht ist [8] und solange eine schwere Coagulopathie noch nicht behandelt ist [6].

Eigene Beobachtungen

Wir berichten über 283 Patienten mit multiplen Rippenfrakturen [5]. 16 Patienten konnten mit allgemeiner Analgesie und äußerlich stabilisierenden Maßnahmen behandelt werden. 112 Patienten wurden primär mit thorakaler Epiduralanalgesie behandelt, 155 wurden primär beatmet (Tabelle 1). Die Indikation zur Beatmung basierte ausschließlich auf den beschriebenen funktionellen Kriterien, war jedoch indirekt beeinflußt durch die zusätzlichen Verletzungen. Dabei fällt auf, daß vor allem das stumpfe Bauchtrauma, die Schädel-Hirn-Verletzung, die Wirbelsäulenverletzung und das Polytrauma mit Becken-, Femur- und Tibiafraktur beatmet werden mußte, während bei Frakturen des Schultergürtels und der oberen Extremität eine erfolgreiche Behandlung mit thorakaler Epiduralanalgesie möglich war; Beobachtung verdient, daß weder ein Hämatothorax noch ein Pneumothorax zur Beatmung gezwungen hat.

Tabelle 1. Zusätzliche Verletzungen bei 267 Patienten mit Rippenserienfrakturen. TEA: primär mit thorakaler Epiduralanästhesie behandelt (112 Patienten = 100%). CVM (= controlled mechanical ventilation): primär beatmete Patienten (155 Patienten = 100%)

Primär	TEA	CMV
Schulter – Arm	37%	51%
Hämato-Pneu	36	59
Lungenparenchym	1	32
Schädel – Hirn	9	61
Stumpfes Bauchtrauma	5	35
Laparotomiert	0	26
Femur – Tibia	5	48
Becken	4	25
Wirbelsäule	3	18

107 Patienten konnten mit thorakaler Epiduralanalgesie allein behandelt werden (Exitus bei pulmonaler Ursache = 0); 134 Patienten wurden primär beatmet (Exitus bei respiratorischer Insuffizienz: 22 Patienten); selbstverständlich sind die zusätzlichen Verletzungen für die respiratorische Insuffizienz mitverantwortlich. Fünf weitere Patienten, bei denen die Therapie mit thorakaler Epiduralanalgesie begonnen worden ist, mußten wegen verschiedener (nicht ausschließlich pulmonaler) Komplikationen innerhalb der ersten Tage doch intubiert und beatmet werden (1 Exitus mit respiratorischer Insuffizienz); 21 Patienten, welche primär beatmet worden sind, konnten unter thorakaler Epiduralanalgesie nach längestens 72 Std Beatmung extubiert werden (kein Exitus).

Tabelle 2 zeigt, daß in beiden Gruppen pro Patient im Durchschnitt mehr als 6 Rippenfrakturen nachgewiesen wurden, daß das mittlere Alter der mit Epiduralanalgesie behandelten Patienten um 12 Jahre höher lag als das mittlere Alter der primär Beatmeten, und daß die mit Epiduralanalgesie behandelten Patienten 6 Tage auf der Intensivpflegestation und insgesamt 17 Tage im Spital blieben.

Schlußfolgerungen

Abbildung 2 faßt die vorgeschlagene Behandlung zusammen. Für den Erfolg der Behandlung mit thorakaler Epiduralanalgesie ist es entscheidend, daß das ganze Team von Ärzten und Schwestern sich während der vollen Behandlungszeit bewußt ist, daß allein Schmerzfreiheit die eigentliche Behandlung ermöglicht. Die bei Schmerzfreiheit effektiv durchführbare „ aktiv konservative Behandlung" umfaßt täglich viele Perioden von 20–30 min der Spontanbeatmung mit kontinuierlich positivem Atemwegsdruck (CPAP) über eine dicht sitzende Gesichtsmaske [2, 3], die sofortige Mobilisation des Patienten mit hartnäckiger Physiotherapie und sofern eine Linksherzinsuffizienz vorhanden, die sorgfältige Behandlung der pulmonal-venösen Stauung mit Diuretica, und ein evtl. beobachteter Brochospasmus muß behandelt werden, evtl. sogar mit Corticosteroiden (Methylprednisolon 1/2 mg/kg KG täglich). Antibiotica verabreichen wir nie prophylaktisch sondern nur therapeutisch und – wenn möglich – gezielt.

Wir glauben, daß wir heute die „innere Stabilisierung durch Beatmung" [1] nur noch für Patienten mit instabilem Thorax *und* schwerem Lungenparenchymschaden oder mit schweren extrathorakalen Verletzungen empfehlen dürfen. Das Hauptproblem ist also nicht die Stabilität des Thoraxskelets sondern der ausreichende Gasaustausch und die genügenden

Tabelle 2. Anzahl der Rippenserienfrakturen, Alter und Behandlungsdauer von 267 Patienten mit Rippenserienfrakturen. TEA: primär mit thorakaler Epiduralanalgesie behandelt; CMV = primär mit kontrollierter mechanischer Beatmung behandelt

Primär n	TEA 112	CMV 155
Rippenfrakturen/Patient	6,8	6,6
Alter (Jahre)	57,5	45,2
Tage Intensivpflegestation	6,1	13,1
Tage Spital	16,8	26,2

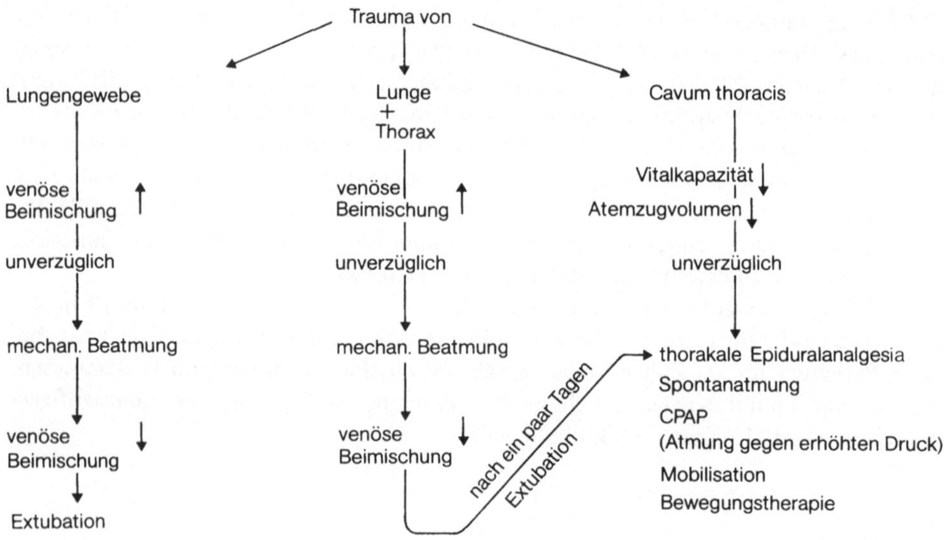

Abb. 2. Funktionsorientierte Behandlung bei stumpfem Thoraxtrauma

atemmechanischen Reserven. Können diese Bedingungen erreicht werden, so heilen die Rippenfrakturen; wir sind überzeugt, daß diese Bedingungen einfacher und harmloser mit thorakaler Epiduralanalgesie erreicht werden können als mit Schrauben und Platten. Die Rippenosteosynthese reservieren wir für Patienten, die aus anderen Gründen bereits thoracotomiert worden sind und von den anderen Verletzungen her gesehen früh extubiert werden könnten. Wir verfügen darüber über keine eigene Erfahrung.

Zusammenfassung

Es wird ein Konzept zur Behandlung thoraxtraumatisierter Patienten vorgeschlagen. Bei schweren lungenparenchymatösen Veränderungen (wie Lungenkontusion, Atelektase, Aspiration) wird mechanisch beatmet, bis die venöse Beimischung nicht mehr wesentlich erhöht ist. Rippenserienfrakturen mit weniger ausgeprägtem Lungenparenchymaschaden, d.h. mit nur geringfügig verändertem Gasaustausch, jedoch mit deutlich reduzierter Vitalkapazität werden mit thorakaler Epiduralanalgesie während rund 6 Tagen behandelt; die Erfolgskriterien sind Vitalkapazität, arterieller Sauerstoffpartialdruck und Atemfrequenz. Bei instabilem Thorax verschwindet unter thorakaler Epiduralanästhesie in den meisten Fällen die paradoxe Atmung. Es wird über 283 Patienten berichtet, welche nach diesen funktionellen Kriterien behandelt worden sind (112 Patienten primär mit thorakaler Epiduralanalgesie, 155 Patienten primär kontrolliert beatmet, 16 Patienten primär mit allgemeiner Analgesie). Letalität, Mortalität und Behandlungsdauer lassen das Behandlungskonzept als nützlich erscheinen.

Literatur

1. Avery EE, Mörch ET, Benson DW (1956) Critically crushed chests: A new method of treatment with continuous mechanical hyperventilation to produce alkalotic and internal pneumatic stabilization. J Thorac Surg 32:291–311
2. Dittmann M, Lehmann K, Frede KE, Wolff G (1977) Postoperative thorakale Epiduralanästhesie zur Ermöglichung der Frühextubation bei polytraumatisierten Patienten mit Rippenserienfrakturen. Schweiz Med Wschr 107:1637 (Abstract)
3. Dittmann M, Pile PMH, Wolff G (1977) The Basle PEEP-weaner. Anaesthesia 32:559–562
4. Dittmann M, Keller R, Wolff G (1978) A reationale for epidural analgesia in the treatment of multiple rib-fractures. Intensive Care Med 4:193–197
5. Dittmann M, Steenblock U, Kränzlin M, Wolff G (1982) Epidural analgesie or mechanical ventilation for multiple rib fractures? Intensive Care Med 8 (in press)
6. Hehne HJ, Nyman D, Bürri H, Wolff G (1976) Management of bleeding disorders in traumatic-haemorrhagic shock states with deep frozen fresh plasma. Eur J Intens Care Med 2:157–161
7. Wolff G, Dittmann M, Rüedi Th, Buchmann B, Allgöwer M (1978) Koordination von Chirurgie und Intensivmedizin zur Vermeidung der posttraumatischen respiratorischen Insuffizienz. Unfallheilkunde 81:425–442
8. Wolff G, Langenstein H (in press 1981) Akute Herzinsuffizienz am primär gesunden Herzen nach Polytrauma. Schweiz Med Wschr

Instabiler Thorax – chirurgische Therapie

V. Vecsei

I. Universitätsklinik für Unfallchirurgie, Alserstraße 4, A-1097 Wien

Einleitung

Atemmechanische Überlegungen

Für die Lungenbelüftung sind mechanisch gesehen zwei Faktoren verantwortlich:

a) Die aktiv zu erweiternde und passiv sich retrahierende Einheit Brustkorb und Zwerchfell (im weiteren Thorax genannt), und
b) die den Thoraxbewegungen folgende Lunge.

Unter der willkürlichen Annahme, daß diese beiden Komponenten ähnliche mechanische Eigenschafren besitzen, läßt sich ein einfaches „Thorax-Lungen-Modell" aufbauen, in dem der Thorax und die Lungen durch elastische Gummibälge ersetzt werden und zwischen beiden ein artifizieller „Pleuraspalt" aufgebaut wird (Abb. 1).

„Beatmet" man diese Modell mit Sog und Druck mittels einer Starling-Pumpe über den Pleuraraum, können die Auswirkungen der Veränderung der mechanischen Eigenschaften des Thorax anschaulich studiert werden, indem man durch Einbringung einer beliebig variablen parasitären Einheit die elastischen Qualitäten einseitig verändert.

Erweitert man den „Pleuraraum" rechts, kommt es zu „paradoxer Atmung". Wir registrieren nun den „transpulmonalen Druck" im Pleuraraum beidseits (P_R, P_L), die Stromstärker in den „Hauptbronchien" (V_R, V_L), bzw. das „Atemvolumen" (V_R, V_L).

Das Ergebnis: Der transpulmonale Druck P_R, die Stromstärke V_R und das Atemzugsvolumen V_R sinken, ohne auf der Gegenseite (L) Veränderungen zu versursachen, beträchtlich (Abb. 2u. 3).

Die Folgerung: Die pardoxe Atmung ist imitierbar. Sie führt im Modellversuch zur Reduktion der Gesamtcompliance des transpulmonalen Druckes, der Atemstromstärke, des Atemvolumens und zur Zunahme des funktionellen Totraumes (V_D/V_T). Obstruktive Momente und Zunahme der Atemfrequenz verschlechtern die Situation.

Welche Auswirkungen haben nun diese Veränderungen der mechanischen Eigenschaften auf die Ventilation? Dieser Frage sind wir in einem Tierexperiment nachgegangen.

Tierexperimentelles Modell

An Bergziegen wird in Narkose durch zweifache Osteotomie der Rippen 5–10 rechts in einem Abstand von mindestens 15 cm eine laterale „Thoraxwandfraktur" imitiert.

Unter Registrierung der atemfunktions- und blutgasanalytischen Parameter resultiert folgendes *Ergebnis:* die Gesamtcompliance, der transpulmonale Druck, das Atemvolumen, die alveoläre CO_2-Ausscheidung, der arterielle Sauerstoffpartialdruck, das Blut pH sinken,

Hefte zur Unfallheilkunde, Heft 158
Zusammengestellt von A. Pannike

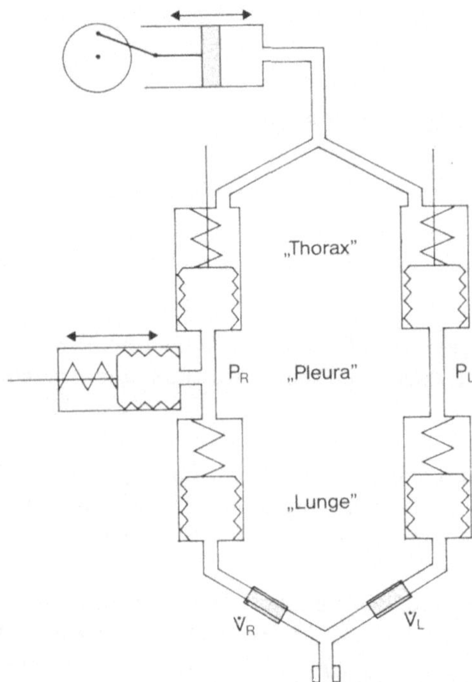

Abb. 1. Das mechanische Lungenmodell. Lunge und Thorax sind mit Gummibälgen ersetzt. Betrieben wird das Modell mit einer Starling-Pumpe. Rechts kann ein weiterer Balg, mittels dessen das elastische Verhalten der rechten Hälfte verändert werden kann. P = transpulmonaler Druck; $\dot{V}$ = Strömungsgeschwindigkeit. Mit dem Fleischkopf wurde zugleich das Volumen links und rechts getrennt registriert

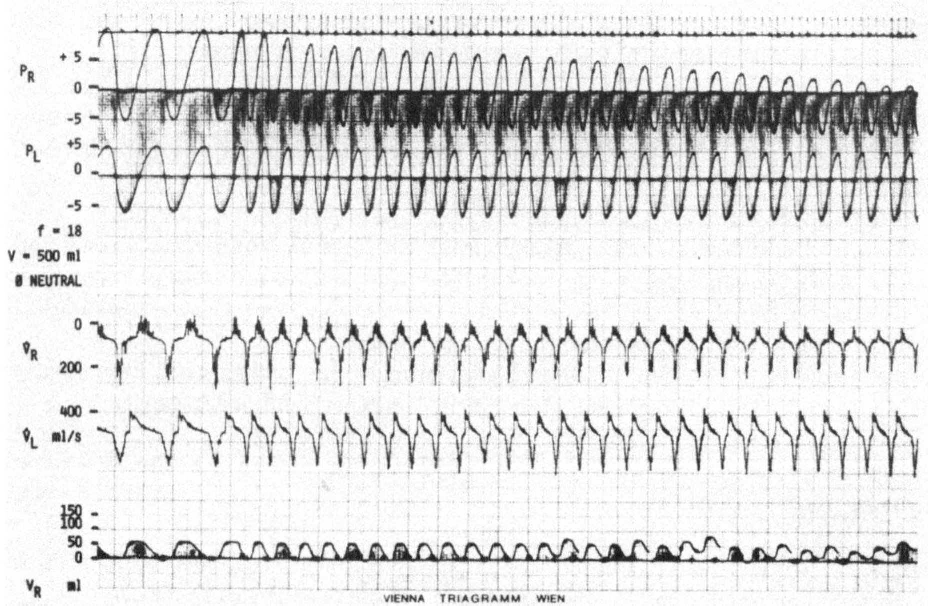

Abb. 2. Registrierungskurve. Bei Zunahme der Elastizität rechts nehmen der transpulmonale Druck (P_R), die Strömungsgeschwindigkeit ($\dot{V}_R$) und das Volumen (V_R) pro „Atemzug" ab

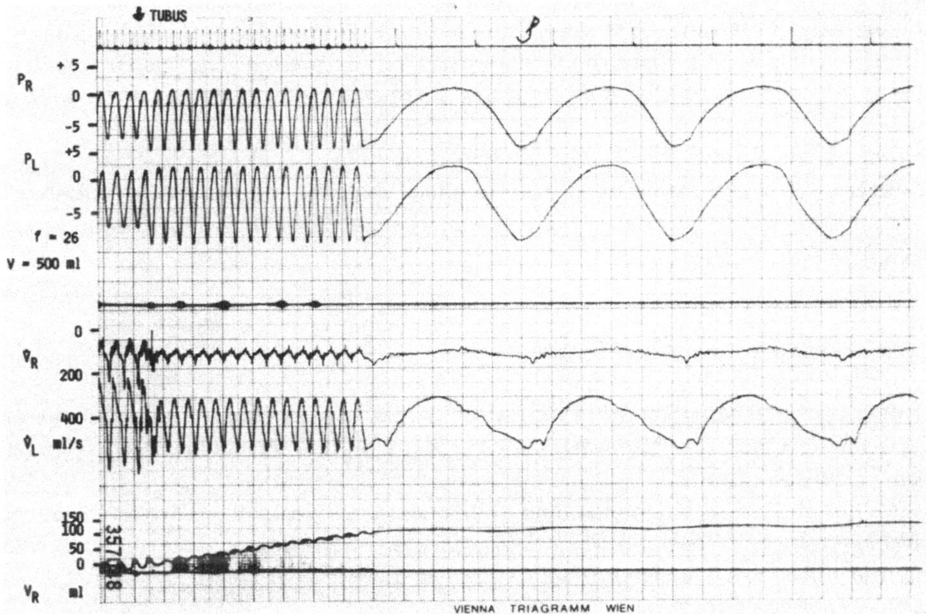

Abb. 3. Registrierungskurve. Frequenzzunahme und „Intubation" mit einem überdünnen Tubus. Die transpulmonalen Druckwerte steigen (P), die Strömungsgeschwindigkeit (V) nehmen beiderseits, rechts mehr als links, ab. Das Atemvolumen (V_R) sinkt praktisch auf 0

die Atemfrequenz, die Totraumventilation, der arterielle CO_2-Partialdruck, der Atemwegswiderstand, das Shuntvolumen (Q_S/Q_T), die Atemarbeit steigen.

Die ventilatorische Funktion ist eingeschränkt, es kommt zur Acidose.

Diese Veränderungen sind durch Stabilisierung der Brustwand ohne nachteilige Folgen reversibel.

Folgerungen für die Klinik

Die Thoraxwandfraktur mit paradoxer Atmung beeinträchtigt die Atemmechanik, führt zur Reduktion der aktiven Atemflächen und der Belüftungsvolumina. Aufgrund von Messungen an Patienten ist ein Anstieg des Atemwegwiderstandes (um das vierfache in den ersten zwei Tagen nach dem Unfall), der Atemarbeit (dreifach erhöht pro Liter Atemvolumen), der Totraumventilation und Abnahme der Gesamt-Compliance (auf 1/4 des Normalen für 8–10 Tage) festgestellt worden (Sankaran u. Wilson).

Die einfachste Art, die Ventilation zu verbessern und auf die Atemarbeit zu reduzieren ist die künstliche Beatmung unter Außerachtlassung ihrer Ursache, nämlich der paradoxen Atembewegung. Dies bedeutet, daß unser eingangs geschildertes mechanisches Modell buchstäblich auf den Kopf gestellt wird und die Volumenzufuhr artifiziell gesichert wird.

Wir können aber auch dem chirurgischen Drang in uns nachgeben und die Ursache selbst angehen.

Dies geschah vor dem Zeitalter der Respiration in Form einzelner, direkter Rippensynthesen (z.B. Coleman), aber vor allem in Form der von Jones u. Richardson 1926 inaugurierten, bis in die Siebzigerjahre angewandten Extension. Die ersten Schritte in Richtung Ablösung der Extension durch den Fixateur externe wurden bereits vollzogen (Roy-Camille).

Aufgrund der Weiterentwicklung der Implantat- und/oder der chirurgischen Technik sind direkte Osteosyntheseverfahren, nahezu ohne Einschränkung mit gutem funktionellen Erfolg denkbar, würde der Mensch unserem mechanischen Modell entsprechend, nur aus Brustkorb bestehen.

Das klinische Bild des instabilen Thorax

Nach Rapaport und Mitarbeitern (1955) ist der Anteil der Thoraxwandfrakturen mit paradoxer Atmung unter 730 Rippenfrakturen 2,9%. Von den 21 entsprechend Verletzten kamen 7 (33%) ad exitum.

Howell et al. (1963) berichteten über 100 Patienten mit instabilen Thoraxverletzungen. 20 (20%) verstarben, obwohl alle „therapeutischen Register gezogen wurden": 7 aus pulmonaler und 13 aus anderer Ursache. Die 100 Patienten erlebten 95 Komplikationen – davon 90 auf den Thorax bzw. Thoraxorgane bezogen.

Sankaran u. Wilson (1970) behandelten ebenfalls 100 Thoraxwandfrakturen mit einer Letalität von 24 (24%).

Ihre Folgen: 1. Falls die Respiratortherapie erst dann eingeleitet wird, wenn klinisch relevante Zeichen eine Hypoxie festzustellen sind, sterben 95% der Verletzten; 2. falls der Anlaß für eine Beatmung, die u.a. auch heute noch gültige Grenze art. $pO_2 < 60$, $pCO_2 > 45$ Torr war, kamen noch 85% ad exitum.

Bei aller Kritik, die für diese Angaben heute vorgebracht werden muß, kann folgendes als gesichert angesehen werden:

a) 60%–80% aller Verletzten mit instabilem Thorax sind zumindest mehrfachverletzt, oder gar polytraumatisiert.
b) 60%–80% weisen eine schwere intrathorakale Begleitverletzung, wie Lungenriß, Pneumothorax, Hämatothorax, Intrapulmonales Hämatom, Kontusion und dgl. mehr auf.
c) Der überwiegende Anteil der Thoraxwandfrakturen sui generis kann und soll mit Erfolg konservativ (Analgesie, Flüssigkeitsrestriktion etc.) therapiert werden.

Unsere rein mechanischen Vorstellungen sind also nicht ohne wesentliche Einschränkungen auf dieses Patientengut übertragbar, somit muß unser Konzept zur Stabilisierung diesen Tatsachen gerecht werden, wobei der Hinweis erlaubt sei, daß das mechanische Element der Verletzungsmorphologie folgend bei anterioren „parasitären" Segmenten mehr, bei lateralen begründet und posterioren kaum im Blickpunkt zu stehen braucht.

In Anlehnung an Moore möchte ich 3 Schweregrade des instabilen Thorax unterscheiden: leicht, mittelschwer und schwer (Tabelle 1).

Eine Veränderung der Zuordnung der Verletzten kann im Zuge der Beobachtung notwendig werden, kann doch z.B. auch die paradoxe Beweglichkeit zunächst von den Verletzten kompensiert und erst im Zuge der Erschöpfung, bedingt durch die vermehrte Atemarbeit, erkennbar werden.

Tabelle 1. Schweregrade des „instabilen" Thorax (n. Moore)

	Symptom	Behandlung
Leicht	Kann Atmen	Schmerzbekämpfung
	Kann Aushusten	Physiotherapie
Mittelschwer	Kann Atmen	Endotracheale Absaugung
	Kann nicht Aushusten	?
Schwer	Kann nicht Atmen	?
	Kann nicht Aushusten	?

Grundsätze, Indikationen und Kontraindikationen für die Thoraxwandstabilisierung

Aufgrund der Ausführungen ergibt sich die Indikation für die Rippenstabilisierung nur für ausgewählte mittelschwere und ausgewählte schwere Fälle.

Indikation für die Rippenosteosynthese

Primär:
1. Offene Verletzungen der Brustwand mit Frakturen kombiniert.
2. In Ergänzung zur Notthorakotomie,
3. Thoraxwandfraktur mit paradoxer Atmung, wenn
   a) trotz suffizienter Analgesie Unfähigkeit zum Aushusten, oder
   b) eine progrediente respiratorische Insuffizienz ohne Lungenkontusion besteht.

Sekundär:
   c) trotz suffizienter Beatmung aufgrund der gestörten Mechanik Verschlechterung der Respiration resultiert.
4. Die schmerzhafte Rippenpseudarthrose.
   Die Taktik der Versorgung sollte sein:
   1. Kunstgerechte Intubation – Beatmung (falls die Notwendigkeit nicht sofort zu Punkt 2 a zwingt)
   2. Operation zum Zeitpunkt der Wahl, jedoch baldmöglichst:
      a) Thoracotomie (Sanierung der Begleitverletzungen),
      b) Einzelosteosynthese der einzelnen Rippen (3–9 vorne und lateral, wobei die Stabilisierung aller Rippen nicht zwangsläufig notwendig ist, sondern nur an jenen vorzunehmen ist, deren mechanische Schwächung das Weiterbestehen einer paradoxen Atmung mit sich bringen würde) und einer eventuell vorhandenen Sternumfraktur (Manubrium).
      c) Drainage
   3. Weiterbehandlung dem Fall und den Umständen angepaßt.
      Bei richtiger Indikation kann die postoperative Beatmung nach einigen Stunden bereits beendet werden. Eine im Anschluß an die operative Stabilisierung notwendige Beatmungstherapie bedeutet aufgrund der Mannigfaltigkeit des klinischen Bildes keinen Mißerfolg der Stabilisierung, und kann durchaus aus anderen Gründen (s. Patientengut) zwingend notwendig werden.

Eine Tracheotomie sollte zunächst so lange hinausgezögert werden, bis Klarheit über die voraussichtliche Dauer der Beatmungstherapie gewonnen werden konnte (ca. 48 Std).

Kontraindikation für die Rippenosteosynthese

1. Schädelhirntrauma mit Bewußtlosigkeit,
2. Rippen- und Serienrippenfrakturen ohne Beeiträchtigung der Brustwand- und der respiratorischen Funktion (auch wenn unter Umständen eine paradoxe Segmentbeweglichkeit bestehen würde).

Eigenes Krankengut

An der I. Univ.-Klinik für Unfallchirurgie Wien wurden zwischen 1972 und 1980 14 Rippenosteosynthesen vorgenommen. Sechs Verletzte sind mit AO-Drittelrohrplatten, 8 mit der eigenen Plattenkonstruktion versorgt. Einzelheiten sind der angeschlossenen tabellarischen Zusammenstellung zu entnehmen (Tabelle 2).

Tabelle 2. Rippenstabilisierungen (1972–1980); I. Universitätsklinik für Unfallchirurgie Wien

	N	N = 14 Komplikationen		+	Mehrfachverletzung
A) Drittelrohrplatte	6	Lockerung	1	2	1
B) Eigene Plattenkonstruktion	8	Infektion	1	2	6
		Hämathorax	1		

Frakturlokalisation

	Rechts (Lateral)	Links (Lateral)	Beidseits (Anterior)
A)	2	3	1
B)	3	2	3

Anzahl der stabilisierten Rippen

	1	2	3	4	5	6	7	8	9	10
A)	1	1	2	1		1				
B)		1	1	3	1		2			

Tabelle 2 (Fortsetzung)

Beatmung						
Postoperativ	keine	1–12 Std	12–24 Std	24–48 Std	Länger	Tracheostomie
A)	3	0	0	2x	1	0
B)		2	1	(2)a		

Beatmung						
Postoperativ	keine	1–12 Std	12–24 Std	24–48 Std	Länger	Tracheostomie
A)	3	0	0	2x	1	0
B)		2	1	(2)[a]	3 (5)	2

( )[a] Nach Extubation wegen extrapulmonaler Komplikation neuerlich intubiert und beatmet Delirium tremens, Herzdecompensation)

Lungenfunktion	Normal	Gut	Mäßig	Schlecht	Keine Deformierung
A = 4	3	1[a]	0	0	4
B = 6	4	1[a]	1	0	6

[a] Anamnestisch bereits vor dem Unfall eingeschränkt

Fallbeschreibung: R.H., männlich, 58 Jahre. Prot. Nr. 12085/79, Aufnahme nach Verkehrsunfall am 26.9.1979.
Diagnose: Acetabulumfraktur links, Thoraxwandfraktur rechts. Zunächst keine paradoxe Atmung. Im Zuge der nächsten 48 Std kommt es beim adipösen, nicht kooperativen Patienten zu einer schweren respiratorischen Störung und Sichtbarwerden eines rechts vorne gelegenen Thoraxsegmentes mit paradoxer Beweglichkeit. Es muß intubiert beatmet werden. Am 29.9. Thoracotomie, Versorgung eines Lungenrisses und Stabilisierung der Rippen rechts anterolateral 3, 4 und 5. Postoperativ Weiterbeatmung für 24 Std. Sekundär operative Versorgung der Acetabulumfraktur. Komplikationsloser Verlauf (Abb. 4a–c).

Vorteile des von uns vorgeschlagenen Rippenplattentyps sind:

1. Gute Adaptierbarkeit
2. Nur umschriebene Ablösung der Weichteile
3. Möglichkeit zur Einzelversorgung der Frakturen
4. Rasche und einfache Applikation
5. Zufriedenstellende Stabilität
6. An der Rippenknorpelgrenze anwendbar (Abb. 5).

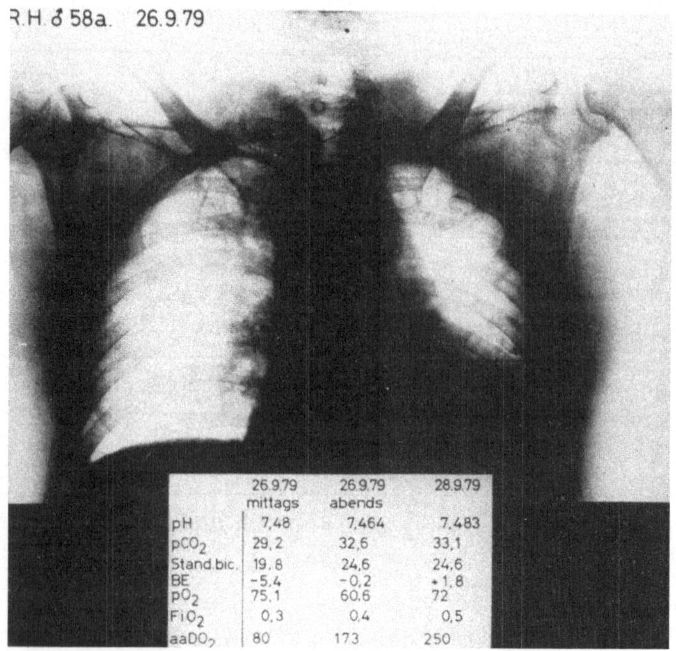

	26.9.79 mittags	26.9.79 abends	28.9.79
pH	7,48	7,464	7,483
pCO_2	29,2	32,6	33,1
Stand.bic.	19,8	24,6	24,6
BE	-5,4	-0,2	+1,8
pO_2	75,1	60,6	72
FiO_2	0,3	0,4	0,5
$aaDO_2$	80	173	250

Abb. 4a. R.H. männlich, 58 Jahre. Thoraxwandfraktur rechts. Einsetzen der paradoxen Atmung erst ca. 12 Std nach dem Unfall (26.9.1979). Entsprechende Verschlechterung der Blutgasanalyse und Zunahme der $AaDO_2$. Am 28.9.1979 daher Intubation und kontrollierte Beatmung

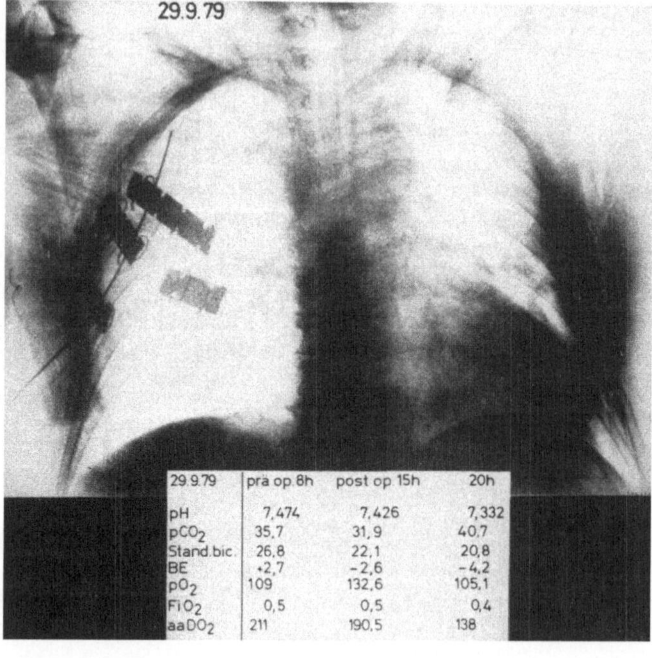

29.9.79	prä op. 8h	post op. 15h	20h
pH	7,474	7,426	7,332
pCO_2	35,7	31,9	40,7
Stand.bic.	26,8	22,1	20,8
BE	+2,7	-2,6	-4,2
pO_2	109	132,6	105,1
FiO_2	0,5	0,5	0,4
$aaDO_2$	211	190,5	138

Abb. 4b. Am 29.9.1979 Thoracotomie, Naht eines Lungenrisses, Rippenverplattung. Postoperativ Beatmung für 24 Std

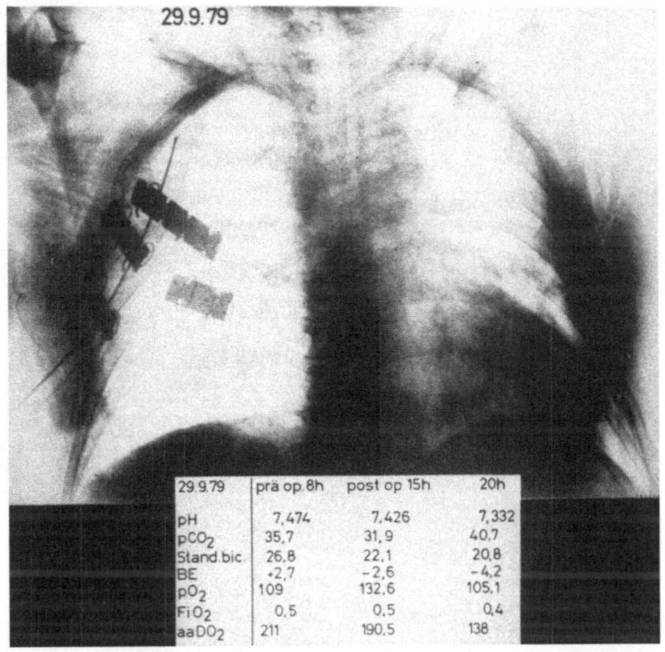

29.9.79	prä op 8h	post op 15h	20h
pH	7,474	7,426	7,332
pCO_2	35,7	31,9	40,7
Stand.bic.	26,8	22,1	20,8
BE	+2,7	−2,6	−4,2
pO_2	109	132,6	105,1
FiO_2	0,5	0,5	0,4
$aaDO_2$	211	190,5	138

Abb. 4c. Am 1.10.1979 Entwöhnung vom Respirator. Der weitere Verlauf bezüglich der respiratorischen Funktion ist aufgezeichnet (s. auch Fallbeschreibung)

Literaturübersicht

Aus den einschlägigen Literaturberichten aus dem Zeitraum 1950–1981 konnten 419 Rippenosteosynthesen gesammelt werden.

Die angewandten Methoden, der Erstautor und die Anzahl der mit der betreffenden Methode behandelten Verletzten sind in der Tabelle 3, die Komplikationen und Kritik in der Tabelle 4 angeführt.

Altersverteilung der Stabilisierten:
Bis 30 Jahre alt 16%
Zwischen 30 und 50 Jahre alt 35%
Zwischen 50 und 70 Jahre alt 40%
Älter als 70 Jahre 9% (Dor).

Die Verhältniszahl Anzahl der Rippenserienfrakturen : Anzahl der Rippenosteosynthesen liegt zwischen 415 : 100 (25%), bzw. 100 : 6 (6%). An der Mehrzahl der Fälle wurden 5 Rippen stabilisiert.

Rund die Hälfte der Patienten konnten nach 14 Tagen bereits in häusliche Pflege entlassen werden.

Bei 379 Fällen waren soweit Angaben angeführt, daß folgende summarische Darstellung möglich ist:

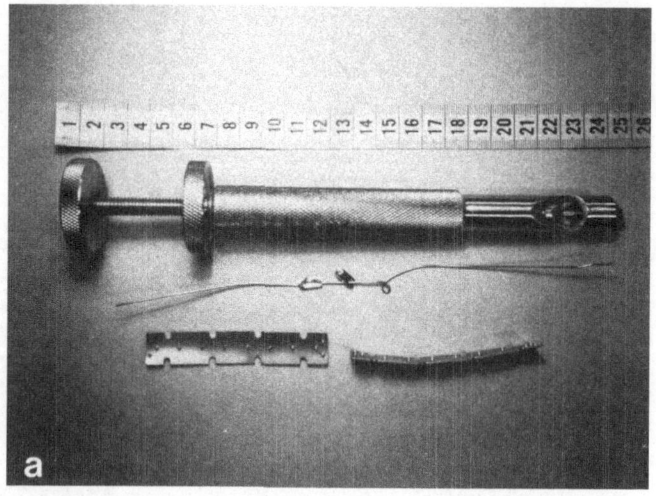

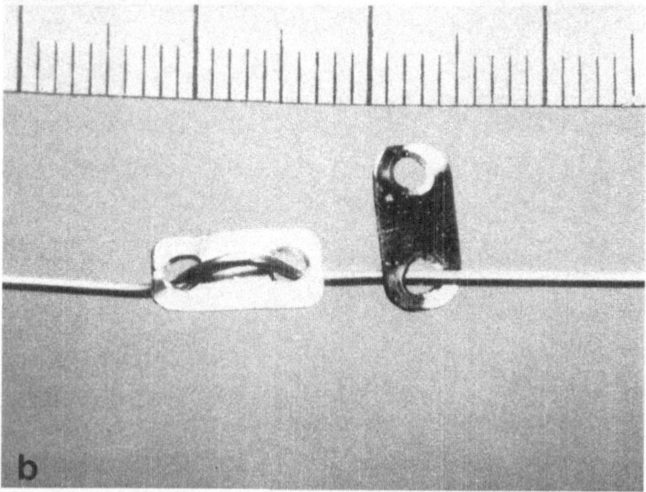

Abb. 5. a Spannzange, Cerclagedraht, Unterlagsplättchen und Rippenplatte in Auf- und Seitenansicht. **b** Unterlagsplättchen (vergrößert). Anzuwenden an Stellen, wo die Gefahr des Durchschneidens des Cerclagedrahtes, z.B. an der Rippen-Knorpel-Grenze, besteht

Vor der Rippenstabilisierung wurden 88 Patienten (23,2%) beatmet, bei 22 (5,8%) war eine Tracheostomie notwendig. Weder tracheotomiert noch beatmet wurden 291 Verletzte (76,8%).

Nach der Stabilisierung mußten 61 (16,1%) kurzzeitig, d.h bis zu 24 Std und 65 (17,1%) über 24 Std hinaus beatmet werden. In 18 Fällen wurde nach der Stabilisierung ein Tracheostoma (4,7%) angelegt. 253 der Verletzten (66,7%) benötigten weder vor nach der Stabilisierung eine Beatmungtherapie. (Einzelheiten bitte der Tabelle 5 zu entnehmen. Die in der Tabelle und im Text angeführten Prozentangaben betreffend Tracheostomie und Beatmung beziehen sich auf n = 379).

Tabelle 3		Tabelle 4
Methoden		Komplikations-Kritik
1. *Kirschner-Draht* Henry 1957, Sillar 1961, Williams 1964 Dor 1972, Hoyer 1974, Moore 1977 Doundoulakis 1977, Beltrami 1978	n = 233	Infektion 7 Pleuritis Purulenta 4 Hämatothorax 3 „Wanderung" 7 Pneumothorax 6 Atelektase 11 Schmerzen 12
2. *Ribstruts* Regensburger 1970 Paris 1977, Kolarov 1980	n = 68	Riß des Cerclagedrahtes „Wanderung" Infektion, „Versteifung" der Thoraxwand
3. *Judet-Klammern* Pasteyer 1977, Paris 1977 Demarq 1978, Friehs 1981	n = 46	Neuritis, Ablösen der Weichteile Stabilität?
4. *Naht* Coleman 1950, Crutcher 1956	n = 18	Stabilität?
5. *AO-1/3 Rohrplatte* Aigner 1975, Poigenfürst 1978 Schmit-Neuerburg 1978	n = 16	Lockerung
6. *Rush-pin* Crutcher 1956, Williams 1964 Carlisle 1966	n = 12	Sprengung der Rippen
7. *Rehbein-Platte* Schüpbach 1976	n = 10	Stabilität?
8. *Eigene Platte* Vecsei 1980	n = 8	Infektion 1 Hämatothorax 1
9. *Sternum-Platte* Henry 1957, Sillar 1961 D'Abreu 1964	n = 7	Rippen nur ausnahmsweise versorgt
10. *„Marknagelung"* Beltrami 1978	n = 1	?

Die Gesamtmortalitätsrate bei 419 stabilisierten Patienten war 18,1%, entsprechend 76 Verstorbenen.

Demgegenüber zwei Vergleichszahlen: Die Mortalitätsrate bei 173 zwischen 1960 und 1970 mit einer Brustwandextention behandelten Verletzten war 20%, bei 337 mit dem Respirator behandelten bei einer Tracheotomierate von 100%, 19%.

Schlußfolgerungen

Die isolierte Thoraxwandfraktur kann einen lebensbedrohlichen Zustand darstellen. Ihre kausale Therapie sollte dem Schweregrad entsprechend konservativ oder operativ sein. Die operative Stabilisierung sollte eine Wiederherstellung der Brustwandintegrität in der Gesamtheit ihrer Funktion herbeiführen. Übertriebene Stabilitätsanforderungen, die teilweise von der Extremitätentraumatologie auf den Thorax übertragen werden, sind hier sicherlich ebenso wenig am richtigen Ort, wie es belanglos ist, ob die an einer Thoraxwandfraktur

Tabelle 5. Respirationsbehandlung – Rippenstabilisierung. Literaturübersicht (n = 379)

Vor Stabilisierung			Nach Stabilisierung			
Ja/ Dauer	N	(%)	Ja/ Dauer	N	(%)	+
1–12 Std	36	(9,5)	1–12 Std	47	(12,4)	0
13–24 Std	39	(10,3)	13–24 Std	14	(3,7)	2
25–48 Std	0		25–48 Std	27	(7,1)	7
Länger	0		Länger	13	(3,4)	11
Unbekant	13	(3,4)	Unbekant	25	(6,6)	9
Nein/	291	(76,8)	Nein/	253	(66,7)	41
Tracheostomie	22	(5,8)	Tracheostomie	18	(4,7)	
Keine Angabe	40		Keine Angabe	40		6
		n = 419				
					(18,1)	76

beteiligten Rippen nach Erzielung der notwendigen funktionellen Stabilität per primam oder per secundam heilen.

Die Tatsache, daß es sich in der Mehrzahl um Mehrfachverletzte handelt, die unter Umständen bereits im Zug der Schockbehandlung beatmet werden müssen, schränkt die indikatorische Breite für die Rippenstabilisierung ein.

Die Kombination der Stabilisierung und Respiratortherapie kann dem Verletzungsbild folgend z.B. im Falle einer schweren begleitenden Lungenkontusion notwendig sein.

Müssen solche Polytraumatisierte, indem sie mit dem Respirator „nicht zurechtkommen", als letzter therapeutischer Versuch doch stabilisiert werden, und dies ist gar nicht so selten, und versterben diese in der Folge, so kann fürwahr in diesem Zusammenhang nicht von einem Mißerfolg der operativen Stabilisierung gesprochen werden.

Die Therapie des instabilen Thorax aus der Sicht des Thoraxchirurgen

P. Satter

Klinik für Thorax-, Herz- und Gefäßchirurgie; Klinikum der Johann-Wolfgang-Goethe-Universität (Direktor: Prof. Dr. med. P. Satter), Theodor-Stern-Kai 7, D-6000 Frankfurt 70

Für die Behandlung des Patienten mit instabilem Thorax und Ateminsuffizienz stehen heute neben der Respiratortherapie zwei grundsätzlich voneinander verschiedene operative Behandlungsverfahren und zwei Gruppen von Chirurgen zur Verfügung.

Hefte zur Unfallheilkunde, Heft 158
Zusammengestellt von A. Pannike

1. Die vom Unfallchirurgen bevorzugte direkte Osteosynthese der frakturierten Knochen
2. Stabilisierende Eingriffe an der Thoraxwand – durch Thorax- und Allgemeinchirurgen.

Die Tabelle 1 zeigt die verschiedenen Möglichkeiten der operativen Behandlung des instabilen Thorax, läßt aber auch erkennen, daß ein oder das beste Verfahren nicht existiert. Zur Technik der direkten Osteosynthese an den frakturierten Knochen verweise ich auf die anderen Referate.

Zur Stabilisierung der Thoraxwand hat sich uns das 1964 erstmals von Brunner, Hoffmeister und Koncz angegebene Verfahren unter Verwendung verformbarer Metallschienen bewährt. Das Prinzip besteht in einer Schienung des Thorax durch lange flache Metallstäbe, welche durch das traumatisierte Gebiet subcutan oder submusculär geführt werden. Als Auflagefläche dienen nicht frakturierte Rippen und die Clavicula (Abb. 1). Je nach Lokalisation und Ausmaß der Fraktur werden ein- bis maximal drei Stäbe verwendet. Um ein Abrutschen der Schienen zu verhindern, haben wir diese an den Enden durchbohrt und fixieren sie mit Draht oder resorbierbarem Material. Wird die Clavicula bei ausgedehnten Frakturen der vorderen und oberen Brustwand als Auflage benützt, muß die Metallschiene durch eine Cerclage an der Clavicula fixiert werden, da sonst die Stäbe durch die Atmung über die Clavicula hinausgeschoben werden und die Haut perforieren können.

Der Eingriff kann auch in Lokalanästhesie vorgenommen werden. Selbst bei ausgedehnten und doppelseitigen Stückbrüchen gelingt es meist durch zwei V-förmig angelegte Schienen, eine ausreichende Stabilisierung zu erzielen (Abb. 2).

Die Schienen können, hat man zur Fixierung resorbierbares Material benützt, nach 2 bis 3 Monaten in Lokalanästhesie leicht entfernt werden.

Beim vorderen Typ des instabilen Thorax mit doppelseitigen Rippenfrakturen empfiehlt sich die retrosternale Stabilisierung nach Glinz [8]. Ähnliche Verfahren unter der Verwendung von subcostalen Kirschner-Drähten wurden von Beltrami [3] sowie von Guernelli [9] angegeben. Eine andere Möglichkeit ist die von Kessler beschiebene, von uns allerdings nicht versuchte, Stabilisierung der Thoraxwand durch innere Catgutnähte im Sinne einer Jalousieplastik [12, 13].

Tabelle 1. Möglichkeiten der operativen Behandlung des instabilen Thorax

Direkte Osteosynthese	*Thoraxwandstabilisierung*
Direkte Drahtnähte und Cerclagen (Coleman 1950)	Extensionsbehandlung (Frantz 1958)
Intrameduläre Kirschner-Drähte (Crutscher und Nolen 1956)	Intrathorakale Jalousienplastik (Kessler 1974)
Intrameduläre Rehbeinplatten (Schüpbach 1976)	Extrathorakale Metallschienen (Jensen 1962, Brunner 1964, Glinz 1978)
Plattenosteosynthese (Aigner 1974, Poigenfürst 1978)	Extrapleurale Kirschner-Drähte (Beltrami 1978)
Selbstgreifende Rippenplatten (Judet 1973, Schmit-Neuerburg 1978, Vecsei 1979)	
Zuggurtungsosteosynthese (Albrecht 1978)	

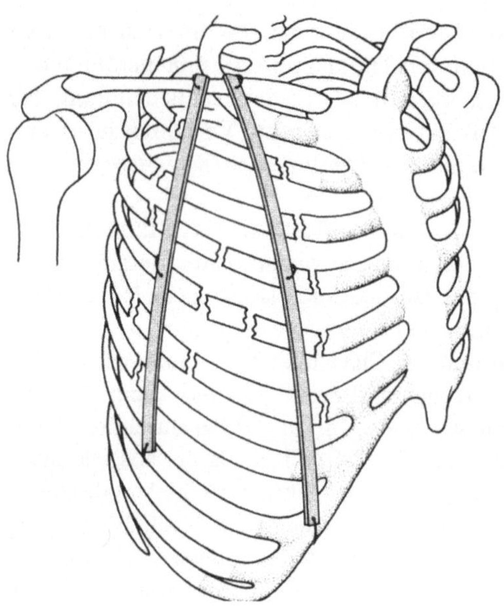

Abb. 1. Die Therapie des instabilen Thorax aus der Sicht des Thoraxchirurgen

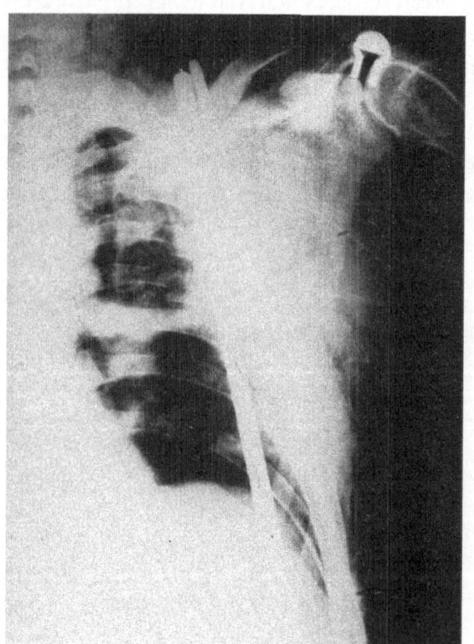

Abb. 2. Ausgedehnter, instabiler Thorax bei seitlichen Rippenstückbrüchen mit Stabilisierung durch zwei v-förmig angelegte Metallschienen

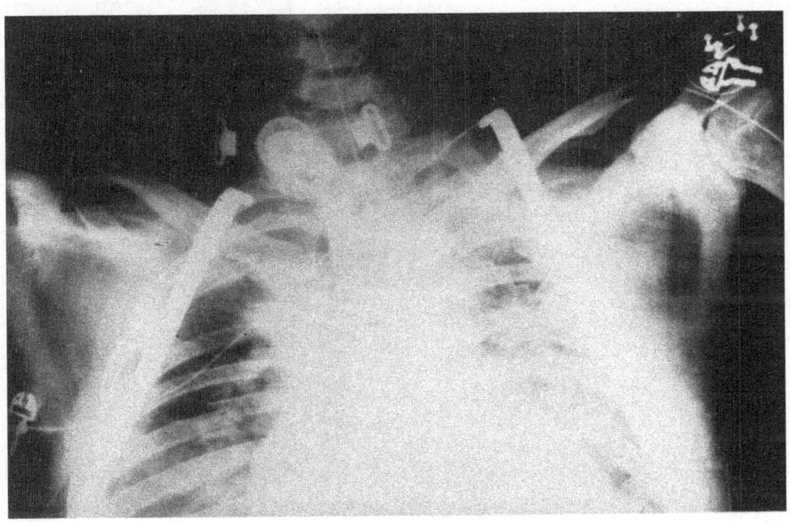

Abb. 3. Thoraxwandstabilisierung bei ausgedehnten doppelseitigen Rippenserienfrakturen (vorderer Typ des instabilen Thorax)

Ergebnisse

An der Frankfurter Universitätsklinik wurde das modifizierte Verfahren nach Brunner, Hoffmeister und Koncz bei bisher sieben Patienten angewendet. Fünf davon konnten nach zwei bis drei Tagen extubiert werden. Beim sechsten Patienten war nach doppelseitiger Brustwandstabilisierung (Abb. 3) wegen ausgedehnter Lungenkontusion eine Beatmung für 12 Tage erforderlich. Beim siebten Patienten mit einem operativ versorgten Stammbronchusabriß und größerem Brustwanddefekt mußten zwei Tage nach der Erstversorgung unter Verwendung nur einer Schiene wegen unzureichender Stabilisierung zwei weitere Metallschienen angelegt werden (Abb. 4a, b). Bei ausreichender Spontanatmung wurde der Tubus für 5 Tage belassen, um die rechte Lunge nach Versorgung des Stammbrochusabrisses gezielt absaugen zu können.

Diskussion

Bei der operativen Behandlung des instabilen Thorax müssen wir zwei große Gruppen von Patienten unterscheiden.

1. Patienten, bei denen neben dem instabilen Thorax eine primäre Indikation zur Thoracotomie besteht
2. Patienten, bei denen der instabile Thorax wesentlich am Vorliegen einer Ateminsuffizienz beteiligt ist.

Während bei der ersten Gruppe die Frage nach der optimalen Methode im Vordergrund steht, ist in der Gruppe 2 neben der methodischen Frage die Indikation zur operativen Behandlung das entscheidende Problem.

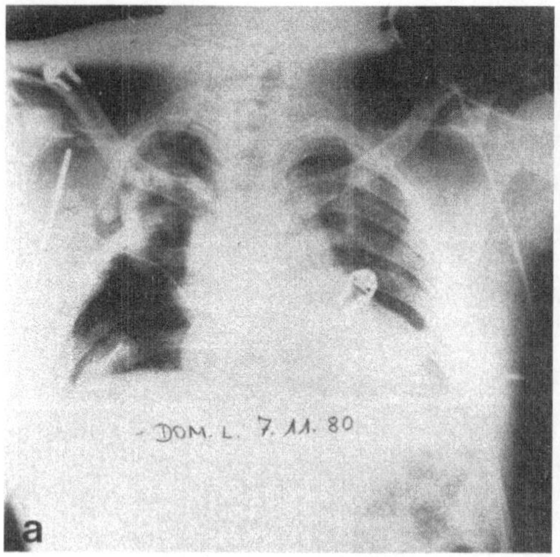

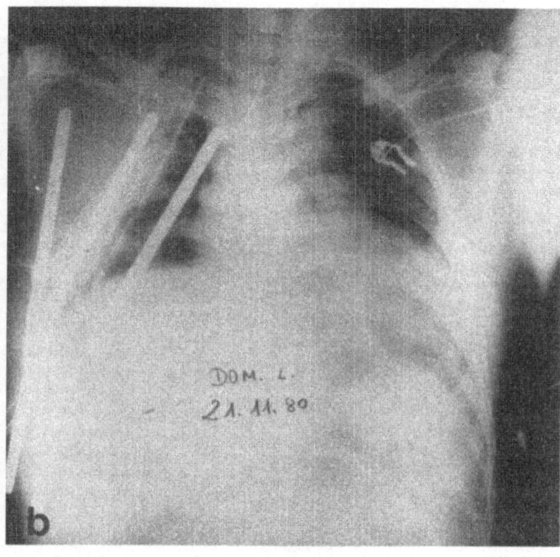

Abb. 4. a Thoraxwandstabilisierung bei Brustwanddefekt und operativ versorgtem Stammbronchusabriß. **b** Wegen unzureichender Stabilität endgültige Stabilisierung durch zwei weitere Metallschienen

Gruppe 1

Besteht bei einem Patienten mit instabilem Thorax eine der in der Tabelle 2 aufgeführten Indikationen zur Thoracotomie, ist es sinnvoll, am Ende des intrathoracalen Eingriffes die Stabilität des Thorax so weit wie möglich wieder herzustellen.

Geht man von der meist fiktiven Voraussetzung aus, daß alle zur Verfügung stehenden Methoden (Tabelle 1) von dem versorgenden Chirurgen gleichermaßen beherrscht werden, so wird man die Technik der operativen Versorgung der Verletzung anpassen. Liegt eine Rippenserienfraktur ohne größere Weichteilverletzung in der Nähe der Thoracotomie vor, kann die operative Stabilisierung der frakturierten Rippen durch Drittelrohrplatten oder besser durch selbstgreifende Klammern erfolgen.

Bei ausgedehnteren Stückbrüchen, bei Frakturen in der Nähe der Rippenknorpel oder des Rippenbogens, stößt die Verwendung der Klammern ebenso auf Schwierigkeiten wie

Tabelle 2. Indikationen zur Thoracotomie beim Thoraxtrauma

1. Offener Pneumothorax mit größerer Wunde
2. Nicht beherrschbarer Blut- und Gasverlust aus Thoraxdrainagen
3. Anhaltende massive Blutung aus dem Tracheobronchialsystem
4. Intrathorakale Fremdkörper
5. Tracheal- oder Bronchusruptur
6. Ösophagusverletzung
7. Aortenruptur
8. Verdacht auf perforierende Herzverletzung
9. Herztamponade
10. Thoraco-abdominale Verletzungen
    Thoracotomie? Laparotomie +++

die Verwendung von Drittelrohrplatten. Nur der besonders erfahrene Unfallchirurg wird in der Lage sein, eine ausreichende Stabilisierung zu erzielen. Das Operationstrauma und die Wundfläche sind groß, die Infektionsgefahr ist erhöht. In diesen Fällen wird man daher die Thoraxwandstabilisierung durch Metallschienen vorziehen. Die Technik ist einfach und der Weichteilmantel kann mit der Muskulatur über den liegenden Stäben verschlossen werden.

Die Gesamtdauer der Operation wird kaum verlängert und sollte es doch zum Auftreten einer Infektion kommen, sind die Stäbe leicht durch eine kleine von der primären Thoracotomie entfernte Incision herauszuziehen.

Gruppe 2

Besteht keine Indikation zur primären Thoracotomie, so stehen bei einem Patienten mit einem instabilen Thorax zur Behandlung der Ateminsuffizienz sowohl die Respiratortherapie als auch die operativen Verfahren zur Verfügung.

Ursache einer Ateminsuffizienz beim Patienten mit instabilem Thorax sind:
1. mechanische Beeinträchtigung der Atemexkursion,
2. Atelektasen,
3. interpulmonaler Shunt,
4. Kontusion der betroffenen Lungenanteile.

Dazu kommen häufig noch Schockfolgen im Sinne eines ARDS. Welchen Anteil der mechanischen und durch eine operative Stabilisierung zu beeinflussende Faktor in diesem Gesamtkomplex besitzt, ist schwierig zu bestimmen und das eigentliche Dilemma bei der Behandlung solcher Patienten [15, 16, 19, 20, 22]. Die Respiratorbehandlung ist in der Lage, allen Faktoren einschließlich der Entwicklung einer Schocklunge entgegenzuwirken (Tabelle 3).

Die Nachteile sind jedoch:
1. erhöhte Gefährdung des Patienten bei Lungenparenchymverletzung durch Entstehen eines Spannungspneumothorax,
2. Vergrößerung kleiner Parenchymdefekte,
3. bei länger dauernder Beatmung die Entwicklung einer Infektion im traumatisierten Lungengewebe,
4. sowie von lokalen Schäden im Tracheobronchialsystem.

Den ausführlichen Untersuchungen von Shackford und Mitarbeiter verdanken wir die Erkenntnis, daß eine kontinuierliche Überdruckbeatmung auch bei Patienten mit ausge-

Tabelle 3. Vor- und Nachteile der Respiratortherapie beim instabilen Thorax

Vorteile	*Nachteile*
Ausreichende Ventilation	Vergrößerung bestehender Lungenparenchymfisteln
Behebung der Atelektasen	Entwicklung eines Spannungspneumothorax
Behebung des intrapulmonalen Shunts	Infektion im traumatisierten Lungengebiet
Prophylaxe einer Schocklunge	Trachealschädigung

dehnterem instabilen Thorax nicht erforderlich ist. Die Anwendung der intermittierenden mandatory-Ventilation in Kombination mit einem erhöhten Ausatmungswiderstand durch einen volumengesteuerten Respirator mit einer durchschnittlichen Frequenz von 6 mechanischen Atemzügen/min gewährleistet einen ausreichenden Gasaustausch. Unter optimalen Behandlungsbedingungen gelingt es damit, die Beatmungszeit besonders beim Fehlen von schweren Lungenparenchymverletzungen äußerst kurz zu halten [21]. Das Ausmaß der pathologischen Brustwandexkursionen blieb dabei ohne Einfluß auf die Entscheidung zur Extubation. Es besteht kein Zweifel, daß die instabile Thoraxwand die Funktion des darunter liegenden Lungenparenchyms negativ beeinflußt und eine ausreichende mechanische Ventilation der übrigen Lungenanteile mit einer größeren Atemarbeit erkauft werden muß. Die bei der Atmung entstehenden Schmerzen verhindern dies jedoch. Gelingt es nun, durch operative Maßnahmen ohne zusätzliche Gefährdung des Patienten diesen Faktor zu eliminieren, ist die Wahrscheinlichkeit, die Beatmungszeit abzukürzen um so größer, je weniger optimal die Bedingungen sind, unter denen eine Respiratortherapie durchgeführt werden kann oder muß.

Demnach wird die Indikation zur operativen Stabilisierung auch diesen Faktor berücksichtigen müssen. Geht man von der Vorstellung aus, daß die operative Stabilisierung insbesondere mit Hilfe der erwähnten Metallschienen einen kleinen Eingriff darstellt, welcher auch von weniger Geübten ohne Risiko für den Patienten durchgeführt werden kann, so existieren für diesen Eingriff praktisch keine Kontraindikationen.

Nicht indiziert ist der Eingriff immer dann, wenn aus anderer Ursache eine Indikation zur Respiratortherapie besteht. Dies ist vor allem beim polytraumatisierten Patienten der Fall, wenn:

1. operative Eingriffe im Abdomen oder an den Extremitäten vorgenommen werden müssen
2. wenn sich der Verletzte längere Zeit im Schock befunden hat und die Entwicklung einer Schocklunge möglich ist.

Da diese Probleme jedoch meist innerhalb von 2–3 Tagen entweder behoben oder bei Entwicklung einer Schocklunge evident geworden sind, sollte man die Indikation zur operativen Stabilisierung bei dieser Patientengruppe erst nach einer 2–3 Tage dauernden Beatmungsphase stellen.

Somit ergibt sich aus der Sicht des Thoraxchirurgen beim Patienten mit instabilem Thorax folgendes Behandlungsschema

1. besteht Indikation zur Thoracotomie, sollte man die operative Stabilisierung unabhängig vom Ausmaß der Verletzung am Operationsende vornehmen
2. bei ausgedehntem isolierten instabilen Thorax mit Ateminsuffizienz, insbesondere beim vorderen Typ mit doppelseitiger Rippenfraktur, ist die primäre operative Stabilisierung indiziert
3. ist die Beatmung eines Patienten mit instabilem Thorax aus anderer Ursache erforderlich, wie z.B. beim Schädel-Hirn-Trauma, zur operativen Behandlung von Begleitverletzungen oder wegen der Entwicklung einer Schocklunge, sollte man die Entscheidung über die operative Stabilisierung erst nach einem Intervall von 2–3 Tagen fällen.

Aus unserer Sicht hat sich das modifizierte Verfahren nach Brunner, Hoffmeister und Koncz bewährt. Die Vor- und Nachteile sind in der Tabelle 4 zusammengefaßt.

Die Indikation für die stabile Osteosynthese mittels Drittelrohrplatten oder Klammern ist gegeben, wenn bei ausgeprägten Brustwandfrakturen eine Indikation zur Thoracotomie im Frakturbereich besteht. Aber auch hier würden wir, in Anbetracht der Vorteile, der Thoraxwandstabilisierung den Vorzug geben.

Tabelle 4. Vor- und Nachteile der operativen Thoraxwandstabilisierung

Vorteile	*Nachteile*
Leicht und schnell durchführbar	Keine stabile Osteosynthese
Geringe Infektionsgefahr	Zusätzliche Schmerzbehandlung oft erforderlich
Auch bei ausgedehnten Stückbrüchen möglich	
Keine Eröffnung der Pleurahöhle	
Auch in Lokalanästhesie anzuwenden	
Einfache Entfernung der Schienen in Loaklanästhesie	

Literatur

1. Aigner PW, Kreutzberg B, Blömer A, Klammer H-L, Straaten G (1974) Zur Problematik der Behandlung von Rippenserienfrakturen. Therapiewoche 24:406
2. Albrecht F, Brug E, Petri J (1978) Die Zuggurtungsosteosynthese der instabilen Thoraxwand – Tierexperimentelle Untersuchung – Arch Orthop Traum Surg 91:191–194
3. Beltrami V, Martinelli G, Giansante P, Gentile K (1978) An original technique for surgical stabilisation of traumatic flail chest. Thorax 33:528–529
4. Brunner L, Hoffmeister HE, Koncz J (1964) Stabilisierende Eingriffe am Thorax bei Trichterbrustkorrekturen und Verletzungen des knöchernen Thorax. Med Klinik 59: 515
5. Coleman FPh, Coleman CL (1950) Fracture of ribs – a logical treatment. Surg Gynec Obstet 90:129
6. Crutcher RR, Nolen TM (1956) Multiple Rib Fracture with Instability of Chest Wall. J Thorac Surg 32:15
7. Frantz D (1958) Über die Behandlung doppelseitiger Rippenserienfrakturen mittels einer Extension am Sternum. Zbl Chir 83:1773
8. Glinz W (1978) Thoraxverletzungen. Diagnose, Beurteilung und Behandlung. Springer, Berlin Heidelberg New York
9. Guernelli N, Bragaglia RB, Briccoli A, Mastrorilli M, Vecchi R (1979) Technique for the management of anterior flail chest. Thorax 34:247–248
10. Hellberg K, deVivie ER, Fuchs K, Heisig B, Ruschewski W, Luhr HG, Poutot M (1981) Stabilization of Flail Chest by Compression Osteosynthesis. Experimental and Clinical Results. Thorac Cardiovasc Surgeon 29:275–281
11. Judet R (1973) Osteosynthese costale. Rev Chir Orthop 53 (Suppl) 354:334–335
12. Kessler E (1974) Eine einfache Operationsmethode zur Versorgung ausgedehnter Thoraxwandbrüche. Hefte Unfallheilkd 121. Springer, Berlin Heidelberg New York, S 187
13. Kessler E (1978) Neue Gesichtspunkte bei der operativen Versorgung des Thoraxwandbruches. Thoraxchir 26:280–285
14. Labitzke R, Maaßen W (1981) Das stumpfe Thoraxtrauma und seine Komplikationen an Lunge, Pleura und Brustwand. Med Welt Bd 32/Heft 36:1314–1316
15. Labitzke R, Schmit-Neuerburg KP, Schramm G (1980) Indikation zur Thorakotomie und Rippenstabilisierung beim Thoraxtrauma im hohen Lebensalter. Chirurg 51:576–580
16. Meier P, Schüpbach P (1978) Zur Therapie des instabilen Thorax bei Rippenserienfrakturen. Schweiz Med Wschr 108, 16:608–613
17. Ockelmann M, Terbrüggen D (1979) Indikation und Möglichkeiten zur operativen Stabiliserung von Rippen-Reihen-Frakturen bei instabilem Thorax. Prax Pneumol 33: 408–413

18. Poigenfürst J (1978) Die Plattenosteosynthese mehrfacher Rippenbrüche zur Stabilisierung der Thoraxwand. Unfallchirurgie 4, 1:47–52
19. Schmit-Neuerburg KP, Labitzke R (1978) Thoraxwandstabiliserung durch Plattenosteosynthese. Unfallchirurgie 4, 1:40–46
20. Schüpbach P, Meier P (1976) Indikationen zur Rekonstruktion des instabilen Thorax bei Rippenserienfrakturen und Ateminsuffizienz. Helv Chir Acta 43:497–502
21. Shackford SR, Virgilio RW, Peters RM (1981) Selective use of ventilator therapy in flail chest injury. J Thorac Cardiovasc Surg 81:194–201
22. Shackford S, Smith DE, Zarins ChK, Rice ChL, Virgillio RW (1976) The Management of Flail Chest. Amer J Surg 132:759–762
23. Vecsei V, Frenzel I, Plenk H Jr (1979) Eine neue Rippenplatte zur Stabilisierung mehrfacher Rippenbrüche und der Thoraxwandfraktur mit paradoxer Atmung. Hefte Unfallheilkd 138. Springer, Berlin Heidelberg New York, S 279–282
24. Volkmer I, Krespis E, Stapenhorst K (1978) Der instabile Thorax, ein Beitrag zur operativen Behandlung. Thoraxchir 26:275–279

Das verbreiterte Mediastinum

W.J. Stelter

Chirurgische Klinik, Klinikum Großhadern, Marchioninistraße 15, D-8000 München 70

Findet sich nach einem Thoraxtrauma ein verbreiterter Mediastinum so müssen sich die differentialdiagnostischen Erwägungen auf die Frage konzentrieren, ob eine Aortenruptur vorliegt.

Bronchus- Ösophagus- und Herzverletzungen werden an anderer Stelle behandelt. Die Analyse der Symptome in unserem Krankengut von 24 Patienten mit Aortenruptur seit 1958 (1958–1973 Chirurgische Universitätsklinik Köln, 1973–Nov. 1981 Chirurgische Universitätsklinik München, Direktor: Prof. Dr. G. Heberer) zeigt, daß nicht in allen Fällen ein verbreitertes Mediastinum vorliegen muß (Tabelle 1). Ein Hämatothorax ist in der Regel eher die Folge von Rippenfrakturen oder anderen Verletzungen und ein unspezifisches Zeichen. Eine große Anzahl der Patienten entwickelte eine unerklärte Hypertonie oder eine Blutdruckdifferenz zwischen Arm und Bein, bekannt unter dem Begriff „Pseudocoarctationssyndrom". So wurden beispielsweise bei einem 23jährigen Polytraumatisierten mit Schädel-Hirntrauma die Hochdruckkrisen von uns tagelang als Folge eines erhöhten intracraniellen Druckes gedeutet. Erst am 10. Tag wurde angiographisch ein zirkulärer Aortenabriß nachgewiesen (vergleiche Abb. 1). Auf der schematischen Darstellung einer solchen, typischen Situation kann man erkennen, daß das distale Aortenfragment in solchen Fällen in der Regel einige cm zurückgewichen ist und sich eingerollt hat. Ein Hochdruck kann jedoch auch ohne eine funktionell wirksame Aortenstenosierung und damit ohne gleichzeitige Blutdruckdifferenz zwischen Arm und Bein entstehen. *Jede unerklärte Hypertonie nach stumpfem Thoraxtrauma sollte zu gezielter Diagnostik veranlassen!*

Hefte zur Unfallheilkunde, Heft 158
Zusammengestellt von A. Pannike

Tabelle 1. Symptome der Aortenruptur (n = 24)

Weites Medistinum	22
Hämatothorax	13
RR-Differenz (Arm–Bein)	11
Hypertonus (Arm)	8
Hämatemesis	1
Paraplegie	1
Anurie	1

Unser diagnostisches Konzept bei Verdacht auf Aortenruptur hat sich in den letzten Jahren durch Einsatz der Computertomographie Dank der engen Zusammenarbeit mit der Radiologischen Klinik unseres Hauses deutlich gewandelt. *An dieser Stelle sind besonders die Kollegen B. Sommer und G. Fenzl und Mitarbeiter zu nennen, denen ich auch das gesamte Buchmaterial verdanke.* Nach Ausschluß dringlich versorgungsbedürftiger und vorrangiger abdominaler Organverletzungen wird bei Verdacht auf Aortenruptur zunächst die nicht invasive computertomographische Untersuchung vorgenommen. Hierbei können im selben Untersuchungsgang Schädel-Hirnverletzungen abgeklärt werden. Bei einem 46jährigen Patienten mit weitem Mediastinum nach Pkw-Frontalzusammenstoß, zeigte die Computertomographie eine vorher nicht bekannte Sternumfraktur, die bereits als mögliche Erklärung der Mediastinalblutung in Frage kam. Gleichzeitig war jedoch auch eine geringe Blutmenge um die Aorta descendens zu erkennen, die Anlaß zu einer Angiographie gab. Hierdurch wurde ein Einriß eines Drittels der Aortencircumferenz distal des Ligamentum botalli sichtbar. Nur durch genaue Betrachtung und sorgfältige Analyse kann auch ein kleines Hämatom im distalen Aortenbogen infolge partieller Aortenruptur entdeckt werden. Die Computertomographie läßt u.U. mit Hilfe zusätzlicher Gabe von Kontrastmittel eine so ausreichend genaue Lokalisation der Ruptur zu, daß in ausgewählten Fällen auf eine zusätzliche Angiographie verzichtet werden kann, auf deren Indikation wir jedoch in der Regel bestehen. Bei einem 22jährigen Polytraumatisierten mit verbreitertem Mediastinum zeigte die Computertomographie einwandfrei einen Kontrastmittelaustritt aus der Aorta distal der linken A. subclavia, der bis weit cranial an den Aortenbogen reichte. Intraoperativ fanden wir wie nach der präzisen Voraussage erwartet, eine semizirkuläre Ruptur proximal des Ligamentum botalli, die direkt genäht werden konnte. Bei diesem Patienten machten wir zum erstenmal bewußt keinerlei Gebrauch mehr von einer zusätzlichen Angiographie.

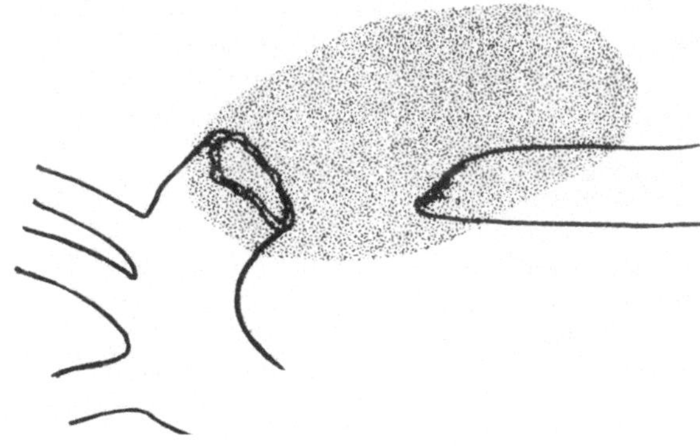

Abb. 1

Indikation und Vorgehen bei Verdacht auf traumatische Ruptur der thorakalen Aorta werden nicht nur durch die Kenntnis des Spontanverlaufs, sondern im Einzelfall durch den klinischen Zustand und die Art der Dringlichkeit der Begleitverletzungen bestimmt. Betrachtet man die Zeit zwischen Unfall und Tod bei gerichtsmedizinisch sezierten Unfallopfern mit Aortenruptur, so zeigt sich, daß ca. 5–15% der Patienten lange genug leben um möglicherweise eine Klinik zu erreichen; aber auch in der hierauf folgenden Zeit kommt es zu weiteren tödlichen Komplikationen der Ruptur. Nur etwa 5% aller Patienten mit Aortenruptur erreichen das Stadium des chronischen Aneurysma spurium.

Patienten mit Ruptur der Aorta ascendens versterben zumeist an der Unfallstelle; in der Klinik überwiegen daher bei weitem die Rupturen der Aorta descendens, meist in der Gegend des Ligamentum botalli (Tabelle 2). Eine Verletzung des Aortenbogens bzw. einen bis in den Bogen reichenden Einriß sahen wir nur zweimal.

Bei starkem Blutverlust aus abdominalen und thorakalen Verletzungen und schwerem Schock ist u.U. eine weitere Diagnostik nicht möglich. Hier muß sofort laparotomiert, dann thoracotomiert werden. Die Versorgung von Schädel-Hirntraumen und abdominalen Organzerreißungen hat immer Vorrang vor der Aortenverletzung, die definitive Versorgung von Extremitätenverletzungen muß u.U. zurückstehen. Bei an typischer Stelle lokalisierter Ruptur im Bereich des Ligamentum botalli bevorzugen wir nach breiter Linksthoracotomie im 4. ICR die einfache Aortenabklemmung ohne weitere Hilfsmittel. Während der Abklemmung muß durch vasodialtierende Substanzen der andernfalls exsessiv ansteigende arterielle Druck auf etwas übernormale Werte gesenkt werden. Das Mittel der Wahl hierfür ist Natrium, Nitroprussid, während Nitroglycerin in der erforderlichen Dosis offenbar auch das Herzminutenvolumen kritisch senkt. Wir erleben in einem solchen Fall postoperativ ein inkomplettes Rückenmarksischämiesyndrom, das sich heute, ein halbes Jahr postoperativ noch nicht vollständig zurückgebildet hat.

Wenn immer möglich, streben wir die direkte Naht des Einrisses an, die jedoch – insbesondere bei kompletten Abrissen mit schon tagelang bestehenden Dehiscenz – nicht mehr gelingen kann und eine Protheseninterposition erfordert.

Von 10 verstorbenen Patienten verloren wir 5 an den Folgen des noch vor der definitiven Versorgung erfolgten Blutverlustes aus der Ruptur. Weitere 4 Patienten verstarben postoperativ an den Folgen ihrer schweren Begleitverletzungen von Becken, Leber, Gehirn und

Tabelle 2. Lokalisation der Aortenruptur

	Gerichtsmedizin München (1969–1978)[a]		Klinisch (1958–Nov. 1981)
Transmurale Ruptur	508	(100%)	24
Aorta ascendens	80	(16%)	–
Aortenbogen	79	(16%)	2
Aorta descendens	306	(60%)	22
Zwerchfellhöhe	11	(2%)	
Aorta abdominalis	32	(6%)	

[a] nach Welter et al., Graz 1979

Tabelle 3. Thorakale Aortenruptur (1958–Nov. 1981)

Akut	*Chronisch*
– Ruptur – puls. Hämatom n = 24 (10 †)	– Aneurysma spurium n = 39 (2 †)

Lunge. Ein Patient verblutete nach zunächst komplikationslosem Verlauf an einer massiven Fibrinolyse infolge einer bisher noch nicht geklärten Unverträglichkeitsreaktion.

Daß trotz der eindeutigen Symptome „verbreitertes Mediastinum“ oder „unerklärte Hypertonie“ noch allzuviele Aortenrupturen nach stumpfem Thoraxtrauma übersehen werden, ist daran zu erkennen, daß in unserem Krankengut (Tabelle 3) wie auch bei anderen Autoren die Zahl der operierten chronischen traumatischen Aortenaneurysmen die akuten Rupturen bei weitem übertrifft. Beide Verstorbenen in der Gruppe der traumatischen Aneurysmen mußten im Stadium der Ruptur, der eine erst 20 Jahre nach dem Unfall, operiert werden.

Radiologische Diagnostik der Aortenruptur

L.M. Kingma

Academisch Ziekenhuis Groningen, Chirurgie, Oostesingel 59, NL-9700 RB Groningen

Die radiologische Diagnostik fängt beim Traumapatienten immer mit einer Serie Aufnahmen in Rückenlage an. Beim Thorax soll man besonders viel acht geben auf das Ausmaß und die Form des Mediastinums. Bei einem Focus-Film-Abstand von 100 cm ist ein Medistinum breiter als 8 cm immer pathologisch, bei normaler Einatmung. Speziell ein linksseitiges Hämatom kann auf eine Aortenruptur hindeuten. Daneben sind eine Rechtsverlagerung von Trachea und Ösophagus oft sehr wichtige Merkmale. Eine Depression vom linken Hauptbronchus ist unzuverlässig, gleich wie Rippenfrakturen, Lungenkontusion usw. Fast alle Merkmale sind zugeschnitten auf Rupturen vom Arcus aortae, Rupturen anderswo sind relativ selten beim lebenden Patienten.

Die radiologische Diagnostik der Aortenruptur kann man am besten am Patienten in Rückenlage durchführen, inklusive das Angiogramm. Dazu ist ein C-Bogen-Gerät ideal weil man für eine Schrägrichtung den Patienten nicht zu drehen braucht. Am besten benützt man ein 100 oder 70 mm Film in 3 sec, mit Hilfe eines „Pig-tail“-Katheters. Einführung des Katheters unter kontinuierlicher Durchleuchtung, man gebe acht auf „systolische“ Bewegungen beim Passieren der Ruptur als Äußerung der Verletzung der Intima. Immer die gesamte Aorta ablichten im thorakalen Bereiche, Doppelrupturen sind

Hefte zur Unfallheilkunde, Heft 158
Zusammengestellt von A. Pannike

nicht selten. Ob demnächst eine Serie im Bauch- und Beckenbereich wünschenswert ist sagt der klinische Zustand der Patienten. Aber auch hier gilt: lieber 10mal zu viel als 1mal zu wenig.

In der Differentialdiagnose der akuten thorakalen Aortenruptur steht vor allem: Wirbelsäulenverletzungen. Auch venöse Blutungen sind oft vorhanden.

Bei Verdacht auf Mediastinalblutungen führen wir seit 3 Jahren an Hand der genannten Kriterien immer sofort eine Angiographie durch über die rechte Arteria femoralis. Auf 91 Angiographien kamen 21 Rupturen. Die Länge der Prozedur spielt keine wichtige Rolle, Standardzeit war 16 min. In Zukunft kann viel erwartet werden von der digitalen Angiographie. Die Computertomographie ist nicht sinnvoll in diesem Bereich.

Kardiale Störungen beim isolierten stumpfen Thoraxtrauma

P. Doenecke

Medizinische Universitätsklinik, Innere Medizin III, D-6650 Homburg/Saar

„Die Häufigkeit kardialer Störungen im Gefolge stumpfer Thoraxtraumen ist in klinischen Studien proportional dem Eifer, mit dem danach gesucht wird.“ Diese These von Glinz markiert den Kern meines Referates. Der notwendige Eifer kann im frühen posttraumatischen Zustand wegen dringlicherer Unfallprobleme begrenzt sein. Immerhin gibt es aber Schätzungen, z.B. von Jackson und Murphy (1976), die bei 5 Millionen Unfallverletzten eine kardiale Beteiligung bei 900 000 Personen annehmen. In diese Schätzung sind alle kardialen, perikardialen und coronaren Störungen einbezogen. Unberücksichtigt sind Verletzungen der Aorta, die nach Parmley, Mannion und Mattingly (1958) bei stumpfen Herztraumen zu einem Drittel mitbeteiligt waren.

Das Problem meines Referates scheint mir, aus der Fülle von Störungsmöglichkeiten durch Schwerpunktsetzung eine geeignete Auswahl und Übersichtlichkeit zu finden. Die daraus resultierende Simplifizierung stört mich als Kardiologen am meisten (Abb. 1).

Um eine kardiale Beteiligung am stumpfen Thoraxtrauma zu verifizieren oder auszuschließen, müssen wir ein Mosaik diagnostischer Daten zusammenfügen. Diagnose, Verlauf, Prognose und gutachterliches Urteil sind nur aus wiederholter Datengewinnung abzuschätzen.

In Kenntnis des Unfallmechanismus veranlaßt vor allem die klinische Symptomatik weiterführende Untersuchungen: retrosternaler, oft infarktähnlicher Schmerz, unregelmäßiger flacher Puls bis zur Pulslosigkeit, Schock mit Hinweisen auf Myokardversagen oder Herzbeuteltamponade sind die Kardinalsymptome. Halsvenenstauung, verbunden mit auffälligem Auskultationsbefund und Röntgenbild unterstützen den Verdacht.

Das EKG nimmt *die* zentrale diagnostische Stellung ein. Es liefert das elektrophysiologisch-funktionelle Korrelat zu morphologischen Veränderungen der Feinstruktur des

Hefte zur Unfallheilkunde, Heft 158
Zusammengestellt von A. Pannike

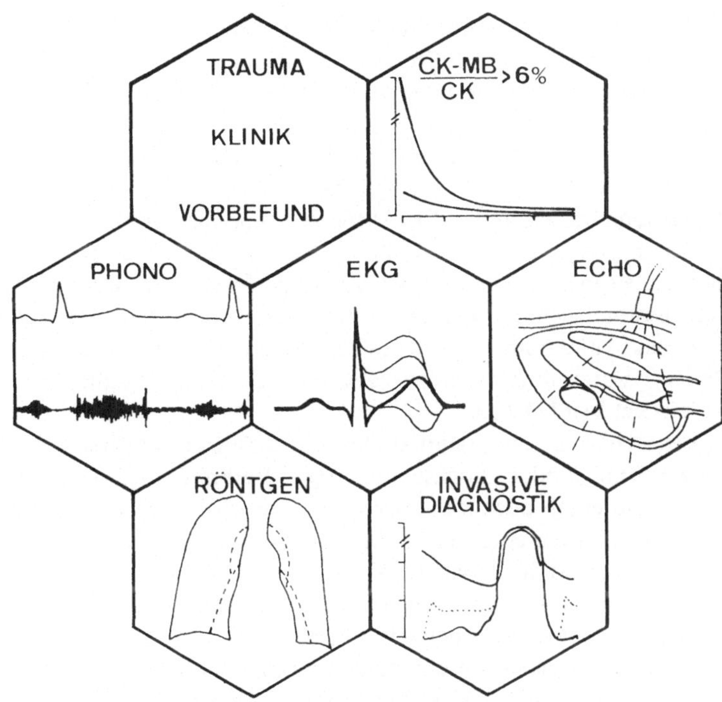

Abb. 1. Diagnostisches Mosaik kardialer Störungen nach stumpfem Thoraxtrauma

Herzens. Schlomkas grundsätzliche Untersuchungen (1932) hierzu wurden vielfach tierexperimentell und klinisch nachvollzogen (z.B. Rosenkranz, 1956).

Die Vielfalt möglicher EKG-Veränderungen kann hier nur angedeutet werden: *Ein verletzungstypisches EKG gibt es nicht.* Unmittelbare Verletzungsfolgen sind über dem betroffenen Myokardabschnitt als ST-Streckenbehebungen erkennbar (Abb. 1). Sie werden umso häufiger gefunden, je früher ein EKG abgeleitet wird (Rosenkranz). Ausmaß und Persistenz geben Hinweis auf das Ausmaß der Schädigung. Etwa 40% aller EKG-Veränderungen entsprechen diesem Bild, gefolgt von ventriculären und supraventriculären Ektopien. Von diesen wissen wir, daß sie gerade in den ersten posttraumatischen Minuten noch wesentlich häufiger sind. Atrioventriculäre und ventriculäre Leitungsstörungen einschließlich Schenkelblockierungen liegen an dritter Stelle der Häufigkeit. Die grundsätzliche Gutartigkeit solcher Störungen geht aus ihrer meist kurzen Dauer von einigen Minuten bis wenigen Stunden hervor. Es werden aber auch persistierende Rhythmusstörungen als Unfallfolge beschrieben (Lobnitzer, 1973). Ihre Existenz gibt Hinweise zur Deutung plötzlicher Frühtodesfälle ohne entsprechende morphologische Substrate.

Perikarditis als Unfallfolge ist oft nur flüchtig als systolisch-diastolisches Reiben zu auskultieren oder phonokardiographisch zu dokumentieren (Abb. 1). Wiederholte Auskultation offenbart auch die insgesamt seltenen Verletzungen innerer Strukturen, von denen Septumeinrisse (meist gemeinsam mit anderen Rupturen) am häufigsten gesehen werden (Parmley, 1958).

Die Hoffnungen, eine myokardiale Läsion enzymatisch zu quantifizieren, haben sich nur zum Teil erfüllt (Glinz, 1976, 1978; Prellwitz, 1978): nur im Idealfall einer isolierten Myokardschädigung bei Coronargesunden kann das Isoenzym der Kreatinphosphokinase (CK), die CK-MB, das Ausmaß der Schädigung qualifizieren. Hohe Gesamt-CK-Aktivität mit über 1 000 mU entsprechen sicher dem überwiegenden Trauma der Skeletmuskulatur. Lediglich ein hoher relativer CK-MB-Anteil über 6%–8% weist auf myokardiale Genese hin. Dieser Anteil kann bei sehr hoher CK-Aktivität aus peripherer Muskulatur auch unter 6% absinken.

Bei umschriebener und isolierter Läsion des coronargesunden Myokards, wie ich sie hier am eigenen Beispiel einer Myokardperforation im Gefolge einer diagnostischen Herzkatheteruntersuchung andeute, setzt sofort hohe, dem Ausmaß der Schädigung analoge Enzymaktivitäten mit exponentieller Normalisierung nach ca. 4 Tagen frei. Infarkttypische Verläufe wären durch späteres Maximum und trägeren Abfall gekennzeichnet. Der CK-MB-Anteil liegt hier bei 12%.

Erste Hinweise auf traumatische Herzschädigung ergeben sich oft aus dem Röntgenbild: die zeltförmige oder „bocksbeutelartige" Verbreiterung der Herzsilhouette gilt als typisch für Perikarderguß oder Hämoperikard, kann aber auch einer myogenen Herzdilatation entsprechen (Louwen et al., 1972, Grosse-Brockhoff und Kaiser, 1956).

Mehr noch als die daraus empfohlene Röntgendurchleuchtungen oder invasive Verfahren ist eine echokardiographische Diagnostik anzustreben (Abb. 1). Das Verfahren ist nicht belastend, nicht invasiv, bettseitig beliebig oft wiederholbar, es erlaubt die morphologische Analyse perikardialer, myokardialer und endokardialer Strukturen, darüber hinaus Aussagen zur regionalen und globalen Wandbewegung des Herzens. Wir sind in die Lage versetzt, kardiale Läsionen objektiv darzustellen, mit der Klinik in Einklang zu bringen. Meist erübrigt sich eine weitere invasiv-angiographische Diagnostik. Die Möglichkeit, hier als Kardiologe einen diagnostischen Beitrag leisten zu können, muß besonders deshalb betont werden, als auch in unserer eigenen Literatur die Leistungsfähigkeit der Echokardiographie beim Herztrauma nur am Rande – gewissermaßen als Fußnote – erwähnt wird. Sehr wesentlich ist die Möglichkeit, Aortenaneurysmen, -rupturen und -dissektionen in einem Arbeitsgang mitzuerfassen.

Von den invasiven Methoden muß vor allem der Pulmonalarterien-Verweilkatheter mit der Möglichkeit zu konsekutiver Trendbestimmung (Pulmonalarteriendrucke, enddiastolische Ventrikeldrucke, Herzzeitvolumen) erwähnt werden.

Verlauf und nicht chirurgische Therapie der traumatischen Myokardschäden entsprechen bei Coronargesunden weitgehend dem stark abgekürzten Verlauf des Herzinfarktes. Schwere Verlaufsformen werden vor allem bei vorbestehender Coronarerkrankung gesehen. Oberster Grundsatz bleibt die konsequente und lückenlose Überwachung. Da eine vitale Bedrohung bei Herzkontusion zuallererst aus Rhythmusstörungen resultiert, ist eine Monitorüberwachung des EKG unerläßlich. Ich scheue mich als Internist, vereinfachend über antiarrhythmische Maßnahmen zu sprechen. Lidocain ist – vor Ajmalin und Procainamid – ohne Zweifel das Mittel der ersten Wahl bei allen ventriculären Ektopien in einer Dosis von ca. 100 mg pro Stunde. Häufig genügt schon Kaliumsubstitution auf hochnormale Werte als alleinige antiarrhythmische Maßnahme.

Die geringe Malignität supraventriculärer Arrhythmien erlaubt angesichts einer günstigen Spontanprognose meist eine abwartende Haltung. Verapamil (5 bis 10 mg i.v. oder auch als Infusion) ist das Mittel der ersten Wahl bei allen bedrohlichen supraventriculären Tachykardien. Betareceptorenblocker müssen wegen negativer Inotropie und angesichts der Gesamtsituation des Thoraxverletzten besonders kritisch angewandt werden.

Bei allen bradykarden Rhythmusstörungen ist der großzügige Schrittmacherschutz indiziert. Orciprenalin führt zumal bei traumatisch geschädigtem Myokard in hohem Maße zu Ektopien. Dieses Risiko ist unter Atropin geringer einzuschätzen.

Auch Digitalisglykoside fördern ektope Reizbildungen, so daß diese nur bei gesicherter Myokardinsuffizienz (klinisch, Herzgröße, Pulmonalarteriendruck) eingesetzt werden sollen. Dopamin und Doputamin besitzen den Vorteil besserer akuter Steuerbarkeit.

Die früher übliche mehrwöchige Immobilisation haben wir in Anlehnung an unsere geänderte Infarktstrategie verlassen (Cohn, Braunwald, 1980). EKG-Normalisation und Rückkehr der herzspezifischen Enzyme zum Normbereich sind aber dringende Voraussetzungen zur Frühmobilisation. Persistierende, vor allem maligne Herzrhythmusstörungen, Persistenz von ST-Streckenhebungen, echokardiographisch und invasiv nachweisbare Ventrikelfunktionsstörungen kennzeichnen die Risikogruppen. Ventrikelrupturen werden häufig erst in der ersten bis dritten posttraumatischen Woche beobachtet (Heberer und Schildberg, 1969). Das meist zugrundeliegende traumatische Aneurysma kündigt sich häufig durch Persistenz einer ST-Streckenhebung im EKG an.

Myokarditis und Perikarditis jenseits der 2. posttraumatischen Woche sind äquivalent zjm Postkardiotomiesyndrom (Segal und Tabatnik, 1960; Raker, 1958) durch gutes Ansprechen auf Glucocorticoide ausgezeichnet.

Die Möglichkeit zu gutachterlicher Stellungnahme hängt entscheidend von der früh beginnenden Verlaufsdokumentation ab. Posttraumatisch persistierende Rhythmusstörungen (Loßnitzer), traumatische Myokardinsuffizienz (Louwen, Grosse-Brockhoff), Spätrupturen (Heberer) und belastungsergometrisch nachweisbare traumatische Coronarinsuffizienz (Lönne, 1977) sind primär als Unfallfolge anzuerkennen, zwingen oft zur invasiven, insbesondere coronarangiographischen Überprüfung (Lönne, Louwen), insbesondere dann, wenn eine lückenlose Akutdokumentation nicht nur eines Parameters fehlt (Abb. 1).

Literatur

1. Cohn MD, Braunwald E (1980) Traumatic Heart Disease. In: Braunwald E (ed) Heart Disease. Saunders, Philadelphia, London, Toronto
2. Glinz W (1979) Thoraxverletzungen, 2. Aufl., Springer, Berlin Heidelberg New York
3. Grosse-Brockhoff F, Kaiser K (1980) Herztraumen durch stumpfe Gewalteinwirkung. In: Handbuch der Inneren Medizin IX/2. Springer, Berlin Heidelberg New York
4. Heberer G, Schildberg FW (1969) Verletzungen des Herzens mit spät einsetzender Symptomatik. Thoraxchirurgie 17:222–232
5. Lönne E (1977) Die traumatische Herzschädigung. In: Reindell H, Rosskamm H (Hrsg) Herzkrankheiten. Springer, Berlin Heidelberg New York
6. Loßnitzer K, Grewe N, Krämer W, Stauch M (1973) Ventrikuläre Extrasystolen als Dauerfolge nach traumatischer Herzschädigung. Dtsch Med Wschr 98:885–889
7. Louven B, Schaede A, Petersen E, Thelen M, Straten HG, Oest S (1972) Herzschäden infolge stumpfer Gewalt. Dtsch Med Wschr 97:1627–1631

7a. Louven B, Thelen M, Kreuzberg B, Petersen E, Oest S (1972) Die traumatische Herzinsuffizienz. Therapiewoche 22:2432–2438

8. Parmley LF, Manion WC, Mattingly TW (1958) Nonpenetrating traumatic injury of the heart. Circulation 18:371
9. Prellwitz D, Neumeier D (1978) Isoenzyme der Kreatinkinase. Verteilung in der Skelettmuskulatur und in Seren von Patienten mit Schädigung oder Erkrankungen der Muskulatur. Verh Dtsch Ges Inn Med 84:1573

10. Raker JW, Langfeld SB, Gorner GF (1958) Traumatic hemopericardium producing late constrictive pericarditis. Ann Surg 148:134
11. Rosenkranz KA (1979) Die traumatische Herzschädigung. Gebr Guilini GmbH, Ludwigshafen
12. Schlomka G, Hinrichs A (zit. n. 3.) (1932) Experimentelle Untersuchungen über den Einfluß stumpfer Brusttraumen auf das Elektrokardiogramm. Z Ges Exp Med 81:43
13. Tabatznik B, Isaacs JP (1962) Postpericardiotomy syndrome following traumatic hemopericardium. Am J Cardiol 7:83

Das Thoraxtrauma bei Schwerverletzten: Auswirkungen und therapeutische Möglichkeiten

H.J. Oestern, J.A. Sturm, M. Nerlich und J. Pahlow

Unfallchirurgische Klinik der Medizinischen Hochschule, Karl-Wiechert-Allee 9, D-3000 Hannover

Bei der Therapie und Prognose einer Lungenkontusion im Rahmen eines Polytraumas spielen 2 komplexe Mechanismen eine Rolle:

1. Die direkte traumatische Parenchymzerstörung der Lunge.
2. Die schockbedingte Permeabilitätsschädigung der Capillarmembranen.

Beide Mechanismen führen zu einer Erhöhung der pulmonalen Infektrate und tragen zur Entwicklung einer Sepsis bei. Um eine Lungenkontusion therapeutisch beeinflussen zu können, ist der frühe Behandlungsbeginn zwingend notwendig. Ein Hauptproblem der Lungenkontusion besteht jedoch in ihrer häufig nicht rechtzeitigen Erkennung. Daraus ergibt sich zwangsläufig das Ziel, die Frühdiagnostik zu verbessern.

Material und Methodik

Bei 49 Patienten mit Thorax- und 34 ohne Thoraxverletzungen untersuchten wir sehr kurzfristig nach dem Trauma, ob durch zusätzliche hämodynamische und respiratorische Parameter eine raschere und aussagekräftige Diagnostik erreicht werden kann.

Verletzungsmuster

Abgesehen von dem Thoraxtrauma hatten beide Gruppen ein gleiches Verletzungsmuster. Der AIS-Wert für die schwerste Einzelverletzung betrug im Mittel 4,81 bei den Nichtthoraxtraumen und 4,79 bei den Thoraxverletzten. Der Volumenersatz innerhalb der ersten 24 Std war in beiden Gruppen gleich. Jeweils 6 000 ml Blut und 800 ml Plasmaersatzstoffe waren zur Volumensubstitution notwendig.

Hefte zur Unfallheilkunde, Heft 158
Zusammengestellt von A. Pannike

Ergebnisse

Die Letalität der Verletzten ohne Thoraxtrauma betrug 20% und stieg auf 63% bei Verletzten mit thorakaler Beteiligung. In der Gruppe der Patienten ohne Thoraxtrauma entwickelten nur 6 (17,6%), mit Thoraxtrauma 20 Patienten (40,8%) eine Sepsis. Dabei wurde die Sepsis definiert durch 2 positive Blutkulturen und einen Temperaturverlauf über 39.0° an 5 aufeinander folgenden Tagen.

Hämodynamische Parameter

Während die einfachen Herzkreislaufgrößen keine Unterschiede zwischen beiden Gruppen zeigten, betrafen die auffälligsten Veränderungen die Lungenstrombahn. Der pulmonale Gefäßwiderstand stieg bereits 2 Std nach Trauma bei den Thoraxverletzten (Abb. 1) signifikant an. Der Pulmonalarteriendruck war ab dem 3. Tag bei Thoraxverletzten deutlich erhöht ($p < 0{,}01$). Der mikrovasculäre Druck war ebenfalls in der Gruppe der Nichtthoraxtraumen während des gesamten Verlaufes erhöht.

Der Herzindex war bei den Thoraxverletzten durchweg geringgradig erniedrigt. Die Ursache könnte unter Umständen in einer Contusio cordis bei einigen Verletzten mit Thoraxtrauma liegen, dafür würden auch die im Mittel bis 9% der Gesamt-CPK erhöhten CPK MB-Werte sprechen [3].

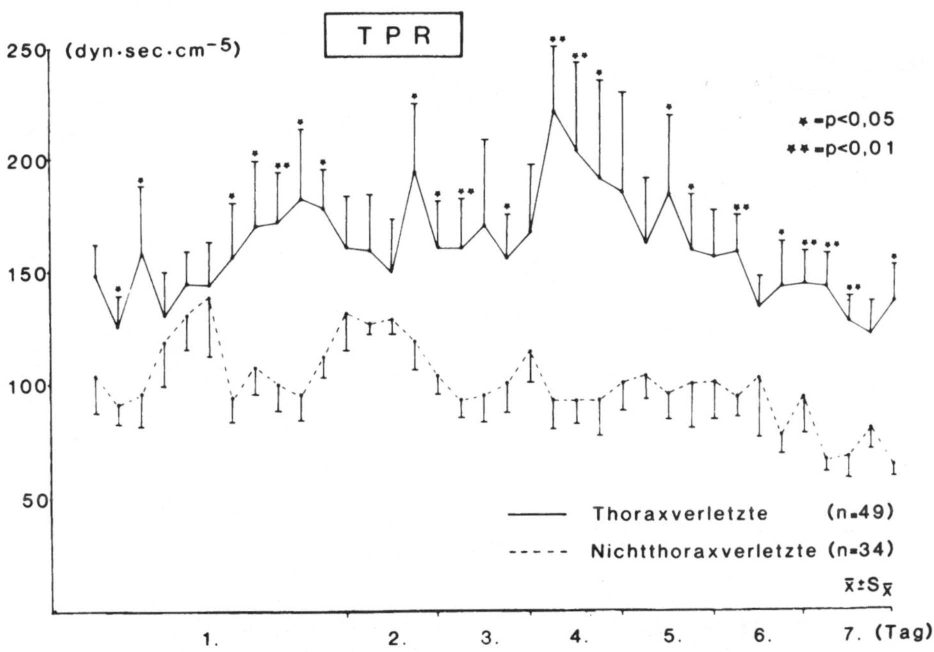

Abb. 1. Verlauf des TPR (totaler pulmonaler Widerstand) bei Thoraxverletzten (——) und Nichtthoraxverletzten (– – –) im Verlauf der 1. Woche

Pulmonaler Gasaustausch

Bereits zum Aufnahmezeitpunkt imponierte in der Gruppe der Thoraxtraumen eine Verminderung des Quotienten aus PaO_2/FiO_2. Dies ist Ausdruck einer Ventilations-Perfusionsstörung.

Dagegen zeigte der Rechts-Linksshunt keine Erhöhung in der Gruppe der Thoraxverletzten. Die Ursache könnte darin begründet liegen, daß die kontusionierten Bereiche weniger stark perfundiert werden und dadurch die venöse Beimischung vermindert ist. Neuere experimentelle Untersuchungen von Craven [1] und Oppenheimer [2] unterstreichen diese Interpretation.

Extravasculäres Lungenwasser

Auffällig war eine Erhöhung des extravasculären Lungenwassers an den ersten beiden Tagen bei den thoraxverletzten Patienten (Abb. 2). Obwohl durch die Gewebszerstörung eine geringere Erfassung des EVLM anzunehmen ist, fanden wir signifikant höhere Werte. Diese Befunde könnten im Zusammenhang mit der Kontusion durch 3 Mechanismen erklärt werden:

1. Rein mechanisch induziert das Trauma eine kurzfristige Erhöhung intrapulmonaler Drucke in einzelnen Lungenabschnitten. Dieses Ödem ist rasch rückbildungsfähig.
2. Die lokale Freisetzung von Mediatoren könnte perikontusionell zu einer Erhöhung des Flüssigkeitsgehaltes führen.

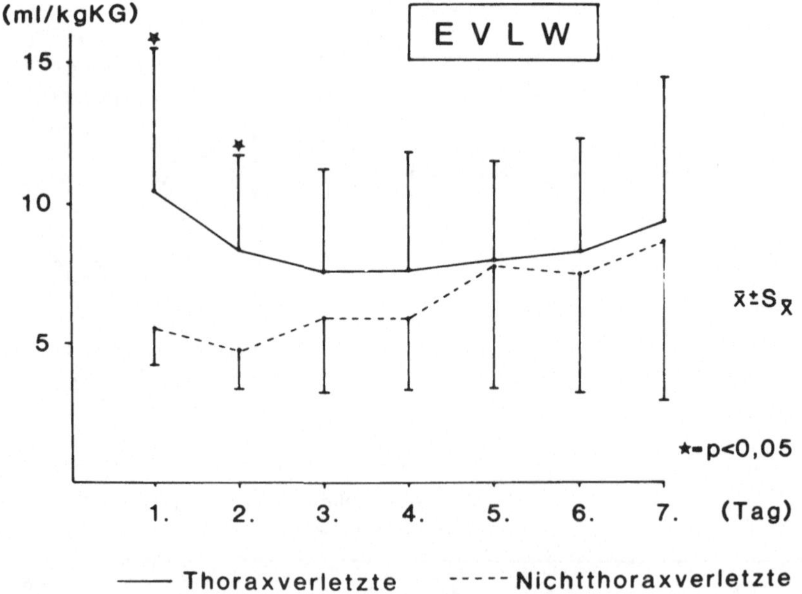

Abb. 2. Verlauf des EVLW (extravasculäres Lungenwasser) bei Thoraxtraumen und Nichtthoraxtraumen im Verlauf der 1. Woche nach Trauma

3. Der höhere intravasculäre Druck bei Thoraxverletzten könnte eine zusätzliche schockbedingte Permeabilitätsschädigung aggravieren.
   Eine Korrelation zwischen der Infusionsmenge und der Höhe des extravasculären Lungenwassers konnte in beiden Verletzungsgruppen nicht nachgewiesen werden.

Therapie

Daraus ergeben sich für die Therapie der Lungenkontusion beim Schwerverletzten folgende Punkte:

1. Adäquate und rasche Volumensubstitution, um die schockbedingte Permeabilitätsschädigung zu verringern.
2. Differenzierte Beatmungstherapie mit hohem PEEP, hohem Atemzugvolumen, niedriger Frequenz und niedrigem inspiratorischen Fluß.
3. Pharmacotherapie zur Verminderung des TPR und Steigerung des HZV.
   Eine operative Stabilisierung der begleitenden Rippenfrakturen oder die Epiduralanästhesie bleibt unseres Erachtens dem isolierten Thoraxtrauma vorbehalten und ist nicht als Erstbehandlung beim Schwerverletzten indiziert.

Literatur

1. Craven KD, Oppenheimer L, Wood LDH (1979) Effects of contusion and flail chest on pulmonary perfusion and oxygen exchange. J Appl Physiol: Resp Envir Exer Physiol 47:729–737
2. Oppenheimer L, Craven KD, Forkert L, Wood LDH (1979) Pathophysiology of pulmonary contusion in dogs. J Appl Physiol Resp Envir Exer Physiol 47:718–728
3. Reynolds M, Jones J (1979) CPK-MB isoenzyme determinations in blunt chest trauma. JACEP 8:8

Die Bedeutung des Röntgenbildes bei Diagnose und Therapie von Verletzungsfolgen an den Brustorganen bei stumpfen Thoraxtrauma

G. Lorenz

Berufsgenossenschaftliche Unfallklinik, Innere Abteilung, Prof. Küntscher-Straße 8, D-8110 Murnau

Viele polytraumatisierte Patienten erleiden ein stumpfes Thoraxtrauma. Mögen auch zunächst auffälligere Verletzungen wie z.B. ein Schädel-Hirntrauma oder ausgedehnte Extremitätenverletzungen im Vordergrund stehen, darf eine mögliche Thoraxverletzung nicht außer acht gelassen werden.

Hefte zur Unfallheilkunde, Heft 158
Zusammengestellt von A. Pannike

Während z.B. die Diagnose eines Spannungspneumothorax klinisch gestellt werden muß und sofortige Maßnahmen bedingt, gibt die Röntgenaufnahme des Thorax beim Traumatisierten bereits anfänglich entscheidende Hinweise für klinisch noch nicht manifeste Verletzungen.

Die meist in Behelfstechnik angefertigten Aufnahmen stehen in ihrer Aussagekraft den üblichen Bildern deutlich nach. Um so aufmerksamer muß der Befundende sein, wesentliche Läsionen nicht zu übersehen. Zunächst muß das Augenmerk auf Organverletzungen gelegt werden und dann auf Frakturen, die für zu erwartende Komplikationen bedeutsam sein können.

Eine auffällige Dilatation des Herzens läßt häufig auf eine Kontusion schließen. Bei derartigen Befunden kann im Verlauf weniger Tage eine Herzinsuffizienz als Begleiterkrankung resultieren.

Auch bei Querschnittslähmungen im Hals- oder oberen Thoraxbereich ohne Thoraxkontusion kann sich eine Vergrößerung des Herzens finden. Es handelt sich dabei oft nur um eine passgere Tonusminderung.

Ein Perikarderguß, wenn auch klinisch bedeutsam, läßt sich in der Primär-Aufnahme meist nicht erkennen, zumal das straffe Perikard nur wenig Flüssigkeit aufnahmen kann. Bereits über 100 ml Perikarderguß können in der akuten Phase zu einer Herzbeuteltamponade führen.

Der Pneumothorax, die häufigste Verletzungsfolge beim stumpfen Thoraxtrauma, kann zunächst unerkannt bleiben. Ein Spannungspneumothorax weist einen Zwerchfelltiefstand und oft auch eine Verdrängung des Mediastinums zur kontralateralen Seite auf. Wie bereits erwähnt, sollte die Diagnose klinisch gestellt werden.

Fleckförmige, teilweise konfluierende unscharfe Verschattungen deuten auf eine Lungenkontusion hin.

Die Eintrübung einer Thoraxseite läßt zunächst auf eine Totalatelektase bzw. auf einen Hämatothorax schließen. Bei der Totalatelektase wird die eingetrübte Lungenhälfte von der kompensatorischen überblähten verdrängt. Eine massive Flüssigkeitsansammlung wie beim Hämatothorax führt zur Verdrängung des Mediastinums zur Gegenseite.

Bei einem linksseitig ausgeprägten Hämatothorax muß neben einer Verletzung der Lunge auch an eine Läsion der Aorta gedacht werden. Wenn der Hämatothorax nach Ablassen sofort nachläuft, ist dies ein Zeichen für eine Verletzung eines größeren Gefäßes.

Eine Zwerchfellruptur führt zu einer scharf abgesetzten Verschattung, die von Aufhellungen durchsetzt sein kann; eine Zwerchfellkontur ist nicht sicher nachweisbar. Die Röntgen-Kontrastuntersuchung des Magen -Darmtraktes wird die Verhältnisse weiter abklären. Zum überwiegenden Teil, etwa zu 85%, ist das linke Zwerchfell betroffen.

Frakturen im Thoraxbereich sind anfänglich oft nicht zu erfassen, dennoch sollte Lokalisation, Anzahl und Art der Frakturen berücksichtigt werden. Diese Kriterien können wichtige Hinweise für frakturbedingte Organverletzungen und deren mögliche Komplikationen geben. Eine Sternumfraktur kann mit einer Herzkontusion verbunden sein. Verletzungen der ersten vorderen drei Rippen, die meist durch massive Gewalteinwirkung entstehen, können von Läsionen wichtiger Gefäße und des Plexus brachialis begleitet sein. Die häufigsten Frakturen liegen im Bereich der 4. bis 9. Rippe. Sie gehen oft mit pleuralen und pulmonalen Verletzungen einher. Frakturen der 10. bis 12. Rippe mit entsprechender Klinik implizieren die Möglichkeit einer Milz- oder Leberruptur.

Bei der Therapie der Verletzungsfolgen des stumpfen Thoraxtraumas stellt sich immer neben notwendiger und operativer Maßnahmen die Frage, wie die gestörte Respiration optimal beeinflußt werden kann.

Lloyd und andere versuchten durch eine Klassifikation der Thoraxverletzungen Ordnung in diese komplizierte Symptomatik zu bringen.

So sind Thoraxverletzungen bei jungen Patienten, die trotz einiger Frakturen gut atmen und abhusten können durch atemgymnastische Maßnahmen zu therapieren.

Bei Patienten mit mittelschweren Verletzungen, die wegen starker Schmerzen nicht ausreichend atmen und abhusten können, sind analgetische Maßnahmen wichtig, die erst eine suffiziente Atmung und atemgymnastische Maßnahmen ermöglichen.

Schwere Thoraxverletzungen erfordern immer eine Intubation und Beatmung. Intubation und Beatmung sind aber auch dann notwendig, wenn Thoraxverletzungen mit einem Polytrauma vor allem mit einem Schädel-Hirntrauma, Bauchtrauma oder einem protrahierter Schockzustand mit drohender Schocklunge begleitet sind.

Über die graduelle Beurteilung der Thoraxverletzungen sind konsequente Verlaufskontrollen notwendig. Die Röntgenaufnahme stellt dabei eine unverzichtbare und für das therapeutische Vorgehen oft richtungsweisende diagnostische Hilfe dar.

Der traumatische Chylothorax

V. Berndt

Chirurgische Klinik der Städtischen Kliniken, Zu den Rehwiesen 9–12, D-4100 Duisburg

Das Krankheitsbild des Chylothorax ist fest umschrieben, wird jedoch wegen seiner Seltenheit immer nur kasuistisch bearbeitet. Eine eigene Beobachtung eines beidseitigen traumatischen Chylothorax bei einem 17jährigen Motorradfahrer gibt Anlaß zur Darlegung einiger für den Chirurgen relevanter diagnostischer und therapeutischer Gesichtspunkte.

Ursache des traumatischen Chylothorax sind entweder penetrierende Thoraxtraumen durch Stich- oder Schußverletzungen mit Manifestationsmöglichkeit in jedem Verlaufsabschnitt des D. thoracicus oder die Hyperextensionsbewegung der Wirbelsäule im Sinne eines Accelerationstraumas. Bei der Hyperextension kommt es typischerweise zum Einriß oder zur Ruptur des Milchbrustganges am thoracolumbalen Übergang, wo der Thorax gegen die LWS abknickt. Die Ruptur liegt immer knapp oberhalb der Zysterna chyli oberhalb des Zwerchfells. Im Gesamtkrankengut des Chylothorax machen die rein traumatischen Fälle 30%, die Ursachen durch maligne Tumoren oder Lymphknotenerkrankungen mit Arrosion des Ductus 55% und die operativ-iatrogenen Läsionen 15% aus (cardiovasculäre Eingriffe bei Kindern und Erwachsenen, Pneumonektomien, Ösophagektomien, Halsdrüsenoperationen, mediastinale diagnostische Eingriffe, operative Eingriffe unterhalb des Zwerchfells).

Die Diagnose wird meisten erst Tage nach dem Trauma anläßlich der Symptome eines ein- oder beidseitigen komprimierenden Pleuraergusses gestellt. Das Pleuraaspirat hat im

Hefte zur Unfallheilkunde, Heft 158
Zusammengestellt von A. Pannike

reinen Fall eine weiße Farbe, kann aber auch durch Blutbeimengungen durchaus blutig-weißlich oder auch gelblich sein, was zu Schwierigkeiten in der diagnostischen Zuordnung gegenüber Pleurainfektionen führen kann (Tabelle 1). Zahlreiche Characteristika wie die bakteriologscher Reinheit, das Aufklaren der Lösung nach Ätherüberschichtung und die Alkalität bei der Lackmus-Probe erlauben die Stellung der Diagnose (Tabelle 2). Die Lymphographie jedoch gibt mit dem Nachweis von Kontrastmittelspuren in den Sinus phrenico-costales und im unteren Mediastinum diagnostische Klarheit.

Die Verletzung des Ductus mit kompletter Ruptur oder auch nur einem mehr oder weniger großen Einriß führt zum Austritt von Lymphe in das räumlich beschränkte Mediastinum (Abb. 1a, b). Nach Ausbildung einer mediastinalen Chyluspseudocyste kommt es zur Pleuraperforation, rechts eher als links, jedoch auch beidseits. Im traumatischen Krankengut wird der doppelseitige Chylothorax in ca. 25% der Fälle, im nichttraumatischen Krankengut in knapp 5% der Fälle beobachtet.

Es erscheint verständlich, daß das zeitliche Auftreten und das Ausmaß des Chylothorax nach Verletzungen von der Größe des Defektes abhängt. Die Seltenheit der Beobachtung des Krankheitsbildes mag mit einer größeren Dunkelziffer, d.h. spontan versiegenden mediastinalen Defekten zusammenhängen.

Aufgrund dieser Überlegungn wird die Vielzahl der therapeutischen Ansätze und Möglichkeiten für die Behandlung des Chylothorax verständlich. Ziel der Therapie ist das Versiegen des Chylusflußes, da seine Permanenz wegen des massiven Calorienverlustes durch Austritt von Fett, Proteinen und Lymphocyten sowie 2000–3000 ml Flüssigkeit schnell bei unzureichender Bilanzierung zur Unterernährung und Kachexie führt. In der Hälfte der traumatischen Formen des Chylothorax kann ein Verkleben der Pleurablätter durch Punktion oder Thoraxdrainagen erreicht werden, wobei oft Wochen vergehen. Seit der ersten Ligatur des D. thoracicus 1948 durch Lampson wird heute bei starkem Chylusfluß deswegen frühzeitig operativ, d.h. nach 10–14 Tagen vorgegangen.

Die Therapie der Wahl besteht in der distalen und proximalen Ligatur des Ductus. Der Zugang erfolgt von rechts bei rechts- oder doppelseitigem Chylothorax und von links bei

Tabelle 1. Differentialdiagnose des Chylothorax

Chylöser Erguß: Lymphe
Pseudochylöser Erguß: Cholesterinpleuritis
Pleuraempyem: Infektiös – septisch
Chyliformer Erguß: Fettiger Zellzerfall
Chymöser Erguß: Nahrungsmittel (Milch)

Tabelle 2. Chylus-Charakteristika (einfache Untersuchungen)

1. Milchiges Aussehen
2. Schütteln mit Äther: klar
3. Alkalische Reakton (Lackmus)
4. Geruchlos
5. Steril und bakteriostatisch
6. Spezifisches Gewicht: 1012–1025
7. Lymphocyten 400–7000 CMM
8. Fettnachweis (Sudan-III-Probe)

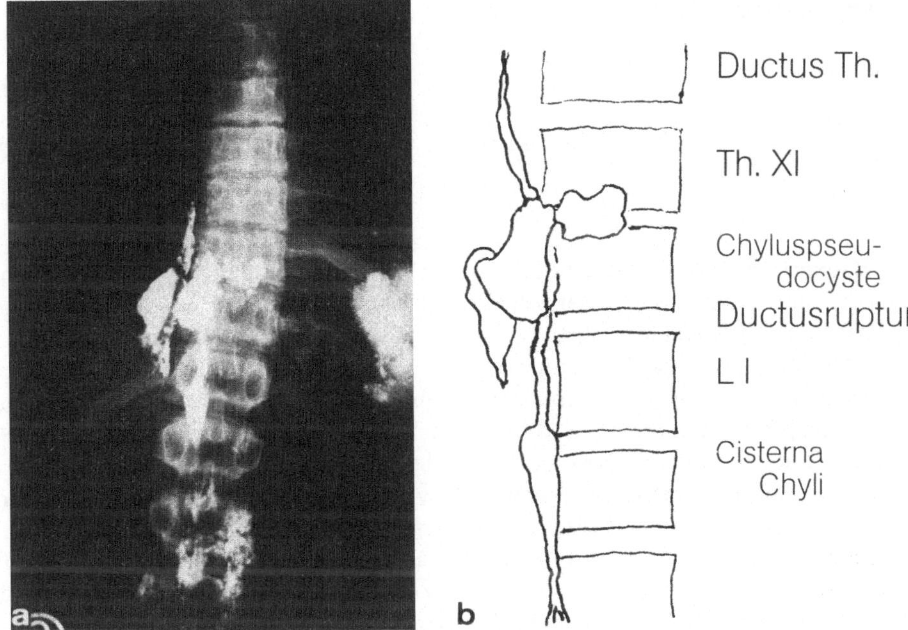

Abb. 1a, b. Darstellung der posttraumatischen Chyluspseudocyste und Rupturlokalisation im unteren Mediastinum durch die Lymphographie. Übertritt des Kontrastmittels in die linke Pleurahöhle

Ausprägung auf der Gegenseite. Probleme des Auffindens der Ductusläsion können durch die zahlreichen anatomischen Varianten, aber auch durch mediastinale Verquellung und Entzündungen gegeben sein. Eine unmittelbar präoperativ verabfolgte Sahnemahlzeit sowie eine unmittelbare präoperativ angelegte Lymphographie mit Patenblau erleichtern hier infolge Sichtbarwerdens eines vermehrten und gefärbten Chylusflußes das Auffinden der Läsion.

Bei der eigenen Beobachtung wurde postoperativ eine neuerliche Lymphographie durchgeführt, auf der nach Ductusligatur ein ausgeprägtes Collateralsystem über intercostale Lymphbahnen nachzuweisen war. Die abschließende Thoraxaufnahme zeigte regelrechte Verhältnisse.

Literatur

1. Hierholzer E, Weber HG, Eydt M (1972) Ductus thoracicus Verletzung mit Chylothorax nach stumpfem Bauch- und Thoraxtrauma. Zbl Chir 97:508
2. Kuntz E (1966) Der Chylothorax. Beitr Klin Tuberk 133:98
3. Lampson RS (1948) Traumatic chylothorax: Review of literature and report of case treated by mediastinal ligation of thoracic duct. J Thorac Surg 17:778
4. Ritter K (1968) Über Ductus thoracicus und Chylothorax. Münch Med Wschr 110:2445
5. Rubin JW, Moore HV, Ellison RG (1977) Chylothorax: therapeutic alternatives. Amer Surg 43:292

Traumatische Herzschäden nach stumpfem Thoraxtrauma

S. Ernst

Berufsgenossenschaftliche Unfallklinik, Innere Abteilung, Prof. Küntscher-Straße 8, D-8110 Murnau

Tierexperimentelle Untersuchungen und kasuistische Mitteilungen haben uns eine Vielfalt möglicher traumatischer Herzschäden gezeigt und deren Ursachen, Symptomatologie, Diagnose und Therapie gelehrt.

Das in bis 4% aller Verletzten und bis 12% aller Thoraxverletzten beobachtete Krankheitsbild verdient höchstens ärztliches Interesse, weil es lebensbedrohlich sein kann.

Stumpfe Herzverletzungen können durch Stoß, Schlag, Kompression oder Deceleration auch ohne erkennbare Brustwandverletzung verursacht werden. Die mechanische Irritation kann durch sofort auftretende schwere Rhythmusstörungen auch ohne Strukturveränderung des Herzens den Tod herbeiführen, oder einen Gewebsschaden mit nachhaltiger Funktionsstörung verursachen. Gewebsschäden sind an allen Teilen des Herzens, nämlich am Perikard, Myokard, Klappenapparat sowie den Kranz- und großen Gefäßen beobachtet worden.

Am Perikard sind Blutungen in den Herzbeutel, Einrisse und entzündliche Prozesse von Bedeutung. Am Myokard capillare und arterielle Blutungen subendokardial, intramyokardial und subendokardial, Faserzerreißungen, Nekrosen und Narben mit Spätkomplikationen wie Aneurysma und Ruptur.

An Taschen und Segelklappen, Sehnenfäden und Papillarmuskeln, Ein- und Ausrisse mit Ausbildung von Vitien, an den Herzkrankgefäßen Abrisse, Intimaquellungen, Mediablutungen und sekundäre Thrombosierungen mit nachfolgendem Herzinfarkt.

An den großen Gefäßen Ein- und Abrisse. Die Symptomatologie wird von der Art, Ausdehnung und Lokalisation des Gewebsschadens bestimmt.

Subjektive Beschwerden sind insbesondere präcordiale Schmerzen, Herzstolpern, Atemnot, Schwäche. An klinischen Symptomen sind hypotone Kreislaufstörung bis zum kardialen Schock, Arrhythmien, Geräusche und Insuffizienzerscheinungen zu nennen.

Für die Diagnose eines traumatischen Herzschadens ist außerdem das EKG als Verlaufsserie von besonderer Wichtigkeit. Alle, auch bei Erkrankungen auftretenden pathologischen Befunde, wurden bisher beobachtet.

Beweisend für einen traumatischen Herzschaden kann eine posttraumatische Erhöhung der Aktivitäten von CPK, GOT und LDH sein. Form und Größenveränderungen des Herzens im Röntgenbild können für die Diagnose einer Herzverletzung bedeutungsvoll sein, aber auch bei schweren Schäden fehlen.

Die Ultraschalldiagnostik hat sich bereits bei bestimmten Verletzungsfolgen des Herzens bewährt, insbesondere bei Herzbeutelerguß und Klappenfehlern.

Die Therapie richtet sich nach dem Schweregrad des Herzschadens. Erforderlich sind immer Ruhigstellung und Aufrechterhaltung eines normalen Stoffwechsel und Blutgasaustausches, außerdem of Antiarrhythmica, Digitalis zur Herzstützung, Nitroglycerin zur Herzentlastung. Dopamin oder Dobutamin zur Tonisierung oder Stimulierung und bei schweren Organschäden rechtsseitige Operationen. Die Prognose ist bei den meisten traumatischen Herzschäden gut. Sie heilen in der Regel innerhalb von Wochen oder Monaten aus. Solche mit Gewebszerreißung können trotz operativer Behandlung Folgen hinterlassen.

Hefte zur Unfallheilkunde, Heft 158
Zusammengestellt von A. Pannike

Ich wollte mit dieser gedrängten Darstellung des Themas dazu beitragen, daß traumatische Herzschäden genauso beachtet werden, wie z.B. Verletzungsfolgen an den Lungen, damit notwendige therapeutische Maßnahmen nicht versäumt werden. Wenn Verdacht auf einen traumatischen Herzschaden besteht, sollte ein erfahrener Internist zugezogen werden.

Symptomatologie und Diagnostik der Herzwandruptur beim stumpfen Thoraxtrauma

H.-G. Breyer[1] und A. Anders[2]

[1] Abteilung für Unfall- u. Wiederherstellungschirurgie (Leiter: Prof. Dr. R. Rahmanzadeh), Klinikum Steglitz der Freien Universität Berlin, Hindenburgdamm 30, D-1000 Berlin 45
[2] Abteilung für Allgemein-, Gefäß- und Thoraxchirurgie (Leiter: Prof. Dr. R. Häring), Klinikum Steglitz der Freien Universität Berlin, Hindenburgdamm 30, D-1000 Berlin 45

Auffahrunfälle beim nicht angegurteten Pkw-Fahrer, Fußgängerkollisionen mit Zweirädern oder Pkws, aber auch Abstürze, Arbeitsunfälle und Sportunfälle führen neben augenfälligen Verletzungen zu stumpfen Thoraxtraumen, die leicht übersehen werden. Beim Vorliegen von Prellmarken im ventralen Thoraxbereich muß unbedingt an eine mögliche Verletzung des Herzens gedacht werden. Sie ist durch eine gründliche klinische Untersuchung zu erkennen.

Pathomechanik

Die Herzwand kann beim geschlossenen Thoraxtrauma durch Rippen- oder Sternumfragmente direkt angespießt werden. Häufiger aber ist das Kompressionstrauma, bei dem der Herzinnendruck schlagartig ansteigt. Aufgrund gleichzeitiger Kompression des Herzinhaltes und der großen Gefäße mit zentral verlaufender Druckwelle und der geringen Dehnungsfähigkeit des Herzbeutels kommt es zur Ruptur des Herzens oder der herznahen Gefäße. Tritt die exlosionsartige Druckerhöhung in der Spätdiastole ein, trifft sie auf die vorgespannte Vorhofmuskulatur, die dann am ehesten rupturiert, während in der Frühsystole häufiger Ventrikelrupturen auftreten werden.

Wie häufig Herzwandrupturen sind, kann nicht eindeutig gesagt werden. Klinisch werden die wenigsten erkannt. Glinz (1978) führt eine Sammelstatistik von 575 obduzierten Herzwandrupturen an, ohne jedoch Bezug auf die Zahl der obduzierten Thoraxverletzungen zu nehmen. Nach Parmley (1958) sollen 64% aller tödlichen Herzverletzungen Herzrupturen sein. Die Zahl der in der Literatur beschriebenen überlebten Herzwandrupturen beim geschlossenen Thoraxtrauma ist dagegen sehr klein. Bis heute sind in der internationalen Literatur nur 32 Fälle aufgeführt.

Hefte zur Unfallheilkunde, Heft 158
Zusammengestellt von A. Pannike

Klinische Symptome

Die klinische Symptomatik der Herzruptur ist davon abhängig, ob das Perikard bei der Thoraxverletzung intakt bleibt oder ebenfalls rupturiert. Letzteres kann thorakal oder diaphragmal geschehen.

Bei intaktem Perikard bildet sich je nach Lokalisation und Größe der Herzwandverletzung eine akute Herztamponade aus, deren Symptomatik durch Cyanose der oberen Körperhälfte, obere Einflußstauung und Erhöhung des zentralvenösen Druckes gekennzeichnet wird. Eine arterielle Hypotonie fehlt meist. Sie stellt ein bereits prognostisch ungünstiges Spätzeichen dar.

Rupturiert das Perikard intrathorakal entwickelt sich mehr oder weniger schnell ein Hämatothorax, der bei ca. 1 500 ml in kurzem Zeitraum immer an die Möglichkeit einer Herzwandverletzung denken lassen sollte. Bei der Beteiligung der Pars diagphragmatica pericardii tritt neben dem Hämatothorax eine Blutung ins Abdomen auf.

Eine nur durch Zufall diagnostizierbare Verletzung stellt die isolierte Ruptur des Perikards in der Pars diaphragmatica dar, bei der es aus der Herzwandverletzung ausschließlich intraabdominell blutet. Wir konnten durch Paracentese einen solchen Fall beobachten und erfolgreich operieren.

Diagnostik

Die Herzwandruptur ist eine lebenswichtige Sofortdiagnose, obwohl über Überlebenszeiten an einer Herzruptur Verstorbener bis zu drei Tagen berichtet werde. Von den 32 überlebenden Patienten wurde die Mehrzahl innerhalb von 12 Std operiert. Eine Perikardruptur lag bei ihnen in etwa der Hälfte der Fälle vor (12mal, Perikard unverletzt: 14mal, keine Angaben: 6mal). Wichtig für die Diagnosestellung ist die Tatsache, daß bei 17 der 32 Patienten keine Thoraxwandverletzung bestand.

Obwohl nach Sektionsstatistiken die Verteilung der Rupturen über die vier Herzabschnitte etwa gleich ist, fällt auf, daß in der überwiegenden Zahl (62,5%) Verletzungen des rechten Vorhofes überlebt wurden, Ventrikelverletzungen dagegen selten.

Die Ursache hierfür ist sicherlich im höheren Druckanstieg in den Ventrikeln und somit der schnelleren Entwicklung einer Herzbeuteltamponade zu suchen. Andererseits ist bekannt, daß bei der offenen Herzverletzung die Lokalisation in den muskelstarken Ventrikeln eine gute Prognose hat.

Bei dem von uns beobachteten Fall lag intraoperativ eine 3,5 cm lange komplette Wandverletzung des linken Ventrikels bei diaphragmaler Perikardruptur vor. Geringe abdominelle Begleitverletzungen von Leber und Milz waren vorhanden. Die intraabdominelle Blutung war durch Paracentese erkannt worden. Die Notfall-Laparotomie erfolgte im bereits manifesten schweren Schockzustand.

Die Versorgung der Wunde wurde transdiaphragmal nach caudaler Sternotomie vorgenommen. Wir vermuten, daß der primäre Defekt viel kleiner war und sich erst nach der anfänglichen Schockbehandlung bei verstärkten Kontraktionen des Herzens ausgeweitet hat.

Die Herzwandruptur wird wahrscheinlich weiterhin eine Diagnose des Pathologen bleiben, wenn nicht beim stumpfen Thoraxtrauma vermehrt an die Möglichkeit einer Herzwandruptur gedacht und nicht unter Zeitverlust unnötige apparative Diagnostik eingesetzt wird. Die Herzruptur ist eine *klinische* Diagnose, die die sofortige Thorakotomie rechtfertigt.

Literatur

Aun F, Marques E, Stolf N, Gregori F, Verginelli G, Zerbini E, De Paula W (1975) Successul repair of left ventricular ruptur due to blunt trauma. Rev Hosp Clin Fac Med Sao Paulo 30:222

Glinz W (1978) Thoraxverletzungen. Springer, Berlin Heidelberg New York

Heberer G, Schildberg FW (1969) Verletzungen des Herzens mit spät eingesetzender Symptomatik. Thoraxchir 17:222

Hennig K, Franke D (1969) Herzruptur nach stumpfem Thoraxtrauma. Unfallheilkd 82: 297

Kirsch M, Sloan H (1977) Blunt Chest Trauma. General Principles of Management. Little, Brown & Company, Boston

Parmley LF, Manion WC, Mattingly TW (1958) Non-penetrating traumatic injury of the heart. Circulation 18:371

Trinkle JK, Marcos J, Grover F (1974) Management of the wounded heart. Ann Thorac Surg 17:230

Eingeweideprolaps mit und ohne Inkarceration – Spätkomplikationen der Zwerchfellruptur nach stumpfem Thoraxtrauma

H.O. Langendorf, H.D. Sauer und K.H. Jungbluth

Chirurgische Univ.-Klinik, Abteilung für Unfallchirurgie (Direktor: Prof. Dr. K.H. Jungbluth), Martinistraße 52, D-2000 Hamburg 20

Die traumatische Zwerchfellruptur nach stumpfer Gewalteinwirkung zählt zu den seltenen Verletzungeh. Nach Angaben in der Literatur fanden sich bei 0,7% bis 12% Zwerchfellrupturen bei Patienten mit operationsbedürftigen abdominellen Verletzungen.

Plötzliche intraabdominelle und/oder intrathorakale Drucksteigerungen, wie sie vor allem in der Folge breitflächiger, stumpfer Rasanztraumen zunehmend häufiger auftreten, führen bei Überschreiten der viscoelatischen Grenze zur Berstungsruptur des Diaphragmas.

Bevorzugt ist in 90%–95% der Fälle die linke Zwerchfellkuppe betroffen, wohl infolge mangelnder Stoßdämpferwirkung der Leber. Aufgrund der unterschiedlichen Verformbarkeit von Leibes- und Thoraxhöhle neigen thorakale Traumen eher zu peripheren-, abdominelle mehr zu zentralen Rupturen im Bereich des Centrum tendineum. Entsprechend der abdomino-thorakalen Druckdifferenz, sowie Umfang und Weite der Ruptur erfolgt akut oder zweizeitig eine mehr oder minder umfangreiche Eventeration von Baucheingeweiden in den Thorax.

Ein 22jähriger Patient erlitt im März 1971 bei einem Verkehrsunfall eine Mehrfachverletzung. Neben einem Schädel-Hirntrauma und einer rechtsseitigen Oberschenkeltrüm-

Hefte zur Unfallheilkunde, Heft 158
Zusammengestellt von A. Pannike

merfraktur ist vor allem ein kombiniertes stumpfes Thoraxbauchtrauma erwähnenswert. Nach intensivmedizinischer Versorgung und aufgeschobener Nagelung der Oberschenkeltrümmerfraktur war der weitere Verlauf zunächst komplikationslos. Die rückblickende Auswertung der Röntgenaufnahmen läßt entscheidende Kriterien für eine Zwerchfellruptur vermissen. 7 1/2 Jahre nach dem erwähnten Unfall erfolgte die Einlieferung des Patienten in ein auswärtiges Krankenhaus unter den klinischen Zeichen eines akuten Abdomens. Vorausgegangen war ein Alkoholabusus mit heftigem Erbrechen.

Röntgenologisch fand sich zunächst nur ein linksseitiger, auffallender Zwerchfellhochstand. Unter der Verdachtsdiagnose einer akuten Pankreatitis erfolgte ein konservatives Vorgehen. Die rasch progrediente und therapierefraktäre Schocksymptomatik, begleitet durch eine auffallende Dyspnoe, veranlaßte jedoch eine erneute Röntgenkontrolle des Thorax. Diese klärte die Sachlage schlagartig. Im linken Hemithorax fanden sich stehende Darmschlingen und eine Verdrängung des Mediastinums.

Nach der Verlegung in die Chirurgische Universitätsklinik Hamburg erfolgte die sofortige Laparatomie. Diese zeigte einen nur 3 x 2 cm messenden, alten, mit Netzanteilen verklebten Defekt in der linken dorso-lateralen Zwerchfellkuppe – eine typische Lokalisation nach überwiegendem Thoraxtrauma. Der gesamte Dünndarm, das Colon transversum und das Omentum majus war in den Thorax prolabiert und stranguliert. Daneben bestand eine fortgeschrittene Durchwanderungsperitonitis und Pleuritis, an der der Patient einen Monat später verstarb.

Prolabieren die Organeingeweide durch die Zwerchfellücke auch vorwiegend in die Pleurahöhle, kann in seltenen Fällen aber auch eine Eventeration in das Perikard erfolgen.

Im Juni 1977 erlitt ein 66jähriger Mann bei einem Verkehrsunfall eine Rippenserienfraktur III bis IX links mit Hämatothorax und eine Beckenfraktur. Der instabile Thorax machte eine vorübergehende maschinelle Beatmung erforderlich. Wegen des Verdachts einer intraabdominellen Blutung erfolgte eine Angiographie, die jedoch keinen pathologischen Befund ergab.

1 1/2 Jahre später klagte der Patient erstmals über Atemnot, die den Hausarzt zu einer erneuten Röntgenthoraxuntersuchung veranlaßte. Das Ergebnis war überraschend. Es zeigte sich eine Verlagerung von Dickdarm in den Thorax mit Verdrängung des Herzens.

Die Thorakotomie ergab dann eine Ruptur des Zwerchfells in Höhe der Larreyschen Spalte, durch die sich Quercolon und Netz in die Perikardhöhle verlagert hatten. Nach Rückverlagerung der Abdominalorgane und Verschluß von Perikard und Zwerchfell war der weitere Verlauf unkompliziert und der Patient konnte 2 Wochen später entlassen werden.

Diese Beispiele zeigen, daß bei Mehrfachverletzungen nach einer Zwerchfellruptur immer sorgfältig gefahndet werden muß. Da die Zwerchfellruptur selbst nur geringe Symptome macht und sie als Begleitverletzung meist nur in Verbindung mit schwersten Mehrfachverletzungen vorkommt, kann die Erkennung erschwert sein. Man nimmt an, daß etwa 50%–70% der Rupturen akut nicht erkannt werden. Einige Autoren halten aber auch einen zweizeitigen Eingeweideprolaps für möglich. So sind Intervalle von Wochen bis zu Jahrzehnten zwischen Trauma und Diagnose beschrieben. Erst die akute oder anhaltende chronische Symptomatik – geprägt durch den Darmprolaps – lenken diagnostisch in die richtige Richtung. Je nach Ausmaß des Defektes stehen Probleme seitens des Gastrointestinaltraktes sowie des kardiorespiratorischen Systems im Vordergrund. Die Strangulationsgefährdung wird unterschiedlich eingeschätzt, sie ist unter allen Zwerchfellbrüchen wohl am größten. Naturgemäß verschlechtert die Inkarceration die kurativen Aussichten der chirurgischen Therapie erheblich. Da die chirurgische Therapie vor allem bei der unkomplizierten Eventeration der Baucheingeweide mit der Reposition und dem Verschluß der Bruchlücke weitgehend unproblematisch ist, wird eine Senkung der Letalität nur durch eine einschneidende Verkürzung des diagnostischen präoperativen Intervalls erreicht werden.

Wichtig erscheint, daß man überhaupt an eine Zwerchfellruptur denkt. Einen entscheidenden Hinweis gibt neben den dargestellten zum Teil recht eindrucksvollen klinischen Symptomkombinationen vor allem ein stumpfes Bauch- und/oder Thoraxtrauma in der Vorgeschichte.

Ebenso sind zunächst unklare posttraumatische Oberbauch- sowie Herz- und Thoraxbeschwerden als Brückensymptome der Zwerchfellruptur aufzufassen und zielgerichtet durch entsprechend diagnostische Schritte wie Röntgendurchleuchtung, Magendarmpassage,. Colondoppelkontrast, Pneumoperitoneum und Endoskopie abzuklären und ggf. einer definitiven chirurgischen Exploration und Therapie zuzuführen.

Zur diagnostischen Problematik der Zwerchfellruptur nach stumpfem Thoraxtrauma

O. Thetter und W.F. Altherr

Abteilung für Herz-, Thorax- und Unfallchirurgie der Chirurgischen Universitäts-Klinik, D-6650 Homburg/Saar

Lediglich in 3% aller isolierten stumpfen Thoraxtraumen läßt sich eine zusätzliche Zwerchfellruptur nachweisen [2]. Diese relativ seltene Verletzungskombination mag Ursache dafür sein, daß in der Hälfte der Fälle die Zusatzdiagnose einer Zwerchfellruptur primär nicht gestellt wird [1, 3, 4].

Nach jedem breitflächig einwirkenden stumpfen Trauma auf den Thorax muß daher auch an die Möglichkeit einer Zwerchfellruptur gedacht werden.

Da die geschlossene, bzw. indirekte traumatische Zwerchfellruptur nahezu immer als Begleitverletzung eines schweren Polytraumas auftritt und der Zwerchfellriß selbst nur geringe oder uncharakteristische Beschwerden macht, steht die Symptomatik des Polytraumas und der traumatische Schock im Vordergrund. Klinische Erscheinungen der Zwerchfellverletzung werden erst dann manifest, wenn es zum Eingeweideprolaps in den Thorax gekommen ist und die daraus folgenden funktionellen Störungen in Form von kardiorespiratorischen und gastrointestinalen Symptomen auftreten.

Dieser Umstand erfordert demnach eine exakte diagnostische Abklärung, um das häufige Übersehen und die daraus resultierenden Komplikationen dieser Verletzungsform zu vermeiden.

Im Patientengut unserer chirurgischen Kliniken konnten in den Jahren 1963 bis erstes Halbjahr 1981 40 indirekte und 6 direkte Zwerchfellrupturen diagnostiziert werden, wobei die rechte Seite 6mal betroffen war (Tabellen 1 u. 2). In 24 Fällen war es im Rahmen eines Polytraumas zur Zwerchfellruptur gekommen, die in erster Linie mir Rippenfrakturen (45%) und Extremitätenfrakturen (42%) vergesellschaftet waren. Die in der Literatur

Hefte zur Unfallheilkunde, Heft 158
Zusammengestellt von A. Pannike

Tabelle 1. Direkte Zwerchfellruptur (n = 6)

Schußverletzung	2
Stichverletzung	3
Pfählungsverletzung	1

Tabelle 2. Indirekte Zwerchfellruptur (n = 40)

Polytrauma	24
Isoliertes stumpfes Thoraxtrauma	12
Isoliertes stumpfes Bauchtrauma	4

häufig angegebene Beckenfraktur fand sich nur 5mal. Ein isoliertes stumpfes Bauchtrauma führte 4mal zur Ruptur des Zwerchfells, hingegen war das isolierte stumpfe Thoraxtrauma mit Rippenserienfrakturen bei 12 verunfallten Patienten, also bei immerhin 30% aller indirekten Zwerchfellrupturen, der auslösende Verletzungsmechanismus für das Entstehen einer Zwerchfellruptur. Tabellen 3, 4 und 5 geben eine Übersicht über die abdominellen und thorakalen Begleitverletzungen sowie über die Häufigkeit der in den Thorax verlagerten Organe. Seltenheitswert besitzt die 2mal beobachtete Perikardruptur.

Wie schon angedeutet, werden Zwerchfellrupturen meist verspätet oder zufällig diagnostiziert. Auch in unserem Krankengut läßt sich feststellen, daß in 40% der Fälle primär kein Hinweis für eine derartige Zusatzverletzung gefunden werden konnte. Die Diagnose wurde oft erst im Rahmen eines operativen Eingriffes gestellt, weswegen eindringlich auf die Notwendigkeit einer sorgfältigen intraoperativen Inspektion und Abtastung des Zwerchfelles hingewiesen werden muß.

Als Ursache für die verfehlte, bzw. verspätete Diagnose (Tabelle 6) muß die fehlende Symptomatik bzw. die Überlagerung der Beschwerden durch andere Folgen des Traumas

Tabelle 3. Abdominelle Begleitverletzungen bei 40 indirekten Zwerchfellrupturen

Milz	10
Leber	9
Dickdarm	2
Dünndarm	4
Niere	4
Blase	1
Magen	1

Tabelle 4. Thorakale Begleitverletzungen bei 40 indirekten Zwerchfellrupturen

Rippenfrakturen	18
Lungenzerreißungen	6
Bronchusabriß	2
Perikardruptur	2

Tabelle 5. Organprolaps bei 40 indirekten Zwerchfellrupturen

Magen	26
Colon	10
Milz	9
Netz	6
Dünndarm	5
Leber	5

Tabelle 6. Ursachen der verspäteten Diagnosestellung (n. Spelsberg u. Kuntz, 1979)

Fehlende Symptomatik
Überlagerte Symptomatik
Zweizeitige Ruptur
Intraoperative Verkennung
Falsche Beurteilung des Thorax-Röntgen
Nicht erhobene Unfallanamnese

angenommen werden. In 2 unserer Fälle war die Zwerchfelläsion Folge eines relativ geringgradigen Traumas, sodaß an diese Verletzungsmöglichkeit primär nicht gedacht wurde. Weiter sei noch auf die zweizeitige Ruptur eines vorerst inkompletten Risses hingewiesen, die eine Diagnose unmittelbar nach dem Trauma äußerst schwierig bzw. unmöglich macht.

Die Verkennung der uncharakteristischen Symptome einer Zwerchfellruptur und die falsche Beurteilung einer unklaren Thoraxübersichtsaufnahme führt zu einer Reihe von Fehldiagnosen (Tabelle 7), wobei hier der Hämatothorax an der Spitze steht, gefolgt von Atelektase und Spontanpneumothorax, von basalen Pleuraschwielenbildungen und nicht zuletzt von der traumatischen Zwerchfellrelaxation. Eine einmal gestellte Fehldiagnose wird oft über Jahre aufrecht erhalten, wie der Fall eines jetzt 30jährigen Mannes zeigt, bei dem eine sog. basale Pleuraschwarte regelmäßig durch 10 Jahre kontrolliert wurde. Die zunehmenden Beschwerden und die endlich durchgeführte Magen-Darmpassage brachte lediglich Klarheit über den tatsächlichen Befund einer linksseitigen Zwerchfellruptur.

Neben den klinischen Untersuchungen mit Auskultation und Perkussion des Thorax ist vor allem die Röntgenübersichtsaufnahme und Durchleuchtung des Thorax von entscheidender Bedeutung zur Beurteilung der Zwerchfellkontur und Zwerchfellbeweglichkeit. Zur Sicherung der Diagnose eines Enterothorax steht in erster Linie die Kontrastmitteldarstellung des Magen-Darmtraktes zur Verfügung. Die Angiographie der Mesenterialgefäße ist aufwendig und meist unnötig.

Zur Abklärung der seltenen, in unserem Patientenmaterial 6mal beobachteten, rechtsseitigen Ruptur, kann das Leber-Milzszintigramm sowie die Sequenzszintigraphie der Lunge Auskunft über die Lokalisation der Leber geben.

Die Wertigkeit dieser Methode soll der Fall eines 25jährigen Patienten mit isoliertem Trauma des rechten Hemithorax demonstrieren. Wegen des bestehenden Hämatothorax rechts wurde eine Drainage gelegt, die Blut förderte. Die Röntgenkontrolle zeigte anfangs eine Besserung des Befundes, doch kam es in den folgenden Tagen wieder zur Zunahme der

Tabelle 7. Häufigste Fehldiagnosen

Hämatothorax
Atelektase
Spontanpneu
Basale Pleuraschwielen
Traumatische Zwerchfellrelaxation
Phreniscusparese
Zwerchfelltumor
Upside-down stomach

Verschattung (Abb. 1). Die aus der Thoraxdrainage geförderten blutig serösen Flüssigkeitsmengen nahmen stetig ab, sodaß angenommen werden mußte, daß es sich hier um ein coaguliertes, durch die Drainage nicht erfaßbares Hämatom handle. Erst die szintigraphische Darstellung (Abb. 2a) des pilzförmig in den Thorax verlagerten rechten Leberlappens führte zur richtigen Diagnose und zur Reposition und Naht des Zwerchfelles über den transthorakalen Weg (Abb. 2b).

Wichtig erscheint es uns, darauf hinzuweisen, daß ein vorerst unklarer Zwerchfellbefund durch wiederholte Röntgenaufnahmen kontrolliert werden muß, da sich die Situation innerhalb weniger Stunden, unter Umständen auch nach Beendigung einer kontrollierten Beatmung und nach Extubation des Patienten, durch fortschreitende Eventeration von Bauchorganen entscheidend ändern kann, womit die Gefahr der Strangulation oder Incarceration gegeben ist. Schwierig ist die Beurteilung des Thoraxbildes vor allem dann, wenn

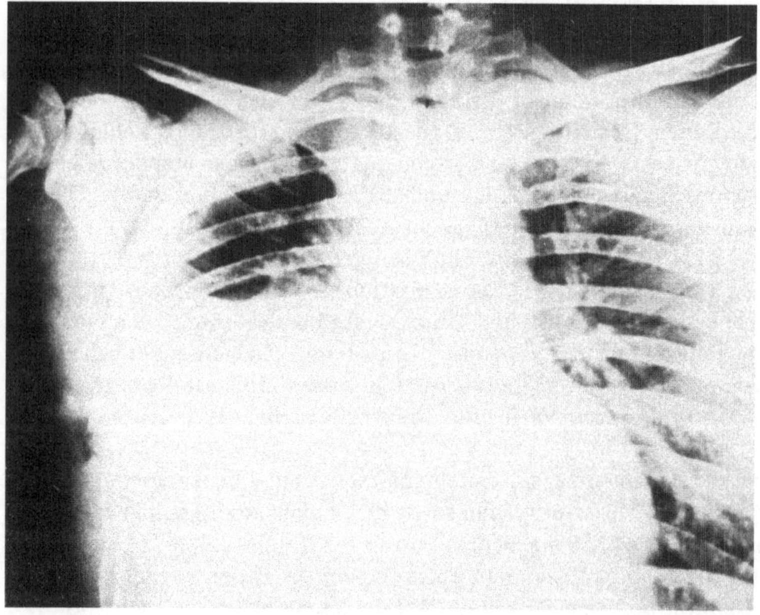

Abb. 1. Zwerchfellruptur rechts mit Verlagerung des rechten Leberlappens in den Thorax

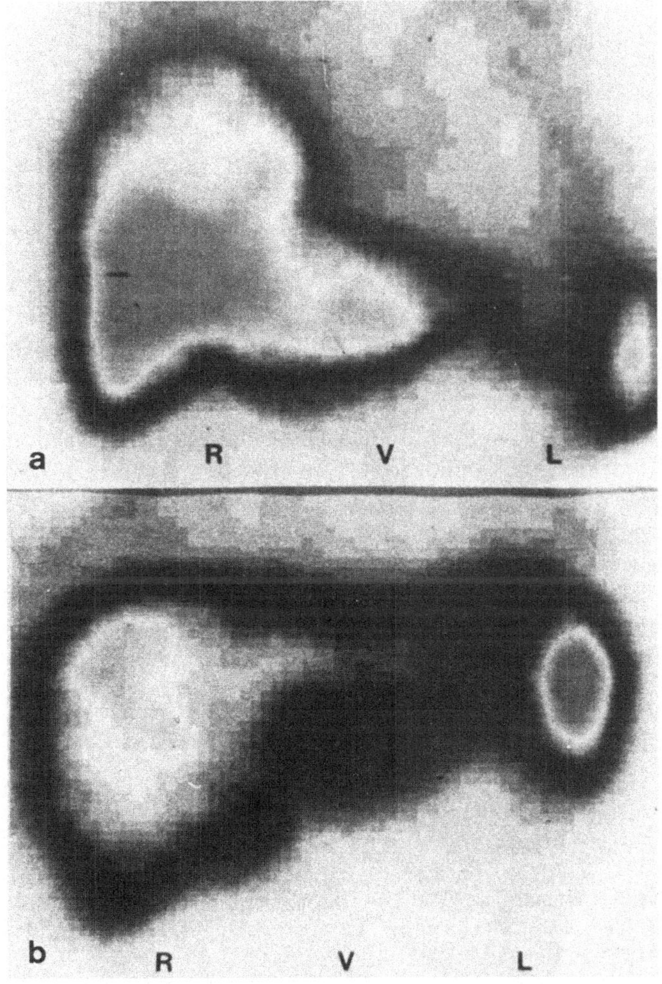

Abb. 2. a Szintigraphische Darstellung des pilzförmig in den Thorax verlagerten rechten Leberlappens nach rechtsseitiger Zwerchfellruptur. **b** Postoperative szintigraphische Kontrolle

gleichzeitig ein Hämatothorax vorliegt. Beim Einlegen einer Thorax-Drainage besteht daher die große Gefahr, daß prolabierte Abdominalorgane dann verletzt werden, wenn die Drainage, wie vielfach üblich, im 5. Intercostalraum und von unten nach oben in den Thorax eingelegt wird.

Es kann daher nicht eindringlich genug darauf hingewiesen werden, daß bei Verdacht einer Zwerchfellruptur die Thorax-Drainage *nur* im zweiten Intercostalraum in der Medio-Clavicularlinie eingelegt werden darf.

Zuletzt sei noch auf einen Fall mit kombiniertem stumpfen Bauch- und Thoraxtrauma hingewiesen, bei dem eine kleine, im Röntgen nicht nachweisbare, Zwerchfellruptur dadurch verifiziert werden konnte, daß sich im Rahmen einer Peritoneallavage die eingespülte Lavageflüssigkeit über die gerade zuvor gelegte Pleura-Drainage entleerte.

Tabelle 8. Operativer Zugang bei 40 indirekten Zwerchfellrupturen

Thorakotomie	28
Laparotomie	8
Zweihöhlen Eingriff	4

Therapie

Die Diagnose einer Zwerchfellruptur stellt eine absolute Indikation zur Operation dar. Über den besten Zugangsweg zum Zwerchfell bestehen ja nach chirurgischer Schule unterschieliche Auffassungen (Tabelle 8). Da intrathorakale Verletzungen durch das Röntgen leichter zu beurteilen sind als abdominelle und eine ausgedehnte abdominelle Revision von thorakal her schwierig bis unmöglich ist, empfiehlt sich, bei der akuten linksseitigen Zwerchfellruptur der abdominelle Zugang. Hingegen ist die Naht einer rechtsseitigen Ruptur wegen der vorgelagerten Leber vom Abdomen aus schwierig. Deswegen sollte hier der transthorakale Zugang gewählt werden.

Bei allen veralteten, chronischen und spätdiagnostizierten Rupturen hat sich wegen der meist ausgedehnten abdominellen Verwachsungen der Zugang über eine Thorakotomie am besten bewährt.

Literatur

1. Encke A, Zeidler D (1978) Zwerchfellbrüche und traumatische Zwerchfellrupturen. Chirurg 49:155–161
2. Glinz W (1979) Thoraxverletzungen. Springer, Berlin Heidelberg New York
3. Müller-Wiegel H (1970) Die traumatische Zwerchfellrutpur. Chirurg 41:315–320
4. Saur K, Lutz W (1976) Die traumatische Zwerchfellruptur: Diagnostik, Behandlung, Spätergebnisse. Unfallheilkunde 79:349–357

Chirurgische Stabilisierung des instabilen Thorax

D. Terbrüggen und H. Springer

Abteilung für Allgemein- und Unfallchirurgie des Kreiskrankenhauses Sinsheim (Leitender Arzt: Dr. D. Terbrüggen), Alte Waibstadter Straße 2, D-6920 Sinsheim

Das Thoraxtrauma stellt trotz aller unbestreitbaren therapeutischen Fortschritte weiterhin ein ungelöstes medizinisches Problem dar.

Hefte zur Unfallheilkunde, Heft 158
Zusammengestellt von A. Pannike

Infolge der Motorisierungswelle der letzten 30 Jahre ist die Letalität kombinierter Brustkorbverletzungen auf über 50% angestiegen. Hochrechnungen haben ergeben, daß über 8 000 polytraumatisierte Thoraxverletzte jährlich den inneren Erstickungstod der irreversiblen respiratorischen Insuffizienz sterben. Zu Zeiten von Martin Kirschner (1938) lag diese Letalität nur bei 7,2%.

Unfallgenetisch finden sich zwei Prädilektionsstellen für Rippenfrakturen, die sich in Form und möglichen Begleitverletzungen unterscheiden.

Die häufigste Form ist die Biegungsfraktur im Bereich der größten physiologischen Rippenkrümmung dorso-lateral und lateral und entsteht durch indirekte Gewalteinwirkung. Die durch direkte Gewalteinwirkung entstandene Rippenfraktur ist einwärtsgekehrt mit der Gefahr der Aufspießung der Thorakalorgane, wie Lunge, Herz und Mediastinum.

Thoraxwandinstabilität und somit den instabilen Thorax mit paradox beweglichen Thoraxwandpartien finden wir bei bilateraler Rippenserienfraktur, bei ventral unilateraler Rippenreihenfraktur. Durch die abnorme Beweglichkeit eines Thoraxwandsegmentes entsteht die „paradoxe Atmung“ mit mechanischer Einschränkung der Atemleistung.

Der intrathorakale Druck fällt unter den atmosphärischen, so daß bei der Inspiration die labile Brustwand eingezogen wird und zur Minderbelüftung des darunterliegenden Lungenanteiles führt.

Nach Rehn findet sich bei über 70% aller Polytraumen in Kombination ein Thoraxtrauma. Das mit anderen Verletzungen kombinierte Thoraxtrauma führt zu einer Beeinträchtigung der Atemleistung durch intrapulmonale Diffusions- und Perfusionsstörungen, entweder infolge intrathorakaler Begleitverletzungen oder durch einen protrahierten haemorrhagischen Schock, das sog. Fettembolie-Syndrom. Die Zunahme des Rechts-Links-Shunts, die funktionelle Totraumvergrößerung, leitet in die manifeste globale respiratorische Insuffizienz über.

Die noch gebräuchlichste Therapie des instabilen Thorax wie auch der erwähnten Komplikationen besteht in der „ inneren pneumatischen “ Schienung nach Avery (1956). Trotz Einsatzes hochentwickelter IMV-Respiratoren, die eine Beatmung mit endexspiratorischem Überdruck (PEEP) zulassen, ist in vielen Fällen eine ausreichende Oxygenisierung des Blutes nicht mehr möglich. Die notwendige ständige Erhöhung der Sauerstoffkonzentration der Beatmungsluft und die Erhöhung der Beatmungsdrucke bedeuten eine weitere, teils toxische, teils physikalische Schädigung des Lungengewebes. Die Nachteile der inneren pneumatischen Schienung seien kurz erwähnt (nach Schmit-Neuerburg 1978):

1. *Beatmung und Bettruhe* für 3–6 Wochen
   Sedierung: Decubitus, Thrombose unter Respiratorentwöhnung: Unbeurteilbarkeit SHT und intraabdomineller Verletzungen.
2. *Infektionen* des Respirationstraktes, Sekretstau, Atelektasen, Absaugung.
3. *Hypoxie,* Herzrhythmusstörungen durch Vagusreiz bei endobronchialer Absaugung.
4. *Spannungspneumothorax,* Hämatothorax.
5. Arrosionsblutung, Tracheomalacie, subklotische Stenose durch *Tracheotomiezwang.*
6. *Respiratorlunge:* restriktive Lungenfunktionseinschränkung durch Lungenfibrose, hyaline Membranen, Verwachsungen, Pleuraschwarten.
7. Hoher *personeller Aufwand.*

Die Zahl der Komplikationsmöglichkeiten der inneren pneumatischen Schienung erscheint somit erheblich gegenüber den Gefahren und Risiken einer operativen Stabilisierung.

Für folgende Verletzungen erscheint die chirurgische Stabilisierung indiziert:

1. die offene Rippenfraktur,
2. Thoraxwandinstabilität mit intrathorakalen Verletzungen, die per se zur Thoracotomie zwingen,
3. instabile Thoraxwand mit ausgeprägter respiratorischer Insuffizienz.

Methode

Die transcostale Drahtnaht und Cerclage von Coleman (1950) und Overholt (1952) sind wohl nur noch historisch interessant. Am gebräuchlichsten ist noch die intramedulläre Frakturfixierung durch Kirschner-Bohrdrähte oder durch intramedulläre eingeschobene Rehbein-Platten.

Metallplatten benutzte als erster Jensen (1962), der eine Fixierung der Fraktur über eine mit Cerclagen befestigte Platte erreichte. Aus biologischen wie auch aus mechanischen Gründen wurde die Plattenosteosynthese weiterentwickelt. Die von Labitzke und Schmit-Neuerburg modifizierte und weiterentwickelte selbstgreifende Rippenplatte geht auf die Klammerplatte von Judet zurück.

Die bestmögliche Stabilisierung einer Rippenfraktur ist jedoch wohl durch eine Schraubenplattenosteosynthese zu erreichen, wie sie Aigner und Blömer (1975) und Poigenfürst (1978) angegeben haben. Die anmodellierte AO-1/3-Rohrplatte bringt durch ihr Profil wie auch durch die Schraubenfixierung sowohl eine interfragmentäre Kompression wie auch eine ausgezeichnete Rotationsstabilität.

Nach einer Serie von Tierversuchen (Ockelmann, Terbrüggen 1979) begannen wir mit der Stabilisierung der instabilen Thoraxwand im Jahre 1978.

Am Beispiel eines ausgedehnten Thoraxtraumas sei dieses Vorgehen nochmals demonstriert: Es handelte sich hier um einen 41jährigen Patienten, der ein ganz erhebliches laterales direktes Thoraxtrauma in Verbindung mit gleichseitiger Claviculafraktur in Form von dreireihigen Rippenserienfrakturen der 2.–10. Rippe li. erlitt. Bei zunehmender Verschlechterung der Beatmungsmöglichkeit entschlossen wir uns am 2. posttraumatischen Tag zum aktiven Vorgehen. Nach Thoracotomie mit Blutstillung einiger oberflächlicher kleinerer Blutungen führten wir eine langstreckige Osteosynthese der Dreifachfraktur der 5. Rippe mit zwei sich überlappenden 12-Loch- und 18-Loch-1/3-Rohrplatten durch. Zusätzliche Stabilisierung der beiden Ventralfrakturen der 6. Rippe. Die Osteosynthese dieser zwei Pfeilerrippen erbrachte soviel Festigkeit der Brustwand, daß der Patient bereits 2 Tage später extubiert werden konnte. Ein sich wenige Tage später ausbildendes chronisch subdurales Hämatom infolge Schädelfraktur mußte trepaniert werden. Hiernach rasche Erholung des Patienten mit nachfolgender komplikationsloser Abheilung der Frakturen bei stabil bleibender Osteosynthese. Trotz der erheblichen Thoraxwandinstabilität und trotz Beschränkung auf die Osteosynthese von nur 2 Rippen konnte weder eine Metallockerung noch ein Schraubenausriß festgestellt werden.

Bei der 1. Rentenbegutachtung fühlte sich der Patient in einer derart guten Verfassung, daß er sich selbst in keiner Weise erwerbsgemindert einschätzte.

Zusammenfassend läßt sich sagen, daß die chirurgische Thoraxwandstabilisierung nicht nur eine ergänzende Maßnahme zur inneren pneumatischen Schienung nach Avery darstellt, sondern bei richtiger Indikation und frühzeitiger Anwendung eine Respirator-Therapie mit all ihren Komplikationen nur für den direkten prä- und postoperativen Zeitraum notwendig ist.

Auffallend ist, daß jeder unserer Patienten die operative Stabilisierung seines Brustkorbes als lebensrettend empfand. Es scheint, daß der psychologische Stress der Intubation, des Beatmetwerdens wie auch die Erstickungsangst bedeutend größer ist als die Angst des Patienten vor der Operation.

Literatur

1. Adkins PC, Groff DB, Blades B (1968) Experiences with metal struts for chest wall stabilisation. Ann Thorax Surg 5:2, 246
2. Aigner PW et al (1974) Zur Problematik der Behandlung von Rippenserienfrakturen. Therapiewoche 24:406
3. Aigner PW et al (1975) Stabilisierung von Rippenserienfrakturen mit Hilfe von Lochplatten des Kleinfragment-Instrumentariums der AO-Hefte. Unfallheilkd 121:199
4. Aigner OW (1976) Rippenosteosynthese bei instabilem Thorax nach Trauma. Münch Med Wschr 118:171
5. Amann E, Witek F (1971) Respiratorische Komplikationen bei Rippenserienbrüchen und ihre Behandlung. Mschr Unfallheilkd 74:31
6. Avery RD, Mörch ET, Benson DW (1958) Critically crushed chests. A new method of treatment with continuous mechanical hyperventilation to produce alkalotic apnea and internal pneumatic stabilization. J Thorac Surg 32:291
7. Bölskei P (1976) Aspekte der Phasenwinkelregistrierung in der oszillatorischen Impedanzmessung. Tagungsbericht Öster Arbeitsgemeinschaft klin Atemphysiologie, S 211
8. Dor V, Paoli JM et (1967) L'osteosynthese des volets thoraciques; technique, resultats et indications apropos de 19 observations. Ann Chir 983
9. Galle P (1972) Untersuchungen über Atemstörungen beim Thoraxwandbruch mit paradoxer Beweglichkeit. Wien Klin Wschr 84:677
10. Glinz W (1978) Thoraxverletzungen. Springer, Berlin Heidelberg New York
11. Hoyer J (1973) Rippen-Osteosynthese bei instabilem Thorax. Actuelle Chir 8:87
12. Judet R: Osteosynthese costale. Soc frc Chir Orthop traum 47[e] Reun ann, p 334
13. Kappey F (1970) Die funktionelle Beeinträchtigung der ventilatorischen Lungenleistung nach Rippenserienbrüchen. Dtsch Med Wschr 95:257
14. Kessler E (1974) Eine einfache Operationsmethode zur Versorgung ausgedehnter Thoraxwandbrüche. Hefte Unfallheilkd 121:187
15. Moore BP, Grillo HC (1975) Operative stabilization of non-penetrating chest injuries. J Thorac Cardiovasc Surg 69:629
16. Ockelmann M, Terbrüggen D (1979) Indikation und Möglichkeiten zur operativen Stabilisierung von Rippenreihenfrakturen bei instabilem Thorax. Prax Pneumol 33:408
17. Overholt RH, Kennedy LJ (1952) Thoracic cage closure after thoracotomy of thoracoabdominal exploration. Surg Gynec Obstet 94:365
18. Paris F, Taranzona V et al (1975) Surgical stabilization of traumatic flail chest. Thorax (London) 30:521
19. Poigenfürst J (1978) Die Plattenosteosynthese mehrfacher Rippenbrüche zur Stabilisierung der Thoraxwand. Unfallchir 1:47
20. Rehn J (1971) Verletzungen der Thoraxwand nach stumpfem Trauma. Münch Med Wschr 113:541
21. Sankaran S, Wilson RT (1970) Factors affecting prognosis in patients with flail chest. J Thorac Cardiovasc Surg 60:402
22. Schmit-Neuerburg KP, Labitzke R (1978) Thoraxwandstabilisierung durch Plattenosteosynthese. Unfallchir 1:40

23. Schüpbach P, Meier P (1976) Indikation zur Rekonstruktion des instabilen Thorax bei Rippenserienfrakturen und Ateminsuffizienz. Helv Chir Acta 43:497
24. Schmidt U, Franetzki M et al (1976) A new oscillation method for determining respiratory resistance. Verh Ges Lungen- und Atmungsforsch 211
25. Stiller H, Reuter C, Weber U (1977) Chirurgie der frischen Verletzung. Thieme, Stuttgart
26. Ulmer WT (1978) Die Lungenfunktion nach Thoraxtrauma. Unfallchir 1:11
27. Voßschulte K (1978) Einführung Thoraxtrauma. Unfallchirurgie 1

Indikation zur Brustwandstabilisierung beim isolierten stumpfen Thoraxtrauma

R. Labitzke[1] und K.P. Schmit-Neuerburg[2]

[1] Abteilung für Chirurgie, Evangelisches Krankenhaus, D-5840 Schwerte 1
[2] Universitätsklinikum der Gesamthochschule Essen, Abteilung für Unfallchirurgie, Hufelandstraße 55, D-4300 Essen 1

Die Grundpfeiler der Behandlung des stumpfen Thoraxtrauma sind:
1. die volumengesteuerte Beatmung,
2. die Drainierung von Hämato-Pneumothorax und
3. die Thoracotomie und Brustwandstabilisierung.

Wenngleich sich diese Maßnahmen ergänzen, wird die Überlebenschance für gewisse Verletzungsmuster durch die Restauration des Brustkorbes eindeutig verbessert: der Vergleich von 28 ausschließlich beatmeten schwer Thoraxtraumatisierten mit 22 Stabilisierten – dem größen unter einheitlicher Indikation operierten Kollektiv – zeigt eine Senkung der Letalität von 65% auf 30% zugunsten der Operierten. Dieser Erfolg setzt allerdings die Verfügbarkeit einer Rippenosteosynthese voraus, die so stabil ist, daß dank schmerzfreier Atemtätigkeit die Zeit am Respirator drastisch verkürzt werden kann.

Unabhängig vom herrschenden Schema, das sich vor allem am Blutverlust aus dem Hämatothorax orientiert, stellen wir immer dann die Indikation zur Thoracotomie und Brustwandstabilisierung, wenn die Risiken der konservativen Behandlung, die in den schwerwiegenden Gefahren der Langzeitbeatmung liegen, höher einzuschätzen sind. Das trifft auf alle Patienten zu, bei denen aus dem Verletzungsbild eine Dauerbeatmung vorherzusehen ist, so
1. für die isolierte Brustwandinstabilität mit und ohne paradoxe Atmung, die insbesondere sternumnahen Brüchen folgt,
2. für Serienfrakturen auch ohne Instabilität mit erkennbaren intrathorakalen Organverletzungen speziell im höheren Lebensalter und
3. für die „Stabilisierung im Rückzug“ nach erzwungener Thoracotomie wegen lebensbedrohender innerer Verletzungen.

Hefte zur Unfallheilkunde, Heft 158
Zusammengestellt von A. Pannike

ad 1) 24 Jahre alter Lkw-Fahrer mit anteriorem flail-chest infolge einer Sternumquerfraktur und vorwiegend linksseitigen Serienrupturen der Sternocostalgelenke. Bei notfallmäßiger Intubation und Hyperventilationsbeatmung am 2. Tag Brustwandstabilisierung mit selbstgreifenden elastischen Rippenklammern. Nach weiteren 3 Tagen konnte die Beatmung beendet werden. Volle Wiederherstellung ohne Einschränkung der Lungenfunktion.

Gerade Verletzungen im knorpeligen Bereich der Rippen sind durch die elastischen Klammern gut zu behandeln, weil Schrauben, die hier keinen Halt fänden, nicht erforderlich sind.

ad 2) 90jähriger Mann, der sich durch Sturz gegen den Bettpfosten Rippenserienstückbrüche 5 bis 10 rechts zugezogen hatte. Die eingespießte 7. und 8. Rippe führte zu einer Parenchymverletzung mit Lungenfistel, Hämato-Pneumothorax und Hautemphysem. Aufnahme nach 20 Std. Die Notfall-Thoracotomie mit Brustwandstabilisierung mit selbstgreifenden Klammern, Verschluß der Parenchymfistel und Nachbeatmung über Nacht ermöglichten ihm sofort schmerzfrei zu atmen.

Entlassung am 8. postoperativen Tag. 14 Monate später berichtete sein Hausarzt, daß es ihm „ausgezeichnet" ginge.

ad 3) 42jähriger Bergmann, der durch eine Schlagwetterexplosion gegen den Berg geschleudert wurde. Schweres Thoraxkontusionstrauma mit rechtsseitigen Rippenserienfrakturen. Hämato-Pneumothorax und multiple tiefe Zerreißungen aller drei rechten Lungenlappen. Intimaläsion der linken A. axillaris. Hämorrhagischer Schock.

Nach Schockbehandlung, Intubation und Beatmung Revision der A. axillaris, Thoracotomie mit Entfernung des sequestrierten Lungengewebes und Naht der Lungenrisse. Anschließend Brustwandstabilisierung „ im Rückzug". Volle Wiederherstellung ohne Einschränkung der Lungenfunktion.

Die Kontusionslunge *per se* bleibt von der Indikation zur Stabilisierung selbstverständlich unberührt; sie ist nur durch Überdruckbeatmung erfolgreich zu behandeln. Bei begleitenden Rippenserienbrüchen bleibt jedoch gerade bei der Lungenkontusion die Letalität des stumpfen Thoraxtraumas hoch, weil der pathophysiologische Faktor der mechanischen Atemstörung über den mit 4 bis 8 Tagen zu begrenzenden Beatmungszeitraum über weitere 14 Tage wirksam bleibt. Nun können sich auf dem Boden der kontusionierten und überfeuchten Lunge die typischen Respiratorkomplikationen voll auswirken und eine erst zu diesem Zeitraum ins Auge gefaßte Brustwandstabilisierung erfolglos machen.

Die auf dem Kongreß während der Diskussion getroffene Aussage, daß die Indikation zur Rippenstabilisierung nur sehr vereinzelt zu gelten habe und daß sie die Kontusionslunge nicht miteinbeziehen dürfe, wird durch die Pathophysiologie des Thoraxtrauma relativiert, wenn nicht entkräftet. Ihre allgemeine Beherzigung dürfte kaum zur Senkung der hohen Sterblichkeitsrate derartiger Verletzungen beitragen. Es entbehrt auch der Logik, die Vorzüge der Brustwandstabilisierung für den Rückzug beim Zwang zur Thoracotomie zu bejahen, sie ansonsten zu negieren.

Welches konservative Konzept hätte bei doppelseitigen Rippenserienbrüchen und Kontusionslunge Aussicht auf Erfolg gehabt?

26jähriger, adipöser Mann. Motorradsturz mit Reihenbrüchen rechts lateral, Serienruptur der linken Sternocostalgelenke und costochondralen Rippenjunkturen mit anteriorem flail-chest. Lungenkontusion. Wegen zunehmender Beatmungskomplikationen Überweisen am 9. Tag. Der Verletzte war von Anfang an optimal beatmet, die Hämatothoraces durch Bülau-Drainagen entlastet.

Aufnahmebefund: Septischer Schock mit Rektaltemperatur um 40°. Bei 50% O_2-Beatmung Blutgasanalyse an der unteren Normgrenze, hohe Beatmungsdrucke wegen der en-

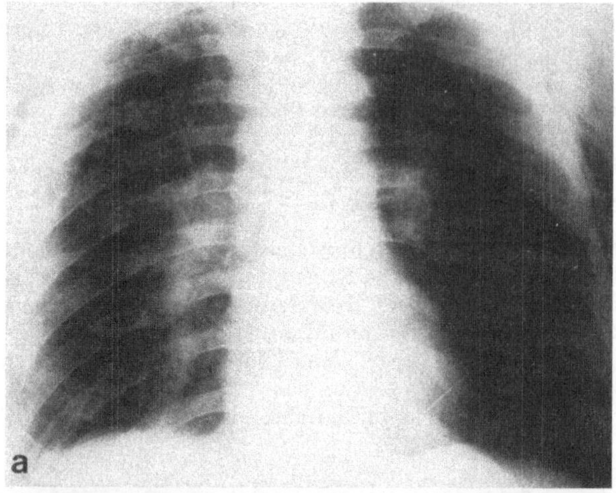

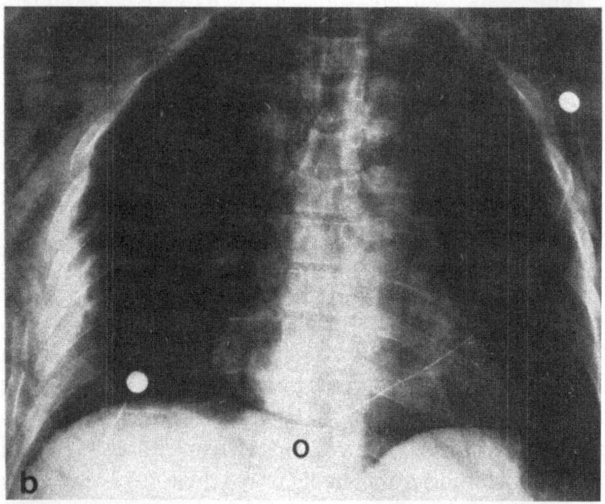

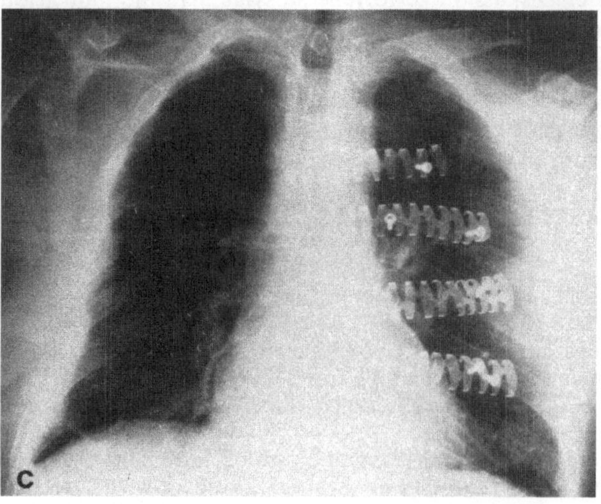

Abb. 1a–c. Stumpfes Thoraxtrauma mit beiderseitigen Rippenserienfrakturen. **a** Unfallbild vom überweisenden Krankenhaus mit Lungenkontusion und Hämatothorax rechts. **b** Aufnahmebefund am 9. Tag nach Unfall, Pleuraempyem rechts, beide Unterfelder verschattet, Hautemphysem. **c** 9 Monate nach Versorgung der linksventralen Instabilität mit Essener Rippenklammern. Altersentsprechender Lungenbefund, keine Thoraxdeformierung. Die große costochondrale Diastase wurde während der Operation durch manuelle seitliche Thoraxkompression überwunden. Damit die Rippen auch später nicht abgleiten konnten, wurden auch lateral in die knöchernen Fragmentenden einige Schrauben gesetzt

deux-bloc herausgelösten vorderen Brustwand. Nierenversagen mit Anurie. Rechts hatte sich mittlerweile ein Pleuraempyem mit Brustwandphlegmone gebildet, das für ein akutes Abdomen mit reflektorischer Darmparalyse verantwortlich war.

Behandlung: Wegen der akuten Lebensgefahr notfallmäßige Versorgung der vornehmlich linksventralen Instabilität durch elastische Rippenklammern. Nach wasserdichtem Abkleben des gesamten Thorax mit Folie, Wechseln des Instrumentariums und der Op-Kleidung, Entlastung des rechtsseitigen Empyems durch laterale Thoracotomie. Ausgiebige Spülung, Bülau- und Brustwanddrainage.

Daraufhin dramatische Besserung des Gesamtbefindens, Normalisierung der Blutgase. Wegen des fortbestehenden generalisierten Hirnödem, welches das Atemzentrum mitbetroffen hatte, war eine knapp vierwöchige Beatmung nicht zu umgehen. Sie war jedoch problemlos und wurde bei zweitägigem Kanülenwechsel über eine Tracheotomie toleriert.

Volle Wiederherstellung ohne bleibende Einschränkung der Lungen- und Nierenfunktion (Abb. 1).

Wir sind überzeugt, daß die Senkung der Letalität des schweren Thoraxtraumas auf 30% – insbesondere bei begleitender Lungenkontusion und beim Polytraumatisierten – allein auf den positiven Effekt der frühzeitigen Thoracotomie und Brustwandstabilisierung zurückgeht, deren Vorteile in der Summe aller therapeutischen Einzelmaßnahmen wie schneller Verschluß eines Parenchymdefektes, exakte Blutstillung, Ausräumung von Hämatomresten und, last not least, in der sofortigen schmerzfreien Eigenatmung liegen.

Mit der selbstgreifenden elastischen Rippenklammer „Essener Modell" haben wir ein Osteosynthesematerial, das den spezifischen Bedingungen der Wiederherstellung des Brustwandverbundes besonders gerecht wird[1]. Ihr hervorragendstes Merkmal ist die Elastizität, welche die schmerzfreie physiologische Atemtechnik bei sicherer Bruchfixation gewährleistet.

Literatur

1. Labitzke R, Schmit-Neuerburg KP, Schramm G (1980) Indikation zur Thorakotomie und Rippenstabilisierung beim Thoraxtrauma im hohen Lebensalter. Chirurg 51:5676
2. Labitzke R (1981) Die Bedeutung der Thorakotomie und Brustwandstabilisierung mit Rippenklammern im Behandlungskonzept des Thoraxtraumas. Zbl Chirurgie 106:1351
3. Labitzke R (1981) Zur Frage der biomechanischen Prüfung von Metallimplantaten für die Thoraxwandstabilisierung. Langenbecks Arch Chir 354:169

[1] Vertrieb: Firma Synthes, 4630 Bochum

Rundtischgespräch zum Hauptthema V

Vorsitz: W. Glinz, Zürich und G. Heberer, München

Heberer, München: Wir wollen jetzt mit den ersten zehn Referenten des heutigen Vormittags einige Probleme diskutieren. Ich glaube, daß manches sehr klar war. Andererseits denke ich an die Anfangsvorträge und an den letzten Vortrag. Dort war manches noch kontrovers. Wir sollten die Diskussion mit dem instabilen Thorax beginnen. Auf dem letzten Dia stand, daß man beim instabilen Thorax durch die operative Behandlung die noch vorhandene hohe Sterblichkeit senken könne. Ich glaube, daß das Ganze noch sehr kontrovers ist. Ich denke da an die Anfangsreferate, in denen die konservative Behandlung beim instabilen Thorax dargestellt wurde.

Fangen wir bei dem kontroversen Thema an: respiratorische Störungen, Serienrippenfrakturen beiderseits, instabiler Thorax. Herr Peter, fassen Sie bitte einmal ganz kurz zusammen, wann und wo Sie die Indikation zur Beatmungstherapie sehen.

Peter, München: Das ist eine problematische Frage, die man eigentlich kursorisch so gar nicht beantworten kann. Aber grundsätzlich gilt als Indikation zur Beatmungstherapie die respiratorische Insuffizienz im Sinne eines ARDS, so, wie ich das dargestellt habe, mit all den Veränderungen der Lungenvolumina und dergleichen.

Ziel der Behandlung – ich glaube, das ist einer der kontroversen Punkte, die in dem letzten Referat deutlich geworden sind – ist ja nicht die innere Stabilisierung in dieser Situation, sondern die Behandlung des ARDS. Obligatorisch für eine Dauerbeatmung ist, wenn der Patient ein Schädelhirntrauma hat, wenn der Patient multitraumatisiert ist, wenn der Patient ein alter Patient ist, der in aller Regel die Atemarbeit, die für eine konservative Behandlung des instabilen Thorax notwendig wäre, nicht aufbringen kann.

Heberer, München: Herr Wolff war ja der Vertreter der konservativen Behandlung. Ich finde, er hat sehr schön die Möglichkeiten dargestellt, die wir heute haben, auch mit der Einführung der thorakalen periduralen Anästhesie. Herr Wolff, das waren natürlich Patienten, die, wenn man die Einteilung leichte/mittlere/schwere Thoraxverletzungen zugrunde legt, in die Gruppen 1 und 2 gehörten.

Wolff, Basel: Ich glaube, das Entscheidende bei diesen Zusammenstellungen, die wir namentlich bezüglich der Rippenosteosynthese gehört haben, ist, daß man nicht unterschieden hat zwischen Thoraxstabilisierung und Analgesie. Wenn wir nämlich rippenosteosynthetisieren, dann manchen wir gleichzeitig eine Bewegungsanalgesie. Ich glaube, es fehlt die Unterscheidung: Wo haben die Rippenosteosynthesen einen Erfolg, wenn man mit anderen Methoden bereits eine Analgesie gemacht hat? Mit der Operation hat man gleichzeitig immer beides.

Wenn es aber gelingt, mit anderen Methoden eine erfolgreiche Analgesie durchzuführen und der Patient bereits in einem besseren Zustand ist, dann kann sich nachher die Osteosynthese erübrigen.

Jetzt zu Ihrer Frage. Es ist überraschend, daß bei guter Analgesie ein wesentlicher Teil der paradoxen Atmung verschwindet. Die Atemtechnik wird unter guter Analgesie besser.

Peter, München: Die ganze Diskussion – ich fühle mich nicht allein; ich saß die ganze Zeit neben Herrn Wolff – ist, glaube ich, in eine falsche Richtung gelaufen oder in eine Richtung,

Hefte zur Unfallheilkunde, Heft 158
Zusammengestellt von A. Pannike

die noch nicht belegt werden kann. Die Frage sollte eigentlich sein: Wie sind die Ergebnisse bei instabilem Thorax und ARDS? Es fehlen in meinen Augen Untersuchungen, die für diese Patientengruppe die günstigsten Ergebnisse der operativen Stabilisierung belegen. Nach Durchsicht der Literatur und dem Anhören der heutigen Vorträge gibt es meiner Meinung nach offensichtlich für diese Patienten – instabiler Thorax und ARDS – noch keinen Beleg, daß die operative Stabilisierung des Thorax zum einen die Ergebnisse verbessert und zum anderen die Dauer der notwendigen Beatmung aus Gründen des ARDS verkürzt.

Die zweite Gruppe ist in meinen Augen der instabile Thorax ohne ARDS. Hier wäre noch die Frage zu klären, ob erstens die operative Stabilisierung für die Patienten tatsächlich eine Verkürzung der Intensivtherapie bringt, ob zweitens eine Besserung der Ergebnisse eintritt. Ich meine, auch das ist noch nicht sichergestellt. Ich glaube, daß man sich mit der operativen Stabilisierung befassen muß, aber vor allem die letztgenannte Gruppe untersuchen sollte.

Heberer, München: Herr Satter hatte vorhin sehr schön die beiden Gruppen gebildet, wann man stabilisieren soll. Er sagte: Wenn man sowieso operieren muß, weil schwere intrathorakale Verletzungen da sind, kann man selbstverständlich am Ende nach der Versorgung noch eine Stabilisierung der Brustwand durchführen. Aber es geht mir vor allem um die zweite Gruppe, die aus Gründen der respiratorischen Insuffizienz beatmet werden muß. Soll man diese Patienten stabilisieren? Es taucht die Frage auf, daß es erstens keine stabile Osteosynthese ist, daß zweitens eine Schmerzbehandlung postoperativ weitergeführt werden muß. Das scheint mir die Frage zu sein.

Satter, Frankfurt: Ich möchte jetzt nicht auf die Frage der Technik eingehen, die einen wesentlichen Teil meines Referats bildete. Ich glaube – vielleicht bin ich der einzige hier, der diese Meinung vertritt –, es kann überhaupt nicht die Rede davon sein, daß durch einen stabilisierenden Eingriff an der Brustwand die Entwicklung eines ARDS beeinflußt wird. Ich glaube, diese Behauptung hat keiner der anwesenden Chirurgen, Unfallchirurgen, Thoraxchirurgen aufgestellt. Es kann sich also nur darum handeln, ob durch die stabilisierenden Eingriffe bei Patienten, die kein ARDS haben, die Zahl der Beatmungstage herabgesetzt wird. Ich glaube, darüber sollte man diskutieren.

Wenn es möglich ist, durch einen operativen Eingriff frühzeitig die Brustwand zu stabilisieren, dadurch Schmerzfreiheit zu erzielen und damit die Zahl der Beatmungstage herabzusetzen, dann ist das eine Indikation. Deshalb habe ich den Standpunkt vertreten, daß man die Indikation zur operativen Stabilisierung erst nach einer Beatmungsphase von zwei bis drei Tagen stellten sollte.

Damit erübrigt sich auch die Diskussion darüber, ob man primär operativ stabilisiert. Wenn keine Indikation zur Thorakotomie vorhanden ist, selbstverständlich nicht, sondern primär muß jeder Patient mit einem instabilen Thorax und einer Ateminsuffizienz beatmet werden.

Heberer, München: Das ist eine wichtige Aussage. Das begründet auch, weshalb Sie nur sieben Patienten operiert haben in Frankfurt.

Glinz, Zürich: Wenn man die Vielzahl der Vorträge über die Stabilisierung des Thoraxwand hört, bekommt man, glaube ich, eine falsche Dimension, und zwar eine falsche Dimension, in wievielen Fällen diese Methode tatsächlich etwas bringen kann oder eben von vornherein nichts bringen kann. Herr Peter hat das schon sehr schön angesprochen: Wenn man den

Patienten ohnehin wegen eines ARDS beatmen muß, bleibt wenig Raum für die Stabilisierung der Thoraxwand.

Ein zweiter Punkt geht in eine andere Richtung. Es werden heute sicher viele Stabilisierungsoperationen durchgeführt, die an sich gar nicht notwendig wären. Ich glaube, wir sind uns einig, daß an sich die Indikation zur Operation nur vorliegt, wenn man eine andere aufwendige Therapie – sei es die Beatmung, sei es die Epiduralanästhesie – vermeiden kann. Nur dann hat es einen Sinn, den Patienten zu operieren; denn wenn er ohnehin einen komplikationslosen Verlauf hätte, wäre auch die Operation sinnlos.

Es kommt eine weitere Einschränkung. Herr Vecsei hat sehr schön darauf hingewiesen, daß die paradoxen Bewegungen, also ausgedehnte freie Thoraxwandfragmente, beim Polytraumatisierten vorkommen und nur ganz selten beim stumpfen isolierten Thoraxtrauma. Mit anderen Worten: Wir haben Begleitverletzungen, gerade beim Schädelhirntrauma, das an sich diese Operationsmethoden praktisch unmöglich macht. Wir wollen, wenn wir schon operieren, den Patienten nachher kooperativ haben, daß er auch aushustet, daß er die Atemübungen mitmachen kann. Oder ich muß ihn ohnehin wegen des Schädelhirntraumas beatmen.

Ich glaube einfach, daß man – wir haben heute noch die Zahlen gesehen – die Indikation sehr eng stellen muß.

Vecsei, Wien: Die Diskussion sollte keinesfalls in die Richtung Stabilisierung contra Beatmung laufen. Das nützt weder der Stabilisierung noch der Beatmung. Herr Glinz sagte: Es ist sicher, daß einzelne Patienten nicht aus begründeter Indikation stabilisiert werden. Dann muß ich aber unbedingt sagen, daß eine Unzahl von Patienten umsonst beatmet werden, die weder stabilisiert noch beatmet gehören.

Hinzu kommt, daß man überlegen muß, ob man nicht mit konservativen Maßnahmen wie Flüssigkeitsrestriktion und Physikotherapie und Analgesie – da schließe ich die Epiduralanästhesie durchaus mit ein – zunächst eine ganz andere Gruppe anspricht als jene, die stabilisiert werden müssen, sollen oder können. Für mich ist jemand, der aus mechanischen Gründen stabilisiert wird und anschließend beatmet werden muß, kein Mißerfolg der Stabilisierung.

Heberer, München: Das ist eine sehr wichtige Aussage.

Peter, München: Herr Vecsei, ich habe zwei Fragen. Erstens: Wie haben Sie die respiratorische Insuffizienz – Sie meinen sicher ARDS – in Ihrer Studie definiert? Welche Einschluß-/Ausschlußkriterien galten?

Zweitens: Sie betonen in einer Passage gegen Ende Ihrer Ausführungen, wenn ich das richtig verstanden habe, daß der Thorax instabil sein könne, aber die Brustwandfunktion eingeschränkt. Habe ich das richtig verstanden?

Vecsei, Wien: Das zweite war sicher nicht richtig verstanden. Ich sagte, daß eine konservative Therapie der Thoraxwandinstabilität auch dann möglich ist, wenn eine paradoxe Bewegung des Thorax sichtbar ist. Genauso gibt es eine Unzahl von Thoraxwandfrakturen, wo man die paradoxe Beweglichkeit zunächst überhaupt nicht sieht oder erst nach 24 oder 48 Std zu sehen bekommt, weil sich der Patient zunehmend erschöpft. Die respiratorische Insuffizienz läßt sich genauso, wie Sie es definieren, mit denselben Kriterien definieren. Kann ich sie aber mit Stabilisierung beseitigen, würde ich die Stabilisierung vorziehen.

Peter, München: Ich glaube, das ist der entscheidende Punkt in der ganzen Diskussion, der jetzt herauskommt. Ich meine, bezweifeln zu können, daß man durch operative Stabilisierung eines instabilen Thorax einen ARDS behandeln kann. Man kann höchstens die akute respiratorische Insuffizienz behandeln, die kein ARDS sein muß. Wenn wir uns so einigen können, bin ich einverstanden.

Vecsei, Wien: Herr Satter sagte doch – ich bin völlig Ihrer Meinung –: Der ARDS wird nicht durch die Stabilisierung behandelt. Darüber soll es gar keine Diskussion geben. Aber genauso muß man sagen, daß der instabile Thorax sui generis durch die Beatmung nicht unbedingt behandelt werden muß.

Heberer, München: Aber behandelt werden kann. Wann muß so behandelt werden?

Peter, München: Ich glaube, es ist der alte Patient, der sehr gefährdet ist, weil er die Atemarbeit nicht aufbringt, auch wenn er analgetisch gut behandelt wird. Es sind ferner die Begleitverletzungen, die eine Indikation machen. Ich glaube, darauf kann man sicht gut einigen.

Satter, Frankfurt: Wann können Sie denn aus der Sicht des Anästhesiologen, der die Beatmung bevorzugt, sagen „Dieser Patienten hat kein ARDS, das wäre ein Patient für die operative Stabilisierung“? Gibt es aus Ihrer Sicht solche Patienten?

Peter, München: Zwei Antworten auf Ihre Frage: Zum einen bevorzugen wir nicht die Beatmung, sondern ich hatte dargestellt, daß wir sehr wohl die konservative Therapie durchführen und primär bei Patienten, die ohne ARDS sind und nach Erfahrungen wahrscheinlich auch kein ARDS entwickeln werden und wegen fehlender Begleiterkrankungen und entsprechendem Alter eingruppiert werden können, eine konservative Therapie beginnen, allerdings nicht mit Stabilisierung, sondern mit Periduralanästhesie.

Die übrigen Patienten, die ARDS-gefährdet sind, werden beatmet. Im übrigen muß man akzeptieren – das wurde auch heute früh ausgeführt –, daß man die Methoden wechseln sollte, d.h. ein Patient, der – man mag sich auch täuschen – zu Beginn einer Behandlung ein Patient mit instabilem Thorax ohne ARDS ist, kann im Rahmen klassischer Komplikationen, zum Beispiel eine Pneumonie, in ein ARDS hineinlaufen. Dieser Patient sollte natürlich rechtzeitig beatmet werden.

Im übrigen haben Sie nicht unrecht, daß es problematisch ist, ein ARDS primär im ersten Ansatz zu erkennen.

Satter, Frankfurt: Dann gibt es also nach Ihrer Ansicht keine Indikation zur operativen Stabilisierung? Sie haben gesagt: Entweder entwickelt er ein ARDS – dann behandle ich durch Beatmung –, oder er bekommt keines, dann erfolgt eine lokale Schmerzstillung.

Heberer, München: Es sei denn, daß man sofort operiert und am Ende der Operation stabilisiert.

Peter, München: Ich glaube, daß es zum heutigen Termin eine saubere Indikation für die operative Stabilisierung noch nicht gibt. Ich bin aber überzeugt, daß es im Verlauf der nächsten Jahre gelingen wird, mehrere Indikationen herauszuarbeiten. Das ist mein Ansatz für die gesamte Diskussion, daß mir die Zahlen heute nicht hart genug erscheinen, um zu sagen: Diese Patientengruppe mit diesen Meßwerten, mit diesem klinischen Bild müssen operativ stabilisiert werden, weil der Erfolg größer ist.

Ecke, Gießen: Ich wollte die Diskussion auf ein paar ganz einfache Dinge zurückführen. Wir haben einen instabilen Thorax, und wir haben eine Ateminsuffizienz, wie immer wir sie nennen. Dann stellt sich die Frage: Wo setzen wir an? Wir können die Symptome bekämpfen. Dann können wir eine Dauerbeatmung durchführen. Oder wir können die Ursache bekämpfen, d.h. wir können den Thorax stabilisieren.

Nun haben wir in unserer Klinik in den letzten Jahren mehrfach Rippenresektionen machen müssen, um großestreckige Bezirke von Knochen zu ersetzen. Wir haben mehrfach eine Meßplatte nach Durchteilung einer Rippe an einer Stelle einsetzen können und haben die Kurven geschrieben. Sie wären erstaunt, welchen Unterschied die eigentätige Beatmung, die Handbeatmung durch den Anästhesisten und die maschinelle Beatmung in diesem Kurvenablauf mit sich bringen. Man kann also nicht sagen, daß die maschinelle Beatmung auf die Dauer einer Normalbeatmung gleicht. Man sollte sich vielmehr überlegen, durch die Stabilisierung wieder auf die normale Physiologie des Thorax zurückzuführen. Das ist meine Meinung dazu.

Wolff, Basel: Ich glaube, die Diskussion hat gezeigt, daß wir alle wegen Veränderungen in der Lunge beatmen und daß dann ein Patientengut bleibt mit Veränderungen am Thoraxskelet. Da scheint jetzt offensichtlich die Analgesietherapie mit der operativen Stabilisierung des Thoraxskelets zu konkurieren.

Ich glaube, daß die einfachere Methode die Analgesie ist.

Es müßte herausgefunden werden: Gibt es Fälle, die eine gute Analgesie haben, keine beatmungsbedürftige Lungenveränderung und doch eine respiratorische Insuffizienz vorliegt? Diese Fälle wären diejenigen, in denen nach der Indikation zur Osteosynthese gesucht werden müßte.

Schmit-Neuerburg, Essen: Ich möchte Herrn Peter kurz widersprechen wegen der noch nicht klaren Indikation zur Stabilisierung. Man kann das, etwas praxisbezogener, vielleicht so ausdrücken: Mit der Thoracotomie-Indikation ist ja Einigkeit gegeben. Die zweite Gruppe bilden die Patienten, die eine schwere Thoraxverletzung oder ein Polytrauma haben. Sie werden alle sofort beatmet, d.h. prophylaktisch. Es wird nicht gewartet, bis sie respiratorisch insuffizient sind. Wir haben damit seit Jahren gute Erfahrungen gemacht. Wir führen keine zuwartende Behandlung eines Schwer- oder Mehrfachverletzten durch, vorausgesetzt, der Doppelthorax ist ausgeschlossen. Wir intubieren sekundär. Wir machen eine Sofortbeatmung. Dann sehen wir nach drei bis vier Tagen: Ist der Patient in einem Zustand, da wir ihm einen instabilen Thorax stabilisieren können? Verträgt er das von seiner allgemeinen Schocksituation her, von seiten seines Schädelhirntraumas? Wenn das der Fall ist, stabilisieren wir ihn. Wir können in sehr rasch von der Beatmung wegbekommen. Wir müßten sonst diesen Patienten, der wegen seiner respiratorischen Insuffizienz vielleicht höchstens neun bis zehn Tage beatmet werden müßte, zwei bis drei Wochen wegen der Instabilität des Thorax beatmen.

Die dritte Gruppe sind die Patienten von Herrn Wolff. Die Dame, die Sie hier eben im Bild gesehen haben, mit dieser doppelten Rippenserienfraktur und lateraler Instabilität, ist mit einer guten Analgesie behandelt worden, epidural. Sie ist um die Beatmung herumgekommen. Aber die Spätfolgen im Bereich des Thorax sind jetzt so gravierend, daß sie eine schwere restriktive Funktionseinschränkung hat.

Ich glaube, das hätte man vermeiden können, wenn man die Patientin stabilisiert hätte. Sie war ohne Beatmung nur analgetisch behandelt worden. Das ist die dritte Gruppe, von der wir meinen, daß wir häufiger stabilisieren sollten, abgesehen von den uralten Leuten, die man sowieso stabilisieren sollte.

Peter, München: Wir sind eigentlich gar nicht im Dissens. Aber mit Ihrer zweiten Gruppe, Herr Schmit-Neuerburg, ist das Problem meiner Ansicht nach noch einmal auf den Tisch gekommen. Wir sagen ja nicht „Beatmung oder Stabilisierung", sondern heute wäre die Frage zu klären – das sind meine Vorbehalte zum heutigen Termin –, ob die zweite Gruppe mit einer periduralen Maßnahme gleichwertig erfolgreich behandelt worden wäre wie mit der Stabilisierung. Die Diskussion geht nicht um die Frage „Beatmung oder Stabilisierung", sondern um die Frage „Schmerzfreiheit oder Stabilisierung".

Heberer, München: Ich glaube, wir müssen diesen Themenkomplex jetzt beenden, sonst können wir nicht mehr die anderen Punkte diskutieren. Wir sollten uns alle mehr bemühen, zu individualisieren und nach den Indikationen für diesen und jenen Fall zu suchen. Es sollten keine gegensätzlichen, sondern ergänzende Therapiemaßnahmen sein.

Sind zum Thema Hämatothorax Fragen aus dem Auditorium?

Schmit-Neuerburg, Essen: Kann man sagen, daß man beim Hämatothorax grundsätzlich nicht unterhalb der Mamillarlinie punktieren sollte, um die Punktion von in den Thorax verlagerten Organen oder auch der Leber zu vermeiden? Wir haben das seit Jahren gemacht, haben danach keine Lungenorganverletzungen mehr gehabt. Das geschah natürlich immer mit digitaler Palpation.

Heberer, München: Die Ausgangslage ist: Sie haben ein Röntgenbild, haben einen Hämatothorax. Das Übersichtsbild sagt: linksseitig. Wo punktieren Sie. Im zweiten ICR oder im achten ICR?

N.N.: Wir punktieren im fünften bis sechsten ICR. Ein Referent hat von der Zwerchfellruptur gesprochen. Dieses Wissen ist ja auch nicht so sicher. Viel wichtiger ist einfach die Probepunktion. Ich glaube, es ist schlecht, wenn wir hier irgendeinen Punkt festlegen und dann hineinstechen, auch wenn Sie sagen: Einigen wir uns auf den fünften ICR oder: nicht unterhalb der Mamillarlinie. Es ist möglich, daß da immer noch Organe sind, gerade bei der Zwerchfellruptur. Wichtig ist, nicht irgendeinen festen Punkt anzunehmen, sondern eine Probepunktion durchzuführen. An dieser Stelle sollte mit der Drainage hineingegangen werden.

Schmit-Neuerburg, Essen: Blut bekommen Sie auch in der Leber.

Heberer, München: Auf der linken Seite? Sie haben heute ein sehr schönes Bild gesehen, wo die Leber ganz hoch stand. Da bin ich Ihrer Ansicht: Vorsicht! Beim Kombinationstrauma steigt die Zahl der rechtsseitigen Zwerchfellrupturen an. Die Zahlen von früher sind nicht mehr up-to-date. Wenn Sie rechts etwas haben – wir haben selbst so etwas erlebt –, sollte man mehr von oben auf der rechten Seite herangehen. Man sollte mehr an das Trauma denken. Wir haben einen berühmten Fall, den Sepp[1], wenn wir den rechts punktiert hätten, hätten wir mit Sicherheit die Leber, die ganz oben stand, zerrissen. So konnten wir von rechts eingehen, den Hämatothorax sehr schön von rechts herausnehmen. Die Leber stand ganz oben. Wir haben sie dann nach unten luxiert. Oben konnten wir sehr schön das Zwerchfell primär nähen. Ich bin Ihrer Ansicht: von rechts etwas höher eingehen.

---

[1] S. Meier, ehem. Torwart des FC Bayern/München

Thetter, München: Ich möchte nur fragen, warum man nicht von vornherein im zweiten Intercostalraum – gleichgültig, ob links oder rechts – eingeht. Man hat, wenn man anschließend saugt, dieselbe Funktion, als wenn man von caudal einginge.

Heberer, München: Wenn wir links im fünften, sechsten Intercostalraum eingehen, liegt der Schlauch gleich schön unten. Durch die Capillarwirkung des Pleuraspaltes und durch zusätzliches Saugen kommen wir zu einer wunderbaren Entlastung, gleichgültig, ob das ein Hämatothorax oder ein Chylothorax ist. Ein weiterer Vorteil der oberen Drainage ist, daß wir es vorn einlegen und der Patient dadurch in seiner Bettlägerigkeit nicht behindert ist. Er liegt auf seiner Drainage. Wir verhindern dadurch, daß die Drainagen, falls sie von dorsal eingelegt wurden, abgeknickt werden.

Klaue, Würzburg: Es ist natürlich ein Fehler, wenn zu weit dorsal eingelegt wird, daß der Patient daraufliegt. Wir können uns sicher auch auf den zweiten ICR einigen. Wenn Sie damit den Hämatothorax komplett entleeren können, ist das gut. Das ist ja das wesentliche.

Glinz, Zürich: Ich habe daran schon etwas Zweifel. Ich glaube, es ist nicht so entscheidend, ob der Schlauch unten oder oben eingelegt wird, sondern ob er vorn oder hinten liegt. Vorn ist er ideal zur Drainage eines Pneumothorax. Aber dieser ist ja selten allein vorhanden. Aber einen Hämatothorax mit einem vorderen Schlauch zu drainieren ist fast ein Ding der Unmöglichkeit. Das führt dann eben wiederum dazu, daß wir tolerieren, daß ein Hämatothorax zurückbleibt, der dann zum Teil coaguliert. Es blutet ein bißchen mehr. Schlußendlich sind wir in der Thoracotomie.

Ich möchte sehr unterstützen, daß nicht zu tief eingegangen wird. Diese Regel der Mamillarlinie ist bei uns ein absolutes Muß. Gerade von den Thoraxchirurgen her haben wir ein bißchen gelernt, daß der Schlauch möglichst tief liegen sollte. Das ist tatsächlich nicht notwendig. Ich persönlich kann der Punktion nicht viel abgewinnen; denn ich glaube, wenn das Röntgenbild klar ist – und eine Zwerchfellruptur muß man so ausschalten –, dann kann man ohne weiteres drainieren. Ich gebe zu, daß die Argar-Technik eine sehr gute Ausbildung verlangt. Dann ist sie ungefährlich. Man kann den Drain viel exakter plazieren. Aber in der Hand des Ungeübten ist es eine gefährlich Technik.

Heberer, München: Wir wollen das seitliche Loch ganz unten im Sinus haben. Das Ziel, besonders bei älteren Menschen, war, doch alles herauszuholen und den Fibrothorax zu vermeiden. Das ist eigentlich der Sinn der ganzen Sache.

Eine viel wichtigere Frage ist: Wann sollen wir von der Drainage zur Thoracotomie übergehen? In dem Dia von Herrn Klaue waren die verschiedenen Zahlen angegeben: 1500 bis 3000. Es kommt auf die Menge an.

Klaue, Würzburg: Was mich bei vielen Literaturhinweisen gestört hat, ist diese Bedeutung des initialen Verlustes. Das ist eigentlich doch völlig unbedeutend, es sei denn, der Patient ist im massiven Schock. Aber es ist eigentlich unwichtig, da Grenzen anzugeben. Es kommt darauf an, wann Sie diagnostizieren. Wenn Sie ihn sofort entleeren, kommen initial vielleicht nur 500, wenn Sie ihn erst später diagnostizieren, kommt ein Liter. Deshalb habe ich betont: Wichtig ist sicher der anhaltende Verlust. Da habe ich als Synthese aller Empfehlungen diese mehr als 200/300 Milliliter pro Std genommen. So verfahren wir auch in der Klinik.

Heberer, München: Wenn man mehr als 1 500 in den ersten 24 Std hat, ist das in der Regel mehr als eine Parenchymverletzung.

Klaue, Würzburg: Man müßte das wieder umrechnen.

Heberer, München: Pro Rippe können Sie auch 100 verlieren. Jetzt aber zum Zeitpunkt der Thoracotomie.

Satter, Frankfurt: Die unterschiedlichen Zahlen kommen deswegen zustande, weil die Zahlen zwar auf stumpfe Thoraxverletzungen bezogen sind, vielfach aber auch postoperative Drainagen enthalten sind. Die primäre Menge ist sicher von untergeordneter Bedeutung. Der ansteigende kontinuierliche Blutverlust ist das entscheidende Kriterium. Zur Thoracotomie: Wenn bei uns pro Std 300–400 herauslaufen, ist das bei uns die Regel.

Heberer, München: Etwas sehr wichtiges wurde heute noch nicht erwähnt. Sehr oft ist die erste Rippe rechts und links angespießt. Linksseitig ist die Subclavia, recht der Truncus brachiocephalicus verletzt. Man muß besonders auf die Lokalisation der Rippenfrakturen achten. Ich sage in der Regel: Die erste Rippe ist gefährlich, auch für die Gefäße, die dritte bis sechste Rippe sind wichtig für die Aortenruptur, die achte bis elfte/zwölfte Rippe sind wichtig für die Zwerchfellruptur, dabei entsprechend Leber- und Milzverletzungen.

Wir sprechen zwar vom isolierten stumpfen Thoraxtrauma, aber sehr häufig übersehen wir die Oberbauchverletzungen von Leber und Milz. Man sollte immer die Lavage machen, damit man das nicht vergißt.

Schildberg, Lübeck: Mir scheint, daß die initiale Menge des Blutverlustes nicht zu vernachlässigen ist. Sie ist nur dann zu vernachlässigen, wenn sie gering ist. Wenn man aber bei der primären Punktion bereits einen Hämatothorax von zwei Litern oder mehr entleert, dann scheint mir das eine Indikation zur sofortigen Thoracotomie zu sein. Insofern würde ich diesem initialen Blutverlust schon als Obergrenze eine Bedeutung zumessen.

Klaue, Würzburg: Das kann ich nicht verstehen. Wenn Sie initial einen Liter oder zwei Liter entleeren, und dann steht es, warum wollen Sie dann noch thoracotomieren? Es muß dann anhaltend weiterbluten. Wenn es nach einem Liter oder zwei Litern steht und nicht mehr blutet, warum soll man dann thoracotomieren?

Schildberg: Lübeck: Ich habe nicht gesagt, ein Liter oder zwei Liter, sondern ich habe von zwei oder drei Litern geredet. Wenn der primäre Hämatothorax zwei Liter überschreitet, würde ich auf jeden Fall thoracotomieren.

Klaue, Würzburg: Auch wenn die Blutung dann steht?

Schildberg, Lübeck: Wollen Sie noch zwei Stunden zuwarten?

Klaue, Würzburg: Sie sehen doch kontinuierlich, was läuft. Stellen Sie sich einen Patienten vor, der etwas verzögert in die Klinik kommt und bei dem zwei Liter ausgelaufen sind, weil sich die Lunge nicht ausgedehnt hat. Sie drainieren ihn efffizient und adäquat; die Lunge dehnt sich komplett aus, die Blutung kommt zum Stehen. Sie haben natürlich zwei oder drei Liter herausgeholt. Dann ist aber ein Stillstand der Blutung eingetreten. Warum wollen Sie diesen Patienten noch thoracotomieren?

Schildberg, Lübeck: Dies scheint mir nur von Bedeutung zu sein, wenn Sie einen Patienten sekundär zuverlegt bekommen. Bei der Primärbehandlung habe ich das bisher nicht erlebt.

Satter, Frankfurt: Ich glaube, wir müssen unterscheiden zwischen der primären Thoracotomie nach Einlegen einer Pleuradrainage. Wenn Sie die Pleuradrainage eingelegt haben, und es blutet dort anderthalb Liter heraus, so sind diese anderthalb Liter in längstens fünf bis zehn Minuten herausgelaufen. Wenn es dann nicht weiterblutet, würde ich nicht thoracotomieren. Ich glaube, Herr Schildberg, diese fünf oder zehn oder auch fünfzehn Minuten werden auch Sie warten. Wenn es auch nach zwei Litern nicht mehr blutet und die Lunge ausgedehnt ist, werden Sie doch auch nicht thoracotomieren!

Schildberg, Lübeck: Einverstanden.

Glinz, Zürich: Sie haben recht und doch nicht ganz recht. Die Praxis zeigt etwas anderes; darum begreife ich Ihre Überlegung. Wenn es im Thorax drei Liter blutet, werden Sie das drainieren, und dann wird nichts mehr kommen. In 80% der Fälle mit so großen primären Verlusten, wenn es nicht eine penetrierende Verletzung war, werden Sie aus dem Thorax nichts mehr bekommen, weil der Drain verstopft ist und nicht weiter drainiert. Sie wiegen sich in einer Sicherheit, die vielleicht nicht gerechtfertigt ist. Darum können wir vielleicht den Kompromiß schließen: Wenn wir sicher sind, daß es drainiert ist und aufhört, besteht sicher keine Indikation.

Heberer, München: Wir würden dann aber wenigstens noch ein Computertomogramm machen, um nicht das mediastinale Hämatom zu übersehen.

Klaue, Würzburg: Es ist selbstverständlich, daß wir auf die Durchgängigkeit der Drainagen achten. Das erkennen Sie an der aortensynchronen Bewegung der Blutsäule. Wenn das Drain verstopft ist, werde ich mich selbstverständlich nicht darauf verlassen und sagen: Der blutet nicht mehr. Das ist klar.

Schmit-Neuerburg, Essen: Ich habe ein ganz praktische Frage. Sie haben einen massiven Schock, eindeutig intrathoracale Blutungen, keine andere Blutungsquelle. Wie verhalten Sie sich jetzt? Drainieren Sie, und warten Sie, bis zwei Liter herausgelaufen sind? Drainieren Sie gar nicht erst, sondern punktieren nur und bereiten schleunigst die Thoracotomie vor? Das ist doch die Frage.

Heberer, München: Ich glaube, wir sind uns alle einig: Wenn soviel Blut im Thoraxraum ist, muß eine Drainage erfolgen.

Klaue, Würzburg: Die erste Indikation war ja die sofortige Notfallthoracotomie beim massiven Schock. Wenn ich ehrlich sein soll, wie es bei uns an der Klinik zugeht, müßte ich sagen: Sie werden erst einmal drainiert. Dann sieht man, wie massiv es blutet, dann ab in den OP. Man muß immer sehen, wie es in der Realität ist. Wahrscheinlich wird erst drainiert. Ich glaube nicht, daß man den Patienten ohne Drainage sofort auf den Tisch legt. Die Amerikaner beschreiben das, diese 100 Fälle von Emergency Thoracotomy, die bereits in der Aufnahme durchgeführt werden. Das ist bei uns nicht so verbreitet.

Heberer, München: Wir sollten uns einigen, daß man bei den stumpfen Verletzungen doch drainieren sollte. Man hat ein besseres Gefühl bezüglich des Zeitpunkts der Indikation zur Notfallthoracotomie.

Klaue, Würzburg: Ich darf noch einmal für die Autotransfusion werben. Dann ist es nicht so schmerzhaft, wie Sie es ja empfinden, wenn diese zwei Liter davonlaufen. Die können Sie sofort retransfundieren. Dann tut es nicht so weh.

Heberer, München: Wir kommen nunmehr zum Pneumothorax. Es war sehr interessant, daß Herr Schildberg Todesfälle auf dem Weg zum Transport durch die Intubation geschildert hat. Darf ich fragen: Hätte man die Bronchus- oder Trachearupturen an der klinischen Symptomatologie erkennen können, so daß man eventuell nicht intubiert hätte?

Schildberg, Lübeck: Bei den dargestellten Fällen hätte man es bei einem Fall mit Sicherheit erkennen können, weil sie sehr hoch lag und massiv blutete. Das war auch der Patient, der im letzten Moment gerettet werden konnte bei Spannungs-Pneumomediastinum.

Im allgemeinen kann man während des Rettungseinsatzes eine solche Diagnose nicht stellen. Man kann sie höchstens vermuten. Man kann aber feststellen, daß die Intubation nicht oder nur mit Schwierigkeit gelingt. Dann sollte man keine forcierten Intubationsversuche durchführen. Man sollte den Patienten lieber durch Freihalten der Atemwege in Form der Absaugung und der O_2-Gabe in die Klinik zu bekommen versuchen.

Vecsei, Wien: War der Patient bewußtlos? Wenn er nicht bewußtlos ist, warum soll ich dann gigantische Versuche unternehmen, um ihn an Ort und Stelle zu intubieren?

Schildberg, Lübeck: Es war ein polytraumatisierter Patient, der unter anderem auch diesen Trachealabriß hatte.

Vecsei, Wien: Kann ich ihn nicht transportieren, ohne in intubiert zu haben?

Schildberg, Lübeck: Wir stellen uns den Rettungseinsatz so vor, daß es sich um eine Vorverlagerung des Therapiebeginns handelt. Dazu gehört meines Erachtens auch die Intubation während des Rettungseinsatzes.

Vecsei, Wien: Ich bin nicht gegen die Intubation; mißverstehen Sie mich bitte nicht. Es geht mir nicht darum, hier zu provozieren. Es geht um etwas ganz anderes. Es wird sehr häufig, um zu intubieren, mit einem dünnen Tubus intubiert. Ich habe nicht umsonst gezeigt, was passiert, wenn man wirklich mit dem Tubus untertreibt. Man kann sich einfach nicht darauf verlassen: Auch eine Tracheostomiekanüle kann ein obstruktive Störung herbeiführen, daß wir uns zu häufig darüber keine Gedanken machen. Wenn intubiert wird, dann muß kunstgerecht intubiert werden. Darauf möchte ich hinweisen.

Satter, Frankfurt: Ich habe eine Frage an Herrn Schildberg. Sie haben die Komplikationsmöglichkeiten beim stumpfem Thoraxtrauma mit instabilem Thorax, Hämatothorax usw. geschildert. Sollte man bei einem Patienten, der intubiert wird, prinzipiell auch eine Bülau-Drainage legen? Wir tun das.

Schildberg, Lübeck: Darüber gehen die Meinungen auseinander. Ich halte es für eine rein praktische Frage. Solange man die Möglichkeit hat, seine Patienten intensiv zu überwachen, halte ich es nicht für notwendig – wir sprechen jetzt nicht vom Rettungseinsatz, sondern von der Klinik –, bei jedem Patienten, der beatmet werden muß und Rippenfrakturen hat, gleich primär eine Bülau-Drainage anzulegen. Allerdings muß man so eingerichtet sein, daß man beim Auftreten eines Spannungspneumothorax diese Drainage sofort nachholen kann.

Ich begründe meine Meinung damit, daß erstens nicht alle Patienten mit dieser Komplikation einen Pneumothorax bekommen, man also eine Reihe von Patienten überflüssigerweise drainieren würde. Zweitens: Wenn ein solcher Pneumothorax auftritt, der in einem gewissen Prozentsatz der Fälle erst nach Tagen auftritt, kann man sich für einige Tage eine solche Drainage ersparen.

Ich habe allerdings nicht gesagt: Wenn einmal eine Drainage liegt, sind wir auch der Meinung, daß sie liegenbleiben sollte, bis die Beatmung beendet werden kann.

Heberer, München: Das ist eine ernste Frage. Ich weiß, daß auf den Intensivstationen sehr oft – zum Teil aus Personalnot – bei beatmeten Patienten, die vielleicht Rippenserienbrüche beiderseits haben, prophylaktisch in der Nacht oder vor der Nacht eine Bülau-Drainage angelegt wird. Das weiß ich.

Glinz, Zürich: Das ist nicht wegen der Personalnot so oder weil die Leute weniger ausgebildet sind. Ein Spannungspneumothorax bei einem beatmeten Patienten ist eine so schwerwiegende Komplikation und es geht unter Umständen so schnell, daß man eventuell zu spät kommt. Es ist eine Frage des Maßes. Bei Rippenserienfrakturen, die eine Operation bekommen oder beatmet werden, legen wir eine prophylaktische Drainage ein. Ich möchte vor dieser Operationsphase warnen, die folgt. Sie ist nämlich viel gefährlicher als später die Intensivstation. Der Patient hat eine andere Verletzung – schwere Leberruptur –, der Anästhesist ist beschäftigt, oben Blut zu pumpen. Dem Patienten geht es schlecht. Man übersieht den Spannungspneumothorax.

Heberer, München: Meine Damen und Herren, gestatten Sie mir noch ein paar Worte zur Aortenruptur. Wir warnen im Augenblick aufgrund persönlicher Erfahrungen davor, von der Femoralis aus einzugehen und unter Druck darzustellen. Dort, wo Möglichkeiten mit der Computertomographie bestehen, sollten sie genutzt werden. Mit dem Angiocomputer, wo wir nur 30 Kubik eingeben, sehen wir soviel, daß es uns genügt. Ich selbst habe einen Todesfall am 16. Tag bei einem 15jährigen Mädchen erlebt, wo der Femoraliskatheter direkt an die Rupturstelle gelegt wurde, an die typische Stelle, und durch den Druck wurde perforiert. Auf dem Weg von der Röntgenabteilung zum OP-Saal letal geendet. Dieser eine Fall genügt mir. Das habe ich noch in Köln erlebt. Ich glaube, es ist ein echter Fortschritt, die Angiographie mit der Computertomographie zu kombinieren.

Es wurde dargestellt, daß der Chylothorax sehr selten ist. Die Diagnostik ist einfach. Man sieht die milchige Flüssigkeit. Man sollte zwei Wochen lang abwarten und nicht zu früh thoracotomieren. Die meisten Fälle heilen spontan.

Wir sind uns alle einig, daß bei der Zwerchfellruptur sehr viel übersehen wird, besonders beim Polytrauma. Vorsicht mit der Punktion, besonders auf der linken Seite. Auch wir haben einmal einen Magen wunderbar mit einem Bülau entleert.

Damit sind wir am Schluß unseres Rundtischgesprächs. Ich darf den Referenten und Ihnen allen sehr herzlich danken.

Die Behandlung der Tibiaschaftfraktur im Wandel der Zeit

M. Allgöwer

Department für Chirurgie, Kantonspital Basel, CH-4004 Basel

Lassen Sie mich diesen Versuch eines kurzen historischen Abrisses des umstrittenen Tibiaschaftbruches mit einem Erlebnis der unmittelbaren Gegenwart beginnen. Ich hatte einem Dissertanden die Aufgabe übertragen, Paarvergleiche konservativ und operativ behandelter Schaftfrakturen aus dem Krankengut unserer nationalen Versicherungsgesellschaft mit ihren ca. 2 Mio. Versicherten anzustellen, um Einblick in die Kosten-Nutzen-Ergebnisse der beiden Behandlungsarten zu erhalten. Stichproben repräsentativer 800 Schaftfrakturen ergaben die erstaunliche Tatsache, daß die schweizerischen Chirurgen in den Jahren 1977/78 nur ein Viertel dieser Fälle konservativ, den Rest aber operativ behandelt hatten. Es zeigte sich zudem, daß die konservative Behandlung praktisch durchwegs auf die einfachen Frakturen beschränkt war, sodaß Paarvergleiche sich als unmöglich erwiesen haben. Die Schweizer Chirurgen verschiedenster „Schulen" haben offenbar den Entscheid über die ihnen optimal erscheinde Behandlungsart schon getroffen, und es erhebt sich nun die schwer zu beantwortende Frage: sind sie mit dieser aggressiven operativen Haltung auf dem rechten Weg, und wie ist es dazu gekommen?

Die Beantwortung dieser Frage verlangt nach einem Blick in die Vergangenheit. Es sei betont, daß ich die entsprechenden Quellen vor allem *Hans Willenegger* und seiner ansprechenden Originaliensammlung verdanke.

Hans von Gerssdorf, Feldchirurge der Burgunderkriege der Jahre 1476/77, die Karl den Kühnen in Grandson den Mut, in Murten das Gut und in Nancy das Blut kosteten, hat schon verschiedene Extensionsvorrichtungen für den Unterschenkelbruch angewendet und dabei vor allem auch auf die Wichtigkeit der offenen Behandlung bei offenen Brüchen Gewicht gelegt. Ungleich heutiger Gepflogenheiten wurde sein Werk allerdings erst beträchtlich später, nämlich 1606 publiziert! Etwa ein Jahrhundert später als von Gerssdorf hat *Purmann,* Feldschär des Kurfürsten von Brandenburg, ebenfalls die Wichtigkeit der Behandlung und der Ruhigstellung betont, wobei er sich lediglich der Schienung bediente.

Wie so viele Aspekte unserer heutigen Zivilisation verdanken wir aber die reiche methodische Entwicklung der Frakturbehandlung dem 19. Jahrhundert. 1812 hat *Sauter* die Extensionsbehandlung für Unterschenkel- und Oberschenkelfrakturen empfohlen, ebenso 1842 *Mojsisovics.* In der zweiten Hälfte des 19. Jahrhunderts sind dann die Extensionsverbände aufgekommen, so der sog. Eisenbahn-Apparat nach *Dumreicher,* später modifiziert durch *Bruns,* der 1886 in der Sammlung „Deutsche Chirurgie" ein Standardwerk über die Lehre von den Knochenbrüchen publizierte, herausgegeben von Billroth (Wien) und Luedecke (Strasbourg). Erwähnenswert ist auch das schleifende Fußbrett von *Volkmann,* den wir bestens kennen von dem sog. Volkmannschen Dreieck oder der Volkmannschen Kontraktur. In seinem Buch von 1889 hat *Bardenheuer* die longitudinale Extension des Unterschenkelbruches mittels Heftpflasterstreifen angegeben und zur Korrektur Seitenzüge verschiedenster Art empfohlen. Schon Bardenheuer war sich im klaren, daß die Extension und die Ruhigstellung des Knies in Streckstellung ungünstige Resultate zur Folge haben konnten. Nicht unerwähnt darf *Billroth* bleiben, der sich zwar vor allem mit dem damals ungünstigen Schicksal der offenen Frakturen befaßte und –obwohl allgemein als

Hefte zur Unfallheilkunde, Heft 158
Zusammengestellt von A. Pannike

Vater des visceralen Chirurgie angeschaut – einmal feststellte, daß nichts in seiner chirurgischen Arbeit ihm soviel Genugtuung gebe, wie ein gutes Resultat nach einer offenen Fraktur. Es ist auch Billroth, der bereits 1869 darauf hinwies, „daß die genaueste Fixierung der Fragmente diejenige Bedingung ist, welche zuerst erfüllt werden muß, wenn die Heilung in günstiger Weise fortschreiten soll und daß nichts mehr die Entzündung der Wunde in Gange setzt als die Bewegung der Fragmente, daß also die sichere Feststellung derselben das wirksamste und wichtigste Antiphlogistikum ist!“

Eine der wohl besten Zusammenfassung der Resultate des 19. Jahrhunderts erfolgte am Deutschen Chirurgenkongreß 1902, wo *Völcker* und der Engländer *Lane* über frühzeitige Eingriffe bei „ subakuten Knochenbrüchen“ berichteten und *Kocher* erklärte, daß man systematisch nach Normen suchen müsse, bei welchen Frakturen eine operative Behandlung angezeigt sei. Nicht vertreten an diesem Kongreß, aber als wohl wichtigste Pioniere des ausgehenden 19. und des beginnenden 20. Jahrhunderts anzusehen sind die *Brüder Lambotte. A. Lambotte* hat 1907 seinen ersten Klassiker „Le traitement des fractures“, Paris, Masson, und 1913 die „Chirurgie operatoire des fractures“ publiziert. Dieser, auch als Erbauer von etwa 50 Meistergeigen berühmt gewordene Chirurg darf als der eigentliche Vater des „Fixateur externe“ bezeichnet werden, daneben bediente er sich aber auch der Knochenbolzung, der Knochenschraube und der Cerclage. *Fritz König* in Deutschland hat viele seiner Ideen aufgenommen, aber allerdings doch nur relativ zögernd die Osteosynthese vertreten. So schrieb er 1905, „die Bardenheuersche Extensionsbehandlung muß von Anstalten mit größerem Knochenbruchmaterial mit Freuden begrüßt werden. Sie bringt Leben in dieses Gebiet statt der öden Gips- und Gehverbände, indem sie dem kritischen Auge des Arztes die Bruchstelle und ihre Umgebung dauernd zugänglich macht. Aber alles kann man damit auch nicht erreichen. Wir meinen, daß trotz der ausgezeichneten Resultate immer noch Fälle übrig bleiben, wo eine exaktere Reposition noch bessere Funktionsresultate erzielen ließe“. König verweist dann auch auf Fälle, in denen man konservativ nicht weiter kommt und stellt fest, „in solchen Fällen wird man mit der Extension so wenig als mit anderen Methoden wirklich Vollkommenes erreichen und allen Grund haben, nach weiterem Ausbau der Therapie zu suchen“. In seinem Buch von 1931 beschreibt er als Osteosynthesematerial für seine Klinik dasjenige von Lambotte mit den dazu gehörigen Hebel- und Fasszangen und stellt fest, daß er das Lambottsche Instrument vielfach mit großem Erfolg angewendet habe.

Als eigentlicher Wegbereiter moderner operativer Frakturbehandlung muß dann neben A. Lambotte sicher sein Schüler *Robert Danis* genannt werden. Er hat erkannt, daß die vielen Versager der Lane-Platte ihrer sperrenden Wirkung zuzuschreiben ist und festgestellt, daß zwei Elemente die Osteosynthese in ihrer Heilung wesentlich begünstigen, nämlich einerseits die Kompression im Frakturspalt (z.B. durch die sog. Zugschraube), und dann vor allem die globale Kompression der Frakturzone in der Längsrichtung des Knochens durch die Kompressionsplatte, welche er vor allem für kurze Frakturen konzipiert hat. Dabei hat er eine bisher unbekannte Form der Knochenheilung beobachtet, die sog. „soudure autogene“, d.h. die Knochenheilung ohne oder fast ohne sichtbare Callusbildung. Es soll nicht unerwähnt bleiben, daß dies nicht die einzigen Pioniertaten von R. Danis waren. Als Allgemeinchirurg breiter Ausbildung hat er sich längere Zeit mit der Verfeinerung der Chirurgie des Mammacarcinoms und sodann mit der Verbesserung der portocavalen Anastomosen beschäftigt! Seine ganze handwerkliche Perfektion und die bei der Anwendung seiner Implantate und Instrumente erzielten klinischen Resultate hat er in seinem Lebenswerk 1949 unter dem Titel „La theorie et pratique de l’osteosynthese“ publiziert, nachdem er schon 1932 seine Beobachtungen über die Bedeutung der axialen Kompression veröffentlicht hatte. Von Danis stammt auch der Ausdruck der knöchernen per primam Heilung. Danis darf somit als der wohl wichtigste und verdienstvollste Vertreter der „absoluten Stabilität" in der operativen Versorgung der gebrochenen Knochencorticalis gelten. Obwohl Danis die Cerclage und insbesondere die Hemi-Cerclage nicht ablehnte, war er doch von deren ungenügend stabilisierenden Wirkung überzeugt.

Ein anderer Weg weniger stabilisierender als adaptierender offener Knochenbruchbehandlung ist *Götze* mit seiner Drahtnaht gegangen, wie sie heute gerne als „halboffene Methode" bezeichnet wird – ein Ausdruck und auch eine Methode voller Kompromisse, obwohl bei einfachen Frakturen auch heute noch mit einem gewissen Erfolg angewendet. Götze hat sie 1933 angegeben. Persönlich haben wir sie noch 1956 und 1957 als „Minimal-Osteosynthese" praktiziert, aber ohne Zweifel vereinigte sie neben dem Vorteil der unproblematischen Reposition die Nachteile der konservativen mit derjenigen der operativen Behandlung, nämlich einerseits Eröffnung des Frakturherdes und postoperative Ruhigstellung über längere Zeit im Gips.

Ebenfalls eine im mikroskopischen Bereich nicht stabile, aber außerordentlich erfolgreiche Osteosynthese wurde dann durch die Pioniertat von *Küntscher* eingeführt, der nun nicht mehr die Stabilisierung von der Corticalis her, sondern von der Markhöhle verwirklichte und bewußt in Kauf nahm, daß die primäre Knochenheilung dabei nur sehr selten zu beobachten ist. Die innere Schienung durch den Marknagel geht meist mit einer Periode minimaler Beweglichkeit zwischen den Fragmenten einher, was von der Natur mit dem Aufbau eines klassischen „ Reizcallus" beantwortet wird. Da das Implantat aber über längere Zeit die Mikrobewegungen in engen Grenzen hält ohne selber einen Ermüdungsbruch zu erleiden, ist das klinische Resultat vor allem bei den kurzen Frakturen der Diaphyse ein ausgezeichnetes Resultat. Obwohl wir persönlich in der Mehrzahl der Fälle der völlig stabilen Kompressionsosteosynthese bei der Tibiaschaftfraktur den Vorzug geben, muß doch festgestellt werden, daß die Hinzufügung des Marknagels eine außerordentlich wichtige Errungenschaft darstellte, die sich nicht nur bei frischen Frakturen, sondern insbesondere auch bei Pseudarthrosen als sehr segensreich herausgestellt hat. Es entbehrt nicht einer gewissen Ironie, daß der bekannte Knochenpathophysiologe und Orthopäde *Trueta* stets darauf hingewiesen hat, daß die Blutzufuhr der Knochencorticalis zu zwei Dritteln vom Markraum her erfolgt, und daß somit theoretisch die Marknagelung mit ihrer Zerstörung des medullären Zirkulationssystems zum Mißerfolg verdammt scheint. Die Natur hat aber offenbar entsprechende Kompensationsmechanismen zur Verfügung, indem die Durchblutung von den corticalen Schichten her zunimmt und zudem in den verbleibenden Spalten der Markhöhle bald ein reichliches Gefäßnetz entsteht. Einmal mehr hat chirurgischer Pragmatismus etwas geschaffen, das dem vorsichtigen Wissenschaftlicher unmöglich erschien.

Etwa zu der Zeit, da Küntscher seinen Marknagel einführte, waren die meisten Osteosynthesen der Schaftfrakturen auf Cerclagen und meist sperrende Platten beschränkt und mit einer relativ hohen Infektions- und Pseudarthroserate belastet.

Im Hinblick auf die zum Teil katastrophalen Spätresultate verunglückter Osteosynthesen hat es in den Jahren 1940 bis 1950 nicht an warnenden Stimmen gefehlt, die man gerne als „konservatives Lager" zu bezeichnen pflegte. Ihre markanten Vertreter waren in den Vereinigten Staaten *Cave,* in England *Watson-Jones* und, alle überragend durch die Intensität seiner Arbeit und die Schärfe seines Geistes, *Lorenz Böhler* in Österreich. Aus jener Zeit stammen die so oft zitierten Kosten-Nutzen-Vergleiche der beiden Behandlungsarten, die wir jetzt ohne Erfolg mit neuerem Patientengut wiederum aufzunehmen trachteten. Böhler hat aber tatsächlich gezeigt, daß eine gut geführte und die Funktion im Auge behaltende konservative Frakturbehandlung ausgezeichnete Resultate liefern kann. Es muß gleich hinzugefügt werden, daß Böhler trotz seiner grundsätzlichen Reserve gegenüber der Osteosynthese doch auch einige Tausend Osteosynthesen unter seinem eigenen Krankengut aufzuweisen hat und somit kein absoluter Gegner operativer Stabilisierung besonderer Frakturen war. Böhler hat die Extensionsbehandlung und nachherige Gipsbehandlung sehr eingehend systematisiert. Es sei in diesem Zusammenhang an die vielen nach ihm benannten Hilfsmittel der konservativen Frakturbehandlung, wie die Böhler-Zwinge, die Böhler-Schiene, die Respositionsschiene etc. erinnert. Er hat besonderes Gewicht darauf gelegt, die Lagerung den Fragmenten „anzupassen". Im Sinne einer Schule hat sich dann diese Technik durch *Dehne* und *Sarmiento* in USA weiterentwickelt unter vermehrter Betonung früher funktioneller Behandlung und Belastung, um das Entstehen der sog. Frakturkrankheit mit ihren nachteiligen Folgen für Muskeln und Gelenke zu vermeiden.

Die Kontroverse zwischen operativer und konservativer Frakturbehandlung war an sich gegen Ende der 50er und anfangs der 60er Jahre voll im Gange – vor allem auch in der Schweiz. Die Schweizer Chirurgen hatten keinen Grund, sehr stolz auf die Resultate ihrer Behandlung von Tibiafrakturen zu sein, endeten doch über 30% dieser Fälle mit einem Dauerschaden, welcher durch die Versicherung entsprechend kompensiert werden mußte. 1945 wurden in der Schweiz etwa ein Viertel der Tibiafrakturen operativ, der Rest konservativ behandelt, und die Resultate beider Verfahren erschienen im Lichte dieser Invaliditätszahlen als sehr unbefriedigend.

1958 fanden sich eine Reihe von allgemeinen und orthopädischen Chirurgen zusammen, um die Gründe der unbefriedigenden Resultate der Frakturbehandlung zu diskutieren und Verbesserungsmöglichkeiten zu suchen. Es wurde dabei klar, daß insbesondere die operative Frakturbehandlung in keiner Weise standardisiert und den existierenden Möglichkeiten moderner Technologie angepaßt waren. Die verschiedenen Implantate und Instrumente waren zum Teil nahezu mittelalterlich und in keiner Weise metallurgisch verträglich. Der durchschnittliche Standard der gebräuchlichen Instrumente und Implantate entsprach kaum den von Lambotte um die Jahrhundertwende gemachten Vorschlägen und war weit von dem entfernt, was Danis 1949 publiziert hatte. Die damit gegründete Arbeitsgemeinschaft für Osteosynthesefragen (AO) (mit Betonung auf *Fragen!*) stellte sich zum Ziel festzustellen, ob die von Danis gezeigten Resultate für gewöhnlich Sterbliche „nachvollziehbar" sind, und ob sein schon weitgehend modernes Instrumentarium und seine Implantate noch weiter verbessert und unter Einbezug anderer Methoden zu einem Universalsystem ausgebaut werden könnte, das praktisch sämtliche Operationsindikationen von Frakturen und Pseudarthrosen verwirklichen läßt. Dabei wurde als Ausgangspunkt eine vierfache Arbeitshypothese aufgestellt, deren Richtigkeit nur durch die klinische Erfahrung erwahrt werden konnte, und als die vier Prinzipien der Osteosynthese bezeichnet wurden, nämlich

1. anatomische Rekonstruktion,
2. stabile Fixation,
3. gewebeschonendes Operieren, und
4. als wichtiges Resultat: Vermeidung der Immobilisierungskrankheit durch sofortige, postoperative aktive Funktion unter Vermeidung einer sofortigen und ständigen äußeren Fixation.

Bei operierten Frakturen waren vier Gefahren zu vermeiden, nämlich die Hämatombildung durch ausgiebige Redon-Drainage, das Ödem durch Hochlagerung, die feuchte Kammer des Verbandes durch offene Wundbehandlung spätestens 24 Std nach Operation, und die Frakturkrankheit durch die aktive, schmerzlose postoperative Mobilisation.

Es darf heute festgestellt werden, daß die vier Grundprinzipien der Osteosynthese und die entsprechende Nachbehandlung sich in vielen Tausenden von Fällen bewahrheitet haben. Allerdings sind auch Osteosynthesekatastrophen nicht ausgeblieben, vor allem durch Mißachtung der wichtigen biomechanischen Prinzipien oder durch ungenügende Asepsis. Die Frage erhebt sich, wie stark diese Osteosynthesekatastrophen zu Buch schlagen. Eine präzise Antwort läßt sich leider nicht geben, aber es können doch einige interessante Feststellungen gemacht werden, wenn man sich wiederum das Krankengut der Schweizerischen Unfallversicherungsanstalt ansieht. 1945 war die Invaliditätshäufigkeit bei einer Operationsfrequenz von 25% bei 34% für die Tibafrakturen, und die Invaliditätshöhe lag im Durchschnitt über 20%. Heute, d.h vor einigen Jahren, ist die Operationsfrequenz auf 75% angestiegen, die Invaliditätshäufigkeit aber auf die Hälfte abgesunken. Die durchschnittliche Invaliditätshöhe dürfte etwa bei 10% liegen. Damit ist zumindest gezeigt, daß die vielen Kassandrarufe „volkswirtschaftlich" nicht berechtigt waren, auch wenn sie geholfen haben mögen, allzu unvorsichtige Indikationen in Schranken zu halten. Ich glaube festhalten zu können, daß die Erfolge der sofortigen postoperativen aktiven Mobilisierung auch das konservative Lager veranlaßten, wesentlich früher funktionelle Gesichtspunkte und insbesondere früher Bewegung und Belastung in ihre Behandlungspläne einzubeziehen. Besondere Verdienste in dieser Richtung hat sich sicher Sarmiento erworben, der aber nicht ansteht, in zunehmendem Maße Mißerfolge der konservativen Behandlung operativ anzugehen.

In der Tat sollten wir heute konservative und operative Frakturbehandlung nicht als gegensätzliche, sondern als komplementäre Methoden anzusehen; man sollte die konservative Methode nicht über Monate und Jahre ad absurdum führen, sondern von den Möglichkeiten der heuten operativen Stabilisierung Gebrauch machen. Eines muß dabei im Auge behalten werden: hat man den Weg der operativen Frakturbehandlung gewählt, so bedeutet dies meist eine Einbahnstraße und bei Mißerfolg kann man nur unter großen Zeitopfern und unter Inkaufnahme wesentlicher Dauerschäden zur konservativen Behandlung mit langdauernder Immobilisation zurückgehen. Der Erfahrene wird aber heute die meisten Osteosynthesekomplikationen, die Infektion eingeschlossen, zu beherrschen wissen.

Die eingangs gestellte Frage, ob wir mit der überwiegend operativen Behandlung der Tibiaschaftfraktur zu weit gegangen sind, muß vielleicht teilweise bejaht werden. Immerhin ist festzuhalten, daß folgende Indikationen der operativen Behandlung von Schaftfrakturen gegeben sind:

- die sehr unstabile Fraktur, welche nicht zu halten ist, da meist wesentliche Interpositionen, vor allem im unteren Drittel, vorhanden sind;
- Verkürzungen von mehr als einem Zentimeter;
- 2- und 3-Etagenfrakturen;
- offene Frakturen;
- isolierte Tibiafrakturen mit Varustendenz von mehr als 6°;
- Tibiafrakturen bei Mehrfachverletzten.

VI. Spezielle Indikation in der mikrochirurgischen Unfallchirurgie

(Vorsitz: E. Biemer, München und H. Millesi, Wien)

Daumenimplantation

A. Berger

Klinik für Hand-, Plastische- und Wiederherstellungschirurgie der Medizinischen Hochschule im Krankenhaus Oststadt (Direktor: Prof. Dr. med. A. Berger) Podbielskistraße 380, D-3000 Hannover 51

Nach nun über 7jähriger Erfahrung in der Replantationschirurgie durch meine frühere Mitarbeit am Wiener Replantationsdienst unter Weiterführung dieses Dienstes nun in Hannover und den gemeinsamen Erfahrungen der großen Replantationsdienste, wie München, Homburg a.d. Saar u.a. hat sich ein klares Indikationsschema herauskristalliert (Stock, Biemer, O'Brian, Morrison, Snyder, Berger et al).

In diesem Schema der absoluten Indikation nimmt der Daumen eine herausragende Rolle ein. Dies begründet sich im speziellen Funktionsbereich dieses wichtigen Teiles der Hand. Ohne Daumen sind die wesentlichsten Griff-Funktionen, wie besonders der Spitz- und Schlüsselgriff sowie die volle Ausnutzung der Öffnung der Hand beim Grobgriff normalerweise nicht durchführbar.

Eine weitere Sonderstellung kommt dem Daumen auch deshalb zu, da selbst, wenn er nur in Oposition steht zu den übrigen Fingern, auch wenn seine Beweglichkeit erheblich eingeschränkt ist, noch immer eine wesentliche Hilfestellung zur vollen Nutzung der Funktion der Hand gegeben ist.

Diese besondere Bedeutung wird nicht nur in der medizinischen Literatur bestätigt.

Bei einer kompletten oder inkompletten Abtrennung des Daumens wie auch bei allen anderen Extremitäten stellt sich zunächst die Frage der Replantationsfähigkeit. Diese wird eingeengt:

1. durch die Art des Unfalles. Glatte sowie milde Quetschverletzungen bilden hier die beste Voraussetzung für ein späteres gutes Resultat. Aber auch schwere Quetschungen, insbesondere Kreissägenverletzungen, können bei diesem wichtigen Teil der Hand inkauf genommen werden, um den Entschluß zur Replantation zu fassen.
2. Auch die primäre Präparation des abgetrennten Teiles ist nicht unwesentlich an der Indikation zur Replantation beteiligt. Wenn der abgetrennte Daumen z.B. tiefgefroren oder in Flüssigkeit schwimmend erst nach längerer Fahrt in einem Replantationszentrum angeboten wird, ist aus verständlichen Gründen eine Verwendbarkeit des abgetrennten Gliedes kaum mehr gegeben.

Über die Technik der Replantation und Nachbehandlung, die hier besonders wichtig ist, hat sich ein allseits bekanntes, standardisiertes Verfahren durchgesetzt (O'Brian, Berger, Biemer). Für die Osteosynthese am Daumen hat sich in unserer Hand am besten im Bereich des Metacarpale die Verplattung, distal des Grundgelenkes der Kirschner-Draht bewährt.

Hefte zur Unfallheilkunde, Heft 158
Zusammengestellt von A. Pannike

Im Wiener Replantationsdienst haben wir von 1974 an 22 Daumen replantiert (in Hannover konnte ich bis jetzt 4 wieder annähen). Es handelte sich dabei um 14 totale und 8 subtotale Amputationen.

Der Verletzungsart nach aufgegliedert waren:

Glatte Abtrennungen	4
Milde Quetschungen	12
Schwere Quetschungen	5
Ausrißverletzungen	1

Die Verletzungen zeigen auch in Bezug auf die Verletzungszonen eine typische Verteilung. Der Hauptanteil findet sich in der Zone 3, d.h. zwischen IP- und Grundgelenk (Abb. 1, 2, 3).

Zone 1	(Composit-Graft)	(4)
Zone 2		6
Zone 3		14
Zone 4	(Tenarber)	2

Die Anheilungsrate liegt bei 86%. Dies wiederum bestätigt die besonders guten Durchblutungsverhältnisse durch die Arteria princeps pollicis und durch die großen dorsalen

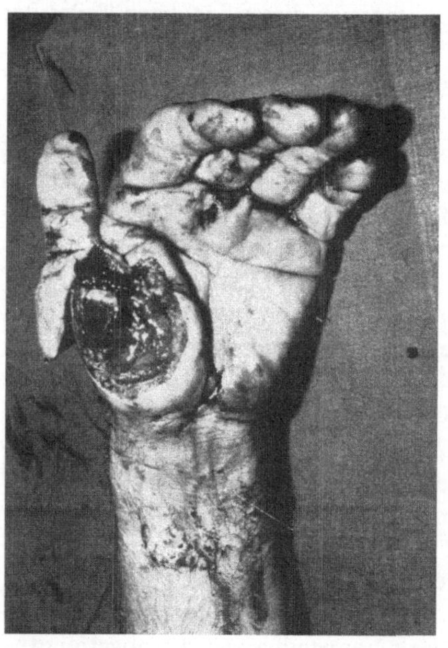

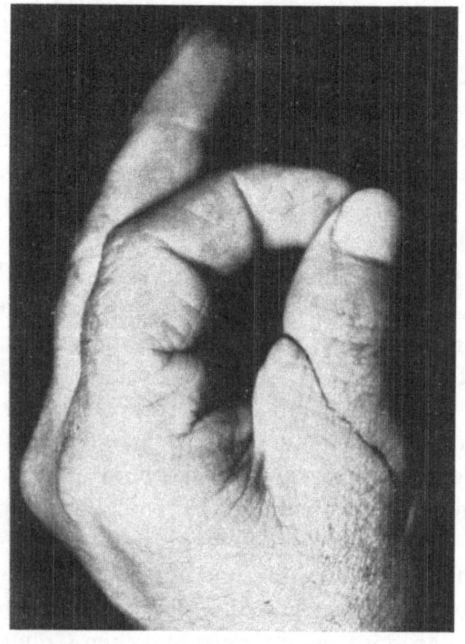

Abb. 1. 45jähriger Mann. Abtrennung des Daumens in Zone 3. Kreissägenverletzung *(linke Abbildung)*

Abb. 2. 45jähriger Mann. Zustand nach Abtrennung des Daumens in Zone 3 durch Kreissägenverletzung. Replantation unter Verwendung von Veneninterponaten. Funktionelles Ergebnis nach 4 Jahren *(rechte Abbildung)*

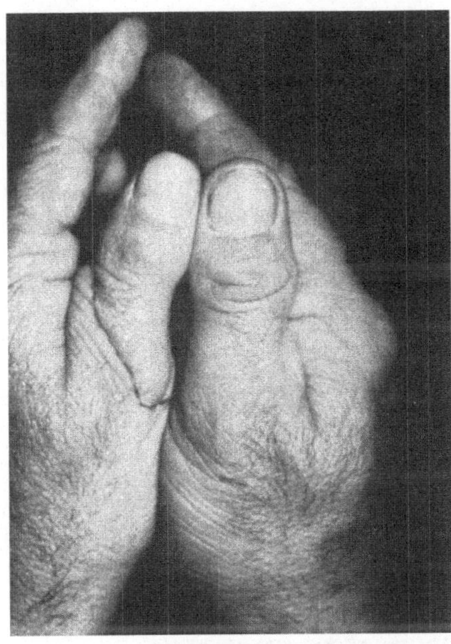

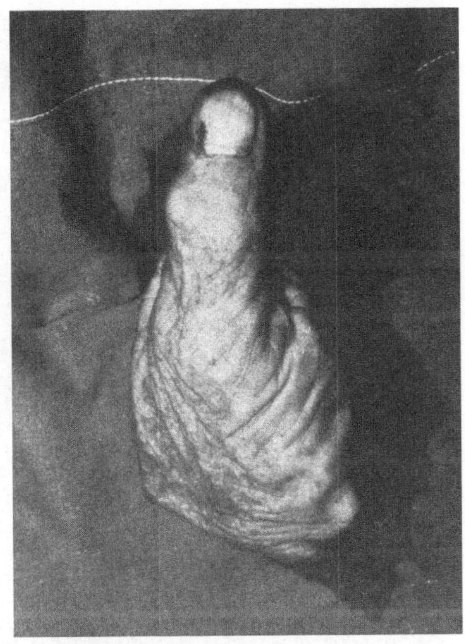

Abb. 3. 45jähriger Mann. Zustand nach Replantation des Daumens in Zone 3. Funktionell gutes Resultat. Zweipunktediskriminierung bei 8 mm *(linke Abbildung)*

Abb. 4. 60jähriger Mann. Kreissägenverletzung mit starker Quetschung, Abtrennung des Daumens und Thenars in Zone 4 *(rechte Abbildung)*

Venen im Daumenbereich. In 80% der Fälle wurden Veneninterponate verwendet, das längste war etwa 10 cm (Abb. 4, 5, 6).

Bei der Nachuntersuchung von Fällen, die länger als 3 Jahre alt sind, zeigten sich folgende Ergebnisse (Tabelle 1).

Die Kraft gemessen in bar von der gesunden zur kranken Seite ergibt nur einen minimalen Unterschied. Einzelverletzungen, die nur den Daumen allein betrafen, kommen hier selbstverständlicherweise besser weg als multiple Verletzungen.

Die Zweipunktdiskriminierung schwankte zwischen 4 und 10 mm, wobei in 2 Fällen nur eine protektive Sensibilität erreicht wurde.

Die Beweglichkeit und vor allem die Operation ergab in 8 Fällen normale Werte, in 4 Fällen war die Beweglichkeit eingeschränkt. Die Beugefunktion war zufriedenstellend, der Schlüsselgriff in 2/3 der Fälle gut durchführbar, ebenso der Spitzgriff.

Die Temperaturempfindlichkeit zeigte in der Hälfte der Fälle normale Werte, in der anderen Hälfte mittelgradige Störungen. Hier ist auf eine weitere Untersuchung hinzuweisen, und zwar auf die sogen. acrale Thermometrie (Brühne).

Durch diese Untersuchung, die sich einen Kältereiz zunutze macht und die Wiedererwärmungsfähigkeit beurteilt, zeigt sich, daß selbst nach 3 und 4 Jahren auch beim Daumen ein deutliches Nachinken der Wiedererwärmung gegeben ist. Gleichzeitig durchgeführte Tests durch Längsrheographie zeigten Kurven selbst nach dieser Zeit, wie sie typisch bei einer Sympathektomie sind. Sicher spielt hier die Regeneration des vegetativen Nervensystems

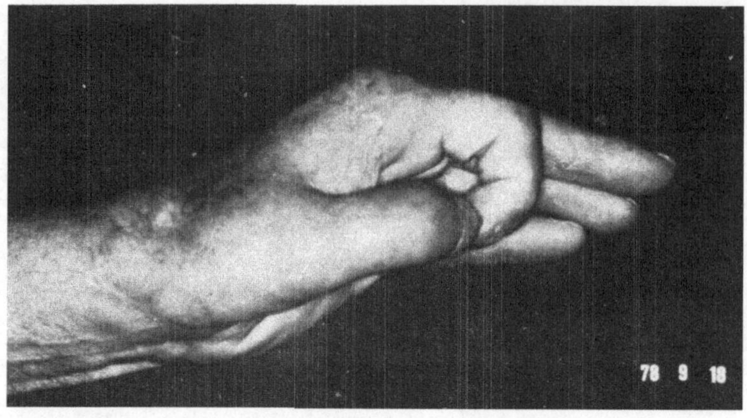

Abb. 5. 60jähriger Patient. Zustand nach Replantation des Daumens mit Veneninterponaten (10 cm). Funktionell gutes Resultat, hier 2 Jahre später

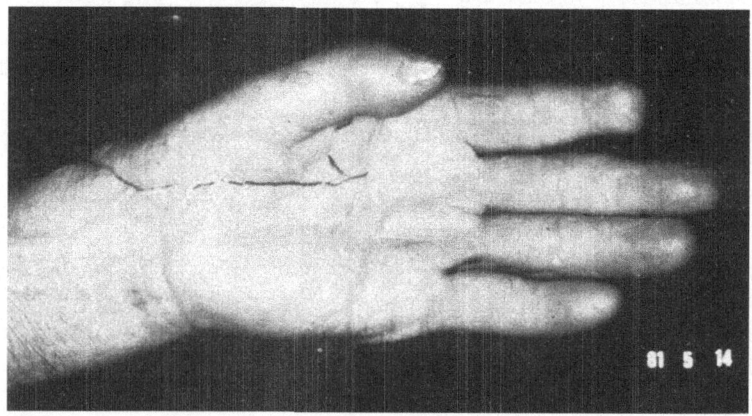

Abb. 6. 60jähriger Mann. Zustand nach Daumenreplantation in Zone 4, Resultat 5 Jahre später, der Patient ist voll in seinem Beruf als Landwirt wieder tätig

eine große Rolle, wobei hier noch weitere Studien notwendig sind und auch von uns durchgeführt werden.

Vergleichsuntersuchungen mit der qualitativen Durchblutungsmessung und Kälteempfindlichkeit haben in unserem Material keine klaren Ergebnisse erbracht. Es gibt Fälle, die eine normale Durchblutung aufzeigen im Vergleich zum unverletzten Finger mit deutlicher Temperaturempfindlichkeitsverminderung, andere Patienten wieder, die bei einer herabgesetzten Durchblutung geringe Temperaturempfindlichkeitsstörungen aufwiesen. Eher scheint jedoch ein Zusammenhang mit der Wiederherstellungsqualität der Fingernerven zu bestehen.

Tabelle 1

Fall Nummer	Kraft in bar	Temp. 0–2	2 PD (mm)	Oppos.	Beug.	Schl. griff	Spitz-griff
25 (I)	0,10–0,38	2	6	Reduz.	–	+	+/2. Fi.
72 (I)	0,21–0,25	2	4	Normal	+	+	+
49 (I)	0,50–0,42	1	8	Normal	++	+	+
70 (I)	0,20–0,32	1	10/Pr.	Normal	–	+	+
69 (I)	0,15–0,50	1–2	8	Normal	+ –	+	+
48 (I)	0,15–0,20	0–1	10	Normal	Reduz.	+	+
82 (I)	0,08–0,20	2	8	Normal	Reduz.	+	+
39 (M)	0,09–0,13	1–2	10	Reduz.	+ –	+ –	+
66 (M)	0,17–0,28	2	–/Pr.	Normal	+	+ –	+
1 (M) l.	0,05–0,45	0–1	6–10	Sehr reduz.	Reduz.	1–2	1–2
1 (M) r.	0,15	2	10		–	1–3	1–3
27 (M)	0,18–0,20	2	6	Normal	Reduz.	+	+ –

Die Reintegration des Daumens, d.h. die Wiedereinordnung in die Funktion der Hand, wenn es sich um Einzelverletzungen handelt, stellte in keinem Fall – mit Ausnahme der Kälteempfindlichkeit – ein Problem dar. Bei Mehrfachverletzungen wurde immerhin noch ein von den Patienten subjektiv gut bewertetes Resultat erreicht. Ein Reamputationswunsch wurde in unserem Krankengut auf den Daumen bezogen nicht geäußert.

Sekundäreingriffe am Daumen, wie Sehnenrekonstruktionen, Nerventransplantationen und Korrekturen evtl. knöcherner Fehlstellungen waren bei 3 Patienten notwendig. Das Alter der Patienten schwankte zwischen 8 und 60 Jahren.

Zusammenfassend läßt sich daher sagen, daß von der Grundfunktion des Daumens ausgehend, durch die Spätresultate bestätigt, eine absolute Indikation zur Replantation eines abgetrennten Daumens besteht. Diese Indikation wird nur durch die Art der Verletzung und die Präparation, den Zustand des Amputates eingeengt. Wenn auch Verkürzungen inkauf genommen werden müßten, ist der Daumen für die Gesamtfunktion der Hand noch immer von wesentlicher Bedeutung. Gelenkversteifungen spielen bei den Daumen eine wesentlich geringere Rolle als bei den Langfingern.

Wenn daher die Frage sich ergibt, den Daumen oder einen Langfinger zu replantieren, kann auch in Einzelfällen die primäre Umsetzung eines mitamputierten Langfingers als Daumen infrage kommen. Die primäre Rekonstruktion und Replantation des Daumens ist daher, wenn möglich, den sekundären Verfahren überlegen.

Zusammenfassung

Es wird über die Indikation zur Daumenreplantation aufgrund der Spätergebnisse und Nachuntersuchungen berichtet.

Selbst bei auf den Daumen als Einzelfinger bezogenen schlechten Ergebnissen ist er durch seine Funktion für die Gesamtfunktion der Hand ein integrierender, kaum zu ersetzender Teil. Die Replantation ist daher unter den absoluten Indikationen eingereiht. Die Grenzen werden aufgezeigt.

Literatur

1. Berger A, Millesi H (1980) Functional results in replantation surgery (5 years report of vienna's replantation-team) NZJ Surg 11
2. Biemer E, Duspiva W, Herndle, Stock W, Ramatschi P (1977) Replantationen an der oberen Extremität durch mikrovasculäre Anastomosen. Chir Praxis 22:281
3. Brühne E, Walzer R, Berger A (1979) Functional results in replantation surgery. Transact World Congr Plast Surg, Rio
4. Hamilton R, Morrison WA (1980) Microvascular segmental thumb-reconstruction. Brit J Plast Surg 33:64–67
5. O'Brian B (1977) Micro-vascular reconstructive surgery. Churchill-Livingstone, Edinbourgh
6. Snyder C, Stevenson R, Brown E (1972) Successful replantation of a totally severed thumb. Plast Reconstr Surg 6:553–559
7. Stock W (1979) Spätergebnisse nach 86 Daumenreplantationen, Bd 3. Plast Chir 4:143–146

Daumenrekonstruktion

E. Biemer

Abt. für Plastische Chirurgie am Klinikum rechts der Isar der Technischen Universität (Vorstand: Frau Prof. Dr. U. Schmidt-Tintemann), Ismaninger Straße 22, D-8000 München 80

Der Teil- oder Totalverlust eines Daumens führt zu einer erheblichen Beeinträchtigung der Handfunktion. Dies drückt sich auch aus in seiner Beurteilung der Minderung der Erwerbsfähigkeit im Versicherungswesen, die etwa dem Ausfall von mehreren Langfingern gleichgesetzt wird.

Aus diesem Grunde war die Daumenrekonstruktion schon immer ein zentrales Thema der rekonstruktiven Handchirurgie. Durch die Möglichkeiten der Mikrogefäßchirurgie haben sich neue Therapieverfahren ergeben. Diese haben teilweise ältere Methoden völlig verdrängt bzw. zu einer Einschränkung oder Abwandlung ihrer Indikation geführt.

Teilrekonstruktion

1. Bereits ein Sensibilitätsverlust am Daumen führt zu einer starken Behinderung, die fast einem Totalverlust entsprechen kann. Zur Resensibilisierung wurde zunächst der sog. Littler-flap herangezogen. Es handelt sich hierbei um einen neurovasculären gestielten Insellappen, der meist von der ulnaren Kante des 3. Fingers gehoben und auf die Daumenkuppe verlagert wurde. Um die Schwierigkeit des Umlernens Mittelfinger/Daumen zu umgehen, sollte man heute eine Nervennaht mit den Digitalnerven des Daumens durchführen, sofern diese noch vorhanden sind.

Hefte zur Unfallheilkunde, Heft 158
Zusammengestellt von A. Pannike

Läßt sich ein solches Läppchen von einem Langfinger nicht gewinnen, so kann heute Dank der freien Gewebetransplantation ein entsprechender Pulpalappen von der Groß- oder Zweitzehe mit neurovasculärem Gefäßstiel frei transplantiert werden. Der Gefäßanschluß erfolgt dabei über das System der A. dorsalis pedis mit der A. radialis und entsprechender Vene im Tabatiere-Gebiet (Abb. 1a–d).

2. Eine Verlängerung bei Teilverlust ist zunächst möglich durch die Interposition eines Knochenteilchens nach Streckung des Weichteilmantels mittels eines äußeren Spanners im Sinne einer Matev-Plastik. Dies ist besonders indiziert bei voll funktionsfähigem Sattel- und Grundgelenk und erhaltener Sensibilität des Stumpfes, wenn es sich z.B. nur um Endgliedverluste handelt.
3. Eine relativ einfache funktionelle Verlängerung, die wir besonders bei älteren Leuten bei Teilverlust empfehlen, ist die Vertiefung der 1. Interdigitalfalte durch eine große Z-Plastik. Wird gleichzeitig das Caput obliquum des Adduktormuskels nach zentral verlagert, so läßt sich ein relativer Längengewinn von ca. 2 cm erreichen (Abb. 2a–c).

Totalrekonstruktion

Bei einem Totalverlust eines Daumens besteht heute eine absolute Indikation für eine Daumenrekonstruktion.

1. Aus historischer Sicht möchte ich zunächst den Aufbau eines Daumens mit einem Rundstiellappen und Beckenspan erwähnen. Ein Verfahren, was heute praktisch wegen besserer Alternativtechniken nicht mehr zur Anwendung kommt. Abgesehen von dem vielschrittigen Vorgehen ist besonders der instabile asensible Weichteilmantel von Nachteil. Die in unserer Abteilung gesehenen Fälle wurden deshalb meist nur sehr bedingt eingesetzt.

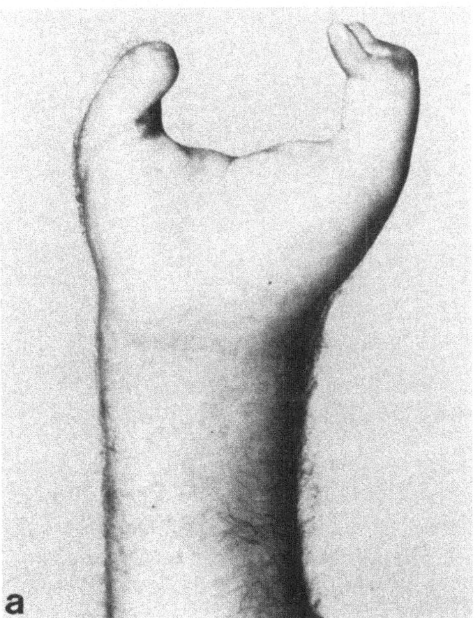

Abb. 1. a Zustand nach schwerer Handquetschung bei der nur der Daumen und Kleinfinger erhalten werden konnten. Die Daumenkuppe bestand aus einer asensiblen, instabilen Narbe

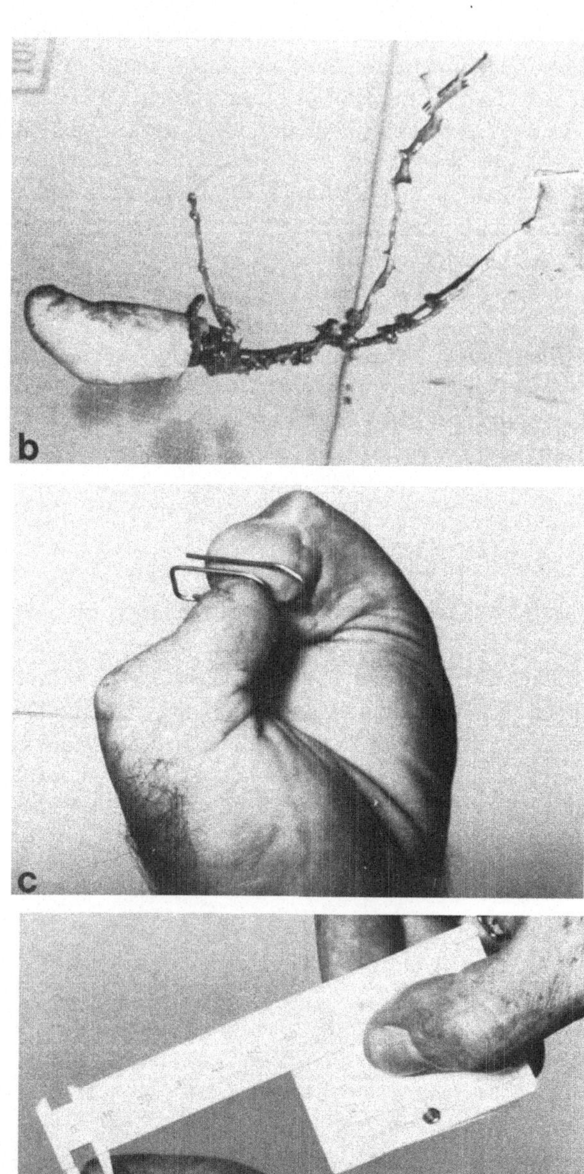

Abb. 1. b Der gehobene Zehenpulpalappen von der fibularen Seite der Großzehe mit seinem Gefäß-Nervenstiel. **c** Gut eingeheilter Pulpalappen mit dem ein guter Spitzgriff möglich ist. **d** Nach 9 Monaten zeigte der Pulpalappen eine Sensibilität von 6 mm

2. Die Policisation ergibt dagegen sehr gute Ergebnisse. Hierzu wird meistens der 2. oder 3. Finger herangezogen. Ganz besonders geeignet sind auch teilamputierte oder funktionell bereits eingeschränkte Langfinger (Abb. 3a–c). Diese Technik hat heute noch eine besondere Indikation bei der angeborenen Daumenaplasie, wo also neben dem Sattelgelenk auch die Tenarmuskulatur fehlt. Hier konnte die Transposition in der Abwandlung nach

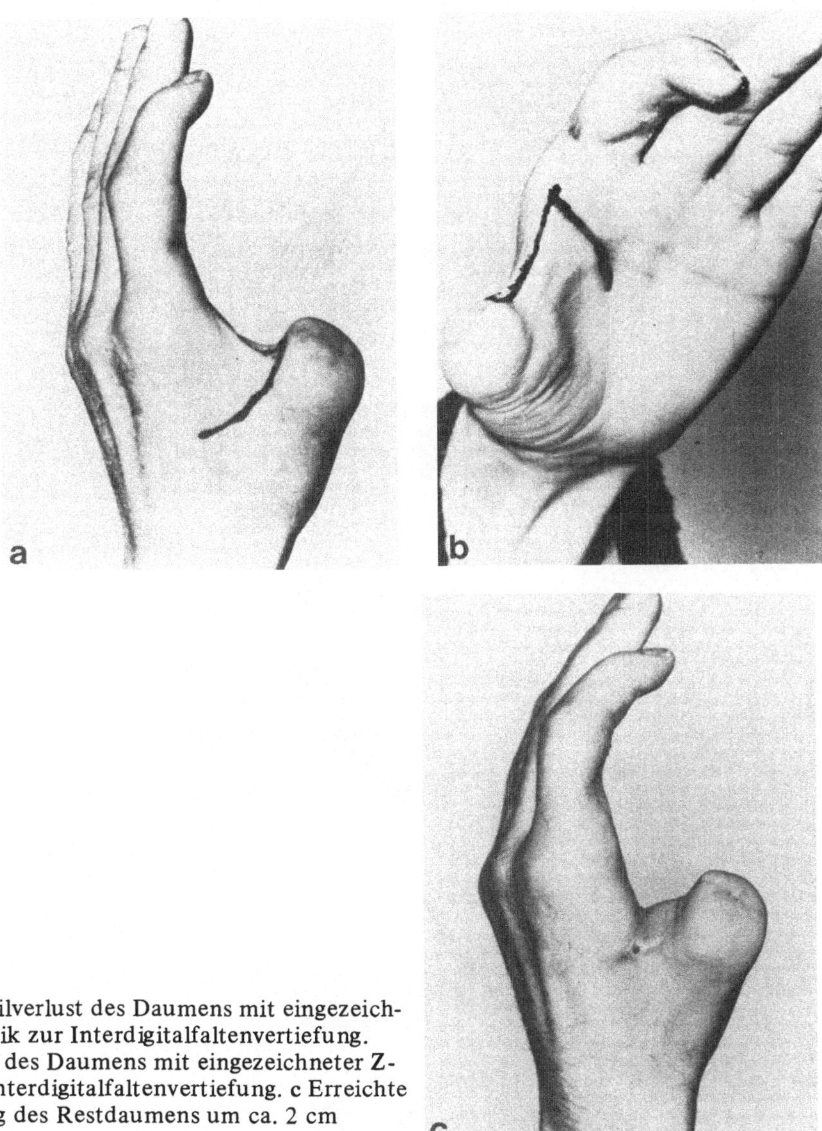

Abb. 2. a Teilverlust des Daumens mit eingezeichneter Z-Plastik zur Interdigitalfaltenvertiefung. **b** Teilverlust des Daumens mit eingezeichneter Z-Plastik zur Interdigitalfaltenvertiefung. **c** Erreichte Verlängerung des Restdaumens um ca. 2 cm

Buck-Gramcko hervorragende Ergebnisse liefern. Ist es doch möglich, daß sowohl das Sattelgelenk wie auch die Adduktion und Oppositionsbewegung der Tenarmuskulatur nachgebildet werden kann durch entsprechende Mitverlagerung der kurzen Handmuskeln.

3. Durch die Mikro-Gefäßchirurgie ergeben sich heute, wie bereits erwähnt, eine Reihe von ausgezeichneten Möglichkeiten, so daß auch die Pollicisation bei voll funktionstüchtigen Langfingern und erhaltenem Sattelgelenk ebenfalls an Bedeutung verloren hat. Zunächst sei hier die Replantation erwähnt, die ja bereits von meinem Vorredner abgehandelt wurde.

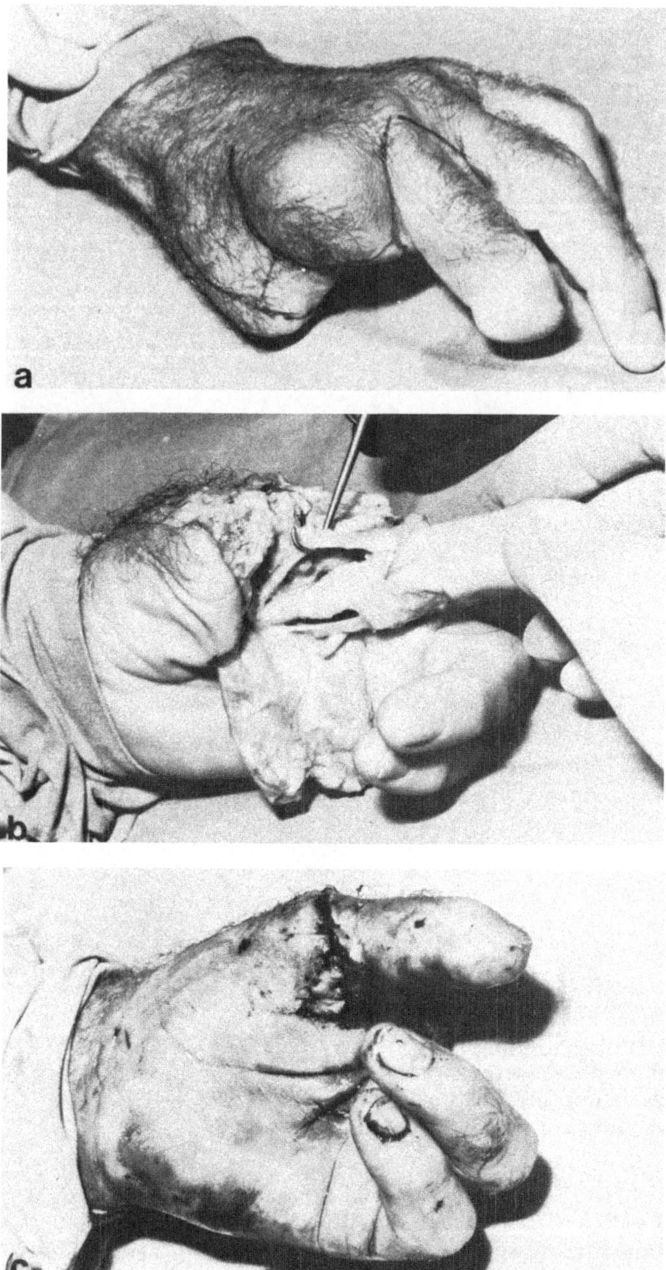

Abb. 3. a Zustand bei Daumen- und Zeigefingerverlust sowie Teilamputation des Mittelfingers, welcher als Daumen verlagert werden soll. **b** Darstellung der beiden Gefäßnervenbündel des Mittelfingers vor der Transposition. **c** Transportierter Mittelfinger als Daumen

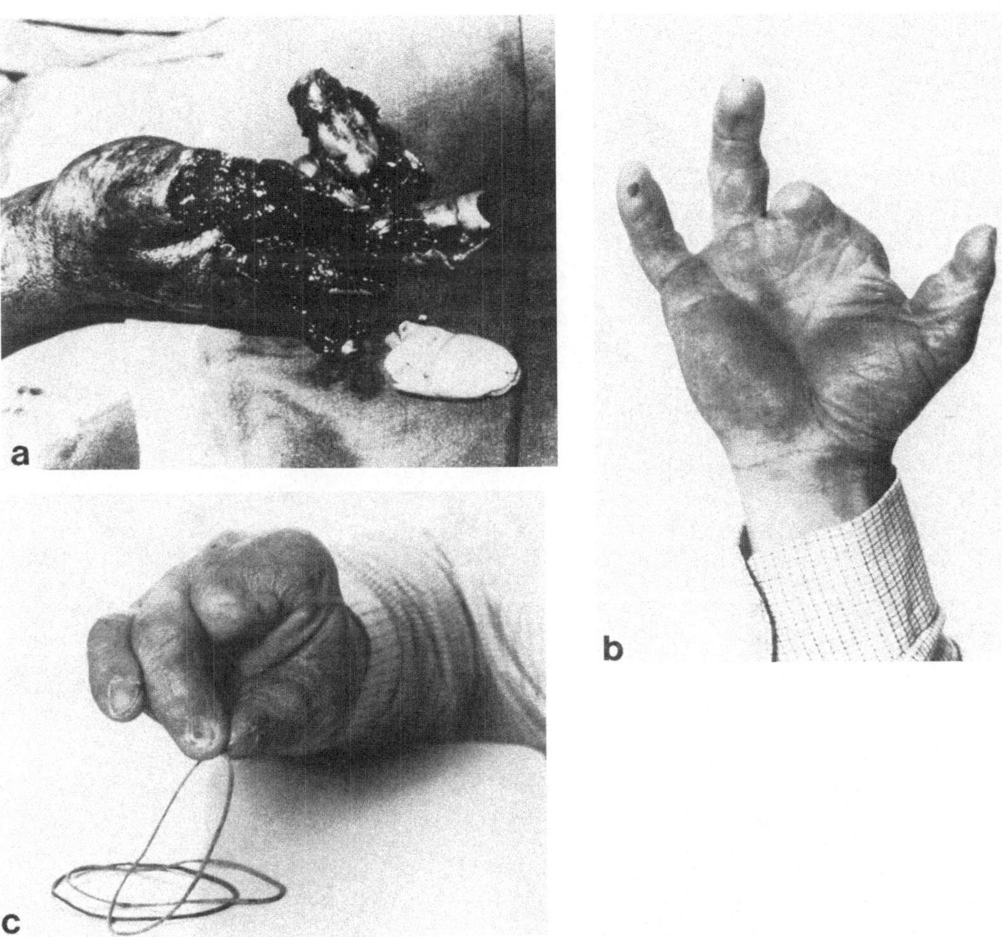

Abb. 4. a Zustand nach schwerer Fräsverletzung mit amputiertem Daumen ohne Amputat, Amputation des Zeigefingers bei zerstörtem Grundgelenk. Primäre heterotope Replantation des Zeigefingers als Daumen. **b** Zustand nach heterotoper Replantation des Zeigefingeramputates als Daumen. **c** Guter Spitzgriff zwischen neuem Daumen und Ringfinger

4. Hinweisen möchte ich nochmals besonders auf die sog. heterotope Replantation, an die bei multiplen Amputationen und Verlust des Daumenamputates gedacht werden sollte (Abb. 4a–c).
5. Eine wesentliche Bereicherung stellt heute die sog. Zehentransplantation dar. Bereits 1897 hatte der Österreicher Nicaladoni die anatomische Ähnlichkeit der Zehen mit den Fingern ausnützen wollen, indem er die Großzehe als gestieltes Transplantat zum Daumenersatz heranzog. Cobbett nutzte 1968 die Technik der Mikrochirurgie, und verpflanzte die Großzehe frei als Aufbau eines Daumens. Inzwischen ist dieses Verfahren weltweit als Standardoperation ausgebaut worden. Vorwiegend wird heute allerdings die 2. Zehe, gestielt an dem System der A. dorsalis pedis, hierfür herangezogen. Bei erhaltenem Carpo-Metacarpalgelenk können hiermit ästhetisch wie auch funktionell sehr befriedigende Ergebnisse erzielt werden (Abb. 5a–c). Nach ca. 2 Jahren nach dem

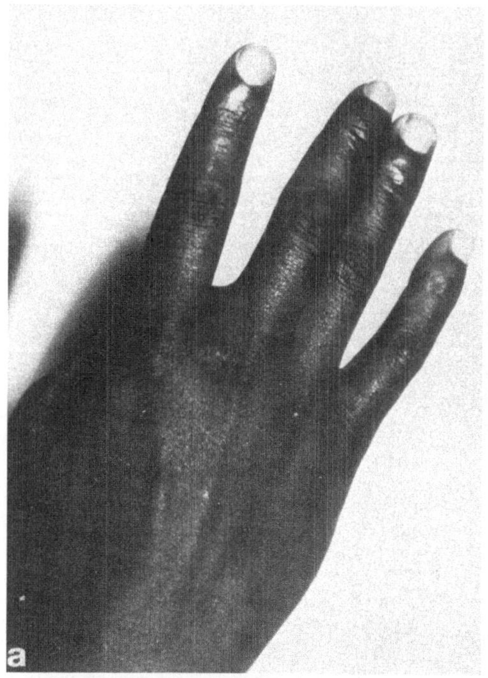

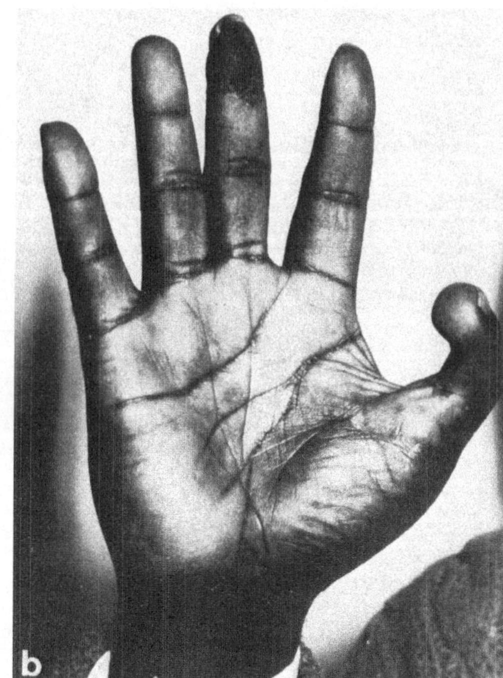

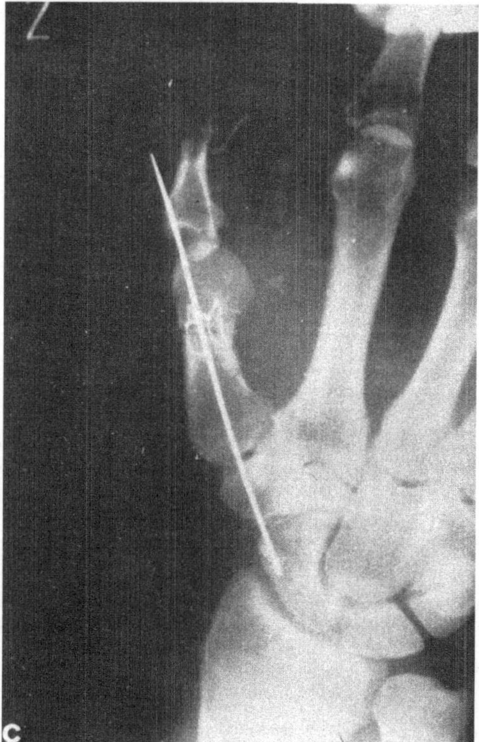

Abb. 5. a Totalverlust des rechten Daumens. **b** Zustand nach Daumenrekonstruktion durch 2. Zehentransplantation. **c** Die Knochenfixierung erfolgte durch transossäre Drahtnaht und kurzfristige (ca. 6 Tage) Kirschner-Drahtfixierung

Eingriff konnten wir bei all unseren transplantierten Zehen eine 2-Punkte-Unterscheidung von ca. 10 mm erreichen. Durch den Verschluß des Hebedefektes am Fuß im Sinne einer Fußverschmälerung ist hier die Morbidität zu vernachlässigen.

6. An manchen Orten wird heute noch der Großzehentransplantation gegenüber der 2. Zehe der Vorzug gegeben, da die 2. Zehe meistens als zu schmächtig für einen Daumenersatz angesehen wird. Bei diesem Verfahren bleibt aber doch ein erheblich ästhetischer Defekt am Fuß.
7. Um diesen Nachteil am Fuß durch Verlust der Großzehe zu umgehen und andererseits aber einen kräftigeren, dem erhaltenen Daumen weitgehend ähnlichen Daumen aufzubauen, entwickelte Morrison aus Melbourne die sog. wrab-around-technique. Hierbei wird der Weichteilmantel mit Nagel ebenfalls gestielt an dem System der A. dorsalis pedis und entsprechenden Nerven und Venen mikrochirurgisch an die Hand angeschlossen. Als Skelet wird ein Knochenspan aus dem Becken implantiert. Das Gerüst der Großzehe bleibt unter Spalthautdeckung bzw. eines Großzehenlappens von der Zweitzehe erhalten. Hierdurck kann auch eine gute Größenanpassung an den noch vorhandenen Daumen der anderen Hand erzielt werden. Zur Besserung und Festigung und Stütze des Nagels hat es sich als zweckmäßig erwiesen, einen Knochenanteil vom Großenzehenendglied mit zu verpflanzen. Voraussetzung für dieses Verfahren ist aber ein absolut funk-

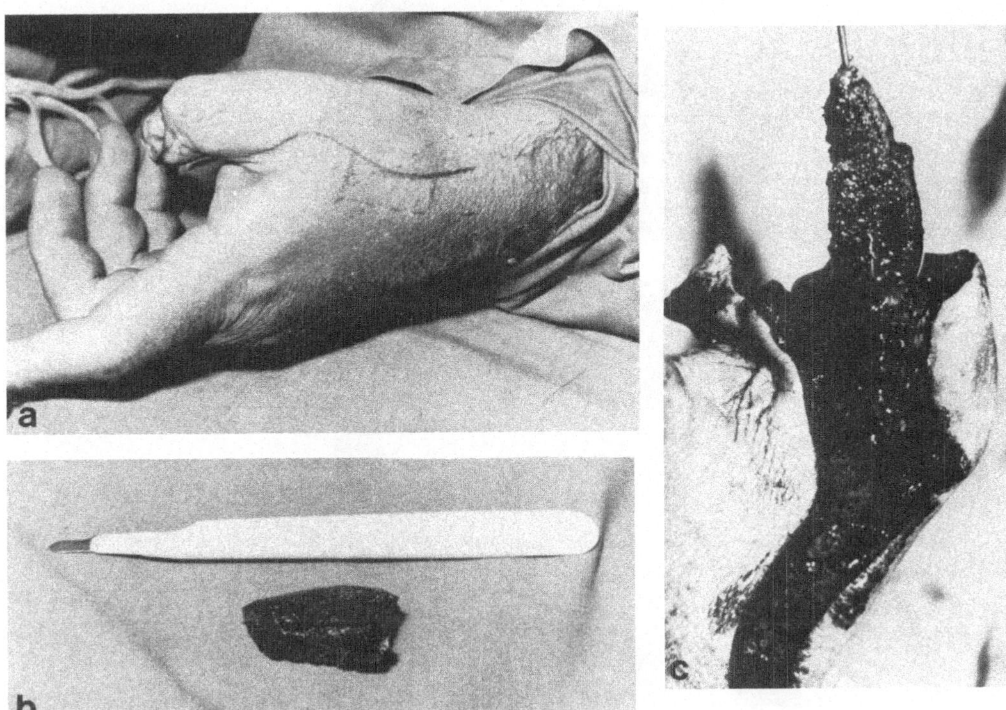

Abb. 6. a Zustand bei Teilverlust des linken Daumens. **b** Ein Beckenspan wird als Gerüst für den Daumen zugeschnitten. **c** Der Beckenspan ist durch einen Kirschner-Draht fixiert und mit einer transossären Drahtnaht verkeilt

tionstüchtiges Sattelgelenk, da dann nur hierdurch die Beweglichkeit erhalten werden kann (Abb. 6a–f).

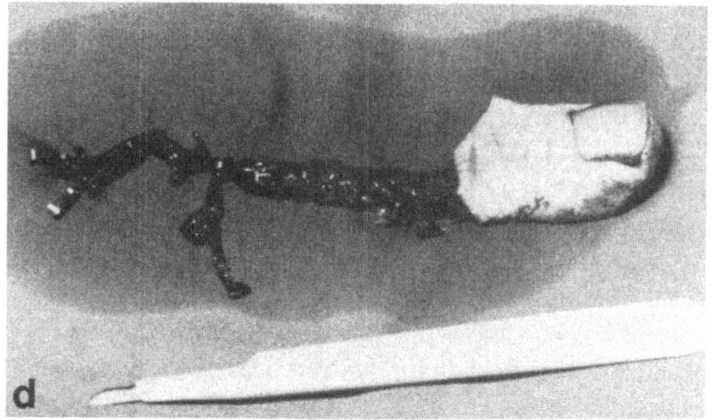

Abb. 6. d Gehobener Weichteilmantel der Großzehe mit Nagel und Gefäßnervenstiel

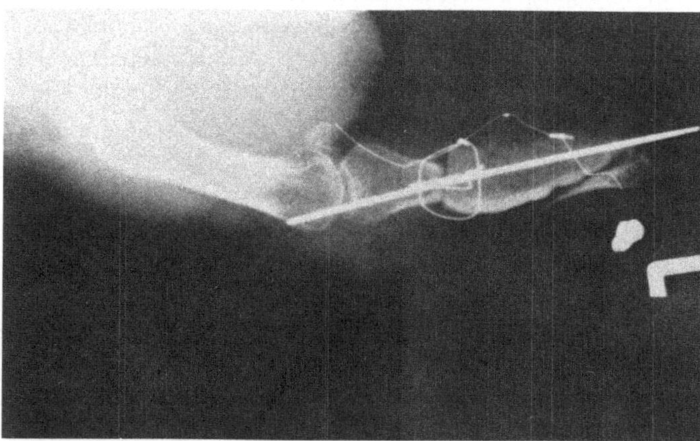

e

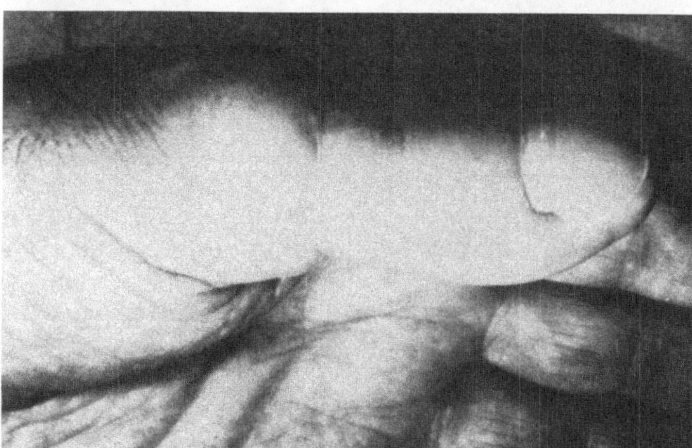

f

Abb. 6. e Röntgenaufnahme des rekonstruierten Daumens, die den fixierten Beckenspan, sowie Knochenlamelle zeigt, die das Nagelbett trägt. Ihre Fixierung erfolgte durch eine Lengemann-Ausziehnaht. **f** Rekonstruierter Daumen aus Weichteilmantel der Großzehe und Beckenspan, sogenannte wrab-around-technique

8. Für besondere Fälle, bei denen weder die Pollicisation noch eine Zehentransplantation möglich ist, haben wir im letzten Jahr unter Verwendung des gestielten Unterarmlappens ein neues Verfahren entwickelt. Bei dem Unterarmlappen handelt es sich um ein Gewebetransplantat, welches distal an der A. radialis bzw. Vena cephalica gestielt bleibt. Mit eingeschlossen werden sensible Unterarmvenen. Als knöcherne Stütze wird ein Teil des Radius in das Transplantat integriert. Durch dieses Verfahren kann in einer Sitzung ein recht guter und auch sensibler Daumen aufgebaut werden. Wie sich in jüngster Zeit zeigte, verdickt sich der Knochenspan relativ rasch, ebenso gleicht sich der Defekt am Radius aus. Eine zusätzliche zentrale Venenanastomose vom Transplantat ist aufgrund jüngster Erfahrungen nicht mehr nötig, da es offensichtlich zu einer Abflußumkehr innerhalb der mitgehobenen Venen kommt (Abb. 7a–d).

Zusammenfassung

Zusammenfassend kann gesagt werden, daß die schon länger gebräuchlichen Standardverfahren bei Teilverlust heute noch ihre Berechtigung haben, aber besonders bei Totalverlust die Möglichkeiten der Mikrogefäßchirurgie neue und bessere Ergebnisse erbracht haben, so daß vor allem die Zweitzehentransplantation als Standardverfahren heute mehr und mehr

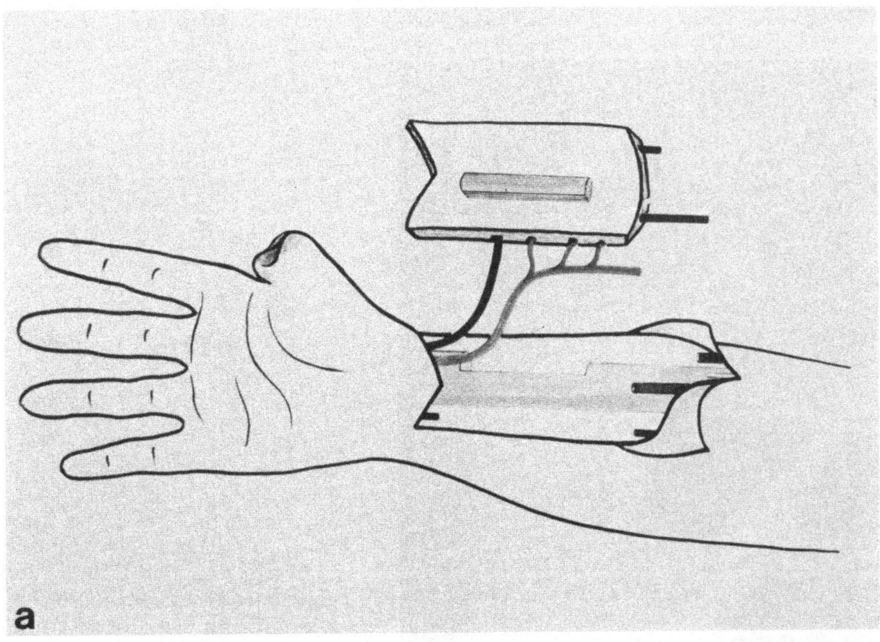

Abb. 7. a Schematische Darstellung des Unterarmlappens mit Knochenspan aus dem Radius. Das kombinierte Transplantat ist distal gestielt aus der Arteria radialis und Vena cephalica. Proximal ist das andere Ende der Vena caphalica und der Nervus cutaneus antebrachii lateralis dargestellt. Letztere wird nach 180gradiger Drehung des Transplantates um den Stiel und die Digitalisnerven des Daumens angeschlossen

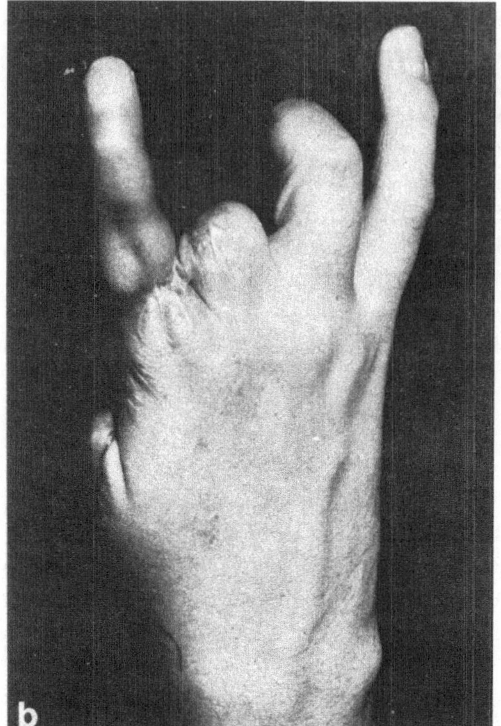

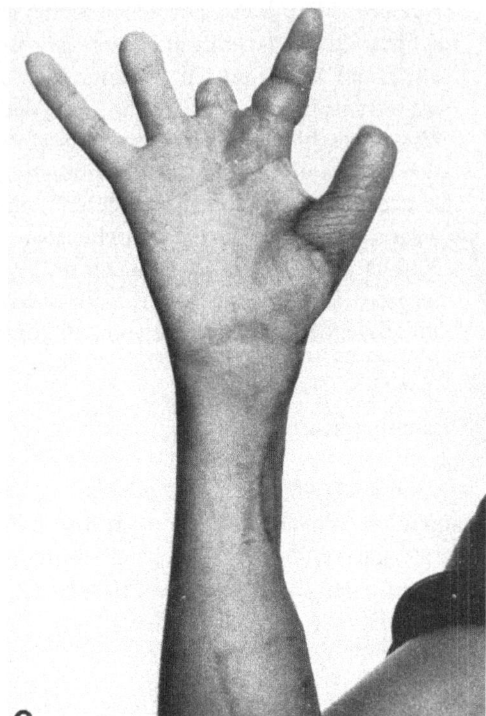

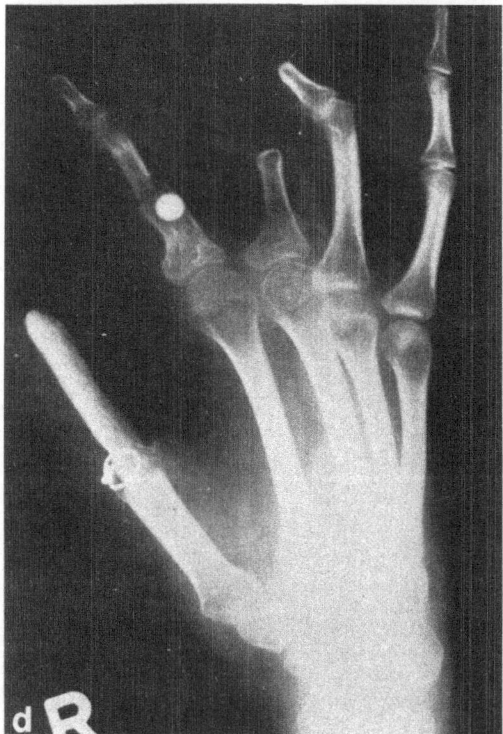

Abb. 7. b Zustand nach kombinierter Handverletzung und Daumenverlust. Zeigefinger besitzt keine normale Gefäßversorgung für eine Pollicisation. Eine Zehentransplantation war wegen Aplasie der Arteria dorslis pedis nicht durchführbar. **c** Rekonstruierter Daumen. **d** Die Röntgenaufnahme ca. 8 Monate später zeigt eine deutliche Verdickung des Radiusspanes

eingesetzt wird. Die erwähnte wrab-around-technique muß noch in nächster Zukunft ihre Vorteile klarer darstellen. Die klassische Pollicisation hat unserer Meinung nach wie vor einen absoluten Vorrang bei totaler Aplasie oder sekundärem Totalverlust des 1. Fingerstrahles.

Literatur

1. Biemer E (1979) Second toe transfer for thumb and finger replacement. Microsurgery. Proceedings of the 5th International Congress of the International Microsurgery, Bonn 4.–7. Oktober 1979
2. Biemer E, Stock W, Herndl E, Duspiva W (1980) Reconstruction of the hand by free tissue transfer. Intern j Microsurg 2:159
3. Biemer E, Duspiva W (1980) Rekonstruktive Mikrogefäßchirurgie. Springer, Berlin Heidelberg New York
4. O'Brian BMcC, MacLeod AM, Sykes PJ, Donahoe S (1975) Hallux-to-hand transfer. The Hand 7:128
5. Buck-Gramcko D (1975) Operative Behandlung angeborener Fehlbildungen der Hand. Handchir 7:53
6. Buck-Gramcko D (1968) Indikation und Technik der Daumenbildung bei Aplasie und Hypoplasie. Chir Plast Reconstr 5:46
7. Buncke HJ Jr, McLean DH, Georg RT, Greech BJ, Chater NI, Commons GW (1973) Thumb replacement. Great toe transplantation by microvascular anastomoses. Brit J Plast Surg 26:194
8. Matev J (1970) Thum reconstruction after amputation at the metacarpal phalangeal joint by bone-lengthening. J Bone Joint Surg 52A:957
9. Morrison WA (1981) Thumb reconstruction by a "wrap-around-flap" from the big toe. Vortrag auf 6. Internationalen Symposion der International Society of Reconstructive Microsurgery. 5.–10. Februar Melbourne
10. Stock W, Mühlbauer W, Biemer E (1981) Der neurovasculäre Unterarminsellappen. Plast Chir 5:158

Zur Indikation der Replantation einzelner Finger

W. Duspiva, E. Biemer und B. Haufmann

Abteilung für Plastische Chirurgie am Klinikum rechts der Isar der Technischen Universität, Ismaninger Straße 22, D-8000 München 80

Die Indikation zur Replantation im Finger- und Handbereich wurde von uns in der ersten Zeit unserer Replantationstätigkeit sehr großzügig gestellt, d.h. wir haben versucht, fast jeden amputierten Fingerteil – auch alle Endglieder – zu replantieren. Dies gelingt ja bei entsprechender Übung in der mikrochirurgischen Technik in vielen Fällen.

Nach Beobachtung unserer Funktionsergebnisse und aufgrund allgemeiner handchirurgischer Erfahrungen haben wir dann das gezeigte Indikationsschema verwendet, mit dem

Hefte zur Unfallheilkunde, Heft 158
Zusammengestellt von A. Pannike

ausdrücklichen Hinweis, daß die Entscheidung individuell zusammen mit dem Patienten gefällt wird. Die Indikation zur Replantation bei Daumen-, Mehrfinger- und Handamputationen erscheint heute unbestritten, entsprechende Wundverhältnisse vorausgesetzt. Wie aber soll man sich bei Amputationen *nur eines Langfingers* oder gar nur eines Fingerendgliedes verhalten?

Wegen einzelner Mißerfolge und schlechter funktioneller Ergebnisse treten immer wieder Zweifel auf, ob sich der ganze Aufwand einer Replantation mit allen Konsequenzen in diesen Fällen überhaupt lohnt. Verschiedene Arbeitsgruppen haben inzwischen über ihre funktionellen Spätergebnisse bei Replantationen berichtet. Wir in München überblicken jetzt über 900 Replantationen aus 6 Jahren, davon waren 136 Fälle Replantationen einzelner Langfinger.

Wenn man die bisher mitgeteilten Spätergebnisse nach Replantationen im Finger- und Handbereich betrachtet, so werden aus der Sicht der Untersucher immer etwa 50%–60% der Fälle als brauchbar bis sehr gut beurteilt, was Motorik, Sensibilität, Ästhetik und Gesamtfunktion angeht.

Fragestellung

Uns interessiert nun die Frage: Wie beurteilen die *Patienten* einen einzelnen replantierten Langfinger? Aufgrund allgemeiner traumatologischer oder handchirurgischer Überlegungen würde man bei solch einem ja noch relativ inhomogenen Krankengut einige Faktoren für die Funktion und Brauchbarkeit des replantierten Fingers für besonders bedeutsam, wenn nicht entscheidend halten. Zum Beispiel, ob der Finger total oder subtotal amputiert war, ob es sich um eine isolierte Amputation eines einzelnen Fingers handelte, oder ob mehrere Finger verletzt oder amputiert waren und nur ein Finger replantiert wurde.

Als wichtig erscheint auch die Tatsache, ob die Abtrennungslinie durch den Schaft eines Fingerknochens verläuft oder ob ein Gelenk betroffen ist und um welchen Finger es sich handelt: ob ein Zeigefinger replantiert wurde oder ein eher als unwichtig eingestufter 4. oder 5. Finger sowie die Lokalisation der Verletzung entsprechend der bekannten Zoneneinteilung in Zone II oder Zone III.

Ich will Ihnen nun die Gesamtergebnisse nach Einzelfingerreplantation vorstellen, um dann auf die einzelnen angesprochenen Punkte gesondert einzugehen. Zunächst einige Bemerkungen zum Krankengut.

Krankengut

Von den insgesamt 136 Replantationen einzelner Langfinger konnten wir in einer retrospektiven Studie 84 Fälle auswerten und zwar 0,5–5,5 Jahre postoperativ. Die rechte Hand war etwas häufiger als die linke betroffen, Männer häufiger als Frauen. Totale Amputationen waren etwas häufiger vertreten als subtotale Amputationen. Replantiert worden waren 50 Zeigefinger, 19 Mittelfinger, 10 Ringfinger und 5 Kleinfinger. 48mal war die rechte, 36mal die linke Hand betroffen. Die Beurteilung der Funktion der replantierten Finger fiel folgendermaßen aus.

Ergebnisse

Von den 84 Patienten konnten 81 den Spitzgriff mit dem replantierten Finger ausführen, 40 erreichten einen völligen Faustschluß. Die Beweglichkeit insgesamt wurde von 14 Patienten mit gut, 35 mit mittel und 35 mit schlecht beurteilt. Das Gefühl im replantierten Finger wurde von 38 Patienten mit gut, von 33 mit mäßig, von 8 mit schlecht und von 5 Patienten mit fehlend angegeben. Starke Kälteempfindlichkeit wurde von 50 Patienten angegeben. Als verkürzt empfanden den Finger 53 Patienten, als stark vernarbt 21. Die Kraft im Finger wurde als normal bezeichnet von 16 Patienten, mittelmäßig von 34 Patienten. Mit dem ästhetischen Ergebnis waren zufrieden 29 Patienten, leidlich zufrieden 32 und nicht zufrieden 23 Patienten.

Insgesamt beurteilten den replantierten Finger als

sehr nützlich	29	35%
mäßig brauchbar	26	31%
schlecht brauchbar	16	19%
hinderlich	13	15%.

65 Patienten (77%) würden im erneuten Verletzungsfall wieder eine Replantation machen lassen, 11 (13%) eventuell. Nur 4 Patienten würden den replantierten Finger wieder amputieren lassen. 64 Patienten (76%) sind weiter am alten Arbeitsplatz tätig.

Insgesamt also eine durchaus positive Beurteilung auch durch *die* Patienten, bei denen nur *ein* Langfinger replantiert worden war.

Welchen Einfluß hat nun die Tatsache, ob es sich um eine subtotale oder um eine totale Amputation handelte?

Die Einteilungsergebnisse sind ja aus früheren Publikationen bekannt. So zeigt unser Krankengut die schlechteren Einheilungsergebnisse bei den subtotalen Amputationen. Das erklären wir uns mit den unter den subtotalen Amputationen gehäuft vertretenen schweren Quetschverletzungen, die zu Komplikationen neigen.

Die erzielte Beweglichkeit wird nach subtotaler und totaler Amputation gleich beurteilt.

Das ästhetische Ergebnis und die Brauchbarkeit des Fingers erscheinen nach totaler Amputation eher günstiger, die Unterschiede sind aber nach dem X_2-Test nicht signifikant.

Bei der Kälteempfindlichkeit scheinen die subtotal amputierten Finger etwas günstiger abzuschneiden, aber auch dieser Unterschied ist nicht signifikant.

Auch die Tatasache, ob es sich um eine isolierte Fingeramputation handelte oder ob mehrere Finger verletzt waren, hatte nach dem Urteil der Patienten keinen signifikanten Einfluß auf die Brauchbarkeit des Fingers. Dem Trend nach schnitten eher die Replantationen bei isolierten Fingerabtrennungen besser ab.

Die Ergebnisse nach Amputationen im Schaft- oder Gelenkbereich wurden nicht unterschiedlich bewertet, weder was die Beweglichkeit, noch was die Gesamtfunktion angeht, wobei zu berücksichtigen ist, daß Finger mit zerstörten MP-Gelenken kaum replantiert wurden, wenn, dann unter Einsatz von Gelenkprothesen.

Zwischen den einzelnen Fingern fanden sich weder beim ästhetischen Ergebnis noch bei der Brauchbarkeit signifikante Unterschiede.

Auf die Frage, ob der Patient im erneuten Verletzungsfall sich wieder einer Replantation unterziehen würde, fand sich erstaunlicherweise das dem Trend nach beste Ergebnis beim 4. Finger, jedoch auch hier kein signifikant besseres Ergebnis.

Schließlich war auch zwischen den distalen Verletzungen im Endgliedbereich und den weiter proximal gelegenen Amputationen kein Unterschied in der Brauchbarkeit festzustellen.

Diskussion

Die vorgelegte Untersuchung ist zwar mit allen Nachteilen einer retrospektiven Studie behaftet, aber die Ergebnisse zusammenfassend kann man zumindest kein Patentrezept anbieten, mit dem bestimmte der angesprochenen Patientengruppen von einer Replantation eines einzelnen Fingers ausgeschlossen werden könnten.

Wie soll man sich nun als Chirurg bezüglich der Indikationsstellung verhalten? Wegen der noch relativ günstigen Ergebnisse wird man die Replantation eines Einzelfingers nicht grundsätzlich ablehnen können.

Starke Zerfetzung der Gewebe, sehr starke Verkürzung, breite oder mehrfache Quetschzonen, besonders in Zone III des Fingers, lassen kein gutes Ergebnis erhoffen. Hier wird man bei Betrachtung der Gesamtfunktion der Hand eher von einer Replantation abraten, ebenso wie bei sehr hohem Lebensalter.

In manchen Fällen muß man auch überlegen, ob nicht Gewebeteile des Fingers, den man nicht replantieren will, zur Versorgung von Begleitverletzungen nützlich sind, wie z.B. bei einer primären Handverschmälerung unter Ausnutzung von Hautlappen und u.U. von Knochenteilen des nicht replantierten Fingerteiles.

Diese Dinge kann man am Telefon nicht beurteilen. Im Zweifelsfall wird man deshalb den Patienten mit Amputat in ein entsprechendes handchirurgisches und mikrochirurgisches Zentrum transportieren. Dort kann man dann nach Erhebung eines genauen Befundes den Patienten voll aufklären über die Behandlungsmöglichkeiten, über Behandlungsdauer, mögliche Komplikationen und spätere Beschwerden und kann dann versuchen, zusammen mit dem Patienten die für den speziellen Einzelfall günstigste Behandlungsart auszuwählen.

Auch Replantationen eines einzelnen Fingers können ein ästhetisch und funktionell gutes Ergebnis liefern – wie z.B. einer Skelettierungsverletzung durch einen Ring –, das mit keiner anderen Behandlungsmethode erreicht werden kann.

Traumatischer Weichteilschaden – Möglichkeiten der rekonstruktiven Mikrochirurgie

P. Hertel, P. Hesoun, L. Zwank und L. Schweiberer

Rudolf-Virchow-Krankenhaus, Unfallchirurgische Abteilung (Chefarzt: Prof. Dr. P. Hertel), Augustenbruggerplatz 1, D-1000 Berlin 65

Die Chirurgie unter optischer Vergrößerung hat zuletzt der Unfallchirurgie in der Behandlung von Amputationsverletzungen und in der freien Gewebetransplantation große Fortschritte gebracht. Es ist nicht lange her – für die Chirurgie sind 8 Jahre kurz – daß am Menschen erstmals freies Hautfettgewebe mit Mikroanastomosen transplantiert wurde. Eine wesentliche Voraussetzung dafür war die Erkenntnis der Anatomie axial gefäßversorgter Hautareale (Tabelle 1).

Wir haben seit 1978 21 freie Lappentransplantationen durchgeführt, davon 18 bei Unfallpatienten (Tabelle 2, Tabelle 5). Die häufigste Indikation zur freien mikrovasculären Lappentransplantation war ein trophischer Weichteilschaden am Unterschenkel, meist verbunden mit einer infizierten Defektpseudarthrose (Tabelle 3, Abb. 1). Der bevorzugte axial gefäßversorgte Weichteillappen, insbesondere bei den infizierten Defektpseudarthrosen des Unterschenkels, war der Latissimuslappen, es handelt sich hierbei um einen Hautmuskellappen, der an den sehr konstanten Vasa thoracodorsalia gestielt ist. Sein musculärer Anteil verhindert gelegentlich den kompletten Wundverschluß, dies ist jedoch ohne Bedeutung. Der Vorteil des Muskelanteils des Latissimuslappens liegt in den ersten postoperativen Wochen darin, daß erneute Infektionen des Lagers ordnungsgemäß mit Knochendebridement und Muskelplombe versorgt werden können. Die Lappenentnahme im Bereich des vorderen Latissimusrandes verursacht neben der Operationsnarbe keine Funktionseinbuße (Abb. 2).

Tabelle 1. Freie mikrovasculäre Lappentransplantation beim Menschen – Historie

Daniel u. Taylor	1973	Leistenlappen
Harii u. Ohmori	1973	Temporallappen
Boeckx	1976	Axillarlappen
Baudet	1976	Latissimuslappen

Tabelle 2. Freie mikrovasculäre Lappen beim traumatischen Weichteilschaden (n = 18)

		Frührevision	Randnekrose	Nekrose
Leistenlappen	3		1	
Latissimuslappen	11	2	1	1
Pulpalappen	2			
Fußrückenlappen	1			1
Temporallappen	1			
	18	2	2	2

Hefte zur Unfallheilkunde, Heft 158
Zusammengestellt von A. Pannike

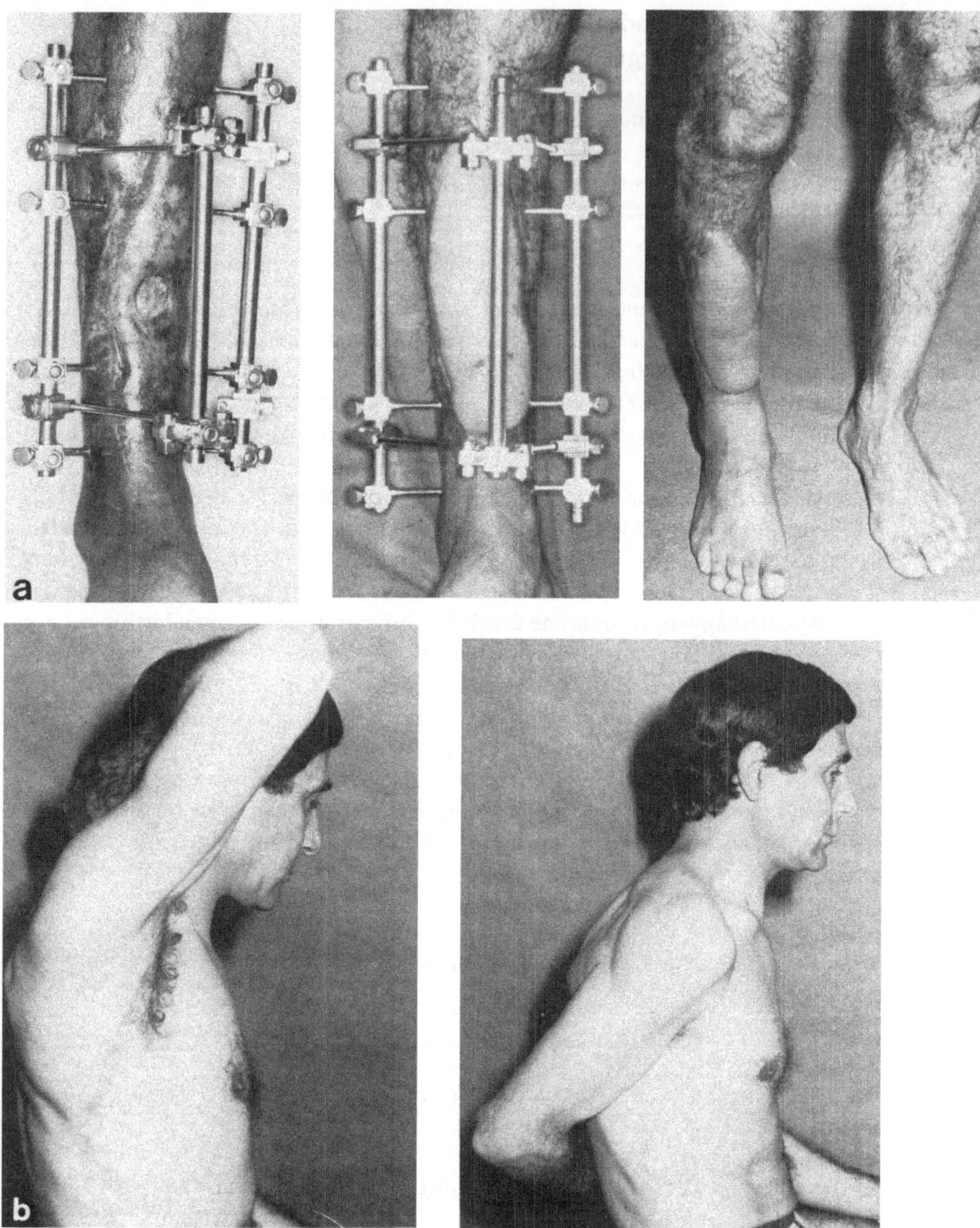

Abb. 1. A.M., 47 Jahre, infizierte Pseudarthrose des rechten Unterschenkels nach offener Fraktur und zahlreichen Voroperationen. Die Angiographie stellt eine intakte A. tibialis anterior und A. tibialis posterior dar. Ausgedehntes Debridement von Muskulatur und Weichteilen. End-zu-End-Anastomose der Lappenarterie mit der A. tibialis anterior. Bei trockenen Wundverhältnissen autologe Spongiosaplastik und Stabilisierung des Unterschenkels

Tabelle 3. Indikation freie mikrovasculäre Lappen beim traumatischen Weichteilschaden (n = 18)

Trophischer Weichteilschaden Unterschenkel	12
Rezidivierendes Erysipel Unterschenkel	2
Infizierte Defektpseudarthrose Unterschenkel	7
Fußwurzelinfektion mit Hautdefekt	3
Pulpadefekt Hand	2
Kalottendefekt Kopf	1
	27

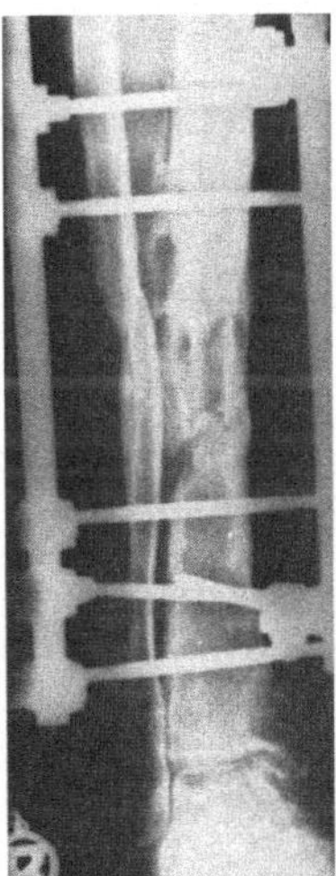
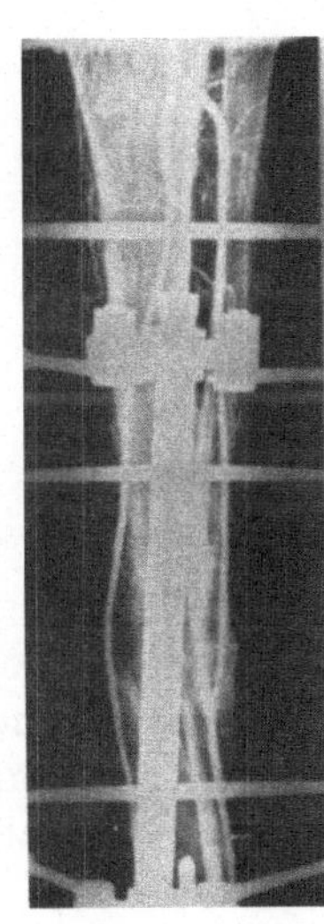
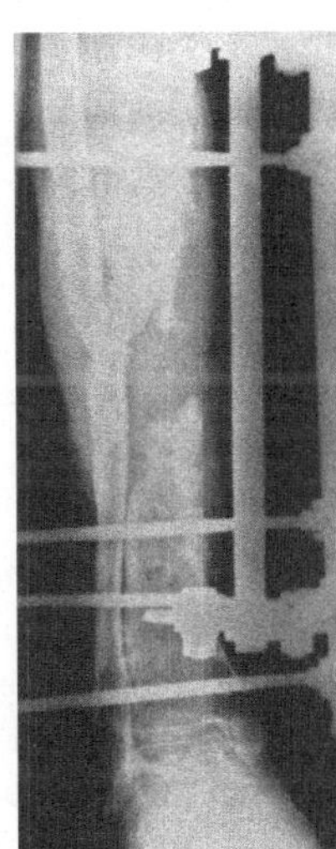
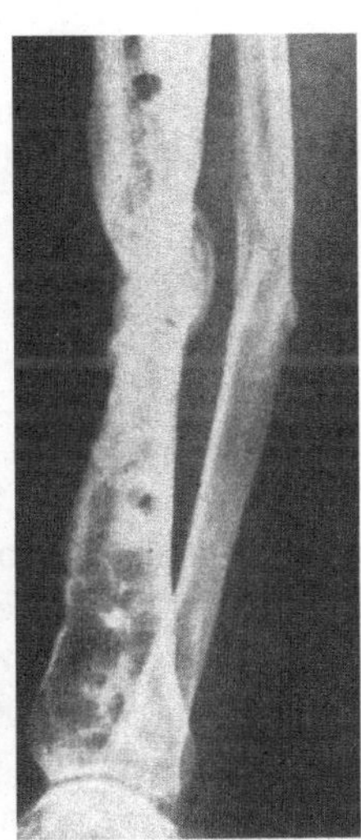
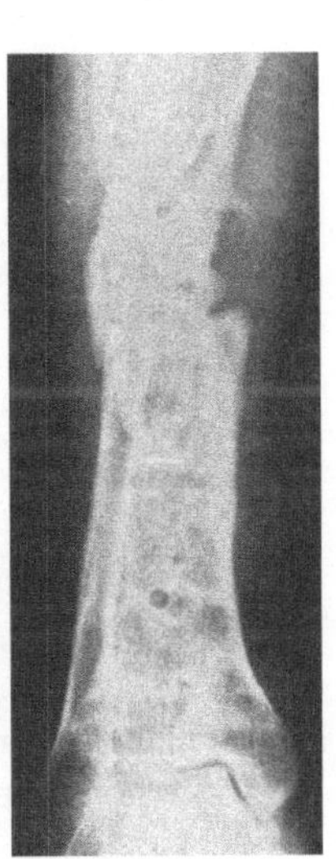

Abb. 2. A.M., 47 Jahre, infizierte Defektpseudarthrose des rechten Unterschenkels. Inmitten eines atrophischen Narbenbezirkes nach mehrfachen Voroperationen liegt ein großer Hautdefekt, darunter liegt avitaler Knochen. Der Latissimuslappen ist eingewachsen, autologe Spongiosa ist transplantiert (**a**). Die Lappenentnahme verursacht neben der Narbe keine Funktionseinschränkungen (**b**)

Eine Besonderheit bieten tiefe Weichteilverluste an den Langfingerkuppen. Hier ist die Greiffunktion durch Narben und Neurome oft erheblich gestört. Die Versetzung eines gefäß- und nervengestielten Großzehenpulpalappens von der Innenseite der Großzehe bringt ein gutes Polster, die Sensibilität entwickelt sich besser als an der Großzehe.

Wesentlich für das Gelingen einer freien Lappentransplantation sind planmäßige Vorbereitung, breite Exposition der Gefäße, sorgfältige Lappenhebung, exakte Größenabstimmung, genaue Dimensionierung des Gefäßstiels und saubere operative Technik. Eine Angiographie sollte auch bei tastbaren Pulsen vorhanden sein, um intraoperative Auswege parat zu haben (Tabelle 4). Die arteriellen Anastomosen können gefahrlos End-zu-Seit gelegt werden. Dies ist besonders wichtig, wenn nur eine Empfängerarterie in Frage kommt.

Die Operationszeit liegt inklusive der Lappenhebung bei durchschnittlich 5 1/2 Std, Blutkonserven können notwendig werden. Medikamentöse Behandlung ist angebracht.

Tabelle 4. Daten zu mikrovasculären Lappen

Angiographie	+
Operationszeit	5,5 h (3.35–8.20)
Arterielle Anastomosen	
End-zu-End	6/18
End-zu-Seit	11/18
Blutkonserven	2,5 (0–10)
Antibiotica	+
Dextran	+
Heparin	(+)
Dipyridamol	+
Acetylsalicylsäure	+

Tabelle 5. Ergebnisse freie mikrovasculäre Lappen beim traumatischen Weichteilschaden (n = 18)

Lappennekrose	2/18
Infekt saniert	12/14
Knochen belastungsfähig	5/7
Greiffunktion wiederhergestellt	2/2

Die Überwachung muß klinisch erfolgen anhand von Temperatur und Färbung des Lappens. Deswegen darf im postoperativen Verband der Lappen nicht völlig abgedeckt werden.

Je nach Zustand des Empfängerdefektes erlaubt die Mikrochirurgie eine differenzierte Behandlung: mit oder ohne Muskeltransplantation, mit oder ohne Sensiblität. Der wesentliche Fortschritt ist die Möglichkeit, ausgedehnte, infizierte Hautknochendefekte am Unterschenkel mit hoher Sicherheit durch autologe Spongiosaplastik unter Weichteilschutz stabilisieren zu können und die Gehfähigkeit zu erhalten (Tabelle 5).

Literatur

1. Baudet J, Guimbertea JC, Nascimento E (1976) Successful clinical transfer of two free thoracodorsal axillary flaps. Plast Reconstr Surg 58:680
2. Boeckx WD, DeConinck A, Vanderlinden E (1976) Ten free flap transfers. Plast Reconstr Surg 57:707
3. Daniel RK, Taylor GI (1973) Distant transfer of an island flap by microvascular anasomoses. Plast Reconstr Surg 51:111
4. Harii K, Ohmori K, Ohmori S (1974) Hair transplantation with free scalp flaps. Plast Reconstr Surg 53:410–413

Rekonstruktion durch freies Fibulatransplantat mit mikrovasculärem Anschluß bei langstreckigem Infekt des Humerus

R. Achinger und J. Toomes

Klinik für Plastische Chirurgie und Handchirurgie des St. Antonius Hospitals Eschweiler (Chefarzt: Dr. R. Achinger), Dechant-Deckers-Straße 8, D-5180 Eschweiler

Es handelt sich um einen Zustand nach Exstirpation eines osteogenen Sarkoms (Abb. 1) des proximalen Humerus einer jetzt 34 Jahre alten Frau, die vor 9 Jahren unter Resektion der proximalen Hälfte des Humerus mit dem größten Teil der Schultermuskulatur vorgenommen wurde. Anschließend folgten zwei Nachbestrahlungsserien. In der Folgezeit wurde zweimal versucht, die Funktion des Knochens und des Gelenkes durch Einbau einer langen Schultergelenkprothese wiederherzustellen. Beide Versuche endeten in massiven Infektionen.

Bei Vorstellung der Patientin zur Frage einer plastisch-rekonstruktiven Wiederherstellung fand sich eine derb vernarbende Strahlenfibrose der deckenden Weichteile im Schulterbereich mit Neigung zu rezidivierenden Ulcerationen, ein völliges Fehlen der Schultermuskulatur, nach distal abgerutschte Ursprünge der Beuger und Strecker (Abb. 2) und ein 14 cm messender Knochendefekt des proximalen Humerus, dessen erhaltener distaler Anteil noch Palacosreste aufweist (Abb. 3). Die Zirkulation sowie die motorischen und sensiblen Funktionen des Unterarmes und der Hand waren dagegen ungestört.

Auf die durch Gefäßarmut und Devitalisierung der bestrahlten Weichteile entstehenden Risiken bei Rekonstruktionsversuchen mit alloplastischem und heterologem, aber auch

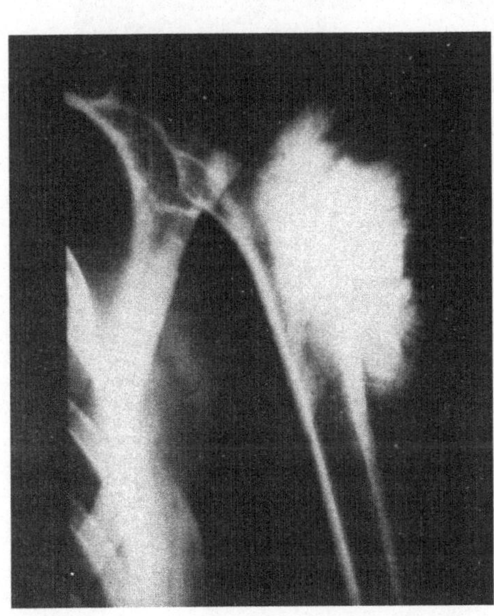

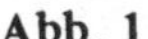

Abb. 1

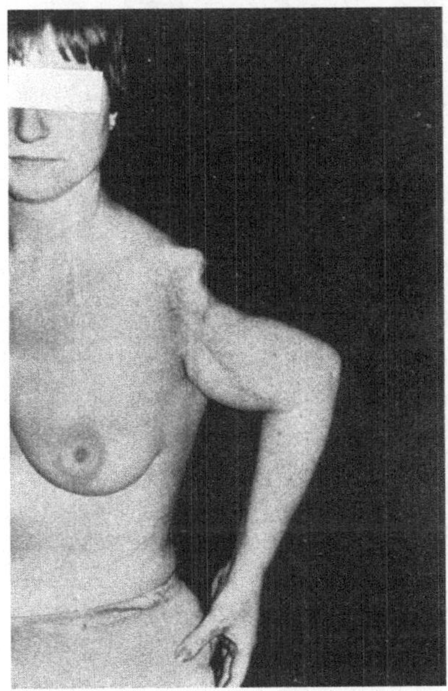

Abb. 2

Hefte zur Unfallheilkunde, Heft 158
Zusammengestellt von A. Pannike

devitalisiertem autologem Material soll an dieser Stelle nicht eingegangen werden. Neben den genannten Problemen stellen sich technisch-operative, z.B. das Erfordernis einer langdauernden Fixation der Stellung des Humerusrestes gegenüber der Scapula beim Versuch eines Neuaufbaues durch Spongiosaplastik.

Die genannten Probleme verringern sich erheblich, wenn es gelingt, einen Knochenersatz durch Einbau eines vital verbleibenden Materiales, mithin durch ein Knochentransplantat mit mikrovasculärem Anschluß herbeizuführen.

Dementsprechend planten wir die Rekonstruktion des Humerus durch freie Transplantation eines Fibulateilstückes mit mikrovasculärem Anschluß und Herstellung einer Arthrodese in der Schulterhöhe. Hierzu wurde ein 17 cm langes Teilstück der li. Fibula unter Erhaltung des nutritiven Gefäßsystems und Ausbildung eines Gefäßstieles aus den Vasa fibularia entnommen und nach Präparation des Oberarmes unter Resektion der Fibrosen in die proximale Defektstrecke transplantiert. Bei Transplantathebung ist die Belassung des dem Periost aufliegenden Anteiles des Musc. flexor hallucis longus am Transplantat zur Sicherung des nutritiven Kreislaufes erforderlich. Die Transplantathebung ist im übrigen an anderer Stelle bereits beschrieben worden. Die Osteosynthesen erfolgten durch dorsal angelegte 6-Loch-DC-Platte distal nach Anfrischen des Humerus und durch Zugschrauben in Kombination mit einer Radiusplatte zur Herstellung der Schulterarthrodese. Die erforderliche Abduktion von 55° sowie eine Anteflexion von 20° wurde durch Interposition keilförmiger Spongiosablöcke erreicht (Abb. 4).

Nach Anschluß der Arteria fibularis End-zu-Seit an die Arteria axillaris und der Vena fibularis End-zu-End an die Vena thoracoepigastrica superficialis stellte sich lebhafte Blutung aus dem Periost ein. Abschließend wurde der durch Resektion der Strahlenfibrose

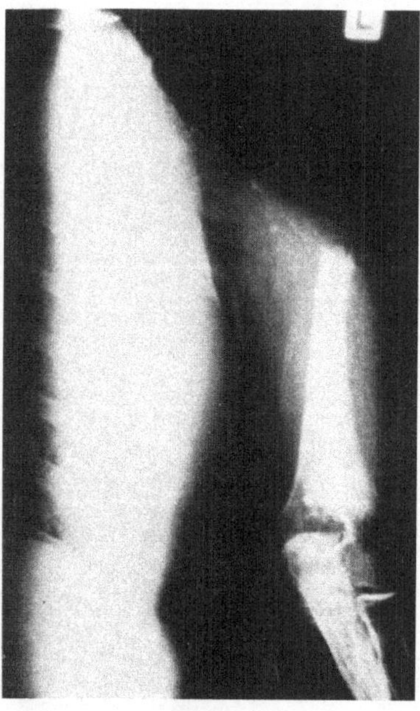

Abb. 3

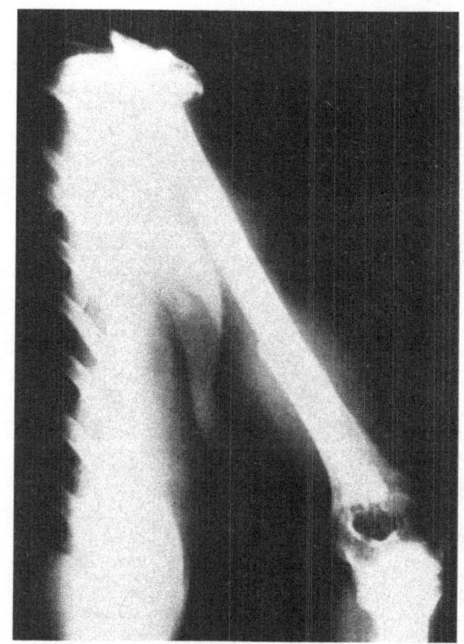

Abb. 4

entstandene Defekt durch eine von dorsal eingeschwenkte Latissimus-dorsi-Plastik gedeckt (Abb. 5).

Da hier vor allem die Schulterarthrodese durch die langen Hebelarme gefährdet erschien, sicherten wir die Stellung durch eine für 11 Wochen getragene, maßgenau angefertigte Gießharz-Abduktionsschiene. Die knöcherne Konsolidation der Osteosynthesen erwies sich nach 12 Wochen als belastungsstabil, sodaß der Arm zur Übungsbehandlung freigegeben werden konnte (Abb. 6 u. 7).

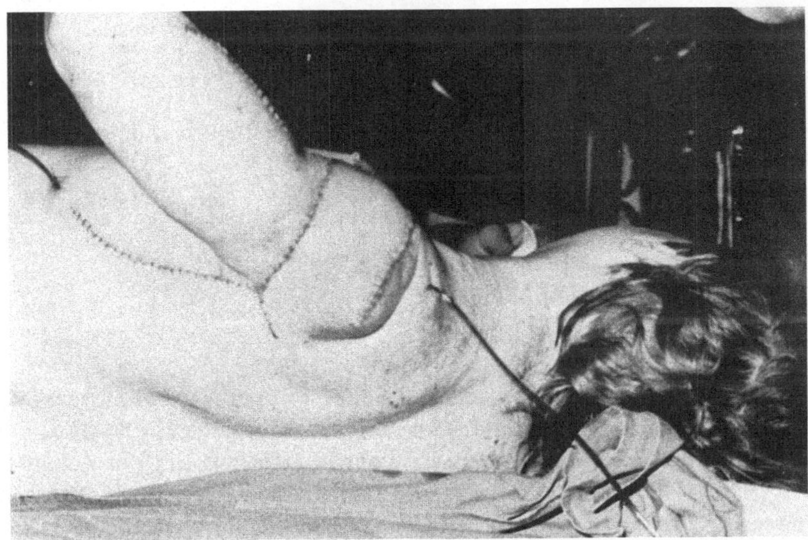

Abb. 5

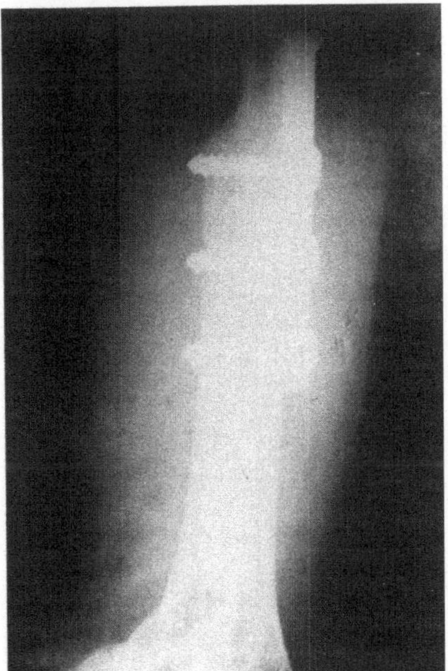

Abb. 6

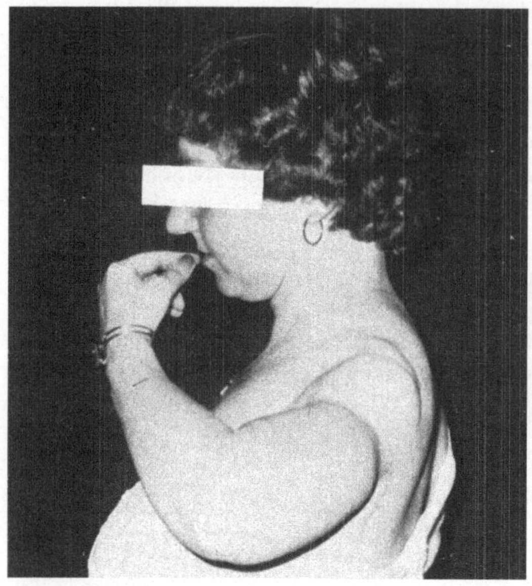

Abb. 7

In der Euphorie über die wiedergewonnene Funktion ihres li. Armes begleitete die junge Frau ihren Mann entgegen ausdrücklichem Rat beim Skilauf. Sie stürzte und zog sich eine Schrägfraktur knapp distal der Schulterarthrodese zu. Bei der erneuten Osteosynthese mit langer, lateral aufgebrachter DC-Platte fand sich ein reich ausgebildetes periostales und endostales Gefäßnetz, das Transplantat erwies sich jedoch als nur gering belastbar.

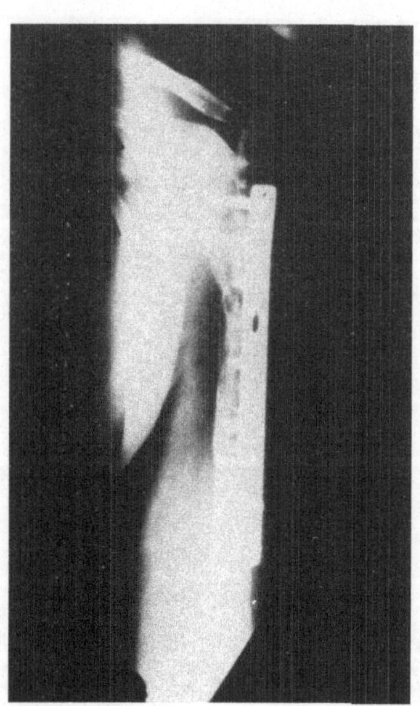

Abb. 8

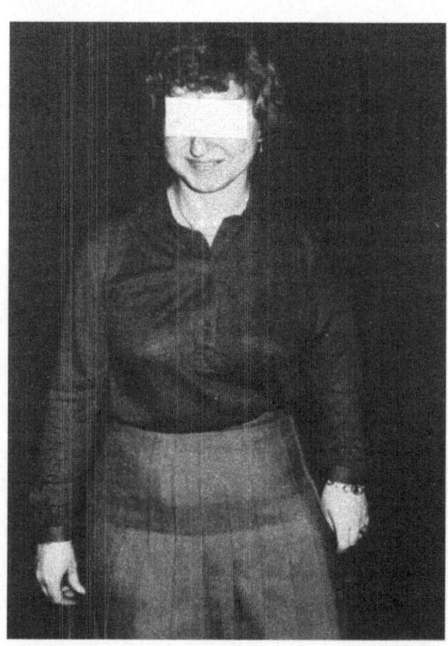

Abb. 9

Wir legten daher eine ausgiebige Spongiosaplastik epiperiostal an, wonach die Fraktur ohne weitere Komplikationen zum Durchbau gebracht werden konnte (Abb. 8).

Die jetzt 24jährige Patientin ist bei reizlosen Weichteilverhältnissen völlig beschwerdefrei. Sie kann den Arm aus O-Stellung (Abb. 9) bis zur Horizontalen in die Seithalte bringen (Abb. 10), die Vorhalte gelingt bis nahezu zur Horizontalen (Abb. 11), sie erreicht mühelos das Haupthaar und das Gesicht (Abb. 12). Sie kann die Hand auf den Rücken bringen (Abb. 13) und ist zu allen Verrichtungen imstande, die ihr Beruf als Inhaberin einer Gaststätte von ihr fordert.

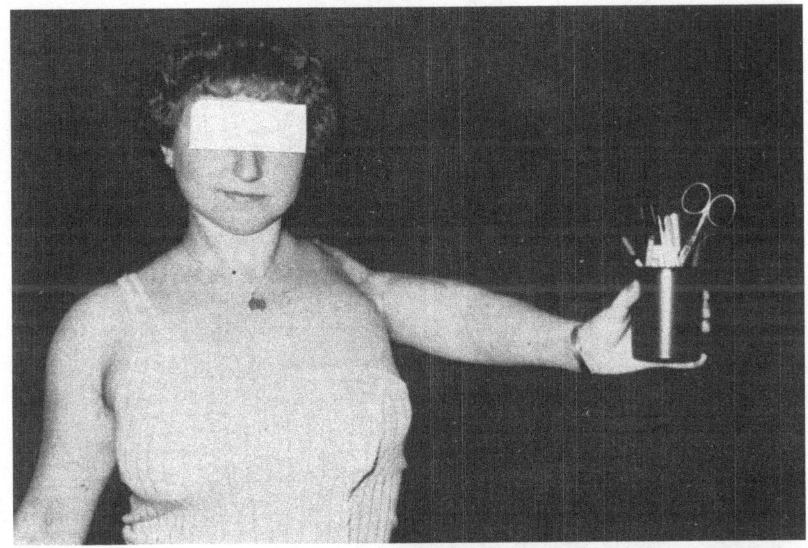

Abb. 10

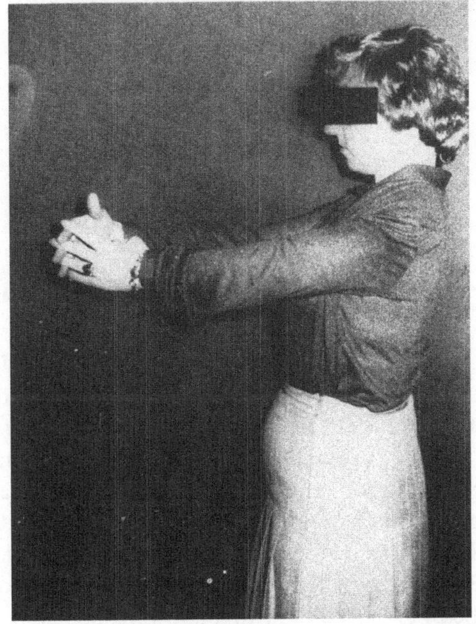

Abb. 11

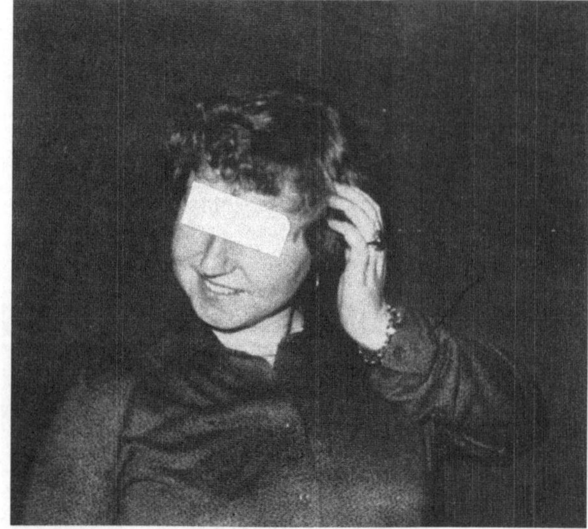

Abb. 12

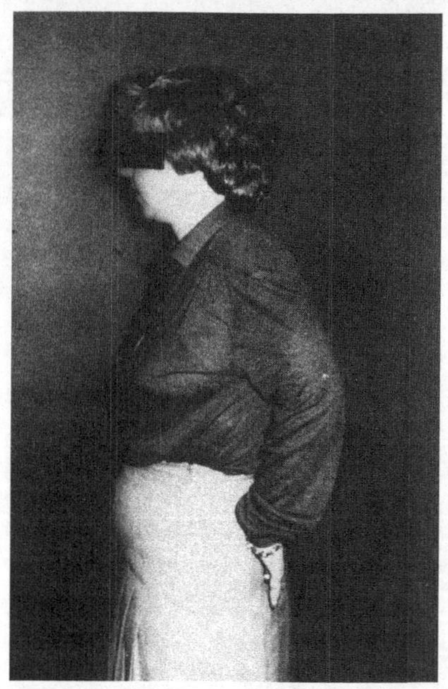

Abb. 13

Zusammenfassend ist hervorzuheben, daß das mikrovasculär angeschlossene Fibulatransplantat einen gangbaren Weg zur Überbrückung langstreckiger Knochendefekte auch unter schwierigen Weichteilbedingungen darstellt. Berücksichtigt werden muß aber, daß die Osteosynthesen bei geringem Knochenquerschnitt, hier besonders die Arthrodese in der Schulterhöhe, nur bedingt als übungsstabil angesehen werden dürfen und daher eine Schienung durch maßgerecht angefertigte Gießharzschienen bis zum Durchbau erfordern. Schließlich ist davon auszugehen, daß der transplantierte Knochen unter geänderten Belastungsverhältnissen eine Transformation durchläuft, was wahrscheinlich während dieser Zeit eine Frakturgefährdung bedeutet.

Periphere Nervenverletzungen: Indikation und Ergebnisse der mikrochirurgischen Sekundärnähte

H. Müller und G. Grubel

Neurochirurgische Klinik, Klinikum Steglitz der Freien Universität, Hindenburgdamm 30, D-1000 Berlin 45

Primäre Nervennähte zum Zeitpunkt der Erstversorgung einer Verletzung sollten nach übereinstimmender Auffassung vieler Autoren nur noch bei glatten, unkomplizierten Wundverhältnissen vorgenommen werden. Dies bedeutet im Detail:

1. Es handelt sich um eine Schnittverletzung mit glatter Durchtrennung des Nerven.
2. Begleitverletzungen an Arterien, Sehnen, Knochen sind nicht vorhanden.
3. Das Weichteiltrauma ist für eine optimale Vascularisation der Nervenanastomose nicht zu ausgedehnt bzw. das zu erwartende Hämatom und Ödem.
4. Die Retraktion der Nervenstümpfe gestattet noch eine spannungsfreie Anastomose ohne Transplantat.

In allen anderen Fällen ergibt sich die Indikation zur planmäßigen sekundären Nervennaht zu einem *möglichst frühen Zeitpunkt* nach abgeschlossener Wundheilung. Als günstigster Zeitpunkt wird in der Literatur die 3. bis 6. Woche, nach Anderen die Zeit bis zur 8. Woche genannt. Auf die hierfür geltend gemachten pathologisch-anatomischen und pathophysiologischen Argumente – z.B. die Proliferation der Schwannschen Zellen bzw. Formation der Hanke-Büngnerschen Bänder – kann hier nicht näher eingegangen werden. Die Nervennaht wird oft dann aufgeschoben, wenn der Funktionsausfall klinisch nicht komplett und eine Kontinuitätstrennung des Nerven bei der Erstversorgung nicht verifiziert wurde. Dieses gestattet sich u.E. nur *ausnahmsweise,* da neben der elektrophysiologischen Zusatzuntersuchung gerade die mikrochirurgische Exploration die genaue Diagnose und das weitere Procedere bestimmt.

Ergebnisse

Wir untersuchten den Erfolg von 78 Nähten an peripheren Nerven und am Plexus brachialis. Tabelle 1 zeigt die verschienen Lokalisationen[1]. 62 Patienten konnten ausreichend nachexploriert werden.

„Gute“ und „sehr gute“ Resultate (in der Definition des B.M.R.C. und Seddon, modifiziert nach Nicholson, Sakellarides und Daniels, Williams und Worthingham) fanden sich um so häufiger, je früher operiert wurde (Abb. 1). Die mit einem Pfeil markierten Fälle befanden sich noch in der Restitution.

Zusammengefaßt fanden wir eine befriedigende Reinnervation in 4 von 4 Fällen, wenn innerhalb der ersten 2 Monate operiert wurde (Abb. 2), bei 8 von 13 Fällen im Zeitraum 2 bis 6 Monate nach der Verletzung, bei 7 von 13 Patienten 6 bis 12 Monate und bei 6 von 12 Patienten 12 bis 26 (!) Monate post traumam.

---

[1] Patienten aus der Neurochirurgischen Universitätsklinik Hamburg-Eppendorf

Hefte zur Unfallheilkunde, Heft 158
Zusammengestellt von A. Pannike

Tabelle 1. Übersicht der Nervennähte nach ihrer Lokalisation

Lokalisation	Nach-untersucht	(n)
Obere Extremität		
N. medianus	26	(33)
N. ulnaris	15	(19)
N. radialis	11	(12)
Komb. Läsionen des N. medianus und N. ulnaris	3	(5)
Komb. Läsionen des N. medianus und N. radialis	1	(1)
Plexus brachialis	2	(4)
Untere Extremität		
N. peronaeus	4	(4)
Gesamt	62	(78)

Eine entsprechende Korrelation ergab sich auch bei der Darstellung der kumulativen Häufigkeiten „guter" und „sehr guter Besserungen" in Abhängigkeit vom Zeitintervall Trauma-Operation (Abb. 3).

Bezogen auf die verschiedene Lokalisation der Nervennähte, ergaben sich folgende Resultate (Tabelle 2).

Beim N. medianus war der Erfolg mit 12/17 Patienten mit nützlicher Reinnervation („gute" und „sehr gute Besserung") am besten, etwa entsprechend für den N. radialis (5/8). Wenig befriedigend waren die Resultate beim N. ulnaris (3/9) und kombinierten Verletzungen des N. medianus und N. ulnaris (dabei war der N. medianus stets besser reinnerviert), ebenso beim N. peronaeus (1/4), ungünstig bei unseren Rekonstruktionen des Pl. brachialis (0/2). Es sind hier zur besseren Validität lediglich abschließend beurteilte, d.h. mehrere Jahre nachexplorierte Patienten aufgeführt; dabei erfolgte die Beurteilung der motorischen und sensiblen Refunktion synoptisch in der von Seddon angegebenen Weise.

Abb. 4 zeigt die relative Häufigkeit sehr guter und guter Besserung bei den einzelnen peripheren Nerven.

Die regelmäßige Nachuntersuchung unserer Patienten über mehrere Jahre hat uns gezeigt, daß häufig eine deutliche Lücke zwischen der auch neurographisch nachgewiesenen *Reinnervation* nach Nervennaht und der definitiven *Refunktion* der Zielorgane besteht. Hierfür kommen Muskelatrophien, -distraktionen, Fehlstellungen und trophische Alterationen in Frage. Diese Veränderungen können nur durch eine den Patienten zur Kooperation motivierende Nachbehandlung vermieden werden. Wir unterschieden zwischen einer regelmäßigen, sporadischen und fehlenden Nachbehandlung – mit dem Schwerpunkt durchblutungsfördernder und mechanischer Therapeutica, nicht solcher mit galvanischen und anderen Elektroreiz-Versuchen der paretischen Muskulatur – und fanden eine gute Korrelation mit den Ergebnissen unserer Nervennähte insgesamt (Abb. 5).

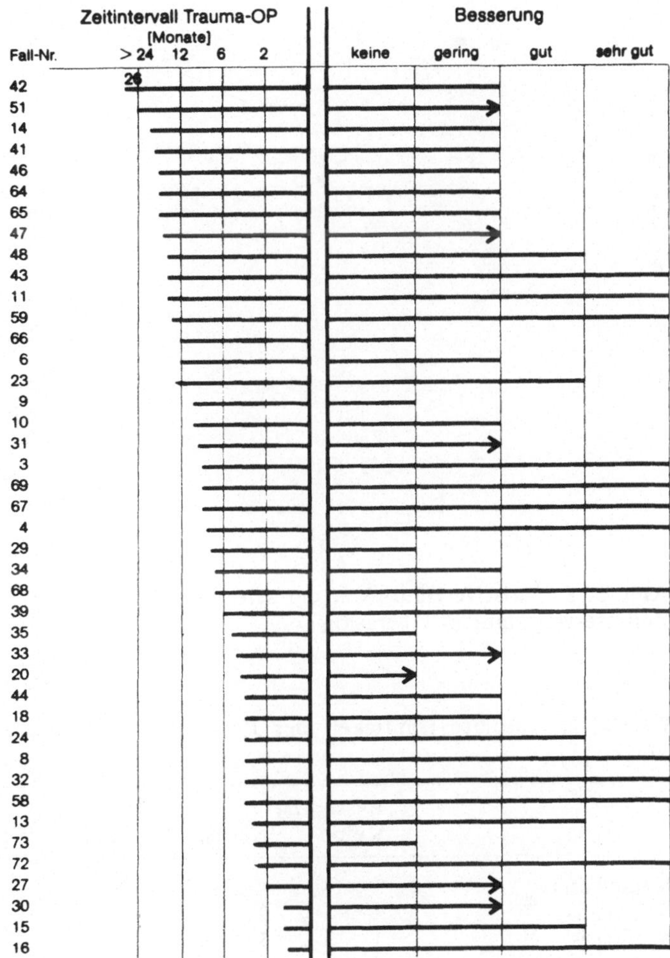

Abb. 1. Ergebnisse der Sekundärnähte in Abhängigkeit vom Zeitintervall zwischen Trauma und Operation

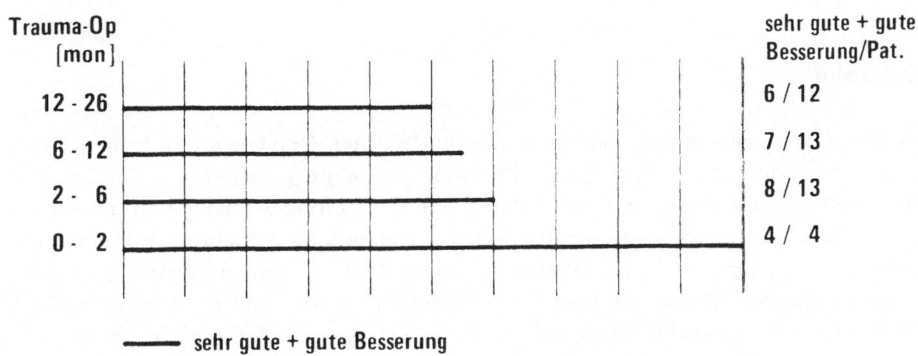

Abb. 2. Relative Häufigkeit der sehr guten und guten Besserung

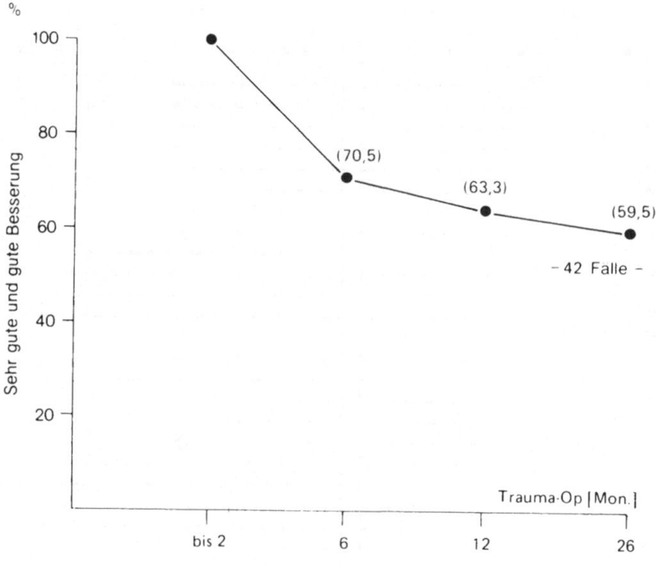

Abb. 3. Kumulative Häufigkeit der sehr guten und guten Besserungen in Abhängigkeit von Zeitintervall Trauma–Operation

Tabelle 2. Absolute Häufigkeit der Besserungen bei den einzelnen peripheren Nerven [1]

	Besserung Keine	Gering	Gut	Sehr gut	
N. medianus	1	4	5	7	(17)
N. radialis	1	2	–	5	(8)
N. ulnaris	1	5	1	2	(9)
N. peronaeus	3	–	–	1	(4)
N. medianus + ulnaris	–	2	1	–	(3)
Pl. brachialis	1	1	–	–	(2)

Diskussion

Unsere Ergebnisse zeigen, daß dem Zeitpunkt einer Nervennaht, d.i. dem Zeitintervall zwischen Trauma und Operation, eine wesentliche prognostische Bedeutung zukommt. Die *frühe* Sekundärnaht innerhalb der ersten 2–3 Monate erwies sich als günstig. Gute Resultate primärer Reanastomosen werden anderenorts berichtet. Von dieser Kontroverse ist die Frage nach der günstigen Nahtmethode – epineural oder interfasziculär – nicht zu trennen. Besonders einige amerikanische Autoren deklarieren die einfache (makroskopische) End-zu-End-Anastomose nach wie vor als Methode der Wahl. Tierexperimentelle Modelle scheinen diese These zu stützen, jedoch wurden die Erfahrungen meist an mono- oder paucifasziculären peripheren Nerven gewonnen. Wir messen mit Anderen

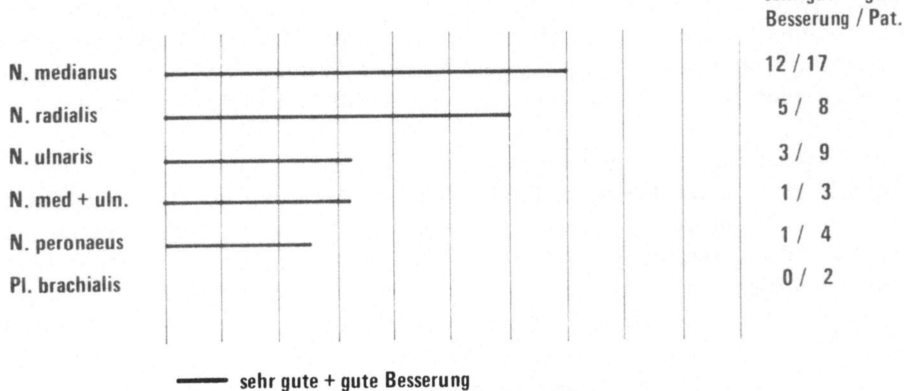

Abb. 4. Relative Häufigkeit der Besserung bei den einzelnen peripheren Nerven [2]

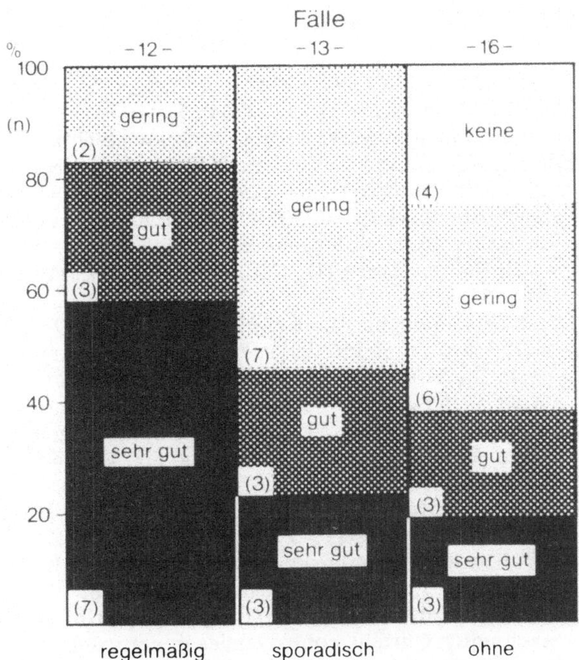

Abb. 5. Op-Resultate in Abhängigkeit von der Nachbehandlung

dem „fascicular pattern" entscheidende Bedeutung für das jeweilige Procedere zu, dieses „pattern" ist aber nur bei mikrochirurgischer Präparation überhaupt demonstrabel.

An anderer Stelle haben wir die klinische Überlegenheit des mikrochirurgischen Vorgehens referiert. Andererseits mußten wir dabei optimistische Erwartungen von einer mehr als 2/3 Rate guter und sehr guter Reinnervation, die von anderen Autoren berichtet waren, für unser Material revidieren.

Ein anderer kontroverser Punkt betrifft die Indikation zu einer *späten* Nervennaht nach vielen Monaten, etwa nach erfolglosem vorausgegangenen Eingriff. Hier haben wir befriedigende Resultate über der 50% Grenze bis zu 26 Monaten nach dem Trauma zeigen können. Sensible Besserungen konnten in einigen wenigen Fällen darüberhinaus erreicht werden. Die Operationsindikation zu einem späteren Termin kann demnach eher großzügig gestellt werden, wenn es darum geht, zur Besserung störender sensibler Ausfälle alle Chancen zu nutzen.

Die Variabilität unserer Ergebnisse bei den einzelnen peripheren Nerven deckt sich mit den Befunden in der Literatur. Die niedrige Erfolgschance der Peronaeusnähte scheint vielleicht nicht nur durch innervatorische Probleme bedingt, sondern durch die musculäre Imbalance der Extensoren und Flexoren des Fußes. Hier kommen – wie in Einzelfällen beim N. radialis – Sehnentranspositionen zu einer besonderen Relevanz. Bei zweizeitigem Vorgehen ist auch hier die möglichst frühe Nervennaht – vor Atrophisierung der Erfolgsmuskeln – wichtig, um eine musculäre Ersatzioperation rechtzeitig vornehmen zu können.

Die Bedeutung der physikalischen Behandlung zur Verbesserung der Refunktion der *genannten* Extremität nach Nervennaht wurde begründet.

Literatur

Berger A, Millesi H (1979) Nerve grafting. Clin Orthop 133:49–55

Bora FW Jr, Pleasure DE, Didizian D (1976) A study of nerve regeneration and neuroma formation after nerve suture by various techniques. J Hand Surg 1:138–143

Bratton BR, Kline DG, Coleman W, et al. (1979) Experimental interfascicular nerve grafting. J Neurosurg 51:323–332

Cabaud HE, Rodkey WG, McCarroll HR Jr, et al (1980) Peripheral nerve injuries: Studies in higher nonhuman primates. J Hand Surg 5:201–206

Finseth F, Constable JD, Cannon B (1975) Interfascicilar nerve grafting. Plast Reconstr Surg 56:492–495

Grabb WC, Bement SL, Koepke GH, et al (1970) Comparison of methods of peripheral nerve suturing in monkeys. Plast Reconstr Surg 46:31:38

Holmes W, Young JZ (1942) Nerve regeneration after immediate and delayed suture. J Anat 77:63

Hübner K, et al (1975) Therapie-Empfehlungen zur Versorgung peripherer Nervenverletzungen (erarbeitet im Auftrag der Gesellschaft für Neurochirurgie der DDR). Zbl Chir 100:696

Hudson AR, Hunter D, Kline DG, et al (1979) Histological studies of experimental interfascicular graft repairs. J Neurosurg 51:333–340

Ito T, Hirotani H, Yamamoto K (1976) Peripheral nerve repairs by the funicular suture technique. Acta Orthop Scand 47:283–289

Kline DG, Hudson AR (1976) Surgical repair of acute peripheral nerve injuries: Timing and technique. Current controversies in neurosurgery. Saunders, Philadelphia

Kline DG, Hudson AR, Bratton BR (1981) Experimental study of fascicular nerve repair with and without epineural closure. J Neursurg 54:513–520

Krenkel W (1972) Indikationen zur operativen Behandlung peripherer Nervenverletzungen. Melsunger Med Mitt 4:127–140

Millesi H, Meissl G, Berger A (1972) The interfascicular nerve grafting of the median and ulnar nerves. J Bone Joint Surg 54-A:727–750

Millesi H, Meissl G, Berger A (1976) Further experience with interfascicular grafting of the median, ulnar and medial nerves. J Bone Joint Surg 58-A:209–216

Millesi H (1976) Unfallschäden peripherer Nerven. Chirurgie der Gegenwart. Urban & Schwarzenberg, München

Millesi H (1981) Mitteilungen im Seminar: New aspects of peripheral nerve surgery. 7th Internation Congress of Neurological Surgery, München

Müller H (1979) Dokumentation und Analyse klinischer Resultate nach Nervennähten. Dissertation, Universität Hamburg
Müller H, Grubel G (1981) Long-term results of peripheral nerve sutures – a comparison of micro- und macrosurgical techniques. Advances in Neurosurg 9:381–387
Mumenthaler M, Schliack H (1977) Läsionen peripherer Nerven. 3. Aufl. Thieme, Stuttgart
Nix WA (1981) The effect of electrical stimulation of denervated muscle and on nerve regeneration. Abstracts of the 7th International Congress of Neurological Surgery, München
Röttgen P, Wüllenweber R (1974) Die Chirurgie der peripheren Nerven. Handbuch der Neurochirurgie, 7. Springer, Berlin Heidelberg New York
Salvi V (1973) Problems connected with the repair of nerve sections. Hand 5:26–32
Samii M, Wallenborn R (1972) Tierexperimentelle Untersuchungen über den Einfluß der Spannung auf den Regenerationserfolg nach Nervennaht. Acta Neurochir 27:87–110
Samii M, Wagner D (1975) Ergebnisse der autologen Nerventransplantationen bei Läsionen kranialer und peripherer Nerven. Ther Umschau 32:453–460
Seddon HJ (1954) Peripheral nerve injuries. Med Res Council Special Report, Srs No 282. Her Majesties Stationary Office, London
Seddon HJ (1972) Surgical disorders of the peripheral nerves. Churchill-Livingstone, Edinburg London
Sunderlands S (1968) Nerves and nerve injuries. Churchill-Livingstone, Edinburg London
Vuursteen PJ, Bloem JJ (1978) Primary versus secondary neerve repair: A review of the literatur. Arch Chir Neerl 30:21–28

Ergebnisse der primären Nervennaht

D. Müller und P. Reill

Berufsgenossenschaftliche Unfallklinik, Handchirurgische Abteilung, Rosenauer Weg 95, D-7400 Tübingen

Seit der Entwicklung mikrochirurgischer Operationsmethoden hat sich die Prognose von Nervenverletzungen, die früher als ausgesprochen ungünstig galt, entscheidend verbessert. Nach einer Durchtrennung gehen die Nervenfasern des peripheren Stumpfes in ganzer Länge zugrunde; auch proximal kommt es zu Degeneration, jedoch lediglich im unmittelbaren Verletzungsbereich. Wichtigster Vorgang der Regeneration ist das Aussprossen der Achsenzylinder von proximal. Distal proliferieren die Schwannschen Zellen und wandeln sich um in Büngnersche Bänder. Trifft nun ein auswachsender Neurit auf solch einen Büngnerschen Strang, so dient ihm dieser als Leitschiene auf dem Weg zu seinem Erfolgsorgan, der motorischen Endplatte, bzw. dem sensorischen Endorgan.

Bei einer kompletten Nervendurchtrennung ist eine Spontanheilung nicht zu erwarten. Aufgrund der Retraktion der Stümpfe ist ein „Meeting" zwischen Nervensprossen und Leitschienen, wie gerade beschrieben, nicht möglich. Vielmehr kommt es zu einem ungeordneten Wuchern der Achsenzylinder proximal und damit zur Entwicklung eines Neuroms, distal bildet sich analog, ausgehend von den Schwannschen Zellen, ein Gliom aus (Abb. 1).

Hefte zur Unfallheilkunde, Heft 158
Zusammengestellt von A. Pannike

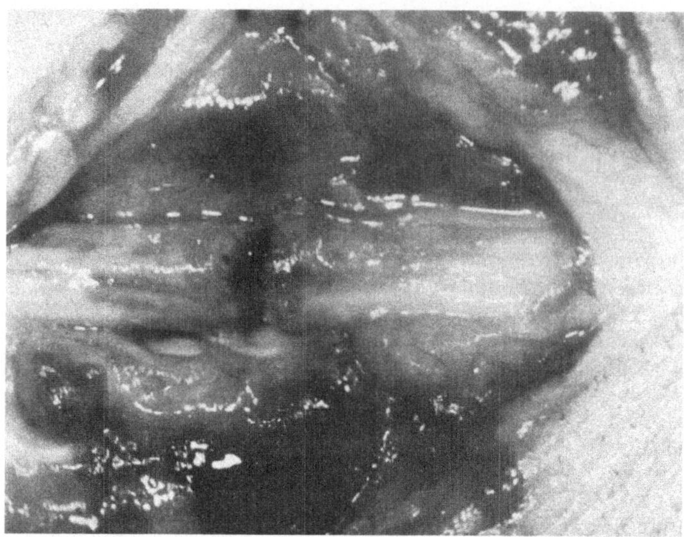

Abb. 1. Scharfe Durchtrennung des Nervus medianus am Handgelenk: Indikation zur primären Naht

Die Operation leistet eine Art „Hilfestellung" im Heilungsprozeß, indem hierbei die Nervenstümpfe adaptiert werden. Wichtigstes Ziel ist es, korrespondierende Faszikel zu identifizieren und miteinander zu vereinigen, um Fehlinnervationen zu verhindern. Das ist problemlos bei den monofasciculären Nerven, z.B. im Bereich der Hohlhand und Finger. Schwierigkeiten ergeben sich bei den polyfasciculären Nervenstämmen (Abb. 2).

In der Regel führen wir unter Mikroskop- oder Lupenvergrößerung eine perineurale oder interfasciculäre Nervennaht durch nach Resektion des Epineuriums um einige Millimeter an beiden Stumpfenden. Die epineurale Naht, die vor Einführung des Mikroskops als einzige Methode möglich war, ist überholt, da hierbei trotz guter Adaptation an der Oberfläche im Innern eine Verwerfung der Faszikel gegeneinander nahezu unvermeidlich ist. Eine Ausnahme stellen die Fingernerven dar.

Narbengewebe ist ein fast unüberwindliches Hindernis für die auswachsenden Neuriten. Gewebeschonendes, atraumatischen Operieren ist daher absolutes Gebot. Die Resektion des Epineuriums dient ebenfalls dazu, potentiell narbenbildendes Gewebe zu entfernen. Jegliche Spannung im Anastomosenbereich ist zu vermeiden. Fremdmaterial sollte bei der Naht nur so viel eingebracht werden, als unbedingt notwendig ist, um eine korrekte Adaptation der Nervenstümpfe aufrecht zu erhalten. Abgesehen von der Operationstechnik – atraumatisches Operieren, exakte Faszikelzuordnung, spannungsfreie Naht – ist die Prognose außerdem abhängig von solchen nicht beeinflußbaren Faktoren wie Alter und Allgemeinzustand des Patienten, Art und Höhe der Nervenverletzung und Vorliegen von Begleitverletzungen.

Die Frage des Operationszeitpunktes steht immer wieder im Mittelpunkt der Diskussion. Wir bevorzugen bei glatten Schnittverletzungen die Primärversorgung. Die Nervenenden liegen nahe beieinander; eine Primärnaht ist somit leicht möglich. Bei sekundärem Vorgehen ist die Distanz aufgrund der Retraktion der Nervenstümpfe verlängert und erfordert deshalb häufig eine Transplantation. Außerdem wird dem Patienten durch die Primärversorgung ein

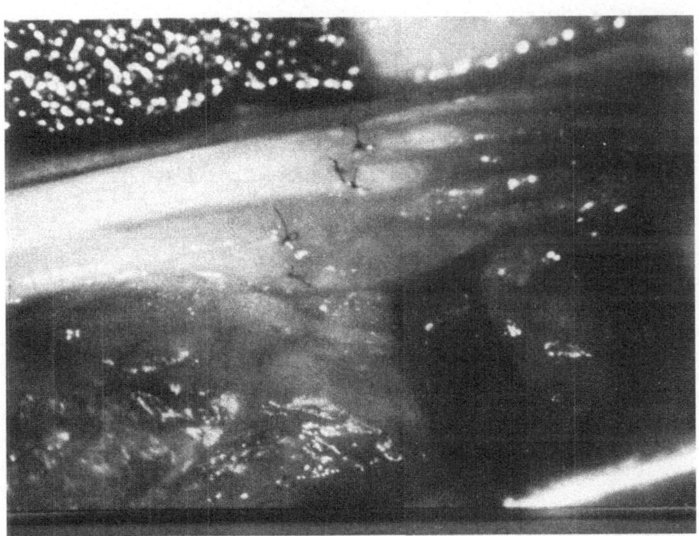

Abb. 2. Zustand nach Naht des Nervus medianus unter dem Mikroskop

Zweiteingriff erspart. Dies ist im Falle von Begleitverletzungen, die häufig anzutreffen sind, von besonderer Bedeutung, da sonst durch wiederholte Eingriffe eine funktionelle Nachbehandlung, etwa nach Beugesehnennaht, empfindlich unterbrochen und gestört werden kann (Tabelle 1).

Andererseits ist zu betonen, daß eine Primärnaht niemals erzwungen werden darf. Ist nach Anfrischen der Nervenstümpfe eine spannungsfreie Naht nicht möglich, sollte zu einem späteren Termin die Transplantation durchgeführt werden. Das Verhältnis Primärnaht – Sekundärnaht – Transplantation ist bei uns etwa 2 – 1 – 2 mit 244 primär und 121 sekundär durchgeführten Nervennähten und ca. 220 Transplantationen im Berichtszeitraum.

Im folgenden soll berichtet werden über 165 Patienten mit insgesamt 244 primären Nervennähten, die in den Jahren 1975 bis Mitte 1980 in der Handchirurgischen Abteilung der BG-Unfallklinik Tübingen operiert worden sind. Replantationen sind dabei nicht berücksichtigt. 105mal handelte es sich um Verletzungen im Bereich der Hohlhand und Finger mit insgesamt 174 Nervennähten, 60mal lag die Verletzungsstelle am Handgelenk, Unter- oder Oberarm mit zusammen 70 Nervennähten. Davon wurden 62 Patienten nachuntersucht, bzw. 68 Fingernerven und 34 Nervenstämme (N. medianus oder N. ulnaris) (Tabelle 2).

Der Zeitpunkt der Nachuntersuchung lag zwischen einem und zwei Jahren nach dem Unfall und erfolgte in den meisten Fällen im Rahmen einer Rentenbegutachtung für die Berufsgenossenschaften. Bei den Läsionen des N. medianus und N. ulnaris fand außerdem eine fachneurologische Untersuchung, in der Regel mit EMG statt.

Geschlechts- und Alterverteilung sind aus den Tabellen 3 und 4 ersichtlich. Bevorzugt betroffen ist erwartungsgemäß das männliche Geschlecht und die Altersgruppe der 20–29jährigen. Der jüngste Patient war 1, der älteste 74 Jahre alt.

Eine eindeutige Seitendifferenz ist nicht nachzuweisen. Bei den Fingerverletzungen überwiegt die linke Seite – für den Großteil der Patienten ist das die Hilfshand; bei den proximalen Verletzungen dominiert dagegen die rechte Seite (Tabelle 5).

Tabelle 1. Begleitverletzungen bei primärer Nervennaht

Primäre Naht:	Pat. Zahl (Ges.)	Mit Begleitverletzung
Fingernerven	105	91
Nervenstamm	60	52
Gesamt	165	143
Nachuntersuchungen:	Pat. Zahl (Ges.)	Mit Begleitverletzung
Fingernerven	36	36
Nervenstamm	26	23
Gesamt	62	59

Tabelle 2. Zahl der Patienten und der genähten Nerven (in Klammern nachuntersucht)

Patienten			
Primär			Sekundär
Fingernerven	105	(36)	74.
Nervenstamm	60	(26)	12
Gesamt	165		86
Genähte Nerven Primär			Sekundär
Fingernerven	174	(68)	109
Nervenstamm	70	(34)	12
N. medianus	38	(20)	8
N. ulnaris	31	(14)	4
N. radialis	1	(ϕ)	ϕ
Gesamt	244	(102)	121

Die Ergebnisse der Nachuntersuchungen, aufgeschlüsselt nach dem Schema von Highet, sind aus den Tabellen 6 und 7 ersichtlich. Bei den Fingernerven – Gesamtzahl 68 – konnte in 45 Fällen ein gutes (S 4) und in 15 Fällen ein befriedigendes Ergebnis (S 3) erzielt werden. Wenn man die schlechten Ergebnisse S 0–S 2 – insgesamt 8mal – aufschlüsselt, so wurde 5mal eine Naht unter Spannung ausgeführt – also Fehlindikation –, 1mal kam es zur Sekundärheilung mit Nekrose und 2mal (S 2) war der Patient über 70 Jahre alt.

Der Erfolg bei den proximalen Nervennähten ist zwar im Durchschnitt etwas schlechter als an den Fingernerven, ein ausgesprochen schlechtes Ergebnis ist jedoch nicht dabei. Reinnervation, auch im EMG nachzuweisen, wurde in allen Fällen erzielt. Dabei ist zu berücksichtigen, daß bei einigen Patienten die Nachuntersuchung bereits ein Jahr nach

Tabelle 3. Geschlechtsverteilung bei primärer und sekundärer Nervennaht 1975–1980 BG-Unfallklinik Tübingen

Primäre Naht (in Klammern nachuntersucht)	165	(62)	Sekundäre Naht	86
Männlich	Weiblich		Männlich	Weiblich
Fingernerven				
89 (31)	16	(5)	46	28
Nervenstamm				
46 (20)	14	(6)	9	3
Gesamt				
135 (51)	30	(11)	55	31

Tabelle 4. Altersverteilung bei primärer und sekundärer Nervennaht 1975–1980 BG-Unfallklinik Tübingen

Fingernerven	Primär (105)	Sekundär (74)
0– 9	5	9
10–19	17	12
20–29	27	16
30–39	17	15
40–49	23	14
50–59	11	5
60–69	4	3
70–79	1	0
Nervenstamm	**Primär (60)**	**Sekundär (12)**
0– 9	3	1
10–19	9	1
20–29	20	4
30–39	11	3
40–49	11	0
50–59	2	3
60–69	3	0
70–79	1	0

Operation erfolgte und mit längerem Abstand eine weitere Besserung in beiden Skalen noch zu erwarten gewesen wäre. Die besten Ergebnisse lagen in dieser Gruppe eindeutig bei den jungen Patienten bis 30 Jahre, bei denen, abgesehen von einer leichten motorischen Schwäche, häufig nahezu ein Normalzustand erreicht wurde.

Zusammenfassung

Berichtet wird über 165 Patienten aus der BG-Unfallklinik Tübingen mit insgesamt 174 primären Nervennähten im Bereich der Finger und Hohlhand und 70 am Nervenstamm: Auf Operationsvorgehen und Taktik wird kurz eingegangen. 62 Patienten (68, bzw. 34

Tabelle 5. Seitenverteilung bei primärer und sekundärer Nervennaht 1975–1980 BG-Unfallklinik Tübingen

Primäre Naht (in Klammern nachuntersucht)	166	(63)		Sekundäre Naht	86
Rechts		Links		Rechts	Links
Fingernerven					
47	(14)	59	(23)	39	35
Nervenstamm					
35	(12)	25	(14)	11	1
Gesamt					
82	(26)	84	(37)	50	36

Tabelle 6. Ergebnisse nach primärer Nervennaht (Fingernerven). Schema nach Highet

N = 68		
S 0	Keine Sensibilität	1
S 1	Tiefe Schmerzempfindung	2
S 2	Verminderte Sensibilität mit Parästhesien	5
S 3	Verminderte Sensibilität ohne Parästhesien	15
S 4	2-Punkte-Diskriminierung unter 15 mm	45

Tabelle 7. Ergebnisse nach primärer Nervennaht (Nervenstamm). Schema nach Highet

n = 34				
S 0	ϕ	M 0	Keine Muskelaktivität	ϕ
S 1	ϕ	M 1	Kontraktion ohne Bewegungseffekt	ϕ
S 2	9	M 2	Bewegung bei ausgeschalteter Schwerkraft	4
S 3	17	M 3	Bewegung gegen die Schwerkraft	22
S 4	8	M 4	Bewegung gegen leichten Widerstand	8
		M 5	Normale Kraft	ϕ

Nervennähte) konnten nachuntersucht werden. Davon wurde im Bereich der Fingernerven 60mal ein gutes bis befriedigendes Ergebnis (S 3 + S 4 nach Highet) erzielt; die Mißerfolge (8) werden diskutiert.

Der Erfolg bei den proximalen Nervennähten ist im Durchschnitt etwas schlechter als an den Fingernerven, ein ausgesprochen schlechtes Ergebnis ist jedoch nicht darunter. Reinnervation wurde in allen Fällen erzielt.

Indikation der centro-zentralen Anastomose zur Verhinderung von Amputationsneuromen

I. Nierlich, J. Boese-Landgraf und E. Vaubel

Abteilung für Unfall- und Wiederherstellungschirurgie am Klinikum Steglitz der Freien Universität, Hindenburgdamm 30, D-1000 Berlin 45

Die Versorgung von Nervenstümpfen bei Amputationen gab bisher ungelöst Probleme auf. Gerade bei geplanten operativen Eingriffen in der Handchirurgie ist man bemüht, die Bildung von Neuromknoten zu verhindern.

Das Neurom besteht neben den Axonsprossen auch aus stark proliferierenden Schwannschen Zellen und dem umgebenden Bindegewebe, das durch Traumatisierung ebenfalls zu regenerativen Vorgängen angeregt ist. Es bilden sich narbige Stränge, die zusätzlich Druck auf die Axonsprosse ausüben. Dadurch bedingt sind Spontanschmerz sowie Druckschmerz, was *unzählige Operationsverfahren* zur Verhinderung von Neuromknoten aufkommen ließ. Einfache Ligatur, Kürzen der Stümpfe, Versenken in Muskulatur oder Knochen, Überziehen mit Siliconkappen oder Alkoholinjektion und vieles andere mehr konnte keinen überzeugenden Erfolg bringen. Es entstanden immer wieder Stumpfneurome, die zu mehrfachen Reoperationen zwangen.

Die durch Schmerz bedingte Schonhaltung führt nicht selten zur Funktionseinschränkung der gesamten Extremität und zum ausgeprägten Sudeckschen Symptomenkomplex. Eine reine Nachumputation löst sicher nicht das Problem.

Persönliche Mitteilungen von Samii aufgreifend suchten wir die Lösung in einem neuen Operationsverfahren: „der Technik der centro-zentralen Anastomose mit autologem Transplantat".

Wie wir im Tierversuch nachweisen konnten, bildet sich bei exakter, spannungsfreier interfasciculärer Anastomosierung zweier zentraler Nervenstümpfe oder zweier Faszikel ein Neurom nicht mehr aus, wenn einer der Nerven oder Faszikel in einem Abstand von 5–10 mm noch einmal durchtrennt und erneut anatomosiert wird.

Die Indikation zur centro-zentralen Anastomose sehen wir – besonders bei Handverschmälerung, durchgeführt entweder wegen unbrauchbarer oder störender teilamputierter Fingerstümpfe nach schweren traumatischen Handverletzungen – wenn eine Funktionsverbesserung nicht mehr zu erzielen ist oder zur Sanierung unbeherrschbarer Infekte z.B. bei erfolgloser Therapie von Panaritium ossale oder aber in der Tumortherapie, beim malignen Melanom etwa, wo die Handverschmälerung die Möglichkeit bietet, weit im Gesunden kosmetisch einwandfrei zu resezieren. Nicht selten entstehen störende Stumpfneurome in Höhe der Mittelphalanx nach Fingerteilamputationen in einem traumatisch zerstörten, gequetschten und eventuell infektveränderten Gewebe, die wie gezeigt angegangen werden können.

Keine Indikation zu solchem Vorgehen sehen wir bei Neuromknoten an der unteren Extremität, wo im Gegensatz zur großflächigen Druckbeaspruchung der Hand meist die Möglichkeit besteht, das Nervenende durch einfaches Kürzen aus der Hauptbelastungszone herauszubringen.

25 Patienten haben wir mit diesem Verfahren versorgt. In einem Beobachtungszeitraum von 1/4–3 Jahren haben wir nur bei 3 Patienten eine Neurombildung bzw. Beschwerden

Hefte zur Unfallheilkunde, Heft 158
Zusammengestellt von A. Pannike

finden können. Die Operation wird in den meisten Fällen ambulant, in Plexus-Anästhesie und Blutleere durchgeführt. Die Patienten können die Hand postoperativ sofort bewegen. Die Frühmobilisierung beugt dem Entstehen von Phantomschmerzen vor. Sie sind jedoch anderer Genese als die Neuromschmerzen und durch die Technik der CCA natürlich hier nicht zu verhindern.

Hier zwei kosmetisch und funktionell befriedigende Ergebnisse nach Handverschmälerung.

Wie wichtig die exakte Differenzierung zwischen Neurom- und Phantomschmerz ist, zeigt folgendes: bei einer Patientin mit Phantomschmerzen wurde 6mal versucht, einen vermeintlichen Neuromknoten operativ anzugehen – natürlich ohne Erfolg.

Die centro-zentrale Anastomose ist ein risikoloses, nicht sehr zeitaufwendiges Verfahren. Wie unsere Ergebnisse zeigen, handelt es sich um eine erfolgversprechende Methode, bei geplanten Eingriffen die Bildung von Neuromknoten zu verhindern.

Indikation und Technik des myocutanen Cross-leg-Lappens

Th. Stangl, E. Vaubel und F. Enes-Gaiao

Abteilung für Unfall- und Wiederherstellungschirurgie am Klinikum Steglitz der Freien Universität, Hindenburgdamm 30, D-1000 Berlin 45

Die plastische Deckung von Weichteildefekten verschiedenster Ursache ist insbesondere am körperfernen Unterschenkeldrittel und Fuß ein hinlänglich bekanntes Problem. Machen ein vorgeschädigter Wundgrund und Minderdurchblutung der betroffenen unteren Extremität konventionelle Verfahren der plastischen Deckung wenig aussichtsreich, so ist die Nutzung des kontralateralen medialen Kopfes des M. gastrocnemius als myocutanem Insellappen ein Operationsverfahren, das technisch einfach durchführbar und nicht auf das Vorhandensein einer mikro-chirurgischen Einheit, wie sie zur freien Übertragung eines Haut-Muskellappens erforderlich ist, angewiesen ist.

Die Vorteile dieses Operationsverfahrens liegen in überdurchschnittlicher Lappenlänge, der sicher möglichen Abdeckung großer Defekte durch die Muskelmasse, seiner autonomen, guten Durchblutung via A. suralis medialis, im primär möglichen Verschluß des Hebedefektes, sowie der in der Regel bedeutungslosen Funktionsminderung der Spenderseite.

Der einzige Nachteil dieses Verfahrens – sieht man von dem kosmetischen Nebeneffekt der Verschmächtigung des Muskelbauches der Spenderseite und der zusätzlichen Narbenbild ab – besteht in der erforderlichen Cross-leg-Ruhigstellung beider Beine für die Dauer von drei Wochen. Dies beschränkt die Anwendungsmöglichkeit dieses Operationsverfahrens auf Patienten, die mit vertretbarem Risiko diesen Immobilisierungszeitraum tolerieren.

In welcher Form die Fixation in der Cross-leg-Position durchzuführen ist, bleibt weitgehend dem Ideenreichtum des Operateurs überlassen. Wir bevorzugen ein Rohrrahmen-System, mit dem in die Tibiae eingebracht Schanzschen Schrauben stabil verbunden wer-

Hefte zur Unfallheilkunde, Heft 158
Zusammengestellt von A. Pannike

den. Eine weitere Möglichkeit stellt die Aufhängung beider Unterschenkel über an Kirschner-Drähten montierten speziell gefertigten Haltebügeln dar.

Zum operativen Vorgehen

Zunächst erfolgt die Vorbereitung des zu deckenden Bezirks durch ausgiebiges Debridement und Anfrischen der Wundränder bis zu sicher durchblutetem Gebiet. Nach Wechsel des Instrumentariums und neuerlicher steriler Abdeckung wird auf der Spenderseite am Caput mediale des M. gastrocnemius ein dem zu deckenden Weichteildefekt korrespondierendes Hautareal angezeichnet und umschnitten. In der Folge wird von peripher nach cranialwärts der Hautmuskellappen unter sorgfältiger Schonung der von proximal zuführenden Gefäße präpariert und der Hebedefekt von peripherwärts nur so weit eingeengt, daß eine Behinderung, insbesondere des venösen Abstroms aus dem myocutenen Lappen, ausgeschlossen ist. Nun wird der Unterschenkel mit dem zu deckenden Weichteildefekt dem Lappen spannungsfrei angenähert und das Stabilisierungssystem installiert. Es folgt die Aufnaht des Muskelhautlappens auf den Defekt und die Abdeckung des Lappenstiels mit feuchtem Verband.

Lassen Sie mich anhand zweier Beispiele das eben Gesagte demonstrieren:

Beispiel 1: Posttraumatischer Weichteildefekt am distalen Unterschenkel, prätibial, mit freiliegendem Osteosynthesematerial bei einem 41jährigen Patienten, die Entnahme des myocutanen Lappens der gesunden Seite, eine der geschilderten Möglichkeiten der Cross-leg-Ruhigstellung im Aufhängesystem sowie das Ausheilungsergebnis, links die Spenderseite, rechts die Empfängerseite.

Beispiel 2: 71jährige Patientin mit einem Malum perforans der rechten Ferse mit bereits markiertem, zu excidierendem Areal, die eingangs erwähnte zweite Form der Ruhigstellung mittels Rohrrahmen-System sowie das Ausheilungsergebnis nach 5 Wochen.

Die prognostische Bedeutung der musculären pH-Registrierung in der Replantationschirurgie

D. Pennig und E. Brug

Chirurgische Klinik und Poliklinik der Westfälischen Wilhelms-Universität, Abteilung Allgemeinschirurgie (Direktor: Prof. Dr. med. H. Bünte), Jungeblodtplatz 1, D-4400 Münster

Der Funktionswiedergewinn eines replantierten Extremitätenteils hängt außer vom Ausmaß der lokalen Schädigung sowie der Qualität und dem Umfang der rekonstruktiven Maßnahmen wesentlich von der Anoxietoleranz des vorherrschenden Gewebes ab. So wurde über funktionell erfolgreiche Fingerreplantationen noch nach 20ständiger Anoxiedauer berichtet,

Hefte zur Unfallheilkunde, Heft 158
Zusammengestellt von A. Pannike

während vergleichbar lange Anoxiezeiten etwa bei einem Arm, an dem das vorherrschende Gewebe Muskulatur ist, nicht in Betracht kämen.

Bislang steht kein einfach reproduzierbares Verfahren zur Zustandbeurteilung des anoxischen Muskelgewebes zur Verfügung. Im Rahmen unserer tierexperimentellen Studie wurde die Verwendbarkeit von pH-Messungen an der Muskeloberfläche untersucht.

Zur Anoxieerzeugung wurden an Wistar-Ratten die Gefäße einer Hinterextremität reversivel unterbunden. Als Untersuchungsobjekt diente der M. gastrocnemius. Die Ergebnisse der pH-Messungen sind auf den folgenden Abbildungen dargestellt.

Abb. 1 zeigt die zeitabhängigen pH-Veränderungen der Mittelwerte aus 12 Messungen bei Normaltemperatur. Die Anoxiedauer betrug 360 min. Kurve 1 bezieht sich auf die rechten, nicht ischämischen Extremitäten. Nach einem initialen Anstieg erreichte das pH Normalwerte. Dagegen fiel das pH in den ischämischen linken Extremitäten (Kurve 2) vor allem zu Beginn schnell ab. Nach 300minütiger Anoxie wurde ein pH um 6 erreicht.

Den Einfluß einer konservierenden Hypothermie auf die Dynamik des pH-Abfalls unter Anoxie zeigt Abb. 2. Die unterbrochene Linie (3) stellt den Temperaturverlauf der ischämischen Extremitäten dar. An Kurve 1, die jeweils den nicht ischämischen rechten Extremitäten zuzuordnen ist, fällt im Vergleich zu Kurve 1 in Abb. 1 ein steilerer pH-Anstieg zu Versuchsbeginn auf. Kurve 2 zeigt wiederum den pH-Verlauf der ischämischen Extremitäten. Hier sinkt das pH angedeutet treppenförmig ab und weist gegenüber dem Vergleichsgraphen des zuvor erläuterten Diagramms eine Verzögerung auf.

Eine Gegenüberstellung der pH-Entwicklung mit und ohne Hypothermie vermittelt Abb. 3. Unter Hypothermie (Kurve A) war ein langsameres Absinken des pH im ischämischen Muskel zu beobachten. Am Versuchsende ergab sich eine Differenz von 0,38 pH-Einheiten. Der pH-Endwert der Versuchsgruppe mit Hypothermie wurde von der normothermen Vergleichsgruppe (Kurve B) bereits nach 120 min unterschritten.

Auslösender Faktor für das Absinken des pH in beiden Versuchsgruppen war der celluläre Sauerstoffmangel. Als Folge der Anoxie wurde die Energiegewinnung auf anaerobe Glykose umgestellt, mit Abbau von Glykogen und Anhäufung von Lactat. Der verzögerte

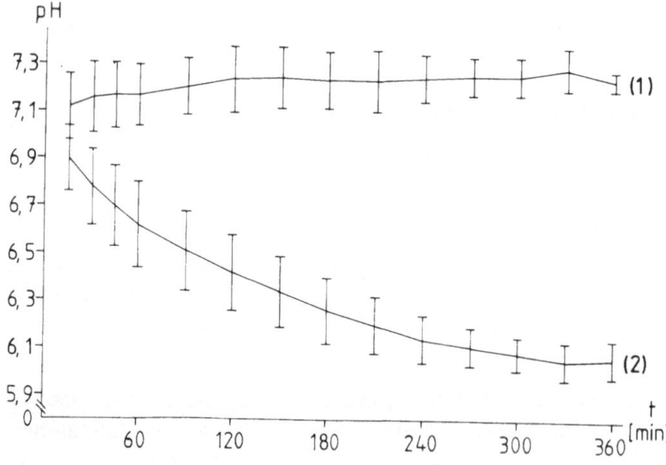

Abb. 1. pH-Mittelwerte und Standardabweichungen bei Normotherapie. (*1*) = rechter, nicht ischämischer M. gastrocnemius; (*2*) = linker, ischämischer M. gastrocnemius der Ratte

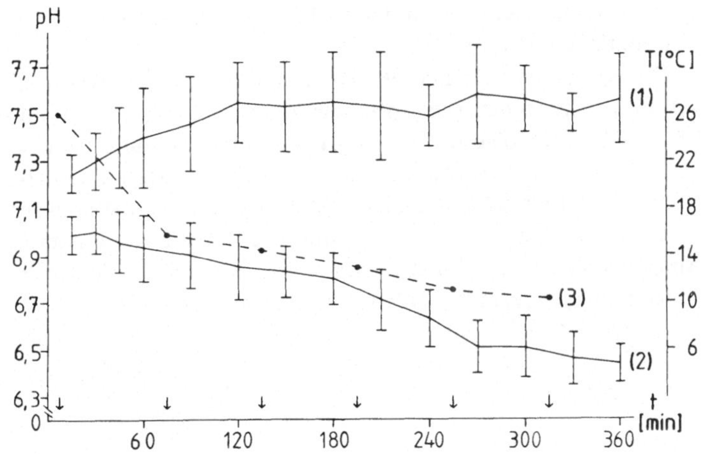

Abb. 2. pH-Mittelwerte und Standardabweichungen bei Hypothermie. (*1*) = rechter, nicht ischämischer M. gastrocnemius; (*2*) = linker, ischämischer M. gastrocnemius; (*3*) = Temperaturverlauf an den Hinterextremitäten; ↓ = Kühlelementwechsel

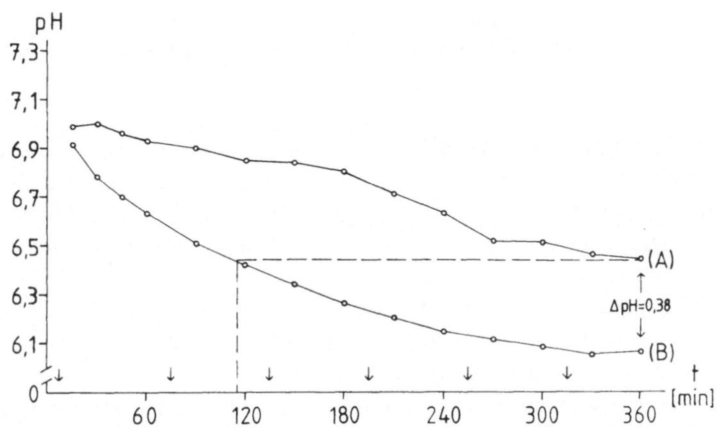

Abb. 3. pH-Mittelwerte im ischämischen M. gastrocnemius der Ratte bei Hypothermie (*A*) und (*B*). ↓ = Kühlelementwechsel

pH-Abfall unter Hypothermie dürfte auf einer Verlangsamung der anaeroben Stoffwechselvorgänge beruhen.

Die Auswirkung des pH-Abfalls auf die Muskelfunktion wurde in einem Klettertest untersucht. Nach Anoxiezeiten von 3, 4, 6 und 8 Std erfolgte die Wiederherstellung des Blutflusses und anschließend ein Vergleich der anoxiegeschädigten linken mit den normalen rechten Hinterextremitäten. Sowohl nach sechsstündiger Anoxie unter Normothermie als auch nach achtstündiger Anoxie unter Hypothermie waren die affektierten Extremitäten paretisch. Der gleiche Test nach 21tätiger Regenerationsdauer zeigte eine normale Funktion der Extremitätenmuskulatur in der Hypothermiegruppe, während die

Normothermie-Tiere verminderten Einsatz bzw. vollständige Parese der vormals anoxischen Extremitäten aufwiesen.

Die Beziehung zwischen pH-Abfall und musculärer Dysfunktion unter Anoxie deutet an, daß für den Rattenmuskel unterhalb eines pH von 6,0 nicht mit einer Restitutio zu rechnen ist. Es läßt sich folgern, daß die pH-Messung am Muskel eine Möglichkeit darstellt, die Replantationswürdigkeit traumatisch amputierter Extremitäten abzuschätzen.

Das Verfahren scheint geeignet, Faktoren wie die metabolische Situation der Muskulatur zum Zeitpunkt der Amputation, unterschiedliche Konservierungsqualität und unbekannte Anoxiedauer zu berücksichtigen. Somit könnte eine objektivere Auswahl der Replantationsdauer zu besseren funktionellen Resultaten führen.

Langzeitergebnisse und sozialökonomische Effizienz bei Makroreplantationen

H.-L. Klammer und R.F. Schulz

Abteilung für Unfallchirurgie und Verbrennungsmedizin des Bundeswehr-Zentralkrankenhauses (Ltd. Arzt: Dr. H.-L. Klammer), D-5400 Koblenz

Seitdem Malt und McKhann (1962) über die erste gelungene Großreplantation eines Armes bei einem 12jährigen Jungen berichtet haben, werden in den etablierten Zentren großzügig, in vielen chirurgischen Kliniken sporadisch Makroreplantationen durchgeführt. Es wird zunehmend über erfolgreiche Revascularisationen und erste Langzeitergebnisse, seltener über den Abbruch eines Replantationsversuches berichtet. Bei den Berufsgenossenschaften schlummert eine Fundgrube ungestörter und komplizierter Heilverläufe bei Replantationen, so daß sie uns helfen können, den volkswirtschaftlichen Nutzen der gesamten Replantationsstrategie zu berechnen.

Wenn die erstmalige Dauerrente festgestellt worden ist und nach einem weiteren Schutzjahr keine wesentliche Befundänderung an der replantierten Gliedmaße mehr zu erwarten ist – also 3 Jahre nach der Makroreplantation – kann frühestens von einem Langzeitergebnis gesprochen werden. Häufig sind jedoch unter Ausschöpfung der primär rekonstruierten anatomischen Reserven noch funktionsverbessernde sensible und motorische Ersatzoperationen im Replantat durchzuführen, so daß die abschließende Beurteilung erst zu einem späteren Zeitpunkt möglich ist (Tabelle 1).

Vor der Analyse der eigenen Großreplantationen aus der Zeit von 1971 bis 1977 waren wir der Meinung, daß bereits eine partielle Refunktionalisierung der Hand, als dem Erfolgsorgan der oberen Gliedmaßen, mit einer 10%igen Verbesserung gegenüber der endgültigen Amputation in jedem Falle volkswirtschaftlich von Nutzen sei. Der individuelle Gewinn und die wenigstens teilweise Wiederherstellung der körperlichen Integrität und Symmetrie bleiben bei der Kosten-Nutzen-Analyse unberücksichtigt. Andererseits ist die Frage berechtigt, ob wegen der frühen und späten Komplikationsmöglichkeiten, des langen und im Ausgang ungewissen Heilungsverlaufes jeder Makroreplantation sowie der notwendigen Geduld auf

Hefte zur Unfallheilkunde, Heft 158
Zusammengestellt von A. Pannike

Tabelle 1. Langzeitergebnisse bei Makroreplantationen der oberen Gliedmaßen (eigenes Krankengut ab 1971)

Lfd. Nr. (Op-Jahr) (Sek. Op)	m/w (a)	BG pU	Lokalisation der Amputation	Langzeitergebnis (MdE)	Reamputation Komplikation	Sozial-ökonomische Effizienz (MdE bei Amputation)
1. (1971) (1973)	m (38)	BG	Subtotaler Abriß li. Unterarmmitte (Etagenverletzung)	gut (30%)		30% (von 60%)
2. (1972)	m (23)	BG	Totaler Abriß li. Unterarm (Etagenverletzung)	Prothese	4. postop. Tag sept. Blutung	0 (von 70%)
3. (1973) (1974)	m (13)	pU	Subtotaler Abriß li. Arm (Etagenverletzung)	gut (30%)		40% (von 70%)
4. (1973) (1974)	m (37)	pU	Subtotale Abtrennung li. Hand	gut (40%)		10% (von 50%)
5. (1973) (1974)	m (36)	BG	Subtotale Abquetschung li. dist. Unterarm	gut (40%)		20% (von 60%)
6. (1975) (1976)	m (51)	BG	Totale Abtrennung re. Hand	unzufrieden (50%)		10% (von 60%)
7. (1976) (1977)	m (22)	p.U.	Subtotaler Ausriß re. Arm	gut (50%)		30% (von 80%)
8. (1976) (1977)	m (63)	BG	Totaler Abriß re. Arm	Prothese	Spätsekundär neurogene Ausfälle	0 (von 80%)

Seiten des Verletzten, der Versicherung und des Behandlungsteams möglicherweise der primären endgültigen Stumpfplastik und prothetischen Versorgung individuell und sozialökonomisch der Vorzug zu geben sei?

Wir haben deshalb bei drei Langzeitbeobachtungen die Folgekosten im Vergleich zu der prothetischen Alternative durchgerechnet (Tabelle 1: Nr. 5, 6 und 7).

1. Beispiel (Tabelle 2). 1973 haben wir bei dieser physiologisch kompletten Stanzamputation des linken Unterarmes bei einem 36Jährigen nach 3stündiger warmer Anoxämie und damals noch implantierten Interimsprothesen die Hand durch ein arterielles und zwei venöse Saphena-Interponate revascularisiert (Abb. 1 und 2). Der Medianusdefekt wurde frühsekundär durch 5 Suralis-Faszikel überbrückt. Der gequetschte und neurolysierte N. ulnaris erholte sich teilweise innert 1/2 Jahres (Axonotmesis).

Das funktionelle Ergebnis (Abb. 3 bis 6) zeigt den um 6 cm verkürzten Unterarm, eine brauchbare Opposition, einen unvollständigen Faustschluß, An- und Abspreizung der Langfinger, aber eine Einsteifung der Langfingergrundgelenke. Die Trophik der Hand ist gut. Es besteht keine Kälteempfindlichkeit. Im Medianusgebiet wird Schutzsensibilität, im Ulnarisareal epikritische Gnosis nachgewiesen.

Die laufende Dauerrente wurde von uns mit 40% (MdE) eingeschätzt gegenüber 60% (MdE) bei einer Amputation in der Unterarmmitte. Der volkswirtschaftliche Nutzen dieser Replantation wurde in Tabelle 2 bis zum 65. Lebensjahr mit ca. DM 300 000 errechnet.

2. Beispiel (Tabelle 3). 1975 wurde die rechte Hand eines 51Jährigen, die durch eine Kreissäge amputiert und 2 Std im Eiswasser schwamm, an den supracondylär strangulierten Unterarmstumpf replantiert. Alle durchtrennten Strukturen wurden definitiv rekonstruiert. Auch die A. mediana im N. medianus wurde mikrochirurgisch anatomosiert und blieb angiographisch offen. Spätsekundär erfolgte eine Opponenplastik bei ausreichender Sensibilität an der Daumengreiffläche.

Die operationstechnisch gelungene Replantation endete bei diesem 51Jährigen, der medizinisch und beruflich schwer zu rehabilitieren war, in Unzufriedenheit und überhöhtem Rentenbegehren. Der Verletzte fährt zwar begeistert mit seinem Auto, schaltet schmerzfrei mit seiner replantierten Hand und betätigt sich beidhändig in Haus und Garten. Obwohl unzufrieden mit der Replantation, hat er einer Reamputation nicht zugestimmt. Eher ließ er weitere Eingriffe durchführen.

Die angenommene Effizienz von 10% reicht bei diesem über 50Jährigen nicht aus, um volkswirtschaftlich nützlich zu sein (s. Tabelle 3). Da in diesem Falle die neurophysiolo-

Tabelle 2. Nr. 5 (1. Beispiel) 36jähriger Arbeiter, Unfall 1973, Monatslohn 1 800 DM

Folgekosten bis 65. Lebensjahr	Amputation (MdE 60 v. H.)	Replantation MdE 40 v. H.)
1. Medizinische und berufliche Rehabilitation		
Geldleistungen (Ü.-Geld u. Soz.-V.)	85 800 DM	85 800 DM
stationäre u. ambulante Behandlung	3 100 DM	12 000 DM
Umschulung	36 000 DM	entfällt
orthopädische Hilfsmittel	60 400 DM	
II. Rente (Ausgangs-JAV: 22 800 DM)	773 400 DM	515 600 DM
Insgesamt	958 700 DM	649 400 DM
Einsparung zugunsten Replantation	309 300 DM	

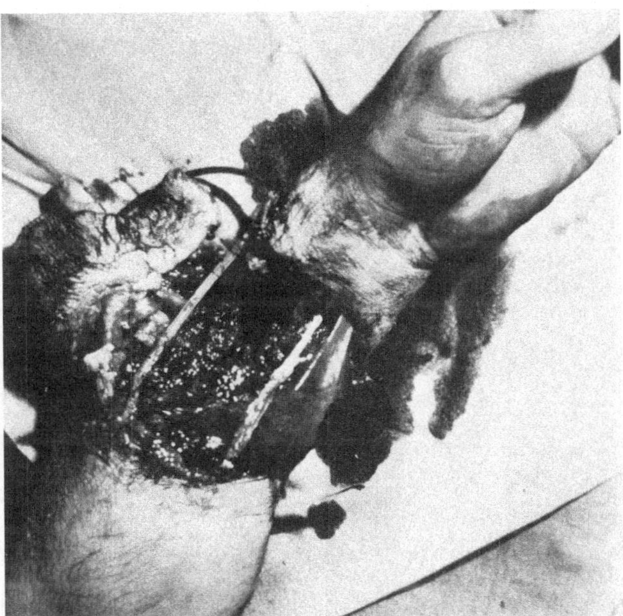

Abb. 1

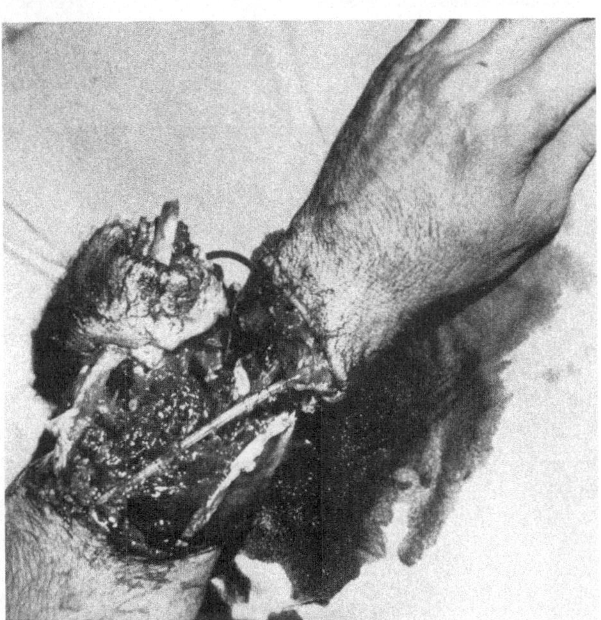

Abb. 2

gische Grenze überschritten ist und die berufliche Motivation fehlt, würden wir heute bei diesem Mann keine Replantation mehr durchführen.

3. Beispiel (Tabelle 4). 1976 erlitt der 22Jährige einen inkompletten Ausriß seines rechten Armes, der an der Unfallstelle mehrfach torquiert und stark verschmutzt war. Trotz des hohen Infektrisikos wünschte der informierte junge Mann die Replantation seines Armes.

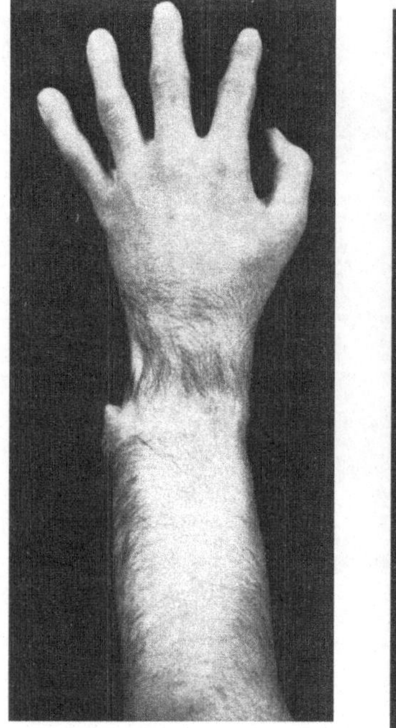

Abb. 3

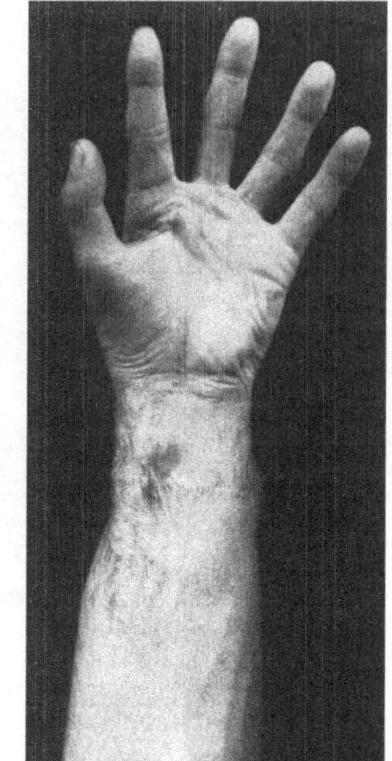

Abb. 4

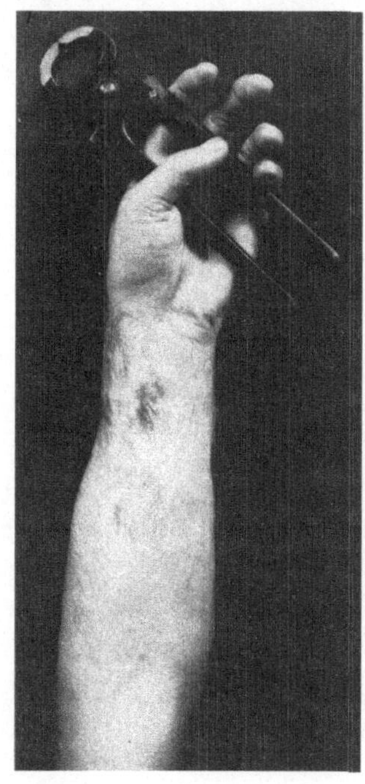

Abb. 5

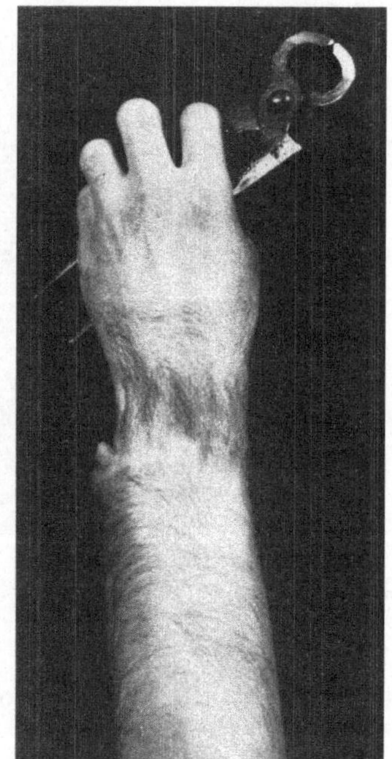

Abb. 6

Tabelle 3. Nr. 6 (2. Beispiel) 51jähriger Arbeiter, Unfall 1975, Monatslohn 1 800 DM

Folgekosten bis 65. Lebensjahr	Amputation (MdE 60 v. H.)	Replantation (MdE 50 v. H.)
I. Medizinische und berufliche Rehabilitation		
Geldleistungen (Ü.-Geld u. Soz.-V.)	24 500 DM	36 700 DM
stationäre u. ambulante Behandlung	9 000 DM	37 200 DM
Einarbeitungszuschuß	8 100 DM	8 100 DM
orthopädische Hilfsmittel	7 000 DM	entfällt
II. Rente (Ausgangs-JAV: 23 000 DM)	193 400 DM	161 100 DM
Insgesamt	242 000 DM	243 100 DM
Einsparung zugunsten Amputation	1 100 DM	

Tabelle 4. Nr. 7 (3. Beispiel) 22jähriger Mechaniker, Unfall 1976, Monatsverdienst 2 500 DM

Folgekosten bis 65. Lebensjahr	Amputation (MdE 80 v. H.)	Replantation (MdE 50 v. H.)
I. Medizinische und berufliche Rehabilitation		
Geldleistungen (Ü.-Geld u. Soz.-V.)	85 100 DM	34 000 DM
stationäre u. ambulante Behandlung	8 900 DM	54 100 DM
Umschulung	48 800 DM	entfällt
orthopädische Hilfsmittel	95 000 DM	entfällt
II. Rente (Ausgangs-JAV: 33 000 DM)	2 723 800 DM	1 935 600 DM
Insgesamt	2 961 600 DM	2 023 700 DM
Einsparung zugunsten Replantation	937 900 DM	

Bis zur Revascularisation betrug die warme Ischämiezeit 3 1/2 Std. Es wurde eine maximale Gefäßrekonstruktion durchgeführt. Nach einer 1/2jährigen Schmerzphase regenerierten die gezerrten Nn. medianus und ulnaris nach Neurolysen teilweise. Die zerrissenen Nn. musculocutaneus und radialis wurden sekundär durch Biceps- und Radialisplastiken ersetzt.

Der motivierte junge Mann erreichte durch intensives Training innert 2 Jahren eine so brauchbare rechte Hand, daß er seinen Beruf als Fernmeldetechniker fortführen kann. Die volkswirtschaftliche Effizienz wird mit 30% (mdE = 50%) gegenüber der Amputation des Armes (MdE = 80%) eingeschätzt. In der Tabelle 4 haben wir für diese Replantation bis zum 65. Lebensjahr eine Einsparung von beinahe 1 Million DM errechnet.
Das entspricht den jährlichen Kosten für 4 Replantationsteams in 4 Kliniken.

Aus unseren Rechenbeispielen ergibt sich folgendes Resumee:

– Bei über 50Jährigen reicht eine 10%ige Verbesserung der prothetischen Alternative einer Amputationsverletzung sozialökonomisch nicht aus, um eine Großreplantation zu indizieren. Die neurophysiologische Altersgrenze liegt bei der Mehrzahl der Verletzten wahrscheinlich unter 50 Jahren. Motivation und Lernfähigkeit sind in der medizinischen und beruflichen Rehabilitation mitentscheidend für ein zufriedenstellendes Langzeitergebnis.

– Sobald während der Langzeitbehandlung Komplikationen eintreten, die das prospektive funktionelle Ergebnis in Frage stellen, neigen wir dazu, das klinische Experiment der Makroreplantation durch die Reamputation jederzeit abzubrechen (Tabelle 1: Nr. 2 und 8).
– Je jünger der Amputationsverletzte ist, um so größer ist der volkswirtschaftliche Nutzen einer gelungenen Replantation an der oberen Extremität. Die Armreplantation von Malt und McKhan ist bis heute beispielgebend.

Parallelsitzung: Krankenhaushygiene für medizinische Assistenzberufe

(Vorsitz: G. Hierholzer, Duisburg und H.-P. Werner, Mainz)

Krankenhaushygiene in der Unfallchirurgie

G. Hierholzer

Berufsgenossenschaftliche Unfallklinik, Großenbaumer Allee 250, D-4100 Duisburg 28

Die Entwicklung der naturwissenschaftlich begründeten Krankenhaushygiene ist nicht wesentlich älter als 100 Jahre, sie wurde mit der Beschreibung der Begriffe Antisepsis und Asepsis gekennzeichnet. Bereits vor 4000 Jahren wurde in Ägypten für die Durchführung chirurgischer Eingriffe die Forderung erhoben, Sauberkeit zu üben und z.B. Wunden nicht mit Fingern zu berühren. Der Beginn der im Krankenhaus betriebenen Medizin liegt zwischen dem 14. und 16. Jahrhundert, allerdings bestanden damals noch keine Kenntnisse über mikrobiologische Zusammenhänge und insbesondere über die Ursachen der Infektion und deren Übertragungswege. So hat man zu dieser Zeit z.B. Operationen, klinische Vorlesungen und Leichenöffnungen in denselben Räumen vorgenommen. Bei den chirurgischen Eingriffen handelte es sich zu Beginn der Krankenhausmedizin meist um Amputationen, die Entfernung oberflächlich sitzender Geschwülste, um die Eröffnung von Abscessen und Versorgung von Wunden.

Die Bedeutung der Krankenhaushygiene und die Bedeutung des Hospitalismus als aktive und passive Gefahr für den Patienten läßt sich bereits an Hand der obengenannten klinischen Beispiel ableiten, wobei diese Feststellungen gleichzeitig auch den Wert der Medizingeschichte für aktuelle Fragen erkennen lassen.

Um 1800 starben noch etwa 60% aller Amputierten am Hospitalbrand, der Wundinfektion, die mit forschreitendem Gewebezerfall einhergeht. Vor Semmelweis starben in den verschiedenen Krankenhäusern bis zu 30% der Gebärenden am Wochenbettfieber, eine Sterblichkeit von 10% wurde als normal hingenommen. In den Jahren 1860 bis 1870 endeten immer noch rund 40% der offenen Frakturen und 10% der Oberschenkelamputationen tödlich. Die Eiterbildung, die in Verbindung mit einer Entzündung auftrat, wurde damals vom Chirurgen geradezu begrüßt und als ein für den klinischen Verlauf günstiges Zeichen angesehen. Es wird damit nachträglich deutlich, wie schwer es sein mußte, die aus der Beschreibung bakterieller Krankheitserreger ergebenden Konsequenzen zu ziehen und klinisch umzusetzen. Wichtige Marksteine für die Entwicklung waren unter anderem die Empfehlung von Robert Koch Trinkwasser abzukochen und das Experiment des englischen Chirurgen Lister, der bei Eingriffen der Wundinfektionsgefahr durch einen Karbolsäurespray entgegenwirkte. Die zunehmende Kenntnis theoretischer Grundlagen und pathophysiologischer Zusammenhänge führte dann zur Nutzung von Dampf um Keime abzutöten, zur Händedesinfektion, zur Sterilisierung von Instrumenten, Gebrauchsmaterial und Kleidung im Operationsbereich.

Hefte zur Unfallheilkunde, Heft 158
Zusammengestellt von A. Pannike

Damit ist aber bereits schon aufgezeigt, daß es neben der Abtötung von Infektionserregern in einer Wunde, der Antisepsis also, parallel dazu eine Entwicklung mit dem Ziel gab, die Entstehung einer Infektion zu verhüten. Die unter dem Begriff der Asepsis zusammengefaßten Maßnahmen, mit denen wir in den verschiedenen Arbeitsbereichen im Krankenhaus Keimfreiheit oder Keimarmut herbeiführen, sind deshalb so wichtig, weil sie den wesentlichen Inhalt des krankenhaushygienischen Denkens ausmachen. Nun sind aber die mit der Einführung der Asepsis erzielten Errungenschaften vor etwa 2 1/2 Jahrzehnten erheblich unterlaufen und gefährdet worden. Mit der Einführung der Antibiotica nämlich glaubte man nicht nur das Problem der Hospitalinfektion endgültig gelöst zu haben. Die Folgen etwaiger Infektionen schienen vielmehr jeweils beherrschbar und die Lücken der Infektionsprophylaxe beseitigt. Aber nicht nur durch die zunehmende Resistenz krankmachender Erreger mit der das biologische Phänomen einer Anpassung der Keime über verschiedene Mechanismen zusammengefaßt wird, sondern vielmehr noch als Folge der Mißachtung der Grundsätze der Krankenhaushygiene wurde die Hospitalinfektion erneut zu einem schwerwiegenden klinischen Problem.

Inzwischen haben die Erkenntnisse wieder zu einem Wandel des Denkens und zu einer Rückbesinnung auf die hygienischen Grundsätze geführt, auf denen die heutigen Referate aufbauen werden. Unsere Zielsetzung kann demzufolge nicht nur in der Bekämpfung der krankmachenden Erreger durch Antisepsis liegen. Ebenso wichtig ist die Einhaltung der Richtlinien der Asepsis.

Wie ist nun die Situation der Krankenhaushygiene aus der ärztlichen Sicht und aus der Sicht der medizinischen Assistenzberufe zusammengefaßt zu beschreiben. Man kann dazu einen positiven und einen negativen Aspekt vortragen, beginnen wir mit dem ersteren. In den letzten 3 Jahrzehnten hat die Krankenhausentwicklung einen durchschnittlich hohen Hygienestandard gebracht mit luft- und klimatechnisch modernen Operationsabteilungen und mit Stationsbereichen deren Raumanordnung und Organisation wesentlich verbessert worden sind. Es fehlt überwiegend nicht mehr an den sachlichen Voraussetzungen, um die hygienischen Regeln zu erfüllen. Der Spezialist, der natürlich das Detail weiter verbessern will, wird dieser optimistischen Betrachtung nicht ohne weiteres zustimmen wollen. Es wäre aber falsch, die kooperative Bereitschaft der Mitarbeiterinnen und Mitarbeiter und den erfreulich hohen Standard an Krankenhaushygiene nicht feststellen zu wollen. Nach meiner persönlichen Erfahrung sind es sehr oft Pflegekräfte, die ein Beispiel geben, und es sei zugestanden, auch für die Ärzte. Der obengenannte negative Aspekt besteht in der Tatsache, daß auch heute noch in gut geführten Kliniken etwa 10% der Patienten im Krankenhaus selbst eine Infektion erwerben. Atemwege, Harnwege und Wundbereich stehen dabei im Vordergrund. Krankenhäuser stellen naturgemäß ein Milieu dar, in dem durch die fortwährende Zusammenfassung kranker Menschen die Gefahr der Züchtung virulenter Erreger nicht vollständig beseitigt werden kann. In Kliniken, in denen die Indikation zur Antibioticatherapie großzügig gestellt wird, steigt die Häufigkeit der Infektionen.

Wir werden heute an Hand wichtiger Beispiele die Frage zu besprechen haben, worin die Möglichkeiten und Notwendigkeiten bestehen, unter Beachtung der krankenhaushygienischen Richtlinien unseren beruflichen Auftrag bestmöglich zu erfüllen. Es ist hier kein grundsätzlicher Unterschied zwischen dem ärztlichen Handeln und der Tätigkeit der anderen medizinischen Fachberufe. Bei aller Würdigung persönlicher Auffassungen und der alten Erkenntnis, daß sich der fachliche Fortschritt aus der Diskussion divergierender Meinungen ergibt, müssen wir dennoch die Leitsätze zugrunde legen, die die Kommission des Bundesgesundheitsamtes für Erkennung, Verhütung und Bekämpfung von Krankenhausinfektionen in den Jahren 1974 und 1975 erarbeitet hat. Sie sind im Bundesgesundheitsblatt 1976 veröffentlicht und geben den Stand der wissenschaftlichen Erkenntnis wieder. Es ist ausdrücklich darauf hingewiesen worden, daß sie in ihrem Rechtscharakter eine Richtlinie darstellen. Es sind darin Maßnahmen beschrieben, die als unbedingt erforderlich bezeichnet werden müssen, abgestuft finden sich Zielsetzungen, die verwirklicht werden sollen und solche die in Frage kommen können. Aus den Richtlinien seien hervorgehoben die Maßnahmen zur Erkennung von Krankenhausinfektionen, funktionell bauliche Maßnahmen, betrieblich organisatorische Maßnahmen, weiterhin Empfehlungen über die Zuständigkeit und Verantwortlichkeit der ärztlichen Seite und derjenigen der Fachpflegekraft und schließlich die Anforderungen der Hygiene an verschiedene Funktionsbereiche.

Aus meiner Sicht liegt der Sinn dieser Richtlinie nicht in der Vorschrift. Sie ist vielmehr Anleitung und Hilfe für die pflegerische und ärztliche Tätigkeit, und sie zeigt auch den Spielraum für die Berücksichtigung örtlicher und personeller Gegebenheiten auf. Im Krankenhaus haben wir den bekannten Leitsatz der Hygiene zu verfolgen: „Der Grad der Wahrscheinlichkeit einer Infektion ist das Maß der Hygiene und die Verminderung dieses Grades der Wahrscheinlichkeit einer Infektion ist das Maß des hygienischen Erfolges". Alle unsere Maßnahmen müssen also geeignet sein, den Wahrscheinlichkeitsgrad einer Infektion herabzusetzen. Da aber nach Kanz der Erfolg durch das schwächste Glied der Kette der Maßnahmen bestimmt wird, kann Krankenhaushygiene nicht nur aus der Theorie abgeleitet werden, ihr Prüfstein ist die praktische Durchführbarkeit.

Bedeutung und Durchführung pflegerischer Maßnahmen bei: Infusionen und intravasalen Kathetern

U. Hartenauer

Klinik für Anästhesiologie und operative Intensivmedizin der Westfälischen Wilhelms-Universität, Jungeblodtplatz 1, D-4400 Münster

Infektionsrisiko bei intravenösen Infusionen und intravasalen Kathetern

I. Infektionsrisiko bei intravenösen Infusionen

Häufigkeit, Morbidität und Letalität

Von ca. *10 Millionen* pro Jahr in des Bundesrepublik stationär versorgten Patienten werden ungefähr *1/4 intravenös infundiert* [2]. Bei einer Rate von ungefähr 1,0% der katherinduzierten Septicämie bedeutet dies jährlich *25 000 Patienten mit katheterinduzierter Sepsis.* Im selektierten Patientengut (Intensivstation der Klinik für Anästhesiologie und operative Intensivmedizin der Westfälischen Wilhelms-Universität Münster) lag 1980/81 die Rate einer *katheterinduzierten Sepsis* bei einer Durchschnittsverweildauer des Katheters von

Hefte zur Unfallheilkunde, Heft 158
Zusammengestellt von A. Pannike

6 Tagen bei *0,7%*. Knapp 5% der zentralvenösen Katheter waren an der Spitze kontaminiert [4].

Daschner gibt *pro Tag Verweildauer* eines zentralen und peripheren Plastikvenenkatheters das Risiko *einer katheterinduzierten Sepsis mit 0,5%–1% an* [3]. Die Verlängerung des stationären Aufenthaltes aufgrund einer nosokomialen Bacteriämie betrug nach 2 amerikanischen Studien zwischen 14 und 19 Tagen, die zusätzlichen Krankenhauskosten lagen zwischen Dollar 3,500 und Dollar 4,500 [16, 19].

Die Septicämie hat die höchste Letalität aller nosokomialen Infektionen: 20%–40% aller Patienten überleben die nosokomiale Bacteriämie nicht [10]. Das bedeutet, daß *jeder Dritte* an einer katheterinduzierten Sepsis erkrankte Patient an oder mit dieser Komplikation als begleitender Ursache *verstirbt*.

Potentielle Gefahren drohen von den *Infusionslösungen*, von *Infusionslösungen nach Zumischen* anderer Pharmaka und von den *Gefäßkathetern*. Es ist zu unterscheiden zwischen *particulärer* und *mikrobieller Kontamination* von Infusionslösungen und Arzneimitteln. Die Kontamination kann stattfinden während des Herstellungsprozesses, während der Vorbereitung der Infusion und während des Einlaufens der Infusionslösung. Für den Gefäßkatheter gilt ähnliches: eine bakterielle Verunreinigung kann während des Herstellungs- oder Lagerungsprozesses, während des Legens des intravasalen Katheters und während der Liegedauer des Gefäßkatheters stattfinden.

Im folgenden sollen *pflegerische Maßnahmen*, deren Nutzen *zur Reduktion einer Kontamination/Infektion* im Zusammenhang mit einer Behandlung über intravasale Katheter bewiesen scheint, aufgezeigt und *klinische sowie mikrobiologische Daten zur Früherkennung einer Infektion* genannt werden.

Infusionen

Kontamination/Infektion von/bei Infusionen/parenteraler Ernährung

Die *Quellen* einer von der *Infusion* und dem *Infusionssystem* ausgehenden *Infektion* des Patienten zeigt die Abb. 1 (modifiziert nach Maki [10]). Jede Manipulation entlang der Schiene Infusionslösung-Infusionssystem-Infusionskatheter kann zu einer Kontamination der Infusionsflüssigkeit führen.

Die Kontamination einer industriell oder in den Apotheken hergestellten Infusionslösung während des Herstellungprozesses (intrinsic contamination) ist sehr selten.

Richtlinien der Weltgesundheitsorganisation über die Herstellung von Arzneimitteln und die Sicherung ihrer Qualität (GMP = good manufacturing practice) sind dabei einzuhalten [13]. In Deutschland ist bisher keine durch mikrobiell verseuchte Infusionslösung ausgelöste Epidemie bekannt geworden.

Dennoch müssen vor der Anwendung vom Arzt bzw. von der Schwester die *Unversehrtheit des Verschlusses und Behälters* (Haarrisse) und die *Klarheit der Lösung* überprüft werden.

Das Kontaminationsrisiko beim Vorbereiten (Zuspritzen von Additiva) und bei der Applikation von Infusionslösungen liegt zwischen 3% und 38% [2]. In Deutschland wird die Vorbereitung der Infusion meist durch die Schwester auf der Station und nicht in der Apotheke, wie in den USA üblich, vorgenommen.

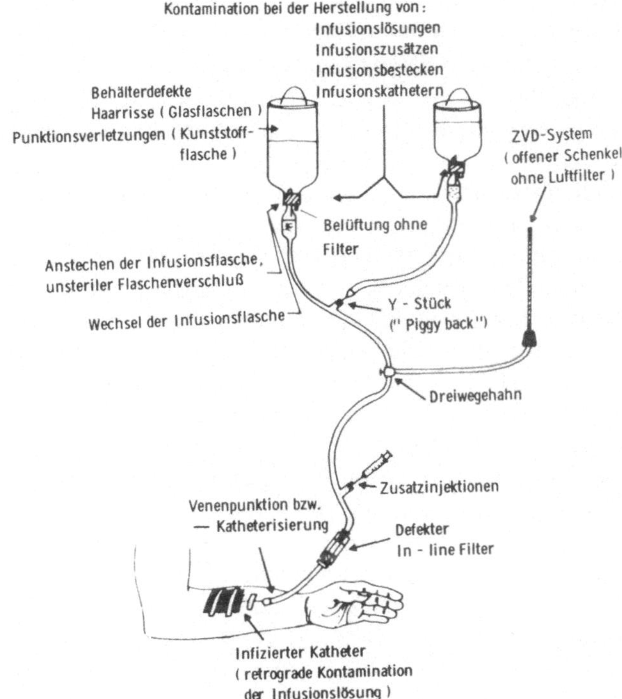

Abb. 1. Quellen infusionsbedingter (intrinsic) Kontamination (modifiziert nach Maki)

Schwester, Arzt und Pfleger müssen wissen, daß ihre *Hände* bei weitem den *wichtigsten Übertragungsweg* für die *bakterielle Verunreinigung von Infusionslösungen* während der Anwendung darstellen.

Bei Inoculation einer Lösung mit *einem* Keim/ml können nach 24 Std bereits 10^5 Keime/ml gewachsen sein [10]. Die Infusionslösungen unterscheiden sich in ihren Nährbodeneigenschaften für Keime und in der Art der in ihnen typischerweise zu isolierenden Stämme.

Die *typische kontaminierte Infusionslösung stellt 5%ige Glucose* dar. Sie ist am *häufigsten kontaminiert,* typischerweise mit Keimen der *Klebsiella-Species* (Klebsiella, Enterobacter, Serratia). Wird sie gepuffert in einen neutralen pH, wachsen zusätzlich auch Pseudomonas und Acinetobacter. *Ringerlactat* kann mit *Pseudomonas äruginosa,* nächsthäufig *Fettemulsion mit Candida* und relativ *selten synthetische Aminosäure* mit Candida und Torulopsis glabrata kontaminiert sein [8].

Glas, Polyvinylchlorid und Polyäthylen stehen als Infusionsbehälter zur Verfügung. Zwischen den Materialien gibt es keine eindeutigen Unterschiede hinsichtlich der Kontaminationsgefahr. Der Vorteil der *Kunststoffbehälter* ist, daß sie *kollabierbar* sind, so daß eine zusätzliche Belüftung (evtl. ärogene Kontamination) unnötig wird. Einen Nachteil stellt die mögliche Interaktion (Adsorption) zwischen Arzneimitteln und Kunststoffen dar. Sie ist beim Polyvinylchlorid ausgeprägter als beim Polyäthylen. Fettemulsionen und Pufferlösungen werden deswegen nur in Glasflaschen konfektioniert.

Für die gleichzeitige Infusion von verschiedenen Lösungen (Kohlehydrate und synthetische Aminosäuren) werden *Mischbeutel* angeboten. Eine ausreichende Vermischung, insbesondere mit Zusatzinjektionen, scheint im Gegensatz zu Kunststoff-/Glasflaschen nicht gegeben zu sein. Das Hantieren mit mehreren Schläuchen und das Nebeneinanderhängen von Infusionsflaschen und Mischbeuteln scheint die Arbeit des Pflegepersonals sehr zu erschweren.

Folgende Punkte sollten bei der Infusionstherapie im Hinblick auf eine *Kontaminations-/Infektionsprophylaxe* Beachtung finden:

- Infusionslösungen sollten nicht länger als 6–8 Std einlaufen.
- Zumischungen sollten nur dann erfolgen, wenn sie unumgänglich sind.
- Idealerweise sollten die Infusionen außerhalb der Station vorbereitet werden.
- Für immunsupprimierte oder immunologisch unreife Patienten (z.B. Frühgeborenen-Intensivstation) werden laminar-flow Anlagen für die Infusionsvorbereitung gefordert.
- Eine totale parenterale Ernährung (Hyperalimentation) sollte über einen eigenen, nur für die TPN genützten zentralvenösen Katheter erfolgen.
- Fettemulsionen sollten stets separat, insbesondere peripher-venöse infundiert werden (Isoosmolarität mit Blut).
- Blut, Blutderivate und Blutersatzmittel sollten stets über periphere Zugänge infundiert werden (geringeres Infektionsrisiko).
- Hochprozentige Aminosäure- (> 10%) und Kohlehydrat- (> 10%) Lösungen müssen stets zentralvenös appliziert werden.
- Bei Lösungen mit einer Osmolarität über 800 mosmol/l ist ein zentralvenöser Katheter Pflicht.

Diagnosesicherung bei Verdacht auf kontaminierte Infusion

Bei Verdacht auf *infusionsbedingte* Infektion sollten 20 ml der fraglich kontaminierten Infusionslösungen aseptisch gesammelt werden, und die Infusionslösung zur äroben und anäroben Bebrütung in je eine Blutkulturflasche überimpft werden. Sehr häufig wird man auf Analogieschlüsse angewiesen sein, da bis zum Ausspruch des Verdachtes auf infusionsbedingte Infektion die fragliche Infusionslösung in der Mehrzahl der Fälle bereits vernichtet worden ist.

- Zusätzlich sollten Blutkulturen von zwei verschiedenen Venen unter aseptischen Bedingungen entnommen werden.
- Wachsen Klebsiella, Serratia, Enterobacter oder Pseudomonas cepacia in der Blutkultur, muß immer an eine infusionsbedingte Septicämie gedacht werden.

Infusionssysteme

Infusionssysteme sollten der DIN 58 362 entsprechen, d.h. ein 15 μ Flüssigkeitsfilter sollte im Auslauf am Boden der Tropfkammer befindlich sein, um Gummifragmente und -abrieb abzufiltrieren. Ebenso sollte der Belüftungsteil mit einem Filter versehen sein, der eine ärogene Kontamination des Infusionsgutes verhindert.

Bei der Notwendigkeit zur Simultaninfusion verschiedener Lösungen (in der Regel Glucose + Aminosäuren) sind V-förmig angeordnete Mehrfach-Y-Verbindungsstücke mit einer ausreichend langen Endstrecke hintereinandergeschalteten 3-Wege-Hähnen vorzuziehen. Die lange Endstrecke dient der optischen Kontrolle der Kompatibilität von Lösungen und Zusätzen. Auch für Infusionssysteme gelten Adsorptionsphänomene von Arzneimitteln an das Kunststoffmaterial. Polyäthylenmaterialien scheinen dabei PVC (z.B. sehr hohe Adsorption von Nitroglycerin an PVC) überlegen zu sein.

Aus Sicherheitsgründen sollten für Konnektionen innerhalb der Infusionsschienen nur noch *Luer-Lok Stecker* verwendet werden. Zumischungen bzw. Zusatzinjektionen sollten im Bypass nach vorheriger Desinfektion der Gummimuffe vorgenommen werden, die Zahl von 3-Wege-Hähnen auf das geringstmögliche Maß beschränkt bleiben.

Filter

Die erhebliche, nicht sichtbare, aber mit physikalischen Methoden meßbare partikuläre Verunreinigung von Infusionslösungen mit Schwebeteilchen zwischen 2 μ und über 50 μ in einer Größenordnung zwischen 10^4 bis 10^5 pro Liter sowie die gelegentliche mikrobielle Kontamination der Infusionslösungen haben zahlreiche Untersuchungen zum Nutzen der Abfiltrierung der Partikel und Mikroben induziert [6].

Die klinische Bedeutung und die Pathogenität der partikulären Verunreinigungen ist bis heute nicht geklärt.

Fast die Hälfte der Studien legt nahe, daß die Rate an Thrombophlebitiden, insbesondere bei peripheren Verweilkanülen und von peripher gelegten zentralvenösen Kathetern durch den Einsatz eines Filters nicht reduziert werden kann [15, 17].

Für die Filtrierung partikulärer Schwebeteilchen ist ein endständiger 5 μ Filter ausreichend, mehr als 90% der Partikel werden auf diese Weise zurückgehalten [1]. Der Filter kann patientennah angebracht sein und Zusatzinjektionen vor dem Filter sind möglich. Die meisten praktischen Probleme (unzureichende Infusionsgeschwindigkeit bei Schwerkraftinfusion, Blockierung der Infusion durch Luftblasen im Filter etc.) sind bei Verwendung moderner, großvolumiger, sich selbst entlüftender Filter gelöst. Für das Rückhalten von Partikeln in Infusionen, die Zusätze enthalten, insbesondere für die Applikation von in physiologischer Kochsalzlösung aufgelösten Antibiotica empfiehlt das National Coordinating Committee on Large Volume Parenterals der USA die Benutzung eines 1–5 μ Filters [13].

Ein Zurückhalten bakterieller Verunreinigungen ist nur möglich mit 0,2 μ Filtern. Die Praktikabilität (Durchflußzeiten) ist bei der generellen Verwendung eines 0,2 μ Filters nicht gegeben. Die überwiegende Mehrzahl katheterinduzierter Septicämien nimmt ihren Ausgang von einer lokalen Infektion der Katheterpunktionsstelle, verursacht durch Keime, die entlang der intracutanen Verlaufsstrecke des Katheters ins Gefäßsystem eindringen. Typische Eintrittsstellen für Bakterien in das Infusionssystem sind die Einstichstellen für Zusatzinjektionen, die Konnektionsstelle zwischen zentralvenösem Katheter und Infusionssystem, die Kathetereintrittsstelle in die Haut und die Katheterabdeckung. Die ätiologisch bedeutsamen Schwachpunkte im Rahmen der Infusionstherapie verbleiben somit sämtlich distal eines in das Infusionssystem integrierten Filters [5].

Aus diesen Überlegungen heraus scheint die *Effektivität von 0,2 μ Filtern zur Mikrobenretention zweifelhaft.* Ihre generelle Anwendung wird nicht empfohlen.

Die Verringerung des infusionsbedingten Infektionsrisikos kann z.Z. nur durch die Kenntnis und strenge Anwendung der Regeln der Asepsis erzielt werden.

II. Technik und Infektionsrisiko bei intravasalen Kathetern

Die Quellen einer *katheterbedingten Infektion* (extrinsic contamination) zeigt die Abb. 2 (modifiziert nach Maki [10]).

Im folgenden sollen Empfehlungen zum Einsatz und zur Pflege intravasaler Katheter gegeben werden [7]:

Periphere Venen-Verweilkanülen

- Nur für kurfristige Infusionsbehandlungen.
- Zuerst die Handrücken-, dann die Unterarmvenen und zuletzt die Venen der Ellenbeuge.
- Stahlkanülen sind Kunststoffkanülen vorzuziehen.
- Kanülen aus Teflon (Polytefrafluoräthylen oder Fluoräthylenpropylen) sind Kanülen aus Polyvnylchlorid oder Polyäthylen vorzuziehen.
- Blut, Blutderivate, Blutersatzmittel und Fettemulsionen immer über periphere Venen-Verweilkanülen infundieren.
- Im Notfall großvolumige Kanülen zunächst in periphere Venen.
- Erst bei Unmöglichkeit der Venenpunktion an einer anderer Stelle ist die Indikation zur sofortigen Punktion herznaher Venen gegeben.
- Venen-Verweilkanülen mit seitlicher Zuspritzpforte (Braunüle Viggo, Fa. Braun-Melsungen) sind abzulehnen [14].

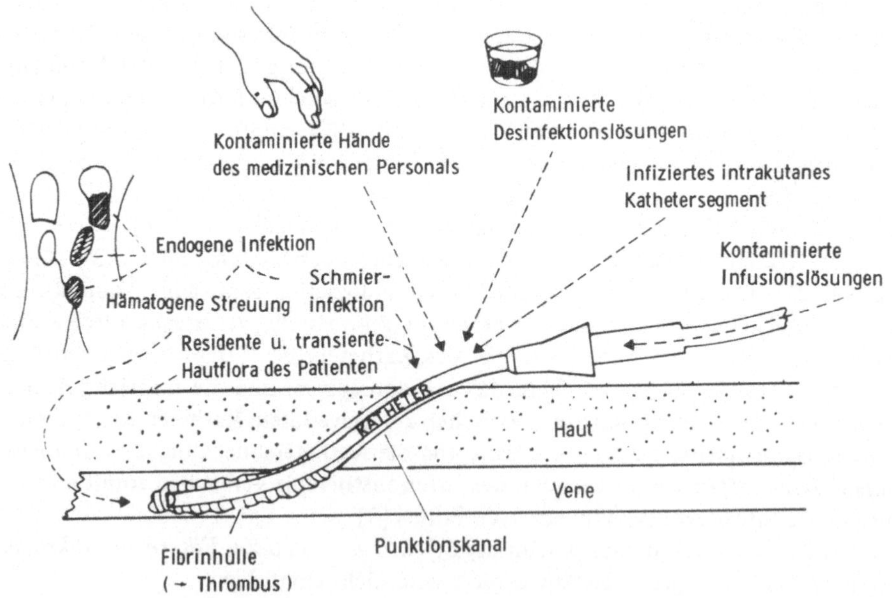

Abb. 2. Quellen äußerer (extrinsic) Kontamination des ZV-Katheters (modifiziert nach Maki)

Punktionstechnik

- Hände desinfizieren,
- sterile Einmalhandschuhe anziehen.
- Möglichst großvolumige Vene wählen (günstiges Querschnittsverhältnis von Katheter zu Vene).
- Schonende Haarrasur, besser Depilation.
- Lokale Hautdesinfektion mit alkoholischen Desinfizientien oder Jodophoren in Alkohol (Haut zweimal desinfizieren, anschließend mit Steriltupfer abreiben).
- Kein Entfetten (Aceton) der Haut (Anstieg der lokalen Entzündungszeichen).
- Häufiger Wechsel der Venenpunktionsstelle zur Verminderung der Phlebitisrate und zur Erhaltung großer Venen (evtl. für ZV-Katheter).

Zentralvenöse Katheter

Indikationen

1. Unmöglichkeit der Venenpunktion an einer anderen Stelle (Schock, Kreislaufstillstand, mutilierende Verletzungen der Extremitäten).
2. Volumensubstitution unter Kontrolle des zentralvenösen Drucks.
3. Parenterale Ernährung mit hyperosmolaren Lösungen (> 800 mosmol/l).
4. Gabe konzentrierter Pharmaka (Cetecholamine, Vasodilatatoren etc.) im Dauertropf.

Kathetermaterialien

- Polyurethan besser als Polyäthylen besser als Polyvinylchlorid (Rasterelektronenmikroskopische in vitro und in vivo Untersuchungen der Katheteroberfläche [12]).
- Geschlossene, verschweißte Katheterspitze ermöglicht atraumatischen Vorschub mit weitgehender Vermeidung einführungsbedingter Gefäßwandläsionen.
- Geschlossene Systeme sind offenen vorzuziehen.

Punktionstechniken

1. Braunülen-Prinzip (Katheter wird durch die Punktionsnadel eingeführt.
2. Seldinger-Technik (Katheter gleitet über eine Metallspirale in die Vene).
3. Venae sectio (Pädiatrie).
4. Operative Einpflanzung (*Solassol*), (langfristige TPN von Tumorpatienten [18]).

Zugangswege zum Hohlvenensystem

Periphere Zugänge

Vena basilica (für den Ungeübten),
Vene cephalica,
Vena jugularis externa,
(Vena femoralis).

Zentrale Zugänge

Vena subclavia (im Notfall),
Vena anonyma,
Vena jugularis interna (bei geplanter Katheterisierung).

Die Erfassung und Auswertung Hohlvenen korrelierter Daten einschließlich der hygienisch relevanten Befunde erleichtert ein Katheterprotokoll, das mit dem Krankenblatt des Patienten geführt werden muß (Abb. 3).

Das Risiko einer *eitrigen Thrombophlebitis* ist deutlich höher bei einer Venae sectio als bei percutanen Venenkathetern. Sie wird häufiger in Abteilungen der Inneren Medizin registriert als in anderen Disziplinen. Staph. aureus und Staph. albus, Klebsiellen und Pseudomonas äruginosa sind dabei die häufigsten Erreger [15].

Das *Risiko einer katheterinduzierten Sepsis* ist am höchsten bei durch Venae sectio gelegten Kathetern. Von den percutanen ZV-Kathetern sind die zentral nahen (Subclavia- und Jugularis-interna-Katheter) mit einem höheren Risiko belastet als die Basilica-Katheter [10].

Hygienische Maßnahmen im engeren Sinne zur Prophylaxe infektiöser Komplikationen beim zentralvenösen Katheter

- Enthaaren und sorgfältige Desinfektion der vorgesehenen Punktionsstelle im weiten Umkreis (kein Entfetten der Haut mit Aceton, da vermehrt Entzündungszeichen der Haut auftreten; Erfahrungen mit Alkohol sind nicht wissenschaftlich untersucht).
- Zur Desinfektion vor Punktion und zur Katheterpflege Mittel mit organisch gebundenem Jod (Polyvinylpyrrolidon-Jod-Komplexe in alkoholischer Lösung).
- Steriles Abdecken der Punktionsstelle (bei Punktion der V. jugularis interna ist so abzudecken, daß Punktionsmöglichkeiten für die Vena jugularis externa und die Vena subclavia als Alternativen frei bleiben).
- Sterile Handschuhe, Mundschutz, Haube und Kittel bei Punktion im offenen System (Seldinger-Technik) Vorschrift, im geschlossenen System empfehlenswert (Vorbereitung wie auf einen chirurgischen Eingriff!).
- Punktionsmaterial auf einem steril abgedeckten Instrumententisch bereitlegen.
- Nur Verwendung fertiger, industriell hergestellter und sterilisierter Einmal-Katheter-Sets.
- Eventuelle Lokalanästhesie in Verbindung mit vorsichtiger Probepunktion mit dünnlumiger Kanüle ($<$ 12 G).

KLINIK FÜR ANÄSTHESIOLOGIE
UND OPERATIVE INTENSIVMEDIZIN
UNIVERSITÄT MÜNSTER

KATHETERPROTOKOLL

Cava Kath. O
Art. Kath. O
Pulm. Kath. O

1. Katheter gelegt am Datum : Uhrzeit :

2. Punktionsbedingungen : re / li Punktionsversuche :
Punktionsstelle :
Komplikationen :
Kathetermodell : Notfall ja / nein
Anästhesie :
Fixierung (Pflaster, Folie, Naht) :
Lage der Katheterspitze : Korrigiert, gez. cm :
(Fehllage, Schlingen etc. Rö)

3. Zuvor Katheter ? ja / nein welchen ?

4. klin. Gerinnungsstörung ja / nein
Quick : % PTT : sec Thrombocyten :

5. Indikation :

Unterschrift :
(Achtung : Art. Kath. nicht bei peripherer Lage mit Kontrastmittel darstellen !) ·

ES WIRD GEBETEN, FÜR DIE WEITERE PFLEGE UND DAS ENTFERNEN DES KATHETERS ZU SORGEN.

Komplikationen während der Verweildauer :

1. Bakteriämie nachgewiesen	O	4. Katheterabriß	O
1a. unerklärtes Fieber	O	5. Perforation	O
2. Thrombophlebitis	O	6. sonstiges :	
2a. Purulente Thrombophlebitis	O		
3. Embolie	O		

Kath. entfernt am : Grund :
Spitze in Bakteriologie : ja / nein Ergebnis :

Abb. 3. Katheterprotokoll

- Atraumatische Punktion und schonendes Einführen, Blutaspiration, röntgenologische Lagekontrolle mit i.v. Kontrastmittel (z.B. 2 ml Urovison, Katheterspitze 2 cm subclavicular rechts parasternal).
- Verhinderung von intravasalen Katheterbewegungen (Basilica-Katheter: im Extremfall 10–15 cm bei Armbewegung) durch sichere, aber gegen Embolien schützende Fixation, z.B. durch:
  - schmales, gekreuztes Pflaster, 2 cm proximal der Punktionsstelle oder Annähen an die Haut über ein um den Katheterumfang herumgeschlungenes Pflaster.
- Sorgfältige Katheterpflege, Eintrittsstelle täglich auf Entzündungszeichen überprüfen, steriles Abdecken mit saugfähigem Adhäsivverband (Mepore) oder offene Behandlung.
- Häufiger Wechsel des Infusionsbesteckes (alle 24–48 Std).
- Möglichst wenige Manipulationen am Katheteransatz, wenn nötig unter aseptischen Kautelen.
- Blutentnahmen nicht über den zentralvenösen Katheter zur parenteralen Ernährung (möglichst aus der arteriellen Verweilkanüle oder durch Punktion aus peripherer Vene).
- Entfernung des Katheters zum optimalen Zeitpunkt:

a) unter dem Gesichtspunkt der Prophylaxe einer katheterinduzierten Infektion vor Ablauf des dritten Liegetages (danach signifikanter Anstieg des Septicämierisikos);
b) unter dem Gesichtspunkt der Prophylaxe thromboembolischer Komplikationen, entweder innerhalb von 24 Std (in dieser Zeit sind Wanddefekte oder Thromben voll reversibel, die Gefahr einer Embolie ist gering) oder erst nach 8–10 Tagen (Teile der neugebildeten Thromben sind wandadhärent und in Organisation begriffen).

Eine Abwägung zwischen dem Risiko einer Lungenembolie oder dem erhöhten Risiko einer gefäßkatheterinduzierten Infektion muß im Einzelfall erfolgen.

- Keine Verbandsprays (Band-Aid, Johnson & Johnson).
- Keine systemische Antibioticagabe wegen eines Cava-Katheters (keine lokale Antibioticaapplikation).
- Keine allgemeine Anticoagulation.

Maßnahmen bei dem Verdacht auf Infektion an der Katheterpunktionsstelle bzw. auf katheterinduzierte Septicämie

Entzündung der Venenwand (Phlebitis) und Thrombenbildung im punktierten Gefäß (Thrombose) können gelegentlich getrennt auftreten, in der Regel werden sie gemeinsam diagnostiziert (*Thrombophlebitis*). Die betroffene Vene ist *erwärmt, geschwollen* in der Länge ihres Verlaufes, u.U. *gerötet;* bisweilen läßt sich ein *verhärteter Venenstrang* tasten.

Bei *Entzündung der Katheterpunktionsstelle* sind folgende Maßnahmen zu treffen:

- Unterbrechung der Infusion.
- Abnahme von Blutkulturen über den ZV-Katheter und zusätzlich über eine primäre Vene und eine evtl. liegende arterielle Verweilkanüle.
- Gewinnung einer Probe aus dem Infusionssystem in folgender Weise:
  - PVP-Jod–Desinfektion des Latexschlauchstückes.
  - Abwischen mit 70%igem Isopropylalkohol über 2 min.
  - Punktion und Aspiration von 10 ml der intravenösen Lösung, Überimpfen von jeweils 5 ml auf 2 Blutkulturflaschen (ärob/anärob).
  - Asservation der Infusionslösung und des Infusionssystems und verschlossene Aufbewahrung im Kühlschrank (bei Verdacht auf infusionsbedingte Infektion).
  - Entfernen des Katheters.

Entfernen des ZV-Katheters und Gewinnen der Katheterspitze zur bakteriologischen Diagnostik

- Zweimalige Hautdesinfektion um die Katheterpunktionsstelle mit 70%igem Isopropylalkohol.
- Vorsichtiges Herausziehen des Katheters, Fassen der Katheterspitze mit einer sterilen (Einmal-)Pinzette, Eintauchen der Katheterspitze in ein steriles Röhrchen, Abschneiden mit steriler (Einmal-)Schere unterhalb der Kathetereintrittsstelle in die Haut.
- Alternativ: Eintauchen der Katheterspitze in flüssige Sabouraud-Bouillon.
- Rascher Transport mit ausreichenden klinischen Angaben in das mikrobiologische Labor.
- Für die Gewinnung semiquantitativer Kulturen sind besondere Voraussetzungen notwendig [9].

– Eine *katheterinduzierte Sepsis* liegt nur dann vor, wenn *identische Erreger im strömenden Blut* und am *intravasalen Kathetersegment* gefunden werden.

Typische Keime einer katheterinduzierten Infektion oder Sepsis

– Staph. epidermidis und Keime der residenten Hautflora,
– Staph. aureus,
– Pseud. äruginosa,
– Enterokokken,
– Candida,
– Proteus,
– Klebsiella/Enterobacter/Serratia,
– Citrobacter.

Pulmonal-arterieller Katheter (Swan-Ganz-Katheter)

Indikationen

Hämodynamisch und respiratorisch instabile Patienten, die unter maschineller Beatmung mit positiv endexspiratorischem Druck > 5 cm H_2O > 40% Sauerstoff in der Inspirationsluft kontinuierlich differente vasoaktive Substanzen erhalten, benötigen neben einem arteriellen auch einen Pulmonalis (Swan-Ganz)-Katheter [20]. Das Risiko einer durch den Swan-Ganz-Katheter hervorgerufenen Septicämie beträgt 3%–5% bei einer Liegedauer von mehr als 72 Std [10]. Risikofaktoren sind a) die Liegedauer des Katheters und b) die Beherrschung der Katheterplazierung.

Prophylaxe der Swan-Ganz katheterinduzierten Infektion

Es gelten dieselben Kriterien wie für einen zentralvenösen Katheter, zusätzlich ist:
– die Indikation zum Swan-Ganz-Katheter mindestens zweimal täglich zu überprüfen.
– Keine Infusion in die Arteria pulmonalis zu leiten.
– Die Thermodilutationslösung zur Messung des Herzzeitvolumens alle 12 Std zu wechseln.
– Eine Katheterhülle zu verwenden, die eine Kontamination des extracutan liegenden Kathetersegmentes vermeiden hilft.

Arterieller Verweil-Katheter

Indikationen

Notwendigkeit zur *kontinuierlichen* Überwachung des Blutdrucks (spezielle Operationen und Narkosen, Intensivtherapie) und zur häufigen Abnahme von arteriellen Blutgasanalysen.

Endemische Septicämien durch kontinuierliche blutige Druckmessung treten sporadisch auf. Infektionen rühren meistens von kontaminierten Spüllösungen oder von kontaminierten

Druckwandlerköpfen her. Zur Prophylaxe wurden Einmal-Dome entwickelt, die eine absolute Trennung zwischen Gefäßsystem des Patienten und Spüllösungssystem schaffen.

Dennoch auftretende gelegentliche Infektionen sind der Kontamination der Drei-Wege-Hähne und der patientennahen Druckleitungen durch Ärzte- und Pflegepersonal anzulasten.

Druckwandlerköpfe, Druckleitungen und Spüllösungen sollten alle 48 Std gewechselt werden [11].

Im übrigen gelten für die Infektionsprophylaxe Richtlinien, die denen des ZV-Katheters entsprechend.

Literatur

1. Altemeyer K-H, Falk H, Ahnefeld FW (1980) Filter: eine Möglichkeit zur Vermeidung bakterieller und pertikulärer Kontamination bei der klinischen Anwendung. Hyg Med 5:626
2. Daschner F (1977) Infektiöse Komplikationen bei Infusionstherapie. In: Ahnefeld FW, Bergmann H, Burri C, Dick W, Halmagyi M, Rügheimer E (Hrsg) Klinische Anästhesiologie und Intensivtherapie, Bd 14. Springer, Berlin Heidelberg New York
3. Daschner F (1981) Bakteriologische Probleme bei Infusionstherapie. Hyg Med 6:136
4. Gähler R, Hartenauer U (1982) Früherkennung von Infektionen durch Hygienestatistik. In: Lawin P, Hartenauer (Hrsg) Intensivmedizin, Notfallmedizin, Anästhesiologie. Thieme, Stuttgart New York
5. Hartenauer U (1980) In-line filters and their use in preventing infusion related infection. In: 7th World Congress of Anaesthesiologists, Hamburg 1980. Book of Abstracts, p 140. Excerpta Medica, Int Congress Series No 533, Amsterdam Oxford Princeton
6. Klaus E (1977) Materielle Verunreinigungen in Infusionslösungen. In: Ahnefeld FW, Bergmann H, Burri C, Dick W, Halmagyi, Rügheimer E (Hrsg) Klinische Anästhesiologie und Intensivtherapie, Bd 14. Springer, Berlin Heidelberg New York
7. Lawin P, Hartenauer U (Hrsg) (1981) Der intravasale Katheter. Intensivmedizin, Notfallmedizin, Anästhesiologie, Bd 28. Thieme, Stuttgart New York
8. Maki DG, Martin WT (1975) Nationwide epidemic of septicemia caused by contaminated infusion products: IV. Growth of microbial pathogens in fluids for intravenous infusion. J Infect Dis 131:267
9. Maki DG, Weise CE, Sarafin HW (1977) A semiquantitative culture method for identifying intravenous-catheter-related infection. N Engl J Med 296:1305
10. Maki DG (1981) Epidemic nosocomial bacteremias. In: Wenzel RP (Hrsg) CRC Handbook of hospital acquired infections. CRC Press Inc, Boca Raton
11. Maki DG, Hassemer CA (1981) Endemic rate of fluid contamination and related septicemia in arterial pressure monitoring. Am J Med 70:733
12. Müller KM, Friedmann J, Hartenauer U, Blaschke R (1981) Frühstadien der Oberflächenablagerungen auf zentralen Venenkatheters nach 24stündigem intravaselem Blutkontakt. Med Welt 32:1362
13. National Coordinating Committee on Large Volume Parenterals: Recommendations to pharmacists for solving problems with large-volume parenterals. Am J Hosp Pharm 33:231 (1976)
14. Oberhammer E (1980) Die Keimbesiedelung von Zugspritzpforten an Venenverweilkanülen. Hyg Med 5:528
15. Rhame FS, Maki DG, Bennett JV (1979) Intravenous cannula-associated infections. In: Bennett JV, Brachmann PhS (eds) Hospital Infections. Little, Brown and Company, Boston
16. Rose R, Hunting KJ, Townsend TR, Wenzel RP (1977) Morbidity/mortality and economics of hospital-acquired blood stream infections: a controlled study. South Med J 70:1267

17. Ryan PB, Rapp RP, De Luca PP (1973) In-line final filtration – a method of minimizing contamination in intravenous therapy. Bull Parenter Drug Assoc 27:1
18. Solassol U, Jouyeux H (1976) A compact portable prosthesis for total parenteral nutrition (T.P.N.): Ambulatory parenteral feeding in the hospital and home. Acta Chir Scand (Suppl) 466:78
19. Spengler RF, Greenough WB III, Stolley PD (1978) A descriptive study of nosocomial bacteremias at The Johns Hopkins Hospital 1964–1974. Johns Hopkins Med J 142:77
20. Wendt M (1981) Indikation und Technik von Pulmonalis- und Links-Herz-Kathetern bei Intensivbehandlungspatienten. In: Lawin P, Hartenauer U (hrsg) Der intravasale Katheter. Intensivmedizin, Notfallmedizin, Anästhesiologie, Bd 28. Thieme, Stuttgart New York
21. WHO Expert Committee of Specifications for Pharmaceutical Preparations. Twenty-fifth Report. World Health Organization. Technical Report Series No 562. WHO, Geneva 1975

Wunddrainage

A. Härle

Orthopädische Universitätsklinik, Hufferstraße 27, D-4400 Münster

Die Behandlung dieses Themas erfordert eine Gegenüberstellung von *Drainage* und *Tamponade,* die zwar demgleichen medizinischen Zweck dienen, doch gleichzeit ganz unterschiedliche Wirkungen entfalten. Der Begriff „Drainage" ist aus der englischen Landwirtschaft entnommen und beschrieb primär die Ableitung überschüssiger Bodenfeuchtigkeit durch Röhren. Der Ausdruck „Tamponade" soll auf das holländische Wort *tap* = Stopfen, Propfen zurückgehen, andererseits ist der französische Begriff „le tampon" = Bausch, Stoffballen zumindest mittelbar in die Wortentwicklung einzubeziehen [5].

Aufgaben der Wunddrainage

Ableitung von Blut und Sekret aus Wundspalten.
Hämatom und Serumprophylaxe.
Adaptation und Stabilisierung der Wundflächen.
Verringerung der erforderlichen Verbandswechsel.
Senkung der Wundinfektionsquote.
Verkürzung der postoperativen Krankenhausverweildauer.
Verringerung des Antibioticaverbrauchs.
Postoperative Wunddiagnostik (bakterielle Keimbesiedelung, Antibioticaempfindlichkeit, Leukocytenverhalten).

Hefte zur Unfallheilkunde, Heft 158
Zusammengestellt von A. Pannike

Der Wundtamponade werden nach Völcker [15] sechs Wirkungen zugeschrieben, die teilweise auch von der Wunddrainage erreicht werden, andererseits geradezu entgegengesetzt sind:
drainierend,
aufsaugend,
Hohlräume ausfüllend,
verstopfend,
Adhäsionen erzeugend,
blutstillend wirkend.

Damit wird deutlich, daß die Wundtamponade kein konkurrierendes Verfahren zur modernen Wunddrainage darstellt und nur noch eine grenzwertige Indikation bei unstillbaren Blutung und septischen Weichteildefektwunden hat, wenn eine geschlossene Drainage nicht möglich ist. So wird durch das Aufsaugen von Sekret zwar ein gewisser Drainageeffekt erzielt, der aber nicht kontrollierbar ist. Die Wundheilung wird nicht gefördert und wegen der bei offenen Wunden immer auftretenden bakteriellen Besiedelungen können Sekretstauungen zu schweren lokalen, evtl. auch allgemeinen Infektionen führen. Krankenhaushygienisch sind tamponierte, septische Wunden sehr bedenklich, da sie nur schwer kontrollierbare Keimquellen darstellen.

Die verschiedenen Verfahren zur Wunddrainage

Die offene Wunddrainage,
die Heberdrainage (Buelau-Drainage),
die Schwerkraftdrainage,
die Sumpdrainage (Schlürfdrainage),
stationäre Niedervakuumsysteme,
tragbare Vakuum-Saugflaschen,
Spüldrainage,
Spül-Saug-Drainage.

Obwohl alle vorstehend genannten Drainagetechniken als konkurrierende Verfahren in Betracht kommen, hat sich in den letzten 20 Jahren ein Konzentration auf wenige Techniken herausgebildet, wobei für besondere Indikationen auch spezielle Verfahren herangezogen werden.

Als hygienisch bedenklich müssen die offene Wunddrainage und die stationäre Nieder-Vakuumsysteme angesehen werden, wie die Untersuchungen von Buchanan, Crasselt, Morris, Santa und Stevens gezeigt haben. Die Buelau-Drainage wird in modifizierter Art fast nur noch in der Thorax-Chirurgie eingesetzt. Ein ebenfalls sehr eingeengtes indikationsgebiet trifft für die Spül-Saug-Drainage zu; ihr Einsatz bei septischen Gewebeprozessen ist in den letzten Jahren nicht mehr unumstritten, da häufig eine Sekundärinfektion während der Anwendung zur Beobachtung kommt [7, 16].

Die Schwerkraft-Drainage und die Sumpdrainage (Abb. 1) haben ihr Hauptindikationsgebiet im Bereich der Abdominalchirurgie. Außerhalb der serösen Höhlen dürften sie dem Hochvakuumverfahren von Redon deutlich unterlegen sein [12]. Die sogenannte Redon-Drainage stellt wohl die Methode der Wahl dar, wenn sichergestellt ist, daß durch den hohen Unterdruck kein geweblicher Schaden gesetzt wird. Ausgehend von der Tumorchirurgie an Hals und Nacken hat sich diese Drainagetechnik immer dann als adäquat

Üblicher SUMP-Drain

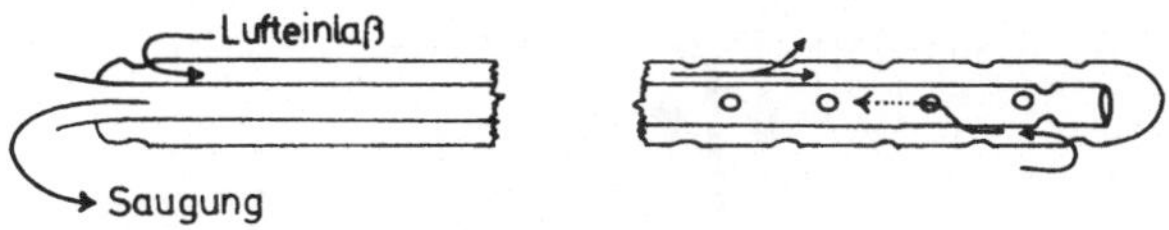

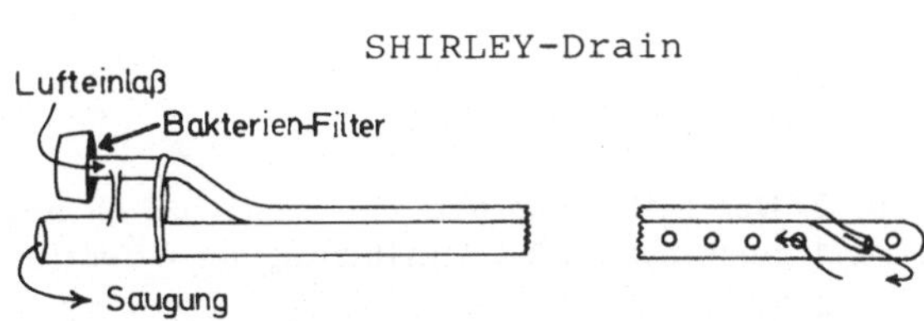

Abb. 1. Bei der Sump-Drainage wird Raumluft an die Perforationsstrecke des Drains angesaugt, die dann die anfallenden Sekrete im Drain *abschlürfen* soll

erwiesen, wenn der Wunddrain außerhalb der serösen Höhlen, also an Knochen, Muskeln und Subcutangewebe verlegt wird. Hier ist der hohe Unterdruck angezeigt, um die Wundflächen aneinanderzupressen (Abb. 2) und so zu stabilisieren, damit der Wundspalt möglichst ruhiggestellt ist und schnell geweblich überbrückt werden kann [4].

Aus spongiösen Knochenwunden ist unter der Hochvakuumtechnik ein sehr starker Blutverlust möglich. In solchen Fällen kann eine Überlaufdrainage durch Einstechen einer Kanüle in eine starrwandige Saugflasche durchgeführt werden. Will oder muß man primär auf einen wesentlichen Unterdruck zur Drainageförderung verzichten, so stellt die sogenannte Schwerkraftdrainage mittels eines Auffangbehälters aus plastischem Material eine interessante Alternative dar [11].

Physikalische Grundlagen bei der Wund-Saug-Drainage

Bei der Hoch-Vakuum-Drainage nach Redon kommt zwischen Umwelt und Wundhöhle ein Differenzdruck von bis zu 980 mbar zur Anwendung.

Je höher der im Drainagesystem vorliegende Unterdruck, desto besser die Wundstabilisierung.

Da für die Druckverhältnisse in der Saugflasche nach Redon das Gesetz von Boyle-Mariotte gilt und eine Hyperbelfunktion resultiert, ist ein möglichst hoher Unterdruck wünschbar, weil dann während der Befüllung kein wesentlicher Unterdruckverlust eintritt (Abb. 3).

Ganz andere Verhältnisse liegen bei den kompressiblen, tragbaren Saugeinheiten vor, die entweder durch die plastische Verformung oder mit Hilfe von Rückstellfedern ein geringes Vakuum im Innern erzeugen. Abgesehen von der Tatsache, daß der Unterdruck wesentlich geringer ist als bei der Saugdrainage nach Redon, kommt es auch schon bei der Befüllung mit Wasser zu einem sehr schnellen Unterdruckabfall und in Einzelfällen ist während der Drainage nicht auszuschließen, daß gar kein Unterdruck mehr vorliegt.

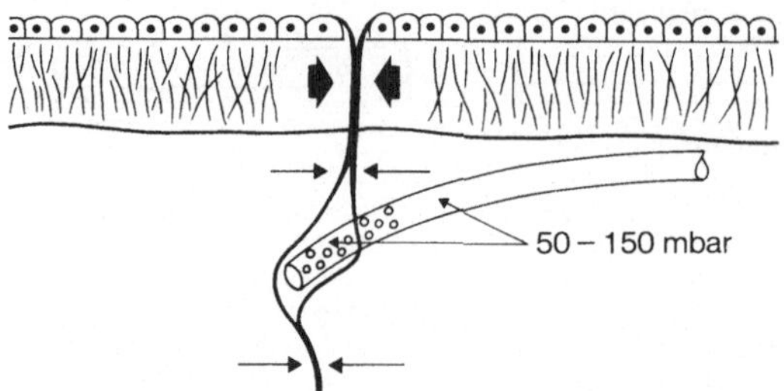

Abb. 2. Der Differenzdruck zwischen Umwelt und Drainage-Leitung von 800–900 mbar führt zu einer maximalen Annäherung der Wundflächen

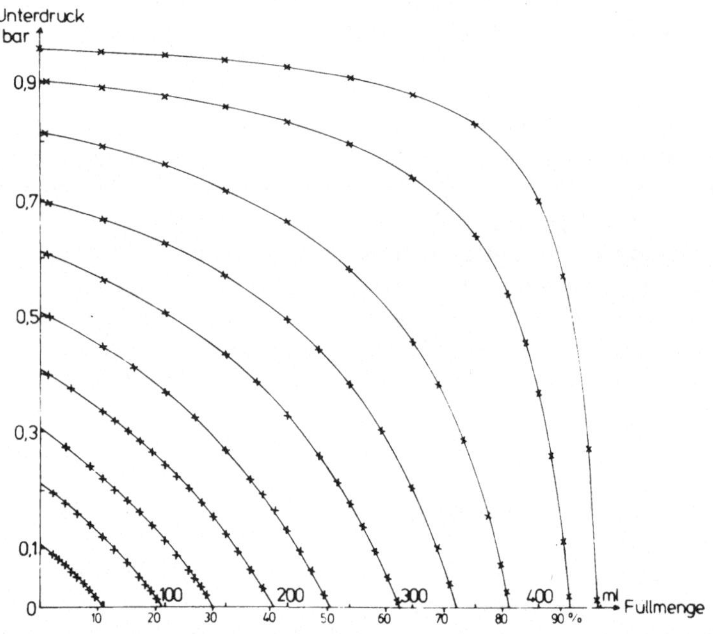

Abb. 3. Die Druck-Volumen-Kurven bei Befüllung von starrwandigen, evakuierten Saugflaschen verhalten sich nach dem Boyle-Mariotteschen Gesetz

Beim Eröffnen des Unterdruckdrainagesystems besteht die Gefahr eines plötzlichen Lufteinstromes und damit einer Kontamination großer Abschnitte der Drainageleitung.

Damit verbunden sind rückläufige Sekretbewegungen, wobei wegen der Gasblasenbildung im Drainagesystem Kontaminationen von jeder Stelle im Bereich der Drainageleitung bis zum Wunddrain verschleppt werden können (Tabelle 1).

Tabelle 1. Sekretrückschlag bei plötzlichem Eröffnen des Drainagesystems; *F* bis *I* beschreiben die einzelnen Versuchsreihen, wobei unterschiedliche Volumina vor den Wundrain zur Imitation der Wundhöhle vorgeschaltet wurden

Verschleppung von Methylenblau in CM-Wegstrecke – Wundhöhlen-Imitation									
									Mittelwert
F Charr. 14 allein	60,5	66,5	66,5	69,5	70	68	73	69,5	67,5 ± 3,4
G Charr. 14 + 2 ml	74	72	68,5	70,5	71,5	70			71 ± 1,7
H Charr. 14 + 5 ml	78	86	71	72	77,5	71			75,9 ± 5,4
I Charr. 14 + 10 ml	81	85	82	82	86	78			82,4 ± 2,8

Die physikalischen Besonderheiten der verschiedenen Drainagesysteme haben einen direkten Einfluß auf die Wundheilungsphysiologie und auf die hygienischen Bedingungen in der Drainageleitung (Tabelle 2).

Die Förderungsleistung einer Wunddrainageleitung ist abhängig vom Angebot an Wundsekret; der Draindurchmesser bzw. die Ausgestaltung der Perforationsstrecke hat darauf keinen wesentlichen Einfluß [6, 8, 9].

Komplikationen bei der Wunddrainage

Coagelbildung in der Drainageleitung.
Zerplatzen von Saugflaschen aus Glas.
Wundsekret-Rückschlag beim Saugflaschen-Wechsel.
Verlust des Unterdrucks im Drainagesystem.
Unklarheit über die Wundsekretionsverhältnisse
Angenähert oder abgerissener Wunddrain.
Vorzeitige gezogenen Drainageleitung.
Diskonnexion der Drainageleitung.

Die in der Perforationsstrecke von Wund-Saug-Drains beim Ziehen auffindbaren sogenannten Coagelbildungen rühren meist von Gewebsresten bzw. Nekrosen her, die durch die hohe Saugleistung in den Drain hineingezogen worden sind [17]. Die mit der Eröffnung des Unterdrucksystems zusammenhängenden Gefährdungen und Komplikationen basieren auf physikalischen Grundlagen und werden noch kompliziert durch das Ausbreitungsvermögen von Bakterien. Aus diesem Grund sind Saugflaschen aus Glas, die beim Anschlagen oder Herunterfallen zerplatzen, eine potentielle Gefahr und entsprechen nicht den, in der modernen Medizin geforderten Sicherheitsvorkehrungen.

Der Unterdruck ist ein entscheidendes Charakteristicum der verschiedenen Drainagearten und muß deswegen auf dem gewünschten bzw. erforderlichen Niveau gehalten werden.

Tabelle 2. Die kontrollierte, prospektive Studie zeigt, daß die Hoch-Vakuum-Drainage den kompressiblen Saugeinheiten signifikant überlegen ist hinsichtlich Drainagedauer, Wundsekretmenge und erforderlichen Flaschenwechsel-Zahlen

Vergleichsstudie zwischen Drainage-Systemen mit hohem und niedrigem Unterdruck
A: 130 Torr B: 500 Torr

	A (n: 24)	B (n: 22)	
Erforderliche Saugflaschen-Wechsel	2.5 ± 0.3	1.4 ± 0.3	$p < 0.01$
Totale Wundsekretmenge	332 ± 53	187 ± 24	$p < 0.01$
Drainage-Dauer	5.8 ± 0.3	4.7 ± 0.2	$p < 0.005$
Wundinfektionen	6	2	n.s.
Wandrandnekrosen	6	5	n.s.
Erforderliche Aspirationen	1	1	n.s.
Krankenhausverweildauer	11.7 ± 1,1	9.9 ± 0.6	n.s.

(nach Britton BJ, Lumbley JSP et al (1979))

Unklarheiten über den aktuellen Unterdruck und über die Wundsekretionsverhältnisse stellen ein Informationsdefizit dar, das in Einzelfällen schwerwiegende Komplikationen nach sich ziehen kann.

Auch aus dem Verlegen bzw. Konnektieren der Bestandteile des Wunddrainage-Systems können bedeutsame Funktionsstörungen herrühren. So ist insbesondere darauf hinzuweisen, daß ein Wunddrain entweder mittels Klebeverfahren oder durch getrennte Naht an der Haut fixiert werden muß, damit er nicht vorzeitig gezogen wird. Die Einzelteile für die Wunddrainage müssen fest miteinander konnektiert sein und dieser Vorgang soll mit der nötigen Sorgfalt erfolgen, damit nicht schon leichtere Zugwirkungen zu einem Lösen der Verbindung führen.

Risiken bei der Wunddrainage

Kontamination des Drainagesystems bei Manipulation,
Tamponadewirkung wenn es zu einem Überdruck im System kommt,
Unerkannte Hämatombildungem,
Zu hoher postoperativer Blutverlust,
Retrograde Wundinfektion.

Bei der Durchführung einer postoperativen Wunddrainage muß herausgestellt werden, daß über die Drainageleitung tagelang eine offene Verbindung zur Wundtiefe geschaffen ist. Kontaminationen dieses Hohlsystems der Drainage können theoretisch und wohl auch praktisch zu rückläufigen Keimbesiedelungen der Wunde führen.

Klinische und bakteriologische Kontrollen während der Wunddrainage haben gezeigt, daß jede Eröffnung und insbesondere der Saugflaschen-Wechsel eine große und hygienische Gefährdung darstellen. In einem Kollektiv von 79 bakteriologisch kontrollierten Drainagen war das Wundsekret zum Zeitpunkt des ersten Saugflaschen-Wechsels, 24 Std post operationem, in 2,5% kontaminiert. Weitere 24 Std später, d.h. nach einem Saugflaschen-Wechsel,

Tabelle 3. Keimnachweis in Saug-Drainagen bei Verwendung von Glasflaschen-Proben Nr. I = Wund-Drain-Stück beim Einlegen in die Wunde, II = Wundsekret nach 24 Std; III = Wundsekret nach 24 Std; IV = Wunddrain-Stück beim Ziehen nach 48 Std. Auffällig ist der 7fache Anstieg der Kontaminationsquote des Wundsekretes nach dem ersten Saugflaschen-Wechsel

Proben-Nr.				
I	II	III	IV	Keimart
0	1	6	1	Hefen
2	0	2	7	Staph. aureus
4	1	1	0	Staph. albus
0	0	2	4	Enterokokken
0	0	1	4	E. coli
0	0	0	1	Proteus maribilis
1	0	0	0	Sporenbildner
2	0	0	0	Mictococcus flavus
1	0	0	0	Corynebakt. pseudodiph.
0	0	1	0	Pseudomonas aerug.
0	0	1	0	Achromobacter
10 +	2 +	14 +	17 =	43

war die Kontaminationsquote auf 13,9% angestiegen und die gefundenen Keime (gramnegative Bakterien) lassen als Ursache den Saugflaschen-Wechsel annehmen (Tabelle 3).

Der weit verbreiteten Meinung, der hohe Unterdruck im Drainagesystem verhindere eine retrograde Wundbesiedelung muß mit Entschiedenheit widersprochen werden. Da im Wunddrainage-System das Sekret sich nur schleichend bewegt, kommt es zu einem Druckausgleich zwischen Wundhöhle und Saugflasche, so daß gar kein Druckgefälle mehr gegeben ist. Wie schnell und wie weit sich Bakterien von einer Stelle im Drainagesystem auch entgegen der Schwerkraft ausbreiten können, ist in der Abb. 4 illustriert. Die Untersuchung zeigt, daß bei vertikaler Anordnung von Drainageschläuchen hier keine artspezifischen Unterschiede bei verschiedenen Bakterien zu beobachten sind und für diesen Ausbreitungsmechanismus wohl in erster Linie physikalische Gegebenheiten eine Rolle spielen.

Forderungen an die postoperative Wunddrainage

Höchste hygienische Sorgfalt beim Legen und Pflegen der Wunddrainage.

Sorgfältige und rationale Indikation für die Anwendung der postoperativen Wunddrainage.

Eine hygienisch einwandfreie Wunddrainage erfordert steril verpacktes Einmalmaterial, die Saugflasche mit eingeschlossen, da eine Flüssigkeitsäule von der Flasche bis zur Wundtiefe besteht und durch die Unterdruckverhältnisse Keimverschleppungen von jeder Wundstelle bis zur Wundtiefe möglich sind.

Die Montage der Drainage hat im Operationsaal durch das steril angezogene Team zu erfolgen.

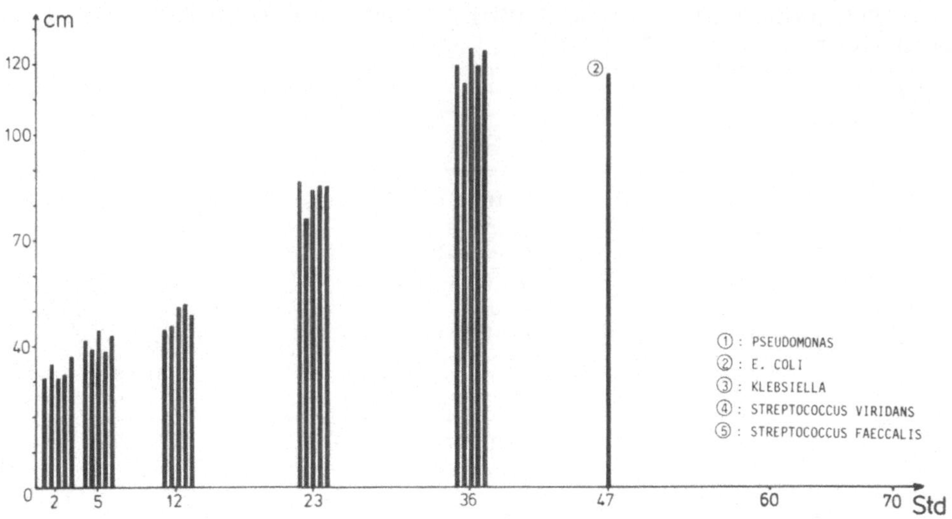

Abb. 4. Die Ausbreitung von Bakterien in mit sterilem Wundsekret gefüllten Drainage-Verbindungsschläuchen scheint bei vertikaler Anordnung keine art-spezifischen Unterschiede aufzuweisen

Der besonderen Kontaminationsgefährdung beim Saugflaschenwechsel muß durch entsprechende Technik und instrumentelle Ausrüstung Rechnung getragen werden.

Bei der Unterdruckdrainage muß auch sichergestellt sein, daß ein ausreichender (möglichst großer) Unterdruck wirklich vorhanden ist. Daher ist ein gut funktionierender und eindeutig beurteilbarer Vakuumindikator ein unverzichtbares Merkmal einer guten Unterdruckdrainage (Abb. 5).

Der Saugflaschenwechsel sollte nicht routinemäßig sondern nur bei Bedarf erfolgen; dies ist dann der Fall, wenn entweder das noch zu erwartende Wundsekret in der Flasche keine Aufnahme mehr finden kann, oder kein ausreichender Unterdruck vorhanden ist.

Die Dokumentation der Wundsekretionsverhältnisse sollte eindeutig und übersichtlich erfolgen.

Sterilgut ist nur dann als steril anzusehen, wenn die Verpackung unbeschädigt ist und keine Wasserflecken aufweist.

Empfehlungen für die Durchführung der Wunddrainage

Montage des gesamten Drainagesystems (Wunddrain, Verbindungsschlauch und Saugflasche) im Operationssaal noch durch das steril angezogene Team.

Alle Einzelteile des Drainagesystems müssen für die Prozedur in sterilem Zustand vorliegen.

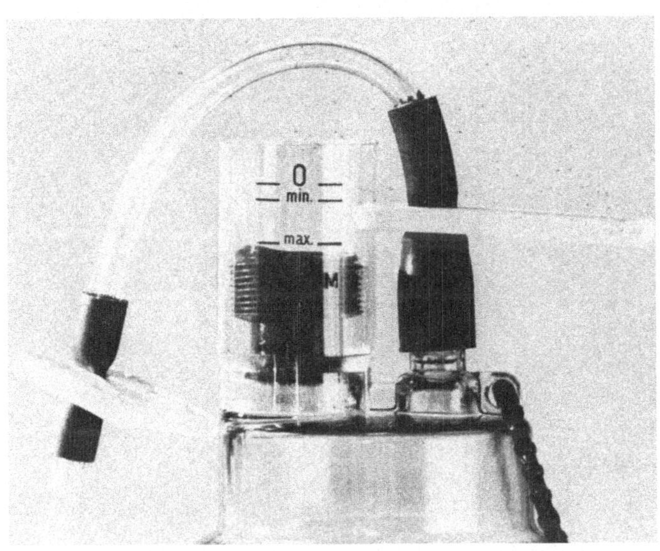

Abb. 5. Ein graduierter Vakuum-Indikator und die Sekretstop-Einrichtung gehören zur unverzichtbaren Grundausstattung einer funktionssicheren Saugflasche

Benützung von hochevakuierten, steril verpackten Einmalsaugflaschen aus Kunststoff; bei Glasflaschen besteht die Gefahr des Zerplatzens, wenn sie gegen harte Gegenstände anschlagen oder abstürzen.

Wegen der Unterdruckverhältnisse stellt ein derartiges Ereignis, wie jede Eröffnung der Drainageleitung, eine hochgradige Kontaminationsgefahr für das gesamte Drainagesystem dar.

Die verschiedenen Kompartimente einer Operationshöhle sollten mit verschiedenen Drainageleitungen versehen werden (z.B. Gelenkraum, subfascialer Raum und Subcutanraum).

Bei größeren Wundhöhlen sind evtl. in eine Kompartiment zwei Drainagen zu verlegen.

Die Drainagedauer und die Wartung sollten nach individuellen Verhältnissen bemessen sein oder sich nicht nur an starren Zeitregeln orientieren.

Solange die tägliche Wundsekretion über 30 ml liegt, empfiehlt es sich, weiter zu drainieren.

Beim Saugflaschen-Wechsel muß ein Sekretrückstrom ausgeschlossen werden durch Verwendung von Sekretstoppverbindungsschläuchen (Hersteller: Fa. Sterimed, Saarbrücken) (Abb. 5).

Beim Saugflaschen-Wechsel sollte ein Handkontakt mit dem Wunddrainageinnern vermieden und immer nur Patienten-fern, d.h. Flaschen-nah diskonnektiert werden.

Eine adäquate Wunddrainagetechnik erfordert eine eindeutige Dokumentation der Wundsekretionsverhältnisse durch Verwendung von Dokumentationsetiketten (Hersteller: Fa. Sterimed, Saarbrücken) (Abb. 6).

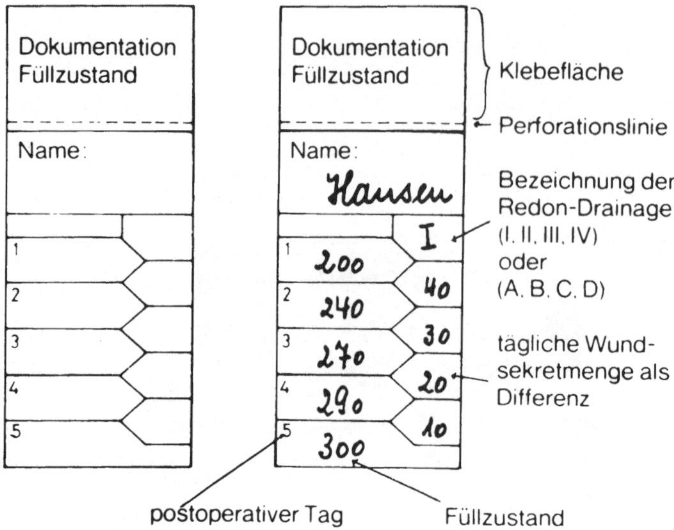

Abb. 6. Das Dokumentationsetikett stellt immer (zunächst an der Saugflasche und später nach dem Einkleben in die Fieberkurve) die Information über die Wundsekretionsverhältnisse sicher

Diagnostische Möglichkeiten an der Wunddrainage

Wundkolonisationsuntersuchungen anhand des Wundsekretes und des Wunddrains.

Bestimmung der antimikrobiellen Resistenzsituation von aus dem Wundgebiet isolierten Bakterien.

Untersuchung des Wundsekretes hinsichtlich seiner Zusammensetzung (Zucker, Eiweiß und corpusculäre Bestandteile) um z.B. Liquor- und Urinfisteln frühzeitig zu erkennen.

Untersuchungen des Leukocytenverhaltens im Wundsekret als Frühhinweis auf sich herausbildende Wundinfektionen.

Schlußbemerkungen

Die postoperative Wund-Saug-Drainage ist in der Weichteil-, Knochen- und Extremitätenchirurgie zu einem Grundbestandteil des Operationsverfahrens geworden. Die vorteilhaften Wirkungen der sogenannten Redon-Drainage können aber nur dann zum Tragen kommen, wenn eine adäquate Anwendungstechnik auch die physikalischen Grundlagen berücksichtigt. Diese Verfahrenstechnik beinhaltet aber auch Risikofaktoren für den Patienten und aus krankenhaushygienischer Sicht, denen begegnet werden muß. Die bisher geübte Durchführung und Wartung der Wund-Saug-Drainage entspricht oft nicht den hygienischen Anforderungen.

Dem Zusammenwirken von Auswirkungen der Gasgesetze (Niederdrucksystem) und bakterieller Kontaminationsmöglichkeiten muß vermehrt Beachtung geschenkt werden.

Jede Diskonnexion der Drainageleitung stellt ein hohes Kontaminationsrisiko für das System dar und darf daher nur unter strenger Indikationsstellung erfolgen.

Anhand der Ergebnisse aus Modellversuchen und klinischer Untersuchungsserien ist davon auszugehen, daß es durch eine einmalige Eröffnung der Wund-Saug-Drainageleitung in rund 7% zu einer Kontamination des Systems bis zur Wunddrainspitze kommt.

Für die Durchführung der Wund-Saug-Drainage sollte in jeder chirurgischen Abteilung eine Pflegeanleitung festgelegt sein.

Weiter ist zu empfehlen, die Wunddrainage (Drainagedauer, Flaschenwechsel) mehr auf die individuellen Verhältnisse abzustimmen und sich nicht nur an starren Zeitregeln zu orientieren. Die Anwendung von sterilem Einmal-Material kann sich nur dann positiv auswirken, wenn auch bei der Pflege auf den Stationen den hygienischen Grundanforderungen entsprochen wird.

Literatur

1. Britton BJ, Lumley JSP et al (1979) A comparison between disposable and nondisposable suction drainage units: a report of a controlled trial. Brit J Surg 66:279
2. Buchanan JMch, Lambley DG (1960) The Advantages of Wound Suction Drainage in General Surgery. J Internat Coll Surg 34:6
3. Crasselt C, Thallwitz M (1971) Zur Wundheilungsstörung in der Orthopädie. Beitr Orth 18:373
4. De la Rue: zit nach Redon H, Jost G, Torques X
5. Eufinger H (1968) Dränage und Tamponade in der modernen Chirurgie. Chir Prax 12: 337
6. Härle AJ (1981) Wunddrainage. Hyg Med 6:133
7. Kawashima M, Torisu T, Kamo Y, Iwabuchi A (1980) The Treatment of Pyogenic Bone and Joint Infections by Closed Irrigation-Suction. Clin Orth Related Res 148: 240
8. Kinzl L, Müller A, Wolter D, Burri C (1976) Strömungsphysikalische Untersuchungen neuer chirurgischer Saugdrainagen. Chirurg 83:43
9. Lohfert H (1980) Untersuchungen über die Flüssigkeitsdynamik in chirurgischen Saugdrainagen. Unfallheilkunde 83:153
10. Morris AM (1973) A controlled trial of closed wound suction drainage in radical mastectomy. Brit J Surg 66:357
11. Oberhammer E (1980) Neue Wege der Schwerkraftdrainage. Chirurg 51:223
12. Redon H, Jost G, Torques X (1954) La fermature sous depressions des plaies etendeus. Mem Acad Chir 80:384
13. Sanata S, Ditroi K, Redey B, Gacs M, Olah B (1977) Vergleichsuntersuchungen der Redon-Drainage. Magyar Traumatol 20:208
14. Stevens DB (1964) Postoperative orthopaedic infections. A study of etiological mechanisms. J Bone Joint Surg 46-A:96
15. Völcker F (1911) Die Extraperitonisierung entzündlicher Herde – Ein Beitrag zur Frage der Drainage und Tamponade des Bauchfells. Bruns Beitr Klin Chir 72:633
16. Willenegger H, Roth W (1962) Die antibakterielle Spüldrainage chirurgischer Infektionen. Dtsch Med Wschr 87:1485
17. Zacharski LR, Colt J, Mayor MB, Strohbehn JW, Brown SA (1979) Mechanism of obstruction of closed-wound suction tubing. Arch Surg 114:614

Bedeutung und Durchführung ausgewählter pflegerischer Maßnahmen: Der intubierte/tracheotomierte Patient (endobronchiale Absaugung)

R. Gähler und U. Hartenauer

Klinik für Anästhesiologie und operative Intensivmedizin der Westfälischen Wilhelms-Universität, Jungeblodtplatz 1, D-4400 Münster

Bei allen akut einsetzenden Störungen der Atmung mit drohender oder manifester respiratorischer Insuffizienz ist die endotracheale Intubation die Methode der Wahl. Sie ist die schnellste und sicherste Technik zur Herstellung freier Atemwege und zur Verhütung von Aspiration. Sie ermöglicht ferner die Absaugung von Bronchialsekret, ausreichende Sauerstoffinsufflation und kontrollierte bzw. assistierte Beatmung und bietet die Voraussetzung für die gefahrlose Durchführung einer Tracheotomie ohne Zeitnot (Tabelle 1, 3 und 5) [4].

Die Tracheotomie stellt nur noch in wenigen Fällen, z.B. bei Kehlkopfzertrümmerung und ausgedehnten Gesichtsschädelverletzungen eine Notoperation dar. Bei einigen Krankheitsbildern, die noch vor einiger Zeit eine absolute Indikation zur Tracheotomie darstellten, besteht heute zunehmend die Tendenz, den endobronchialen Tubus bis zu zwei Wochen in situ zu belassen. Dies ist möglich bei Erkrankungen mit kurzfristiger Ateminsuffizienz, bei denen die akuten Erscheinungen in der Regel im genannten Zeitraum beherrscht sind (Status asthmaticus, postop.- und posttraumatische Ventilationsstörung, Vergiftung, eklamptischer Anfall, Schädel-Hirn-Trauma, sowie Pseudokrupp und Epiglottitis im Kindesalter) (Tabelle 2, 4) [4].

Die prolongierte Intubation ist gegenüber der Tracheotomie mit weniger Komplikationen verbunden und sollte bis auf die absoluten Indikationen zur dringlichen Tracheotomie dieser stets vorausgehen (Tabelle 3, 5).

Nach eigenen Untersuchungen nimmt das Risiko bronchopulmonaler Infektionen bei intubierten/tracheotomierten beatmungspflichtigen Patienten von ca. 5% nach 24 Std auf 15% nach 3 Tagen zu [3].

Ziel der Pflege des intubierten und tracheotomierten Patienten muß deshalb sein

1. Die *fehlenden Schutzreflexe* des Patienten (wie z.B. Abhusten) durch *wiederholtes endobronchiales Absaugen* zu ersetzen, um Ansammlung und Stauung von Bronchialsekret zu verhindern.
2. Ein *atraumatisches Vorgehen bei allen pflegerischen und therapeutischen Tätigkeiten,* zur Vermeidung weiterer Schädigungen von Haut und Schleimhäuten (z.B. beim Kanülenwechsel).
3. Die *Funktion des ausgeschalteten Nasen-Rachen-Raumes* mit geeigneten Maßnahmen (wie *künstliche Erwärmung und Anfeuchtung der Inspirationsluft*) zu ersetzen.
4. Bei *allen Manipulationen bei der Pflege des Tubus und der Trachealkanüle* die *weitere Einschleppung von Bakterien* in das Bronchialsystem durch Einhalten aseptischen Kautelen *unbedingt zu vermeiden.*

Hefte zur Unfallheilkunde, Heft 158
Zusammengestellt von A. Pannike

Tabelle 1. Indikationen zur endotrachealen Intubation

Akut einsetzende Störung der Spontanatmung (orale Intubation)
Intra- und postoperative Beatmung
Verhütung der Aspiration von Mageninhalt
Ausreichende Sauerstoffinsufflation
Maschinelle Beatmung
Akut bis subchron. mangelhafte Expektoration

Tabelle 2. Indikationen zur Tracheotomie

Mechanische Hindernisse im Bereich des Pharynx oder Larynx
Kehlkopfzertrümmerung
Ausgedehnte Gesichtsschädelverletzungen
Glottisödem
Diphtherie
Alternativ nach erschöpfter prolongierter Intubation (ca. 10–21 Tage)

Tabelle 3. Vorteile der prolongierten nasotrachealen Intubation

Tubus läßt sich leichter fixieren
Mundhöhle des Patienten bleibt frei
Mundpflege und Parotitisprophylaxe gut möglich

Tabelle 4. Vorteile der geplanten Tracheotomie

Verminderung des Atemwegswiderstandes (Resistance)
Verkleinerung des anatomischen Totraumes
Verringerung der Atemarbeit
Erleichtertes Weaning
Bessere Toleranz beim wachen, beatmungspflichtigen Patienten
Sprachliche Kommunikation möglich (Sprechkanülen; Pittsburghkanüle)
Erholungsfähigkeit für Larynx (Stimmbänder)

Tabelle 5. Nachteile von Intubation und Tracheotomie

Bleibende anatomische Schäden (subglottische Stenose, tracheoösophage Fistel, Tracheomalacie, Arrosionsblutung)
Ausschalten des Nasen-Rachen-Raumes in seiner Funktion als Staubfilter, sowie als Wärme- und Befeuchtungsaggregat
Störung des physiologischen Milieus von Rachen und Kehlkopf (residente bakterielle Flora)
Sistieren der Flimmerepitheltätigkeit
Expectoration particulärer und bakterieller Fremdkörper behindert oder unmöglich
Viscositätsänderung des Tracheobronchialsekretes
Interkurrente Bacteriämie (besonders nasotracheale Intubation)
Leitschiene für bakterielle Mikroaspiration, Kolonisation und Infektion der unteren Atemwege

Zu 1: Endobronchiale Absaugung

- Zu jedem Patientenplatz gehört eine eigene Absaugeinheit, die auf der dem Respirator gegenüberliegenden Seite plaziert sein sollte.
- Absaugsekrettöpfe müssen unter Patientenniveau angebracht sein.
- Unsterile und sterile Einmalhandschuhe und Siliconspray sind am Patientenplatz zu bevorraten.
- Köcher mit steril eingeschweißten Einmalabsaugkathetern in verschiedenen Größen müssen jederzeit griffbereit sein.

Absaugkatheter

Zur endobronchialen Absaugung dürften nur Einmalkatheter benutzt werden, die aus atoxischem durchsichtigen, weichen- aber knickfestem Kunststoffmaterial bestehen.

Besonders geeignet sind Katheter, an deren Spitze 4 seitliche Öffnungen versenkt angeordnet sind und ein aufgewulsteter Ring eingearbeitet ist, wodurch die Gefahr des Festsaugens an der Trachealachleimhaut reduziert wird.

Der Verbindungsschlauch (vom Absaugkatheter zum Sammelsekretbehälter) sollte mit integriertem Fingertip zur Sogregulierung ebenfalls ein Einmalartikel sein.

Geplante endobronchiale Absaugung – Funktionsablauf (2a)

- Bei der geplanten endobrachialen Absaugung ist für ein hygienisch einwandfreies Vorgehen *die Assistenz durch eine Hilfsperson* notwendig;
- während des Absaugvorganges ist bei *bestimmten infektiösen* Patienten das Tragen eines *Mundschutzes und Kopfbedeckung* sinnvoll;
- vor Beginn der Tätigkeit müssen die *Hände desinfiziert werden;*
- beide Hände werden mit Einmalhandschuhen bekleidet, wobei die Hand, die den Absaugkatheter einführt, zusätzlich mit einem *sterilen Einmalhandschuh* geschützt wird;
- die assistierende Person reicht der Schwester den Absaugkatheter steril an (*Peel-back-Verfahren*);
- die assistierende Person sprüht den Katheter mit einem *sterilen Gleitmittel* ein (Siliconspray);
- der Beatmungsschlauch wird durch die assistierende Person vom Tubusansatz gelöst;
- zur *Vermeidung der rückläufigen Kontamination* des Absaugkatheters vom Verbindungsschlauch her, wird der Katheter bei laufender Saugung eingeführt (die *maximale Sogentwicklung* an der Katheterspitze wird zunächst durch *Offenhalten des Fingertips* vermieden);
- bei Verwendung von Absaugkathetern mit seitlicher Öffnung und aufgewulstetem Rand ist der Katheter grundsätzlich unter maximalem Sog einzuführen;
- wenn der Absaugkatheter beim Einführen auf Widerstand stößt, muß er *ca. 1 cm zurückgezogen* und anschließend der Fingertip verschlossen werden;
- unter drehenden Bewegungen ist der Katheter zurückzuziehen, wobei durch häufiges Öffnen und Schließen des Fingertips *ein intermittierender Sog* herzustellen ist;
- der maximale Sog sollte *bei Erwachsenen auf 1 m Wassersäule* beschränkt bleiben;

- das Absaugen darf nicht länger als *15 sec* dauern; (Tip zur Zeitkontrolle: bei Beginn des Absaugens den eigenen Atem anhalten!)
- ist der Katheter einmal durch Zurückziehen entfernt worden, wird er verworfen (das Durchspülen und nochmalige Verwenden des Absaugkatheters ist nicht zulässig!).

Entsorgung

- Nach erfolgter Absaugung wird der Katheter um die behandschuhte Hand gewickelt und beim Ausziehen des Handschuhs in diesen gestülpt und so in den patientennahen Abwurf entsorgt.

Notfallmäßige endobronchiale Absaugung (1 Person)

- Vor dem Diskonnektieren des Beatmungsschlauches, sollte die sterile Innenseite der Einmalhandschuhverpackung als Unterlage auf den Thorax des Patienten gelegt werden, um darauf den Beatmungsschlauch abzulegen (Vermeidung der Kontamination des Swivel-Konnektors);
- oder der Beatmungsschlauch ist an dafür vorgesehene Haken an der Schlauchhalterung des Respirators aufzuhängen.

Zusätzlich müssen unmittelbar vor- bzw. nach der endobronchialen Absaugung folgende Maßnahmen beachtet werden

- Absaugung des *rechten* Hauptbronchus – Kopf nach *links* drehen;
- Absaugung des *linken* Hauptbronchus – Kopf nach *rechts* drehen;
- vor Absaugvorgang: Sauerstoffmischer am Respirator auf 100% einstellen;
- PEEP und Triggerschwelle *langsam* über ca. 5 min auf den Nullpunkt zurückstellen;
- kreislaufunterstützende Medikamente (z.B. Atropin, Alupent) bereithalten;
- *Cave:* Complianceverminderung, *Mikroatelektasenbildung,* „Zusammenschnurren der Lunge“, *akute Hypoxie,* Bradykardie, hämodynamische Veränderungen.

Aspirationsgefahr

Beim Einführen des Absaugkatheters kann es beim nicht relaxierten Patienten zum Auslösen des Hustenreflexes kommen. Dadurch entstehen erhöhte intratracheale Drücke, die auch den geblockten Cuff undicht werden lassen. Das bedeutet eine erhöhte Aspirationsgefahr.

Daher gilt:

- *vor dem Absaugvorgang:* Magensaft ableiten und Mund/Rachenraum sorgfältig absaugen.

Merke: Infektionsprophylaxe beinhaltet nicht nur hygienisch einwandfreie pflegerische Techniken, sondern auch die Vermeidung vitaler Komplikationen durch diszipliniertes Einhalten verbindlicher Pflegerichtlinien.

Montage und Wechsel der Absaugeinheit

- Wechsel der Sekrettöpfe und des Verbindungsschlauches – alle 8 Std;
- Wechsel der kompletten Absaugung – alle 2 Std;
- zum kontinuierlichen Durchspülen des Verbindungsschlauches nach dem Absaugvorgang – eiweißlösende, desinfizierende atoxische Lösung benutzen.

Zu 2: Atraumatisches Vorgehen

Der Prophylaxe von Mikroläsionen am Tracheobronchialepithel ist besondere Aufmerksamkeit zu schenken. Erst die vom Flimmerepithel entblößte Schleimhaut von Trachea und Bronchien läßt die Kolonisation schleichend in eine Infektion der Atemwege übergehen.

Lavage

- Zur Verflüssigung des Trachealsekretes ist entsprechend häufiges Spülen mit 0,9%iger NaCl-Lösung aus sterilen Einmalspritzen (mit sterilem Adapter) erforderlich;
- *0,9%iges NaCl* darf *nur aus Brechampullen* verwendet werden;
- nach Beendigung der Lavage – Spritze und Adapter wegwerfen.

Cuffkontrolle

- Mit einem Cuffdruckmesser wird kontinuierlich der Manschettendruck des Tubus bzw. der Trachealkanüle überprüft;
- Vermeidung von Druckulcera (Cuffdruck ca. 15–20 cm H_2O) (während PEEP-Beatmung sind höhere Manschettendrücke erforderlich).

Sekretstau

- In gewissen Abständen ca. alle 2–4 Std – Entblocken der Manschette;
- durch diese Entlastung kann angestautes Sekret oberhalb des Cuffes nach unten abfließen und wird so für den Absaugkatheter erreichbar und kann abgesaugt werden.

Nasenpflege

- Zur Vermeidung von Druckulcera der Nase bei nasotracheal intubierten Patienten ist die kontinuierliche Nasenpflege unerläßlich (z.B. mit Bepanthen Nasensalbe – *patientenportionierte 5 gr.-Tuben*);
- Applikation mit sterilen Einmalstieltupfern.

Mundpflege

- Parotitisprophylaxe/Soorprophylaxe;
- Vermeidung von Sekretstau im Rachenraum – Cave: Keimbesiedelung;
- häufiges Absaugen des Rachens;
- Feuchthalten mit synthetischen Speichelsprays (z.B. Glandosane)
- Reinigung mit Einmalstieltupfern oder autoklavierbaren Atomiseurgeräten (Mittel: z.B. Hexoral-Lösung);
- *Pflege:* Bepanthen-Lösung/bei Bedarf – Soorgel oder Ampho Moronal-Suspension.

Die Tracheotomie stellt einen chirurgischen Eingriff dar und sollte nach Möglichkeit im Op. erfolgen. Läßt der Allgemeinzustand des Intensivpatienten einen Transport nicht zu, so muß die Tracheotomie im Patientenzimmer *unter Bedingungen wie im Op. erfolgen.* Pflegerische Maßnahmen – wie Betten und Mobilisierung usw. der Nachbarpatienten – müssen während der Dauer des Eingriffes unterbleiben. Unnötiges Umherlaufen im Patientenzimmer sowie „Zuschauer" bei diesem Eingriff sind zu vermeiden.

Tracheostomapflege

Die Pflegegrundsätze des Tracheostomas entsprechen denen der chirurgischen Wundbehandlung. Die Wundränder müssen sauber und trocken gehalten werden.

Jeder Verbandswechsel wird unter sterilen Kautelen vorgenommen. Das zu verwendende Material wird zuvor auf einen Beistelltisch gerichtet.

Dazu gehören:

- Mundschutz,
- sterile Einmalhandschuhe,
- Aluminiumeinmalschale mit Wasserstoffsuperoxyd,
- Aluminiumeinmalschale mit PVP-Jod-Schleimhautlösung,
- Einmalpappschale als Abwurf,
- eingeschnittene sterile Mullkompresse, Metalline-Schlitzkompresse und Stomahesive-Unterlage,
- einzeln abgepackte sterile Kompressen,
- steriles Trachealgummiband zur Kanülenfixierung.

Funktionsablauf der Tracheostomapflege

- Wunddesinfektion und Pflege mit PVP-Jod-Lösung,
- unmittelbar nach Tracheotomie – Aufbringen der Stomahesiveplatte (Schutz der Haut vor Sekret),
- nach frischen Tracheotomien – primär auf die Stomahesiveplatte – eine sterile Schlitzkompresse aus Mull (saugt Blut besser auf),
- nach 1–2 Tagen – Metallineschlitzkompressen,
- bei starker Schleimproduktion – ausschließlich Mullkompressen (mangelnde Saugeigenschaft mit Gefahr von Sekretstau bei Verwendung von Metallineschlitzkompressen),
- Verbandswechsel des Tracheostomas – alle 8 Std,
- Erneuern des Trachealbändchens – alle 8 Std,
- bei adipösen Hälsen – Vorsicht vor Einschnürung der Haut (Gefahr der Wundinfektion),
- Unterlegen von Kompressen zur Polsterung des Trachealbändchens.

Zu 3: Anfeuchten und Erwärmen der Inspirationsluft

Bei beatmeten Patienten wird die Inspirationsluft künstlich durch Ultraschallvernebler oder Verdampfer angefeuchtet und/oder erwärmt [2]:
- Verdampfer oder Vernebler, die eine Mindesttemperatur von ca. 60°C erreichen (vorteilhaft: Einmalsysteme – z.B. Aquatherm; Abtötung der wesentlichen Hospitalismuskeime binnen Minuten),
- Verwendung nur von Aqua sterilisata,
- Temperaturkontrolle mit Thermometer am Inspirationsschlauch (37°C),
- Verdampfertopf immer unter Patientenniveau (*Cave:* heißes Kondenswasser fließt sonst direkt in die Bronchien),
- Wechsel der Verdampfertöpfe und der Beatmungsschläuche alle 24 Std,
- nur autoklavierbares Material bzw. Einmalmaterial verwenden.

Bei nicht beatmeten Patienten kommen Ultraschallvernebler oder Geräte zur Anwendung, die mechanisch durch Düsen Aerosole erzeugen und so die Atemluft anfeuchten:
- Ultraschallvernebler oder
- Geräte, die durch Düsen mechanisch Aerosole erzeugen,
- nur Aqua sterilisata verwenden,
- bei Medikamentenzusätzen nur frische Brechampullen verwenden,
- Wechsel der Vernebler alle 8 Std,
- autoklavierbare Geräte und Einmalschläuche verwenden,
- für jeden Patienten ein eigenes Gerät bzw. Schlauchsystem.

Feuchtigkeitsaustauscher

- Verwendung von sog. künstlichen Nasen (*Rügheimer Nase: Metallsieb*),
- *alternativ: Einmalfeuchtigkeitsaustauscher* aus Kunststoff: *Papierfilter.*

Prinzip: die Exspirationsluft wird aufgefangen/kondensiert und wieder an die Inspirationsluft abgegeben;

Nachteil: bei stärkerer Expektoration – Gefahr der akuten Verstopfung des Metallsiebes bzw. Papierfilters (*Kontrolle der Atemfrequenz* mit Atemfühler oder Impedanzanzeige über EKG-Monitor);
– Wechsel der künstlichen Nasen alle 8 Std.

Zu 4: Umfassende Infektionsprophylaxe bei allen Manipulationen am Tubus bzw. der Trachealkanüle

Wie auch bei allen pflegerischen und insbesondere invasiven Maßnahmen am Patienten muß in das Konzept der Prophylaxe bronchopulmonaler Infektionen die Intubation bereits miteinbezogen werden.

Die Durchführung der Intubation mit keimfreien Zubehör hat unter hygienischen Bedingungen zu erfolgen.

Zur Verhütung von Inkrustierungen ist der Trachealtubus innen und außen mit Siliconspray zu besprühen. Vor Einführen des Tubus in die Nase ist der Cuff mit einem sterilen Fingerling zu schützen, der anschließend mit der Magillzange aus dem Mund – vor Einführen des Tubus in die Trachea – wieder entfernt wird. Auf diesem Wege kann auch eine Keimverschleppung durch Bakterien des Nasen-Rachen-Raumes in die Trachea vermieden werden.

Intubation

– Verwendung von keimfreiem Intubationszubehör,
– atraumatisches Vorgehen während des Intubationsvorganges,
– bei nasotrachealer Intubation: Cuffschutz durch sterilen Fingerling und dadurch Vermeidung der Besiedlung der Trachea mit Keimen des Nasen-Rachen-Raumes,
– evtl. Nasenspülung mit PVP-Jod Schleimhautlösung.
– für die prolongierte Intubation bzw. Versorgung mit einem Tracheostoma sollen Einmaltuben- bzw. Einmaltracheoflexkanülen mit einem Low-pressure-Cuff zur Anwendung kommen.

Die Vorteile dieser Tuben liegen in der Anpassungsfähigkeit der Blockermanschette, die sich beim Aufblasen der vorgegebenen Trachealform anpaßt und auf alle Wandstellen einen gleich hohen Druck ausübt. Damit kann das Entstehen von Druckulcera und ischämischen Nekrosen der Trachealwand reduziert werden.

– Auch bei der Intubation/Kanülenwechsel usw. gilt der *Grundsatz der frühzeitigen Entsorgung* – sprich Ablage gebrauchten Instrumentariums durch die Hand des Intubierenden.

Merke: Neben diesen speziellen – eine Keimverschleppung verhütenden – pflegerischen Tätigkeiten am intubierten und tracheotomierten Patienten, darf der Wert krankengymnastischer Maßnahmen zur Pneumonieprophylaxe nicht unterschätzt werden.

Pneumonieprophylaxe im weiteren Sinne

- 2stündlicher Lagerungswechsel des Patienten
- Vibrationsmassagen
- Krankengymnastik — Voraussetzung: strenge Indikation zur
- Mobilisation — Sedierung bzw. Relaxierung
- *Psychohygiene* (bewußter Blick-Sprech und Hautkontakt mit dem Patienten – Sicherheitsgefühl, Vertrauen, Geborgenheit = Motivation zur Mithilfe an der Genesung).

Kriterien für eine bronchopulmonale Infektion (BPI)

Regelmäßig kommt es beim intubierten/tracheotomierten Patienten innerhalb von wenigen Tagen zu einer bakteriellen Besiedlung des Trachealbaumes. Meist handelt es sich um eine ärobe und anärobe Mischflora. Die bakterielle Besiedlung – oder Kolonisation, ist dabei nicht gleichbedeutend mit einer Infektion – aber ihr Wegbereiter!

Eine prophylaktische antibiotische Therapie kann infektiöse Komplikationen nicht verhindern, führt aber zu einer *Selektion resistenter Bakterienstämme.*

Die Diagnose einer nosokomialen Infektion kann nur aus der Synopsis mehrerer Symptome gestellt werden.

Kriterien

- Nach Anamnese und Verlauf wahrscheinlich,
- pos. Rö.-Thoraxaufnahme,
- Temperatur $> 38^{\circ}C$,
- pos. Keimnachweis im Trachealsekret,
- pos. Auskultationsbefund,
- evtl. zuvor entzündeter Wundrand des Tracheostomas mit bereits antibioticaresistentem Keimnachweis,
- Candida albicans Befall des Tracheostomas?
- evtl. kontaminierter ZV-Katheter (Jugulariskatheter/Subclaviakatheter bei bestehender Tracheotomie)?

Gewinnung von Trachealsekret

- Mit einem speziellen sterilen Absaugset, welches beim Absaugvorgang zwischen Absaugkatheter und Verbindungsschlauch angeschlossen wird. In diesem Set ist ein Auffangröhrchen integriert (Fa. Unoplast);
- bei unzureichender Menge von Trachealsekret kann man aus 10 ml Brechampullen 0,9%iges NaCl aspirieren, um die Keime, die sich im Absaugkatheter befinden auszuspülen;
- bei allen neuaufgenommenen – intubierten/tracheotomierten Patienten, sollte Trachealsekret abgenommen und bakteriologisch untersucht werden, um einen Ausgangsbefund zu erheben;

– routinemäßig sollte 2mal in der Woche bei allen intubierten und tracheotomierten Patienten Trachealsekret zur Hygiene eingeschickt werden – bei bronchopulmonal infizierten Patienten jeden Tag!

Lagerung und Transport

– Abnahme des Trachealsekretes durch den Nachtdienst in den frühen Morgenstunden bzw. unmittelbar vor Versand in das bakteriologische Labor,
– Lagerung sonst im Kühlschrank bei + 4°C,
– an Feiertagen etc. – die Möglichkeit der Überimpfung des Trachealsekretes in eine Blutkulturflasche nutzen (Aufbewahrung dann im Brutschrank bei + 37°C,
– Kühlschrank sowie Brutschrank darf nur für die Aufbewahrung bakteriologischen Materials dienen,
– Transport erfolgt in geschlossenen Styroporboxen (wie bei Nierenexplantaten)

Merke: Intensivpflege beatmungspflichtiger Patienten ist ohne ein bakteriologisches Labor am Ort nur unzureichend durchzuführen.

Aufwendige und teuere Maßnahmen (Um-/Neubauten, Schleusen, Raum-/Schlußdesinfektionen, Geräte nach letztem technologischen Stand usw.) können nur durch sorgfältige pflegerische Techniken von ausreichendem und qualifiziertem Personal den Erfolg in der Infektionskontrolle bringen, den wir aus Verantwortungsbewußtsein für unsere Patienten fordern und aus forensischen Gründen zum Schutz unserer selbst verwirklichen müssen [1].

„Kompromisse gehen immer zu Lasten der Patienten", dieser Satz gilt in besonderem Maße für die Infektionskontrolle.

Literatur

1. Daschner F (1981) Hygiene auf Intensivstationen. In: Fortbildung/Anästhesie-Intensivmedizin/Innere Medizin-Intensivmedizin/Operative Medizin. Springer, Berlin Heidelberg New York
2. Dietzel W (1980) Hygienemaßnahmen im Anästhesie- und operativen Intensivtherapie-Bereich. In: Burkhardt F, Steuer W (Hsrg) Infektionsprophylaxe im Krankenhaus. Leitfaden für Pflegeberufe. Thieme, Stuttgart
2a Dietzel W, Hartenauer U (1981) Realismus in der Krankenhaushygiene. Endotracheale Absaugung. Hyg Med 5
3. Gähler R, Hartenauer U (1982) Früherkennung von Infektionen durch Hygienestatistik. In: (Lawin P, Hartenauer U (Hrsg) Infektion, Sepsis, Peritonitis. INA-Band. Thieme, Stuttgart
4. Lawin P (1981) Prolongierte Intubation und Tracheotomie. In: Lawin P (Hrsg) Praxis der Intensivbehandlung, 4. Aufl. Thieme, Stuttgart

Harndrainage

P. Brühl

Urologische Universitäts-Klinik Venusberg (Direktor: Prof. Dr. W. Vahlensieck), Sigmund-Freud-Straße 25, D-5300 Bonn

Im Krankenhaus erworbene Infektionen überwiegen in den chirurgischen Bereichen. In den operativen Intensiv-Stationen liegen sie fast doppelt so hoch, wie in den internistischen. Harnwegsinfektionen spielen dabei *vor* den Wundinfektionen und den Infektionen der Atemwege die wichtigste Rolle (Tabelle 1). Die meisten dieser Infektionen treten nach Katheterisierung auf. Gramnegative Darmkeime sind die häufigsten Erreger (Tabelle 2).

Der *Blasenkatheterismus* ist die bekannteste Form der künstlichen Harnableitung. Diese ist indiziert bei akuter und chronischer Harnverhaltung. Weitere Indikationen sind operative Eingriffe an Blase, Blasenhals und Harnröhre sowie das Erfordernis einer exakten Bilanzierung in der Intensivtherapie. Als einer der Ersten hat Beeson 1958 in seinem klassischen Leitartikel „The case against the catheter" auf die möglichen *Gefahren* des Katheters hingewiesen. Bei jeder transurethralen Instrumentation kann eine Traumatisierung hämatogene und auch lymphogene Eintrittspforten für eingeschobene exogene und auch kolonisierende Erreger schaffen. Das Eindringen von Keimen aus der distalen Urethra durch den Katheter ist seit langem bekannt. Die distale Harnröhre ist häufig von den verschiedenen Enterobacteriaceen und auch Enterokokken besiedelt, die Infektionen hervorrufen können, wenn sie in den Blasenurin gelangen. Selbst bei gründlicher Reinigung des Meatus behält die vordere Urethra ihre Flora. Ein in die Blase eingeschobener Katheter passiert diese Flora und kann den Blasenurin kontaminieren. Die *Bacteriuriequote* steigt dann an, wenn die Patienten von weniger gut ausgebildetem Personal (Tabelle 3) katheterisiert werden.

Bei der Urinableitung durch *Harnröhrendauerkatheter* sind die bakterielle Besiedlung der mucopurulenten Membran des Uretralschleims zwischen Katheter und Uretralwand sowie das Lumen eines Katheters als retrograde Infektschiene zu berücksichtigen (Abb. 1). Patienten, bei denen eine längerfristige Katheterdrainage erforderlich ist, haben ein erhöhtes *Infektrisiko* (Tabelle 4).

Tabelle 1. Häufigste krankenhauserworbene Infektionen (in % aller krankenhauserworbenen Infektionen) nach Angaben des Center for Disease Control 1977, Antlanta, Georgia, USA

Harnwegsinfektionen	40%	
Wundinfektionen	25%	84,5%
Atemwegsinfektionen	16%	
Sepsis	3,5%	
Infektionen der Haut und Subcutis	4,6%	
Infektionen des weiblichen Genitales	2,8%	
Infektionen im HNO-Bereich	2,5%	
Gastrointenstinalinfektionen	2,2%	
Kardiovasculäre Infektionen	1,3%	
Zentralnervensysteminfektionen	0,3%	

Hefte zur Unfallheilkunde, Heft 158
Zusammengestellt von A. Pannike

Tabelle 2. Durch gramnegative Bakterien ausgelöste Infektionen. Häufigkeit von Enterobacteriaceae und Pseudomonas aeruginosa (in %) (nach Knothe 1978)

	Escherichia coli	Klebsiella-species	Enterobacterspecies	Citrobacter	Proteus mirabilis	Proteus (Indolpositiv)	Pseudomonas aeruginosa
Med. Kliniken	–60	–30	1– 5	–3	10–15	1– 3	5–10
Chirurgie	–60	–35	5–10	–5	10–15	5	10–15
Pädiatrie	–60	–35	1– 5	–3	10–15	1– 3	5–10
Gynäkologie	–60	–30	1–15	–3	10–15	1– 3	5–10
Intensivabteilungen	–60	–40	5–10	–5	15–20	5	10–20–25
Urologie	–60	–40	5–15	–5	15–20	5–10	10–25

Tabelle 3. Beziehung zwischen Berufsweiterbildung des Katherisierenden und dem Infekt-Risiko katherisierter weiblicher Patienten (Garibaldi u. Mitarb. 1974)

Katherisierende Person	Anzahl der Patienten	Patient mit Bakteriurie innerhalb 48 Std
Hilfskrankenschwester	35	12 (34,3%)
Examinierte Schwester	62	13 (21,1%)
Ärzte	99	10 (10,1%)

Bei einer Kontrolle nach 2 Tagen haben 15% eine Bacteriurie, nach 10 Tagen 50%. Die durchschnittliche Zunahme einer Bacteriurie seitens empfänglicher Patienten ist konstant und schwankt zwischen 5% und 10% pro Kathetertag. Garibaldi (1974) konnte nachweisen, daß das mittlere Tagesrisiko, eine Bacteriurie zu bekommen, bei Frauen mehr als 2,5mal größer ist als bei Männern und zwar unabhängig von der Dauer der Katheterdrainage. Hier dürften die anatomischen Unterschiede (hohe Kontaminationsgefährdung des Meatus durch rektale Bakterienflora) der wichtigste Faktor bei dem unterschiedlichen Angehen katherbedingter Infektionen sein. Der Katheterconus bzw. das Verbindungsstück zu einem Harn-

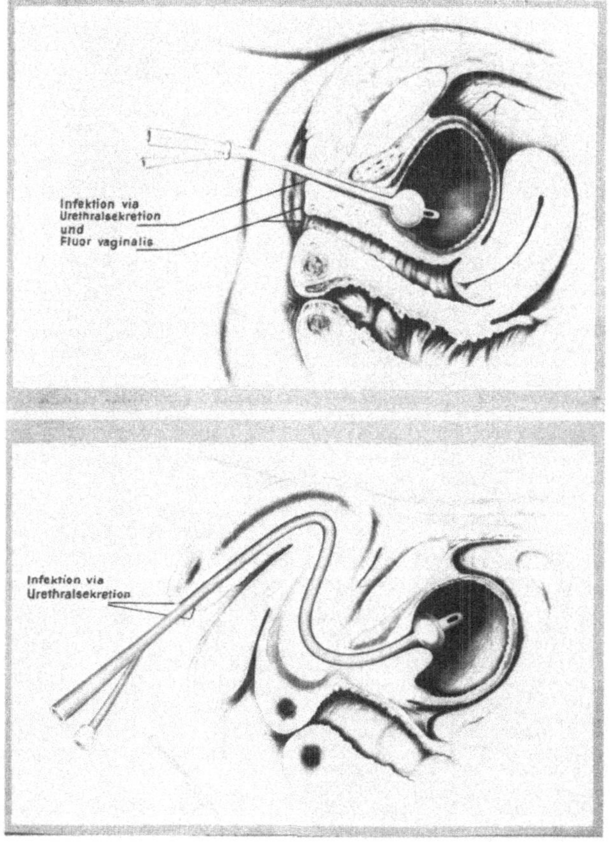

Abb. 1. Mucopurulente Keimstraße als Infektionsgefährdung bei Dauerkatherismus beim weiblichen und männlichen Geschlecht

Tabelle 4. Infektionsrisiko durch den Verweilkatheter (nach Kolle, 1976)

Kass, 1955	95%
Hirsch, 1966	50%
Guinan u. Mitarb., 1969	10%
Hochhuli, 1969	15%
Desautels, 1969	20%
Lindan, 1969	35%
Castleden, 1971	54%
Wetterwald u. Mitarb., 1971	26%
Keresteci u. Mitarb., 1973	33%
Castle u. Mitarb., 1974	53%

ableitungssystem ist ein *kritischer Punkt der Asepsis* beim Auswechseln des Systems oder Anspülen. Durch die beim Anspülen aufgewendeten Drucke und zu große Spülflüssigkeitsmengen kann es zu einem direkten Einschwemmen von Erregern in das Gewebe kommen. Patienten mit bereits vorher bestehenden Harnwegsinfektionen bekommen nach transurethralen Manipulationen häufiger eine Bacteriämie als primär nicht infizierte Patienten, weshalb auch ein zu häufiger Wechsel eines Dauerkatheters vermieden werden sollte. Die enge Beziehung der Harnröhre zur Prostata und den Genitalorganen macht eine katheterbedingte *Urethritis* mit descendierender Prostatitis oder *Epididymitis* verständlich.

Der Umgang mit dem Katheter (Katheterismus) ist so wie die Harnableitung beim Verweilkatheter Charaktersache. Wer die dafür geltenden Regeln nicht zur Kenntnis nehmen will, verzichtet besser auf diese ärztliche Maßnahme. Das Katheter als Instrument ist sicher harmlos und dazu ein ersatzbares, vielfach lebensrettendes und lebenserhaltendes Werkzeug der Medizin. Es braucht hier nur das Stichwort „Harnverhaltung" oder „Nierenfunktionsüberwachung" ausgesprochen zu werden. Dem Patienten kann der Harnröhrenkatheter aber alles bedeuten, was zwischen einer relativ harmlosen diagnostischen oder pflegerischen Routinemaßnahme und einem lebensgefährlichen Abenteuer liegt. Schließlich darf nicht vergessen werden, daß er mit seinen möglichen Komplikationen einen für die Entwicklung der Krankenhauskosten durchaus ins Gewicht fallender Faktor darstellt.

Behütung und Bekämpfung der katheterbedingten Harnwegsinfektion

Der Katheterismus ist wie jede transurethrale Instrumentation hinsichtlich der Sterilität einem chirurgischen Eingriff gleichzusetzen (Tabelle 5). Aseptische Technik und sterile Ausrüstung wie Einmal-Katheter und steriles Einmal-Gleitmittel sind selbstverständlich (Abb. 2). Die Verwendung gebrauchsfertiger steriler Sets als Einmalbesteck für Katheterismus und Katheterpflege (beim Verweilkatheter) ist sinnvoll (Abb. 3). Die periodische Fortbildung der Assistenzberufe (Tabelle 3) zur korrekten Technik der Katheterisierung und der Katheterpflege beim Verweilkatheter ist dringlich. Strenge Indikation (Tabelle 6)! Katheterisierung nur dann, wenn dringend erforderlich. Bequemlichkeit für Ärzte und Assistenzberufe sind keine Indikation für einen Blasenkatheter. Zur Prophylaxe zu starker Fremdkörperirritation ist die Anwendung geeigneter Katheter wichtig. Beim Katheterismus und bei transurethraler Drainage der Harnblase sollte ein Katheterlumen gewählt werden,

Tabelle 5. Leitsätze zur Katherisierung

Die Katheterisierung der Harnblase verlangt folgende Bedingungen:

1. Klare Indikation (Tabelle 6)
2. Die Möglichkeit vorherige Information über den funktionellen und strukturellen Zustand der Harnwege
3. Sachkundige und zarte Hand
4. Aseptisches Arbeiten
5. Zuvorige Instillation eines sterilen, anästhetischen Gleitmittels in die Harnröhre (beim Mann)
6. Anpassung der Katheter-Größe an die Harnröhren-Weite (Meatus)
7. Bei Schwierigkeiten suprapubische Punktion (Tabelle 7)
8. Katheterhygiene beim Verweilkatheter
9. Periodische Fortbildung des Assistenzpersonals

das zwar ausreichend Durchlaufraten garantiert, aber kein größeres Kaliber als der Meatus aufweist. Ein idealer Dauerkatheter, der beim echten Dauergebrauch langfristig in der Blase verbleibt, soll geschmeidig, formstabil, chemisch inaktiv und korrosionsfrei sein. Er soll nicht inkrustieren und einen idealen Flow gewährleisten. Ein Dauerkatheter braucht nicht vor Ablauf von 14 Tagen gewechselt werden – es sei denn, die Urindrainage ist behindert. Siliconkatheter ermöglichen den längerfristigen Gebrauch (4–6 Wochen). Ist die Katheter-

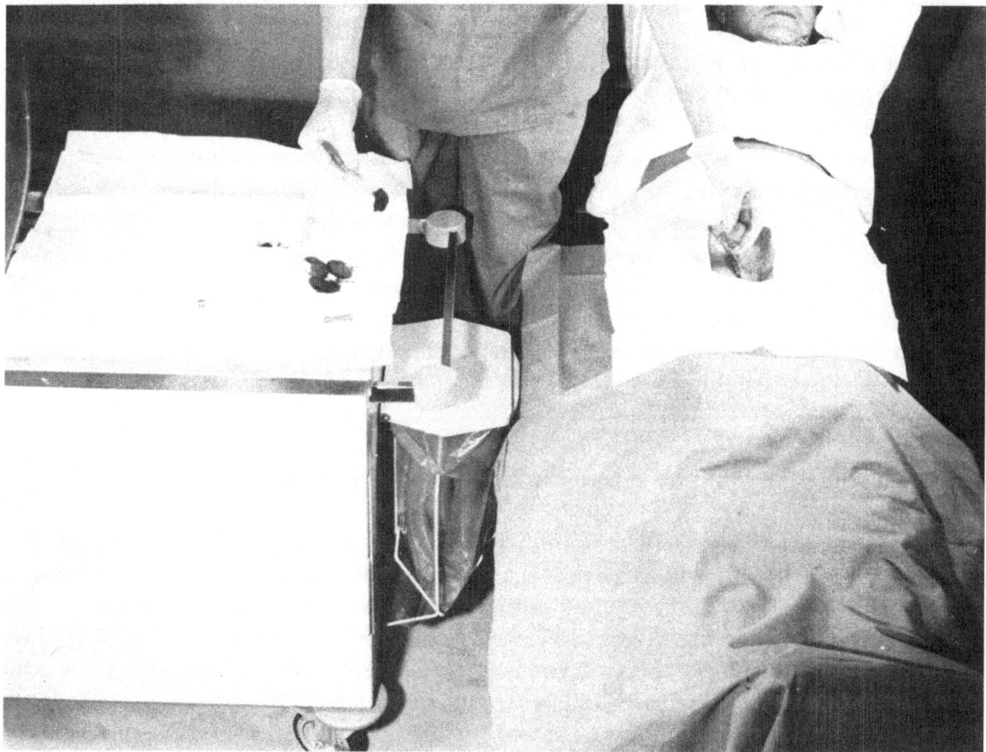

Abb. 2. Vorbereitung zum aseptischen Katheterismus. Nach Abdecken des Patienten zunächst Desinfektion des Meatus mit einem schleimhautverträglichen Desinfizienz (Betaisodona). In den Schubladen eines kleinen heranfahrbaren Bereitschaftswagens (System Maquet) Lagerraum für sämtliche Sets, Katheter und Utensilien für Blasenspülung

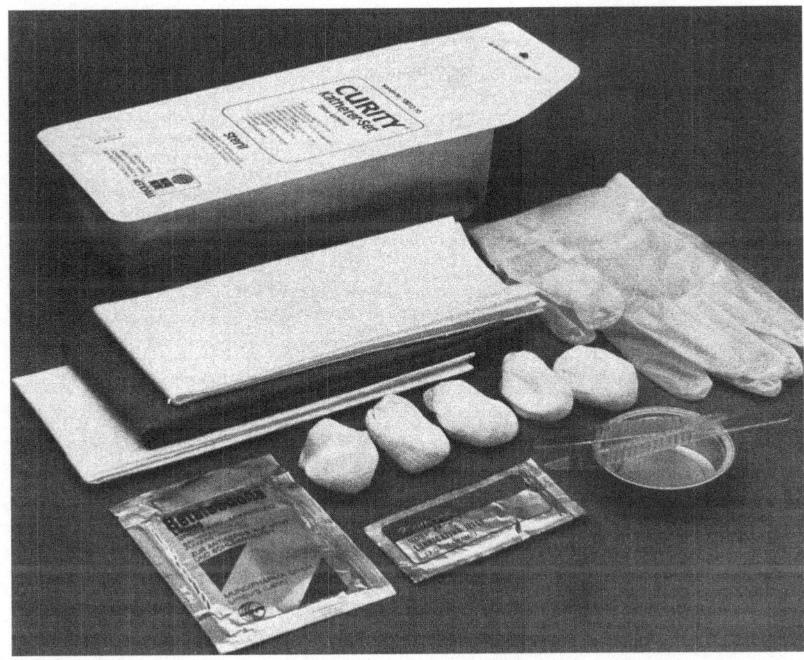

Abb. 3. Curity-Katheter-Set. Gebrauchsfertige sterile Basisgarnitur mit allen Hilfsmitteln zur aseptischen Einmal- und Dauer-Katheterisierung

Drainage unumgänglich, so kann die *suprapubische Blasendrainage* oder aber der intermittierende Einzelkatheterismus eine wichtige Alternative zum Verweilkatheter, vor allem beim männlichen Geschlecht darstellen (Tabelle 6, Abb. 4). Mit einer suprapubischen Blasendrainage können verschiedene Infektprobleme der Harnröhre umgangen werden (Tabelle 7). Der Punktionskanal läßt sich leichter keimfrei halten. Eine Urethritis in Folge Schleimhautirritation wird vermieden. Der schwache Punkt der Asepsis, die mucopurulente Membran des Urethralschleims ist nicht mehr existent. Läsionen der Harnröhre beim Katheterismus als Folge des Katheters und Folgekomplikationen, wie Infektion und nar-

Tabelle 6. Die Indikation zum Verweilkatheter

1. Die chronische Harnverhaltung bei infravesikaler Obstruktion
2. Eingriffe an der Blase, der Harnröhre, Blasenverletzungen, Eingriff in der Nähe der Blase

Suprapubische Drainage

3. Längerfristige Überwachung der Harnausscheidung (Nierenfunktion), falls nicht andere Parameter ausreichen
4. Operationsdauer über 5 Std, besonders bei abdominellen Operationen und artifiziell hoher Diurese (insbesondere beim männlichen Geschlecht, wenn postoperative Intensiv-Überwachung zu erwarten ist)
5. Pflegerische Gründe

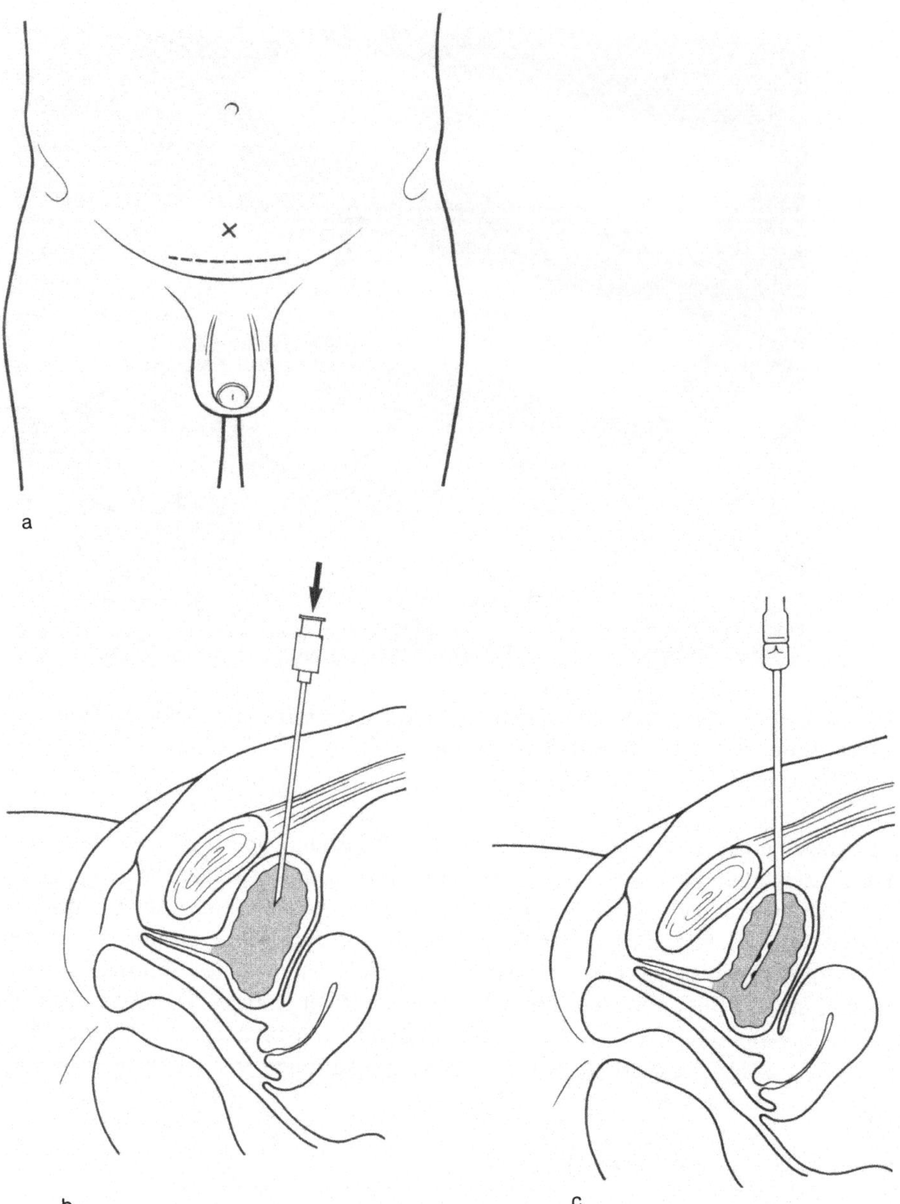

Abb. 4a–c. Suprapubische Punktions-Drainage der Harnblase: Entfernen der Haare im Symphysenbereich und Punktion etwa 2 cm oberhalb der Symphyse (**a**) in der Medianlinie in senkrechter Richtung (**b**), Zustand nach Einführen der Drainage (**c**)

Tabelle 7. Vorteile der suprapubischen Katheterdrainage der Harnblase

1. Keine Schleimhautläsion der Urethra
2. Keine instrumentelle Urethra-Striktur
3. Keine Urethritis
4. Keine postinfektiöse Urethra-Striktur
5. Keine Epididymitis
6. Hintanhaltung der Blaseninfektion

Kontraindikationen zur Blasenpunktion

1. Unzureichend gefüllte Blase
2. Schrumpfblase
3. Prävesikale oder suprasymphysäre Vernarbung oder Verbrennungen
4. Blasentumor
5. Stärkere Markohämaturie
6. Markumarisierung
7. Darmüberblähung

bige Urethraeinengung, können vermieden werden. Das „Primum non nocere" erfordert vor allen aseptische Verhaltensweise bei Ärzten und Assistenzpersonal. Anschlußstellen der Enden von Drainagen mit den jeweiligen Verbindungsstücken eines Urinsammelgefässes und die Eintrittsstelle der Katheterdrainage in die Harnröhre bzw. bei der suprapubischen Drainage in die Haut, sind besonders kritische Punkte der Asepsis (Abb. 5).

Die Verunreinigung dieser Nahtstellen (aber auch der Hände des Pflegepersonals) sind fast als üblich zu bezeichnen. Daher sind bei der Blasen-Verweildrainage in der Klinik funktionstüchtige, geschlossene Ableitungssysteme anzuwenden, die über eine Abflußvorrichtung am Boden rasch entleert werden können, ohne Öffnung der o.a. Nahtstellen (Abb. 6a, b).

In der Aera des „offenen" Systems, wo der Katheter in ein offenes Urinsammelgefäß eintauchte, war die retrograde intracanaliculäre Keimascension der wichtigste Infektionsweg. Bei einem geschlossenen Drainagesystem ist eine Tropfkammer am Übergang vom Drainageschlauch in den Urinauffangbeutel eingearbeitet (Abb. 7). Diese Luftschranke führt zu Unterbrechung der Harnsäule im Schlauch-System und verhindert die Keim-Ascension aus dem Urin-Auffangbeutel. Ein Rückflußventil verhindert, daß es bei falscher Lagerung zum Harnrückfluß kommt (Abb. 8).

Die Empfehlung zur Anwendung eines geschlossenen Urin-Drainagesystems basiert auf der Richtlinie des Bundesgesundheitsamtes für die Erkennung, Verhütung und Bekämpfung von Krankenhaus-Infektionen. Bei der Anwendung eines geeigneten, geschlossenen Systems handelt es sich um eine Maßnahme, die zur Reduzierung von im Krankenhaus erworbenen Harnwegsinfektionen beitragen kann (Tabelle 8). So konnten die Infektionsquoten auf unter 10% gesenkt werden, sofern aseptische Verhaltensweisen des Pflegepersonals beim Katheterismus (Tabelle 5) und bei der täglichen Katheterpflege (Katheter-Hygiene, Tabelle 9) damit Hand in Hand gehen.

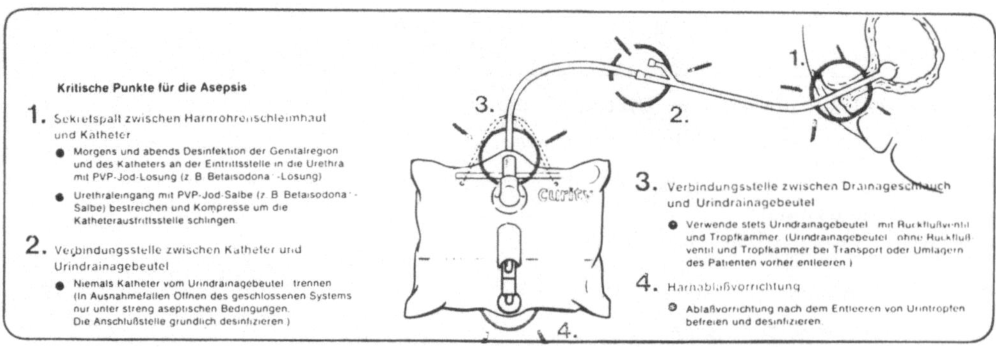

Abb. 5. Kritische Punkte für die Asepsis bei der Katheterdrainage der Harnblase

Die Blasenspülung

Die früher übliche Blasenspülung beim katheterisierten Patient oder als „Nachbehandlung" nach Katheterdrainage der Harnblase ist einer zunehmenden Kritik ausgesetzt (Tabelle 10), die sich auf die Gefahren durch unsachmäßige Spülung, Keimverschleppung und durch verschiedene ungeeignete Spülmedien bezieht (Abb. 9). Generell ist eine Blasenspülung unnötig, wenn die Blase gut drainiert ist und der Harn klar abfließt. Ein mechanischer Spülvorgang über einen Katheter wird heute lediglich bei folgenden *Indikationen* durchgeführt: Als Reinigungsvorgang bei fibrinöser, eitriger Cystitis; zur Blutprophylaxe oder Ausräumung mit Blutcoagel; zur (selten erforderlichen) örtlichen Therapie mit verschiedenen Medika-

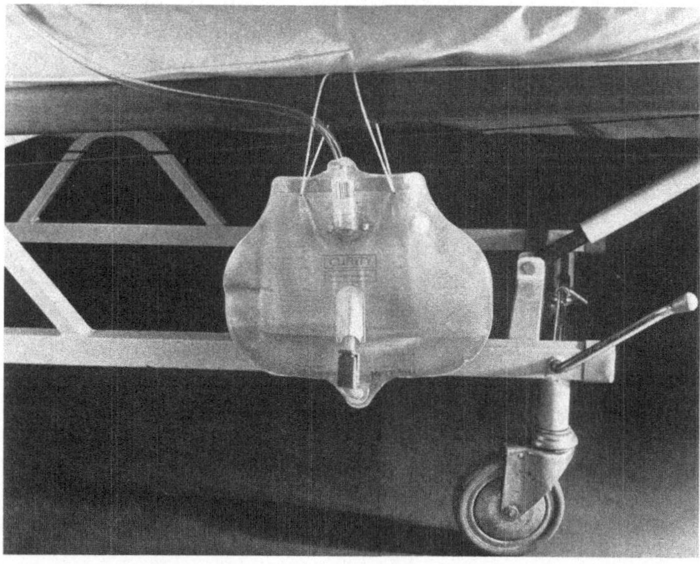

Abb. 6. a Geschlossenes Drainage-System zur Harnableitung (ohne Urimeter)

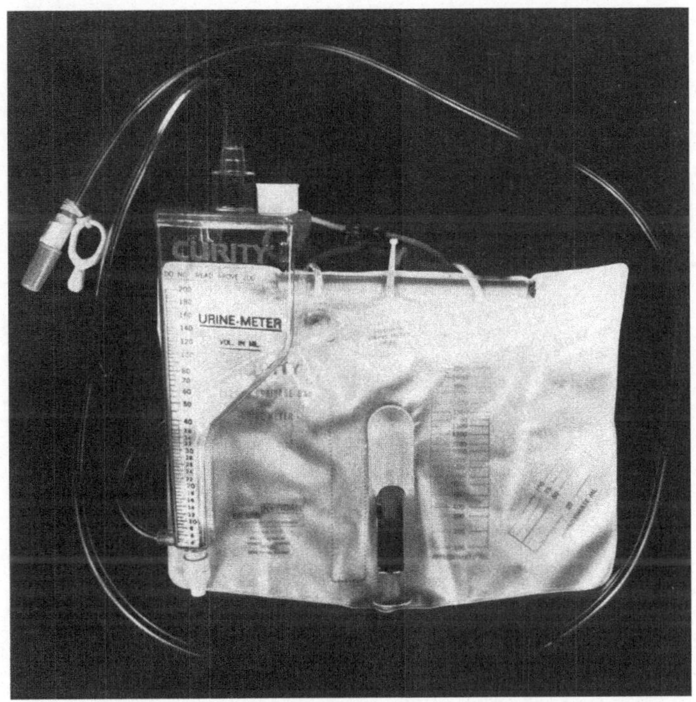

Abb. 6. b Geschlossenes System zur Messung der Diurese in der Intensivmedizin. Der Meßbehälter ist mit dem Drainagebeutel fest verbunden. Eine Überlaufsicherung verhindert ein Überlaufen des Meßbehälters und ermöglicht die Überführung des Urins vom Meßbehälter zum Urinbeutel ohne Unterbrechung des geschlossenen Systems (Kendall, Neustadt/Donau)

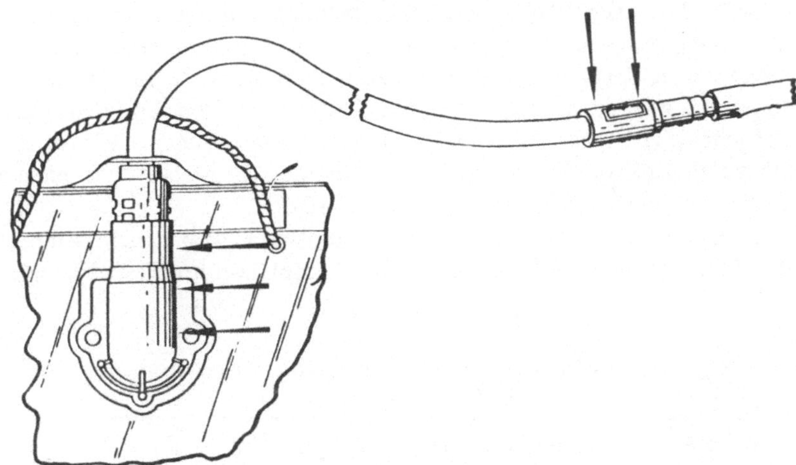

Abb. 7. Tropfkammer (↑↑↑) eines Harnableitungssystems, das in ganzer Länge und schwerpunktmäßig im Zentrum des Urinauffangbeutels positioniert ist, so daß ihre senkrechte Position garantiert wird, ohne zusätzliche Vorrichtung (Metallhalter u.ä.). Spezialverbindungsstück im Drainageschlauch, das die bakteriologisch einwandfreie Entnahme von Urinproben zu Untersuchungszwecken ermöglicht (↑↑)

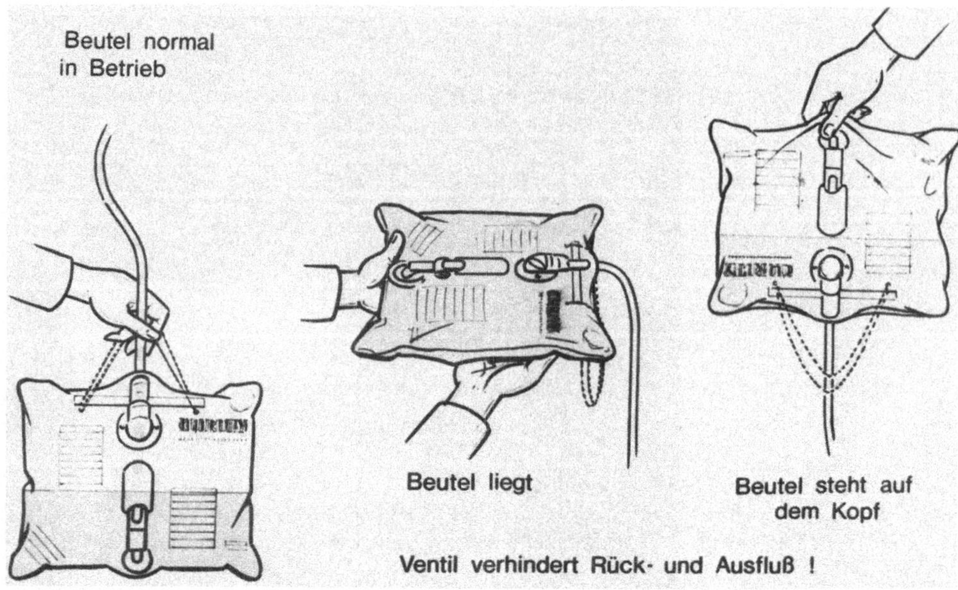

Abb. 8. Geschlossenes Harnableitungssystem: Ein Rückflußventil am Übergang der Tropfkammer zum Urinauffangbeutel verhindert den Harnrückfluß bei falscher Positionierung

menten, wenn eine orale Therapie nicht durchgeführt werden kann. Zwei Formen der Spülung werden unterschieden:

1. *Offene Spülung:* Flüssigkeitsinstillation mit einer Blasenspritze über Einmal- oder Verweilkatheter. Gefahren: Verunreinigung von Anschlußstücken, Sterilitätsverlust entsprechender Lösungen (Abb. 9). Wichtigste Indikation: Auräumung von Blutcoageln bei Blasentamponade über großlumigen (22 Charr.) transurethralen Katheter.
2. *Geschlossene Spülung:* Die Spülflüssigkeit fließt kontinuierlich als „Dauerspülung" oder intermittierend (nach intermittierendem Abklemmen der Entnahmegarnitur aus Einmalbehältern über einen doppelläufigen Blasenverweilkatheter oder über eine suprapubische Blasendrainage transurethral in einem „geschlossenen System" in einen großen Auffangbeutel mit bodenständigem Auslauf (Abb. 10).

Die verwendeten Spüllösungen müssen steril sein, wobei nicht antibiotischen, indifferenten Fertigmedien (NaCl, Ringerlösung, Manitol, Sorbitol-Fertiglösungen) der Vorzug zu

Tabelle 8. Infektionsrisiko bei verschiedenen Ableitungssystemen ohne medikamentöse Prophylaxe nach Hochuli (1969)

	Halboffenes System	Geschlossenes System (Gillespie)
Infekt am 5. Tag der Harnableitung	87%	24%
Infekt am 10. Tag	100%	47%

Tabelle 9. Prophylaxe der Harninfektion beim Verweilkatheter (Katheter Hygiene)

1. Erhöhung der Flüssigkeitszufuhr; hohe Diurese = „innere Spülung" (hohe Blasenspritze)
2. Bei Inkrustationsneigung Ansäuern des Harns
3. Geschlossenes, hygienisch anerkanntes Harnableitungssystem
4. Kein Abstöpseln des Katheters; gegebenenfalls Abklemmen des Katheters oder Drainageschlauches
5. Tägliche Reinigung des Katheters und des Meatus urethrae (Katheterhygiene)
6. Perineale Hygiene (gegebenenfalls Sanitas-Pflegeschaum)
7. Periodischer Katheter-Wechsel (individuelle Situation beachten!)

Tabelle 10. Blasenspülung

Die Spülbehandlung erreicht zwar die mechanische Reinigung, begünstigt aber die durch den Katheter eindringende Infektion. Daher nach Möglichkeit keine Spülung oder Spülung im geschlossenen System.
Sterile Spüllösungen!

geben ist. Eine routinemäßige Spülung zur Infektionsprophylaxe beim Verweilkatheter ist abzulehnen, da sie sich in kontrollierten Versuchen als nicht wirksam erwiesen hat. Nach Frohmüller et al. beeinflußt die prophylaktische Antibiose weder den postoperativen Infekt, noch den klinischen Verlauf von Prostataoperationen. Auch die Epididymitisrate war mit und ohne Chemotherapeuticum gleich groß. Ausgedehnte Nekroseflächen erhöhen die postoperative Infektrate, eine forcierte Diurese und die frühe Entfernung aller Ableitungen vermindert sie. Bei antibiotischen Spüllösungen kann es sogar zum Auftreten und einer Zunahme antibioticaresistenter Stämme bei so behandelten Patienten kommen

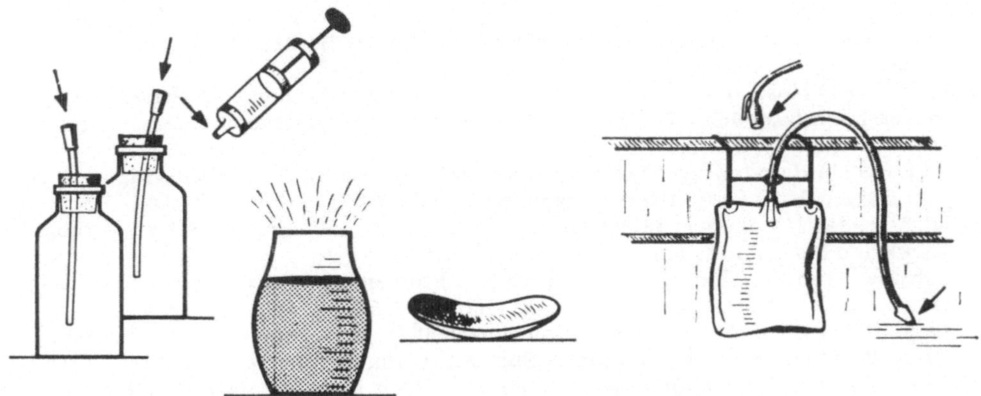

Abb. 9. Schwache Punkte der Asepsis (↑) bei der herkömmlichen Art der Blasenspülung

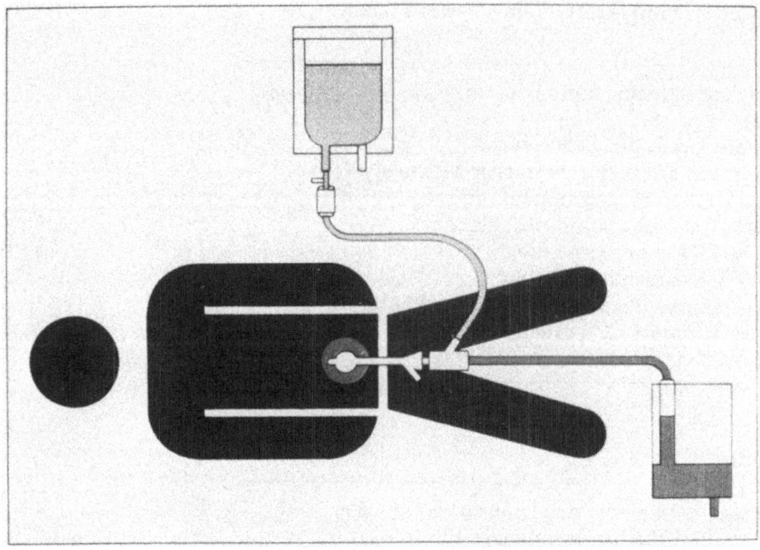

Abb. 10. Geschlossene Blasenspülung über ein Einweg-Entnahmebesteck aus einem flexiblen Plastikbehälter über einen doppelläufigen Blasenkatheter. Ausfluß der Spülflüssigkeit in einen Spülbeutel mit großem Fassungsvermögen (4 Liter), der über einen Auslauf am Boden entleert wird

(Daschner 1978). Die prophylaktische Gabe systemisch wirkender antibakterieller Wirkstoffe kann Selektionswirkung haben; als Infektionsprophylaxe ist auch dieses Verfahren weniger geeignet, als die Induktion einer sog. inneren Spülung durch gesteigerte Diurese bei vermehrter Flüssigkeitszufuhr (Tabelle 9).

Literatur

Dia-Tonschau „Katheterismus und Katheter-Drainage der Harnblase"; Kendall, Neustadt/ Donau

Brühl P (1981) Nosokomiale Infektionen. In: Hohenfelder R, Zingg EJ (Hrsg) Urologie in in der Intensiv-Medizin. In: Just J (Hrsg) Klinische Hygiene und Intensivtherapie-Patient. INA, Bd 18. Thieme, Stuttgart

Brühl P (1981) Harndrainage (Stellungnahme einer internationalen Arbeitsgruppe zu aktuellen Fragen der Infektionsverhütung im Krankenhaus). Hyg Med 6:13–14

Brühl P (1981) Nosokomial Infektionen. In: Hohenfelder R, Zingg EJ (Hrsg) Urologie in Klinik und Praxis, Bd I. Thieme, Stuttgart, S 400–414

Rutishauser G (1976) Einige Bemerkungen zur Problematik des Dauerkatheters und zur Betreuung des Dauerkatheterträgers. Akt Geront 6:161

Kolle P (1976) Urologische Komplikationen nach allg. chir. Operationen. In: Pichelmayr A (Hrsg) Postoperative Komplikationen. Springer, Berlin Heidelberg New York

Daschner F (1978) Lokalantibiotika: Ja oder Nein? Münch Med Wschr 120:1081

Hofstetter A (1979) Die klinikvermittelte Harnwegsinfektion. Münch Med Wschr 121:1363

Lawin P, Hartenauer (1981) Allgemeine Patientenüberwachung und -Pflege. In: Lawin R (Hrsg) Praxis der Intensivbehandlung. Thieme, Stuttgart

Abdeckfolien und Verbandwechsel

H.-D. Strube

Chirurgische Klinik, Abteilung für Unfallchirurgie, Johannes Gutenberg-Universität, Langenbeckstraße 1, D-6500 Mainz

Die Haut ist die äußere Grenzschicht zwischen Mensch und Umwelt und erfüllt in dieser Funktion eine Vielzahl lebenswichtiger Aufgaben:

Schutz-, Speicher- und Stoffwechselorgan; somit Beteiligung an der Regulierung des Flüssigkeitshaushaltes und am Stoffwechsel aufgrund der in ihr stattfindenden chemischen Umsetzungsprozesse; Temperaturregulierung, Widerstand gegen Druck, Strahlenabsorption. Die Haut enthält Receptoren für den Tast-, Druck-, Temperatur- und den Schmerzsinn.

In intaktem Zustand bietet die Haut einen optimalen Schutz zur Abwehr schädlicher Mikroorganismen.

Bei der Wundheilung ist sie wie kaum ein anderes Organ in der Lage, sich zu regenerieren und aus eigener Kraft zu heilen.

Ein Blick zurück in die Geschichte der Medizin zeigt, daß sich zwar schon die Ärzte der Ägypter um 1900 Jahre v. Chr. und mehr noch später die Griechen um 500 v. Chr. mit dem Schutz der Haut und insbesondere der Wunden vor schädlichen Einflüssen befaßten, eine echte und eigentliche antiseptische Wundbehandlung wurde jedoch erst 2000 Jahre später eingeführt, als der englische Chirurg Lister 1847 damit begann, das Operationsgebiet mit desinfizierenden Lösungen (Karbolspray) zu besprühen. Nicht zuletzt durch die stürmische Entwicklung in der Knochenchirurgie und insbesondere der Endoprothetik, kam es in den vergangenen 25 Jahren zur Erschaffung besonderer Operationssäle mit höchstmöglicher Asepsis, optimaler Bekleidung bzw. Abdeckung von Operationspersonal und Patienten.

Im Rahmen dieser Entwicklung und auf der Suche nach weiteren Möglichkeiten zur Senkung jeglichen Infektionsrisikos wurden als Ergänzung zu den Maßnahmen der Hautdesinfektion und der Patientenabdeckung in den USA vor 20 Jahren erstmals spezielle *Abdeckfolien* als *Klarsicht-Klebefolien* bzw. *Incisionsfolien* eingeführt.

Diese Abdeckfolien haben folgende *Zusammensetzung:*

Es sind Kunststoffolien bestehend aus einer Kunststoffschicht (bzw. -film) aus Polyurethan bzw. Polyäthylen von etwa 0,003 mm Dicke bei einer hohen Zugfestigkeit von 800 g/cm^2. Darunter befindet sich eine Kleberschicht auf Polyvinyl-Äther-Basis von 0,004 mm Dicke.

Die Folien haben folgende *Eigenschaften:*

Sie sind nicht porös, aber gasdurchlässig;

sie sind undurchlässig für Flüssigkeiten und somit auch für Bakterien; sie sind transparent, membranartig dünn, sehr elastisch und auf trockenem Untergrund haftfähig und besitzen eine hohe Reiß- und Zugfestigkeit.

Hieraus resultierend folgen *Indikationen* für die *Anwendung* der *Abdeckfolien* bei operativen Eingriffen:

Langdauernde (bis zu 3 Std) und infektgefärdete Operationen;

Extremitäten- bzw. Knochenchirurgie (insbesondere Osteosynthesen) mit häufigen intraoperativen Manipulationen bzw. Lageveränderungen, wie z.B. Marknagelungen mit Reposi-

Hefte zur Unfallheilkunde, Heft 158
Zusammengestellt von A. Pannike

tionen sowie der Notwendigkeit des Gebrauchs von schwenkbaren und als Op-Feld tangierenden Röntgen-Bildwandler-Geräten;
Operationen mit einer Gelenkeröffnung, insbesondere in der Endoprothetik, und hier speziell bei der Implantation von Hüftgelenksprothesen (Nähe der Perinealregion!);
In der Handchirurgie und bei Eingriffen im Fußbereich, einschließlich Sprunggelenk, als zusätzliche Barriere gegenüber den in den Interdigitalfalten und unter den Nägeln verbleibenden Keimen;
Große ebene Flächen, wie die stärker behaarte Thoraxregion und der Abdominalbereich mit der Bauchnabelumgebung;
Operationen mit Gebrauch von viel Spülflüssigkeit;
Operationen an der rasierten Schädeldecke (Neurochirurgie), aber auch Augenoperationen, sowie in der HNO, um nur einige Beispiele zu nennen.

Ungeeignet und *kontraindiziert* sind Abdeckfolien bei:
Offenen Frakturen mit großflächigen Weichteildefekten, d.h. vor allem bei den sog. 3.-gradig offenen Frakturn, seltener bei 2.-gradig offenen Frakturen.
Bei kleineren Durchspießungswunden mit weniger starken Blutungen können sie in der Regel benutzt werden, d.h. man muß dies von der lokalen Situation her entscheiden.
Überflüssig und die Operation bzw. die Wundversorgung eher behindernd sind Folien bei Wunden und Eingriffen an den Fingern und Zehen, sowie im Gesicht, überhaupt bei kleineren Bagatellwunden.
Nachteilig sind sie auch bei großflächigen sezernierenden und eiternden Wunden. Hier besteht die Gefahr der Folienabhebung mit darunter möglicher Hohlraumbildung, und zusätzlich kommt es zur Abfluß- und Absaugbehinderung der hier erforderlichen vielen Spülflüssigkeit;
Überflüssig sind Abdeckfolien in der Analchirurgie;
Störend und sich bei den langen Op.-Zeiten leicht lösend sind sie in der Mikrochirurgie.

Im einzelnen hängt eine sinnvolle Folienanwendung jedoch immer ab von den lokalen Gegebenheiten im Op.-Bereich, von der generellen Infektionsgefährdung und von der Op.-Dauer, sowie der Op.-Technik mit möglicher Wundraumtraumatisierung.

Bei Benutzung von Abdeckfolien sind folgende *Hautvorbereitungen* zu treffen:

Rasur

Das Op.-Feld ist über die Länge des zu erwartenden Hautschnittes und über seine Breite hinaus zu rasieren, daß die Folie fest halten kann. Es soll nicht zum Beispiel die gesamte Extremität rasiert werden;
Da die Rasur für den Patienten schmerzhaft sein kann und ohnehin besonders im Schamhaarbereich unangenehm ist, erfolgt sie nach der Narkoseeinleitung im Op.-Vorbereitungsraum und nicht schon am Vorabend oder morgens auf der Station. Dies gilt vor allem für die Extremitätenchirurgie, zumal hier vorher häufig noch Gipsverbände entfernt werden müssen. Außerdem haben die Op.-Pfleger mehr Erfahrung mit der Rasur und können sich vorher beim Operateur über die Schnittführung erkundigen.
Zur Vermeidung von Mikroläsionen an der trockenen Haut ist die Naßrasur mit einem desinfizierenden Rasierschaum vorteilhaft. Benutzt werden immer nur Einmal-Rasiermesser.

Ein Rasur-Ersatz sind Depilations- bzw. Enthaarungscremes, die dann wegen der erforderlichen Einwirkdauer allerdings bereits auf der Station aufgetragen werden müssen. Ein Allergie-Risiko besteht bei einmaliger Anwendung nicht.

Die präoperative Infektionsprophylaxe beginnt zwar generell schon auf der Station und eine spezielle stationäre Hautvorbereitung beispielsweise durch ein Bad (Dusche) wäre zwar wünschenswert und verschiedentlich bei manchen Patienten auch erforderlich, ist aber in der Regel bei hohen Op.-Frequenzen nicht durchführbar, bei Patienten mit Frakturen, mit Gipsverbänden und Extensionen, sowie solchen von der Intensivstation ohnehin nicht möglich. Das gleiche gilt für direkt von der Aufnahmestation zur Op. kommenende Patienten.

Viel wichtiger als eine stationäre Hautvorbereitung erscheint, daß die Patienten in einem frisch bezogenen Bett mit einem sauberen Op.-Hemd zur Schleuse gefahren werden, da gerade die Bettwäsche besonders stark mit Keimen kontaminiert ist.

Nach der Enthaarung erfolgt als nächster wichtiger Schritt die:

Hautdesinfektion

Sie erfolgt im Op.-Saal unter Aufsicht eines hierin erfahrenen Arztes des Op.-Teams, da die Hautdesinfektion ja auch vom Operateur verantwortet werden muß und hierbei jeder Schritt entscheidend zum komplikationslosen Heilverlauf beträgt.

Als Desinfektionsmittel kommen zur Anwendung:
Alkohol oder alkoholische Lösungen wie z.B. 70%–80%iger Äthylalkohol oder 60%–70%iger Isopropylalkohol oder auch PVP-Jod-Alkohollösungen.

Im einzelnen sind folgende Vorgänge bei der Durchführung der Hautdesinfektion zu beachten:

1. Zweimaliges Abwischen (Entfetten) des Op.-Feldes mit filtriertem Äther oder Leichtbenzin.
2. Zwei- bis dreimalige Hautdesinfektion mit jodgefärbten alkoholischen Lösungen bei jeweils 3–5 min Einwirkzeit. Hierbei großflächig desinfizieren, z.B. bei einer Hüftoperation von den Zehen bis zum Rippenbogenrand. Praktisch sind Sprühpistolen, die das Desinfektionsmittel besser in die Hautfalten einbringen (Zehenzwischenräume).
3. Nach der Patientenabdeckung (desinfiziertes Gebiet nicht mit den Tüchern berühren!) Op.-Gebiet mit steriler Kompresse einmal abwischen, da es trotz Anwendung von Präparaten auf Alkoholbasis meist noch nicht trocken genug für die Haftung der Folie ist.

Nach dem Handschuhwechsel erfolgt das *Auflegen der Folie* nach folgendem Schema:

1. Aufschneiden der Folienhülle (Op.-Schwester bzw. -Pfleger).
2. Entnahme und Abziehen vom Deckpapier (2 Assistenten oder mit Instrumentier-Schwester).
3. Auflegen der unter Spannung gehaltenen Folie, wobei diese zuerst mit der Incisionsstelle an der Haut in Kontakt kommt.

Die Folie soll nach der Entnahme aus der Papierhülle nicht erst auf den Instrumentiertisch gelegt werden, sondern sofort auf die Haut gebracht werden. Sie darf bis zum Hautschnitt nicht mehr berührt werden. Sie soll faltenlos das gesamte Op.-Gebiet ringsum dicht abschließen. Deshalb von Anfang an besser eine zu große als zu kleine Folie wählen, damit nicht mehr Folien im Hautgrenzbereich übereinander geklebt werden müssen. Die das Op.-Feld begrenzenden Abdecktücher sollen über eine hinreichend große Sicherheitsdistanz überlappend von der Folie gedeckt sein.

Merke: An allen bis hierher erfolgten Handhabungen hinsichtlich Hautvorbereitung, Patientenabdeckung und Folienauflage sollte der Operateur möglichst nicht selbst aktiv beteiligt sein, sollte aber als für die Operation Verantwortlicher alle Schritte überwachen!

Intraoperative Gefahrenpunkte bei Benutzung von Abdeckfolien:

1. Gefahr der Folienperforation bzw. Schädigung durch scharfes Instrumentarium (ähnlich wie bei Op.-Handschuhen).
2. Übergangszone am Wundrand: hier kann sich die Folie lösen und läßt Blut- und Spülflüssigkeit eindringen; hierdurch Hohlraumbildung unter der Folie. Dies ist nur bei sehr langen Op.-Zeiten (über 3–4 Std) von Bedeutung, denn bei richtig durchgeführter Hautdesinfektion besteht Keimfreiheit von wenigstens 2–3 Std.
   Trotzdem empfiehlt es sich bei großen Schnitten wie z.B. bei Hüftendoprothesen zur Vermeidung einer Wundrandtraumatisierung, zum Feuchthalten der großen Wundflächen sowie zum Aufsaugen von zuviel Blut- und Spülflüssigkeit Tücher in die Wundränder einzunähen.

Wundverschluß und Folienentfernung

Nach abschließendem ausgiebigen Spülen der Wunde (Ringer-Lösung) aus vorbereiteten großkalibrigen Einmalspritzen (Spülflüssigkeit nicht längere Zeit in offenen Schalen auf dem Instrumentiertisch stehen lassen) erfolgt der *Hautverschluß.*

Hierbei sind folgende Schritte zu beachten:

1. Richtiges Einlegen (Schichten) und Fixieren der Saug-Drainagen, wobei jeweils ein neuer Spieß aufgesetzt werden muß, damit keine Keime in die Wundtiefe verschleppt werden (außer bei Verwendung von Einmal-Spießen).
2. Kombiniert teils scharfes, teils stumpfes Ablösen der Folie vom Wundrand über eine Strecke von 2–3 cm Breite mit chirurgischer Pinzette, Stieltupfer und Schere.
3. Desinfektion des freiliegenden Wundrandes.
4. Atraumatische Hautnaht unter Benutzung einer den Wundrand nicht traumatisierenden feinen Hautpinzette (vorher erfolgten die Nähte der tiefen Schichten (Muskulatur, Fascien), wobei Subcutannähte zu vermeiden sind.
5. Nach dem Hautverschluß erneute Wunddesinfektion.
6. Danach rasches und gleichmäßiges Abziehen der Folie nach peripher von der Wunde in Richtung der Abdecktücher.
7. Nochmalige Wunddesinfektion sowie der gesamten Umgebung.
8. Auflegen eines atmungsaktiven Verbandes in gleichmäßigen Schichten nach Fixierung mit auf der Haut klebenden bzw. haftenden Gazen. An den Extremitäten elastische Bandagierung von distal nach proximal. Auf Fixierung der Drainagen-Anschlußstücke achten.
9. Öffnen der Drainagen (Sog).
10. Entfernen der Abdecktücher.
11. Richtige Lagerung des Patienten.
    Erst danach verlassen Operateur und Assistenten den Op.-Saal!

Verbandwechsel

Im Vergleich zur Asepsis bei der Wundbehandlung ist bei den Verbänden in der Medizinhistorie eine wesentlich längere Zeitspanne, nämlich von fast 2 000 Jahren, zurückverfolgbar. So wurden mit dem Aufkommen der Kunst des Spinnens und Webens im Orient bei den Ägyptern Leinwandstoffe als Binden nicht nur zur Einbalsamierung der Verstorbenen (Mumien) benutzt, sondern mit Salben bestrichen auch für die Versorgung von Verletzungen. Dies wurde später von den Griechen übernommen. So ist eine der ältesten Darstellungen des Verbandanlegens die des Achilleus bei seinem Freunde Patroklos um 500 v. Chr., wobei schon ganz kunstgerecht eine Spika bzw. ein Kornährenband angewickelt wird. Solche aus Leinwand hergestellten Binden wurden auch im Mittelalter benutzt und waren noch bis vor 100 Jahren das gebräuchlichste Verbandmaterial. Der Beginn der industriellen Fertigung antiseptischer Verbandstoffe fällt in die Kriegsjahre 1870/71 (u.a. Paul Hartmann). In diesem Jahrhundert hat die Verbandstoffindustrie neue Materialien neben der Baumwolle geschaffen. So wurde der Zellstoff als ein Spezialprodukt der Papierherstellung wegen seiner guten Saugfähigkeit zu einer echten Konkurrenz für die textile Watte. Im zweiten Weltkrieg wurde die Zellwolle entwickelt, die dann als Verbandmull an die Stelle der Baumwolle trat.

An einen Verband zur *Abdeckung* einer (frischen) *aseptischen Wunde* stellen wir heute folgende *Anforderungen:*

1. Schutz gegen bakterielle Kontamination und Einwirkung anderer äußerer Noxen.
2. Saugfähigkeit als Voraussetzung für ungehinderten Sekretabfluß und dadurch Reinigung von Keimen und biologischen Abfallprodukten.
3. Luftdurchlässigkeit (Kühleffekt i.G. zum Wärmestau).
4. Kein Verkleben mit der Wunde (sonst bei Entfernung Irritation von Granulationen und jungem Epithelgewebe).
5. Das Material muß steril sein, röntgenstrahlendurchlässig und einen gleichmäßigen (planen) Druck auf der Wundfläche gewährleisten; außerdem muß es hautverträglich sein.

Wesentlich für einen ungestörten Wundheilungsverlauf, also einer „per primam intentionem" (p.p.) ist der „hygienisch korrekte, schonende und schmerzarme Wundverband zur richtigen Zeit!"

Der *Zeitpunkt für die Verbandentfernung,* den ersten Verwandwechsel, sowie die folgenden Verbandwechsel richtet sich nach:

1. Wundzustand nach dem Hautverschluß;
2. postoperativer Allgemeinzustand des Patienten (Fieber?);
3. Beschwerden im Wundbereich (Schmerzen, Schwellung);
4. Zustand des Verbandes (durchblutet, infektiös riechend, verrutscht).

Ein in den ersten postoperativen Stunden durchgebluteter Verband erfordert in der Regel lediglich nur das Auflegen einer zusätzlichen sterilen Saugschicht (Mullkompressen). Jedoch ist dann vermehrt auf die einwandfreie Funktion des Saugdrainagensystems zu achten, denn es besteht die Gefahr der Hämatombildung und die einer aufsteigenden Infektion im Schlauchsystem.

Die aseptische Wunde ist 24–48 Std nach der Hautnaht verklebt und läßt eine bakterielle Penetration nicht mehr zu. Trotzdem kann man mit dem ersten Verbandwechsel bis spätestens zum 5. postoperativen Tag zuwarten, also bis zur Halbzeit vor Entfernung der

Fäden. Allerdings muß vorher bei den täglichen (!) Visiten der Verband auf seinen einwandfreien Zustand überprüft werden. Der Patient erwartet dies ohnehin von uns!

Ort für den Verbandwechsel

1. Patientenzimmer (Nachteil: häufig und besonders in der Unfallchirurgie räumlich enge Verhältnisse bei Gipsverbänden, Extensionen, Schienenlagerung; andere Patienten sehen zu; Urinflaschen an den Betten; Bettpfannen).
2. Besonderer Verbandraum: dies wäre optimal, ist in der Regel aber nicht vorhanden bzw. bei hohen Op.-Frequenzen nicht praktikabel und bleibt somit nur zeitlich, räumlich, organisatorisch und vom Material her aufwendigen Verbandwechseln vorbehalten.

Beim eigentlichen Verbandwechsel sind bestimmte *Vorschriften vor-, bei und nach* der Durchführung zu beachten:

Vorschriften vor dem Verbandwechsel

Kontrolle des Verbandwagens auf Vollständigkeit (sonst ständiges Verlassen des Zimmers beim Verbandwechsel).

Alle Beteiligten haben saubere Schutzkleidung zu tragen; Personal mit einem Infekt (Grippe, Wunde an einem Finger) nimmt nicht teil.

Beim Verbandwechsel infizierter Wunden (sog. „septisches" Zimmer oder Station) werden Schutzkittel in einheitlicher (auffälliger) Farbe getragen. Kein Verbandwechsel ohne vorherige Händedesinfektion!

Z.B. alkoholische Lösungen aus Wandspendern im oder vor dem Zimmer. Gesamter Verbandwechsel mit Einmal-Handschuhen!

Hierbei ist es verschiedentlich erforderlich, verkrustete und verschmutzte Verbände mit unsterilen Schutzhandschuhen (zum eigenen Schutz) zu entfernen und diese danach gegen sterile Handschuhe auszuwechseln.

Vorschriften beim Verbandwechsel

Schonendes und schmerzarmes Entfernen des Verbandes. Auf keinen Fall Wasserstoffsuperoxid-Lösung zum Aufweichen von verhärteten Verbänden benutzen; wenn, dann nur z.B. PVP-Jod-Alkohol-Lösungen! Eventuell vorhandene Gipsverbände mit oscillierender Säge in Längsrichtung seitlich aufsägen und schalen, nicht aufbiegen. Verbandentfernung mit *sterilen* Instrumenten aus dem Verband-Set. Die Entnahme und das Anreichen von Instrumenten aus Metallkästen vom Verbandwagen mit einer Kornzange ist zu vermeiden. Die Verwendung der mehrfach von vielen Personen (mit bloßen Händen!) angefaßten Kornzangen ist gefährlich und bedeutet zudem eine zusätzliche Arbeit hinsichtlich der regelmäßig nach der Benutzung erforderlichen Desinfektion.

Niemals Scheren aus der Kittel-, Schürzen- oder Hosentasche benutzen. Sie sind ein Keimreservoir- und verschlepper ersten Ranges!

Gelösten Verband mit Pinzette abheben und auf dem kürzesten Wege in den hingehaltenen Plastikabfallbeutel abwerfen. Am Verbandwagen angebrachte Abfalleimer dürfen lediglich den verschlossenen Müllsack und nicht den Abfall direkt aufnehmen!

Anschließend Inspektion der Wunde, wobei die Nahtstichkanäle zu beachten sind (nach der Wundsäuberung), denn ihre Rötung ist ein erster Hinweis auf eine sich entwickelnde Infektion. Danach erfolgt die Wunddesinfektion durch Tupfer mit jodgefärbten alkoholischen Lösungen, wie z.B. Dijozol (auch ungefärbt und in Spray-Form möglich).

Danach werden mit einer Pinzette Mullkompressen aus dem Verbandset und nicht aus der Verbandtrommel entnommen und gleichmäßig auf der Wunde verteilt. Beim anschließenden Fixieren des Verbandes ist auf einen vollständigen seitlichen Verschluß zu achten, wozu sich auf jede Größe zurechtschneidbare klebende Fixomull-Auflagen eignen. Vorsicht vor zirkulären Pflasterstreifen wegen eventueller Abschnürgefahr (Extremitäten); außerdem bei manchen Produkten Pflasterallergie. Falls erforderlich, zusätzlich elastische Bandagierung.

Vorschriften nach dem Verbandwechsel

Abwerfen der Handschuhe und Händedesinfektion. Abfallbeutel kommen verschlossen in einen großen Kunststoffmüllsack, der verschlossen in einem besonderen Raum (nicht auf dem Flur) bis zum Abtransport gelagert wird.

Infizierte Wunden werden, wenn keine besondere septische Station vorhanden ist, immer erst nach den aseptischen Wunden verbunden. Hierzu ist ein besonderer Verbandwagen erforderlich, der räumlich von dem „sauberen“ Verbandwagen getrennt abgestellt ist.

Verbandwechsel bei besonderen Wunden

Tägliche Wundinspektion und somit Verbandwechsel sind erforderlich bei nicht vernähten Wunden, solchen mit künstlichem Hautersatz, infektgefährdeten und bereits infizierten Wunden; nicht dagegen bei Wunden mit körpereigenem Hautersatz (Gefahr der Ablösung).

Organisatorische Hinweise

Die Minimalforderung bei einem Verbandwechsel sollte darin bestehen, daß der Verbandwagen nicht mit in das Patientenzimmer geschoben wird, daß vielmehr die darauf abgestellten Verband-Sets mit allen notwendigen Instrumenten und Verbandmaterialien auf einem Tablett ins Zimmer getragen werden (Abb. 1).

Ganz abgeschafft werden sollten Verbandwagen mit darauf abgestellten Verband-Trommel, Instrumentenkästen und Standgefäßen mit Kornzangen (Abb. 2).

Das anzustrebende Ziel, das Wundinfektionsrisiko zu senken, kann nur erreicht werden durch die Anwendung funktionell ausgerichteter Set-Systeme mit darin enthaltenen und für den jeweiligen Verbandwechsel erforderlichen Materialien. Solche auf die speziellen Erfordernisse der einzelnen Abteilung ausgerichtete Set-Systeme können gegebenenfalls in den Kliniken selbst angefertigt werden und dies ist auf lange Sicht sicher billiger als die ständige Neuanschaffung industriell gelieferter Sets.

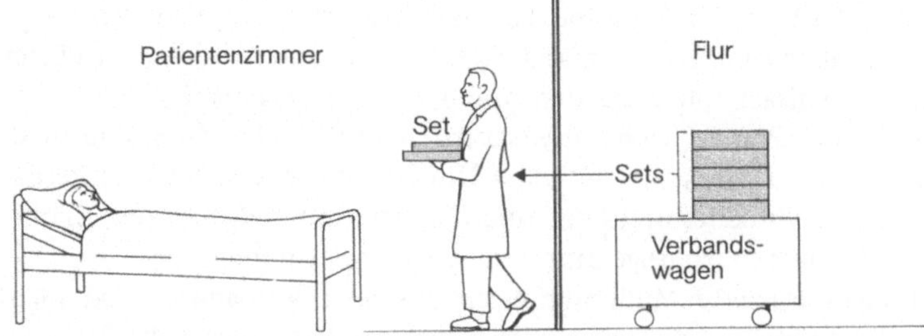

Abb. 1. Minimalforderung an den Verbandwechsel: Verbandwagen bleibt außerhalb der Patientenzimmer; es werden nur Verband-Sets mithineingenommen

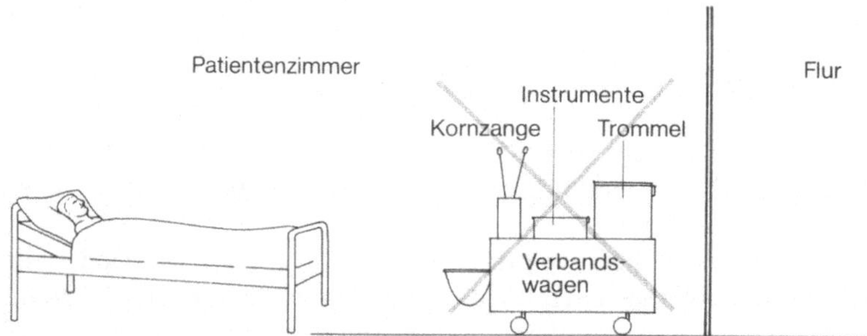

Abb. 2. Abzulehnen beim Verbandwechsel sind: Verbandwagen im Krankenzimmer mit Verbandtrommel, Instrumentenkästen, Standgefäße mit Kornzange. Statt dessen: funktionell ausgerichtete Set-Systeme

Korrektes und sinnvolles hygienischen Handeln zumal im operativen Bereich ist sicher nicht billig; keine, mangelhafte oder falsche Hygiene ist jedoch wesentlich teurer!

Literatur

1. Eckert R, Rodewald G (1977) Hygiene und Asepsis in der Chirurgie. In: Intensivmedizin, Notfallmedizin und Anästhesiologie (INA), Bd 7. Thieme, Stuttgart
2. Kanz E (1971) Aseptik in der Chirurgie. Urban & Schwarzenberg, München Berlin Wien
3. Most E, Kaiser N (1978) Verbandlehre. Thieme, Stuttgart
4. Riedel E (1978) Verbandstoff-Fibel. Deutscher Apotheker Verlag, Stuttgart
5. Schweikert C-H (1972) Die Asepsis in der Knochenchirurgie. Bd 2. Akt Traumatol 1: 53–56
6. Strube H-D, Schweikert C-H (1977) Wandlungen und Entwicklungen in der Knochenbruchbehandlung. Krankenhausarzt 50:67–70
7. Thofern E (1977) Infektionserreger im Umfeld des Patienten. Hefte Unfallheilkd 132: 101–110
8. Zimmermann M, Lob F, Schildberg F, Feifel G (1977) Senkung der postoperativen Infektionsrate durch organisatorische Maßnahmen. Hefte Unfallheilkd 132:136–144

Aufbereitung von Anästhesie-Material, Instrumentarium und medizinischen Geräten

H.-P. Werner

Hygiene-Institut der Johannes Gutenberg Universität (Direktor: Prof. Dr. med. J. Borneff), Hochhaus am Augustusplatz, D-6500 Mainz

In zahlreichen Publikationen wurden Einzelinfektionen und Epidemien, verursacht durch kontaminierte Instrumente oder Anästhesiematerialien, beschrieben. Patienten können entweder *direkt* durch Instrumente und Anästhesie-Materialien oder *indirekt* über das Personal infolge Kontamination infiziert werden. Erst nach einer Kontamination kann das Personal als Überträger fungieren. Weiterhin gilt die Infektion des Personals (Tuberkulose, Hepatitis) beim Umgang mit kontaminierten Instrumenten als bewiesen.

Anforderungen an die Aufbereitung der Materialien

Oberstes Gebot ist es, die Kontamination infolge Berührens oder zwangsläufiger manueller Reinigung kontaminierter Instrumente und Anästhesie-Materialien auszuschalten. Systeme oder Organisationsformen, die solch ein Vorgehen als Teilschritt beinhalten sind prinzipiell abzulehnen. Durch eine durchdachte Organisation und Einsatz geeigneter Maschinen muß vielmehr sichergestellt werden, daß das Personal nicht unnötigerweise kontaminiert wird. Insbesondere Pflegekräfte und weitere am Patienten tätige Personen müssen diese Anforderungen streng beachten. Beispielsweise kann es nicht angehen, daß sich die Intensivpflegeschwester vor der Pflege des Patienten beim manuellen Reinigen von Trachealtuben, Schläuchen und Instrumenten aktiv kontaminiert. Derartige „Unsitten" sind leider vielfach unbeachtet in die Funktionsabläufe auch innerhalb der Operationstrakte eingesickert. So werden auch hier zwischendurch von der Anästhesie-Schwester und dem „Springer" Schmutzarbeiten verrichtet. Der Forderung, daß durch ein geeignetes System der Vorreinigung im Rahmen der Aufbereitung *auch unter Praxisbedingungen mit Sicherheit eine Kontamination des Personals verhindert wird,* wurde unter Berücksichtigung der Bedeutung der Übertragung von Krankheitserregern vor allem bei pflegerischen Maßnahmen ein besonders hoher Stellenwert eingeräumt, deren *Bedeutung über derjenigen der meisten anderen krankenhaushygienischen Maßnahmen liegt* [10].

Weiterhin muß durch eine krankenhaushygienisch zu empfehlende Art der Aufbereitung eine *ausreichend, auch unter Praxisbedingungen gesicherte Entkeimung* erreicht werden. In den Fällen, wo eine Desinfektion ausreicht, ist eine Sterilisation, falls diese mit einer Materialschädigung einhergehen kann, abzulehen! Hier bedeutet eine *Sterilisation keine höhere Sicherheit, als eine exakte Desinfektion.* Bei den hier angesprochenen Materialien ist Sterilität zu verlangen, falls sie für gewebsdurchtrennende Eingriffe verwendet werden.

Durch ein geeignetes Aufbereitungssystem bzw. die Organisation muß ferner das *Risiko einer Rekontamination* auch unter den Unsicherheiten der Praxis *ausgeschaltet sein.* Dies erscheint nur gesichert, wenn Verfahren angewandt werden, bei denen die Materialien in ihrer Verpackung sterilisiert (bzw. desinfiziert) werden und bei welchen eine Nachbehandlung, wie z.B. ein Spülen, entfällt.

Hefte zur Unfallheilkunde, Heft 158
Zusammengestellt von A. Pannike

Nicht zuletzt ist zu betonen, daß durch das gesamte System der Aufbereitung keine Schädigungen des Patienten oder des Personals, sei es durch die Wirkstoffe selbst, durch Rückstände oder Gase verursacht werden darf (wobei es sich selbstverständlich um einen ordnungsgemäßen Einsatz handeln muß).

Risiken vielfach praktizierter Methoden

Kontamination mit dem Risiko der „Infektion" vor oder bei der Desinfektion/Reinigung

Der Ausdruck „*Vordesinfektion*" *ist irreführend* und abzulehnen. Auch bei der Desinfektion (in jedem Fall) *vor der Reinigung*, also zum Schutze des Personals muß prinzipiell die volle Wirksamkeit gegenüber Tuberkulose-Erregern und Hepatitis-Viren gegeben sein (nur in Ausnahmesituationen kann auf solch eine Forderung verzichtet werden). Es werden jedoch Präparate für diesen Zweck angeboten und stehen in Verwendung, deren Wirksamkeit nicht ausreicht. Von einer internationalen Arbeitsgruppe [10] wurde darüber hinaus verneint, daß eine sichere Desinfektion von nicht vorgereinigtem Material im Eintauchverfahren möglich wäre. Jedoch darf auch diese Reinigung keinesfalls manuell erfolgen. Werden Aldehyd-Präparate (entsprechend den Empfehlungen in der 6. Liste der DGHM) vor deren Verwendung mit Reinigungsmitteln vermischt, so darf dies nicht ohne Absicherung erfolgen. Von den Herstellern sind Ergebnisse exakter quantitativer Suspensionsversuche zu verlangen, aus denen die ausreichende Wirksamkeit der betreffenden Mischung hervorgeht. Häufig sind die Konzentrate jedoch nicht die Gebrauchslösungen stabil.

Falls also die *Eintauchdesinfektion* wegen Fehlens geeigneter Maschinen oder bei ausgewählten Materialien nicht zu umgehen ist, sind Aldehyde vorzuziehen. Keinesfalls dürfen sporozide oder fälschlicherweise von der Industrie als „sterilisierend" bezeichnete Konzentrationen eingesetzt werden. Die an Gummi- und Plastikmaterialien stark adsorbierten Wirkstoffreste können bei der Anwendung auf Schleimhäuten zu toxischen Reaktionen führen. Die Bezeichnungen „Kaltsterilisation" und „sterilisierende Lösungen" werden abgelehnt; sie sind fachlich nicht haltbar und geben, wie auch einschlägige Präparatnamen dem Anwender ein falsches Sicherheitsgefühl. Mit derartigen Präparaten mag zwar bei entsprechend langen Einwirkungszeiten und/oder hohen Konzentrationen unter besonderen Bedingungen Sterilität erreichbar sein, da jedoch bei der nachfolgenden Spülung eine Rekontamination nicht ausgeschlossen werden kann, sind sie unter Praxisbedingungen nicht als Sterilisationsverfahren anzuerkennen. Diesem hohen Risiko tragen auch staatliche Empfehlungen in den USA [7] Rechnung, „mit sterilem Wasser nachzuspülen oder einem Wasser, das mindestens 10 ml/l freies Chlor enthält". Für die Auswahl von Instrumentendesinfektionsmitteln sind die Empfehlungen der internationalen Arbeitsgruppe [10] sowie die 6. Liste der DGHM heranzuziehen.

In jedem Fall ist jedoch für diesen Aufbereitungsschritt die gleichzeitige Desinfektion und Reinigung in geschlossenen Maschinen vorzuziehen. Die Materialien werden ohne vorherige Behandlung und Berührung direkt in die Maschinen eingelegt; nur durch solch eine Organisation wird die Kontamination des Personals in Risikobereichen sicher verhindert.

In diesem Sinne ist es unter den heutigen Gegebenheiten auch unverantwortbar, wenn weiterhin Materialien zum Einsatz kommen, durch die zwangsläufig regelmäßig eine Infektionsgefährdung des Personals gegeben ist; beispielsweise dürfen *Blutsenkungsröhrchen aus Glas* nicht mehr verwendet werden, sie sind durch Einmalartikel zu ersetzen.

Der Kliniker muß in verstärktem Maß auf die Möglichkeiten zur Aufbereitung und Sterilisation (bzw. Desinfektion) bereits bei der Auswahl der Instrumente und medizinischen Geräte achten. Verschiedene Geräte wurden leider in erster Linie unter dem Gesichtspunkt der Funktionstüchtigkeit entwickelt. Erst bei der Anwendung stellte sich heraus, daß sie nicht oder nur mit unvertretbar hohem Aufwand sterilisierbar sind. Aus diesem Grund empfehlen wir vom Hersteller verbindliche detaillierte Angaben über die Art der Wiederaufbereitung, also inklusive Sterilisation (bzw. Desinfektion) *schriftlich* zu fordern. In jedem Fall ist thermostabiles Material vorzuziehen, das im Autoklaven exponiert werden kann. Dies gilt nicht nur für Instrumente, sondern auch für medizinische Apparate bzw. deren kontaminierbare Bestandteile (z.B. Inhalationsgeräte, Sprudelflaschen, Absaugbehälter, Narkoseschläuche, Tuben). Für fast alle Anwendungszwecke gibt es heute bereits Fabrikate, die dieser Anforderung gerecht werden.

Unvertretbar ist auch die Anwendung von Instrumentarium, wie z.B. Coledochoskop, Schlauchteilen zur blutigen Telemetrie, das sogar lt. Angabe der Hersteller nicht sterilisiert werden kann. Zu warnen ist auch vor Hinweisen, wie bei letzterem Gerät, daß eine Spülung mit einer quaternären Ammoniumlösung genüge. Durch septische Komplikationen wurde man in zahlreichen Kliniken bereits auf diese Praktiken aufmerksam [12].

Andererseits muß sich auch der Kliniker darüber im Klaren sein, daß bei Einsatz bestimmter Geräte eben entsprechende Sterilisationsmöglichkeiten vorhanden sein müssen. Werden zum Beispiel thermolabile Materialen eingesetzt, dann ist auch ein Äthylenoxidsterilisator zu betreiben. Derartige Konsequenzen muß man vor der Einführung neuer Methoden berücksichtigen.

Die Erfahrung hat gezeigt, daß in *automatisch reinigenden und desinfizierenden Waschmaschinen* ein ausreichender Reinigungseffekt erzielt wird, nur bei wenigen ausgewählten Instrumenten ist eine zusätzliche nachfolgende Reinigung in einer Ultraschallwanne tatsächlich erforderlich. Die nach thermischen oder chemothermischen Verfahren betriebenen Maschinen müssen derart eingestellt sein, daß eine Keimvermehrung in verbleibenden Wasserstellen mit Sicherheit unterbunden wird. Dies wird bei 95°-Programmen verhindert (auch sie haben den Vorteil, daß die Materialien infolge der hohen Eigenwärme schneller trocknen). Somit erübrigen sich auch Maschinen mit deren Hilfe bewegte Heißluft durch Schläuche geblasen wird – nachteilig bei diesen Anlagen ist, daß der Schmutz vom Boden innerhalb der Räume aufgewirbelt wird. Eine weitere Gefahrenquelle ist die vielfach eingesetzte Instrumentenmilch nach dem Eintauchverfahren. Aus dem Konzentrat und den Gebrauchslösungen (evtl. infolge kontaminierten Wassers) wurden wiederholte Male Mikroorganismen isoliert [5]. Von derartigen Lösungen ausgehend kommt es zur Kontamination des Personals und der Instrumente. Auch ist eine Gefährdung durch hitzestabiles Toxin auf zwar sterilen Instrumenten nicht auszuschließen. Aufgrund dieser Überlegungen wird gefordert, daß im Konzentrat keine Krankheitserreger enthalten sein dürfen. Werden konservierende Zusätze verwendet, muß deren Unschädlichkeit auch unter Berücksichtigung der weiteren angewandten Aufbereitungsverfahren bewiesen sein. Auch dieses mit der Instrumentenmilch verbundene Risiko kann bei Anwendung einer Reinigungsmaschine mit entsprechendem Programm verhindert werden.

Auch vor der ungezielten Anwendung von *Instrumentenölen und -sprays* ist zu warnen. Um ein Verrutschen in Metalldöschen zu verhindern wurden beispielsweise Nadeln unter einem dichten Ölfilm bedeckt; leider wurde auf diese Weise auch die Sterilisation im Autoklaven unmöglich.

Beim Zusammenstellen der Sets, dem Sortieren und der Vorbereitung für die Sterilisation bzw. Desinfektion muß selbstverständlich das beabsichtigte Verfahren bedacht werden.

So ergibt sich die Frage, *ob die Materialien überhaupt sterilisierbar sind.* Keinesfalls dürfen Einmalartikel, wie insbesondere Gefäßkatheter und deren Führungsdrähte, Einmalspritzen und Einmalkanülen sterilisiert werden. So ist es bereits unmöglich, die Führungsdrähte (feine Spiralen) zu reinigen. Die englumigen Gefäßkatheter können ebenfalls nicht mit ausreichender Sicherheit gereinigt und auch nicht mittels Äthylenoxid gassterilisiert werden. Sinngemäß sind alle englumigen Schläuche nicht wieder aufzubereiten. Ebenfalls können verschlossene Hohlräume nicht vom Wirkstoff (Gas oder Dampf) erreicht werden. Beispielsweise müssen die Verschlüsse der Schlauchteile zum Aufblasen der Manschette von Trachealtuben vor der Sterilisation geöffnet sein. Tupfer in Glasröhrchen verschlossen mit einem Korkstopfen sind weder im Dampf- noch im Äthylenoxid-Sterilisator sterilisierbar! Es gab bereits zahlreiche Infektionen durch Einsatz kontaminierter Lumbalpunktionskanülen, welche in derartigen verschlossenen Glasröhrchen „sterilisiert" worden waren. Auch können Glas-Redonflaschen in verschlossenem Zustand nicht mit Dampf oder Äthylenoxid sterilisiert werden.

Es müssen
- *alle Materialien und*
- *alle Verpackungen*

darauf kontrolliert werden, ob tatsächlich der Wirkstoff voll zu den zu sterilisierenden Oberflächen der Materialien dringen kann!

Leider stellte sich auch wiederholte Male die *Verwendung falscher Verpackungsmaterialien bzw. Konstruktionen* als Ursache von Krankenhausinfektionen heraus. Keinesfalls dürfen Plastiksäcke zur Verpackung der Materialien (zur Glassterilisation) eingesetzt werden, auch wenn diese lt. Hersteller für diesen Zweck geeignet sind. Bei vielfach in der Praxis erforderlichen dreifachen Umhüllungen ist die Durchlässigkeit nicht ausreichend. Aus demselben Grund dürfen auch keine dichtschließenden Metalldosen ohne Filtereinlagen für die Dampfsterilisation verwendet werden. Wir empfehlen auch unbedingt die Sterilisation „mit offenem Deckel" abzuschaffen, da auch hier die Unsicherheit durch Bedienungsfehler zu groß ist.

Gefahren während der Sterilisation (bzw. Desinfektion)

Infolge *unsicherer und zu geringer Wirksamkeit* sind die UV-Bestrahlung in Schränken, die Anwendung von drucklosem Äthylenoxid (z.B. Anprolene) und von Paraformaldehyd-Tabletten (Asphalin) abzulehnen. Auch das für die Desinfektion von Anästhesiegeräten entwickelte Formalin-Verfahren in einer Kammer (z.B. Aseptor) ist nicht zu empfehlen. In diesem Fall wäre ebenfalls eine Reinigung vor der Desinfektion erforderlich, die entscheidend den Desinfektionserfolg beeinflußt. Infolge der langen Chargenzeiten ist es auch nicht möglich, daß jeder Patient mit einem aufbereiteten Gerät betreut wird.

Aus zahlreichen Veröffentlichungen der letzten 10 Jahre über Wirksamkeitskontrolle bei Sterilisationsapparaten geht hervor, daß der *Anteil mit unzureichendem Sterilisationseffekt unverändert hoch liegt* [9]. Zusammenfassend ist festzustellen, daß zwischen 20%–50% der geprüften Programme nicht sterilisierten. Als Ursache standen *Bedienungsfehler* an erster Stelle (zu geringe Temperatur- oder Zeiteinstelllung, ungeeignete Beschickung). Ein zuverlässiges Sterilisieren scheint weniger ein technisches Problem zu sein, sondern vielmehr mangelhafte Kenntnis des Bedienungspersonals hinsichtlich der Arbeitsweise der

Sterilisatoren. Nur durch eine intensive Schulung und laufende Kontrolle konnte die Fehlerquote vermindert werden [11].

Wie bereits oben erwähnt, handelt es sich bei der *Dampfsterilisation* meistens um *Verpackungsfehler,* so daß die Luft vor der Sterilisation nicht entweichen kann und der Dampf nicht in ausreichender Menge zu den Oberflächen des Sterilisierungsgutes hinzugelangt. Auch muß davor gewarnt werden, feuchte Instrumente oder Wasserstellen am Boden des Containers als „notwendiges Übel" der Dampfsterilisation hinzunehmen. Bei ungünstiger Einstellung der Geräte kommt es zu dermaßen *starkem Kondensatanfall im Container,* so daß dadurch eine Sterilität der Instrumente verhindert wird. Bedauerlicherweise erfolgt jedoch die Prüfung mit biologischen Indikatoren innerhalb der Dampfzone, daß fälschlicherweise Sterilität angezeigt wird! Mit einem *Wasseranfall anderen Ursprungs* ist zu rechnen, wenn sich in der Dampfleitung infolge Kondensation Wasser sammelt und bei der ersten Sterilisation pro Tag in das Gerät hineingelangt.

Wenn auch mit *trockener Heißluft* eine sichere Sterilisation zu erzielen ist, so waren in der Praxis über die Hälfte der Heißluft-Programme insuffizient. Diese häufig dezentral betriebenen Kleingeräte werden meist von schlecht geschultem Personal betrieben und sind technisch unzureichend ausgestattet. Es stehen Geräte ohne Zeitrelais und sogar Thermometer in Verwendung. Leider fehlen Vorschriften über die technische Mindestausstattung von Heißluftsterilisatoren. Wegen der besonders hohen Unsicherheit unter Praxisbedingungen (infolge der großen Temperaturdifferenzen schon bei leerem Gerät, was vor allem bei ungeeignet dichter Beschickung noch verstärkt wird) sollte *im Krankenhausbereich prinzipiell auf Heißluftsterilisatoren verzichtet werden.* Wenn in begründeten Fällen dennoch derartige Geräte eingesetzt werden, dürfen ausschließlich solche mit *automatischer Luftumwälzung* verwendet werden.

Erfahrungsgemäß wird in den Krankenhäusern die *Sterilisation mit Äthylenoxid* in viel zu großem Umfang eingesetzt. Die Anwendung dieses Verfahrens ist ausschließlich *in zu begründenden Einzelfällen* nur bei der unbedingt erforderlichen Sterilisation thermolabiler Materialien zu rechtfertigen. Von solch einer Entscheidung muß abgeklärt werden, ob das betreffende Material nicht durch thermostabiles ersetzt werden kann bzw. es ohnedies die Temperatur von 121° im Autoklaven verträgt. Die Gassterilisation ist nicht nur ein *außerordentlich unsicheres Verfahren,* sondern auch wegen der besonderen Gefährdung für Personal und Patienten [3] auf das unbedingt erforderliche Maß zu beschränken (damit soll aber gleichzeitig ausgedrückt werden, daß für gezielte Einsatzbereiche die Äthylenoxid-Gassterilisation weiterhin das Mittel der Wahl darstellt). So ist mit *toxischen, mutagenen* aber auch *cancerogenen Schädigungen* durch das *Gas und seine Abbauprodukte* infolge Desorption nach der Sterilisation zu rechnen. Wenn auch durch technische Weiterentwicklung das Risiko einer Explosion weitgehend vermindert wurde, so gilt die Schädigung des Personals durch das bei der Desorption in den Lagerräumen freiwerdende Gas als bewiesen [1, 2]. Die Sterilisation durch dieses Gas wird häufig infolge ungenügender Vorreinigung, unsachgemäßer Verpackung und infolge nicht ausreichender Befeuchtung vor und während der Sterilisation verhindert. Häufige Ursache einer Unsterilität ist auch bei diesem Verfahren die zu dichte Beschickung der Materialien in ungeeigneten Metallcontainern.

Kontamination mit dem Risiko der „Infektion" vor oder bei der Anwendung am Patienten

Leider zeigt die Erfahrung, daß auch einwandfrei sterilisiertes (desinfiziertes) Material vor der Anwendung am Patienten wiederholt kontaminiert wurde.

Folgerichtig wurde in einer Art „Minimalforderung" durch das Ministerium für Soziales, Gesundheit und Sport, Rheinland-Pfalz und das Hygiene-Institut der Johannes Gutenberg-Universität Mainz [6] gefordert, daß grundsätzlich nur solche Ampullengrößen verwendet werden, deren Inhalt sofort verbraucht wird. Glasampullen dürfen keinesfalls zur weiteren sterilen Verwendung aufbewahrt werden. Sie sind nach der ersten Entnahme gegebenenfalls zu verwerfen. Bei *Ampullen mit Durchstichstopfen* ist eine Weiterverwendung nach der ersten Entnahme bis höchsten 24 Std erlaubt, jedoch nur im Falle nährstoffarmer Lösungen. Durchstichfläschchen mit nährstoffreichen Lösungen dürfen dagegen nicht zweimal angestochen werden! Auf jeden Fall ist bei Mehrfachverwendung von Durchstichampullen der Zeitpunkt (Datum und Uhrzeit) der ersten Entnahme auf dem Fläschchen zu vermerken. Sie sind im Kühlschrank bei + 4°C aufzubewahren, wobei die Temperatur im Kühlschrank mittels eines Thermometers kontrolliert werden muß. *Infusionen* dürfen ausschließlich *nur direkt vor der Anwendung* zubereitet werden und auch Narkose-Mittel sind erst *vor der Verwendung* am Patienten aufzuziehen. Alle Ampullen mit sterilem Inhalt sowie Infusionsbehälter sollen auf Risse des Behälters sowie normalerweise klare Lösungen auf Trübung des Inhaltes kontrolliert werden. Auf die besonderen Kontaminationsmöglichkeiten bei der Zubereitung der Infusionen wurde beispielsweise auch von Just u. Mitarb. [4] hingewiesen. Aus demselben Grund ist auch die „Unsitte" einzustellen, daß aus großen Einmalspritzen der Kolben gezogen wird und der Einfachheit halber die sterile Lösung direkt eingegossen wird. Leider läßt auch die Beachtung der Asepsis bei der *Drainagepflege* in manchen Häusern zu wünschen übrig. In einigen Krankenhäusern kam es zu Infektionen der Drainagen infolge unsachgemäßen Vorgehens bei dem Wechsel der Redon-Flaschen.

Wegen der besonderen Bedeutung soll solch ein Beispiel hier aufgeführt werden. In diesem Fall wurde der Unterdruck an den Flaschen angelegt, indem die kontaminierten Schläuche von Absauggeräten verwendet wurden. Diese Absauggeräte und -schläuche dienten ansonsten für das Absaugen des Trachealsekretes der Patienten! Wegen des in derartigen Fällen besonders hohen Risikos einer Infektion ist zu empfehlen, solche Glasflaschen unter aseptischen Bedingungen in der Zentralsterilisation komplett aufzubereiten (also auch mit Unterdruck); jedoch muß vorher eine gesicherte Sterilisation bei offenem Ansatzstück gewährleistet sein. In manchen Krankenhäusern kann es jedoch sinnvoller sein, ausschließlich sterile Einmal-Redon-Flaschen zu verwenden. In jedem Fall müssen die Redon-Flaschen in geeigneter Weise einzeln verpackt sein. Falls sterile Einmalflaschen bezogen werden, ist auch hier vom Hersteller eine verbindliche Erklärung über die Methode der abschließenden Sterilisation sowie die Prüfung der Sterilität zu verlangen. Als gesichert steril sind meist die gammasterilisierten Einmalprodukte einzustufen.

Besonders häufig mußte auch eine Kontamination (Infektion?) durch *unsterile Absaugschläuche und -behältnisse* sowie *kontaminierte Spülflüssigkeiten* festgestellt werden. Daher ist zu empfehlen die Spülflüssigkeit direkt aus kleinvolumigen, sterilen Aqua dest.-Flaschen zu entnehmen und die dafür gelieferten U-förmigen Behälter ausschließlich zum Sammeln des Sekretes zu verwenden. Anstelle der Gummischläuche sollten durchsichtige Schläuche montiert werden. In jedem Fall muß der Absaugkatheter nach je einem Absaugvorgang gewechselt werden. Es ist dringend zu empfehlen, für jeden Patienten (pro Narkose) und alle 8–12 Std bei Dauerverwendung ein neu aufbereitetes Gerät (bestehend aus dem Sekretsammelgefäß und dem dazugehörigen Ansaugkopf, einem neu aufbereiteten oder als

Einmalartikel verwendeten Schlauch und einer sterilen Aqua dest.-Flasche) zur Verfügung zu stellen.

Besonders gefährlich und häufig unbeachtet ist auch die *Kontamination des Trinkwassers.* Das Trinkwasser in Krankenhäusern kann infolge einer zusätzlichen Wasseraufbereitung kontaminiert sein, eine Keimvermehrung kann auch durch starke Ablagerungen innerhalb der Leitungen begünstigt werden; besonders problematisch sind auch Druckerhöhungsbehälter, Sammelbehälter und nicht zuletzt die Siebe (Perlatoren) an den Wasserauslässen innerhalb gefährdeter Risikobereiche. Ein hohes Risiko der Kontamination geht auch von allen Wasserbädern, Incubatoren, Inhalationsgeräten, Luftbefeuchtern, Incubatoren, Befeuchtern von Sauerstoffgeräten und ähnlichen Geräten, in welchen Wasser häufig bei optimalen Temperaturen steht, aus [8]. Von hier können die Krankheitserreger entweder bei der Händedesinfektion oder über den Wasserfilm nach Erwärmung in Wasserbädern oder als Lösungsmittel für antiseptische Zubereitungen indirekt zum oder in den Patienten gelangen und haben solchermaßen bereits wiederholte Male zu schweren Infektionen geführt. Besonders tragisch sind die Berichte über Todesfälle und schwere Infektionen, wenn mit solch einem hochkontaminierten Wasser die Neugeborenen nach der Geburt gereinigt wurden. In jedem Fall muß für das Auffüllen von medizinischen Geräten oder für den Einsatz am Patienten ausschließlich *steriles Aqua dest.* verlangt werden. Unabhängig davon sind regelmäßig mikrobiologische Kontrollen des Wassers in besonders gefährdeten Räumen anzustreben.

Sterile Kornzangen und sterile Pinzetten, die zur Entnahme steriler Materialien bestimmt sind, sollten in Dosen mit Deckel *trocken* gelagert werden. Die Instrumente sind in diesen Behätnissen regelmäßig (etwa zweimal pro Tag) im Autoklaven zu sterilisieren. Wiederholt ist festzustellen, daß „sterile" Instrumente in Behältern mit Desinfektionsmittel aufbewahrt werden. Derartige Lösungen sind häufig stark kontaminiert.

Leider darf der Verbaucher nicht mit Sicherheit damit rechnen, daß „Einmal-Artikel" tatsächlich steril geliefert werden. In jedem Fall muß auch die Verpackung kontrolliert werden. Wie bereits oben erwähnt ist eine erneute Aufbereitung und gar Sterilisation gefährlich und unzulässig. Es wird dringend empfohlen, derartige Einmalartikel nicht ausschließlich nach dem Endpreis zu beurteilen, sondern vielmehr auf eine gesicherte Methode der Sterilisation und sterilen Anlieferung zu insistieren.

Außer den wenigen Beispielen *relativ leicht zu erkennender Fehler oder Mängel bei der Aufbereitung* der Sterilisation oder Desinfektion sowie der Wahrung der Sterilität bis zur Anwendung am Patienten gibt es weit schwerer zu entdeckende Mängel. Dies sei nur anhand eines Beispieles, welches vor allem die Notwendigkeit veranschaulicht, daß *jeder in seinem Bereich persönlich die Maßnahmen kontrollieren muß.*

Bei Hüftprothesen-Operationen traten wiederholte Male oberflächliche Infektionen auf. Ursache dafür war, daß lediglich *ein* Spieß für das Legen von insgesamt drei Drains verwendet wurde. Mit dem Spieß, welcher nach dem Legen des ersten Drains durch die Haut (kontaminiert mit Schweiß) und die Folie hindurchgestochen wurde, erfolgte nun die Infektion während des Legens des zweiten und des dritten Drains.

Empfehlungen für die Aufbereitung von Instrumentarium und Anästhesiematerial

Unter Beachtung der eingangs angeführten Forderungen (Nicht-Kontamination des Personals; ausreichende, doch unter Praxisbedingungen gesicherte Entkeimung; keine Gefährdung der Patienten und des Personals) wurden von einer internationalen Arbeitsgruppe [10] folgende Empfehlungen (Schema s. Abb. 1) erarbeitet.

Die *gesamte Aufbereitung* (Reinigung, Desinfektion oder Sterilisation) soll zentral – in jedem Fall aber *außerhalb von patientenbezogenen Risikobereichen* – erfolgen. Auf diese Weise müssen Methoden praktiziert werden, die eine Kontamination des Pflegepersonals (bei der Reinigung gebrauchter Instrumente, Gummimaterialien usw.) mit Sicherheit verhindern! Die weiteren Vorteile einer zentralen Aufbereitung werden in der Entlastung des Pflegepersonals, stärkeren Auslastung von Waschmaschinen, größeren Sicherheit der Desinfektion oder Sterilisation bei Einsatz von Großgeräten (laufende Kontrolle und Überwachung durch besonders geschultes Personal) gesehen. Erfolgt lediglich eine Reinigung und Desinfektion in geeigneten Waschmaschinen, also ohne weitere Aufbereitung, so kann die dezentrale Aufstellung („kleinerer Kreislauf") eine sinnvolle Alternative bedeuten. Durch den dezentralen Einsatz von Desinfektions-Reinigungsmaschinen kann auch die Problematik durch die meist kürzeren Betriebszeiten in einer Aufbereitungszentrale vermindert werden. Gegen den Transport kontaminierter Materialien in geschlossenen Behältern ist nichts einzuwenden. Falls mit längeren Zeiträumen bis zur weiteren Bearbeitung in Maschinen zu rechnen ist, sollten etwa 10 ml Tensid in die Container gefüllt werden, so daß es während des Transportes und des Stillstandes nicht zur Inkrustation kommt. *Der Einsatz von Desinfektionsmitteln für diesen Zweck ist nicht zu fordern.* Vor allem bei Betrieb einer Zentrale muß (auch bei vorhergehender dezentraler Reinigung und Desinfektion) die Behandlung in einer Desinfektions-Reinigungsanlage (thermische oder chemothermische Verfahren), also ohne Gefährdung des Personals wie bei manueller Reinigung, erfolgen. Auch hier gilt die Forderung nach Abtötung von Tuberkulose-Erregern und Inaktivierung von Hepatitis B-Viren auf dem Desinfektionsgut, jedoch normalerweise nicht in der Waschflotte.

Ultraschallreinigungsbäder wirken nicht desinfizierend; erforderlichenfalls dürfen sie erst nach einer gesicherten Desinfektion eingesetzt werden. Die Art der Verpackung der Instrumente und Anästhesie-Materialien ist auf die weitere Aufbereitung (Dampfdesinfektion oder -sterilisation, Anwendung von chemischen Wirkstoffen in Gasform) abzustimmen.

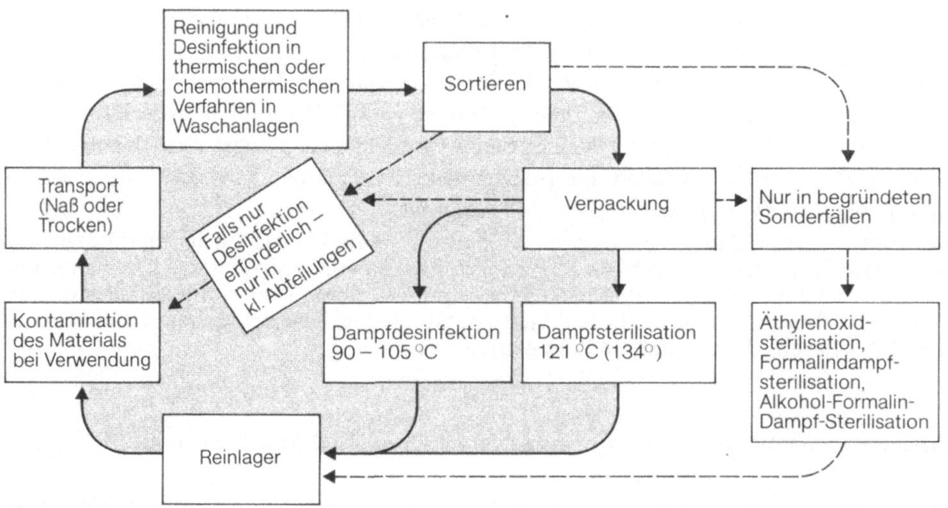

Abb. 1. Schema für die Aufbereitung von chirurgischem Instrumentarium und Anästhesiematerial [10]

Als Einmalverpackung sind ausschließlich Papier-Klarsichtfolien zu verwenden, nur die Papierlagen sind ausreichend durchlässig. Es empfiehlt sich, auch diese Materialien, bei denen eine Dampfdesinfektion genügt, zu verpacken. Sie können verteilhafterweise in derselben Verpackung gelagert werden. Auch ist vor der Anwendung am Patienten (z.B. Trachealtuben) bei Einzelverpackung auf diese Weise eine Kontamination zu verhindern. Von wesentlicher Bedeutung für die Sicherheit des Sterilisationsverfahrens, den gesamten Organisationsablauf, aber auch die Wirtschaftlichkeit ist die Auswahl (Material und Konstruktion) geeigneter Metallcontainer. Vor allem bei zentraler automatischer Aufbereitung (meist in Taktanlagen) kann der Einsatz von Ventiltrommeln problematisch werden; besser kontrollierbar ist es, wenn Einmaleinlagen regelmäßig vor der Reinigung der Container entfernt werden. Die Materialart (Aluminium, V2A) steht natürlich im Zusammenhang mit den zulässigen Methoden der Reinigung und Desinfektion (z.B. Korrosion). Nicht zuletzt sind auch die Konstruktionen für die Programmgestaltung des Autoklaven von Entscheidung. Aus den einschlägigen DIN-Normen ist ersichtlich, welche Container-Arten bei den Sterilisationsverfahren zulässig sind. Vorteilhaft ist es auch, Containerarten mit festem Bodenteil (ohne Ventile) zu wählen; auf diese Weise sind dieselben Container sowohl für die Versorgung als auch für die Entsorgung geeignet.

In allen Fällen sind eine Dampfdesinfektion oder -sterilisation anderen Entkeimungsmethoden vorzuziehen!

Bei Dampfdesinfektions-Programmen sollte darauf geachtet werden, daß in den verschiedenen Phasen nur geringe und langsame Druckveränderungen stattfinden, da diese besonders materialschädigend sind. Weiterhin ist auf eine ausreichende Trocknung („Instrumentenprogramm" Wert zu legen.

Unter Berücksichtigung der Sicherheit des Verfahren unter Praxisbedingungen empfiehlt eine internationale Arbeitsgruppe [10] *die Einteilung der Sterilisationsverfahren in zwei Gruppen* (Tabelle 1).

Als generelle Methode ist die Dampfsterilisation zu empfehlen. Die Heißluftsterilisation ist meist entbehrlich, kommt gegebenenfalls nur als bewegte Heißluft in Frage. Heißluftgeräte ohne Luftumwälzung sollten entfernt werden. Nur in zu *begründenden Sonderfällen,* also für ausgewählte Artikel sind Sterilisationsverfahren der Gruppe 2 anzuwenden.

Die *regelmäßige Überprüfung* der Dampdesinfektion sowie aller Sterilisationsprogramme sollte in Absprache mit dem zuständigen Krankenhaushygieniker oder Mikrobiologen vorgeschrieben werden. Die Sicherheit der Sterilisation läßt sich erhöhen durch eine *Zentralisierung,* die Anbringung von detaillierten *Bedienungsanleitungen,* aus welchen hervorgeht, welche Materialien in welcher Verpackung mit diesem Verfahren (präzisiert) sterilisiert werden dürfen, die Führung eines *Protokollbuches* und nicht zuletzt eine *regelmäßige Selbstkontrolle.* Durch *chemische* Indikatorstreifen *außen* auf den Containern kann lediglich erkannt werden, ob die Materialien dem betreffenden Verfahren exponiert waren. Folglich empfiehlt es sich zusätzlich geeignete Farbindikatoren *im Inneren* ausgewählter Trommeln zu deponieren. Zusätzlich müssen unbedingt Selbstkontrollen mit *biologischen* Indikatoren (z.B. Attest, Proof) alle 14 Tage oder jede 30. Sterilisation durchgeführt werden. Diese biologischen Indikatoren werden nach der Sterilisation und einer Inkubation zwischen 24 bis 48 Std abgelesen. Großgeräte sollten mit *automatischen Temperaturschreibern* ausgestattet werden.

Davon unabhängig ist in halbjährlichen bis jährlichen Intervallen die Kontrolle aller Dampf- und Heißluftsterilisatoren mit *Sporenerde* nach DIN 58947 zu empfehlen, für die Prüfung der weiteren Verfahren werden besondere Bioindikatoren eingesetzt. Diese Kon-

Tabelle 1. Empfehlungen für die Praxis im Krankenhaus. Einteilung der Sterilisationsverfahren in 2 Gruppen [10]

1. Gruppe:	*Methode der Wahl, generell zu empfehlen:* Dampfsterilisation (Sterilisation in bewegter Heißluft)
2. Gruppe:	Nur in *begründeten* Sonderfällen: Äthylenoxidsterilisation Formalindampfsterilisation Alkohol-Formalin-Dampfsterilisation

trollen sollten durch einen hinzugezogenen Fachmann erfolgen. Durch gleichzeitige Messung der Temperatur an verschiedenen Punkten und Vergleich mit den Anzeigeinstrumenten des Gerätes ist eine Aussage über die Funktionstüchtigkeit letzterer möglich. Auch kann der Fachmann Empfehlungen für geeignete Verpackung und die Auswahl des Sterilisiergutes geben.

Literatur

1. Calleman CJ, Ehrenberg L, Jansson B, Osterman-Gokar S, Segersbäck D, Svensson K, Wachtmeister CA (1981) Monitoring and risk assessment by means of alkyl groups in homoglobin in persons occupationally exposed to ethylene oxide. J Env Path Toxicol 2:427
2. Dunkelberg H, Hartmetz G (1977) Zur Belastung der Raumluft durch Äthylenoxid im Bereich klinischer Sterilisationsanlagen. Zbl Bakt I, Abt Orig B 164:271
3. Hameister W (1975) Äthylenoxidsterilisation. Gesundheitsschäden durch Äthylenoxid, das von sterilisiertem Gut retiniert wurde. Bundesgesundheitsblatt 18:253
4. Just I, Meyer HJ, Wever K, Kienzle HF (1981) Bakterielle Kontamination von Infusionsflüssigkeiten durch Zumischen von Arzneimitteln. Hyg Med 6:251
5. Ministerium für Soziales, Gesundheit und Sport, Rheinland-Pfalz und Hygiene-Institut der Johannes Gutenberg-Universität Mainz: Empfehlung vordringlicher Maßnahmen zur Verhütung von Krankenhausinfektionen. Hyg Med 4:210
6. Simmons BP, Hooton ThM, Mallison GF (1981) Guidelines for Hospital Environmental Equipment. Infect Control 2:138
7. Koller W, Stanek G (1979) Instrumentenmilch – Nährmedium für potentiell pathogene Keime. Hyg Med 4:317
8. Werner H-P (1974) Schwerpunkte zur Verhütung von Krankenhausinfektionen durch gramnegative Bakterien. Prakt Anästh 9:316
9. Werner H-P (1978) Die Sterilisation und der Einsatz von sterilem Material im Krankenhaus. Unfallheilkunde 81:51
10. Werner H-P (1980) Aufbereitung von Instrumentarium und Anästhesie-Material. Hyg Med 5:271
11. Werner H-P, Dunkelberg H (1976) Zur Effektivität krankenhaushygienischer Überwachung von Sterilisatoren. Hosp Hyg 68:195

Ausgewählte Desinfektionsmaßnahmen im Ambulatorium, auf den Stationen und im OP

B.M. Thimm

Städt. Krankenanstalten, Krankenhaushygiene und Epidemiologie der Universität Ulm, Steinhövelstraße 9, D-7900 Ulm

Einleitung

Maßnahmen der Desinfektion sowie der Sterilisation sind Maßnahmen der Antisepsis. Sie haben seit ihrer Einführung durch Semmelweis und Lister, Pasteur und Koch und ihrem gezielten Einsatz in der klinischen Praxis nachweislich geholfen, die Ausbreitung von Krankheitserregern in der Klinik zu verhüten und damit die Entstehung und Verbreitung von im Krankenhaus erworbenen (sog. „nosokomialen") Infektionen zu verhüten.

Voraussetzung für einen gezielten, effizienten Einsatz dieser zur prophylaktischen Medizin zu rechnenden Maßnahmen der Patientenversorgung sind jedoch klare naturwissenschaftliche Vorstellungen von Ursachen, Übertragungswegen und Erregern der Entstehung solcher Infektionen. Leider werden diese beiden hochwirksamen medizinischen Maßnahmen oft aus einer gewissen Hektik am Arbeitsplatz, im Ambulatorium, auf den Stationen oder im OP, aber auch mangels Wissen, so ungenau und unkonzentriert eingesetzt, daß an einen wirkungsvollen Erfolg gar nicht zu denken ist. Oft wurde aber auch von seiten der Wissenschaftler, die für den gezielten Einsatz z.B. eines bestimmten Desinfektionsverfahrens plädierten, versäumt, neben dem Beweis der Keimverminderung und damit Risikosenkung auch den der Senkung der Infektionsraten beim Patientengut zu erbringen. Wie schwierig das auch immer im Einzelfall bzw. im Patientenkollektiv sein mag, der in der letzten Zeit geäußerte Zweifel an der Effizienz bestimter Desinfektionsmaßnahmen beruht nicht zuletzt auf dieser additiven Wirkung der Mängel beim Einsatz dieser Maßnahmen und dem noch nicht oder nicht überzeugend genug erbrachten Beweis ihrer Wirkung.

Im folgenden soll versucht werden, Wege für die Praxis aufzuzeigen, wie ausgewählte Desinfektionsmaßnahmen im Ambulatorium, auf den Stationen und im OP richtig eingesetzt werden, um vermeidbare nosokomiale Infektionen von seiten des Personals auch wirklich zu vermeiden. Dabei wollen wir uns aus didaktischen Gründen auch etwas der Infektionsfaktorenkette widmen.

A. Kriterien zum Einsatz von Desinfektionsmaßnahmen

Ein sinnvoller Einsatz von Desinfektionsmaßnahmen setzt logisches Handeln voraus. Es muß der Schwester, dem Pfleger und dem Arzt stets bewußt sein, warum er diese und keine andere Desinfektionsmaßnahme einsetzt. Er/sie muß also in der Lage sein auszuwählen, zu unterscheiden.

Hefte zur Unfallheilkunde, Heft 158
Zusammengestellt von A. Pannike

1. Häufige Fehler beim Einsatz von Desinfektionsmaßnahmen

Unklare Begriffsbestimmung

Der Anwender muß sich darüber im klaren sein, daß er mit der Desinfektion auf dem Umweg über die Keim(Erreger-)verminderung in der Umgebung oder am Patient Infektionen verhüten will; daß es weiterhin beim und am Menschen nicht möglich ist, durch antiseptische Maßnahmen den Zustand der Sterilität herzustellen, sondern höchstens durch aseptisches Vorgehen und Verhalten die bereits vorhandene Keimfreiheit (z.B. in einer Hüftgelenkswunde) zu erhalten.

Desinfektion

Dabei soll die Desinfektion (Entseuchung) lediglich alle pathogenen Mikroorganismen mit Ausnahme ihrer Sporen abtöten und/oder beseitigen. Der betreffende Gegenstand bzw. das desinfizierte Material soll dadurch in einen Zustand versetzt werden, daß es nicht mehr infizieren kann.

Sterilisation

Anders bei der Sterilisation (Entkeimung). Hier ist das Ziel, alle Mikroorganismen, also die pathogenen und apathogenen Keime einschließlich ihrer Sporen abzutöten und/oder zu beseitigen. Der Gegenstand bzw. das so behandelte Material wird dadurch vollkommen frei von vermehrungsfähigen Mikroorganismen. Dadurch entsteht der Zustand der Sterilität (Keimfreiheit).

Infektionskrankheit

Die Infektionskrankheit des Patienten ist eine durch Krankheitserreger verursache Krankheit, die von Mensch zu Mensch direkt oder indirekt übertragen werden kann. Sie setzt eine Infektion voraus.

Infektion

Die *Infektion* ist ein aktives Kampfgeschehen zwischen Wirt und Parasit, wobei der Krankheitserreger

a) *vorhanden* sein muß,
b) am oder im Patienten *anhaften* muß,
c) in ihn, auf welchem Wege auch immer, *eindringen* und
d) sich in ihm bis zur Höhe einer Infektionsdosis *vermehren* muß.
   Ist dieser Zustand erreicht, so sprechen wir von einer Kontamination oder, bei einer Vermehrung des Erregers, von einer Kolonisation des Patienten.

e) Erst wenn der Patient mit klinischen und/oder anderen meßbaren Symptomen auf den Parasiten *reagiert*, ist die Infektion erreicht.

Das Wissen um diese *Infektionsfaktorenkette* gibt dem Arzt und übrigen Krankenhauspersonal die Möglichkeit, mit gezielten hygienischen Maßnahmen der Antisepsis, der Desinfektion und Sterilisation aktiv einzugreifen. Sie sind neben der Patientenisolierung, Asepsis und Antibiotica – bzw. Impfprophylaxe – das Rückgrat krankenhausgygienischer Maßnahmen.

Sinn und Zweck der Desinfektion

Maßnahmen der Desinfektion werden leider allzu häufig in der Praxis als Alibihandlung zum Abbau von „Infektionsängsten" beim Personal bei hohem Infektionsrisiko des Patienten herangezogen, und, wenn routinemäßig eingesetzt, dann nicht unter Beachtung der zur Abtötung oder Beseitigung von Mikroorganismen notwendigen Fakten.

Sie haben jedoch immer den Zweck, das bekannte oder vermutete Infektionsrisiko beim Patienten, Besucher oder Personal am jeweiligen Ort, unter der jeweiligen Situation durch gezielte Eingriffe in die Infektionsfaktorenkette so weit zu senken, daß vermeidbare nosokomiale Infektionen weitgehend vermieden werden. Der Grad des Infektionsrisikos hängt jedoch immer nur zum Teil von der Art, Virulenz und Infektionsdosis der Erreger ab, ein wesentlich größerer Teil kommt der Abwehrbereitschaft des Patienten und der Art, dem Zeitpunkt und der Zeitdauer des diagnostischen und therapeutischen Vorgehens des Personals zu. Dies sollte bei aller Anforderung an hochwirksame Desinfektionsverfahren immer beachtet werden (Tabelle 5).

2. Die häufigsten nosokomialen Infektionen

Mit Ausnahme der HNO-, Augen-, Haut- und Neurologischen Klinik gilt in der Häufigkeit des Vorkommens nosokomialer Infektionen mit lokaler Verschiebung der Reihenfolge folgendes Schema (Tabelle 1).

Diese Gruppe von Infektionen gilt es bei Anwendung von Desinfektionsmaßnahmen zunächst im Auge zu behalten.

3. Die häufigsten Erreger nosokomialer Infektionen

Tabelle 2 faßt die häufigsten Erreger nosokomialer Infektionen zusammen. Dieses Keimspektrum gilt generell für alle Kliniken, jedoch mit sehr starken lokalen Schwankungen

Tabelle 1. Häufigste nosokomiale Infektionen

Harnwegsinfektionen	ca. 40% aller No. I.
Atemwegsinfektionen	ca. 18%
Wundinfektionen	ca. 16%
Sepsis	ca. 3%–9%

Tabelle 2. Welches sind die wichtigsten Erreger nosokomialer Infektionen?

Grampositive	n	%	Gramnegative	n	%
Enterokokken	147	11,1	E. coli	300	22,6
Staph. aureus	124	9,4	Pseudomonas spec.	131	9,9
Staph. epiderm.	123	9,2	Klebsiella spec.	129	9,7
β-Strep. Gr. B	16	1,2	Proteus spec.	93	7,0
Pneumokokken	7	0,5	Enterobacter	64	4,8
β-Strept. Gr. A	3	0,2	Serratia	25	1,9
			Mima polym.	24	1,8

Ulm Universitätskliniken, Zeitraum 1.9.–31.10.1979; n = 1 326

je nach Krankengut und eingesandtem Material. Dies sollte in jeder Klinik als Grundlage für ein gezieltes Vorgehen, durch eigene Erhebung (Strichlisten!) von isolierten Keimspecies vor Ort jeweils erfaßt werden.

4. Die Entstehung nosokomialer Infektionen

Desinfektionsmaßnahmen können nur dann voll wirksam werden, wenn sie das Wissen um das natürliche Habitat der Erreger, die häufigsten Erregerreservoire und Übertragungswege miteinbeziehen in das gezielte Vorgehen (Tabelle 3 und 4).

So sind gram-negative Keime häufig in Wasserbehältern und an feuchten Stellen zu finden (Pfützenkeime) und der Austrocknung gegenüber sehr empfindlich, während die Austrocknung von gram-positiven Keimen (z.B. Staph. aureus, jedoch nicht von Streptokokken) generell über mehrere Tage und Wochen gut vertragen wird (Tabelle 5).

B. Ausgewählte Desinfektionsverfahren

Im folgenden werden nur Maßnahmen des Desinfektion aufgeführt, die im Ambulatorium, auf der Station und im OP routinemäßig oder im Sonderfall durchgeführt werden sollen (Tabelle 6).

Empfohlene Desinfektionsmaßnahmen allgemein

I. Mechanische Verfahren zur Desinfektion

Reinigung, Waschen, Schutzkittel und Hauben.

a) *Körperhygiene:* Tägliche Ganzkörperwäsche (Duschen!), Maniküre, Pediküre, 1–2mal wöchentlich Haarewaschen, häufiger Wechsel der Unterwäsche, allgemeine Regel der Körperhygiene beachten.

b) *Hände:* Waschen und hygienisch desinfizieren
   - vor Arbeitsbeginn,
   - nach Berühren des Patienten,

Tabelle 3. Ursprung – Erregerreservoir – Übertragungswege häufigster nosokomialer Infektionserreger

Ursprung	Erregerreservoir	Beispiel	
a) Endogen	Körpereigene Flora *Übertragung:* hämatogen lymphogen aerogen per Kontakt faeco oral	Harnwegsinfektionen nach Blasenkatheterisierung Wundinfektion nach Darmoperation Candida Sepsis nach Beatmungstherapie	
b) Exogen	Erreger stammt aus der näheren oder weiteren Umgebung des Patienten *Übertragung:*		
	Direkter Kontakt	Personal Patienten Besucher	über Hände, Kleidung
	Indirekter Kontakt	Tröpfcheninfektion, Luft, Staub, Instrumente, Geräte, Essen, Wasser, etc.	

Tabelle 4. Erregerreservoir – Häufigste Übertragungswege

Erreger	Reservoir	Übertragung	Erkrankung bei erhöhter Disposition
A-Streptokokken	Personal häufiger als Patienten	Direkter Kontakt sehr viel häufiger als Luft	Selten
Salmonellen	Personal, Patient, Umgebung	Direkter Kontakt gemeinsame Quelle (z.B. Nahrung)	Selten
Staph. aureus	Personal, Patienten, Umgebung	Direkter Kontakt sehr viel häufiger als Luft	Mäßig
Klebsiellen, Pseudomonas, Proteus	Patienten häufiger als Umgebung	Kontakt gemeinsame Quellen	Häufig
Aspergillen	Umgebung sehr viel häufiger als Patienten	Kontakt und Luft	Häufig

Nach Daschner F (1979) [18]

– nach Umgang mit kontaminiertem Material, Blut, Sekreten und Exkreten,
– nach jedem Toilettenbesuch.

c) *Schutzkleidung:* Täglich frische Schutzkleidung tragen (Kittel und Hosen, auch für Schwestern), d.h. genügend viel Schutzkleidung bereit halten.

Tabelle 5. Häufigste prädisponierende Risikofaktoren zur Entstehung einer nosokomialen Infektion

Nosokomiale Infektion	Risikofaktoren	Infektion vermeidbar
Harnwegsinfektionen	Katheterisierung, Instrumentation	Zum größten Teil
Atemwegsinfektionen	Beatmungs- oder Inhalationstherapie	Zum Teil
Sepsis	Infusionstherapie über Plastikvenenkatheter	Zum größten Teil
Wundinfektionen	Prädisponierende Faktoren des Patienten,	Kaum
	Prä-, intra-, postoperative Faktoren	Zum größten Teil

Tabelle 6. Desinfektionsverfahren allgemein

1. *Mechanische Verfahren*	
– Reinigung, waschen	– Körper, Hände, Wäsche, Flächen, Mobiliar.
– Filtration	– Lösungen, Gase, Luft.
2. *Physikalische Verfahren*	
– Verbrennen	
– Spülen	– 85°–95°C, 7–20 min
– Kochen	– 0,5% Soda
	– 15 min Einwirkungszeit
– Heißluft	– 105°C, 60–150 min
– Dampf	– 100°–105°C, 15–60 min
– UV-Licht	
– Gas-Formalin (Aseptor)	
3. *Chemische Desinfektionsverfahren*	

Mundschutz und Hauben im OP, im Ambulatorium vor chirurgischem Eingriff, auf der Station beim Umgang mit abwehrgeschwächten Risikopatienten bzw. mit Patienten anlegen, die durch eine aerogen sich verbreitende Infektion der Lunge (Tröpfcheninfektion) bzw. der Wunde (Absceß, Decubitus, Wundinfekt) behaftet sind.

Überschuhe aus Plastik halten m.o.w. gut den an Schuhen anhaftenden Staub ab, sie verhüten jedoch keine Verschleppung von Mikroorganismen vom unreinen zum reinen, septischen zum aseptischen Teil im OP, in Schleusen oder auf Station. Ihr Tragen ist jedoch durch die meßbare Verminderung der Staublast und damit der aerogenen Keime im Einsatzbereich (OP, Schleusen, Intensiv, Infektionsbereich) gerechtfertigt.

OP-Wäsche: Genügend viel sterile Op-Wäsche und Abdecktücher für Liegen und Tragen zur Verfügung stellen. Farbliche Trennung in aseptischen und septischen Bereich bei der Wäsche vornehmen.

d) *Reinigung: Betten, Tragen, Liegen* vor der Wiederverwendung gründlich mit Desinfektionslösung abwischen bzw. absprühen. Jeder Patient hat ein Recht auf ein frisch überzogenes Bett bei seiner Aufnahme. Wechsel der Bettwäsche mindestens alle 8 Tage, sonst

nach grober Verschmutzung. Beim Bettenmachen Staubaufwirbelung vermeiden. Keine kombinierten Wäschewagen verwenden. Gebrauchte Wäsche immer getrennt von sauberer lagern und sofort nach Abziehen in entsprechende Wäschesäcke im Patientenzimmer geben.
Wäsche: Einsammeln und Transport von gebrauchter Wäsche und Abfällen gut organisieren und überwachen. Genügend viele und große Behälter am Ort des Wäscheabwurfs vorrätig halten. Trennen der Wäsche nach Material und Kontaminationsgrad (infektiös – nicht infektiös).
Flächen: Reinigung, Desinfektion. *Generell:* 1mal täglich Gesamtreinigung und Wischdesinfektion mit gelistetem Desinfektionsmittel von Ambulatorium, Stationen und OP, d.h. in allen Bereichen, in denen Patienten liegen, untersucht oder behandelt (operiert) werden.
Im OP zusätzlich Wischdesinfektion in allen begangenen Bereichen nach jeder Operation. *Sofortreinigung* aller mit Blut, Urin, Stuhl, Eiter u.a. Sekreten und Exkreten des Patienten kontaminierten Flächen. Personalmangel ist *kein* Grund für Unhygiene.
Im OP mit der Wischdesinfektion erst beginnen, wenn der Patient den Raum verlassen hat. Kein Auslegen von Instrumenten solange noch gewischt wird. Also: Keine „fliegenden Patientenwechsel".

2. Filtration

a) *Lösungen:* Alkohol zur Hautdesinfektion (vor Injektionen, Punktionen, Venenkatheter) muß vor Gebrauch steril filtriert und damit sporenfrei sein (DAB 7).
b) *Luft, Gase:* Alle zur Luft- oder Sauerstoffbefeuchtung vorgesehenen Wasserbehälter in O_2-Sprudlern, Verneblern, Verdampfern etc. sind gleichzeitig potentielle Keimfilter. Sie sollten bei Benutzung mindestens 1mal täglich gereinigt und desinfiziert (besser sterilisiert) werden.
c) *Klimaanlagen:* Sie temperieren, befeuchten, filtrieren und wechseln die Luft nach vorgeschriebenen Werten (s. die Richtlinie Nr. 1946, Blatt 4).
Wartungsvertrag mit Klimafirma abschließen. Filterwechsel lufttechnisch und mikrobiologisch überwachen lassen, desgleichen Überwachung der Klimakammer.

II. Physikalische Verfahren zur Desinfektion

- Verbrennen, Auskochen, Spülen, Heißluft, Dampf.
- Strahlen: UV-Licht, Gamma-Strahlen.

Tabelle 7 gibt die physikalischen Desinfektionsmethoden in Bezug zum Einsatzbereich wieder.

Verbrennen von Abfällen bzw. von wertlosen Gegenständen

Nach Merkblatt M1 und M2 des Bundesgesundheitsamtes zur „Beseitigung von Abfällen aus Krankenhäusern, Arztpraxen und sonstiger Einrichtungen des med. Bereiches" [22]

Tabelle 7. Physikalische Desinfektionsverfahren

Material Bereich	Verfahren	Arbeits-temperatur °C	Einwirk-zeit min	Mikrobiol. Wirkungs-bereich A B C D[a]
Infektiöse Abfälle, Einmalartikel Einmalmaterial	Verbrennen	800–1 000°C	Unbe-stimmt	+ + + +
Instrumente (im Notfall)	Auskochen + 0,5% Soda	98– 100°C	15'	+ + + –
Op- und Anästhesie-Instrumente u. Zubehör, Endoskopie Wäsche, Koch-, Eßgeschirr	Spülen + Desinfektions-reiniger in Auto-maten oder von Hand	85– 95°C	7–20'	+ + – –
Matratzen, Kopfkissen, Wolldecken, Felle, Wäsche (Entlausung)	Dampf-Desinfektion			
	– Strömungs-V.	100– 105°C	15'	+ + + –[a]
	– Vakuum-V.	75– 105°C	15'	+ + + –[a]
	– Kreislauf-V.	95– 105°	15'	+ + – –[a]
Bücher, Dokumente, Kleider (Entlausung)	Heißluft-	90– 105°C	60–150'	+ + + –
Geräte	Formaldehyd-Wasserdampf	65– 75°C	100'	+ + + –

A = Veg. Bakterien, Tbc-Keime, Pilze, Pilzsporen, *B* = Viren, *C* = Bakt. Sporen, *D* = Anaerobier-Sporen.

[a] Bei Erhöhung auf 120° werden auch Anaerobier-Sporen abgetötet

ist das hygienisch sichere Sammeln und Transportieren von Abfällen bindend vorgeschrieben. Dazu ist die richtige Sortierung der Abfälle am Ort des Entstehens und ihr Abwurf in zum Verbrennen bzw. für den Hausmüll bestimmten Behälter Voraussetzung.

Deshalb: Genügend viele und große Behälter für septischen und Hausmüll überall aufstellen, wo Müll anfällt. Häufigkeit des Mülltransportes organisieren und überwachen.

UV-Licht

Früher viel in Op-Räumen verwendet zur Verminderung der Luftkeimmenge (Raum-Luftdesinfektion), oder als sog. UV-Licht-Schranke. Wirkung auf Infektionsrate bei Patienten ist unbestimmt. Erscheint deshalb heute nur noch sinnvoll in nichtklimatisierten, gereinigten OPs, Reinraumkabinen und mikrobiologischen Labor.

Achtung: UV-Lampen nicht bei direkter Strahlung einschalten, solange noch Menschen im Raum sind (Haut- und Augenschäden). Lampen mindestens halbjährig überprüfen lassen (abnehmende Strahlenintensität).

Überprüfung von Desinfektionsgeräten

Alle zur Keimzahlverminderung bzw. zur Keimabtötung im Sinne der Desinfektion eingesetzten Geräte im Krankenhaus bedürfen einer ständigen Kontrolle und Wartung.

Als erstes sollte sich das Bedienungspersonal Klarheit darüber verschaffen, um welches Gerät es sich technisch dabei handelt, und nach welchem Prinzip die Desinfektion arbeitet (Betriebsanleitung griffbereit halten, Einführung in Arbeitsweise und Übung am Gerät durch Firmenvertreter oder Fachleute vornehmen lassen. Abnahme- und Einweisungsschein einführen).

1. Täglich technische Betriebskontrolle (Innentemperatur, Dichtigkeit der Kammer und Rohrleitungen). Zusätzlich Maximalthermometer einlegen.
   Notieren der Ergebnisse in Formblätter: Bei jeder Charge neben technischen Daten auch Zeitdauer der Desinfektion und Art des Desinfektionsgutes notieren.
2. Monatliche Überprüfung der Geräte durch biologische Proben:
   - *Unterdrucksdesinfektionsgerät* mit 75^oC
     Dampftemperatur: Mit Staphylokokken-Aufschwemmung im Blut, angetrocknet an Battistläppchen (Maximale Lagerdauer frisch hergestellter Proben: 1 Woche).
   - *Dampfdesinfektionsgerät* mit 100°–105^oC
     Dampftemperatur: Überprüfung mit Bacillus subtilis-Sporen (Hoffmann Sporen), angetrocknet an Seidenfäden in Filterpapierpäckchen.
3. *Lagerung der Proben in den Geräten*
   Probepaket packen (am besten Wäsche). Einlagern der Proben, wo Gut am dichtesten gepackt ist, in Form eines schrägstehenden „X“, d.h. oben hinten rechts und links, in der Mitte, vorn und rechts und links je 2 Probepäckchen.
   Versand der Proben nach telefonischen Ankündigungen an zuständiges Labor, in kürzester Zeit versenden.
   Bebrütung: mindestens 10 Tage.
   Buchführung: Alle Prüfungsergebnisse in ein Formblatt eintragen und in einem Ordner Betriebskontrolle ständig bereithalten.

III. Chemische Desinfektionsverfahren

Die sog. chemischen Desinfektionsverfahren arbeiten nach dem Prinzip:

Abtötung der pathogenen Keime (Bakterien, Mykobakterien, Pilz, möglichst auch von Viren), nicht jedoch unbedingt ihrer Sporen durch Einsatz von Zellgiften mit mikrobicider Wirkung in Lösungsform.

Die Wirkung ist abhängig von der Konzentration des Desinfektionsmittels, der Zeitdauer der Einwirkung und der Wirktemperatur, die untereinander eng korreliert sind.

Achtung: Alle Zellgifte wirken auch auf die ungeschützte Haut oder Schleimhaut zellschädigend. Deshalb nie mit bloßen Händen in Desinfektionslösung greifen.

Folgende Stoffgruppen finden heute Anwendung (Tabelle 8). Ihre Wirkung auf Mikroorganismen ist sehr unterschiedlich (Tabelle 9a).

Tabelle 8. Chemische Desinfektionsverfahren

1. Alkohole	5. Tenside, Quats
2. Phenole, Kresole	6. Oxydantien, Per-Verbindungen
3. Halogene	7. Schwermetalle
4. Aldehyde	8. Farbstoffe

Anwendung, Auswahl und Einsatz der Desinfektionsmittel

Desinfektionsmittel sind nach ihrer Zusammensetzung und Wirkungsweise sehr unterschiedlich. Viele von Ihnen sind wegen ihrer Materialverträglichkeit nur für bestimmte Spezialbereiche bestimmt und geeignet. Ein Vertauschen der Einsatzbereiche durch das unachtsame Personal führt deshalb häufig nicht zum gewünschten Desinfektionserfolg in der vorgegebenen Zeit, sondern zu unangenehmen, teuren Materialschäden, die völlig vermeidbar wären. In vielen Krankenhäusern ist heute noch die Liste der vorhandenen und ständig nachgekauften Desinfektionsmittel bunt und lang. Es finden sich darin viele gleichartige oder in ihrer Wirkung nicht gutachterlich geprüfte Mittel.

Im Krankenhaus sollten grundsätzlich nur noch solche Desinfektionsmittel verwandt werden, welche nach den Richtlinien der DGHM [17] auf ihre Wirksamkeit gutachterlich geprüft und in den aktuellen Listen der DGHM und/oder des BGA [5] als nachweislich wirksam aufgeführt sind. Dabei muß auf die darin angegebenen Spezial-Einsatzgebiete, die Wirkkonzentration und die Wirkzeit besonders geachtet werden.

Folgende Anwendungsbereiche im Krankenhaus sollen hervorgehoben werden:

Ausgewählte Anwendungsbereiche für die Chemische Desinfektion

1. Händedesinfektion	6. Instrumentendesinfektion
2. Händewaschen und desinfizieren	7. Flächendesinfektion
3. Körperwaschen (Patient)	8. Raum- (Schluß-)desinfektion
4. Hautdesinfektion	9. Desinfektion im Küchenbereich
5. Schleimhautdesinfektion	10. Desinfektion von Stuhl, Urin, Sputum

Tabelle 9b gibt Anhaltspunkte für die Entwicklung einer hauseigenen Desinfektionsmittelliste.

Tabelle 9a. Wirkung und Einsatzbereich von Desinfektionsmittelgruppen

Wirkstoffgruppe	Wirksam gegen Veg. Bakt. Rickettsien	Tbc-Bakt.	Bakt.-Sporen	Viren	Einsatzbereich	Eiweiß-belastung	Bemerkungen
Alkohole	+	+	–	±[a]	Hände, Haut, kleine Flächen	Gering	Alkohol zur Desinfektion vor Injektionen muß sporenfrei sein
Adelhyde	+	+[b]	+	+	Fläche, Raum, Wäsche, Instrumente	Gering	Nicht für Stuhl-, Sputum-, Urindesinfektion geeignet
Halogene	+	+	±	+	Flächen, Wände, Bäder, Eß-, Kochgeschirr	Gering	Achtung: Chlorzehrung durch organische Substanzen
Amphotenside	+	+	–	?	Wäsche, Lebensmittel, Bäderbereich	Mäßig	
Phenolderivate	+	+	–	±[a]	Ausscheidungen, Flächen, Wäsche	Gut	Für Stuhl-, Urin-, Sputumdesinfektion geeigent. Bei Sputum: Nach Alkalisierung erforderlich zur Verflüssigung
Kalkmilch	+	–	–	+	Flächen und Geräte in Tierställen		Bzw. für Stuhl, Schmutzwasser, Fäkaliengruben

[a] Nur bei behüllten Viren wirksam, daher für die praktische Verwendung nicht geeignet.
[b] Bei verlängerter Einwirkung, erhöhter Wirkstoffkonzentration und erhöhter Temperatur wirksam.
In Anlehnung an: Burghardt F, Steuer W (1980) [16]

Tabelle 9b. Anhaltspunkte zur Entwicklung der hauseigenen Desinfektionsmittelliste

Auswahl nach	Bemerkungen
I. Mittel	
1. Anwendungsbereich	Z.B. Hände, Haut, etc.
2. Materialverträglichkeit	Z.B. Hände, Fußboden etc. (Gutachten geben lassen)
3. Mikrobielle Wirksamkeit	Zielgruppen festlegen: Bakterien, Tbc, Sporen, Viren
4. Wirkgeschwindigkeit	Auswahl nach gewünschter Einwirkungszeit
5. Listung	Vorkommen in den Listen des BGA und der DGHM (Gutachten geben lassen)
II. Verfahren	
1. Anwendungsbereich	Funktions- und hausgerecht
2. Dosiermöglichkeit	„Schußmethode" unzulässig
3. Abfüllgröße	„Spendergröße" bevorzugen
III. Service und Verkaufsbedingung	
1. Serviceangebot	Überwachgung (Dosieranlage, etc.) Entwicklungshilfen der Desinf.-Liste Fortbildungshilfen
2. Lieferbedingungen und Preis	Lieferpreis ist *nicht* gleich Anwendungskosten (geben lassen)

C. Besonderheiten für die Desinfektion in der Ambulanz, auf der Station und im OP-Bereich

Reinigung und Desinfektion

1. Tägliche Wischdesinfektion der Fußböden nur dort, wo Patienten liegen, untersucht oder behandelt werden.
2. Nicht mehr als 40 qm Fläche mit 8 l Wischwasser reinigen.
3. Wischlappen und Waps: Täglich frische Wischlappen bzw. Waps einsetzen. Nach Gebrauch auswaschen, lufttrocknen nach mindestens einstündiger Desinfektion, in Netzsäcken zur Wäscherei senden oder sogleich vernichten.
4. Sporadisch Konzentration des Desinfektionsmittels im Waschwasser überprüfen und Ergebnisse zurückmelden (erzeugt hohe Motivation für Hygiene beim Reinigungspersonal, nicht bei Pflegekräften oder Ärzten).
5. Bereiche mit hohem Infektionsrisiko für Patienten gemäß der Richtlinie des BGA (1976) sind Infektions-, Intensiv-, Dialyse-, Früh- und Neugeborenenstationen und OP-Bereiche [2]. Sie erfordern
   - hauseigenes Fachpersonal für die Reinigung,
   - routinemäßige Überwachung der Technik und Geräte,
   - u.U. erhöhte Konzentration der Desinfektionslösungen, welche Terrazo-Böden nicht beschädigen dürfen,
   - schnell und vollständig wischbare Bodenbeläge (keine Teppichböden erlaubt in diesen Bereichen),

Tabelle 10. Desinfektionsmittelliste (Empfehlungen)

Anwendungsbereiche Desinfektionsmittel	Verfahren Mindestmenge Konzentration Einwirkzeit (E.Z.)	Häufigkeit und Art der Durchführung
1. *Händedesinfektion*	*Hygienische Händedesinfektion*	Aus Spender die nicht nachtropfen
verschiedene *Alkohole* mit Rückfettern Alkohole mit kationenaktiven Verbindungen (unter Op-Handschuhen, unter Op-Folie)	3 ml, 30–60 sec E.Z. (s. Anhang) evtl. Wiederholen *Chirurgische Händedesinfektion* 2 x 5 ml, 5 min (s. Anhang)	Einreiben bis Alkohol verdunstet und Pflegemittel aufgesogen ist, besonders im Nagelbereich
2. *Händewaschen mit Desinfektion* mit Desinfektionsflüssigseifen mit z.B. PVP-Jod-Waschlotion Phenolderivaten	*Hygienische Händedesinfektion* 3 ml, 1–2 min E.Z. *Chirurgische Händedesinfektion* 2 x 5 ml, 5 min E.Z. gründlich nachspülen	Aus Spendern am Waschbecken (Hygieneset an allen Waschbecken anbringen)
gefolgt von Alkohol. Händedesinfektion	Im Op-Bereich mit *sterilen* Tüchern trocknen, sonst mit normalen, nicht sterilen Handtüchern	Bei empfindlicher Haut so selten wie möglich Seife verwenden
3. *Körperwaschen (Patient)* mit milden, schwachsauren oder neutralen Flüssigseifen als Waschlotion (PVP-Jod, Tenside, Quats) für Vollbad je	Unverdünnt 2–10 ml Unverdünnt 10–20 ml Lösung	Aus Spendern oder Flaschen mit Wasser aufschäumen, gut nachspülen
4. *Hautdesinfektion* Vor jeder Injektion, Infusion, Blutentnahme, Punktion etc.		
a) Haut-Spray z.B. auf Phenol-Alkohol-Basis	Konzentriert jeweils 2mal sprühen *Achtung:*	Auftragen aus Sprühflasche ohne Frigen-Treibgas. Breitflächig einen geschlossenen Film auftragen. 30–60 sec einwirken lassen. Ohne Abwarten ist keine Wirkung auf Mikroben zu erwarten
b) Tinktur Alkohole mit kationaktiven Verbindungen, Phenolderivaten, PVP-Jod. Möglichst keine Schwermetallververbindungen (Hg)	Konzentriert genügend große Mengen, mind. 2 x 5 ml 5 min E.Z.	Aus Schraubflaschen vor Operationen Op-Gebiet breitflächig einreiben. Danach 3. Desinfektion mit alkohol. Hautspray möglich

Tabelle 10. Fortsetzung

Anwendungsbereiche Desinfektionsmittel	Verfahren Mindestmenge Konzentration Einwirkzeit (E.Z.)	Häufigkeit und Art der Durchführung
5. *Schleimhautdesinfektion* PVP-Jod-Lösung empfohlen. Möglichst keine Schwermetallverbindungen (Hg)	Verdünnt 1 : 10– 1 : 20 verwenden 5 min E.Z.	Aus Schraubflasche vor Katheterisierung bzw. Vaginaluntersuchungen
6. *Instrumentendesinfektion* a) *Desinfektion* *Achtung:* Immer Desinfektion vor Reinigung. Desinfektionsmittel mit breiter mikrobicider einschließlich virusinaktiver Wirkung. Häufig auf Glutaraldehyd-Di-Aldehyd Basis.	Verdünnt 3–10%, 1–12 Std E.Z. Lange Wirkdauer (über 8 Tage) Verfalldaten der Lösung notieren.	Fast immer als Zwischenmaßnahme vor der Sterilisation. Zum Schutz des Personals (Leit-Agens: Hepatitis-B-Virus). In Schlitzdeckelbehälter aus Flasche mit Meßbecher oder
Mischung mit Reinigungsmitteln möglich	Verringert die Wirkdauer auf 1 Tag	Dosierkopf nach Vorschrift dosieren
b) *Reinigung mit Desinfektion* Oxydantien z.B. Na-Perborat meist gute Reinigungswirkung, jedoch eingeschränktes Wirkungsspektrum gut mischbar mit Aldehyd. Desinfektionsmitteln	2%–4% 30–60 min E.Z. kurze Wirkdauer täglich neu ansetzen	Aus Schraubgläsern oder Dosierflaschen Für Instrumente, Absauggläser, Anästhesiezubehör

7. *Flächendesinfektion*
Immer zusammen mit Flächenreinigung!
Achtung: Gute „Umwelthygiene" ist die Voraussetzung für eine gute „Hygiene am Krankenbett". Sauberkeit gehört dazu.

Laufende Desinfektion Wässrige Lösungen von Aldehyden, Phenolderivaten, Tensiden, Quats	0,5%–1% 1 Std E.Z.	Wischdesinfektion mit Lappen oder Waps nach Zwei- oder Eineimermethode
a) In allgen Bereichen, wo Patienten liegen, untersucht oder behandelt werden. Keine Desinfektion auf Fluren, Treppen etc., sondern nur gründlich wischen!	täglich 1mal	Mit 8 l max. 40 qm wischen! Für Fußböden nur Naßwischmethode empfohlen für andere Flächen auch Feuchtwischmethode Aus Dosierbeuteln, -flaschen, Standleitungen

Tabelle 10. Fortsetzung

Anwendungsbereiche Desinfektionsmittel	Verfahren Mindestmenge Konzentration Einwirkzeit (E.Z.)	Häufigkeit und Art der Durchführung
Für kleine Flächen Alkohol Spray mit Aldehyden, Phenolderivaten	Fläche mehrmals an- sprayen bis geschlossener Feuchtfilm sich bildet, mindestens 30–60 sec E.Z.	Spray-Desinfektion aus Spraydose ohne Frigen-Treibgas
b) Im Op-Bereich nach asept. Operationen	Täglich 1mal Dazu nach jeder Operation die benutzten Flächen	Gesamtwischdesinfek- tion bevorzugt mit Eineimermethode (pro OP 1 Eimer)
nach sept. Operationen Alkohol-Spray mit Formalin oder nur Formalin-Gas	zusätzlich bei eingeschalteter Klimaanlage	Spraydesinfektion bzw. Formalinbe- gasung (bei melde- pflichtigen Krank- heiten) nach Wisch- desinfektion (Ausnahme: TB-Fall)
8. Raum (Schluß-)Desinfektion Routinemäßig[a] oder bei meldepflichtigen Krankheiten	Gründlich reinigen 0,5%–1%, 1 Std E.Z. 1%–6%, 2–6 Std E.Z.	Wischdesinfektion darnach Spraydes- infektion oder Raumbegasung mit Formalin (Ausnahme: TB-Fall: Begasen– Wischen–Begasen)
[a] Nach Verlegung, Entlassung oder Tod eines infektiösen Patienten oder vor Aufnahme abwehrgeschwächten Patienten		
9. Desinfektion im Küchenbereich Amphotenside, Quats	0,25%–1%	Wisch- und Scheuer- desinfektion für Flächen, Inventar, Maschinen, Koch- geschirr
Aktiv. Chlor	60–90 ppm	In Spülmaschinen
10. Desinfektion von Stuhl, Urin, Sputum bei meldepflichtigen Krankheiten nach dem Bundesseuchengesetz.		
Phenole oder Phenolderivate	5%, 2–6 Std E.Z.	s. BAG-Liste
Aktivchlor	6% 4 Std E.Z.	nur für Sputum
Kalkmilch	20% 6 Std E.Z.	nur für Stuhl

- in Bäderbereichen zum Schutz gegen Plantarwarzen zur Flächen- und Fußdesinfektion ein virus-inaktivierendes Desinfektionsmittel einsetzen.
  Badewannen, Duschen und Bidets besonders gründlich wischdesinfizieren, Einwirkungszeit mindestens 1 Std.
- Keine Bürsten oder Roste aus Holz verwenden (Pilzbefall).

Betten

1. Bettenaufbereitung zentral oder dezentral in eigenem Raum durchführen.
2. Zentral ist der Einsatz automatischer Wasch- und Desinfektionsanlagen zu empfehlen mit angeschlossener Dampfdesinfektion für Matratzen, Kopfkissen und Decken.
3. Bei dezentraler, manueller Bettgestellreinigung (Wisch- und Sprühdesinfektion) nur in be- und entlüfteten Räumen arbeiten (Senkung der Arbeitsplatzkonzentration von Formaldehyd auf unter 1 ppm MAK).
4. Bei Einzelbett-Aufbereitung auf Station vor Absprühen des Bettes Fenster öffnen.
5. Das Bett ist kein Sitzplatz für Personal oder Besucher!
6. Räder der Betten und Liegen mit in die desinfizierende Reinigung einbeziehen. Nur abzusprühen ist sinnlos.
7. Aufgerüstete Betten bis zur nächsten Belegung mit Laken oder Folie abdecken.

Instrumente und Geräte

Merke: Zuerst desinfizieren, dann reinigen.

Instrumente

1. Nach Gebrauch Instrumente in vorbereitete Abwurfschalen bzw. geschlossene Behälter „trocken" sammeln und entweder auf Station oder in der Ambulanz in eigenem Raum aufbereiten oder zur Zentralsterilisation senden.
2. Abwurf in Schlitzdeckelbehälter mit Reiniger und Desinfektionsmittel. Wirkungsdauer und Einwirkungszeit beachten. Aus Kostengründen ist eine Trennung beider Funktionen in Desinfektion und Reinigung in getrennten Behältern zu empfehlen.
3. Alternativ im OP in Spülmaschine desinfizieren lassen, dann weitersenden zur Zentralsterilisation im geschlossenen, autoklavierbaren Behälter.

Thermometer

1. Thermometer nach Gebrauch alle einsammeln.
2. Einlegen in Desinfektionslösung (virusinaktivierend). Mindestens 4 Std Einwirkungszeit.
3. Abspülen mit Leitungswasser, mit Tupfer abreiben, trocken aufbewahren.

Geräte

1. Geräte beim Einkauf am besten durch eine Gerätekommission auf Desinfizier- bzw. Sterilisierbarkeit überprüfen und durch Hersteller garantieren lassen.
2. Technische Überprüfung und Aufbereitung (Reinigung, Desinfektion bzw. Sterilisation, Funktionskontrolle, Lagerung) am besten in hauseigenem Gerätezentrum durchführen lassen.
3. Für die tägliche Wischdesinfektion von elektronischen- und Röntgengeräten immer zuerst die Empfehlungen des Hersteller einholen.
4. Wasserbehälter in Verneblern, Verdampfern, O_2-Sprudlern täglich und nach Patientenwechsel entleeren, mit alkohol. Lösung desinfizieren (Schnellverfahren) bzw. mit einer virus-inaktivierenden Lösung in vorgeschriebener Konzentration (Hepatitis-B-Prophylaxe), mit sterilem Wasser nachspülen, lufttrocknen lassen und trocken aufbewahren. Beim Kauf auf evtl. Autoklavierbarkeit der Wasserbehälter achten. Wasser (steriles) erst kurz vor Wiederverwendung des Gerätes einfüllen!
   Merke: Stehende, belüftete Flüssigkeiten verkeimen rasch.
5. Steckbecken und Uringefäße nach Gebrauch erst kalt, dann heiß ausspülen. Einmal täglich Einlagern für mindestens 1 Std in eine 1%ige aldehydische Desinfektionslösung. Nachspülen mit Leitungswasser, mit Einmalhandtuch austrocknen, trocken aufbewahren. Danach unbedingt die Hände 2mal desinfizieren!
6. Auf Intensiv-, Infektions- und Dialysestationen:
   Jedem Patienten eigene Geräte, inclusive Stethoskop und Blutdruckmanschette geben. Letztere nach Gebrauch jedesmal mit alkohol. Hautspray desinfizieren. Gilt auch für übrige Bereiche im Krankenhaus.
7. Einmalartikel, wenn möglich, im weitem Umfange einsetzen.
8. Mehrfachartikel: Artikel zum Mehrfachgebrauch möglichst mit Hitzeverfahren desinfizieren bzw. sterilisieren.
   Unschädlichkeit des augewählten Verfahrens bezüglich der Funktionstüchtigkeit und Materialverträglichkeit für den Artikel oder das Gerät vorher vom Hersteller garantieren lassen.

D. Fehler bei der Anwendung von Desinfektionsmitteln

Beim Einsatz von chemischen Desinfektionsmitteln werden üblicherweise folgende Fehler gemacht:

1. *Ungeeignetes Mittel:* Verwendung von Präparaten, die nicht „gelistet" sind oder die bekannte Lücken in ihrem Keimspektrum, besonders im gramnegativen Bereich aufweisen (z.B. quartäre Ammoniumverbindungen. Hexachlorophen).
2. *Ungenauer Einsatz:* Desinfektion von Bereichen im Krankenhaus, von welchen keine Gefährdung für den Patienten ausgeht, z.B. Flure, Treppenhäuser, Balkone, Lager, Hörsäle, Verwaltungsräume, oder mit Desinfektionsmitteln im falschen Bereich, z.B. mit speziellen Instrumentendesinfektionsmitteln für die Flächen- oder Wischdesinfektion.
3. *Ungenauer Ansatz:* Nicht-Einhalten von Einwirkungszeiten (z.B. volle 30 sec für die richtig durchgeführte Hände- oder Hautdesinfektion mit einem alkohol. Präparat) oder der vorgeschriebenen Konzentration (z.B. Unter- oder Überdosierung bei durchgeführter

„Schußmethode" mit oft schlimmen Folgen für eingelegtes Material oder nicht durch Handschuhe geschützte Hände!).

4. *Nicht-Überprüfen von automatischen Dosieranlagen.* Solche zentralen oder dezentralen automatischen Dosieranlagen geben dem Wischwasser durch fehlerhafte Dosierung nur eine zu schwache oder z.T. gar keine Desinfektionswirkung, sondern veranlassen dadurch erst die Selektion von Keimen, die gegen das eingesetzte Desinfektionsmittel resistent sind. Dies kann, besonders für abwehrfreie Kinder, zu fatalen Folgen führen.
5. *Kontamination von Desinfektionslösungen.* Durch dauernden Gebrauch von Behältern zur Desinfektion, die nie richtig gereinigt oder vor Neueinsatz einer Hitzeeinwirkung unterworfen werden (z.B. von Putzeimern, Flaschen etc.) oder durch ständigen ungenauen Ansatz von Desinfektionsmitteln kann es zu einer Kontamination von Desinfektionslösungen mit der Gefahr der Keimverschleppung über das Desinfektionsverfahren selbst kommen.
6. *Falsche Anwendung.* Z.B. bei der hygienischen Händedesinfektion: Zuerst Waschen der Hände, dann desinfizieren, statt umgekehrt, nach Kontakt mit infiziertem Material. Oder: Nach dem Waschen der Hände kein Abtrocknen, sondern Einreiben des Alkohols auf der noch nassen Hand. Der Alkohol wird durch das Restwasser auf der Hand in der vorgegebenen Zeit von 30 sec wirkungslos.
   Oder: Aufstellen eines Sprühgerätes im Zentrum eines Raumes zum Zwecke der Raumdesinfektion. Flächen können nur durch Begasung oder durch direktes Ansprühen richtig desinfiziert werden.

E. Organisatorische Fehler

Fehlende Festlegung von Verantwortlichkeiten

Die fehlende Festlegung und Überwachung der Desinfektions- und Hygienemaßnahmen im Krankenhaus verhindert eine zügige Entwicklung eines gemeinsamen Hygienebewußtseins und Hygienewissens. Dies geschieht am besten durch die Schaffung einer „schlagkräftigen" und aktiven Hygieneorganisation in Form eines zentralen und/oder verschiedener dezentraler, klinikgebundener „Arbeitskreise für Hygiene" (Hygienekommission, Hygienegruppen) mit darin federführendem Leitungsgremium und zugeordneten Hygienebeauftragten (Krankenhaushygieniker, ärztliche(r) Hygienebeauftragte(r), Hygienefachschwester, -fachpfleger, Hygienetechniker (Abb. 1, 2) [2, 3, 6, 14, 21, 22, 24].

Fehlende Anwendungsvorschriften und Schulungen

Diese Hygieneorganisation im Krankenhaus sollte für jeden Bereich den örtlichen Gegebenheiten entsprechen, eigene Hygienepläne und Anweisungen erarbeiten und an das übrige Personal in Schulungen und Weiterbildungskursen gezielt weitergeben. Dies trifft sowohl für die Neueingestellten, die etwa 1/3 des Personals pro Jahr ausmachen, als auch für die „Alteingesssenen" unter dem Personal zu.

Einmal für eine gute Hygiene am Krankenbett und im Krankenhaus motiviert, wächst das Interesse und die Selbstdisziplin beim Personal, welche alle als wirksam empfohlenen und angewandten Maßnahmen der Krankenhaushygiene zur Verhütung nosokomialer Infektionen erst zum meßbaren Erfolge führen.

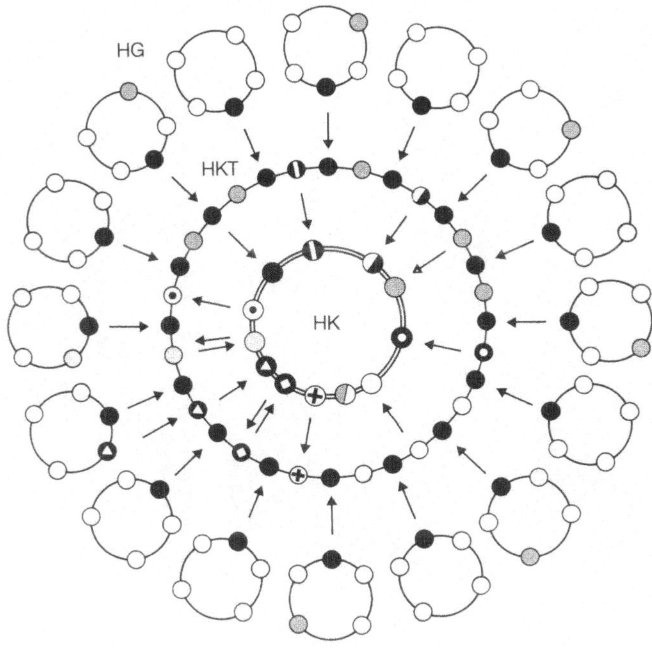

Abb. 1. Organisation der Krankenhaushygiene. Hygienegruppe (HG):
1. Ein Hygienearzt, meist ein Oberarzt, als Leiter
2. Eine Oberschwester
3. Eine leitende Stationsschwester oder Schichtleiterin als Hygieneschwester
4. Die leitende Schwester im OP und/oder in der Intensivpflege
5. Ein Oberpfleger
6. Ein Klinikdesinfektor
7. Andere Mitglieder des technischen Bereichs je nach Bedarf

Hände-Desinfektion	Symbol	Symbol	Symbol
Methode 1: Hyg.-Händedesinfektion bei nicht infizierten Händen	Flüssigseife aus Spender 1 Min. Hände waschen	1 x Tuch gut trocknen, frottieren	Des. → 3 ml aus Spender 30 Sec. Hände-desinfektion gründlich einreiben
Methode 2: Hyg.-Händedesinfektion bei verschmutzten und infizierten Händen	Des. → 3 ml aus Spender 30 Sec. Hände-desinfektion gründlich einreiben	Flüssigseife 1 Min. waschen 1 x Tuch	Des. → 3 ml aus Spender 30 Sec. Hände-desinfektion gründlich einreiben
Methode 3: Hyg.-Hände-Schnelldesinfektion nur desinfizieren, kein waschen	Des. → 3 ml aus Spender 30 Sec. Hände-Schnell-desinfektion gründlich einreiben	Hände-Schnell-desinfektion tägl. sehr oft wiederholen	Händedesinfektionsmittel immer gründlich einreiben bis der Alkohol verdunstet und der hautschützende Pflegefilm eingezogen ist.
Methode 4: Chir.-Händedesinfektion bei allen Eingriffen notwendig	Flüssigseife 1 x Tuch Hände gut trocknen, frottieren	Des. → 5 ml aus Spender 2 Min. Hände-desinfektion Hände und Unterarme gründlich einreiben	Des. → 5 ml aus Spender 2 Min. Hände-desinfektion Hände und Unterarme gründlich einreiben
Hautpflege	Hautpflegemittel mehrmals tägl. verwenden	Fingernägel kurz halten	keinen Schmuck tragen, keinen Nagellack verwenden, im Op. keine Uhr tragen

Abb. 2

Literatur

1. Bundesanstalt für Materialprüfung und Bundesgesundheitsamt (1978) Richtlinie für Desinfektionsmittel-Dosiergeräte. Bundesgesundhbl 21:115–119
2. Bundesgesundheitsamt (1976) Richtlinie für die Erkennung, Verhütung und Bekämpfung von Krankenhausinfektionen v. 9.1.1976, Bundesgesundhbl 19:1–7
3. Bundesgesundheitsamt (1977) Weiterbildung zur Hygienefachschwester bzw. zum Hygienefachpfleger. Anlage zu Ziffer 5.3.7 der Richtlinie für Erkennung, Verhütung und Bekämpfung von Krankenhausinfektionen. Bundesgesundhbl 20:12, 158–159
4. Bundesgesundheitsamt (1978) Einleitung von Krankenhausabwasser in Kanalisation und Gewässer. Bundesgesundhbl 21:34ff
5. Bundesgesundheitsamt (1978 u. 1980) Liste der vom Bundesgesundheitsamt geprüften und anerkannten Desinfektionsmittel und -verfahren. Bundesgesundhbl 21:255–261; 23:47–49
6. Bundesgesundheitsamt (1979) Der Hygienebeauftragte. Anlage zu Ziffer 5.3.5 der Richtlinie für die Erkennung, Verhütung und Bekämpfung von Krankenhausinfektionen. Bundesgesundhbl 22:24ff, 449–451
7. Bundesgesundheitsamt (1979) Anforderungen der Hygiene an die funktionelle und bauliche Gestaltung von Operationsabteilungen. Anlage zu Ziffer 4.3.3 der Richtlinie für die Erkennung, Verhütung und Bekämpfung von Krankenhausinfektionen. Bundesgesundhbl 22:10, 183–185
8. Bundesgesundheitsamt (1979) Anforderung der Hygiene an die funktionelle und bauliche Gestaltung von Einrichtungen der Bettenaufbereitung (Desinfektion und Reinigung). Anlage zu den Ziffern 4.4.2 und 6.5 der Richtlinie für die Erkennung, Verhütung und Bekämpfung von Krankenhausinfektionen. Bundesgesundhbl 22:10, 187–189
9. Bundesgesundheitsamt (1979) Anforderungen der Hygiene an die Krankenhauswäsche, die Krankenhauswäscherei und den Waschvorgang und Bedingungen für die Vergabe von Krankenhauswäsche an gewerbliche Wäschereien. Bundesgesundhbl 22:10, 189–192
10. Bundesgesundheitsamt (1979) Durchführung der Sterilisation. Bundesgesundhbl 22: 10, 193–200
11. Bundesgesundheitsamt (1980) Anforderungen der Hygiene an die funktionelle und bauliche Gestaltung von Krankenhauseinrichtungen für die Versorgung ambulanter Patienten. Anlage zu Ziffer 4.3.2 der „Richtlinie für die Erkennung, Verhütung und Bekämpfung von Krankenhausinfektionen". Bundesgesundhbl 23:11, 164–165
12. Bundesgesundheitsamt (1980) Durchführung der Desinfektion. Anlage zu Ziffer 7.2 der „Richtlinie für die Erkennung, Verhütung und Bekämpfung von Krankenhausinfektionen". Bundesgesundhbl 23:23, 356–364
13. Bundesgesundheitsamt (1981) Anforderungen der Hygiene an die bauliche und funktionelle Gestaltung von Pflegeeinheiten. Anlage zu Ziffer 4.3.1 der Richtlinie für die Erkennung, Verhütung und Bekämpfung von Krankenhausinfektionen. Bundesgesundhbl 24, 6:212ff
14. Bundesgesundheitsamt (1981) Hygienefachkraft. Anlage zu Ziffer 5.3.7 der Richtlinie für die Erkennung, Verhütung und Bekämpfung von Krankenhausinfektionen. Bundesgesundhbl 24
15. Berufsgenossenschaft für Gesundheitsdienst und Wohlfahrtspflege: Grundsätze für die Arbeitssicherheit bei Desinfektions-, Sterilisations- und Entwesungseinrichtungen nach dem Kaltgasverfahren
16. Burkhardt F, Steuer W (1980) Infektionsprophylaxe im Krankenhaus. Thieme, Stuttgart
17. Borneff J (1981) (Hrsg) Richtlinien für die Prüfung und Bewertung chemischer Desinfektionsverfahren, 1. Teilabschnitt (Stand 1.1.1981) der Deutschen Gesellschaft für Hygiene und Mikrobiologie. Fischer, Stuttgart
18. Daschner F (1979) Infektionskontrolle in Klinik und Praxis. Witzstrock, Baden-Baden

19. Perkins JJ (1980) Principles and Methods of Sterilization in Health Sciences. 2nd ed, 6th pr. Thomas, Springfield
20. Steuer W, Lutz-Dettinger U (1973) Leitfaden der Desinfektion, Sterilisation und Entwesung. Fischer, Stuttgart
21. Thimm B (1976) Möglichkeiten und Grenzen der Krankenhaushygiene. Teil 1: Die Organisation der Krankenhaushygiene und Codifizierung der Krankenhausreinigung und -desinfektion. Hyg Med 1:12, 7–13
22. Thimm B (1977) Welche personellen, betrieblichen- organisatorischen und baulichfunktionellen Voraussetzungen sind für eine optimale Krankenhaushygiene notwendig? In: Seeliger HPR et al (Hrsg) Bekämpfung des infektiösen Hospitalismus durch antimikrobielle Dekontamination, Symp. v. 19.9.76. Braun, Ulm Karlsruhe
23. Thimm B, Kilian J (1977) Die Kodifizierung der Aufbereitung einschließlich der Reinigung, Desinfektion und Sterilisation von Anaesthesiezubehör. Mitteil Österr Sanitätsverwaltung 78:7/8, 3–7
24. Thimm B (1979) Wie organisiere ich die Krankenhaushygiene? Hinweise zur Praxis der Hygienefachschwester und -pfleger. Die Schwester-, der Pfleger 18:6, 400–406
25. Thimm B (1979) Die Erfassung von nosokomialen Infektionen. Die Schwester-, der Pfleger 18:6, 406–409
26. Wallhäußer KH, Schmidt H (1967) Sterilisation, Desinfektion, Konservierung, Chemotherapie. Thieme, Stuttgart
27. Zentralstelle für Abfallbeseitigung (1974) Merkblatt 8: Die Beseitigung von Abfällen aus Krankenhäusern, Arztpraxen und sonstigen Einrichtungen des medizinischen Bereichs. Bundesgesundhbl 17:355–357
28. Zentralstelle für Unfallverhütung und Arbeitsmedizin des Hauptverbandes der gewerblichen Berufsgenossenschaften (1979) Sicherheitsregeln zur Vermeidung von Brand- und Explosionsgefahren durch alkoholische Desinfektionsmittel. Heymanns, Köln

Organisation und Überwachung krankenhaushygienischer Maßnahmen – die Hygienefachkraft

R. Gähler

Klinik für Anästhesiologie und operative Intensivmedizin der Westfälischen Wilhelms-Universität, Jungeblodtplatz 1, D-4400 Münster

Die Schwerpunkte der Tätigkeit einer Hygienefachkraft können entsprechend den Richtlinien des Bundesgesundheitsamtes gegliedert werden in:

– die Erkennung und Erfassung
– sowie die Verhütung und Bekämpfung von Krankenhausinfektionen [2, 3].

Durch das Aufgabengebiet der Hygienfachschwester wird eine praxisbezogene Verbindung zwischen Schwester/Pfleger, hygienebeauftragtem Arzt, Klinikhygieniker und Hygienekommission hergestellt. Je nach Arbeitsumfang wird die Hygienefachkraft in der Gesamtklinik oder in sog. „Schwerpunktbereichen" wie Op./bzw. Anästhesie oder Intensivtherapiestationen tätig sein.

Hefte zur Unfallheilkunde, Heft 158
Zusammengestellt von A. Pannike

Aufgabengebiet und Tätigkeit der Hygienefachkraft im Intensivtherapiepflegebereich

Der hygienische „Ist-Zustand" einer Intensivstation stellt die Visitenkarte einer Klinik dar und bietet die größten Probleme bei der Organisation und Überwachung krankenhaushygienischer Maßnahmen.

In der bereits erwähnten Richtlinie des Bundesgesundheitsamtes wird die Intensivmedizin in die Krankenhausbereiche eingeordnet, „die in besonderem Maße vor Infektionen geschützt werden müssen", bzw. in die Bereiche, „von denen bevorzugt Infektionen ausgehen können".

Das Krankengut einer Intensivtherapiestation setzt sich zum überwiegenden Teil aus infektionsgefährdeten, resistenzgeschwächten Patienten oder aus solchen mit schweren bakteriellen Infektionen zusammen.

– Aufgrund verminderter Resistenz durch die Grunderkrankung ist der Intensivpatient gegenüber Krankheitserregern besonders anfällig.
– Durch die Streuung von Erregern kommt es zu einer Kontamination der Umgebung und Gefährdung benachbarter Patienten.
– Außerdem kann es durch Kontakt mit infektiösem Material über Personal und Gegenstände zu einer weiteren Verbreitung von Krankheitserregern auf Stationen und im Krankenhaus kommen.

Um die Gefahrenpunkte zu verringern, bedarf es als Voraussetzung wirkungsvoller Infektionskontrolle – exakter Kenntnisse über Keimquellen und Keimverbreitungswege. Pflege und Therapie am Patienten können dann hygienebewußt angewandt werden.

Eine wirkungsvolle Infektionskontrolle ist nur möglich, wenn man weiß, welche Patienten welche Infektionen, hervorgerufen durch welche Erreger erwerben.

Die Erkennung und Erfassung von nosokomialen, d.h. krankenhauserworbenen Infektionen, wird an Hand prospektiver Studien durchgeführt. Durch täglichen Rundgang auf der Station werden die Patientenkurven nach folgenden Kriterien durchgesehen [4]:

– mit welcher (welchen) Diagnosen der Patient eingeliefert wird,
– nach den diagnostischen bzw. therapeutischen Eingriffen, die durchgeführt wurden (z.B. Op./Angiographie/Bronchoskopie).
– ob der Patient Instrumentationen unterzogen wurde (wie z.B. Blasenkatheterismus/ZV-Kath./Pulmonaliskath./Intubation und Beatmung),
– nach Ergebnissen von Röntgenbefunden,
– ob bakteriologische Untersuchungen durchgeführt wurden und welche Befunde vorliegen,
– nach evtl. auftretendem Fieber und dessen Ursache,
– Gründe für eine bestehende bzw. neu angesetzte Antibioticatherapie.

Die Erfassungsbögen werden monatlich statistisch ausgewertet und die nosokomiale Infektionsrate an Hand der Zahl entlassener Patienten ermittelt. Unterschiedliche Arten nosokomialer Infektionen werden auf diese Weise festgestellt, epidemiologische Zusammenhänge erkannt.

Die monatliche Statistik stellt ein sog. „Frühwarnsystem" dar und soll Aufschluß geben über [8]:

– Häufigkeit und
– Lokalisation von Infektionen,
– Angaben über das Keimspektrum,
– Antibioticaempfindlichkeit der nachgewiesenen Keime,

– Antibioticaverbrauch,
– Epidemien und deren Ursache.

Für den auf der Intensivstation tätigen Arzt ist die Kenntnis der am häufigsten vorkommenden Erreger und deren aktueller Antibioticaresistenz unerläßlich, damit er in akuten Fällen bei noch fehlendem bakteriologischen Untersuchungsbefund ein Antibioticum gezielt einsetzen kann.

Den unmittelbaren Nutzen eines Infektionskontrollprogramms demonstriert ein Orientierungsplan für die Antibiotica-Blindtherapie, der aus dem Resistenzprofil gewonnen wird (Tabelle 1).

Keimspektrum und prozentuale Häufigkeit der Erreger- sowie Antibiotica erster, zweiter und dritter Wahl werden ermittelt und stehen für eine evtl. notwendige Blindtherapie zur Verfügung.

Die prospektive Erfassung nosokomialer Infektionen bietet außerdem die Möglichkeit, exakte Daten über die Auswirkungen von Maßnahmen am Patienten oder in seiner Umgebung (z.B. pflegerische Maßnahmen, Desinfektion, Sterilisation) zu erarbeiten und deren Effektivität zur Senkung der Infektionsrate zu überprüfen.

Gleichzeitig zur prospketiven Erfassung werden die Arbeitsabläufe und Pflegetechniken in den Op./Anästhesie- und Intensivbereichen im Hinblick auf die Belange der Hygiene überprüft [1, 6, 7].

– Organisationspläne und einheitliche Pflegerichtlinien zur Verbesserung der Arbeitsabläufe werden erstellt;
– ebenso sind übersichtliche Desinfektionsmittelpläne zu erstellen – mit genauen Dosierungs- und Zeitangaben;
– kontinuierliche Schulung des Pflegepersonals und der Ärzte – wo und wie infektionsprophylaktische Maßnahmen sinnvoll anzuwenden sind (z.B. Blasenkatheterismus/ZV-Kath.);
– besonders neuen Pflegekräften muß zu Anfang beratend zur Seite gestanden werden.

Zur Verhütung und Bekämpfung von Krankenhausinfektionen müssen Fehlerquellen, d.h. Keimquellen und Keimverbreitungswege aufgedeckt werden.

Rückschlüsse auf die Herkunft einer nosokomialen Infektion gestatten die aus Patientenmaterial isolierten Krankheitserrger. Ob es sich um eine Infektion handelt oder eine Kontamination bzw. Besiedlung vorliegt, hängt zusätzlich vom klinischen Bild ab.

Unabhängig davon sind jedoch darauf die erforderlichen Isolierungsmaßnahmen abzustimmen. Meist werden mikrobiologische Untersuchungen von Harn, Stuhl, Blut und Liquor erst bei Vorliegen klinischer Manifestationen durchgeführt. Durch regelmäßige bakteriologische Untersuchungen können aber Schwachstellen bei pflegerischen, diagnostischen und therapeutischen Vorgängen rechtzeitig aufgedeckt werden und gezielte Therapiemaßnahmen bei einer Infektion eher begonnen werden.

Unter gezielten Umgebungsuntersuchungen sind mikrobiologische Kontrollen wichtiger Infektionsquellen in der Umgebung des Patienten gemeint. Routinemäßig sollten Flüssigkeiten aus Inhalatoren, Ultraschallverneblern, Respiratoren, Inkubatoren, Sauerstoffsprudlern sowie Narkoseapparaten mikrobiologisch untersucht werden.

Regelmäßig ist die Überprüfung der Wirksamkeit der Sterilisatoren mit geeigneten Bioindikatoren angezeigt.

Zur Verhütung und Bekämpfung nosokomialer Infektionen in der Intensivmedizin kann die sinnvolle Organisation der Pflege und Wiederaufbereitung kontaminierter Geräte und dessen Zubehör einen bedeutenden Beitrag leisten [5].

Tabelle 1. Orientierungshilfe für Antibiotica-Blindtherapie (Operative Intensivstation, Infektionskontrolle, ICU 1981, 1. Quartal) (n = 751 isolierte Keime)

Gramneg. Erreger	Antibioticum der Wahl		Gruppe	
Pseudomonas Gr.	1. Gentamycin	(Refobacin)	Aminoglykoside	1b
(14%)	2. Ticarcillin	(Aerugipen)	Penicilline	1b
E. coli	1. Gentamycin	(Refobacin)	Aminoglykoside	1b
(13%)	2. Cefotaxime	(Claforan)	Cephalosporine	1b
Klebsiella Gr.	1. Trim. + Sulf.	(Bactrim)		2b
(2%)	2. Cefuroxim, Cefamandol, Cefoxitin (Zinacef, Mandokef, Mefoxitin)		Cephalosporine	1b
	3. Cefotaxime	(Claforan)	Cephalosporine	1b
Enterobacter Gr.	1. Cefotaxime	(Claforan)	Cephalosporine	1b
(3%)	2. Tetracycline	(Klinomycin, Vibramycin)		2b
Proteus Gr.	1. Cefotaxime	(Claforan)	Cephalosporine	1b
(1,3%)	2. Tobramycin	(Gernebcin)	Aminoglykoside	1b
Serratia Gr.	1. Chloramphenicol	(Paraxin)		2b
(1,5%)	2. Amikacin	(Biklin)	Aminoglykoside	1b
	3. Trim. + Sulf.	(Bactrim)		2b

Kombinationsmöglichkeiten: Synergismus zw. Penicillinen/Cephalsoporinen u. Aminoglykosiden u. Sulfonamiden
Indifferenz: zw. Aminoglykosiden u. Sulfonamiden u. Bakteriostatika

Grampos. Erreger	Antibiotica der Wahl		Gruppe	
S. aureus	1. Cephalotin	(Cepovenin)	Cephalosporine	1b
(29%)	2. Chloramphenicol	(Paraxin)		2b
	3. Cefuroxim, Cefamandol, Cefoxitin (Zinacef, Mandokef, Mefoxitin)		Cephalosporine	1b
S. epi	1. Cephalotin	(Cepovenin)	Cephalosporine	1b
(1,7%)	2. Mezlocillin	(Baypen)	Penicilline	1b
Enterokokken	1. Azlocillin	(Securopen)	Penicilline	1b
(16%)	2. Mezlocillin	(Baypen)	Penicilline	1b
	3. Chlorampenicol	(Paraxin)		2b
Vergrün. Streptok.	1. Azlocillin	(Securopen)	Penicilline	1b
(2,5%)	2. Cephalotin	(Cepovenin)	Cephalosporine	1b
	3. Cefotaxime	(Claforan)	Cephalosporine	1b
	4. Erythromycin	(Erycinum)	Makrolide	1a
	5. Chloramphenicol	(Paraxin)		2b
Pneumokokken	1. Cephalotin	(Cepovenin)	Cephalosporine	1b
(0,6%)	2. Azlocillin	(Securopen)	Penicilline	1b
	3. Cefuroxim, Cefamandol, Cefoxitin (Zinacef, Mandokef, Mefoxitin)		Cephalosporine	1b
	4. Cefotaxime	(Claforan)	Cephalosporine	1b
	5. Chloramphenicol	(Paraxin)		2b

Kombinationsmöglichkeiten: Synergismus zw. Penicillinen/Cephalosporinen u. Aminoglykosiden u. Sulfonamiden
Indifferenz: zw. Aminoglykosiden u. Sulfonamiden u. Bakteriostatika

1 = bacterizid, *2* = bacteriostatisch, *a* = Schmalspektrum, *b* = Breitsprektrum

Für eine 15 Betten umfassende Intensivstation ist somit ein eigenes Gerätepflegezentrum erforderlich, das ausreichend mit Geräten wie Spülen, Reinigungsautomaten und Spezial-Desinfektionsapparaten sowie einem Autoklaven ausgestattet sein muß.

Die Einteilung des Gerätepflegezentrums in eine reine und unreine Seite ist wünschenswert, um eine Rekontamination sauberen Materials zu verhindern.

Um eine sachgerechte Durchführung der Desinfektion zu gewährleisten sollten, wie bereits erwähnt, Pläne für die einzelnen Bereiche vorliegen. Die Desinfektion muß so aufwendig wie tatsächlich nötig und so wenig belastend als möglich gehandhabt, d.h. sie muß flexibel praktiziert werden; immer sollte sie den individuellen Gegebenheiten der verschiedenen Bereiche im Krankenhaus und ihrem Gefährdungsrisiko angepaßt und vor allem stets sinnvoll auf die sehr unterschiedlichen Arbeitsabläufe abgestimmt sein.

Sogenannte „Hygienesets" müssen in ausreichender Zahl angebracht sein. Diese Hygienesets bestehen aus einem Spender mit alkoholischem Händedesinfektionsmittel sowie Flüssigseife und einem Spender mit Handcreme. Einmalpapiertücher und Abwurfbehälter. Gemeinschaftshandtücher sowie Stückseifen sollten der Vergangenheit angehören.

Ein Großteil der Krankenhausinfektionen entsteht auf endogenem Wege, das heißt, er geht von der körpereigenen Mikroflora des Patienten aus. Diese Bakterien siedeln regelmäßig im Darm, von wo sie zu endogenen Infektionen von Organen oder Wunden führen. Von diesen primären Quellen werden die Erreger über die Hände des Pflege- und ärztlichen Personals mittel- oder unmittelbar auf andere Patienten übertragen.

Invasive Maßnahmen, wie Blasen- und arterieller Verweilkatheter in der Leiste, disponieren zu nosokomialen Infektionen aufgrund der räunlichen Nachbarschaft zur perianalen Flora.

Endogene Harnwegsinfektionen und Wundinfektionen haben ihren Ursprung sehr häufig in der Darmflora, endogene Intrauterininfektionen meist in der Vaginalflora, endogene Pneumonien in der Rachenflora oder sie werden durch Mikroaspiration von Magensaft ausgelöst (z.B. beim intubierten/tracheotomierten Patienten). Septicämien werden aus den verschiedensten Quellen gespeist.

Als exogene Quellen des „gramneg. Hospitalismus" kommen trockene Gegenstände oder auch die Raumluft – wegen der Empfindlichkeit gramneg. Keime gegen Austrockung – selten in Betracht. Häufige Standorte sind dagegen Flüssigkeiten, Naßbereiche und Geräte mit Feuchtstellen.

Der Sitz der Infektion steht vor allem in Beziehung zur Art der Keimeinschleppung:

Sepsis nach Infusion kontaminierter Flüssigkeit, Pneumonien nach Gebrauch bakteriell infizierter Vernebler und Respiratoren, Gastroenteritis nach Aufnahme verunreinigter Nahrungsmittel.

Voraussetzung der Manifestation solcher Infektionen ist in der Regel der prädisponierte, d.h. in seiner Abwehrlage geschädigte Patient.

Disposition zur Infektion ist somit gegeben bei

- Zerstörung an Haut und Schleimhaut – z.B. durch Verletzung, ZV-Katheter;
- Zerstörung der cellulären Immunität und Phagocytose;
- Störung von Sekret und Exkretabfluß, z.B. durch Mobilitätsstörung, Konkremente, Katheter.

Hygienemaßnahmen müssen deshalb insbesondere darauf abzielen, exogene Infektionen bei gefährdeten Patienten zu verhindern, d.h. die Kranken gegen die in der Krankenhausumwelt vorhandenen Keime abzuschirmen.

Gegen welche krankenhauserworbenen Infektionen muß man gezielt vorgehen?

Auf der operativen Intensivtherapiestation der Universitätsklinik in Münster nahmen im I. Quartal 1981 bronchopulmonale Infektionen qualitativ und quantitativ den ersten Platz ein (37% aller nosokomialen Infektionen), gefolgt von Wundinfektionen mit 24%, Harnwegsinfektionen mit 13%, Infektionen der zentralen Verweilkatheter 10%.

Einen Schwerpunkt bildeten Patienten aus der Allgemeinchirurgie (meist nach abdominellen Eingriffen) – und polytraumatisierte Patienten; sie waren am häufigsten mit bronchopulmonalen Infektionen (BPI), mit Wundinfektionen (WI), ZV-Katheter induzierten Infektionen (ZVI) und Sepsis (SI) belastet.

Im Intensivpflegebereich läßt sich leicht erkennen, liegt z.B. ein Patient mit einer akuten Peritonitis neben einem Patienten mit einem frischen Thoraxtrauma, der u.U. noch doppelseitig intubiert werden mußte, daß man bei vital bedrohten Patienten – *direkt am Bett, am Patienten* mit der Infektionsprophylaxe anfangen muß.

Die Infektionsprophylaxe direkt am Krankenbett gilt gleichermaßen für allgemeine Pflegestationen.

Bei den Nachschauvisiten von auf die Allgemeinstation verlegten Intensivpatienten kann man leider gelegentlich folgendes festellen:

Das sauber aufgeräumte Stationsschwesternzimmer steht im Widerspruch zum ungewaschenen Patienten im tagelang nicht frisch bezogenen Bett. Patienten genießen sichtbar und hörbar, wieder herzhaft beim Essen und Trinken zulangen zu können – der selbstständigen Verrichtung ihrer Notdurft sind sie aber weiterhin enthoben – noch immer liegt der auf der Intensivstation gelegte Blasenkatheter.

Das Infusionsprogramm, sprich 2 Flaschen Ringer-Lactat, 2 Flaschen 5%ige Glucose zum „Offenhalten" des Venenkatheters für die nächsten 24 Std baumelt am Infusionsständer.

Patienten sind erfinderisch, trotzdem den Weg zur und die Verrichtung auf der Toilette zu bewältigen. Dies sind geschildete Beobachtungen, die jeder selbst an seiner Klinik machen kann.

Mit einem aufwendigen Symposium allein ist das nicht abzustellen! Wir müssen tagtäglich immer wieder bei „0" anfangen.

Die kontinuierliche Unterrichtung, Unterweisung und Beratung auf den Stationen am Patientenbett – muß neben der Ausbildung in den Kranken- und Kinderkrankenpflegeschulen sowie Fachkursen noch mehr gefördert werden.

So wie jede Hygienefachkraft sich ständig belesen und weiterbilden muß – sollten auch das übrige Personal und die Ärzte sich durch Fachzeitschriften informieren und die Möglichkeit zur Teilnahme an Fortbildungsveranstaltungen nutzen.

Jede Hygienefachschwester wird sicher mit Freuden Verbesserungsvorschläge und Ideen aus dem Pflegebereich entgegennehmen – denn auch wir können einmal „betriebsblind" werden!

Allen denen, denen die Hygieneschwester Unbehagen verursacht – weil sie Versäumnisse erkennt und ausspricht, sei gesagt, daß niemand sich kontrolliert fühlen sollte, sondern eher motiviert. Die Hygienefachkraft möchte nicht befehlen – sondern mit ihrem Wissen helfend und beratend zur Seite stehen.

Die Hygienefachkraft macht nicht die Hygiene – sondern sie regt an, daß alle mithelfen, hygienische Mängel zu beseitigen.

Die notwendige Disziplin bei allen an Behandlung und Pflege Beteiligten, ständig auf dem höchstmöglichen Standard zu halten, ist eine nicht undelikate Aufgabe. Psychologisches Geschick ist erforderlich, die Verantwortlichen – sprich Chef- und Oberärzte – daran zu erinnern, immer mit bestem Beispiel voranzugehen.

Literatur

1. Annen H (1977) Aufgabe und Tätigkeit der Hygienefachschwester. Hyg und Med 7: 205
2. Bundesgesundheitsamt Berlin (1976) Richtlinie für die Erkennung, Verhütung und Bekämpfung von Krankenhausinfektionen vom 9.1.1976. Bundesgesundheitsblatt 19:1
3. Bundesgesundheitsamt Berlin (1977) Weiterbildung zur Hygienefachschwester bzw. zum Hygienefachpfleger. Bundesgesundheitsblatt 20:158
4. Daschner F (1979) Erfassung und Registrierung krankenhauserworbener Infektionen. In: Infektionskontrolle in Klinik und Praxis. Witzstrock, Baden-Baden Köln New York
5. Hartenauer U, Pawin P (1981) Sterilisation und Desinfektion von Geräten und Zubehör. In: Lawin P (Hrsg) Praxis der Intensivbehandlung, 4. Aufl. Thieme, Stuttgart
6. Kaiser D (1980) Berufliche Entwicklung der Hygienefachkraft. Hyg und Med 5:189
7. Niehues U (1980) Aufgaben und Möglichkeiten der Hygienefachkraft bei der Bekämpfung von Krankenhausinfektionen. Ein Erfahrungsbericht. Hyg und Med 5:179
8. Thimm B (1979) Wie organisiere ich die Krankenhaushygiene? Hinweise zur Praxis der Hygienefachschwester und -pfleger. Die Schwester/Der Pfleger 18, 6

Parallelsitzung: Qualität und Qualitätssicherung aus ärztlicher und juristischer Sicht

(Vorsitz: K.H. Jungbluth, Hamburg und W. Weißauer, Freising)

Qualität und Qualitätssicherung aus chirurgischer Sicht

K.H. Jungbluth

Chirurgische Univ.-Klinik, Abt. für Unfallchirurgie, Martinistraße 52, D-2000 Hamburg 20

Medizinischer Fortschritt, dessen oft reißerische Darstellung in Presse und Fernsehen und ein aus wirtschaftlichem Überfluß heraus gestaltetes Gesundheitswesen haben in der Öffentlichkeit eine Erwartungshaltung geweckt, die gelegentlich mit dem Schlagwort „Recht auf Gesundheit" karikiert wird.

Die allgemein nachweisbare Kostenexplosion im Gesundheitswesen läßt inzwischen vor dem Hintergrund weltweiter wirtschaftlicher Schwierigkeiten Fragen nach der Effizienz und Effektivität der Medizin scharf hervortreten. Wir Ärzte müssen uns diesen Problemen stellen.

Je schwieriger es wird, in unserer Gesellschaft Vertrauen zu bilden, desto deutlicher erhebt sich die Forderung nach Kontrolle – auch nach „Kontrolle der Qualität" unserer medizinischen Arbeit.

Die unter den gegebenen Voraussetzungen qualitativ bestmögliche medizinische Versorgung zu gewährleisten, ist Anliegen der Patienten, und zugleich auch Aufgabe jedes verantwortungsbewußten Arztes.

So gesehen ist die Qualitätssicherung direkt in der ärztlichen Ethik verankert. Gesinnungs- und Verantwortungsethik sind im ärztlichen Beruf nicht voneinander trennbar.

Gesinnungsethik bedeutet, daß der Arzt bei seinem Verhalten und Handeln das Wohl und die Gesundheit des Patienten zum Ziele hat, während Veranwortungsethik sagt, daß er für die Folgen seines Handelns und Verhaltens zugleich die Verantwortung übernimmt.

Der Arzt ist somit verpflichtet, fortwährend vor sich selbst und den Patienten Rechenschaft abzulegen darüber

– ob seine Tätigkeit fachlich kompetent und sittlich gerechtfertigt war und
– ob dem Patienten hierdurch genützt oder, doch wenigstens nicht geschadet wurde.

Grundlagen aller Qualitätssicherung sind nach meinem Verständnis eine bestmögliche Ausbildung des Arztes im Studium und eine sorgfältige, kontrollierte Weiterbildung.

Seit Alters her wurden zur Ausübung solcher Berufe, die für den Staat und dessen Bürger von Bedeutung waren, Prüfungen abgehalten. Der Stauferkönig Friedrich II., der sogenannte Sizilianer, erließ bereits 1231 ein Gesetz, „daß künftig keiner es wagen solle, unter dem Deckmantel ärztlichen Titels zu praktizieren, wenn er nicht zuvor in Salermo im öffentlichen Disput mit Professoren durch eine Prüfung bestätigt sei". 1242 wurde bei einer Erweiterung des Gesetzes das Medizinstudium auf 9 Jahre festgesetzt.

Betrachten wir vor diesem geschichtlichen Schlaglicht die derzeitige Studienordnung für Ärzte, die 1970 vom Gesetzgeber – quasi in einem Parforceritt – eingeführt wurde, so

Hefte zur Unfallheilkunde, Heft 158
Zusammengestellt von A. Pannike

hegt die weit überwiegende Mehrheit der Professoren und der Dozenten berechtigte Zweifel, ob mit ihrer Hilfe die erforderliche ärztliche Kompetenz für die jungen Hochschulabsolventen erreicht wird und erreicht werden kann. Die Hoffnung, durch „praxisnahen Unterricht“ am Krankenbett unter weitgehender Aufhebung der großen Hauptvorlesungen und durch Einführung eines sogenannten praktischen Jahres, Medizinstudenten besser und schneller zu Ärzten ausbilden zu können, hat sich nicht erfüllt. Die von den Initiatoren der Studienordnung eingebrachte Vorstellung, der junge Mediziner sei mit Verlassen der Universität in der Lage, sofort eigenverantwortliche in der Praxis tätig zu werden, erweist sich als Trugbild, das für den Patienten gefährlich werden kann.

Die parallel zum Studiengang abgeänderte Prüfungsordnung setzt an die Stelle des mündlich an den Universitäten abgehaltenen Staatsexamens eine zentrale schriftliche Prüfung. Bereits die in diesem Zusammenhang aufgestellten Lernzielkataloge lassen ein durchgehendes Konzept und eine Beschränkung auf das Wesentliche vermissen. Gelernt wird vor allem an den nach Lernzielkatalogen ausgerichteten Kompendien und nach Frage-Antwortkatalogen. Das Prüfungssystem erlaubt wesentliche Teilbereiche der Medizin völlig auszusparen und trotzdem das Examen zu bestehen.

Kommen die Studenten zur Ableistung ihres praktischen Jahres dann in die Kliniken, so beobachtet man, daß sie zwar häufig über ein beachtliches Wissen an Einzelfakten verfügen, aber außerstande sind, diese zu einem klinischen Gesamtbild zusammenzufügen und größere biologische Bezüge herzustellen.

Das Studium erfordert wieder eine stärkere Akzentuierung der Ausbildung im theoretischen Basiswissen und die systematisch geschlossene Darstellung größerer Wissensgebiete. Hierüber braucht die praktische Unterweisung nicht einmal vernachlässigt zu werden.

Praxisnähe kann nicht das allein ausschlaggebende Ausbildungsziel sein. Stattdessen muß ein Arzt herangebildet werden, der aufgrund ausreichend breiter wissenschaftlicher Grundlagen und theoretischer Kenntnisse in der Lage ist, sich intensiv der Weiterbildung und sein ganzes Leben lang der Fortbildung zu widmen.

Persönlichkeitsbildung und Entwicklung ärztlicher Haltung sind darüber hinaus unabdingbare Voraussetzungen für eine qualifizierte Betreuung der Patienten.

Sie können durch „sog. Erlernen von Verhaltensmustern“ nicht ersetzt werden.

Vorschläge für eine Reform des Studienganges und der Prüfungsmodalitäten liegen seitens der Hochschullehrer und wissenschaftlichen Fachgesellschaften vor. Sache des Staates ist es, diese im Interesse grundlegender Qualitätssicherung aufzugreifen und gegen wissenschaftsferne, ideologische Interessen auch durchzusetzen.

Im Gegensatz zur akademischen Ausbildung liegt die Weiterbildung in den medizinischen Fachgebieten weitgehend in Händen der ärztlichen Selbstverwaltungsgremien.

Die im Verlaufe der vergangenen 2 Jahre von den Landesärztekammern erlassenen Weiterbildungsordnungen tragen für das Fach Chirurgie den Erfordernissen einer fachlichen Spezialisierung und damit der Beschränkung des Leistungsangebotes im Interesse verbesserter Qualität Rechnung.

Probleme, die sich aus dem vielerorts erkennbaren Leistungsgefälle von den Spezialabteilungen der Teilgebiete hin zu den Krankenhäusern der Grund- und Regelversorgung ergeben, sind nur durch schrittweise regionale Umstrukturierung der Krankenhausversorgung zu lösen. Ziel solcher Planung muß es sein, die Bundesrepublik mit einem flächendeckenden Netz von Abteilungen und Arbeitseinheiten für die Teilgebiete Gefäßchirurgie, Kinderchirurgie, Kardiovascularchirurgie und Plastische Chirurgie zu überziehen.

Etwa 1/3 bis 1/4 aller chirurgisch behandelten Patienten sind Unfallverletzte. Für das größte der Teilgebiete, die Unfallchirurgie, ist es deshalb erforderlich, auch an Häusern der Grund- und Regelversorgung eigene Abteilungen mit selbständiger Leitung einzurichten.

Seit Inkrafttreten der neuen Weiterbildungsordnung ist der Erwerb des Facharztes für Chirurgie und der Teilgebietsbezeichnungen geknüpft an eine mündliche Prüfung vor einem Prüfungsausschuß. Diese erlaubt nicht nur die Befähigung des Kandidaten festzustellen sondern gestattet darüber hinaus im Sinne der ärztlichen Selbstkontrolle Einblicke in die Tätigkeit und Leistungsstärke der Weiterbildungsstätten wie auch in die Ausgestaltung der Weiterbildungsinhalte.

Man kann davon ausgehen, daß die Neufassung der Weiterbildungsordnung im Hinblick auf die Qualitätssicherung ärztlicher Leistung einen wesentlichen Schritt in die Zukunft darstellt.

Immer wieder beobachtet man, daß in der Öffentlichkeit der Eindruck erweckt wird, als gäbe es in Deutschland in der Medizin – und speziell in den operativen Fächern – keinerlei Qualitätskontrolle.

Häufig wird hieraus die Ursache für ein schwindendes Vertrauensverhältnis zwischen Patient und Arzt abgeleitet. Nun ist der Verlust der Vertrauensfähigkeit allerdings keine Erscheinung, die singulär auf die Patienten-Arzt-Beziehung beschränkt wäre. Allenthalben sehen wir in unserer Gesellschaft Schwierigkeiten, erforderliche Abhängigkeiten gelassen zu akzeptieren. Das Bestreben, Autorität der Persönlichkeit oder auch der Institution durch umfassende Kontroll-, Norm- und Prüfsysteme zu ersetzen, ist allenthalben zu erkennen.

Es ist daher auch nur töricht, weitere Technisierung, Normierung und Kontrollmechanismen im Krankenhaus zu installieren und gleichzeitig den Verlust der Humanität und abnehmende menschliche Wärme in der Krankenversorgung zu beklagen.

Zurück zu Qualitätssicherung: Bereits seit annähernd 45 Jahren gibt es in Deutschland eine gesetzlich verankerte Qualitätssicherung, die sich auf die Unfallchirurgie erstreckt. Sie wird getragen von der gesetzlichen Unfallversicherung.

Im „freiwilligen Abkommen der Ärzte/Berufsgenossenschaften" aus dem Jahre 1936 heißt es hierzu: „Die Träger der gesetzlichen Unfallversicherung sind nach den gesetzlichen Vorschriften verpflichtet, alle Maßnahmen zu treffen, die *sicherstellen,* daß bei Arbeitsunfällen versicherter Personen diesen die wirksamste Heilbehandlung gewährt wird".

Im Rahmen der von den Unfallversicherungen entwickelten Heilverfahren sind in der Bundesrepublik etwa 2 400 Durchgangsärzte bestellt. Diese repräsentieren rund 42% der in Deutschland tätigen Chirurgen. Qualitätssicherung wird im Rahmen des Durchgangsarzt-Verfahrens unter anderem erzielt durch sogfältige Auswahl geeigneter Ärzte. Im Verletzungsartenverfahren stellen die Berufsgenossenschaften darüber hinaus bei der Auswahl von Krankenhäusern zur Behandlung Schwerverletzter spezielle Anforderungen an die räumliche, apparative und personelle Ausstattung.

Ich möchte den Ausführungen von Herrn Daßbach nicht vorgreifen und daher nicht näher auf die qualitätssichernden Maßnahmen der gesetzlichen Unfallversicherung eingehen.

Es sei aber erlaubt, darauf hinzuweisen, daß die Berufsgenossenschaften mit den Rentengutachten und Behandlungsberichten sehr wohl über Daten verfügen, die eine Beurteilung der Behandlungserfolge und der Effizienz der eingesetzten Behandlungsmaßnahmen ermöglichen. Die Versicherungsträger haben es bisher in dankenswerter Weise verstanden, bei ihrem Bemühen um eine rationelle und verbesserte Unfallversorgung das Verhältnis zu den Ärzten offen zu gestalten und von Kontrolldruck unbelastet zu halten.

Beiträge zur unfallchirurgischen Qualitätssicherung anderer Art stellen die Sammelstudien der Deutschen Sektion der Arbeitsgemeinschaft für Osteosynthesefragen dar. In ihnen schließen sich jeweils mehrere Kliniken unterschiedlicher Struktur zur Untersuchung von Behandlungsergebnissen nach gleichen Kriterien zusammen. Die Studien sind punktuell mit klinisch wissenschaftlicher Fragestellung auf die Bewertung neuer Osteosynthese- und Behandlungsmethoden ausgerichtet. Es können auf diese Weise auch Verfahren beurteilt und kontrolliert werden, die in den einzelnen Häusern nur selten zur Ausführung kommen. Neben der Beantwortung spezieller Fragen aus der klinischen Forschung liefern die Veröffentlichungen Orientierungs- und Vergleichsdaten für andere Krankenhäuser und Kliniken. Bislang wurden bereits 20 derartige Studien in der deutschen Fachliteratur veröffentlicht.

In den Sammelstudien der Deutschen Arbeitsgemeinschaft für Osteosynthesefragen finden sich charakteristische Arbeitsschritte, die auch die speziell erarbeiteten Qualitätssicherungsprogramme im In- und Auslang kennzeichnen.

Es sind dies

– Erkennen von Problembereichen und Setzen von Prioritäten,
– Aufstellen von Standards stellvertretend für das Messen und Beurteilung der Qualität,
– Pro- und retrospektive Beobachtung, Dokumentation, Datensammlung,
– Analyse des beobachteten Problems und Suche nach Lösungsvorschlägen,
– Realisierung von Empfehlungen in der Praxis,
– Messen des Erfolges oder Mißerfolges der Empfehlungen.

Bemühungen um Qualitätskontrollen ärztlicher Tätigkeit gibt es seit ca. 2 Jahrzehnten in den Niederlanden und seit 1972 auch in den USA u.a. durch die Professional Control Revisor Organisations. Angeregt durch in- und ausländische Beispiele wird von der Deutschen Gesellschaft für Chirurgie gemeinsam mit dem Berufsverband Deutscher Chirurgen auf der Basis der Freiwilligkeit ein Verfahren entwickelt, das es Chirurgen ermöglicht, Behandlungs- und Ergebnisdaten speichern zu lassen. Es wird hiermit ein Leistungsstandard ermittelt, der es dem einzelnen Chirurgen erlaubt, durch Vergleich unter bestimmten Kriterien eine Qualitätsbeurteilung seiner eigenen Arbeit vorzunehmen. Bei deutlichen Qualitätsabweichungen hin zu schlechteren Ergebnissen soll eine „Beraterkommission" von Chirurgen helfen, Ursachen aufzufinden und Lösungswege zu suchen.

Beurteilt werden soll generell die Qualität der chirurgischen Arbeitsstätte und weniger die des einzelnen Chirurgen.

Unter Leitung von Herrn Schega hat der Ausschuß „Qualitätssicherung" der Deutschen Gesellschaft für Chirurgie 1977 eine erste Studie erstellt, die vor allem methodischen Fragen diente. Unter 5 Diagnosen wurden seinerzeit an 5 chirurgischen Arbeitsstätten über 2 000 Patienten erfaßt. Nach einer weiteren Studie im Jahre 1979 wurden die Untersuchungen zu einer Feldstudie im Lande Nordrhein-Westfalen erweitert. Durch Erstellung von Klinikprofilen ist es den einzelnen Abteilungen möglich, die eigene Position im Vergleich zur Gesamtstatistik zu erkennen.

Das Streben nach verbesserter Qualität bestimmt sowohl die medizinische Wissenschaft wie auch die Lehre und die praktisch ärztliche Tätigkeit. Durch Wissenschaft und Technik wird der Leistungsstand der Medizin und speziell auch der Chirurgie ständig angehoben. Die Qualität der Medizin und des ärztlichen Handelns unterliegt so vielfältigen und unterschiedlichen Kriterien, daß eine objektive Bewertung mit Maß und Zahl stets unzureichend bleiben muß. Der Nutzen nachgehender Kontrollen ist unter diesen Gegebenheiten von eingeschränktem Wert.

Dennoch kann sich der Arzt aufgrund seines Behandlungsauftrages und der ärztlichen Ethik der ständigen kritischen Selbstkontrolle nicht entziehen. Die moderne Datenverarbeitung bietet dem Arzt die Möglichkeit, seine eigenen Leistungen und Behandlungsergebnisse anhand von Statistiken und Profilen mit denen anderer zu vergleichen. Derartige Qualitätssicherheitsprogramme werden für Chirurgen derzeit auch in Deutschland entwickelt und sind geeignet, die Effizienz von Behandlungsmaßnahmen rascher als bisher aufzuzeigen.

Die bisher gemachten Erfahrungen in den USA – wo man jährlich umgerechnet etwa 3 1/2 Millionen DM für Einrichtungen der Qualitätssicherung ausgibt – lassen allerdings zweifeln, daß durch Qualitätskontrolle der medizinischen Leistungen die Kostenentwicklung im Gesundheitswesen nachhaltig gedämpft werden kann. Offensichtlich bereiten die Kosten-Nutzen-Analysen der Qualitätssicherungsverfahren selbst besonders große Probleme.

Qualität und Qualitätssicherung aus der Sicht der gesetzlichen Unfallversicherung

A. Daßbach

Bau-Berufsgenossenschaft, An der Festeburg 27/29, D-6000 Frankfurt 60

Fast auf den Tag genau, vor 100 Jahren, am 17. November 1881 wurde hier in Berlin die V. Legislaturperiode des Deutschen Reichstages eröffnet.

Mit einer Erklärung, die als „Kaiserliche Botschaft" in die Geschichte eingegangen ist, wurde das deutsche Sozialversicherungssystem initiiert. Dem Erlaß des Krankenversicherungsgesetzes im Jahre 1883 folgte 1884 das Unfallversicherungsgesetz.

Bereits am 1. Oktober 1885 nahmen 57 gewerbliche Berufsgenossenschaften ihre Tätigkeit auf.

Während der 96 Jahre ihres Bestehens hatten die Berufsgenossenschaften rund 80 Millionen Arbeitsunfälle zu bearbeiten; für etwa 9 Millionen versicherte Personen mußten Renten festgesetzt und gezahlt werden.

Diese Zahlen sind ein wohl hinreichender Grund für das große Interesse der Träger der Unfallversicherung an der Qualität und der Qualitätssicherung bei der Diagnose und der Therapie.

Sie lassen aber auch den Umfang der Beziehungen zwischen Unfallheilkunde und Unfallversicherung erkennen, vielleicht sind sie auch Anlaß genug, einen Vertreter dieses Versicherungszweiges den Versuch unternehmen zu lassen, einen Beitrag zum Thema „Qualität und Qualitätssicherung" zu leisten.

Als Nichtmediziner möchte ich mich darauf beschränken, die wirtschaftliche Bedeutung des Problems aufzuzeigen, einen kurzen Blick auf das zu werfen, was die Unfallversicherung bisher getan hat, um Qualität zu verbessern und zu sichern und einige Anregungen zu geben, was seitens der Unfallversicherung zur Lösung des Problems angeboten und beigetragen werden kann.

Hefte zur Unfallheilkunde, Heft 158
Zusammengestellt von A. Pannike

Dabei möchte ich zur Diskussion stellen, was Ärzte vielleicht auf den ersten Blick irritiert, ob Erfahrungen der Berufsgenossenschaften bei ihren Bemühungen zur Unfallverhütung nützlich und übertragbar sein könnten, auch im Bereich der Medizin „Betriebsunfälle“ zu verhindern. Um es später nicht wiederholen zu müssen, und um Mißverständnissen vorzubeugen, möchte ich betonen, daß wir einen „Unfall“ als Ergebnis einer irgendwie gearteten und irgendwo angesiedelten menschlichen „*Fehlleistung*“ ansehen, deren Ursachen aufzuspüren und mit möglichst dauerhafter Wirkung auszuschalten sind. In diesem Sinne darf „Fehlleistung“ nicht mit „Schuld“ gleichgesetzt werden.

Wirtschaftliche Bedeutung

Nach Angaben des Statistischen Bundesamtes wurden 1979 in 3 286 Krankenhäusern 11,4 Millionen Patienten stationär behandelt. Bei einer durchschnittlichen Verweildauer von 20,1 Tagen wurden rund 220 Millionen Pflegetage geleistet. Nimmt man den durchschnittlichen Pflegesatz mit 170,-- DM an, so mußten Kostenträger und Selbstzahler über 37 Milliarden DM aufwenden.

Die gewerblichen Berufsgenossenschaften hatten im gleichen Jahr für die ambulante Behandlung 350 Millionen, für die stationäre Behandlung 560 Millionen und für Renten rund 3 Milliarden DM zu zahlen.

Wenn es gelänge, die nach dem Unfall verbleibende Minderung der Erwerbsfähigkeit um 10% zu senken, würden sich die Aufwendungen für Renten jährlich um 300 Millionen DM vermindern.

Nachzuweisen ist, daß Qualitätsverbesserung in diesem Umfange, wenn auch langfristig, möglich ist. Tatsächlich konnte der durchschnittliche Grad der Minderung der Erwerbsfähigkeit aller Rentenbezieher von 1959 bis 1979 von 32,9% auf 29,6% verbessert werden. In etwa dem gleichen Zeitraum ist der Anteil der Verletzten, die eine Rente von 50% und mehr beziehen, von 18,7% auf 13,7% zurückgegangen.

Ein unzureichendes Behandlungsergebnis *kann, muß* aber nicht Folge einer „Fehlleistung“ sein. Auch eine lege artis ausgeführte Behandlung kann zu einem unbefriedigenden Ergebnis führen. Ein typisches Beispiel dafür dürfte wohl die posttraumatische Osteomyelitis operativer Frakturenbehandlung sein.

Klemm und Junghanns haben aus berufsgenossenschaftlichen Akten Behandlungsdauer, Behandlungskosten und Rentenaufwand bei Unter- und Oberschenkelfrakturen errechnet und auf die enormen Unterschiede bei „regulärem“ Heilverlauf und bei einhergehender Osteomyelitis hingewiesen. Bei den untersuchten Fällen schwankten die durchschnittlichen Kosten des einzelnen Falles zwischen 75 000,-- DM und 200 000,-- DM beim Unterschenkel und zwischen 79 000,-- DM und 385 000,-- DM beim Oberschenkel.

Für den Betroffenen ist es nicht selten von existentieller Bedeutung, ob diese Komplikation vermieden wird; für den Versicherungsträger führt sie zu Aufwendungen, die um ein Vielfaches höher sind als bei regulärem Heilverlauf.

Erlauben Sie mir an dieser Stelle den Hinweis, daß die Ergebnisse der Frakturenbehandlung für die Unfallversicherung eine überragende Bedeutung haben, weil bei Arbeitsunfällen mehr als 60% der Renten eines Jahrgangs auf Knochenbrüche mit und ohne begleitende Verletzungsfolgen zurückzuführen sind. Der Anteil der offenen Frakturen beträgt etwa 8%; im Bereich des Unterschenkels einschließlich Kniegelenk und Knöchel liegt er bei 11%, im Bereich der Hand und Handwurzel bei über 25%.

Qualitätssicherung oder Qualitätskontrolle?

Es ist erkennbar, daß die Öffentlichkeit der Gesundheit und allem, was damit zu tun hat, zunehmend Bedeutung beimißt und die Bevölkerung auf alles, was sich im Bereich der Medizin tut, sensibel reagiert und daß die Beziehungen zwischen Arzt und Patient davon nicht unberührt bleiben. Um einer Vertrauenskrise, die sich sowohl zum Nachteil des Patienten als auch des Berufsstandes auswirken müßte, vorzubeugen, sind vertrauensbildende Maßnahmen im allseitigen Interesse geboten.

Eine fallbezogene Qualitätskontrolle post festum würde ich nicht als ein dafür geeignetes Instrument ansehen, sondern eher gegenteilige Wirkungen davon befürchten. Nicht nur deshalb, weil es für die Qualität ärztlichen Handelns keinen objektiven und allgemein anerkannten Maßstab gibt, wohl auch nicht geben wird, sondern auch deshalb, weil das Objekt des Handelns, der Patient, subjektive, seiner Lebenssituation und seinen Bedürfnissen entsprechende Maßstäbe anlegen wird. Qualitätsmerkmale, wie Dauer der Behandlung und deren Kosten, aber auch Schmerzfreiheit, Lebensverlängerung, Funktion und Kosmetik, haben einen durchaus unterschiedlichen individuellen Stellenwert.

Mehr kann man meines Erachtens erwarten von vorbeugenden, allgemeinwirkenden, also allen Patienten zugute kommenden Maßnahmen zur Sicherung der Qualität.

Folgt man dieser Ansicht, daß von einer nachträglichen Qualitätskontrolle im einzelnen Fall wenig, mehr aber von vorbeugenden, auf die Gesamtheit der Fälle zielenden Maßnahmen zu erwarten sein wird, so stellt sich die Frage, welcher Art diese Maßnahmen sein könnten.

Wie schon erwähnt, möchte ich zur Diskussion stellen, ob die Anwendung von Prinzipien, die sich bei der Unfallverhütung bewährt haben, also vorwiegend im Bereich der technischen Arbeitswelt, auch für den medizinischen Bereich geeignet sein könnten.

Alle Unfallverhütungsexperten sind sich darin einig, daß der Mensch ein „Mängelwesen" ist und daß demzufolge menschliches Handeln nie fehlerfrei sein kann und sein wird. In der Rangfolge der Präventivmaßnahmen nehmen deshalb unter dem Gesichtspunkt der Wirksamkeit diejenigen, die menschliches Handeln verlangen, einen nachgeordneten Rang ein, während allen davon unabhängigen Maßnahmen ein höherer Sicherheitsgrad beigemessen wird.

Ausgehend von dieser hier nur mit einem Satz umrissenen „Philosophie" ergibt sich hinsichtlich der Wirksamkeit von Sicherungsmaßnahmen folgende Reihen- und auch Rangfolge:

1. *Der Arbeitsplatz:* Gebäude und Räume, in denen sich Arbeit vollzieht, also die gesamte Arbeitswelt, müssen so geplant und gestaltet werden, daß die arbeitenden Menschen keinem vermeidbaren Risiko ausgesetzt sind.
2. *Die Maschinen und Werkzeuge:* Maschinen, Geräte und Werkzeuge müssen an den Menschen angepaßt, so konstruiert und gestaltet sein, daß sie gefahrlos benutzt werden können und möglichst auch so, daß verändernde Eingriffe, wie zum Beispiel das Außerkraftsetzen von Sicherheitsvorrichtungen, unmöglich oder doch wenigstens weitestgehend erschwert werden.
3. *Die Organisation der Arbeit:* Die Arbeitsabläufe müssen so organisiert sein, daß jedermann weiß, was er zu tun hat, worauf er zu achten hat, wofür er verantwortlich ist, wie er sich in Ausnahmesituationen verhalten muß. Wenn irgend möglich, ist dafür zu sorgen, daß risikobehaftetes Handeln eines Einzelnen einer Gegenkontrolle durch eine zweite Person unterworfen wird. Der Organisationsablauf sollte jedem Mitarbeiter

regelmäßig in Erinnerung gebracht werden, und es muß untersagt sein, festgelegte Organisationsabläufe eigenmächtig zu ändern.

4. *Die Eignung der Mitarbeiter:* Jeder Mitarbeiter muß für die ihm übertragene Arbeit physisch und psychisch geeignet sein und über die notwendige Qualifikation verfügen, die ständig zu aktualisieren ist.
5. *Die Information der Mitarbeiter:* Alle Mitarbeiter müssen regelmäßig die Informationen erhalten, die für ihre Aufgaben erforderlich sind. Wichtige Informationen sollten schriftlich erfolgen; ihr Empfang bedarf der Bestätigung.
6. *Individuelle Schutzmaßnahmen:* Wir unterscheiden kollektive und individuelle Schutzmaßnahmen. Im allgemeinen kann angenommen werden, daß individuelle Schutzmaßnahmen, zum Beispiel das Anlegen des Sicherheitsgurts, weniger zuverlässig sind als allgemeinwirkende Maßnahmen, die nur dort, wo sie nicht möglich sind oder nicht ausreichen, durch individuelle Maßnahmen ersetzt oder ergänzt werden sollten.

Trotz der bereits geäußerten Bedenken, daß Ärzte irritiert sein könnten, wenn man diese Prinzipien aus der technischen Arbeitswelt auf ihr Tätigkeitsfeld für übertragbar hält, meine ich, daß dies mit einiger Phantasie unschwer möglich ist. Es bedarf dem Arzt gegenüber wohl keines Beweises, daß die Qualität seiner Arbeit in hohem Maße von seinen Arbeits- und Behandlungsräumen und den zur Verfügung stehenden Geräten und Instrumenten abhängig ist.

Daß eine straffe Organisation Voraussetzung für eine mängelfreie Leistung ist, ebenso wie die Eignung und Qualifikation des Arztes und seiner Mitarbeiter, versteht sich von selbst.

Auch der Stellenwert ständiger zuverlässiger Informationen dürfte unbestritten sein; denken Sie nur an die Mitwirkung anderer Fachdisziplinen, an die Übermittlung von Patientendaten von einer Funktionsstelle zu anderen oder an den Schichtwechsel. . . . . . .

Bei den individuellen Schutzmaßnahmen, dem letzten Punkt der Liste, muß man natürlich an die Stelle des in der Arbeitswelt zu schützenden Arbeitnehmers den Patienten setzen, um sich die Übertragbarkeit der Grundsätze aus der technischen Arbeitswelt vorstellen zu können.

Es ist mir nicht möglich, zu den einzelnen Punkten dieses Katalogs konkrete Beispiele vorzutragen. Erlauben Sie mir stattdessen an dieser Stelle den Hinweis, daß die Berufsgenossenschaften bereits mit Erfolg versucht haben, einige dieser Grundsätze in die Praxis umzusetzen.

Ich verweise auf die „Richtlinien für die Bestellung von Durchgangsärzten", auf die „Anforderungen an Krankenhäuser für die Zulassung zum Verletzungsartenverfahren" sowie auf eine Reihe von Denkschriften zur Verbesserung der Rehabilitation verschiedener Gruppen von Verletzten. Dort ist jeweils angegeben, welche materiellen und personellen Voraussetzungen gegeben sein sollten.

Die Berufsgenossenschaften sind überzeugt, daß diese Richtlinien und Empfehlungen nicht nur präventiv wirkende, allen Patienten zugute kommende Sicherungsmaßnahmen darstellen. Sie sind darüber hinaus auch geeignet, den einzelnen Arzt in seinem Bemühen um ausreichende oder bessere Arbeitsbedingungen zu unterstützen.

Erlauben Sie mir anzuregen, die hier ansatzweise vorgetragenen Gedanken und die in den erwähnten Richtlinien und Empfehlungen enthaltenen Grundsätze daraufhin zu prüfen, ob sie auch für andere Gebiete der Medizin anwendbar sind, und ob es zur Qualitätssicherung hilfreich wäre, für die verschiedenen Krankenhaustypen ähnliche Empfehlungen zu entwickeln, wobei man auch daran denken könnte, die Anwendung bestimmter Behandlungsverfahren davon abhängig zu machen, ob die erforderlichen materiellen und personellen Bedingungen gegeben sind.

Qualitätsvergleiche und Qualitätsmaßstäbe

Wenn man sich von einer nachgehenden, auf den Einzelfall zielenden Qualitätskontrolle nichts, von vorbeugenden allgemeinen Maßnahmen zur Qualitätssicherung aber umsomehr verspricht, darf man nicht den Schluß ziehen, daß auf jegliche „Kontrolle“ verzichtet werden könnte. Jeder verantwortungsbewußte Arzt wird seine Behandlungsergebnisse einer kritischen Prüfung unterziehen wollen. Wenn ich die in der Literatur zum Ausdruck kommende Meinung richtig deute, so richten sich die Bedenken einerseits gegen eine institutionalisierte Fremdkontrolle und wohl auch gegen die Vorgabe von Qualitätsnormen, die das Arzt-Patienten-Verhältnis belasten und unerwünschte Entwicklungen im straf- und haftungsrechtlichen Bereich einleiten oder verstärken könnten.

Wie kann unter Berücksichtigung dessen Selbstkontrolle praktiziert werden und welche Maßstäbe stehen dafür zur Verfügung?

Lassen Sie mich noch betonen, daß ich bei dieser Art der Selbstkontrolle wiederum nicht an den Einzelfall denke, sondern an die vergleichende Überprüfung der Gesamtheit der eigenen Fälle mit einer größeren Gesamtheit, zum Beispiel aller bei den Berufsgenossenschaften statistisch erfaßten Fälle, die zunächst nichts anderes zum Ziel hat, als signifikante Abweichungen auf ihre Ursachen zu untersuchen, um dabei vielleicht auch Korrelationen zu vorhandenen oder nicht vorhandenen materiellen und personellen Potentialen zu entdecken.

Die Berufsgenossenschaften wären durchaus in der Lage, aus der großen Zahl der bei ihnen anfallenden Daten im Zusammenwirken mit den Medizinern die für eine solche Kontrolle erforderlichen Maßstäbe zu entwickeln.

Schon heute werden jährlich etwa 50 000 Fälle, bei denen die Erwerbsfähigkeit zeitweise oder auf Dauer gemindert ist, bei der endgültigen Feststellung der Leistungspflicht codiert, in die Datenverarbeitungsanlagen eingespeist und statistisch ausgewertet.

Dabei werden neben den persönlichen Daten, wie Alter, Geschlecht usw. festgehalten
der anatomische Ort der Verletzung,
die Art der Verletzung
und die Art der Verletzungsfolgen.

Der anatomische Ort wird in 100 Gruppen gegliedert, die Art der Verletzung in 10 Verletzungsformen unterteilt und die Verletzungsfolgen nach 36 verschiedenen Gesichtspunkten.

Zugeordnet können werden
die Dauer der Arbeitsunfähigkeit und
die Dauer der stationären Behandlung
nach Tagen und
der Grad der verbliebenen Minderung der Erwerbsfähigkeit.

Durch Verknüpfung dieser Daten läßt sich zum Beispiel ermitteln, daß in der Gesamtzahl von 50 000 Fällen des Jahres 1979 Unterschenkelverletzungen in 1 208 Fällen vorgelegen haben. Neben Distorsionen, Luxationen, Zerreißungen usw. kam es in 747 Fällen zu einem geschlossenen und in 232 Fällen zu einem offenen Knochenbruch. Auch an diesem Beispiel zeigt sich die überragende Bedeutung der Frakturen gegenüber anderen Verletzungsarten.

Um nun einen Maßstab im vorerwähnten Sinne zu bilden, könnte man aus der nach Tagen erfaßten Dauer der stationären Behandlung und der Arbeitsunfähigkeit sowie aus dem Grad der Minderung der Erwerbsfähigkeit durch Addition oder Multiplikation einen Orientierungswert bilden, an dem die in gleicher Weise ermittelten Werte aus dem eigenen Material zu vergleichen wären.

Ich möchte mir keineswegs anmaßen zu behaupten, daß die erwähnten Merkmale und Merkmalverbindungen geeignet seien, aussagefähige Werte für einen Qualitätsmaßstab herzugeben. Ich bin aber andererseits der Überzeugung, daß die bei den Berufsgenossenschaften anfallenden und verfügbaren Daten generell dafür geeignet sind.

Ob die Entwicklung eines solchen Maßstabes hilfreich sein könnte, welche Relevanz den verfügbaren Daten beizumessen ist und wie sie sinnvoll verknüpft werden sollten, muß letzten Endes von den Medizinern oder im Zusammenwirken mit ihnen entschieden werden.

Wenn Sie, meine Damen und Herren, bei Ihren Bemühungen um Qualität und Sicherung der Qualität auf die Erfahrungen der Berufsgenossenschaften und die bei ihnen vorhandenen Informationen und Datenbestände zurückgreifen wollen, dürfen Sie bei den Berufsgenossenschaften großes Verständnis und jede mögliche Unterstützung erwarten.

Literatur

Kaiserliche Botschaft. Aktenstück Nr. 246 der V. Legislaturperiode, 2. Session, 1882, Stenografische Berichte 1882/83, Band 3, S 1956

Über das berufsgenossenschaftliche Heilverfahren (1928) Die Berufsgenossenschaft, 43. Jahrgang, Nr. 12, Spalte 274ff

Anforderungen an Krankenhäuser für die Zulassung zum Verletzungsartenverfahren (1971) Hauptverband der gewerblichen Berufsgenossenschaften e.V., Bonn, Oktober 1971

Richtlinien für die Bestellung von Durchgangsärzten (1970) Hauptverband der gewerblichen Berufsgenossenschaften e.V., Bonn, Mai 1970

Klemm K, Junghanns H (1976) Behandlungs- und Folgekosten bei posttraumatischer Osteomyelitis des Ober- und Unterschenkels. Die Berufsgenossenschaft, S 237

Burkens JCJ, Swertz P: Effizienz- und Qualitätsbeurteilung in der Medizin. Arzt und Krankenhaus 10/77:17

Swertz P: Qualitätssicherung – Qualitätskontrolle – Utopie oder Realität? Arzt und Krankenhaus 2/78:46

Baugut G (1978) Qualität und Effizienz der Krankenhausversorgung. Münch Med Wschr 120/17:591

Schega W (1980) Qualitätssicherung in der Chirurgie. Therapiewoche 30:57–61

Friedrich-Fiechtl J, Hinsch W (1980) Qualitätskontrolle im klinisch-chemischen Laboratorium. Medizintechnik 4:126

Krankheitskosten – Vor der Ohnmacht (1980) Wirtschaftswoche 38:12

Wachsmuth W, Schreiber H-L (1980) Der unheilvolle Weg in die defensive Medizin. Hospital Tribune 22:28

Daßbach A (1981) Qualitätssicherung im Heilverfahren der gesetzlichen Unfallversicherung. Grundsatzfragen der sozialen Unfallversicherung, Bd II. Hauptverband der gewerblichen Berufsgenossenschaften e.V., Bonn, S 233

Watermann F (unveröffentlichtes Manuskript) Anforderungen an eine Operationsabteilung aus sozialrechtlicher und sozialmedizinischer Sicht. Hauptverband der gewerblichen Berufsgenossenschaften e.V. Bonn

Überla KK (1980) Die empirische Analyse ärztlichen Handelns – Eine Herausforderung an die Chirurgie. Langenbecks Arch Chir 352 (Kongreßbericht)

Qualitätssicherung ärztlicher Arbeit. Grundsatzpapier der Arbeitsgemeinschaft der Wissenschaftlichen Medizinischen Fachgesellschaften, Februar 1979

Effektivitätsmessung und Qualitätsbeurteilung im Gesundheitswesen. Forschungsbericht des Deutschen Krankenhausinstituts im Auftrag des Bundesministers für Arbeit und Sozialordnung, 1981

Daßbach A (1978) Heilverfahren in der gesetzlichen Unfallversicherung; Qualitätssicherung-Qualitätskontrolle. Münch Med Wschr 120:17

Unfallreport 1978. Hauptverband der gewerblichen Berufsgenossenschaften e.V., Bonn, November 1979

Nickl W (1970) Strukturanalysen der Rehabilation. Schriftenreihe des Hauptverbandes der gewerblichen Berufsgenossenschaften e.V., Bonn, November 1970

Nickl W (1972) Strukturanalysen der Rehabilation, Heft 2. Schriftenreihe des Hauptverbandes der gewerblichen Berufsgenossenschaften e.V., Bonn, Dezember 1972

Nickl W (1974) Die dritte Dimension der Unfallforschung. Schriftenreihe des Hauptverbandes der gewerblichen Berufsgenossenschaften e.V., November 1974

. . . mit allen geeigneten Mitteln. Schriftenreihe des Hauptverbandes der gewerblichen Berufsgenossenschaften e.V., Bonn, August 1978

Zur Verbesserung der medizinischen Rehabilitation Unfallverletzter. Empfehlungen des Hauptverbandes der gewerblichen Berufsgenossenschaften e.V., Bonn, November 1972

Zur Verbesserung der Rehabilitation Schwer- Schädel- Hirnverletzter; Teil I: Erwachsene. Empfehlungen des Hauptverbandes der gewerblichen Berufsgenossenschaften e.V., Bonn, November 1974

Zur Verbesserung der Rehabilitation Schwerbrandverletzter. Empfehlungen des Hauptverbandes der gewerblichen Berufsgenossenschaften e.V., Bonn, November 1976

Zur Neuordnung der Behandlungszentren für Querschnittgelähmte in der Bundesrepublik Deutschland mit Planungsrichtwerten für Neubauten. Denkschrift des Hauptverbandes der gewerblichen Berufsgenossenschaften e.V., Bonn, Mai 1978

Diagnoseschlüssel der gewerblichen Berufsgenossenschaften (mit Erläuterungen und einem Verzeichnis verschlüsselter Unfallfolgen). Hauptverband der gewerblichen Berufsgenossenschaften e.V., Bonn, Januar 1970

Qualität und Qualitätssicherung aus juristischer Sicht

W. Weißauer

Eckerstraße 34, D-8050 Freising

Geht es um die Qualität ärztlicher Leistungen, so stehen aus juristischer Sicht die Aspekte des Haftungsrechts und die Anforderungen, die hier von der Rechtsordnung an die Leistungen des einzelnen Arztes zu stellen sind, im Vordergrund.

Lassen Sie mich deshalb zunächst die Grundlagen der Arzthaftung skizzieren sowie den ihr zugrundeliegenden Qualitätsbegriff darstellen und daran anschließend versuchen, die Verbindungslinien zur Qualitätssicherung, die grundlegenden Unterschiede und das Gemeinsame in den Tendenzen und Wirkungen aufzuzeigen.

Hefte zur Unfallheilkunde, Heft 158
Zusammengestellt von A. Pannike

Der Begriff der Qualitätssicherung

Qualitätssicherung ist in der Medizin freilich ein weiter Begriff. Er umfaßt die Aus-, Weiter- und Fortbildung sowie eine Vielzahl spezieller Programme und Maßnahmen, die von einer zielbewußten Strategie der gesetzlichen Unfallversicherung bis hin zu den Richtlinien und Empfehlungen der Krankenhausträger und ärztlichen Verbände zu bestimmten Einzelmaterien, etwa über die Durchführung von Injektionen und Infusionen durch Pflegekräfte, über die Sorgfaltserfordernisse bei der Bluttransfusion und über die Sicherheit medizinisch-technischer Geräte reichen[1]. Qualitätssicherung ist in den letzten Jahren aber immer mehr zu einem Terminus technicus geworden, der ganz spezifische Programme eines Qualitätsvergleichs oder – von Fachgebiet zu Fachgebiet variierend – auch der Qualitätskontrolle meint. Der Inhalt, den der Begriff der Qualitätssicherung heute in der Chirurgie hat, läßt sich wohl am besten aus dem „freiwilligen Programm der Qualitätssicherung chirurgischer Arbeit“ in Nordrhein-Westfalen bestimmen, zu dem die Deutsche Gesellschaft für Chirurgie und der Berufsverband der Deutschen Chirurgen eingeladen haben[2].

Sowohl mit dem weiteren, als auch mit dem engeren, spezifischen Begriff der Qualitätsicherung werden wir uns auseinandersetzen müssen.

Die Grundlagen der Arzthaftung

Arzthaftung bedeutet das Einstehenmüssen des Arztes für einen Behandlungsmißerfolg – die Haftung wegen Aufklärungsmängeln soll im folgenden außer Betracht bleiben – und einen daraus resultierenden (iatrogenen) Schaden in der Form der zivilrechtlichen Schadensersatzpflicht und der strafrechtlichen Verantwortlichkeit wegen fahrlässiger Körperverletzung oder fahrlässiger Tötung. Beide Sanktionen stehen völlig selbständig und unabhängig nebeneinander.

Nach den Prinzipien der Verschuldenshaftung setzt sowohl die Schadensersatzpflicht als auch die strafrechtliche Verurteilung einen schuldhaften Behandlungsfehler voraus. Dabei kann es um eine Fehlleistung des unmittelbar Handelnden bei der Erfüllung primärer Sorgfaltspflichten gehen, also etwa um die Verletzung eines Gefäßes durch eine Unachtsamkeit des Operateurs, aber auch um eine Verletzung der sogenannten sekundären Sorgfaltspflichten, die insbesondere dem für die Diensteinteilung, die Anleitung und Überwachung ärztlicher und nichtärztlicher Mitarbeiter verantwortlichen leitenden Arzt obliegen.

Jede Fehlleistung, jedes Zurückbleiben hinter dem in der konkreten Situation zu fordernden Leistungsstandard erhöht das Risiko der Behandlung. Haftungsrechtlich relevant

---

1 Vgl. die Stellungnahme der DKG zur Durchführung von Injektionen, Infusionen und Blutentnahmen durch das Krankenpflegepersonal, Krankenhaus 72 (1980), 155; Anästh. Intensivmed. 21 (1980) 1677; Richtlinien der Bundesärztekammer zur Blutgruppenbestimmung und Bluttransfusion, DÄBl 1968, 1987 sowie Empfehlungen zur Vermeidung und Behandlung von Transfusionszwischenfällen, DÄBl 1976, 2315; Empfehlung der Deutschen Gesellschaft für Anästhesie und Wiederbelebung zur Sicherheit medizinischer Geräte, Anästh. Intensivmed. 20 (1979) 303; 21 (1980), 340; 10 (1981) 303

2 Vgl. Schega, Qualitätssicherung in der Chirurgie, Therapiewoche 30 (1980), 57; Baugut, Qualität und Effizienz der Krankenhausversorgung, MMW 120 (1978), 591; Swertz, Qualitätssicherung-Qualitätskontrolle, Utopie oder Realität, Arzt und Krankenhaus 2 (1978), 46; Burkens/Swertz, Effizienz- und Qualitätbeurteilung in der Medizin, Arzt und Krankenhaus 10 (1977), 17

wird die Fehlleistung aber erst dann, wenn der Behandlungsmißerfolg oder der Behandlungszwischenfall gerade auf dieser Fehlleistung und nicht etwa auf behandlungsimmanenten, durch ärztliche Sorgfalt nicht beherrschbaren Risiken beruht. Zu prüfen ist also stets, ob eine nachgewiesene Fehlleistung oder ein Leistungsdefizit ursächlich oder mitursächlich für den iatrogenen Schaden ist.

Nach dem Prinzip der Eigenverantwortung hat im Strafrecht jeder nur für seine eigenen Fehlleistungen einzustehen. Das Zivilrecht kennt dagegen in weitem Umfang die Haftung für das Fehlverhalten Dritter. Aus dem Behandlungsvertrag haftet dem geschädigten Patienten ausschließlich sein Vertragspartner. Im stationären Bereich ist dies im Regelfall, nämlich im Bereich des totalen Aufnahmevertrags, der Krankenhausträger. Wählt der Patient die persönliche Behandlung durch die liquidationsberechtigten Ärzte, so erbringen diese die Behandlung als eigene vertragliche Leistung, während der Krankenhausträger die Unterbringung, Pflege, Verpflegung und die ärztlichen Grundleistungen (Bereitschaftsdienst, Rufbereitschaft) schuldet (aufgespaltener Krankenhausaufnahmevertrag). Der vertraglich zur Leistung Verpflichtete haftet für ein Verschulden seiner Erfüllunggehilfen, also der Ärzte und der nichtärztlichen Mitarbeiter, die für ihn im Rahmen der Behandlung tätig werden, ohne Entlastungsmöglichkeit.

Zivilrechtlich haftet aber auch, von den Fällen der Staatshaftung abgesehen, jeder einzelne Mitarbeiter für die Verletzung seiner primären oder sekundären Sorgfaltspflichten dem geschädigten unmittelbar unter dem Gesichtspunkt der unerlaubten Handlung. Auch unter diesem rechtlichen Gesichtspunkt haftet daneben der Krankenhausträger oder der liquidationsberechtigte leitende Arzt für pflichtwidriges Handeln seiner Verrichtungsgehilfen, wenn es ihm nicht gelingt, zu beweisen, daß er bei der Aufgabenübertragung, Anleitung und Überwachung mit der gebotenen Sorgfalt verfahren ist.

Die leitenden Krankenhausärzte, die im medizinischen Bereich weisungsfrei arbeiten, sind in der Regel sog. verfassungsmäßig berufene Vertreter des Krankenhausträgers, für deren haftungsauslösendes Verhalten dieser ersatzpflichtig ist (§§ 89, 31 BGB)[3].

Die unterschiedlichen Haftungsgrundlagen sind vor allem deshalb bedeutsam, weil einerseits die Verjährung bei der Vertragshaftung sehr viel später eintritt, andererseits bestimmte Ansprüche, wie das Schmerzensgeld und der Unterhalt der Angehörigen nur unter dem Gesichtspunkt der unerlaubten Handlung gefordert werden können.

Der Sorgfaltsmaßstab des Haftungsrechts

Gehaftet wird zivirechtlich für eine Verletzung der im Verkehr erforderliche Sorgfalt. Mit dieser per se wenig aussagekräftigen Formel, die für Verträge aller Art gilt, umschreiben § 276 BGB die Qualitätsforderungen, die der Arzt zu beachten hat. Nach der Interpretation dieser Bestimmung durch die Rechtsprechung bemißt sich im Haftungsprozeß die Sorgfalt, mit der der Arzt den Eingriff vorzubereiten und durchzuführen hat, danach, wie sich – aus der Sicht ex ante – ein gewissenhafter Fachkollege in der gleichen Situation verhalten hätte. Die Sorgfalt, die vom Arzt oder Facharzt gefordert wird, ist also berufsbezogen. Sie bestimmt sich nach gruppenspezifischen Merkmalen und stellt auf einen durchschnittlichen Leistungsstandard ab.

---

3 BGH, NJW 1980, 1901

Schuldhaft im Sinne der zivirechtlichen Haftung handelt, wer diesen objektivierten Sorgfaltsmaßstab verletzt. Das Zivilrecht geht davon aus, daß jeder, der eine Aufgabe übernimmt, für seine berufliche Leistungsfähigkeit einzustehen hat. Dies hat der Bundesgerichtshof erst jüngst wieder bestätigt und festgestellt, daß ein Operateur, der eine Anästhesie selbst durchführt, obwohl ein Anästhesist zur Verfügung stünde, sich am Leistungsstandard des Anästhesisten messen lassen muß[4].

Strafrechtliche Fahrlässigkeit setzt darüber hinaus ein individuelles Verschulden voraus. Mängel in der Ausbildung oder Weiterbildung und schlechte Vorbilder können den Arzt unter Umständen entschuldigen. Wer ohne ausreichende Prüfung seiner fachlichen Qualifikation oder ohne über die erforderlichen Hilfsmittel zu verfügen, eine Aufgabe übernimmt, der er nicht gewachsen ist, muß freilich auch strafrechtlich mit dem Vorwurf des Übernahmeverschuldens rechnen.

Selbst leichte Fahrlässigkeit, also geringfügige Verletzungen der Sorgfaltspflichten, die einen Körperschaden oder den Tod des Patienten verursachen oder mitverursachen, reichen für die zivil- und strafrechtliche Haftung aus. Die Abgrenzung gegenüber der Schwankungsbreite, der auch das Handeln des gewissenschaften Arztes unterliegt, ist im Einzelfall freilich schwierig. Das Reichsgericht hat einmal sehr treffend formuliert, „daß auch der geschickteste Arzt nicht mit der Sicherheit einer Maschine arbeite, daß trotz aller Fähigkeit und Sorgfalt des Operateurs ein Griff, ein Schnitt oder ein Stich mißlingen kann, der regelmäßig auch dem betreffenden Arzt selbst gelingt"[5].

Die Kunstregeln

Wie eindeutig berufsbezogene und durchschnittsorientiert der Sorgfaltsmaßstab und der daraus resultierende Leistungsstandard ist, den unsere Zivil- und Strafgerichte der Beurteilung ärztlichen Handelns zugrunde legen, zeigt wohl am deutlichsten die Bedeutung der Kunstregeln für die Arzthaftung. Kunstregeln sind von der Ärzteschaft oder innerhalb bestimmter Fachgebiete allgemein oder doch weit überwiegend anerkannte medizinische Verhaltensnormen[6]. Sie sagen aus, was der Arzt in bestimmten Situationen zu tun oder zu unterlassen hat, um den Behandlungserfolg zu gewährleisten und Behandlungsrisiken zu vermeiden.

Die Rechtsprechung fordert, daß der Arzt die Kunstregeln kennt und beachtet. Die Kunstregeln werden damit zu standardisierten Sorgfaltsmaßstäben, an denen die Qualität ärztlichen Handelns forensisch gemessen wird. Der Bemessungsmaßstab und die daraus resultierenden Qualitätsforderungen der Gerichte an ärztliches Handeln sind sonach identisch mit den Anforderungen, die diese Berufsgruppe an sich selbst und an ihre Berufsangehörige stellt.

Wenn immer es um die Qualität ärztlicher Leistungen und den Problemkreis der defensiven Medizin geht, sollten Sie bedenken:

Die Rechtsprechung fordert keinesweg die Beachtung jeder erdenklichen Sorgfalt, was zum Stillstand der Medizin führen würde. Sie toleriert andererseits aber auch keine, sei es

4 BGH, NJW 1981, 628
5 RGZ 78, 432
6 Zum Begriff des ärztlichen Kunstfehlers und zu den Kunstregeln. Weißauer, Info Chir 8 (1975), 78

auch weiterhin eingerissene Übung, wenn sie den strengen Erfordernissen widerspricht, die mit dem Blick auf die Gefahren für Leib und Leben an die ärztliche Behandlung gestellt werden müssen.

Die unmittelbare Bedeutung der Arzthaftung

Die Arzthaftung in der Form der Schadensersatzpflicht für iatrogene Schäden und der strafrechtlichen Verantwortlichkeit wegen fahrlässiger Körperverletzung oder fahrlässiger Tötung ist ihrer Natur nach eine Reaktion des Rechts auf eine ärztliche Leistung, die den Qualitätsanforderungen des eigenen Berufskreises nicht entspricht und iatrogene Schäden verursacht. Die forensischen Reaktionen auf solche Fehlleistungen bezwecken unmittelbar die materielle Wiedergutmachung des eingetretenen Schadens und im Strafverfahren die Sühne für ein kriminalethisch verwerfbares Unrecht. Sie sind repressiver Natur und beurteilen das Behandlungsgeschehen in einem konkreten Fall, bei dem es zu einem Behandlungsmißerfolg gekommen ist, aus der Retrospektive.

Die Zielsetzung der Qualitätssicherung

Die Qualitätssicherung ärztlicher Leistungen ist dagegen ihrer Natur nach prospektiv und präventiv. Sie will getreu dem Grundsatz, daß vorbeugen besser als heilen, einen hohen Leistungsstandard gewährleisten und dafür sorgen, daß es zu Fehlleistungen, die forensische Konsequenzen auslösen, gar nicht erst kommt.

Darin sind sich alle Formen der Qualitätssicherung gleich.

Die präventive Wirkung der Arzthaftung

Bei näherer Analyse verwischen sich freilich diese diametralen Unterschiede in den Ansatzpunkten, von denen Arzthaftung und vorbeugende Qualitätssicherung ausgehen. Auch die Arzthaftung hat über ihre unmittelbare repressive und wiedergutmachende Funktion hinaus eine deutliche spezialpräventive, vor allem aber auch eine generalpräventive Wirkung. Gerichtliche Entscheidungen, insbesondere Urteile des Bundesgerichtshofs in Zivil- und Strafsachen werden heute weiterhin in den ärztlichen Zeitschriften publiziert und kommentiert. Sie setzen allgemeine Maßstäbe, an denen sich Ärzte und Krankenhausträger zu orientieren haben. Diese reichen vom Einsatz der Mitarbeiter, die noch in der Weiterbildung stehen, über Detailfragen wie die Spritzenkontrolle des Operateurs bis hin zur Dokumentationspflicht und zur Patientenaufklärung.

Welche Ausstrahlung die Rechtsprechung auf die Medizin hat, wird erkennbar am Beispiel der Problemfelder, bei denen gerichtliche Entscheidungen noch ausstehen, wie etwa bei der Frage, ob und inwieweit die Durchführung von Injektionen den Hilfspersonen übertragen werden darf. Ein klares Wort des Bundesgerichtshofs über die Voraussetzungen und Grenzen der Delegation hätte uns ein Meer an Diskussionen und einen Berg an Publikationen erspart. Sie wird vielleicht noch deutlicher an den vielfältigen Tendenzen zu einer defensiven Medizin, die ich dann als gegeben sehe, wenn Ärzte bei der Entscheidung für oder gegen eine bestimmte diagnostische oder therapeutische Maßnahme das eigene forensische Risiko in die Abwägung der medizinisch indizierenden und kontraindizierenden Faktoren einzubeziehen beginnen.

Die Tragweite der generalpräventiven Wirkung der Arzthaftung für die Sicherung der Qualität ärztlicher Leistungen läßt sich auf einen kurzen Nenner bringen: Die Approbation gibt dem Arzt die Befugnis, die Heilkunde auf dem Gesamtgebiet der Humanmedizin auszuüben. Die Arzthaftung, das rechtliche Einstehenmüssen für Fehlleistungen, reduziert diese Magna Charta auf den Umkreis der Leistungen, für die der Arzt ausreichende Kenntnisse und Erfahrungen besitzt, um den Anforderungen des eigenen Berufskreises genügen zu können. Erst die Weiterbildung gibt ihm in der Regel die Qualifikation für die volle Berufsausübung als Allgemeinarzt oder als ärztlicher Spezialist in einem Gebiet der Medizin. Die Arzthaftung und der von ihr ausgehende Zwang zur sorgfältigen Berufsausübung ist sonach der Motor für die Ausbildung, Weiterbildung und Fortbildung und für alle anderen Maßnahmen der Qualitätssicherung, denen sich der gewissenhaft Arzt freilich schon von sich aus unterzieht, um den ethischen und den berufsrechtlichen Anforderungen an eine gewissenhafte Berufsausübung zu genügen.

Die Methoden der spezifischen Qualitätssicherung in der Chirurgie

Lassen Sie mich nun versuchen, Methoden und Tendenzen der vorbeugenden Qualitätssicherung mit den rechtlichen Leistungsanforderungen in Vergleich zu setzen, und dabei das eingangs erwähnte freiwillige Programm für eine Qualitätssicherung chirurgischer Arbeit in Nordrhein-Westfalen zugrunde legen. Ziel dieses Programms ist es, wenn ich es recht verstehe, durch die zentrale Erfassung und Auswertung von Behandlungsabläufen und Behandlungsergebnissen aus verschiedenen chirurgischen Arbeitsstätten einerseits eine Gesamtstatistik mit Durchschnittswerten zu schaffen und anderseits jedem einzelnen teilnehmenden Chirurgen statistisches Basismaterial über die eigenen Ergebnisse zu liefern, das ihm einen Vergleich des eigenen Leistungsstandards mit dem Durchschnitt und des klinikinternen mit externen Klinikprofilen ermöglicht[7]. Es ist offenbar nicht das Ziel dieser Methode, absolute Qualitätsstandards festzulegen, sondern Orientierungshilfen zu geben[8].

Der Qualitätsbegriff, der hier zugrunde gelegt wird, ist ein relativer. Wieweit der statistische Vergleich überhaupt präzise Aussagen über Leistungsdefizite zu liefern vermag, ist eine medizinische Fachfrage. Wird dies aber unterstellt, so ergeben sich für die teilnehmenden Ärzte Konsequenzen, die bedacht sein wollen.

Die unmittelbaren Konsequenzen aus dem Qualitätsvergleich

Ergibt sich für die Arbeitsstätte eine ungünstige Bilanz, so liegt der Rückschluß nahe, daß die Qualität der chirurgischen Leistungen generell oder partiell, etwa im Bereich der Hygiene

7 Vgl. die in Fn. 2 aufgeführten Nachweise

8 Vergleichbare Modelle der Qualitätskontrolle gibt es bereits in den USA und den Niederlanden (vgl. Burkens/Swertz, Arzt und Krankenhaus, 10 (1977), 18ff mit Nachw.; Schwertz, Arzt und Krankenhaus 2 (1978), 46, 47); zur Qualitätssicherung und Qualitätskontrolle bei Heilverfahren in der gesetzlichen Unfallversicherung. Daßbach, MMW 120 (1978), 599; zur Qualitätskontrolle im klinisch-chemischen Laboratorium. Fiechtl-Hinsch, Medizintechnik 4 (1980), 126

unter dem Durchschnitt liegt. Die ohnehin anfechtbare Sentenz, der größte Lügner in unserem Leben sei der Erfolg, stimmt mit Sicherheit nicht beim statistischen Vergleich großer Zahlen.

Nimmt eine ausreichend große Zahl chirurgischer Arbeitsstätten an dem Programm teil, so erhalten wir statistische Werte, die bei einem Rückschluß vom Erfolg auf die Qualität den Durchschnittsstandard des gewissenhaften Chirurgen repräsentieren. Dies aber ist, wie wir eingangs erörtert haben, die Qualität der ärztlichen Leistung, die auch unser Haftungsrecht bei der Bemessung von Leistungsdefiziten zugrunde legt.

Ist die eigene Bilanz beim statistischen Vergleich ungünstig, so wird es Aufgabe des leitenden Chirurgen sein, die Ursachen zu ermitteln, die in der eigenen fachlichen oder persönlichen Qualifikation oder in der seiner Mitarbeiter liegen kann, aber ebenso gut in einer Leistungsschwäche anderer Fachvertreter, auf deren Befunde oder deren Mitbehandlung er angewiesen ist, in einer personellen Unterbesetzung der chirurgischen Abteilung, in Mängeln der Einrichtung oder der Ausstattung, aber auch in Organisationsmängeln. In Ausnahmefällen mögen auch externe Faktoren wie z.B. ein vom Altersaufbau her nicht repräsentatives Patientengut oder die Häufigkeit von Revisionseingriffen Einfluß auf die Gesamtbilanz gewinnen. Auf jeden Fall erhält der leitende Chirurg durch den statistischen Vergleich Hinweise, die es ihm nahelegen, auf die Suche nach Fehlerquellen zu gehen, also das vorbeugend zu tun, was andernfalls vom medizinischen Sachverständigen im Haftungsprozeß anhand eines konkreten Zwischenfalls nachzuholen ist [9].

Wer an einer Maßnahme der Qualitätssicherung teilnimmt und ungünstige Werte erhält, ist in seinen Reaktionen nicht mehr frei. Er wird die Konsequenzen ziehen müssen, indem er die Mängel behebt oder, soweit dies nicht möglich ist, auf bestimmte Eingriffe verzichtet und im äußersten Fall dem Krankenhausträger vorschlägt, die chirurgische Abteilung aufzugeben. Das Ergebnis ist eine Qualitätsverbesserung der chirurgischen Versorgung.

Der leitende Chirurg ist dazu auf die Mitarbeit des Krankenhausträgers angewiesen, sobald für die Behebung der Mängel finanzielle Mittel benötigt oder größere organisatorische Maßnahmen erforderlich werden.

Die mittelbaren Wirkungen des Qualitätsvergleichs

Es kann kein Zweifel bestehen, daß eine vorbeugende Qualitätssicherung, die dem einzelnen Chirurgen hilft, Schwächen der eigenen Leistungen aus dem statistischen Vergleich zu erkennen, im Interesse der Patienten dringend erwünscht ist. Gelingt es damit, die Behandlungsmißerfolge einzuschränken, so reduziert sich die Zahl der Fälle, in denen eine Haftung des Arztes in Betracht kommt. Mit einer Verbesserung der Qualität der chirurgischen Versorgung erhöht sich freilich zugleich der Standard der berufsspezifischen Sorgfalt, an dem die Leistungen des Einzelnen bei einem Mißerfolg gemessen wird. Aus diesem Automatismus erklärt sich letztlich auch, daß die Arzthaftung in einer Zeitphase deutlich angestiegen

9 Baugut (MMW 120 (1978), 592) zählt eine Anzahl von weiteren Aktivitäten auf, die sich aus dem Ergebnis der Qualitätskontrolle ergeben können (z.B.: „Der Arzt kann veranlaßt werden, seine Behandlungsweise – wenn sie vom Durchschnitt vergleichbarer Behandlungsfälle abweicht – vor einem Kollegium von Ärzten zu begründen.", oder: „Sicherheit für die Patienten durch aggregierte repräsentative Informationen über Stand und Entwicklung der krankenhausärztlichen Leistungsfähigkeit.")

ist, in der die Fortschritte der Medizin es dem Arzt ermöglichen, die Behandlungschancen zu verbessern und sehr viel mehr für die Sicherheit des Patienten zu tun.

Forensische Risiken der Qualitätssicherung

Das Bessere ist des Guten Feind. Wir können deshalb nicht zögern, Maßnahmen zur Qualitätssicherung auch dann zu bejahen, wenn sie nicht mit einer in vollem Umfang maßstabgerechten Freistellung vom Haftungsrisiko honoriert werden. Sehr viel schwerere Bedenken gegen eine Realisierung der vorbeugenden Qualitätssicherung ergäben sich freilich, wenn sie den Arzt mit zusätzlichen forensischen Risiken belasten würde. Die Hauptsorge der Chirurgen liegt dabei, wenn ich recht sehe, z.Zt. in der Möglichkeit eines Zugriffs der Staatsanwaltschaft auf die Unterlagen der mit der Sammlung und Auswertung beauftragten Stelle.

Diese Sorge läßt sich nicht a limine als unbegründet zurückweisen. Sie sollte aber keinesfalls überbewertet werden. Die von dem einzelnen Chirurgen eingereichten Unterlagen sind in den essentiellen Inhalten auch in den Krankenunterlagen verfügbar und stehen damit auch in einer sehr viel kompletteren Form einer Beschlagnahme offen. Außerdem muß im Schadensersatzprozeß der Arzt oder Krankenhausträger, der seiner Beweispflicht genügen will, die Behandlungsunterlagen nach dem Dammschnitturteil des Bundesgerichtshofs[10] sowieso von vorneherein den Gerichten zum Beweis der ordnungsgemäßen Behandlung vorlegen; die Tendenzen der Rechtsprechung gehen in Richtung auf ein weitgehendes vorprozessuales Einsichtsrecht des Patienten[11]. Werden die Unterlagen vor ihrer Einreichung bei der Sammel- und Auswertungsstelle anonymisiert, so sind zudem aus ihnen Rückschlüsse auf den Einzelfall nicht möglich.

Es bleibt die Frage, ob sich forensische Risiken aus einem Zugriff auf die statistischen Ergebnisse der einzelnen chirurgischen Arbeitsstätten und ihrem Vergleich mit den Durchschnittswerten ergeben. M.E. darf auch dieses Risiko nicht hoch veranschlagt werden. Allein aus der Tatsache, daß die Zahl der Mißerfolge in einem Krankenhaus höher ist als im statistischen Durchschnitt, läßt sich ein schuldhafter Sorgfaltsmangel im Einzelfall und dessen Ursächlichkeit für einen iatrogenen Schaden nicht beweisen. Allein darauf kommt es aber im Zivil- und Strafprozeß an. Ziehen allerdings Chirurgen und Krankenhausträger aus ungünstigen statistischen Ergebnissen keine Konsequenzen, z.B. hinsichtlich der Krankenhaushygiene, so kann daraus im konkreten Fall u.U. auch ein strafrechtlicher Schuldvorwurf hergeleitet werden.

Mögliche Konsequenzen aus dem Dienstvertrag

Andererseits läßt sich nicht verkennen, daß der Vergleich der krankenhausinternen Werte mit den Durchschnittswerten zu arbeitsrechtlichen Konsequenzen führen kann. Da der Krankenhausträger, wie eingangs erwähnt, für schuldhafte Behandlungsfehler haften und auch strafrechtlich für Organisationsmängel zur Verantwortung gezogen werden kann, die

10 BGH, NJW 1978, 1681: dazu Weißauer, Chir Praxis 27 (1980), 1

11 Nach einem neueren Urteil hat der Patient sogar grundsätzlich einen Anspruch darauf, daß ihm Fotokopien aller ihn betreffenden Krankenhausunterlagen gegen Erstattung der Unkosten überlassen werden (LG Köln, VersR 1981, 1086)

zu Behandlungsschäden führen, wird man ihm das Recht nicht bestreiten können, ja ihn sogar als verpflichtet ansehen müssen, sich über die Ergebnisse zu informieren, wenn seine chirurgische Abteilung an dem Programm zur Qualitätssicherung teilgenommen hat. Der Krankenhausträger wird als Träger der Organisationsgewalt bei ungünstigen Vergleichsergebnissen auch von sich aus alles tun müssen, um den Anschluß an die Durchschnittsergebnisse zu erreichen. Die Ergebnisse des Qualitätsvergleichs können also sehr wohl dazu dienen, den Forderungen des leitenden Chirurgen nach einer besseren personellen und sachlichen Ausstattung seiner Abteilung Nachdruck zu verleihen. Gibt es keine Engpässe in diesen Bereichen, so wird der Krankenhausträger freilich auch personelle Konsequenzen ziehen dürfen und ziehen müssen, entsprechend dem von der Rechtsprechung entwickelten Grundsatz, daß niemand verpflichtet sei, ein Krankenhaus zu betreiben, wer dies aber tue, dabei mit der erforderlichen Sorgfalt zu verfahren habe[12].

Rückwirkungen auf die Aufklärungspflicht

Keineswegs auszuschließen wird auch die Verpflichtung des Chirurgen sein, die Patienten im Rahmen seiner Aufklärungspflicht darüber zu informieren, wenn die Mißerfolgsquote in seiner Abteilung nach der ihm auf Grund der statistischen Auswertung bekanntgewordenen Zahlen signifikant höher ist als in anderen chirurgischen Arbeitsstätten. Daraus können sich sehr schwerwiegende Folgen für die Belegung ergeben. Die Rechtsprechung hat eine solche Informationspflicht z.B. bei Hygienemängel infolge eines Krankenhausumbaus oder unzureichender Ausstattung und räumllicher Verhältnisse bejaht[13].

Für die Aufklärungspflicht über Eingriffsrisiken ist bedeutsam, daß sich die aufklärungsrelevante Risikofrequenz nicht nach der allgemeinen Risikostatistik richtet, sondern nach der Statistik der Arbeitsstätte, in der der Patient behandelt werden soll[14].

Das Problem der Freiwilligkeit

Auf weite Sicht wird in Erwägung zu ziehen sein, ob nicht der Krankenhausträger seine leitenden Chirurgen anweisen kann oder u.U. sogar muß, an einem freiwilligen Programm zur Qualitätssicherung teilzunehmen. Selbst wenn man dies verneint, wird die Freiwilligkeit der Teilnahme um so mehr unter Druck geraten, je wirksamer sich die Programme in Richtung auf eine Verbesserung der chirurgischen Versorgung erweisen. Zugleich wird unter dem Diktat der leeren Kassen die Effizienzkontrolle fortschreiten, also die wirtschaftliche Kosten-Nutzen-Analyse in der Form des Vergleichs von personellem und sachlichem Aufwand mit den Leistungszahlen der einzelnen chirurgischen Arbeitsstätten im Verhältnis zum Durchschnitt[15]. Werden die statistischen Ergebnisse des Programms

---

12 In einem neueren Urteil weist der BGH darauf hin, daß räumliche Unzulänglichkeiten, die zu einer Risikoerhöhung führen, die Prüfung nahelegen, ob die Fortführung des Operationsbetriebs überhaupt noch statthaft ist (BGH, NJW 1978, 584)

13 BGH, NJW 1971, 241; OLG Köln, NJW 1978, 1690

14 Vgl. BGH, NJW 1980, 1905

15 Zur Effizienzkontrolle Burkens/Schwertz, Arzt und Krankenhaus, 10 (1977), 17

zur Qualitätssicherung mit denen der Effizienzkontrolle kombiniert, so steht eine Mechanismus zur Verfügung, der zu dirigistischen Konsequenzen geradezu herausfordert.

Man soll diese Konsequenzen, den drohenden Verlust an freier Entscheidung, mit offenen Augen sehen, bei ihrer Bewertung aber nicht verkennen, daß es bei der Qualität chirurgischer Leistungen um Leben und Gesundheit der Patienten geht und daß deshalb die Freiheit der Berufsausübung kein Leistungsdefizit zu legimitieren vermag. Wer sich Sorgen wegen etwaiger Konsequenzen der anonymen statistischen Erhebung und Auswertung von Ergebnissen seiner chirurgischen Arbeit macht, sollte auch einmal in Vergleich dazu die erstaunliche Offenheit sehen, mit der Kollegen in Fachzeitschriften über Behandlungsfehler ihrer Kollegen berichten[16]. Er ist nicht davor geschützt, in solche Untersuchungen und wissenschaftliche Publikationen einbezogen zu werden und muß damit rechnen, daß die Ergebnisse selbst in der Tagespresse in einer Form referiert werden, die für den Insider Rückschlüsse bis auf die einzelne betroffene Krankenhausabteilung zuläßt[17].

Zudem ist zu bedenken, daß all das, was heute das freiwillige Programm umfaßt, eines Tages auch von hoher Hand dekretiert oder von Stellen, die über das erforderliche Material verfügen, ohne die Mitwirkung der Chirurgen, wenn auch vielleicht in einer rudimentären Form, durchgeführt werden könnte. Die erwähnten Publikationen drängen den Gesundheitspolitiker z.T. geradezu auf diesen Weg.

All dies spricht dafür, das im Interesse der Sicherung der Qualität chirurgischer Arbeit Erforderliche aus eigener Initiative zu tun. Die Methoden, die Qualität ärztlicher Leistungen selbst zu bestimmen, erscheint letzlich auch als die beste Vorbeugung gegen die aus der Sorge vor forensischen Konsequenzen geborene defensive Medizin. Wer statistisch belegbar den Qualitätsanforderungen genügt, darf sich in seiner Diagnostik und Therapie bestätigt sehen. Die Qualitätssicherung nützt also nicht nur der Allgemeinheit. Sie kann sich unmittelbar positiv auch für den einzelnen, an freiwilligen Programmen teilnehmenden Chirurgen auswirken.

---

16 Vgl. etwa Wenzel-Riedemann, DMW 106 (1981), 1562; Hilgarth-Schutz, Frauenarzt 5 (1981), 324

17 Der Artikel von R. Flöhl in der FAZ vom 25.11.1981, S. 31/32, unter der Überschrift „Mangelhafte Diagnostik – Überflüssige Arzneitherapie – Mißstände bei der Behandlung von Schilddrüsenleiden und Diabetes – Nachlässige Krebsvorsorge" gibt dafür ein vorzügliches Beispiel

Kritische Auswertung erwiesener Behandlungsvorwürfe in Unfallchirurgie und Orthopädie aus Sicht der Schlichtungsstelle der fünf norddeutschen Ärztekammern

W. Berner und E. Trostdorf †

Unfallchirurgische Klinik der Medizinischen Hochschule (Direktor: Prof. Dr. H. Tscherne), Karl Wiechert-Allee 9, D-3000 Hannover 61

Im norddeutschen Raum wurde 1976 für die Bereiche Niedersachen, Schleswig-Holstein, Berlin, Hamburg und Bremen eine gemeinsame Schlichtungsstelle mit Sitz in Hannover eingerichtet. Ihr Zweck ist es, Haftpflichtansprüche zwischen Ärzten und Patienten außergerichtlich beizulegen. Lassen Sie mich kurz die Verfahrensweise der Schlichtungsstelle erläutern, da diese oftmals unbekannt ist.

Verfahrensweise der Schlichtungsstelle

Die Schlichtungsstelle kann von Patienten, Ärzten oder deren Versicherung angerufen werden. In den letzten 5 Jahren haben sich fast ausschließlich Patienten an die Schlichtungsstelle gewandt. In einigen Fällen haben aber auch Ärzte eine Klärung im Schlichtungsverfahren angestrebt. Voraussetzung für die Durchführung eines Schlichtungsverfahrens ist eine freiwillige Teilnahme aller Beteiligten. Widerspricht einer der Beteiligten, so kann es nicht durchgeführt werden.

Aufgrund erschöpfender Sachaufklärung und Beiziehung ärztlicher Gutachten von jeweils kompetenter Seite werden die Vorwürfe von Behandlungsfehlers objektiv geklärt und ein Vermittlungsvorschlag unterbreitet. Besonderes Gewicht wird auf die Auswahl der Gutachter gelegt, die jeweils für ihr Fachgebiet qualifiziert sind. Beurteilungen operativer Tätigkeiten werden, ähnlich der Forderung von Probst, nur von Operateuren abgegeben.

Dem Patienten und dem Arzt entstehen durch die Tätigkeit der Schlichtungsstelle keine Kosten. Die Gutachtergebühren werden von dem Versicherer des Arztes ohne Rücksicht auf den Ausgang des Schlichtungsverfahrens getragen.

An dem Verfahren vor der Schlichtungsstelle können bisher nur privathaftpflichtversicherte Ärzte und Krankenhäuser teilnehmen. Krankenhäuser der öffentlichen Hand wie Universitätskliniken und kommunale Krankenhäuser regeln ihre Streitfälle über den kommunalen Schadensausgleich. Es bestehen jedoch Bestrebungen, den Kreis der Beteiligten zu erweitern.

Erwiesene Behandlungsfehler

Seit Aufnahme der Tätigkeit der Schlichtungsstelle im Nov. 1976 wurden bis Ende 1980 1 020 medizinische Sachentscheidungen getroffen (Tabelle 1). In 357 Fällen wurde eine fehlerhafte Behandlung unterstellt; das entspricht 35% der bearbeiteten Anträge.

Von der Gesamtheit erwiesener Behandlungsfehler entfielen über die Hälfte auf chirurgische Fachgebiete (Tabelle 2). Eine weitere wesentliche Häufung stellen Spritzenschäden

Hefte zur Unfallheilkunde, Heft 158
Zusammengestellt von A. Pannike

Tabelle 1. Erwiesene Behandlungsvorwürfe nach Häufigkeit und Fachgebiet bei der Schlichtungsstelle der Norddeutschen Ärztekammer; 1.11.76–31.12.80

	n	%
Chirurgische Fachgebiete	195	54,6
Spritzenschäden	42	11,8
Gynäkologie	32	9,0
Internistische Fachgebiete	21	5,9
Ophthalmologie	16	4,5
Radiologie	12	3,4
HNO	10	2,8
Allgemeinmedizin	9	2,5
Dermatologie	7	1,9
Pädiatrie	6	1,7
Andere	7	1,9
Zusammen	357	100,0

Tabelle 2. Behandlungsvorwürfe auf chirurgischem Fachgebiet

	n	%
Unfallchirurgie	66	33,9
Orthopädie	64	32,8
Allgemeinchirurgie	33	16,9
Kosmetische Chirurgie	11	5,7
Urologie	9	4,6
Neurochirurgie	8	4,1
Gefäßchirurgie	4	2,0
Zusammen	195	100,0

nach intraglutaealen Injektionen dar, die wegen ihrer Bedeutung im täglichen Alltag speziell zusammengefaßt wurden. Hier waren Ärzte verschiedener Fachgebiete betroffen. Auf andere Gebiete entfallen weitaus weniger Fehler.

Die Aufschlüsselung der chirurgischen Behandlungsfehler zeigt eine bemerkenswerte Häufung auf unfallchirurgischem und orthopädischem Fachgebiet. Die Eingriffe am Bewegungsapparat stellen mit 130 Fällen 67% aller chirurgischen Behandlungsfälle dar. Bezieht man sie auf die Gesamtbehandlungsfehler, so machen sie immer noch 36,5% aus, d.h. jeder 3. Behandlungsfehler betrifft unser Fachgebiet.

Wesentliche Unterschiede sind zwischen der Unfallchirurgie und Orthopädie hinsichtlich der Fehlerart zu erkennen (Tabelle 3). In der Unfallchirurgie liegt der Diagnosefehler an erster Stelle. Hauptsächlich handelt es sich um unterlassene Röntgenaufnahmen bzw. nicht erkannte Frakturen auf Röntgenbildern. Ein Arzt, der unfallchirurgisches Röntgen betreibt, muß in der Lage sein, die Bilder zu beurteilen. Dies gilt auch für den Arzt für Allgemeinmedizin.

Tabelle 3. Chirurgische Behandlungsvorwürfe

	Diagnose	Therapie	Nachsorge	Aufklärung	Summe
Unfallchirurgie	29	26	10	1	66
Orthopädie	7	42	9	6	64
Andere chirurgische Fachgebiete	8	50	2	5	65
Zusammen	44	118	21	12	195

In der Orthopädie liegt die Betonung der Fehler ähnlich den anderen chirurgischen Fachgebieten in der Durchführung der Therapie, sprich Operation. Die Nachsorge ist ein wesentlicher Bestandteil unfallchirurgischer und orthopädischer Behandlung; in 19 Fällen war sie mangelhaft. Eine untergeordnete Rolle spielt sie in der sonstigen Chirurgie.

Die Aufklärung wird in der neueren Rechtsprechung vielfach als Angelpunkt für die Durchsetzung von Ansprüchen herangezogen. Auch die Schlichtungsstelle muß daher ihr besonderen Wert beimessen. In der Unfallchirurgie tritt dieser Punkt in den Hintergrund, jedoch wird er bei Wahleingriffen umso wichtiger sein. In erheblichem Maße trifft dies für die Orthopädie zu; hier war in 6 Fällen die Aufklärung mangelhaft.

Behandlungsfehler am Bewegungsapparat

Behandlungsfehler auf unfallchirurgischem und orthopädischem Gebiet stellen Behandlungsfehler am Bewegungsapparat dar. Entsprechend der Häufigkeit der Eingriffe bzw. Verletzungen ist auch die Reihenfolge der Fehler an Bein, Hand, Arm und Hüfte (Tabelle 4). Schwerpunkte in den einzelnen Bereichen sollen im Folgenden herausgestellt werden.

Die häufigste Fraktur des Menschen ist die Radiusfraktur an typischer Stelle. Demgemäß gibt es auch eine entsprechende Anzahl von Behandlungsfehlern. Bei nur geringstem Verdacht auf knöcherne Fraktur sollte immer eine Röntgenaufnahme angefertigt werden. Dies wurde in 3 Fällen nicht beachtet, so daß die Fraktur übersehen wurde. Verschobene Brüche sind anschließend einzurichten und mit Gips ruhigzustellen. Der weitere Verlauf ist röntgenologisch zu kontrollieren, der Gips nach einer Woche zu wechseln. Insgesamte Behandlungsdauer im Gips ist durchschnittlich 4–5 Wochen. Bis auf einen Fall, in dem bei der Erstbehandlung eine Reposition erfolgte, lagen die Fehler meist in der Nachbehandlung beim niedergelassenen Arzt. Die Röntgenkontrolle erfolgte entweder in unzureichendem Abstand oder es wurden keine Konsequenzen aus einer Re-Dislokation gezogen. Die Art der Ruhigstellung, eine Gipslongette für die gesamte Zeit, war ebenfalls unzureichend. Die Folge davon waren Fehlstellungen und Bewegungseinschränkungen im Handgelenk.

Traumatische Verletzungsfolgen werden vom Patienten häufig als Behandlungsfehler deklariert. Es ist oft nicht leicht, bei ungenügender Dokumentation diesen auszuschließen. In einem Fall z.B. gelang es, die erhebliche Bewegungseinschränkung der Finger und des Handgelenkes nach einem intraarticulären Stauchungsbruch des Radius auf die Schwere der erlittenen Verletzung und die unterlassene Bewegungsübung durch den Patienten zurückzuführen. Der Arzt hatte eine Ruhigstellung in der Gipsschale über 6 Wochen durchgeführt

Tabelle 4. Behandlungsvorwürfe am Bewegungsapparat

Bein	39
Hüfte	22
Hand	29
Arm	24
Wirbelsäule	7
Allgemeines	9
Zusammen	130

und zwischenzeitlich den Arm zu Röntgenkontrollen herausgenommen. Da es jedoch zu keiner Dislokation kam, konnte ein Behandlungsfehler, der für den Endzustand verantwortlich war, ausgeschlossen werden.

Im Ellenbogengelenkbereich lagen vor allem diagnostische Fehler in der Beurteilung von Röntgenbildern. Die Fraktur des Capitulum humeri z.B. ist schwierig zu diagnostizieren und zählt nach Ansicht des Gutachters zu den häufig übersehenen Frakturen. In diesem Fall jedoch waren die Röntgenbilder eindeutig, so daß das Nichterkennen ein Behandlungsfehler darstellte. In 2 anderen Fällen handelte es sich um die verkannnte Speichenköpfchenluxation, einmal durch einen Allgemeinarzt, zum anderen durch einen Unfallchirurgen.

Die übersehene Kahnbeinfraktur der Hand ist bekannt. Allein bei Verdacht auf eine Verletzung sollte eine Gipsruhigstellung für 2–3 Wochen erfolgen mit anschließender Röntgenkontrolle. Bis dahin unauffällige Kahnbeinbrüche stellen sich nach dieser Zeit im Röntgenbild erkennbar dar. In 4 Fällen wurde dieses Prinzip nicht beachtet.

Die Operation der Dupuytrenschen Kontraktur ist mit einer hohen Fehlerquote behaftet. Häufig wird über einen Sensibilitätsverlust des IV. und V. Fingers oder über erhebliche Bewegungseinschränkungen geklagt. Die Überprüfung im Gutachten ergab allein 8mal eine Durchtrennung der Gefäßnervenbündel der entsprechenden Finger sowie 4mal eine falsche Nachbehandlung. Solche Verletzungen und Folgen sind nach Ansicht der Gutachter vermeidbar, wenn man in Blutleere und Leitungsanästhesie, nicht jedoch in Lokalanästhesie operiert. Die Blutstillung sollte außerdem mit einer bipolaren Pinzette erfolgen.

Zwei Fehlerschwerpunkte zeichneten sich bei der Behandlung des Hüftgelenkes ab. Die klinische Fehldiagnose eines Oberschenkelhalsbruches mit der daraufhin unterlassenen Röntgenaufnahme war allein in 4 Fällen zu beanstanden; es waren 2 fachfremde Kollegen sowie 2 Chirurgen davon betroffen.

Der endoprothetische Hüftgelenksersatz wird mit einigen typischen Komplikationen belastet, die bei der Aufklärung ausdrücklich berücksichtigt werden müssen. Dazu zählen Prothesenlockerung, Infektion, Beinlängenänderung und Läsionen peripherer Nerven, wie N. ischiadicus, seltener N. femoralis. Von 10 erwiesenen Behandlungsfehlern betrafen 5 einen Nervenschaden mit unterschiedlichen Konsequenzen.

Es läßt sich noch nicht befriedigend übersehen unter welchen Voraussetzungen die Ischiadicusparese als unvermeidbar oder etwa fehlerhaft verursacht anzusehen ist. Das liegt darin begründet, daß der Nerv hier sehr verschiedenartig durch Druck und Überdehnung intraoperativ gefährdet wird. Läßt sich jedoch ein Überdehnungsschaden auf eine Beinverlängerung wie in einem Fall um 4 cm zurückführen, so ist ein Behandlungsfehler anzunehmen. Mehrere Ursachen häuften sich. Eine zu kopfnahe Osteotomie sowie zuviel Zement unter der Pfanne trafen mit der Wahl eines langhalsigen Prothesenmodelles zusammen. In einem anderen Fall war der eigentliche Nervenschaden kein Behandlungsfehler, sondern typische, nicht vermeidbare OP-Folge, doch mußte die unterlassene Aufklärung insbesondere bei einem Zweiteingriff als fehlerhaft angesehen werden. Die Versicherung zahlt den Patienten DM 4 000,--. Verbrennungen am Fuß durch eine Wärmflasche infolge Sensibilitätsverlustes nach TEP wurde ebenfalls als Behandlungsfehler angesehen, nicht jedoch der eigentliche Nervenschaden.

Weiterhin fehlerhaft war die Unterlassung einer intraoperativen Röntgenaufnahme bei einer schwierigen Prothesenimplantation nach vorausgegangener Laschennagelung. Infolgedessen wurde der falsche Prothesensitz zu spät bemerkt und zwang zu einem Reeingriff. In einem anderen Falle entstand ein durchaus vermeidbarer Berstungsbruch des Oberschenkels, da fälschlicherweise der Schaftkanal zu eng angelegt war.

Schäden durch zu enge Verbände waren besonders am Kniegelenk nach der Meniscektomie anzutreffen. Es kam zu inkompletten Paresen des N. peronaeus und teilweise des N. tibialis. Die Diagnose einer Patellafraktur wurde nicht gestellt, einmal weil sie als Patella bipartita verkannt, zum anderen weil keine Röntgenaufnahmen angefertigt wurden. Letzteres war auch Ursache für einen nicht erkannten Abbruch des äußeren Femurcondylus, obwohl mehrmals ein Hämarthros punktiert wurde.

Die Versorgung von Sprunggelenksbrüchen vom Typ Weber C war bei jungen Patienten durch eine konservative Therapie ungenügend und daher fehlerhaft. Es gelang bei den Fällen nicht, eine Gelenkstufe zu vermeiden, so daß erhebliche Beschwerden das Resultat waren. Die operative Stabilisierung war hier angezeigt.

Aus dem vorstehenden wird ersichtlich, daß die Schlichtungsstelle nicht wie anfangs angenommen wurde, eine Stelle der Bemäntelung ärztlicher Tätigkeit ist, die versucht, der Kollegen-Krähe kein Auge auszuhacken, sondern sie ist bemüht um größtmögliche Objektivität. Von besonderer Wichtigkeit scheint mit die Einrichtung einer zentralen Sammelstelle für solche Fragen zu sein, wie sie die Schlichtungsstelle der 5 norddeutschen Ärztekammern darstellt. Dann nur hier erhält man Übersicht auf Häufungen, die dazu führen, erkannte Fehler bewußter zu machen. Erkannte Gefahr ist dann oft halbe Gefahr. So kann die Schlichtungsstelle nicht nur in Streitigkeiten zwischen Patienten und Ärzten vermitteln, sondern auch zur Qualitätsssicherung der ärztlichen Behandlung beitragen.

Diskussion: Qualität und Qualitätssicherung aus ärztlicher und juristischer Sicht

Vorsitz: K.-H. Jungbluth, Hamburg und W. Weissauer, Freising

Jungbluth, Hamburg: Ich möchte die Diskussion eröffnen und bitte zunächst um Beiträge zur Frage der Qualität und Qualitätssicherung aus ärztlicher Sicht.

Rehn, Bochum: Der Kollege aus Hannover hat statistisch etwas dargelegt, was uns, die wir in diesen Gremien mitarbeiten, allen bekannt ist, nämlich daß wir als Unfallchirurgen gerade deswegen im Schußfeuer der Kritik stehen müssen, weil risikoreiche Eingriffe bei Verletzungen unternommen werden, die früher auch konservativ behandelt wurden. Wenn ich als Beispiel die Diskussion über die Oberschenkelschaftbrüche nehme, bei der ein Kollege aus Österreich aufgrund seiner Ergebnisse heute noch sagt, daß er eine große Zahl von Frakturen, die wir operieren zu müssen glauben, konservativ behandelt, haben wir hier schon einen Ansatzpunkt für einen tüchtigen Rechtsanwalt, uns, die wir mit Platten, mit Nägeln und dergleichen vorgehen, anzugreifen.

Ich möchte das an den Anfang stellen, um zu sagen: Hier beginnt für uns das Dilemma. Das Dilemma geht weiter, wenn man an die Worte von Herrn Daßbach denkt, daß wir § 6 haben, wonach bestimmte Dinge dort oder dort behandelt werden sollen oder auch nicht, je nach Zulassung. Das ist inzwischen aber auch eine aufgeweichte Illusion geworden, weil schwerste, im Röntgenbild nicht mehr erkennbare Verletzungen praktisch fast überall behandelt werden. Das heißt, wir müßten – Herr Weller und ich und die anderen Kollegen, die in diesen Gremien sind, haben das immer wieder zu diskutieren versucht – ein noch feineres Filter vorschalten für die Zulassung. Aber das gilt ja nicht für die nicht berufsgenossenschaftlich Versicherten.

Das heißt, das Dilemma, in dem wir uns befinden, besteht praktisch in der Möglichkeit, daß jeder Chirurg jede Verletzung, wie schwer auch immer sie sei, behandeln kann, auch berufsgenossenschaftliche. Das ist ja sehr weit gestreut. Diese Frage steht für mich im Raum, denn die freiwillige Kontrolle – das haben wir bei uns getan – halte ich für sehr gut. Sie wird sich nicht sehr schnell einführen.

Jungbluth, Hamburg: Damit ist die Problematik aufgezeigt. Die erste Frage lautet: Was versteht man unter „Qualität der ärztlichen Versorgung!?" Heilt beispielsweise eine Oberschenkelfraktur unter konservativer Behandlung in guter Stellung aus, beanspruchen aber stationärer Aufenthalt und Bettlägerigkeit einen längeren Zeitraum, als nach operativer Behandlung, so ist die Effizienz der Therapie schlechter. Auch die Risiken müssen in diese Betrachtung einbezogen werden. Die Komplikationsgefährdung durch lange Bettruhe bei konservativer Therapie ist den Risiken einer Operation, insbesondere der Osteomyelitis, gegenüberzustellen.

Es stellt sich die Frage: Welche Kriterien können wir zur Beurteilung heranziehen? Ich glaube, diese sind so vielfältig, daß wir lange brauchen werden, ehe wir verläßliche Merkmale haben, die uns definieren helfen, was Qualität ist. Wir können unsere medizinischen Leistungen praktisch ohnehin nur an allgemein gebräuchlichen Verfahren und am durchschnittlichen Ergebnis anderer Wissenschaftler und Kliniken messen.

Rehn, Bochum: Wenn wir unsere Statistiken veröffentlichen, legen wir zum Teil gefährliche Maßstäbe an. Die großen Kliniken haben im Durchschnitt – natürlich werden auch dort Fehler gemacht – bessere Ergebnisse. Auch das ist wieder für einen Rechtsanwalt verwendbar.

Die größte Sorge aber habe ich vor folgendem. Wenn wir die Amerikaner mit ihren Indikationen für Osteosynthesen hören und mit ihnen sprechen, erfahren wir, daß sie dieses und jenes nie machen würden, weil sie an einen Haftpflichtprozeß denken. Das ist das Argument der Indikation geworden. Das halte ich für sehr gefährlich. Man kann in eine Situation geraten, daß man sagt – fast sind wir schon so weit –: Diesen Eingriff vollziehe ich nicht; wenn es zu einer Arthrodese kommt, sind wir besser dran als bei einer Osteomyelitis, obwohl wir unter Umständen mit einem relativ hohen Prozentsatz ein gutes Ergebnis bekommen.

Jungbluth, Hamburg: Wenn eine konservative Behandlung durchgeführt wurde und kein gutes Ergebnis erzielt werden konnte, ist es dann gerechtfertigt zu sagen: der Kollege hat fehlerhaft gehandelt, weil er nicht operiert hat?

Weissauer, Freising: Eben wurde die Frage angeschnitten, ob dem Arzt die Frage nach der konservativen oder der operativen Behandlung forensisch große Probleme macht. Dazu möchte ich einen tröstlichen Aspekt aus forensischer Sicht bieten: Die Gerichte stehen auf dem Standpunkt, daß der Arzt die sogenannte Methodenfreiheit hat, also über die Wahl der Behandlungsmethode selbst entscheidet. Diese Methodenfreiheit endet erst dort, wo ein weit über die anderen Verfahren hinaus wirksameres Verfahren zur Verfügung steht.

Die Gefahr liegt hier meines Erachtens weniger bei den Juristen als bei den ärztlichen Gutachtern, die im Prozeß sehr leicht dazu neigen zu sagen: Hier dürfte nur die Plattenosteosynthese gemacht werden – ich habe solche Gutachten gesehen –, während der andere Gutachter diametral entgegengesetzt sagt: Hier dürfte nur konservativ behandelt werden. Natürlich soll und muß der Gutachter seine Meinung sagen. Aber es wäre richtiger zu sagen: Ich würde hier nur dies oder jenes tun, aber ich muß einräumen, daß schon die Nachbarklinik genau umgekehrt verfährt.

Damit würden die Gutachter ihre Kollegen nicht so sehr festlegen. Wenn Sie sagen „Ich tue nichts, ich mache einen Eingriff nicht, den ich an sich für indiziert halte", dann haften Sie natürlich unter diesem Gesichtspunkt sehr viel gefährlicher, als wenn Sie die Plattenosteosynthese versuchen.

Jungbluth, Hamburg: Ich glaube jedem, der als Sachverständiger von einem Gericht hinzugezogen wurde, wird das Maß an Sorgfalt angenehm aufgefallen sein, das im allgemeinen von den Gerichten auf die Beurteilung von Sachverständigen-Gutachten verwandt wird.

N.N.: Die Ergebnisse der Behandlung können meines Erachtens nicht allein der Maßstab für den zu beurteilenden Chirurgen sein; denn der Patient ist mit entscheidend für das Endergebnis. Als Gutachter erlebe ich immer wieder, wie von einigen Patienten ganz bewußt Behinderungen im Hinblick auf die zu erwartende Rente hingenommen werden.

Schega, Krefeld: Ich glaube, daß es nicht möglich sein wird, die Qualität im medizinischen Raum jemals zu definieren. Das halte ich für ausgeschlossen, genauso wie ich es für ausgeschlossen halte, Qualität jemals messen zu können.

Das möchte ich zunächst einmal vorausschicken. Ich glaube, wir sollten hier in der Diskussion nicht in den Fehler verfallen, einzelne Methoden – hier operativ, dort konservativ – miteinander zu vergleichen. Wenn ich gefragt würde, was ich unter Qualität verstehe, würde ich gern eine Behandlungsmethode herausnehmen, zum Beispiel die operative Osteosynthese bei einer Fraktur. Ich würde allerdings den Maßstab anlegen wollen, der für die versierten Kliniken gilt, die sich häufig genug unter optimalen Bedingungen mit diesen Verfahren beschäftigen können.

Das ist ein bißchen ausgemündet in das Postulat, was wir mit unserer Qualitätssicherung wollen. Wir wollen damit eine Limitierung des Leistungsangebots erreichen. Damit komme ich auf das, was Herr Daßbach gesagt hat. Es ist für mich nicht einsehbar, daß die Berufsgenossenschaft – völlig mit Recht – für einen Verletztungsartenkatalog bestimmte Voraussetzungen haben und von den Behandlungsstätten, die diese Voraussetzungen nicht erfüllen, verlangen und verlangen können, daß die Patienten, die in diese Verletzungsarten hineinfallen, an eine andere Stelle verlegt werden sollen.

Für mich ist es nicht einsehbar, daß diese sicher gute Einrichtung nur den Patienten zugute kommen soll, die das Glück haben, berufsgenossenschaftlich versichert zu sein. Ich glaube, man müßte so etwas ähnliches auch für alle anderen Patienten, für alle anderen Unfallverletzten erreichen. Man müßte dazu kommen, daß bestimmte aufwendige Eingriffe die besondere Voraussetzungen operativer und ähnlicher Art erfordern, nur an bestimmten Behandlungsstätten durchgeführt werden sollten. Das ist ein heißes Eisen.

Jungbluth, Hamburg: Darf ich eine Zusatzfrage stellen: Wer soll die Auswahl dieser Kliniken treffen? Das ist doch ein sehr ernstes und wichtiges Problem.

Schega, Krefeld: Das wäre ein Anliegen der Bemühungen um Qualitätssicherung, herauszufinden, welche Eingriffe in den einzelnen Häusern gemacht werden können. Das ist mit einer relativ einfachen – modern ausgedrückt – Ressourcenanalyse möglich. Sie können abfragen, was dort etwa an Osteosynthesen gemacht wird. Wenn Sie dann die Schablone der Verletzungsarten, die von den Berufsgenossenschaften ausgedruckt vorliegt, zur Hand nehmen, können Sie sagen: Diese und jene Eingriffe könnten und sollten eigentlich in diesem Haus nicht gemacht werden, weil die Voraussetzungen fehlen.

Im Zuge der weiteren Erhebungen könnte man sich auch für die Ergebnisse dieser aufwendigen Eingriffe interessieren. Wenn dann noch herauskäme, wie wir das auch schon belegen können, daß beispielsweise die Behandlung des Schenkelhalsbruchs in den dafür vorgesehenen Spezialabteilungen im Ergebnis viel besser ist als in Häusern, in denen diese Eingriffe mit einer Totalendoprothese abgeschlossen werden – das ist ja zum Statussymbol geworden, daß das überall gemacht wird –, dann müßte man sagen: Wenn nur drei oder vier Behandlungen dieser Art im Jahr durchgeführt werden, sollte man die Finger auch noch von diesen Fällen lassen und die Patienten dorthin verlegen, wo dieser Eingriff gut durchgeführt werden kann.

Jungbluth, Hamburg: Man muß darauf hinweisen, daß diese Einschränkung des Leistungsangebotes auch Grenzen haben sollte. Ich denke an die amerikanischen Verhältnisse, wo sich die Spezialisierung derart weit entwickelt hat, daß sie in dieser Form für die ärztliche Versorgung nicht mehr vorteilhaft ist.

Daßbach, Frankfurt: Ich teile die Ansicht von Herrn Professor Schega, daß es im Augenblick und, wie ich meine, auch auf lange Sicht nicht möglich sein wird, Qualität zu definieren. Wer hier an diesem Kongreß aufmerksam teilnimmt, weiß, daß allein durch die Diskussionen – ich habe das gestern beim Oberschenkelschaftbruch gesehen – die Qualität verändert wird. Was heute gilt, wird auf dem nächsten Kongreß ein wenig verändert sein. So wird Qualität, selbst wenn sie definierbar wäre, sich laufend verändern.

Deshalb meinte ich auch, Ihnen vielleicht sehr simpel erscheinende Vorschläge aus dem Gebiet der Unfallverhütung machen zu sollen, beispielsweise den Arbeitsplatz in Ordnung zu halten, die Geräte in Ordnung zu halten, die Ressourcen zur Verfügung zu stellen.

Bei aller Übereinstimmung mit Ihnen, Herr Professor Schega, müssen Sie mir eine Richtigstellung erlauben. Sie haben gesagt, Sie wollten nicht einsehen, daß die Zulassungsbestimmungen der Berufsgenossenschaften nur den unfallversicherten Patienten zugute kommen sollen. Sie wollten das natürlich positiv ausdrücken und meinen, das sollte der Gesamtbevölkerung zugute kommen. Die Berufsgenossenschaften leiden seit einiger Zeit unter diesem Mißverständnis, denn sie stehen in ständiger Diskussion mit den Ländern, weil dort dasselbe Mißverständnis vorliegt oder absichtlich produziert wurde.

Weil wir an die Zulassung solcher Häuser hohe Qualitätsanforderungen stellen, die Sie kennen, kommen sie nicht nur den unfallversicherten Patienten zugute, sondern allen dort Behandelten. Wenn eine selbständige Unfallabteilung unter einem qualifizierten Arzt, mit qualifiziertem Personal und qualifizierten Einrichtungen vorhanden ist, wird ja wohl der nicht berufsgenossenschaftlich unfallversicherte Patient nicht in einer anderen Abteilung als dieser behandelt werden. Es ist also keine Erste-Klasse-Medizin, die wir verlangen, was uns ernsthaft von den Ländern vorgehalten wurde.

Wir haben Diskussionen geführt und auch ein Symposion durchgeführt. Die Ergebnisse werden in Kürze veröffentlicht. Da ging es auch um diese Frage.

Wir meinen, daß die Maßnahmen, die wir im Laufe der Jahrzehnte entwickelt haben, nicht nur den uns anvertrauten Versicherten zugute kommen, sondern der allgemeinen Bevölkerung.

Schega, Krefeld: Ich möchte ganz kurz ein Mißverständnis klarstellen. Daß in den Häusern, die die Voraussetzungen erfüllen, alle unfallverletzten Patienten unter diesen Auspizien behandelt werden, ist klar. Mir geht es um die Patienten in den Häusern, die diese Voraussetzungen nicht erfüllen.

Jungbluth, Hamburg: Das ist richtig. Aber man sollte darauf achten, daß die ärztliche Behandlungsfreiheit weitgehend gewahrt ist. Wenn man den Kollegen nahelegen kann, dieses oder jenes nicht zu tun, dann ist das etwas anderes, als wenn man nach dirigistischen Maßnahmen ruft.

Satter, Frankfurt: Sie haben schon einiges von dem gesagt, was ich auch sagen wollte. Qualität ist sehr wohl beurteilbar. Nur kann und sollte sie nicht – deswegen spreche ich Sie direkt an, Herr Schega – von Gremien beurteilt werden. Ich glaube, es sollte dem Verantwortungsbewußtsein des einzelnen Chirurgen überlassen bleiben, ob er die Arbeit, die er leistet, für qualitativ gut hält oder nicht. Dazu müßten ihm allerdings auch die Möglichkeiten gegeben werden.

Deshalb bin ich für eine Qualitätserfassung. Auch diese Qualitätserfassung sollte unseres Erachtens nicht so weit gehen, daß daraus eine Qualitätssicherung in der Form wird, daß aus den dort veröffentlichten Ergebnissen Konsequenzen hinsichtlich einzelner Kliniken gezogen werden. Das würde ganz automatisch dazu führen, daß die Mitteilungen der Ergebnisse, an denen Sie Ihre Qualitätssicherung aufbauen wollen, nicht mehr offen den Arzt erreichen, den Sie erreichen möchten.

Jungbluth, Hamburg: Das ist richtig. Ich sehe bedrohlich auf uns zukommen, daß wir mit diesen Qualitätssicherungsprogrammen praktisch Öffentlichkeit herstellen und daß unsere Diskussionen um wissenschaftliche Fortentwicklung durch Ergebnisse beeinträchtigt werden können, die aus Sorge vor schlechter Beurteilung nicht mehr korrekt dargestellt sind, sondern eventuell eine gewisse Schönfärbung erfahren werden.

Die erforderlichen Kontrollen sollten maßvoll gehandhabt werden; vielleicht in ähnlicher Weise, wie bisher die Berufsgenossenschaften ihren Kontrollaufgaben nachgekommen sind.

Giebel, Kassel: Es zeigt sich doch, daß die Hauptschwierigkeit offenbar darin besteht, zunächst einmal festzustellen, was Qualität ist. Was in dem jeweiligen Gebiet zu dem jeweiligen Zeitpunkt Qualität ist, ändert sich auch. Ein Frankfurter Geisteswissenschaftler hat die Wissenschaft einmal so definiert: Die Wissenschaft ist der gegenwärtige Stand der Irrtümer.

Das heißt, es ist sehr schwer, das festzustellen. In der Ausbildung, der Weiterbildung und der Fortbildung sollten die Qualitätsansprüche – oder besser gesagt: Qualitätsziele – sehr hoch angesetzt werden. Aber Schwierigkeiten wird man haben, wenn man, was für die Qualitätskontrolle unerläßlich ist, Maßstäbe oder, wie hier mehrmals gesagt wurde, Normen zu setzen versucht.

Die Verletzung dieser Normen wäre eo ipso, auch ohne daß sie einen Fehler verursacht, schon gewissermaßen strafwürdig; ich weiß nicht, ob juristisch auch straffällig.

Das ist eine gewisse Gefahr. Es müssen auf solchen Kongressen, wie wir ihn hier haben, gewisse Richtlinien, vielleicht besser nur Empfehlungen mit einem relativ breiten Ermessensspielraum erarbeitet werden.

Eben wurde schon der Oberschenkel erwähnt. Wenn er konservativ gut ausheilt, kann der Patient hinterher immer noch kommen. Dann ergeben sich die Schwierigkeiten bei der Diagnose und der Festlegung der Indikation. Bezüglich der Durchführung wird man im Einzelfall feststellen müssen, ob der behandelnde Arzt es wirklich konnte und die Voraussetzungen dazu hatte.

Ein kurzes Wort zu den Statistiken. Ich glaube sehr wohl, daß die Statistiken über die Behandlungsergebnisse, wenn sie auf einer relativ großen Zahl basieren, eine ziemlich sichere Aussage über die Potenz der entsprechenden Abteilung insgesamt ermöglichen. Sie dürfen auf der anderen Seite nicht dafür verwendet werden, im einzelnen Fall einen Mißerfolg auf diese Statistik zurückzuführen. Das führte im Ergebnis dazu, daß derjenige, der 2% Mißerfolge hat, sich sozusagen jeden Mißerfolg, den er verschuldet hat, straffrei erlauben kann. Der andere, der die schlechtere Statistik hat, wird in jedem einzelnen und vielleicht auch selteneren Fall strafwürdig.

Weissauer, Hamburg: Für die forensische Würdigung kommt es immer auf den Einzelfall an. Auf die Statistik allein – ich glaube, das habe ich ziemlich eindeutig zum Ausdruck gebracht – kann es nicht ankommen. Gefährlich wird es erst dann – das scheint mir das Wesentliche zu sein –, wenn aus signifikant schlechteren Ergebnissen, die der einzelne beim Qualitätsvergleich erzielt – das ist ja eine relative Qualität, die damit festgestellt wird –, abgeleitet wird, daß er nicht dem Durchschnittslevel entspricht und er daraus keine Konsequenzen zieht. Ich bin auch der Meinung: Man braucht ihm nicht von hoher Hand eine Kommission auf den Hals zu hetzen, die sagt, was er zu tun oder zu lassen hat. Es wird sicherlich richtig sein, daß er erfahrene Kollegen aus dieser Kommission zu sich bittet und fragt: Woran fehlt es denn bei mir?

Das Problem ist ja keineswegs mit Aus-, Weiter- und Fortbildung abzudecken. Es liegt sehr oft an der Arbeitsstätte, an der Ausstattung der Arbeitsstätte, aber auch daran, daß diese Arbeitsstätte gerade in diesem Bereich eine vielleicht zu geringe Frequenz hat. Das können die erfahrenen Kollegen sagen.

Aber dann, wenn er das weiß, müssen er selber und der Krankenhausträger Konsequenzen ziehen. Kommt es nämlich im Einzelfall zu einem Zwischenfall – wenn er eine signifikant schlechtere Statistik hat, kommt es bei ihm öfter zu Zwischenfällen –, dann rollt doch der Sachverständige die ganzen Fragen, die wir hier diskutiert haben, auf und sieht nach: Wie ist es denn mit der Hygiene? Dann kommt er vielleicht zu dem Ergebnis, daß die hygienischen Verhältnisse unzureichend sind. Dann kommt es unter Umständen zur Beweislastumkehr und zur Verurteilung.

Zum Referat über die Schlichtungsstelle möchte ich auch einige Fragen anschließen, beispielsweise wie signifikant denn diese Aussagen wegen des erwiesenen Fehlers sind.

Um es noch einmal zu sagen: Ich meine schon, daß es auch absolute Standards gibt, aber nur in begrenzten Bereichen. Ihre Kunstregeln zum Beispiel über die Bluttransfusion setzen bestimmte absolute Standards, die eingehalten werden müssen. In breiter Basis gibt es darüber hinaus nur relative Standards. Diese relativen Standards sollen durch diese Qualitätssicherung, die auch Herr Professor Schega vertritt, ermittelt werden.

Ich darf nochmals sagen: Man muß sich darüber im klaren sein, was daraus folgt. Die Schlußfolgerung ist sicher, daß man Konsequenzen ziehen muß, wenn man es weiß.

N.N.: Ich denke schon die ganze Zeit darüber nach, wie es wäre, wenn es eingeführt wäre. Aber zuvor noch eine persönliche Meinung. Die beste Qualitätssicherung ist nach meiner Meinung die gute Ausbildung der Ärzte. Sie garantiert, daß wir den Ärger nicht haben, den wir praktisch täglich immer wieder haben. Da ist die Weiterbildungsordnung für das Teilgebiet „Unfallchirurgie“ ein probates Mittel, in Zukunft gute Leistungen zu erbringen. Ich bin sicher, daß, wenn dieses Teilgebiet sich einmal voll etabliert hat und man in den Krankenhäuser allgemein dazu kommt, daß Unfallverletzte von Ärzten mit dieser Teilgebietsbezeichnung behandelt werden, die Qualität weitgehend gesichert ist.

Ein weiteres Qualitätsmerkmal wäre natürlich der Vergleich zwischen den Kliniken. Gestatten Sie mir, in allem Freimut meine Meinung zu äußern, daß ich diesen Weg für nicht ohne Bedenken gangbar halte. Sie haben also Krankenhäuser, die Sie vergleichen. Der Vergleich kann nur auf der Basis allgemeiner Qualitätsmerkmale angestellt werden. Man hat im Zweifel einen Fragebogen mit Antwortformularen. Dann kommen Begriffe wie „Dauer der Arbeitsunfähigkeit“, „Heilerfolg“.

Das kann man gut messen, wenn Renten im Hintergrund stehen. Ein Begatelltrauma, aber hohe Rente – da ist es ganz klar, daß das ein „versiebter Fall“ ist, daß das nicht besonders gelungen ist.

Bei den meisten Unfällen handelt es sich nicht um Rentenfälle. Da ist die Qualitätskontrolle im Ergebnis außerordentlich schwierig. Die Kassen machen so etwas ja nicht. Für die ist es einfach abgeschlossen, die Zahlung des Krankengeldes wird eingestellt, die Krankenhauskosten werden bezahlt. Dann hat es sich. Eine Qualitätskontrolle in diesem Sinne, wie es bei den Berufsgenossenschaften der Fall ist, wird nicht durchgeführt.

Jetzt wird der Arzt vor das Problem gestellt, sich selbst zu desavouieren, wenn er diesen Fragebogen ausstellt. Er hat die Möglichkeit, verschieden zu dokumentieren. Er wird, wenn er so unter Kontrolle steht, im Zweifel das Kreuz da machen, wo er sich besser stellt. Er hat ja die Wahl, eine Verletzung so oder anders zu klassifizieren. Er wird bemüht sein – es sind ja auch nur Menschen–, das Endergebnis in seinem Sinne zu deklarieren. Das führt auch zu einer Unsicherheit.

Ich habe das Bedenken, daß die Freiheit der ärztlichen Betätigung und die nur dem Gewissen unterworfene Betätigung Einengungen erführen, die Sie alle bereuen, daß Sie wie Faust rufen „Die Geister, die ich rief, werde ich nicht mehr los".

Ich meine, daß heute der Einstieg in eine Diskussion gefunden wurde, die noch lange geführt werden muß, insbesondere im Hinblick auf die Wissenschaft.

Das sind nur ganz wenige Gedanken. Aber ich meine, diese vergleichende Betrachtung von Kliniken mit der Notengebung von 15 bis 5 bringt eine große Unsicherheit nach außen mit sich. Es müßte – lassen Sie mich damit abschließen – ein innerer Vorgang sein, der der Bevölkerung nicht bekannt wird. Sonst geht schon keiner mehr in die Klinik mit der Klassifizierung 4. Man müßte umfassend denken, um zu endgültigen Ergebnissen zu kommen.

Jungbluth, Hamburg: Herzlichen Dank für Ihre Mahnung zur Klugheit. Ich glaube, das Gesagte gilt nicht nur für die Beurteilung der Krankenhäuser sondern auch der einzelnen Kollegen. Wir müssen daran denken, wenn wir Normen aufstellen, engen wir uns in unserem Handeln immer weiter ein. Es bleibt meines Erachtens immer weniger Raum für Innovationen. Wer kann dann noch die Verantwortung tragen und den Mut aufbringen, irgendeine neueBehandlungsmethode zu beginnen, die natürlich zunächst mit einem gewissen Risiko belastet ist.

Schellmann, Peine: Ich möchte nur sagen, daß die Worte „Qualität" und „Qualitätssicherung" in unserem Beruf ein gewisses beklemmendes Gefühl hervorrufen müssen. Wir sind nicht in der Industrie, die Normen aufbaut. Wer soll den Begriff „Qualität" bestimmen? Wer soll sagen, was „Qualität" ist? Was in der einen Klinik noch als Qualität gilt, ist in der anderen Klinik längst nicht mehr Qualität und umgekehrt. Welche Gruppen sollen die Qualität normieren? Wer soll die Garantie übernehmen, daß alle anderen Kliniken diese Normen nachvollziehen? Ich glaube, die Begriffe „Qualität" und „Qualitätssicherung" kommen aus der Labortätigkeit.

Jungbluth, Hamburg: Sie sind ursprünglich aus der Statistik bzw. der industriellen Materialprüfung übernommen worden.

Schellmann, Peine: Wir sollten uns bewußt sein, daß wir eine Tätigkeit ausüben, die nichts mit Normen und Qualitätsnormen zu tun hat. Hier gibt es so viele Imponderabilien, daß ich große Angst habe, wenn man Normen aufstellt, daß andere plötzlich diesen Normen unterworfen werden, ohne diese Normen nachzuvollziehen und dazu überhaupt keine Chance haben.

Contzen, Frankfurt: Ich möchte einen Gedanken hinzufügen. Ich sehe die Schwierigkeit ganz woanders. Zur Definition der Begriffe sind Hilfskonstruktionen angeboten worden. Herr Daßbach hat die Daten angeboten, die der Berufsgenossenschaft zur Verfügung stehen. Ich sehe die Schwierigkeit darin, sich anzupassen, sich überhaupt mit seiner eigenen Leistung an vielleicht vorzugebenden Normen zu orientieren. Das wird den großen Kliniken relativ leicht fallen. Wir tun es ja sowieso schon. Wir machen die Sammelstatistik. Da sind wir mit drin.

Wir sind im Grunde nicht diejenigen, um die es bei diesem ganzen Problem geht. Wir müssen irgendwelche Begriffe anbieten können, womit sich jeder vergleichen kann.

Hier liegen die Schwierigkeiten: Wie sollen in einer Klinik, wo der Chef mit seinem Oberarzt und maximal zwei Assistenten arbeitet, die Statistiken erstellt werden, wenn die Assistenten vielleicht kaum der deutschen Sprache mächtig sind?

Jungbluth, Hamburg: Es ist gut, daß Sie auf die Kostenfrage zurückgekommen sind. Es wird vom Gesetzgeber her leicht sein, irgendeine Qualitätskontrolle zu fordern. Wir können natürlich in ernste Schwierigkeiten geraten, wenn wir nicht selbst etwas anzubieten haben, wenn uns plötzlich etwas übergestülpt wird.

Man muß auch bedenken, daß eine Qualitätskontrolle eine ungeheuere Zahl von Arbeitskräften erfordert. Wenn ich mich recht entsinne, Herr Schega, ist ausgerechnet worden, daß die Belastung hierfür – wenn man sie auf die Krankenkassen übertragen würde – etwa 70 Pfennig pro Pflegetag und pro Patient betragen würde.

Diese Rechnung schließt nicht einmal ein, was an zusätzlicher ärztlicher Leistung eingebracht werden müßte.

Schega, Krefeld: Es ist mehrfach die Qualitätssicherung in der Chirurgie angesprochen worden. Ich habe das Gefühl, wir diskutieren ein bißchen im luftleeren Raum. Herr Dr. Weissauer hat das, was wir mit unserer Qualitätssicherung in der Chirurgie wollen, sehr treffend dargestellt. Ich weiß nicht, ob es in die Diskussion paßt, wenn ich ein paar Dias zeige, die vielleicht geeignet sind, ein bißchen Klärung in diese Diskussion zu bringen. Wenn ich die Erlaubnis habe, will ich darzustellen versuchen, was man machen kann, was der einzelne davon hat und davon bekommt.

Jungbluth, Hamburg: Ja, bitte.

Schega, Krefeld: Meine Damen und Herren, erlauben Sie mir ein paar Einzelheiten. Wir haben 1979 eine Pilotstudie bei 23 Kliniken bei 13 600 Fällen und sieben Diagnosen erstellt. Diese Gesamtstatistik ist von den Statistikern des Institut für Medizinische Statistik, Information und Biomathematik in München in eine sogenannte Schablone gebracht worden. Diese Schablone möchte ich Ihnen ganz gern erklären.

Sie sehen in der Mitte einen senkrechten Strich. Darüber steht M. Das ist der statistische Median. Das ist, wenn Sie so wollen, der Mittelwert aller 23 Kliniken für ein Krankheitsbild.

Links sehen Sie das Haus mit den niedrigsten Zahlen bezüglich dieses Einzelparameters. Rechts steht der Höchstwert, bezogen auf den einzelnen Parameter.

Es hat sich eine Kommission, die von allen Teilnehmern gewählt wurde, ein projektbegleitender Ausschuß, hingesetzt und hat in mühsamster Arbeit dort, wo es geht, Auffälligkeitsgrenzen zu erarbeiten versucht, zum Beispiel bei der Papillotomie. Der weiße Bereich in der Mitte umfaßt jeweils 50% aller Teilnehmer. Das ist, wie wir es bezeichnet haben, die mittlere Leistungsbreite. Sie können also unterstellen, daß 50% aller Teilnehmer mit ihren Werten jeweils in diesen weißen Bereichen liegen.

Bei der Papillotomie reicht die mittlere Leistungsbreite von 0 Papillotomien pro Eingriff am Hepato-Choledochus bis 2,5%.

Dieser Ausschuß hat sich gesagt: Es ist einer dabei, der in 31,7% der Fälle papillotomiert.

So gibt es noch ein paar andere auffällige Werte. Wir haben nichts anderes getan, als dann zu sagen: Diese Werte, die so extrem herausfallen, sind auffällig. Das bedeutet in keiner Weise eine Aussage über gute oder schlechte Qualität, sondern das fällt ganz einfach nur auf. Es bedarf eventuell der Erklärung.

In diese Grundschablone, in die die Gesamtstatistik aller Teilnehmer eingegangen ist, wird für jede einzelne Klinik deren Klinikwert eingearbeitet.

Das Kreuz kennzeichnet jeweils den Wert der entsprechenden Klinik. Sie sehen, daß beispielsweise diese eine Klinik mit ihren Werten in der mittleren Leistungsbreite liegt. Bei den Gesamtkomplikationen liegt diese Klinik ebenso wie bei den Wundheilungsstörungen an der untersten Grenze, ebenfalls bezüglich der Liegezeit.

Es gibt aber auch ein Haus mit einer solchen Statistik. Aus dieser Klinikstatistik werden Sie entnehmen können, daß diese Klinik mit ziemlich allen ihren Werten in den Auffälligkeitsbereichen liegt und nirgends in der mittleren Leistungsbreite.

Die Klinikstatistik bekommt nur der verantwortliche Leiter der Klinik in die Hand. Sie wird nicht veröffentlicht. Es sollen überhaupt keine Konsequenzen gezogen werden, weder für die Beraterkommission noch für die größere Öffentlichkeit, sondern der verantwortliche Leiter dieser Arbeitsstätte bekommt diese seine Klinikstatistik auf den Tisch und wird sich wahrscheinlich fragen: Wie kommt es, daß ich mit allen meinen Werten außerhalb der mittleren Leistungsbreite liege?

Ich habe eben von der Papillotomie gesprochen. Die Klinik mit der hohen Papillotomierate liegt mit den Eingriffen am Hepato-Choledochus ganz im Auffälligkeitsbereich, und zwar an der äußersten Grenze. Das ist hier nicht eingezeichnet. Die Zahl der tatsächlich aufgefundenen Gallengangsteine in dieser Klinik liegt im Auffälligkeitsbereich links. Man findet also trotz der Manipulationen am Choledochus eine relativ geringe Zahl von Gallengangsteinen. Die Klinik liegt aber – das ist bei der Ausweitung dieses Eingriffs klar – mit der Komplikationsrate, mit den Wundheilungsstörungen und mit der Liegezeit in den Auffälligkeitsbereichen.

Das und nicht mehr wollen wir erreichen. Wir wollen eine Vergleichsmöglichkeit schaffen, durch die sich jede einzelne Klinik mit dem Gesamtkollektiv vergleichen kann. Mehr soll eigentlich nicht erreicht werden.

Zu dem Einwand, daß dann zu lügen begonnen wird: Das ist ein Einwand, mit dem wir uns immer auseinanderzusetzen haben. Diese Erhebungsbögen werden nie vom Chefarzt ausgefüllt, sondern von allen Stationsärzten. Ich möchte den Chef sehen, der in unserer Zeit seinen Mitarbeitern sagen kann: Wir müssen so oder so dokumentieren, nämlich an der Wahrheit vorbei. Das geht nicht.

Jungbluth, Hamburg: Unsere Bedenken sind noch nicht ganz ausgeräumt. Das, was Sie bezüglich der Mitarbeiter gesagt haben, stimmt nur zum Teil. In einem gut geführten Krankenhaus bildet sich ein gewisser Korpsgeist. Es ist das Gefühl vorhanden: Unser Krankenhaus darf nicht schlecht abschneiden. Dies, zumal oft eine Existenzfrage nicht nur für den Chef, sondern auch für die Mitarbeiter damit verbunden ist. Ich sehe weiterhin Schwierigkeiten im Hinblick auf den Zugriff des Krankenhausträger. Inwieweit kann der Krankenhausträger vom Chefarzt verlangen, ihm die entsprechende Statistik zu übergeben bzw. Einsicht in die Statistik zu gewähren? Hat der Krankenhausträger die Möglichkeit, in die ärztliche Behandlung einzugreifen? Wird er mit Argumenten versehen, die eventuell dem verantwortlichen Arzt nicht gerade dienlich sind?

Weissauer, Freising: In meinen Referat hatte ich gemeint, daß sicherlich nicht die Hauptgefahr in dem liegt, was in der Chirurgie so gefürchtet wird, nämlich daß die Staatsanwaltschaft Zugriff auf die Unterlagen nimmt. Ich glaube, diese Gefahr kann man ziemlich vernachlässigen. Ich habe aber gemeint, daß man das Recht des Krankenhausträger, sich zu informieren, also den Chirurgen zu fragen „ Haben Sie teilgenommen? Warum nicht? Scheuen Sie den Vergleich? Mit welchem Ergebnis haben Sie teilgenommen?, nicht vom Tisch fegen kann.

Ich habe auch dargestellt, daß der Krankenhausträger haftet. Das war meine einleitende Ausführung. Er hat aus dem Vertrag für Fehlleistungen einzustehen. Er ist auch bis in das Strafrecht hinein verpflichtet, für eine ordnungsgemäße Versorgung der Patienten einzustehen. Daraus wird man folgern müssen, daß er sich um die Qualität seines Hauses kümmern muß und daß er, wenn er hier irgendwelche Zweifel hat, diesen Zweifeln auch nachzugehen hat.

Ich bin also prinzipiell der Meinung, daß der Krankenhausträger vom Chefarzt die Herausgabe eines solchen statistischen Vergleichs verlangen kann, daß er darüber hinaus sogar seinen Chefarzt dazu zwingen kann, an einer solchen Qualitätssicherung teilzunehmen.

Andererseits meine ich – dies darf ich den Kritikern dieses Systems entgegenhalten; ich wollte ja beide Seiten aufzeigen –: Wer nichts tut, wird entweder im Einzelfall mit der forensischen Komplikation konfrontiert, denn sie kommt bei diesem Haus mit der ungünstigen Statistik über kurz oder lang mit Sicherheit, und dann wird alles, was falsch gemacht wird, ex officio aufgerollt und steht mit dicken Schlagzeilen in der Zeitung.

Ich meine: Auch hier ist Vorbeugung besser als Heilen. Man sollte sich so gut wie möglich selbst vergewissern, wie man in der Relation zum Schnitt liegt, um dann selbst die Konsequenzen zu ziehen und sie nicht oktroyieren zu lassen. Auch der Krankenhausträger hat ja keine Lust – das ist eine gewisse Schützenhilfe für die Argumentation –, schlechte Ergebnisse an die Öffentlichkeit zu bringen. Er wird es zunächst als „Geheime Kommandosache" im tiefsten Verlies aufbewahren und versuchen, zunächst positive Konsequenzen zu ziehen und sein Haus besser auszustatten. Also ich meine, daß ein Qualitätsvergleich den Chirurgen viel helfen kann, vielleicht unterstützt durch eine Kommission, die im einzelnen die Ergebnisse analysiert, um Forderungen durchzusetzen, die im Interesse der chirurgischen Leistungsfähigkeit gestellt werden müssen.

Jungbluth, Hamburg: Ich glaube, die Kollegen, die neue Verträge eingehen müssen, werden etwas bedrückt über Ihre Worte nachdenken. Die Möglichkeiten, Fuß zu fassen, sind heute aufgrund der modernen Vertragsbedingungen ohnehin außerordentlich erschwert.

Schega, Krefeld: Herr Weissauer, zu dem von mir gebrachten negativen Beispiel möchte ich sagen: Der Kollege hat bereits einen Strafprozeß und wurde von seinem Posten abgelöst. Meinen Sie nicht, meine Damen und Herren, daß es besser wäre, wenn man frühzeitig auf solche Mängel hinweisen könnte, um frühzeitig den Kollegen kollegialiter zu sagen: Sie haben Ihre eigene Statistik gesehen, wir haben sie auch gesehen, wollen wir uns nicht einmal zusammensetzen und überlegen, woran es liegt?

Das ist ein Ausgangspunkt, weshalb wir überhaupt zu diesen Dingen gekommen sind. Ich darf Sie an relativ viele Chearztkollegen erinnern, die in letzter Zeit aus Qualifikationsgründen von ihren Posten abgelöst wurden. Dem wollten wir ganz gern vorbeugen.

Rehn, Bochum: Es wurden verschiedentlich die AO-Statistiken apostrophiert. Dabei handelt es sich um Statistiken, die für jeden einsehbar sind. Bei einer Statistik, die nicht gerade überragend ausfiel, hat ein Kollege etwas sehr Gutes und sehr Richtiges getan. Er und ein Oberarzt haben ausschließlich operiert. Auch das wurde veröffentlicht, und es lagen erhebliche bessere Ergebnisse vor. Es lagen also zwei vergleichbare Statistiken für die Öffentlichkeit vor, unterschieden durch die Qualifikation der Operateure.

Eine andere Statistik, die nicht veröffentlicht ist, betrifft Trümmerfrakturen der distalen Tibia, gelenktragend. Es war Unfallkrankengut aus der Schweiz. Es waren alles indirekte Frakturen vom Skilaufen. Wir haben diese Statistik mit der Statistik aus dem Ruhrgebiet verglichen, weil wir verschiedene Kollegen hatten, die sehr wegen schlechter Ergebnisse attackiert wurden. Dort waren es fast alle geschlossene schwerste Direkttraumen durch Arbeitsunfälle. Das war überhaupt nicht miteinander vergleichbar. Wir konnten die Kollegen – das wurde ausschließlich für Haftpflichtprozesse durchgeführt – exkulpieren.

Damit möchte ich nur sagen: Eine solche Statistik, wie Sie sie vorgetragen haben, ist gegen das, was wir selbst in der Literatur und auf Kongressen veröffentlichen, ganz ungefährlich. Ich wollte nur auf diese Gefahr hinweisen. Wir müssen sie langsam auch unter dem Gesichtspunkt sehen, den Herr Weissauer hier vorgetragen hat. Bezüglich dieser beiden Statistiken über die beiden Operateure dachte ich mir: Um Gottes willen, was kommt jetzt in den Haftpflichtprozessen auf uns zu! – Es hat sie Gott sei Dank keiner gelesen.

Jungbluth, Hamburg: Wir sehen aber auf den Kongressen, daß über Fehler und Gefahren nicht mehr so häufig referiert wird, wie noch vor ein paar Jahren, als dies mit großer Freiheit erfolgte. Ich glaube, heute überlegen sich die Vorsitzenden vielfach, ob sie ein solches Thema überhaupt aufnehmen sollen, weil eine gewisse Öffentlichkeit praktisch nicht zu vermeiden ist.

N.N.: Ich glaube, es kam aus den Ausführungen von Herrn Professor Schega nicht so ganz klar heraus, daß selbst die Beraterkommission nicht weiß, über welche Klinik und über welchen Chefarztkollegen sie redet. Selbst die Beraterkommission sagt nur: Wir sprechen über die Klinik 38. Es ist mir in den ganzen Jahren nicht gelungen, zu erkennen, wer die Klinik jeweils vertritt. So sicher ist das in dieser Kommission.

Jungbluth, Hamburg: Ich weiß aber nicht, ob diese Beratung vor Ort erfolgen sollte und dort auch praktisch das Gespräch über die Abhilfe stattfinden sollte.

Schega, Krefeld: Bis jetzt ist es so, daß jeder Leiter das in die Hand bekommt. Es ist jedem unbenommen, den Rat der Beraterkommission zu erbitten oder es auch zu lassen. Für die Zukunft, wenn das einmal drei, vier Jahre läuft und solche Statistiken etwa die Regel in einem bestimmten Haus sind, sollte sich vielleicht eine verantwortliche Gesellschaft überlegen, ob die Beraterkommission nicht von sich aus tätig werden könnte, ähnlich, wie es die Berufsgenossenschaften auch tun, wenn sie auf die Dauer den Eindruck haben, daß die Ergebnisse in einem Haus nicht ganz optimal sind. Dann lassen sie sich ja auch die Röntgenbilder usw. schicken.

Primär ist das aber nur etwas, was der betreffende Teilnehmer selbst in die Hand bekommt. Wenn er einen Wunsch nach Beratung hat, steht selbstverständlich jemand zur Verfügung.

Sie hatten vorhin die Verwaltungen, die Träger angesprochen, daß diese vielleicht dort mit hineinspielen. Die Erfahrungen des Consilium Chirurgicum in Holland lehren, daß dort Chirurgenkollegen umgekehrt die Beraterkommission zu sich gebeten haben, um Ressourcen, die sie vom Träger nicht bekommen, gegen den Träger mit diesen Argumenten durchzusetzen. Das ist vielleicht ein Geben und Nehmen. Es ist eigentlich nicht einzusehen, warum ein verantwortlicher Leiter eines solchen Hauses sich um solche Fragen nicht kümmern sollte, und sei es nur, um möglichst optimale Arbeitsbedingungen zu schaffen.

Jungbluth, Hamburg: Ich danke den Referenten für ihre Vorträge und Ihnen allen für Ihre interessanten Diskussionsbeiträge.

Parallelsitzung: Freie Vorträge

(Vorsitz: D. Havemann, Kiel und G. Ritter, Mainz)

Die Unfallrekonstruktion bei Fahrzeug-Fußgänger-Kollisionen anhand klinischer Röntgenbilder von Unterschenkelfrakturen

D. Gerlach und R.-P. Müller

Institut für Rechtsmedizin der Universität Münster, von-Esmarch-Straße 86, D-4400 Münster

Die genaue Rekonstruktion von Verkehrsunfällen ist heute mehr denn je für die Belange der Rechtspflege bedeutsam. Dabei sind nicht nur strafrechtliche Aspekte, sondern auch zivil- und sozialrechtliche Belange im Hinblick auf Versorgungsansprüche von Unfallopfern und Hinterbliebenen zu berücksichtigen.

Eine umfassende und sichere Rekonstruktion eines Verkehrsunfalles kann nur interdisziplinär, meist in der Zusammenarbeit von Mediziner und Techniker, erfolgen. Dabei müssen die Verletzungen der Unfallopfer und die rechtsmedizinisch auswertbaren Spuren den Fahrzeugbeschädigungen und den technischen Spuren zugeordnet werden.

Aus verkehrsmedizinischer Sicht zeichnen sich viele Spuren und Verletzungsmerkmale ab, die bestimmten Ereignissen beim Unfall zugeordnet werden können. Hierbei ist an zahlreiche an prädestinierten Körperstellen auftretende Wunden und Kontusionen, an Glassplitterverletzungen und an typisch geformte Schürfungen und Dehnungsrisse der Haut sowie an bestimmte Organ- und Gewebeverletzungen zu denken. Farbabrieb von Fahrzeuglack in der Kleidung und Lacksplitter in Haaren, Kleidung und Wunden geben oft wertvolle Hinweise auf den Unfallablauf, besonders in Fällen mit Unfallflucht.

Zur juristischen Bewertung einer Fahrzeug-Fußgänger-Kollision wird von den Sachverständigen eine genaue Darstellung des Unfallherganges mit Angaben über die Kausalität der Verletzungen und Schäden erwartet. In der Zusammenarbeit von Mediziner und Techniker müssen die Geschwindigkeit und die Bewegungen des Fahrzeuges und des Fußgängers bestimmt werden. Wichtig für die juristische Beurteilung eines vorwerfbaren Fehlverhaltens beim Fahrzeuglenker oder beim Fußgänger ist die Kenntnis der Bewegung des Fußgängers auf der Fahrbahn. Damit gewinnt die Bestimmung der Anstoßrichtung beim Fußgänger in der rechtsmedizinischen Praxis große Bedeutung.

Bei der Rekonstruktion der Fahrzeug-Fußgänger-Kollision können die seit langem bekannten Messerer-Brüche der Röhrenknochen als Rekonstruktionsmerkmale herangezogen werden (Berg u. Stumpf 1962; Patscheider 1963; Mittmeyer u.a. 1974; Schulz u.a. 1977). Es handelt sich dabei um Biegungsbrüche der Tibia mit der Besonderheit, daß die Spitze des entstehenden Bruchkeiles die Richtung der einwirkenden Gewalt, die Basis des Bruchkeiles dagegen die Anstoßseite markiert (Messerer 1880, 1885) (Abb. 1). Dieses Phänomen ist dadurch zu erklären, daß bei Brüchen durch Biegung auf der konvexen Seite des gebogenen Körpers eine Dehnung und auf der Konkavität eine Kompression entsteht. Der Bruch bildet sich durch Zerreißung am Ort der größten Dehnung. Schrägbrüche können infolge

Hefte zur Unfallheilkunde, Heft 158
Zusammengestellt von A. Pannike

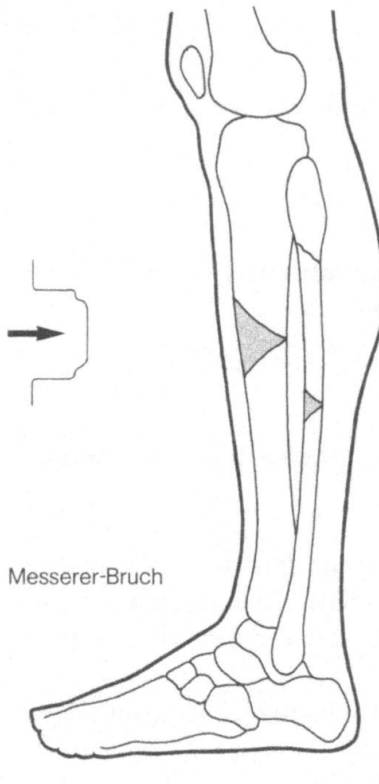

Abb. 1. Skizze einer Messerer-Fraktur der Tibia in Anstoßhöhe der Fahrzeugstoßstange. Das „echte" Biegungsdreieck mit konkaven Katheten markiert mit seiner Spitze die Richtung der Gewalteinwirkung. Fibulafrakturen treten oft auf der kollisionsabgewandten Seite, oft oberhalb und unterhalb der Tibiafraktur, auf

einer unvollständigen Durchtrennung im Bereich einer Keilseite auftreten (Patscheider 1962; Sellier 1965; Kawase 1965).

Zunächst wurde vermutet, daß zwischen der Bruchform und der Anstoßgeschwindigkeit eine Relation besteht (Ipsen 1907; Matti 1918). Später zeigte sich, daß vielmehr Art und Form der einwirkenden Gewalt, aber auch die Knochenkonstruktion die Bruchform bestimmen (Sellier 1965; Kawase 1965; Knese 1970; Leitz 1970; Gotzen u.a. 1974, 1979).

Typische und atypische Bruchformen müssen bei der Rekonstruktion differenziert betrachtet werden (Knese u.a. 1955; Sjövall 1957; Prokop 1960; Patscheider 1963; Dürwald 1966; Kamiyama u. Schmidt 1970). Insbesondere sind die „echten" Messerer-Dreiecke mit einer zur Basis gerichteten Konkavität der Katheten von den „falschen" Biegungskeilen mit einer Konvexität der Katheten abzugrenzen (Holzhausen 1965; Sellier 1965).

Querbrüche der Tibia zeigen häufig Fissuren, die den typischen Biegungskeilen entsprechen (Spann u. Beier 1973) und somit eine regelrechte Rekonstruktion der Anstoßrichtung zulassen (Zink u. Reinhardt 1972, 1974). Bei Erwachsenen gibt es keine Beziehung zwischen Lebensalter und Bruchform (Patscheider 1963). Bei Kindern traten jedoch vermehrt unvollständige Brüche auf, welche typische Keilformen zumeist vermissen lassen (Ehalt 1950; Sjövall 1957; Gotzen u.a. 1979).

Eigene Untersuchungen

Ausgewertet wurden Verletzungsbefunde und Röntgenbilder von 300 Fußgängern, die von Fahrzeugen in aufrechter Körperhaltung angefahren wurden und Unterschenkelbrüche erlitten. Isolierte Fibulafrakturen wurden dabei nicht berücksichtigt. Es wurden 150 Todesfälle analysiert und 150 Krankenakten von Patienten, welche einen derartigen Unfall überlebten.

	150 Getötete		150 Überlebende	
Männer	120	(117)	38	(18)
Frauen	24	(22)	53	(28)
Kinder bis 16 Jahre	6	(2)	59	(10)

300 Fahrzeug-Fußgänger-Kollisionen (Zahl der Messerer-Brüche in Klammern)

A. Obduktionsbefunde

Bei den tödlich verunglückten Fußgängern handelt es sich zumeist um ältere Menschen, bei denen die Unterschenkelfrakturen in fast allen Fällen typische Biegungskeile aufwiesen und aus denen in Verbindung mit den Weichteilverletzungen die Anstoßrichtung rekonstruiert werden konnte. Von den 150 getöteten Fußgängern hatten nur 11 eine isolierte Tibiafraktur. In den übrigen Fällen traten kombinierte Tibia- und Fibulafrakturen auf, wobei häufig (97 Fälle) multiple Frakturen der Fibula vorlagen, und zwar in gleichem Verhältnis oberhalb und unterhalb der Tibiafrakturen, welche den Primäranstoß markierten.

Das Verletzungsbild des Fußgängers war von der Körpergröße, der Form des beteiligten Fahrzeugs und, mit Ausnahme der Bruchform, auch von der Kollisionsgeschwindigkeit abhängig (Gotzen u.a. 1974; Beier u. Pfriem 1974). Die erwachsenen Fußgänger erlitten überwiegend schwere Schädeltraumen und typische Verletzungen der unteren Extremitäten, welche in erster Linie durch die Stoßstangen hervorgerufen wurden. Als Todesursache wurden überwiegend schwere Schädel-Hirn-Traumen sowie typische Komplikationen des Heilungsverlaufes wie Fettembolie, Lungenembolie und Pneumonie festgestellt.

B. Klinische Befunde

Die 150 klinisch behandelten Patienten waren wie bei den Obduktionsfällen zumeist ältere Menschen. Eine isolierte Tibiafraktur bei bei 38 Verletzten vor. Möglicherweise war die im Gegensatz zu den Obduktionsfällen offensichtlich geringere Kollisionsgeschwindkeit dafür die Ursache.

Tibia- und Fibulafrakturen waren im Gegensatz zu den Obduktionsbefunden überwiegend in gleicher Höhe ausgebildet. Höherliegende und tieferliegende Fibulafrakturen traten in gleicher Häufigkeit auf. Die Weichteilbefunde waren bei den meisten Patienten in den Krankenunterlagen ungenau oder nicht dokumentiert. Eine Messung der Höhe des Bruches oder der Weichteilbefunde über der Sohlenebene waren in keinem Fall vorgenommen worden.

Aus den Verletzungen der angefahrenen Fußgänger konnte in Verbindung mit den Fahrzeugbeschädigungen eine gute Rekonstruktion vorgenommen werden, wenn die einzelnen Rekonstruktionsmerkmale aus den typischen Phasen des Unfallablaufs vorlagen:

Der Primäranprall des Fußgängers erfolgte meist mit den vorderen Profilen des Fahrzeuges, entweder mit der Stoßstange oder mit der vorderen oberen Haubenkante. Der Fußgänger wurde dann in eine Translations- und Rotationsbeschleunigung versetzt und je nach Schwerpunkt, also in Abhängigkeit von der Körpergröße, unterfahren oder aufgeschaufelt. Dabei wurden in Abhängigkeit von der Geschwindigkeit und von weiteren Parametern der Oberkörper und der Kopf auf das Fahrzeug (Haube, Windschutzscheibe oder deren Rand) geschleudert. In der Flugphase rutschte der Körper vom gebremsten Fahrzeug über die Haube nach vorn oder wurde in freier Flugbahn durch eine Aufschaufelung über die Windschutzsheibe und das Dach nach hinten, häufig mit saltoförmigem Überschlag, abgeladen. Beim Sekundäraufprall (Schürfungen, Schädeltraumen) wurde der Körper auf die Fahrbahn geschleudert und kam über ein Rutschen und Rollen in die Endlage.

Die alte rechtsmedizinische Erfahrung, daß ein zunächst von der Stoßstange getroffenes Bein nicht unbedingt die schwersten Knochenbruchverletzungen aufweisen muß, hat sich auch bei der Rekonstruktion der Unfallabläufe aus den klinischen Befunden bestätigt. Dieses hängt damit zusammen, daß das belastete Standbein in der Regel die umfangreicheren Knochenverletzungen aufweist. Messerer-Keile fanden sich oft nur im Standbein und fehlten im Spielbein. In sehr vielen Fällen zeigte aber auch das Spielbein umfangreiche Weichteilverletzungen ohne Frakturen. An den unteren Gliedmaßen kann also aus der Lage der schwersten Verletzungen nicht auf die Anstoßrichtung geschlossen werden. Auch aus der Art und der Richtung der Knochendurchspießung bei Unterschenkelfrakturen durch Fahrzeugstoßstangen kann eine Rekonstruktion der Anstoßrichtung nicht erfolgen, da in der Flugphase oder beim Sekundäraufprall Durchspießungen der Frakturenden an jeder beliebigen Stelle in der Umgebung der Frakturhöhe auftreten können. Da aber in erster Linie die Anstoßrichtung festgelegt werden sollte, konnte dieses Problem der Anstoßhöhe etwas vernachlässigt werden.

Die Bestimmung der Anstoßrichtung war bei allen Fällen mit typischen Messerer-Brüchen möglich. Auch bei klinisch behandelten Patienten ergab sich aus den Röntgenbildern eine gute Rekonstruktionsmöglichkeit. Dazu sind aber Röntgenbilder in zwei Ebenen erforderlich. Wertvoll ist es in jedem Fall, auch die Röntgenbilder des Heilungsverlaufs auszuwerten. Die Messerer-Keile sind oft in der ersten Aufnahme verlagert und lassen eine Richtungsbestimmung erst nach der Reposition zu (Abb. 2). Gelegentlich waren unvollständige Messerer-Keile mit Fissurbildung erkennbar oder ein Keil zeigte sich erst nach Einsetzen der Callusbildung (Abb. 4).

Die genaue Bestimmung der Anstoßrichtung war mit der erforderlichen Genauigkeit vorzunehmen. Am macerierten Knochen ist eine exakte Winkelbestimmung möglich (Abb. 3), am klinischen Röntgenbild bleiben auch bei Aufnahmen in mehreren Ebenen geringfügige Richtungsunsicherheiten. Diese spielen aber für die Rekonstruktion im Rechtsverfahren keine Rolle, weil hier überwiegend die Differenzierung von rechts nach links oder vorn und rückwärts gefordert wird. Aus den Röntgenbildern ließen sich auch echte Messerer-Keile von den falschen differenzieren. Die Ermittlung der Anstoßrichtung kann bei unvollständigen Brüchen aus Abknickungen und Winkelbildungen der Frakturenden vorgenommen werden, da diese anhand des Röntgenbildes einfach zu bestimmen sind.

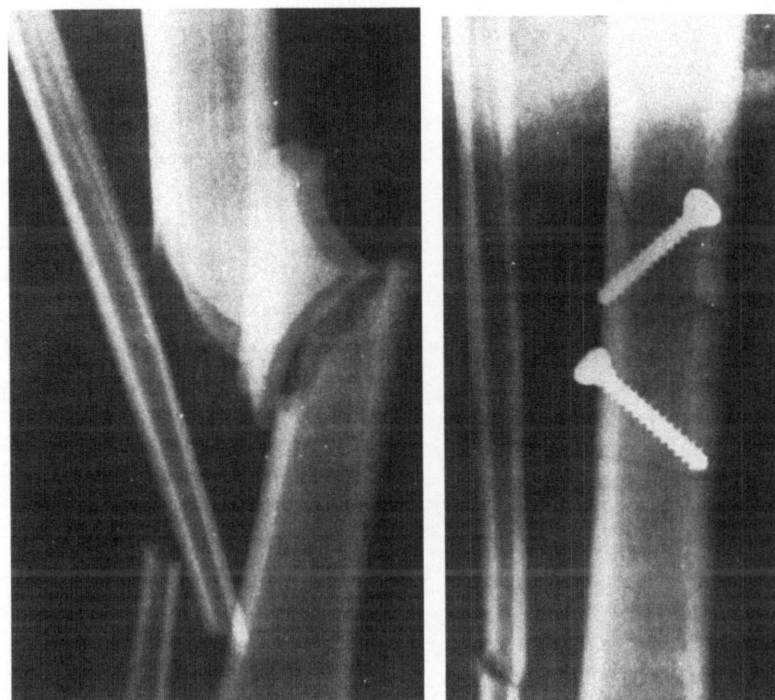

Abb. 2. Typischer „echter" Messerer-Keil im Röntgenbild bei einem von rechts angefahrenen Fußgänger. Da eine Verlagerung des Biegungskeiles möglich ist, sollten auch Röntgenaufnahmen nach der Reposition für die Rekonstruktion berücksichtigt werden. (Rö.-Bilder mit freundlicher Genehmigung von Herrn Chefarzt Dr. Allendorf, Stadtkrankenhaus Bramsche)

Bei der Rekonstruktion der Unfallabläufe mußte zunächst ermittelt werden, mit welchem Fahrzeugteil der Fußgänger an welchem Körperteil zuerst erfaßt wurde. Die Primärverletzungen waren also von den Sekundärverletzungen, meist Schleuderverletzungen mit Anprall am Fahrzeug und auf der Straße, abzugrenzen.

Typische Stoßstangenverletzungen fanden sich in allen Fällen, auch wenn bei einigen modern gebauten Fahrzeugen mit vorstehender Haubenkante gleichzeitig höherliegende Verletzungen, gelegentlich mit Messerer-Frakturen im Femur, verursacht wurden. Aus den Obduktionsbefunden ließ sich die Anstoßhöhe exakt bestimmen. Die Weichteilbefunde in Form von Blutungstaschen und Prellmarken der Haut ließen erkennen, daß bis auf wenige Ausnahmen der Messerer-Keil die Höhe des Anstoßes markierte.

Bei einigen Patienten war zu vermuten, daß die Tibiafraktur unterhalb der Anstoßstelle lag (Ebner 1980). Die distal von der Stoßstangeneinwirkung liegende Tibiafraktur wird in der Literatur dadurch erklärt, daß die Bruchfestigkeit des Knochens nach distal abnimmt, was durch die Abnahme des Umfanges und der Perioststärke bedingt ist. Es wird auch diskutiert, ob im Abbremsvorgang des Fahzeuges ein Kräfteparallelogramm beim Anstoß wirksam wird (Patscheider 1963; Kaiser u. Jarosch 1974; Mueller 1975). Dem anatomischen Bau des Knochens ist für die Höhe der Fraktur aber wohl größere Bedeutung beizumessen.

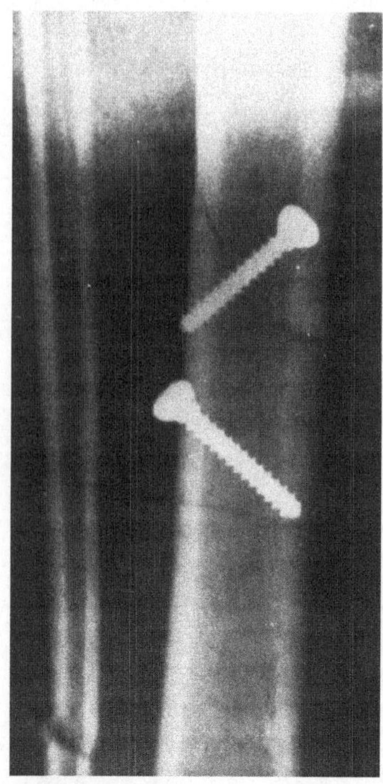

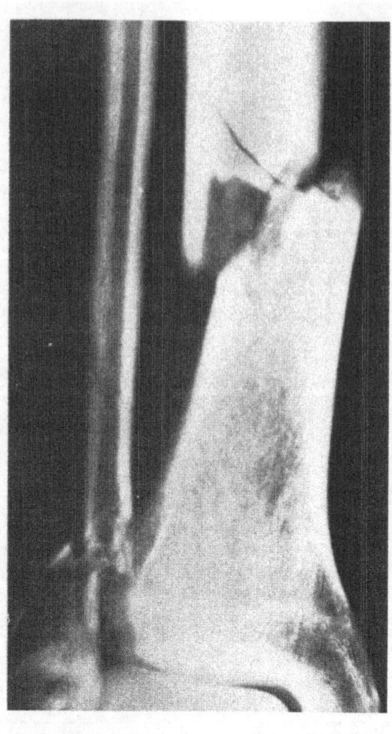

Abb. 3. Typische „echte" Messerer-Keile in allen vier Unterschenkelknochen. Knochenpräparat nach einer Exhumierung zur Rekonstruktion der Anstoßrichtung. Der Anstoß erfolgte von vorn *(linke Abbildung)*

Abb. 4. Unvollständiger Messerer-Keil mit Fissurbildung. Anstoß von rechts *(rechte Abbildung)*

Neben den Messerer-Dreiecken traten auch Trapezformen auf, die eine hinreichend sichere Rekonstruktion zuließen. Aus den oft nur durch Fissuren angedeuteten Keilen war in gleicher Weise eine gute Rekonstruktion möglich.

Gelegentlich fiel bei Röntgenaufnahmen von klinisch behandelten Patienten und in Abduktionsfällen auf, daß Spiralbrüche Biegungskeile vortäuschten, insbesondere, wenn ein unvollständiger Bruchkeil vorlag. Das läßt sich anhand von Röntgenbildern in verschiedenen Ebenen abklären, da bei Spiralbrüchen öfter Längsfissuren infolge gleichzeitiger Stauchung und Biegung des Knochens auftreten (Matti 1918; Barth u.a. 1968).

Bei Kindern zeigte sich, daß die üblichen Rekonstruktionsmöglichkeiten bei einer Körpergröße von unter 130 cm in vielen Fällen nicht mehr gegeben waren, weil die typischen Keilformen im Bruchgebiet fehlten. Bei kleineren und jüngeren Kindern traten jedoch gelegentlich vollständige oder angedeutete Messerer-Frakturen in Form von Fissuren auf und zwar immer in Fällen eines Anfahrens mit tiefliegenden Fahrzeugen. Bei Kindern wurden mehr Querbrüche der Tibia und Grünholzfrakturen beobachtet.

Die Befunde zeigen, daß Röntgenbilder mehr als bisher in die Unfallrekonstruktion einbezogen werden müssen (Mittmeyer 1981). Es wäre allerdings wünschenswert, daß die Verletzungen von Unfallpatienten besser definiert und dokumentiert würden.

Zusammenfassung

Eine Analyse von 300 Fahrzeug-Fußgänger-Kollisionen mit 150 Obduktionsfällen und 150 klinischen Fällen zeigte, daß die in der forensischen Pathologie übliche Rekonstruktion der Anstoßrichtung aus Messerer-Brüchen am Unterschenkel auch aus klinisch erstellten Röntgenbildern möglich ist, wenn Aufnahmen in mindestens zwei Ebenen, möglichst vor und nach der Frakturversorgung, vorliegen. Aus der Richtung der Bruchkeile oder Bruchtrapeze konnte die Anstoßrichtung bestimmt werden. Der Messerer-Keil zeigt mit der Spitze des Dreiecks die Richtung der Gewalteinwirkung an.

Die Anstoßhöhe ließ sich in Verbindung mit den Weichteilbefunden ermitteln, die aber in den klinischen Fällen meist schlecht dokumentiert waren. Die Kollisionsgeschwindigkeit konnte nur aus technischen Parametern ermittelt werden. Die Verletzungen am rechten oder linken Bein ergaben keine Hinweise darauf, von welcher Seite der Anstoß erfolgte, da immer das Standbein die schwereren Verletzungen aufwies. Bei Kindern lagen infolge der Körpergröße und des anderen Bruchverhaltens kindlicher Knochen Besonderheiten vor, die aber trotzdem in vielen Fällen eine sichere Rekonstruktion ermöglichten.

Literatur

1. Barth G, Becker J, Kraus R, Scheer KE (1968) Klinische Radiologie. Schattauer, Stuttgart New York
2. Bauer KH (1927) Frakturen und Luxationen. Springer, Berlin
3. Beier G, Pfriem D (1974) Durch die Anstoßgeometrie bedingte Besonderheiten im Verletzungsbild tödlich verunglückter Fußgänger. Beitr Gerichtl Med 32:73–77
4. Berg S, Stumpf G (1962) Klärung eines Verkehrsunfalles durch Exhumierung und Analyse der Knochenverletzungen 1/2 Jahr nach dem Tod. Arch Kriminol 129:144–153
5. Dürwald W (1966) Gerichtsmedizinische Untersuchungen bei Verkehrsunfällen. Edition Leipzig
6. Ebner L (1981) Die Darstellung von Messerer-Brüchen am klinischen Röntgenbild bei Unfallpatienten eines Krankenhauses und Möglichkeiten zur rechtsmedizinischen Unfallrekonstruktion aus Röntgenbildern von Unterschenkelfrakturen. Inaugural-Dissertation, Münster
7. Ehalt W (1950) Unfallchirurgie im Röntgenbild. Maudrich, Wien
8. Gotzen L, Behrens S, Suren EG, Richter K, Stürtz G (1974) Zur Epidemiologie und Biomechanik des Fußgängerunfalles alter Menschen. Hefte Unfallheilkd 121. Springer, Berlin Heidelberg New York, S 443–448
9. Gotzen L, Otte D, Suren EG, Stürtz G (1979) Unterschiede des Verletzungsbildes und der Verletzungsmechanik bei Fußgängerunfällen des Kindes und des alten Menschen. Kongreßbericht der Deutschen Gesellschaft für Verkehrsmedizin, Anlage zu Heft 21: 1–38
10. Holzhausen G (1965) Gerichtsmedizinische Beurteilung von Messererbrüchen der unteren Gliedmaßen. Beitr Gerichtl Med 23:55–64
11. Opsen C (1907) Zur Mechanik von Knochenbrüchen. Wschr Gerichtl Med 33:240–253
12. Kaiser G, Jarosch K (1974) Stoßstangenverletzungen bei Fußgängern. Beitr Gerichtl Med 32:69–72
13. Kamiyama S, Schmidt G (1970) Beziehungen zwischen Aufprallgeschwindigkeit, Fahrzeugbeschädigung, Frakturen und Wurfweite bei 50 tödlichen Fußgänger-Pkw-Unfällen. Z Rechtsmedizin 67:282–292
14. Kawase M (1965) The forms of experimental fracture. Acta Crim Med Leg Jap 31:17–23

15. Knese KH (1970) Handbuch der Medizinischen Radiologie, Bd 4. Skelettraumatologie. Schattauer, Stuttgart
16. Knese KH, Hahne OH, Biermann H (1955) Festigkeitsuntersuchungen an menschlichen Extremitätenknochen. Morph Jb 96:141–209
17. Leitz G (1970) Ursachen des Bruchverhaltens langer Röhrenknochen. Enke, Stuttgart
18. Matti H (1922) Die Knochenbrüche und ihre Behandlung, Bd I 1918; Bd II 1922. J. Springer, Berlin
19. Messerer O (1880) Über Elastizität und Festigkeit der menschlichen Knochen. Cotta, Stuttgart
20. Messerer O (1885) Ueber die gerichtlich-medicinische Bedeutung verschiedener Knochenbruchformen. Friedreichs Bl Gerichtl Med 36:81–104
21. Mittmeyer H-J (1981) Bedeutung der Röntgendiagnostik für die Verkehrsunfallforschung. Med Welt 32:1526–1528
22. Mittmeyer H-J, König HG, Springer E, Staak M (1974) Die Unterschenkelfraktur verunglückter Fußgänger. Möglichkeiten und Grenzen der Unfallrekonstruktion. Z Rechtsmedizin 75:163–170
23. Mueller B (1975) Gerichtliche Medizin. Springer, Berlin Heidelberg New York
24. Patscheider H (1963) Über Anprallverletzungen der unteren Gliedmaßen bei Straßenverkehrsunfällen. Dtsch Z Ges Gerichtl Med 54:336–366
25. Prokop O (1960) Forensische Medizin. VEB-Verlag Volk und Gesundheit, Berlin
26. Schulz E, Metter D, Albrecht G (1977) Auswertung von Brüchen der langen Röhrenknochen der Beine zur Unfallrekonstruktion. Beitr Gerichtl Med 35:77–83
27. Sellier K (1965) Zur Mechanik des Knochenbruchs. Dtsch Z Ges Gerichtl Med 56: 341–348
28. Sjövall H (1957) Die Formen der Frakturen der langen Röhrenknochen. Zbl Chir 82: 1234–1241
29. Spann W, Beier G (1973) Zur Entstehung und Deutung der Unterschenkelfraktur. Hefte Unfallheilkd 117:21–29
30. Weinreich M: Der Verkehrsunfall des Fußgängers. Ergebnisse einer Analyse von 2 000 Unfällen. Hefte Unfallheilkd 135. Springer, Berlin Heidelberg New York
31. Zink P, Reinhardt G (1972) Simulation von Verkehrsunfällen zwischen Kraftfahrzeug und Fußgänger. Beitr Gerichtl Med 31:61–63
32. Zink P, Reinhardt G (1974) Anstoßverletzungen am Unterschenkel bei Verkehrsunfällen. Beitr Gerichtl Med 32:66–69

Koordination und Durchführung der chirurgischen Intensivtherapie beim Gasbrand

M. Erttmann, D. Havemann und L. Schroeder

Zentrum Operative Medizin I, Albrechts-Universität, Abteilung Allgemeine Chirurgie, Hospitalstraße 40, D-2300 Kiel 1

Schon die Verdachtsdiagnose „Gasbrand“ zwingt wegen der vitalen Bedrohung des Erkrankten zur sofortigen Einleitung der spezifischen, komplexen Therapie. Sie stützt sich auf vier essentielle Pfeiler.

Hefte zur Unfallheilkunde, Heft 158
Zusammengestellt von A. Pannike

Diese sind:
Hyperbare O_2-Therapie,
(oxygenation by high pressure = OHP)
Infusions- und Pharmakotherapie,
Antibioticatherapie,
Operative Therapie und Wundbehandlung.

Die Koordination dieser Maßnahmen durch ein mittels Checklisten standardisiertes diagnostisches und therapeutisches Vorgehen soll hier aufgezeigt werden und beruht auf der Erfahrung von bisher 82 intensivmedizinisch behandelten Gasbrandfällen, deren Verlauf in Phasen aufgeteilt werden kann.

Die Phase 1 umfaßt den Zeitraum von dem Augenblick der Verdachtsdiagnose „Gasbrand" bis zum Eintreffen des Patienten im Gasbrandzentrum und somit bis zum Einsetzen der spezifischen, komplexen Therapie.

Phase I

Die Sofortmaßnahmen, welche nach der Stellung der Verdachtsdiagnose „Gasbrand" zugleich oder aufeinanderfolgend in der zuweisenden Klinik ergriffen werden sollten, sind in der Checkliste A (Sofortmaßnahmen) aufgeführt (Tabelle 1).

Diagnostische Maßnahmen dürfen den Eiltransport des Patienten in das Gasbrandzentrum nicht verzögern.

Hier wird gleichzeitig die Intensiveinheit apparativ und personell vorbereitet. Weiterhin werden, um Zeitverlust bei der in der Regel notwendigen speziellen Hämotherapie zu vermeiden, zwei einmal gewaschene Erythrocytenkonzentrate bereitsgestellt.

Phase II

Die intensivmedizinisch chirurgischen und anästhesiologischen Maßnahmen werden kooperativ durchgeführt und mit den Erfordernissen der hyperbaren O_2-Therapie koordiniert. Im Interesse eines straffen und zeitsparenden Ablaufes wird die Checkliste B – Intensivtherapeutische Erstmaßnahmen – benutzt (Tabelle 2). Sie enthält die notwendigen Schritte, die die allgemeine und lokale Intensivbehandlung initial unter der Voraussetzung fordert, den Patienten möglichst schnell der hyperbaren O_2-Therapie zuzuführen. Während nach

Tabelle 1. Sofortmaßnahmen (sog. Checkliste A)

1. Organisation des Transportes in das Behandlungszentrum (Flugtransport ist in der Regel indiziert)
2. Nach Lösen aller beengenden Verbände Eröffenen der Wunde und Entfernen aller Nähte
3. Anlage des Venenweges
4. Einleitung der Antibiotica-Therapie (10 g (Mezlocillin)
5. Digitalisierung und Kreislauftherapie als Schockprophylaxe
6. Meldung der Blutgruppe des Patienten an das Gasbandzentrum

Tabelle 2. Intensivtherapeutische Erstmaßnahmen (sog. Checkliste B)

1. Allgemeine Maßnahmen als Voraussetzung für die bilanzierte Infusionstherapie
   1.1. Anlage eines zentralvenösen Zugangs mit der Möglichkeit der Messung des zentralen Venendrucks (ZVD)
   Erste Blutabnahme für die notwendigen Laboruntersuchungen
   1.2. Anlage eines Urindauerkatheters
2. Lokale Maßnahmen
   2.1. Revision der Wunde, soweit ohne Anästhesie möglich
   2.2 Zur Gewebsdekompression – evtl. unter dem Schutz eines Analgeticums – Fasciotomie.
   2.3. Entnahme der für die bakteriologische Untersuchung relevanten Gewebsprobe
   2.4. Gegebenenfalls externe Fixation
   2.5. Anlage eines lockeren Wundverbandes mit Polyvinylpyrrolidon-Jod-Lösung

Checkliste B – Intensivtherapeutische Erstmaßnahmen – verfahren wird, erfolgt ein Konsil der an der Therapie beteiligten Fachdisziplinen (Chirurg, Anästhesist, Taucherarzt, gegebenenfalls HNO-Arzt).

Sodann tritt die Behandlung in die Phase III.

Phase III

Sie wird im zeitlichen Ablauf wesentlich von der Sequenz der Druckkammerfahrten bestimmt. Diese orientiert sich am Therapieschema von Boerema und wird im Schiffahrtsmedizinischen Institut der Bundesmarine in Kiel-Kronshagen durchgeführt. Anhand der in der Checkliste C – Intensivtherapie – aufgeführten zeitlich terminierten Kontrollen regelt sich der Ablauf der intensivtherapeutischen Maßnahmen (Tabelle 3).

Sie folgen nach Dringlichkeit abgestuft in 4stündlichen, 6stündlichen und täglichen Abständen.

Die Infusions- und medikamentöse Therapie orientiert sich an folgendem Schema. Entsprechend dem hohen Energiebedarf im septischen Schock werden 25 bis 70 kcal/kg Körpergewicht als 40%ige Glucose und Mischzuckerlösung infundiert, und der Aminosäurebedarf wird mit 500 bis 1 000 ml einer 10%igen Aminosäurelösung gedeckt. 1000 ml einer Vollelektrolytlösung ergänzen die Verluste im Wasser- und Elektrolythaushalt. Abweichungen im Ionogramm und im Blut-ph-Wert bzw. im base excess werden im Zeitintervall der in der Checkliste C aufgeführten Laboruntersuchungen ausgeglichen. Die antibiotische Behandlung erfolgt mit 3 x 10 g Mezlocillin/die.

Neben der Digitalisierung, die mit Digitoxin durchgeführt wird, kommt als leicht steuerbare, positiv inotrop wirkende Substanz Dobutamin zum Einsatz. Die Nierenperfusion wird durch Dopamin selektiv gesteigert. Die Kreislauftherapie beugt gleichzeitig einer disseminierten intravasalen Gerinnung mit Verbrauchscoagulopathie vor, unterstützend wirkt hier eine Heparinisierung mit 10000 bis 25 000 E/die.

Tabelle 3. Intensivtherapie des Gasödems (sog. Checkliste C)

Fortlaufende Kontrolle	
1. 1stündlich:	Herzfunktion Kreislauffunktion Nierenfunktion
2. 4stündlich:	Blutbild Gasanalyse Spezifisches Gewicht und pH im Urin Wundinspektion
3. 6stündlich:	Blutgerinnung K^+ Blutzucker
4. Tageskontrolle:	Blutbild und Gerinnung Serum-Hämoglobin Leberenzyme und Bilirubin Nierenfunktion quantitativ Ionogramm Röntgen-Thorax

Hämotherapie

Im Vollbild der Gasödemerkrankung tritt eine toxininduzierte autoimmunhämolytische Anämie auf. Sie sollte durch gewaschene Erythrocytenkonzentrate behandelt werden. Eiweiß- und Plasmafraktionen, welche Gammaglobuline (insbesondere Anti-T oder T-Agglutinin und Komplement) enthalten, sind für die Therapie nicht geeignet, so auch keine Vollblutkonserven. Die Volumensubstitution erfolgt durch Hydroxyäthylstärke und Albuminlösung.

Wundbehandlung

Die operative Nekrotomie wird in der Regel nach den ersten Sitzungen der OHP durchgeführt, wobei alle sichtbaren Nekrosen radikal entfernt werden. Es ist ein gliedmaßenerhaltendes Vorgehen anzustreben. Bei unumgänglicher Amputation soll die Bildung eines funktionell günstigen Stumpfes nicht aus den Augen verloren werden. Es schließt sich stets eine offene Wundbehandlung an. Sie ist kombiniert mit wiederholten Abtragungen von Nekrosen. Als antimikrobielle lokal wirkende Substanz wird Polyvinylpyrrolidon-Jod verwendet.

Die kritische Übersicht über Verläufe von 82 behandelten Gasödemkranken hat gezeigt, daß sich die Probleme der interdisziplinären Behandlung durch ein geplantes standardisiertes Vorgehen erheblich vereinfachen lassen. Die vorgestellten Therapie-Checklisten haben sich als Basis der interdisziplinären Kooperation bei der Behandlung des Gasödems bewährt.

Literatur

1. August HJ (1977) Hämodynamische und renovasculäre Wirkungen von Dopamin und Dobutamin. Intensivmed 16:195–199
2. Delius E et al (1978) Einfluß von Dobutamin auf die Hämodynamik herzinsuffizienter Patienten. In: Just H (Hrsg) Anästhesiologie und Intensivmedizin 118 Dobutamin. Springer, Berlin Heidelberg New York, S 21
3. Habermann E (1974) Neuere Ergebnisse über Gasbrandtoxine. Dtsch Med Wschr 18: 889–894
4. Fischer K et al (1971) Hämolyse bei schwerer Pneumonie infolge Neuraminidasewirkung. Mschr Kinderheilkd 119:2–8
5. Fischer K, Poschmann A (1976) Neuraminidase induzierte hämolytische Anämie. Dtsch Med Wschr 101:1731–1733
6. Jancik JM, Schauer R (1978) Sequestration of Neuraminidase treated Erythrocytes. Cell Tiss Res 186:209–226
7. Müller HE (1970) Neuraminidase als pathogenetischer Faktor bei Gasödeminfektion durch Chlostridium perfringens. Dtsch Med Wschr 75:510–517
8. Schilling K (1976) Allgemeintherapie des septischen Schocks. Chirurg 6:308–311
9. Heller L (1975) Zielsetzung der parenteralen Ernährung in der postoperativen Phase. In: Heller L (Hrsg) Bedarfsgerechte Infusionstherapie. Böhringer, Mannheim, S 37
10. Kim Z, Uhlenbruch G (1966) Untersuchungen über T-Antigen und T-Agglutinin. Immunforschung 130:88–99
11. Hässig A et al (1974) Hämotherapie nach Maß. Dtsch Med Wschr 99:913–916

Sportverletzungen in einer Chirurgischen Poliklinik

E. Neusel und G.H. Engelhardt

Chirurgische Klinik, Städtisches Krankenhaus Köln-Merheim, Ostmerheimer Straße 200, D-5000 Köln 91

Nach Angaben im Schrifttum liegt die Quote der Sportunfälle zwischen 4% und 12% aller klinisch versorgten Unfallverletzungen eines Krankenhauses. In der Chirurgischen Klinik Köln-Merheim wurden vom 1.1.1981–30.6.1981 etwa 2 360 Unfälle insgesamt versorgt, darunter 250 Sportunfälle, was einem Anteil von 10,6% entspricht. 203 Verletzte (= 81,2%) wurden embulant versorgt, 47 Verletzte (= 18,8%) mußten stationär behandelt werden. Das Durchschnittsalter der Patienten betrug 24,8 Jahre, der jüngste war 6 und der älteste 64 Jahre alt. 208 verletzte Sportler (= 83,2%) waren Männer.

Die Aufschlüsselung der von uns versorgten Sportunfälle ergab ein breites Spektrum fast aller Sportdisziplinen, zumeist im Freizeitsport. Hierbei waren die Ballsportarten mit über 70% vertreten, wobei allein 54,4% auf den Fußball als die am häufigsten betriebene Sportart entfielen. Volleyball folgte mit 9,6%, Handball mit 4,0%. Reiten, Skilaufen, Tennis und Rollschulaufen waren mit je 4,0% vertreten (Abb. 1).

An Verletzungsfolgen fanden sich 106 (= 42,4%) Patienten mit Prellungen und Distorsionen, 72 mit Frakturen (= 28,8%), 35 mit Muskel-, Sehnen- und Bänderschäden (= 14,0%).

Hefte zur Unfallheilkunde, Heft 158
Zusammengestellt von A. Pannike

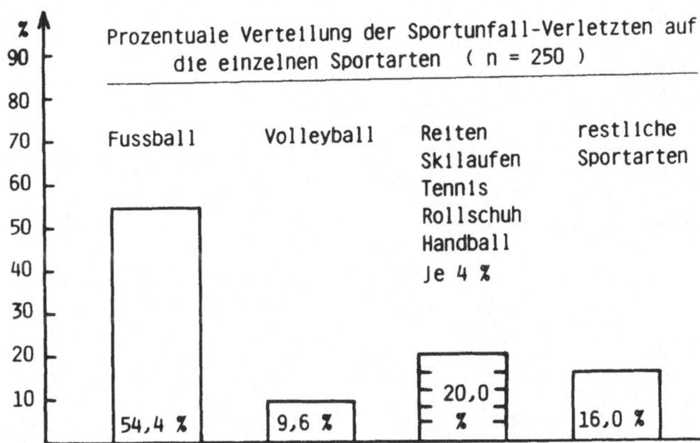

Abb. 1

Die restlichen 37 Verletzungen (= 14,8%) entfielen auf Luxationen sowie auf Verletzungen der Haut, der Zähne und des ZNS (Abb. 2).

In der Beteiligung der Körperregionen dominierten die unteren Gliedmaßen mit 51,2%. Beim Fußballunfall war das rechte Bein mit 64,0% weitaus häufiger verletzt als das linke. 36mal (= 14,4%) wurden Knieverletzungen, 54mal (= 21,6%) Sprunggelenksverletzungen und 26mal (= 10,4%) Fingerverletzungen behandelt. Die oberen Gliedmaßen waren bei 94 Verletzten (= 37,6%) betroffen. Auffallend erscheint uns der geringe Anteil an Kopfverletzungen, wobei die Commotio cerebri als die in unserem Kollektiv schwerste Schädel-Hirn-Verletzung lediglich 4mal beobachtet wurde (Abb. 3). In jeder Sportart ist der rechte Arm gefährdeter als der linke, weil die meisten Rechtshänder jeden Sturz mit der rechten Hand reflektorisch aufzufangen trachten.

Dazu eine typisches Beispiel:

Ein 51jähriger Übungsleiter stolperte beim Fußballtraining, im Fallen ließ er sich über den rechten Arm und die rechte Schulter abrollen. Dabei kam es zu einer Sprengung des rechten Acromioclaviculargelenks (Stadium III nach Tossy), die noch am Unfalltag mit

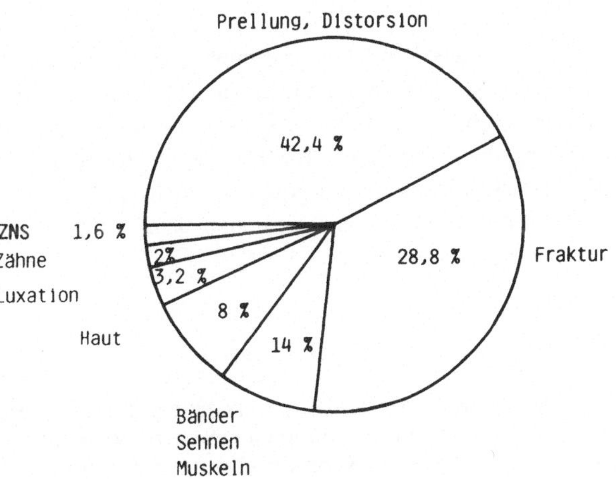

Abb. 2

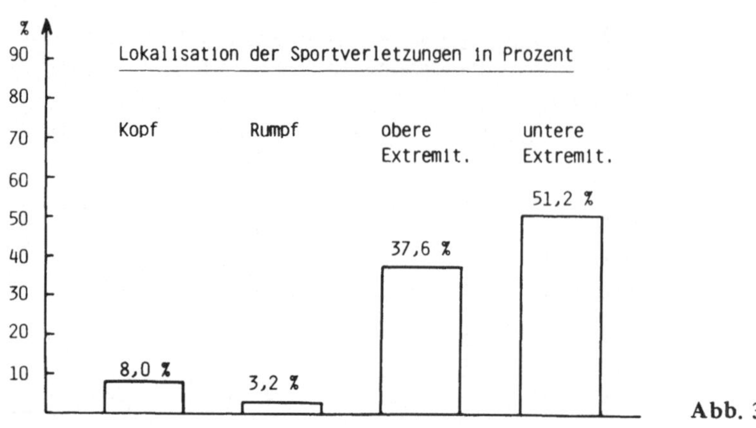

Abb. 3

einer Balserplatte, einer Cerclage und einer Readaptierung des Bandapparates versorgt wurde. Im Gegensatz zu allen anderen zahlreichen Operationsverfahren ermöglicht die Balserplatte eine frühzeitige Übungsbehandlung der verletzten Schulter sofort nach der Operation.

Ein weiteres Beispiel soll den ungewöhnlichen Verlauf einer Sportverletzung verdeutlichen:

Ein 66jähriger Mann erlitt einen Reitunfall, bei dem er vom Pferd und das Pferd auf ihn stürzte. Dabei kam es zu einer vorderen Beckenringfraktur links mit Symphysensprengung. Da der Versuch einer Beckenstabilisierung mit einem Fixateur externe nicht gelang, wurde die Fraktur durch Beckenaufhängung behandelt. Zwei Wochen nach dem Unfall trat ein mechanischer Ileus auf, der durch ausgedehnte Dünn- und Dickdarm-Adhäsionen im Bereich beiderseitiger Leistenhernien verursacht war. Bei der operativen Revision der Bauchhöhle wurden die Verwachsungen gelöst und die Bruchpforten von innen verschlossen. Am 5. postoperativen Tag kam der Patient unter den Zeichen des Herz-Kreislaufversagens ad exitum. Die durch den Unfall erzwungene Bettlägerigkeit muß im Zusammenhang mit der Beckenfraktur und den unfallunabhängigen Leistenbrüchen beiderseits als Mitursache für den Ileus angesehen werden, so daß die zum Tode führende Ileuserkrankung mittelbar durch die Beckenfraktur verursacht war.

Zusammenfassung

Sportverletzungen sind kein seltenes Unfallgeschehen; mehr als 70% von ihnen ereignen sich bei Ballspielen. Mangelhafte oder fehlende Ausbildung, Übermüdung, Disziplinlosigkeit oder mangelnde Ausrüstung sind die häufigsten Ursachen von Sportverletzungen. Die Verhütung dieser Unfälle erfordern demnach eine altersgemäße Belastung des Sportlers, ein systematisches Training bei guter Ausrüstung sowie eine sinnvolle gymnastische Aufwärmarbeit vor der eigentlichen sportlichen Betätigung.

Literatur

Biener K, Fasler S (1978) Sportunfälle. Epidemiologie und Prävention. Huber, Bern
Franke K (1977) Traumatologie des Sports. Volk und Gesundheit, Ost-Berlin
Groh H, Groh P (1975) Sportverletzungen und Sportschäden. Luitpold-Werk, München

Thümmler M, Steudel H (1981) Prozentuale Verteilung von Erkrankungen und Verletzungen bei Sportlern. Medizin und Sport 3:75–77

Weber J (1981) Zur Prophylaxe von Verletzungen und Fehlbelastungsschäden bei Sportlern. Medizin und Sport 6:174–177

Wening JV (1981) Sportunfälle aus der Sicht einer chirurgischen Ambulanz. Zeitschr Sportmed 185–189

Indikation, Technik und Ergebnisse der Operation nach Eden-Hybinette

B. Ehmer, D.H. Jungeblod und P.J. Meeder

Berufsgenossenschaftliche Unfallklinik (Ärztl. Direktor: Prof. Dr. med. S. Weller), Rosenauer Weg 95, D-7400 Tübingen

Bei der Behandlung der gewohnheitsmäßigen Verrenkung des Schultergelenkes werden in der Literatur über 150 Operationsverfahren empfohlen.

In der Berufsgenossenschaftlichen Unfallklinik Tübingen wurden vom 1.1.1970 bis 31.12.1980 160 Patienten wegen einer Verrenkungsneigung des Schultergelenkes behandelt. Man hat 170 Operationen durchgeführt. Bei 5 Patienten wurde eine Rezidivoperation erforderlich, bei 5 anderen mußten beide Schultergelenke operiert werden. Es handelte sich um 116 Männer und 44 Frauen im Alter zwischen 16 und 72 Jahren mit einem Durchschnittsalter von 37 Jahren. 99mal war das rechte Schultergelenk betroffen, 56mal das linke Schultergelenk.

Wir unterscheiden zwischen einer rezidivierenden Schultergelenksluxation nach einem erstmaligen adäquaten Trauma; diese lag 125mal vor, einer habituellen Schultergelenksluxation ohne adäquates Ersttrauma in 35 Fällen und einer willkürlichen Luxierbarkeit des Schultergelenkes in 5 Fällen. Die Luxationsrichtung bei Patienten mit rezidiverender oder habitueller Schultergelenksluxation war 157mal nach vorn unten und 3mal nach dorsal. Bei der willkürlichen Luxierbarkeit bestand 5mal eine Luxierbarkeit nach dorsal, 2mal nach vorne.

Von den 160 Eingriffen haben wir 146mal eine Eden-Hybinette-Plastik, modifiziert nach Magnusson, Lange und Stack, durchgeführt. Elfmal erfolgte bei ausgeprägter Hill-Sachsscher Delle eine Webersche Derotationsosteotomie. Wegen einer Luxationsneigung nach dorsal wurden 2mal eine Löffler-Plastik und 1mal eine analoge Eden-Hybinette-Plastik am Hinterrand der Scapulagelenkfläche durchgeführt. Bei Patienten mit einer willkürlichen Luxierbarkeit erfolgte zunächst 2mal eine modifizierte Eden-Hybinette-Plastik, 2mal eine Webersche Derotationsosteotomie und 1 Webersche Derotationsosteotomie in Kombination mit einer Löffler-Plastik.

Die Luxationshäufigkeit betrug bei 23 Patienten bis zu 3mal, bei 87 Patienten bis zu 10mal und bei 55 Patienten über 10mal bis zu 100mal. Die Zeitdauer zwischen der 1. Luxation und der durchgeführten Operation schwankte zwischen 1 und 40 Jahren, im Mittel betrug die Zeitdauer 3 Jahre.

Hefte zur Unfallheilkunde, Heft 158
Zusammengestellt von A. Pannike

Wesentliche postoperative Komplikationen waren ein revisionsbedürftiges Hämatom, eine teilreversible Armplexusparese und 1mal die Lockerung eines homologen Spanes.

Bei Patienten mit rezidivierender oder habitueller Luxierbarkeit traten 4 Luxationsrezidive auf, davon 3 nach einem erneuten adäquaten Trauma und eines nach einer Bagatellverletzung. Bei den Patienten mit einem erneuten adäquaten Trauma wurde erfolgreich eine konservative Therapie durchgeführt, während bei dem 4. Patienten eine erneute Operation erforderlich wurde.

Die Nachbehandlung erfolgte durchschnittlich für 6 Wochen in einem modifizierten Thorax-Arm-Gips. Nach 6 Wochen wurden die Patienten in der Regel zu einem stationären Heilverfahren aufgenommen. Die Arbeitsunfähigkeit betrug im Schnitt 3 Monate.

Im Rahmen einer Nachuntersuchung wurden 113 Patienten inklusive aller beidseits operierten Patienten und solchen mit Luxationsrezidiven kontrolliert. Die Nachuntersuchung erfolgte 1/2 bis 10 1/2 Jahre postoperativ, im Mittel nach 3 Jahren. Bei 70 Patienten war eine Außenrotationsbehinderung nachzuweisen, doch beklagten spontan lediglich 10 Patienten eine Behinderung der Außenrotationsfähigkeit. 21 gaben subjektive Mißempfindungen wie Wetterfühligkeit, ziehende Schmerzen und verminderte Belastbarkeit des operierten Armes im Schultergelenk an. 92 der 113 nachuntersuchten Patienten waren mit dem Operationsergebnis zufrieden. Bei 12 Patienten lag eine Außenrotationsbehinderung über 20° vor. Hiervon wiesen röntgenologisch 10 eine Arthrose des Schultergelenkes auf, bei 4 bestand eine Armplexusparese.

Angesichts der vorbestehenden Ergebnisse sehen wir bei der rezidivierenden und habituellen Schultergelenksluxation in dem Verfahren nach Eden-Hybinette, modifiziert nach Lange, Magnusson und Stack, eine gute und erfolgreiche Behandlungsmöglichkeit der vorderen Luxation. Bei Patienten, die einen ausgeprägten Hill-Sachschen Defekt aufweisen, ist die Indikation zur Weberschen Derotationsosteotomie gegeben.

Literatur

1. Albert E (1888) Arthrodese bei habitueller Luxation des Schultergelenkes. Internat Klin Rdsch 6:281
2. Arlt J (1941) Schulterluxation. Chirurg 13:416
3. Bankart ASB (1938) The pathology and treatment of recurrent dislocation of the shoulder joint. Brit J Surg 26:23
4. Beck E (1969) Die habituelle Schulterverrenkung. F. Enke, Stuttgart
5. Bristow (1969) zit. in E. Beck
6. Cramer F (1882) Resektion des Oberarmkopfes wegen habitueller Luxation. Berl Klin Wschr 19:21
7. Eden R (1920) Zur operativen Behandlung der habituellen Schulterluxation. Zbl Chir 47:1002
8. Hardegger F (1978) Technik und Ergebnisse der subcapitalen Humerusdrehosteotomie bei vorderer habitueller Schulterluxation. Orthopäde 7:147
9. Hill HA, Sachs MD (1940) The grooved defect of the humeral head. Radiology 35:690
10. Hybinette S (1935) Luxation de l'epaule, impossibilite de maintenir la reduction: guerson apres greffe operatoire d'un transplant osseux. Rev Orthop 22:255
11. Jäger M, Wirth CJ (1978) Kapselbandläsionen – Biomechanik, Diagnostik, Therapie. Thieme, Stuttgart
12. Lange M (1944) Die operative Behandlung der gewohnheitsmäßigen Verrenkung an Schulter, Knie und Fuß. Z Orthop 75:162
13. Loeffler F (1920) Die Behandlung der habituellen Schulterluxation. Zbl Chir 47:324

14. Mäder G, Noesberger B (1978) Technik und klinische Erfahrungen mit der modifizierten Operation nach Trillat bei habitueller vorderer Schulterluxation. Orthopäde 7:185
15. Magnusson PB, Stack JK (1943) Recurrent dislocation of the shoulder. J.A.M.A. 123: 889
16. Malgaigne DMP (1832) Les luxations scapulo-humerales. Nouveau moyen de les distinguer des fractures du col de l'humerus. Nouvelle methode de reduction. Experiences faites a l'Hotel-Dieu. Gaz Med Paris 3:506
17. Matter P, Strömsöe K, Senn E (1979) Die traumatische Schulterluxation. Unfallheilkd 82:407
18. Morscher E, Taillard W (1964) Die willkürliche Schulterluxation. Schweiz Med Wschr 94:1076
19. Perthes G (1925) Über Ergebnisse der Operationen bei habitueller Schulterluxation mit besonderer Berücksichtigung unseres Verfahrens. Dtsch Z Chir 194:1
20. Putti-Platt (1969) zitiert in E. Beck
21. Saxer U (1978) Indikation und Technik der Limbusverschraubung nach M.E. Müller bei habitueller Schulterluxation. Orthopäde 7:160
22. Seidel A (1918) Die habituelle Schulterluxation. Erg Chir 10:1012
23. Trillat A, Dejour H, Roullet J (1965) Luxation recidivante de l'epaule et lesions du bourrelet glenoidien. Rev Chir Orthop (Paris) 51:525
24. Trillat A, Leclerc-Chalvet F (1973) Luxation recidivante de l'epaule. Masson & Cie., Paris
25. Weber BG (1969) Operative treatment for recurrent dislocation of the shoulder. Injury 1:107
26. Weber BG (1979) Die gewohnheitsmäßige Schulterverrenkung. Unfallheilkunde 82: 413
27. Wissing H (1980) Frische und habituelle Luxationen des Schultergelenkes. Unfallchirurgie 6:233
28. Yasargil (1979) zitiert in Matter PK, Strömsöe K, Senn E (Hrsg) Die traumatische Schulterluxation. Unfallheilkunde 82:407

Technik und Ergebnisse des Kapselbandersatzes bei der veralteten Komplexinstabilität des Kniegelenkes

A. Voorhoeve und W. Adolphs

St. Vincenz Krankenhaus, Chirurgische Klinik, Unfallchirurgische Abteilung, Auf dem Schafsberg, D-6250 Limburg 1

Während bei der frischen Komplexinstabilität des Kniegelenkes durch anatomisch exakte Rekonstruktion der verletzten Strukturen eine vollständige Wiederherstellung der Kniegelenksfunktion möglich ist, gelingt dies nach dem Schrifttum bei veralteten Komplexinstabilitäten nicht. Diese unterschiedliche Prognose ist u.E. bedingt:

1. Durch das vielfältige, oft nicht richtig bzw. nicht rechtzeitig erkannte Verletzungsmuster.
2. Durch die schnelle Schrumpfungsneigung verletzter kollagener Strukturen und die damit verbundene zeitlich sehr begrenzte therapeutische Breite.

Hefte zur Unfallheilkunde, Heft 158
Zusammengestellt von A. Pannike

3. Durch die Insuffizienz der bisher zur Rekonstruktion angebotenen Verfahren, auf die im einzelnen aus Zeitgründen hier nicht eingegangen werden kann.

Eigene Methode

Wir haben versucht, durch Ersatz aller geschädigten Strukturen durch freie Cutistransplantate die Ergebnisse bei den veralteten Komplexinstabilitäten zu verbessern. Um allen 4 Formen gerecht zu werden, haben wir das Verfahren standardisiert: Ein kräftiger Cutisrundstiel, der am Ende in einen breiten, dreieckförmigen Lappen ausläuft, wird der Verletzung entsprechend durch Knochenkanäle der Oberschenkelrolle und des Schienbeinkopfes geleitet zum Kreuzbandersatz. Der dreieckige Lappen wird gezipfelt und dient zum Ersatz der vorderen Kapselbänder, der Seitenbandstrukturen und der dorsalen Kapselbandstrukturen.

Entnahme der Cutis

Zur Entnahme der großen Cutislappen haben sich uns folgende Verfahren bewährt:

1. An der Oberschenkelaußenseite des nicht verletzten Beines (wegen der erforderlichen Gipsbehandlung) wird mit dem Dermatom dicke Spalthaut abgetragen und die darunterliegende Lederhaut entnommen. Die Spalthaut wird gestichelt und zur Wundbedeckung wieder angenäht.
2. Oberhalb des großen Rollhügels kann im „Unterhosenbereich" ein ca. 20 x 8 cm ovaler Hautlappen entnommen werden.
   Wir tendieren immer mehr zu dieser zweiten Möglichkeit, da sie kosmetisch günstiger ist.

Freilegung des Kniegelenkes

Von medial her legen wir das Kniegelenk durch einen kulissenartigen Schnitt frei. Er verläuft von der Tuberositas tibiae zum musculus vastus medialis. Einkerben der Vastusfascie und der äußeren Gelenkkapsel, die von der Synovia bis parapatellar freipräpariert wird. Die Synovia wird ca. 1/2 cm neben der Kniescheibe eröffnet, die Plica synovialis intercondylär abgetrennt. Der gesamte Streckapparat läßt sich dann mühelos nach lateral luxieren, das Gelenk liegt übersichtlich frei. Bei angebeugtem Kniegelenk lassen sich die dorsomedialen Kapselbandstrukturen bequem darstellen.

Lateral verläuft der Schnitt vom ventralen Bereich des Wadenbeinköpfchens zur Oberschenkelrolle. Der Wadenbeinnerv wird dargestellt und angeschlungen. Längsspalten des Tractus iliotibialis bis zur Ansatzstelle des Außenbandes. Ca. 1,5 cm oberhalb wird bei den lateralen Komplexinstabilitäten der transcondyläre Bohrkanal herausgeleitet und das Cutistransplantat durchgezogen. Nach Zipfelung des Cutisdreiecks in kräftige Streifen wird der dorsale unter dem tractus iliotibialis und dem Biceps durchgezogen und in leichter Beugestellung von ca. 30° an der Ansatzstelle unter dem lateralen Kopf des Musc. gastrocnemius am Schienbeinkopf verankert.

Einige prä- und postoperative Röntgenbilder sollen das Vorgehen verdeutlichen.

Nachbehandlung

Postoperativ stellen wir das Gelenke in einer langen Gips-U-Schiene in 30° Beugestellung bis zur Wundheilung für 14 Tage ruhig. Danach legen wir in gleicher Beugestellung für weitere 6 Wochen einen Oberschenkelrundgipsverband an. Während der Zeit der Ruhigstellung werden isometrische Übungen durchgeführt. Nach der Gipsabnahme erfolgt die krankengymnastische Übungsbehandlung, wobei vor allem zunächst Wert auf Streckung des Kniegelenkes gelegt wird.

Ergebnisse

Vom 1.7.1975 bis zum 31.3.1981 haben wir von insgesamt 48 veralteten Komplexinstabilitäten des Kniegelenkes 32 nach dem o.g. Verfahren behandelt. Dabei haben wir 7 schlechte, 18 gute und 7 sehr gute Ergebnisse erzielt.

Schlecht sind die Ergebnisse, wenn Bandinstabilitäten verbleiben, auch wenn gegenüber dem Vorbefund eine Besserung erzielt wurde. Unter dieser Rubrik eingeordnet sind auch Patienten mit zunächst gutem Ergebnis und Sekundärauslockerung manchmal nach Jahren.

Gute Ergebnisse sind postoperativ seitengleich stabile Gelenke mit noch verbliebener Beugebehinderung von 10°–20° oder Muskelminderung, auch wenn die Ursachen anders begründet werden können (z.B. schon vorher bestehende Arthrosen). Diese Patientengruppe ist für Leistungssport nicht geeignet, da bei extremer Belastung des Gelenkes eine Sekundärauslockerung eintreten kann.

Bei sehr guten Ergebnissen fordern wir seitengleiche Bandstabilität, freie Beweglichkeit, seitengleich kräftige Muskulatur, Beschwerdefreiheit und Tauglichkeit für Schwerarbeit und Leistungssport. In dieser Gruppe haben wir ganz offensichtlich wegen der freien Beweglichkeit eine Sekundärauslockerung bisher nicht erlebt.

Diskussion

Grundsätzlich kann es durch den Ersatz aller geschädigter Kapselbandstrukturen auch bei der veralteten Komplexinstabilität des Kniegelenkes gelingen, eine vollständige Wiederherstellung der Kniegelenksfunktion zu erreichen.

Die Zahl der unbefriedigenden Ergebnisse ist jedoch groß, so daß sicher Verbesserungen der Operationstechnik und der Transplantate erforderlich werden. Angesichts des großen operativen Aufwandes bei der Sekundärversorgung der Komplexinstabilitäten und der relativ geringen Quote an sehr guten Ergebnissen steht u.E. derzeit immer noch die rechtzeitige anatomisch exakte Rekonstruktion der Primärverletzung im Vordergrund.

Die gewissensberuhigende Gipsruhigstellung einer frischen Komplexinstabilität ist auch schon beim Verdacht auf das Vorliegen einer solchen Verletzung ein oft nicht wiedergutzumachender Behandlungsfehler. Nach unserer Auffassung muß beim Verdacht auf das Vorliegen einer solchen Verletzung die Diagnose innerhalb weniger Tage durch alle zur Verfügung stehenden Maßnahmen (genaue klinische Untersuchung, Probepunktion, Narkoseuntersuchung, Arthroskopie) gestellt werden, damit rechtzeitig innerhalb der ersten 14 Tage nach der Verletzung die operative Versorgung erfolgen kann.

Literatur

1. Baumgartl F, Hohenbleicher R, Seling K: Bandverletzungen des Kniegelenkes. In: Baumgartl F, Kremer K, Schreiber HW (Hrsg) Spezielle Chirurgie für die Praxis, Bd III, Teil 2, S 529ff
2. Burri C, Rüter A: Bandverletzungen am Kniegelenk. Hefte Unfallheilkd 125. Springer, Berlin Heidelberg New York
3. Hertel P: Verletzung und Spannung von Kniebändern. Experimentelle Studie. Hefte Unfallheilkd 142. Springer, Berlin Heidelberg New York
4. Jäger M, Wirth CJ (1978) Kapselbandläsionen. Thieme, Stuttgart
5. Muhr G, Wagner M (1981) Kapsel-Band-Verletzungen des Kniegelenkes. Diagnostikfibel. Springer, Berlin Heidelberg New York

Sensibilisierung durch Metalle bei Patienten mit infizierten Osteosynthesen

S. Hierholzer und G. Hierholzer

Berufsgenossenschaftliche Unfallklinik Duisburg-Buchholz (Dir.: Prof. Dr. G. Hierholzer), Großenbaumer Allee 250, D-4100 Duisburg 28

In der Traumatologie kann man heute noch nicht auf die Verwendung metallischer Implantate verzichten. Sie werden aus sehr korrosionsbeständigem Chrom-Nickel-Stahl – dem V4A-Stahl – in der Standardisierung nach DIN 58800 gefertigt. Trotzdem finden Wechselwirkungen zwischen Osteosynthesematerial und biologischem Gewebe statt, so daß sich in Abhängigkeit von der Implantationszeit eine zunehmende Metallose im Kontaktgewebe eines Metallimplantates entwickeln kann. Nach Untersuchungen von Zilkens [6] läßt sich in diesem Kontaktgewebe eine signifikante Anreicherung der implantatspezifischen Elemente Eisen, Nickel, Chrom und Molybden nachweisen. Bemerkenswerterweise kann auch Kobalt trotz seines geringen Gewichtsanteiles im V4A-Stahl bis zum etwa zehnfachen der Normalwerte beispielsweise in der Leber angereichert werden.

Im Rahmen dieser Wechselwirkungen zwischen Stahlimplantat und umliegendem biologischen Gewebe ist einigen Angaben in der Literatur zufolge in einem gewissen Prozentsatz auch mit einer Sensibilisierung des Organismus gegen implantatsspezifische Elemente zu rechnen [1, 2, 3, 5 u.a.]. Entsprechende Untersuchungen zeigen einen gewissen Zusammenhang zwischen Metallimplantatlockerung und Metallsensibilisierung. Zu einer derartigen Überempfindlichkeit kommt es, wenn die im Kontaktgewebe eines Implantates liegenden Metallionen als Haptene wirken und nach Bindung an Proteine immunkompetente Zellen, nämlich spezifisch reagible T-Lymphocyten aktivieren. Damit werden dem allergischen Kontaktekzem vergleichbare zelluläre Immunreaktionen ausgelöst.

Solche immunologische Entzündungsreaktionen in der Implantatumgebung sind nicht nur als Ursache für morphologische Veränderungen wie der Metallockerungen, sondern auch für diejenigen wie der Knocheninfektion nach Osteosynthesen denkbar. Wir haben daher mit dem Leukocytenmigrationstest vergleichende Untersuchungen zur Sensibilisierung gegen implantatspezifische Elemente durchgeführt und 2 Personengruppen unterschieden:

1. Implantatträger ohne Infektion,
2. Implantatträger mit Infektion im Osteosynthesebereich.

Wir berichten hier über unsere Untersuchungen für Kobalt, Chrom und Nickel bei Patienten, die metallische Implantate länger als 6 Monate trugen.

Zur Durchführung des Testes wird nach Isolierung peripherer Leukocyten eine Suspension von Lymphocyten und polymorphkernigen Granulocyten in der Konzentration von $3 \cdot 10^8$ weißen Blutkörperchen/ml hergestellt, diese in halbierte 20 Mikroliter-Capillaren durch die capillare Saugwirkung eingebracht, ein Ende in der Bunsenbrennerflamme abgeschmolzen und die Zellen durch Zentrifugieren bei 600 g in der Capillare zu einem Ende von etwa 5 mm verdichtet. Dieses Capillarende wird abgeschnitten und in die Kammer einer Migrationstestplatte mit 6-fach-Ansatz pro Metallsalz und Leerwert eingebracht. Die zu verwendenden Massen- bzw. Stoffmengenkonzentrationen von $CoCl_2$, $CrCl_3$ und $NiSO_4$ ergaben sich aus Vorversuchen. So erwiesen sich $17 \cdot 10^{-5}$ molare $CoCl_2$- und $NiSO_4$-Lösungen sowie $29 \cdot 10^{-5}$ molare $CrCl_3$-Lösungen als noch nicht cytotoxisch. Innerhalb einer 18–20stündigen Inkubation bei 37°C mit diesen Metallösungen in Hanks-Lösung + 10% autologes Serum können die in den Capillarenden sich befindliche Leukocyten ausmigrieren. Nach dieser Zeit werden die Migrationshöfe unter dem Zeichenmikroskop abgezeichnet und die Flächen planimetrisch erfaßt. Der Migrationsindex wird angegeben durch den Quotienten Migrationshof + Antigen – also Metallsalz – und Migrationshof der Kontrolle. Der Migrationsindex von 1,0 ± 0,2 ist als Normbereich anzusehen [3]. Werte unter 0,8 sind Ausdruck einer Leukocytenmigrationshemmung und damit Ausdruck einer cellulären Sensibilisierung. Aber auch die Steigerung des Migrationsindex über 1,2 ist Ausdruck einer derartigen immunologischen Reaktion [3].

Wie die Abb. 1 darstellt, sind Implantatträger ohne Infektion mit einer relativen Häufigkeit von 0,19 gegen Kobalt, von 0,175 gegen Chrom und gegen Nickel mit einer relativen

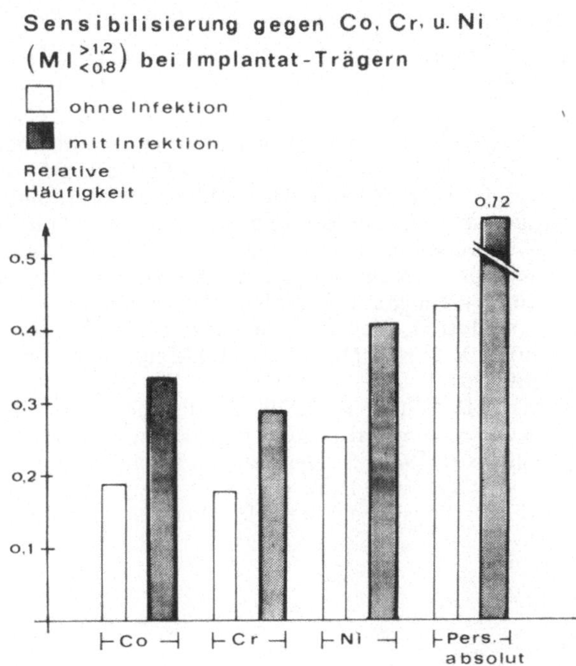

Abb. 1

Häufigkeit von 0,23 sensibilisiert. Diese Metallallergie ist bei Patienten mit metallischen Implantaten und Infektion wesentlich häufiger anzutreffen, nämlich in einer relativen Häufigkeit von 0,38 gegen Kobalt, von 0,28 gegen Chrom und von 0,4 gegen Nickel. Die klinische Relevanz ist jedoch nicht aus der Sensibilisierung gegen ein spezielles Metall, sondern aus der Sensibilisierung mit entsprechender Entzündungsreaktion im Metallager überhaupt abzuleiten. Legt man dieses Kriterium zugrunde, so sind Patienten mit infizierten Osteosynthesen knapp doppelt so häufig gegen eines der untersuchten Metalle sensibilisiert wie Patienten mit aseptischen Verläufen nach Osteosynthesen.

Diese Ergebnisse lassen den Zusammenhang zwischen Metallsensibilisierung und Auftreten einer Infektion wahrscheinlich erscheinen. Vor therapeutischen Konsequenzen muß dieser Zusammenhang jedoch durch entsprechende Untersuchungen gesichert werden.

Zusammenfassung

In der Umgebung metallischer Osteosynthesematerialien können aufgrund korrosionsbedingter Freisetzung implantatspezifische Metalle nachgewiesen werden, die celluläre Immunmechanismen des Organismus aktivieren können. Wir führten daher mit dem Leukocyten-Migrations-Test vergleichende Untersuchungen zur Sensibilisierung gegen die implantatspezifischen Elemente Co, Cr und Ni zur Frage des Zusammenhangs zwischen Metallsensibilisierung und Infektionshäufigkeit nach Osteosynthesen durch. Es ergab sich, daß Patienten mit infizierten Osteosynthesen knapp doppelt so häufig gegen eines der untersuchten Metall sensibilisiert waren wie Patienten mit aseptischen Verläufen nach Osteosynthesen. Diese Ergebnisse lassen den Zusammenhang zwischen Metall-Sensibilisierung und Auftreten einer Infektion wahrscheinlich erscheinen. Vor therapeutischen Konsequenzen muß dieser Zusammenhang jedoch durch entsprechende Untersuchungen gesichert werden.

Literatur

1. Elvies MW (1977) Transformation in the presence of metals of Lymphocytes from patients with total joint protheses. J Path 122:35–40
2. Evans EM, Freemann MAR, Müller AJ, Vernon-Roberts B (1974) Metal sensitivity as a cause of bone necrosis and loosening of the prothesis in total joint replacement. J Bone Joint Surg 56B, 4:626–642
3. Federlin K, Maini RN, Russel AS, Dumonde DC (1971) A micromethode for peripheral leukocyte migration in tuberculin sensitivity. J Clin Path 24:533–536
4. Höhndorf H, Ziegler V, Brückner L (1978) Dermatologische Unverträglichkeitsreaktion durch X 5 NcNiMo 18.10 Stahl-Implantate im Tierexperiment. Z Exper Chirurg 11: 389–394
5. Jaster D, Werner K (1979) Sensibilisierungsnachweis gegen Chrom und Kobalt mit dem Leukocytenmigrationstest. Beitr Orthop Traumatol 26:514–519
6. Zilkens J (1978) Spurenelementenanalysen von Geweben nach Implantation metallischer Kraftträger mit Hilfe der Neutronenaktivierungsanalyse. Habilitationsschrift aus der Abt. Orthopädie der Medizinischen Fakultät an der Technischen Hochschule Aachen

Untersuchung gerinnungsphysiologischer und immunologischer Parameter bei unfallchirurgischen Patienten

A. El Mouaaouy, B. Domres, W. Heller und D. Veihelmann

Chirurgische Universitätsklinik (Direktor: Prof. Dr. L. Koslowski), Calwer Straße 7, D-7400 Tübingen

Einleitung

Bei polytraumatisierten Patienten mit ausgedehnten Knochenfrakturen besteht das Risiko von Störungen der Weichteil- und Knochenbruchheilung. Größere bzw. wiederholte Eingriffe bei abdominal-chirurgisch-operierten Patienten sind meistens gekoppelt mit deutlichem Abfall des Faktor XIII. Dieser Konzentrationsabfall zählt jetzt anhand mehrerer Studien zu den unmittelbaren Ursachen der Wundheilungsstörung [4, 9]. Ein Faktor XIII-Abfall wurde allgemein festgestellt bei Patienten mit massiven Bluttransfusionen (nach unseren Beobachtungen im Sinne eines Verdünnungseffektes und/oder Produktionshemmung), bei Patienten mit komplizierten und ausgedehnten Verletzungen, bei Patienten mit niedrigerer Hämoglobinkonzentration und bei Patienten mit langen Operationszeiten.

Anhand tierexperimenteller Studien zeigte sich eine positive Wirkung des Faktor XIII auf das Fibroblastenwachstum und die Kollagensynthese [2, 3, 10]. Darüberhinaus wird seine Mitwirtkung auf Knochenwachstum, Callusbildung- und Verfestigung diskutiert.

Methodik und Material

Das unfallchirurgische Krankengut gliedert sich in 4 Gruppen:

Gruppe I: 14 Patienten mit Polytrauma.

Gruppe II: 10 Patienten, die bei Verkehrsunfällen sich eine offene Fraktur zugezogen hatten, osteosynthetisch versorgt worden waren und als Spätkomplikationen eine Osteitis bekamen.

Gruppe III: 10 Patienten mit Sprunggelenkfraktur Typ Weber Bod. C (als Kontrollgruppe)

Gruppe IV: Patienten mit erniedrigten Hb-Werten (Hb kleiner als 11 g%).

Bei diesen Patienten wurden bestimmt: Faktor XIII, Präkallikrein, Antithrombin III, IgA, IgG, IgM und das Blutbild sofort nach dem Unfall, sowie vor und nach der Operation.

Ergebnisse

Wie aus der Abb. 1 zu ersehen ist, zeigen die Polytraumatisierten Faktor XIII-Summationswerte von 55%. Sofort nach dem Unfall und postoperativ lagen die Werte noch niedriger. Niedriger als 50% lagen Faktor XIII-Werte bei Patienten mit Hb-Werten von weniger als 11 g%.

Sämtliche Parameter lagen bei Patienten mit Sprunggelenkesfraktur im Normbereich. Auch in der Osteitis-Gruppe zeigten sich außer erhöhter IgA, IgG- und IgM-Werte unauffällige Parameter.

Hefte zur Unfallheilkunde, Heft 158
Zusammengestellt von A. Pannike

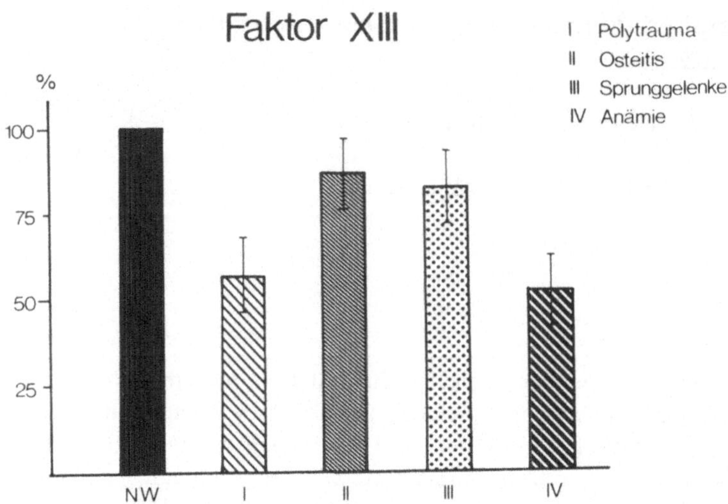

Abb. 1. Faktor XIII-Konzentrations-Mittelwerte in den Gruppen: Polytrauma, Osteitis, Sprunggelenksfrakturen und Anämie

Polytrauma-Patienten zeichneten sich durch Hb-Werte von weniger als 11 g% aus. Sämtliche Fälle, wo Faktor XIII unter 75% lag, korrelierten erniedrigte Hb-Werte und umgekehrt.

In den Gruppen Polytrauma, Anämie und erniedrigte Faktor-XIII-Werte (kleiner als 75%) konnten erniedrigte Präkallikreinwerte festgestellt werden (Abb. 2).

Signifikante Änderungen von AT III waren nicht feststellbar. Patienten aus der Polytraumagruppe mit einem Faktor XIII-Wert von weniger als 50% verabreichten wir den Faktor, bis die Blutwerte über 75% erreicht waren. Gleichzeitig konnte festgestellt werden, daß

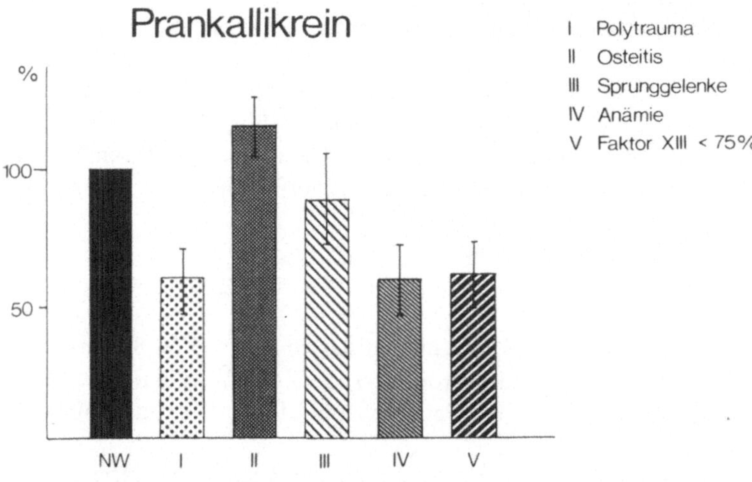

Abb. 2. Präkallikrein Mittelwerte bei verschiedenen Patientengruppen

sich die H-, Präkallikrein- und Antithrombin III-Werte danach auf Werte im Normbereich stabilisiert hatten und nicht mehr abgesunken waren.

Patienten mit einem normalen Faktor XIII-Wert (75%) zeigten auch einen normalen Präkallikrein- und Antithrombin-III-Wert.

Patienten mit offenen Brüchen zeigten postoperativ einen Faktor XIII-Abfall unter 50%. Der Anstieg erfolgte sehr langsam.

Schlußfolgerungen

Patienten mit offenen Knochenbrüchen sind als Risikopatienten anzusehen und benötigen eine gezielte Gerinnungstherapie. Bei Faktor XIII-Werten von 50% und weniger sollte diese Substanz nach dem Trauma und postoperativ substituiert werden bis zu Werten von ca. 75%.

Bei ausgedehnten Weichteilverletzungen in Kombination mit Frakturen empfiehlt es sich, diese Substanz bis auf Normalwerte zu substituieren.

Bei Auftreten von postoperativen Komplikationen sollte nur dann mit Faktor XIII substituiert werden, wenn ein Mangel nachgewiesen wurde, da es in der Regel postoperativ zur Steigerung der Konzentration dieses Faktors kommt, der sich dann auf Normalwerte wieder stabilisiert.

Literatur

1. Beck EA, Duckert F, Vogel A, Ernst M (1962) Zellforschung 57:327
2. Benfer J, Ruck HSt (1977) Factor XIII and Fracture Healing. Eur Surg Res 9:217–223
3. Bruhn HD: Regulation der Fibroblastenproliferation durch Fibrinogen/Fibrin, kälteunlösliches Globulin und Faktor XIII
4. Gierhake FW, Papastavron N, Zimmermann K, Bohn H, Schwick HG (1974) Prophylaxe postoperativer Wundheilungsstörungen durch Faktor-XIII-Substitution. Dtsch Med Wschr 99:1004–1009
5. Knoche H, Schmitt E (1974) Autoradiographische Untersuchungen über den Einfluß des Faktors XIII auf die Wundheilung im Tierexperiment. Arzneim Forsch (Drug Res) 26:4, 547–551
6. Lang D (1978) Anregung und Förderung des Knochenwachstums durch F. XIII-Gabe. Die gelben Hefte XVIII
7. Mosher DF (1977) Biochem Biophys Acta 491:250
8. Petracic B, Zelinka L (1980) Verhalten von Immunglobulinen und Faktor XIII bei Polytraumatisierten. Die gelben Hefte XX:116–119
9. Schramm W, Schmidtler F, Schildberg FW, Schaarschmidt K (1978) Gerinnungsfaktor XIII bei Wundheilungsstörungen: postoperative Bauchwandruptur. Die gelben Hefte XVIII:30–34
10. Witzke G (1979) Fibrinbildung und Fibrinstabilisierung. Die gelben Hefte XIX

Längenwachstum und Rotationsverhalten des kindlichen Oberschenkels nach konservativ behandelter Schaftfraktur

H. Siebert, M. Simon und A. Pannike

Klinikum der Johann-Wolfgang-Goethe-Universität, Unfallchirurgische Universitätsklinik, (Leiter: Prof. Dr. A. Pannike), Theodor-Stern-Kai 7, D-6000 Frankfurt 70

Die Art der Behandlung isolierter Oberschenkelschaftfrakturen bei Kindern wird überwiegend bestimmt durch das Alter des Kindes, in geringerem Ausmaß durch die Frakturlokalisation. Geschlossene Oberschenkelschaftfrakturen werden in unserem Hause bei Kindern bis zum 2. Lebensjahr in Overhead-Extension und/oder Beckengips, bei Kindern bis zum 8.–10. Lebensjahr auf dem Weber-Tisch und bei Kindern bis zum 13.–14. Lebensjahr mit Extension und Schiene sowie anschließender Ruhigstellung im Beckengips behandelt.

Eine offene Reposition mit Stabilisierung durch Plattenosteosynthese halten wir bis zum 12. Lebensjahr nur in Ausnahmefällen für indiziert.

Rotationsfehlstellungen und/oder Beinlängendifferenzen sind die häufigsten Folgen nach Schaftfrakturen am Oberschenkel. Seit 1977 haben wir die von uns behandelten Kinder regelmäßig nachuntersucht, um eine mögliche Spontankorrektur der Rotationsachse wie auch das Ausmaß der verbliebenen Beinlängendifferenz zu bestimmen. Die Spontankorrektur des Antetorsionswinkels nach Oberschenkelschaftfrakturen wurde in letzter Zeit von v. Laer, Oberhammer u. Verbeek anhand umfangreicher Nachuntersuchungen überprüft (Tabelle 1).

In der Zeit vom 1.1.1975 bis 31.12.1980 wurden 94 Kinder mit Oberschenkelschaftfrakturen in der Unfallchirurgischen Universitätsklinik Frankfurt behandelt. Tabelle 2 gibt Auskunft über die Art der Behandlung, Unfallursachen und Alter der von uns behandelten Kinder.

Bei 20 von 43 Kindern, bei denen zum Behandlungsabschluß, d.h. 3–5 Monate nach dem Unfall, der Antetorsionswinkel röntgenologisch bestimmt werden konnte, fanden sich Antetorsionswinkeldifferenzen von mehr als 5°. 13 Kinder zeigten auf der verletzten Seite einen vermehrten, 7 einen verringerten Antetorsionswinkel. Bei der 1. Nachuntersuchung, die durchschnittlich 2 Jahre nach dem Unfall erfolgte, konnte bei 16 Kindern eine AT-Winekldifferenz von mehr als 5° zur gesunden Seite festgestellt werden. Bei der durchschnittlich 4 Jahre nach dem Unfall durchgeführten 2. Nachuntersuchung fand sich bei 6 von 15 Kindern noch eine AT-Winkeldifferenz von mehr als 5° (Tabelle 3).

In Tabelle 4 wird das Ausmaß der Spontankorrektur des Antetorsionswinkels bei 9 von 15 mehrmals nachuntersuchten Kindern deutlich. Alle 6 Kinder, bei denen es zu keinem Ausgleich der AT-Winkeldifferenz gekommen war, waren zum Zeitpunkt des Unfalls älter als 4 Jahre. Behandlungsart und Frakturlokalisation erklären den noch nicht eingetretenen Ausgleich des AT-Winkels nicht ausreichend. Bei den einzelnen Nachuntersuchungen konnten keine funktionellen Behinderungen festgestellt werden. Bei keinem Kind wurde eine auffallende Fehlstellung oder Fehlhaltung bei der körperlichen Untersuchung gefunden. Die Ergebnisse der Beinlängenmessungen zu den 3 Nachuntersuchungszeitpunkten (Tabelle 5) zeigen, daß bei 3 von 11 Patienten mit Verkürzung des verletzten Beines um 0,5– 1,0 cm ein Ausgleich der Verkürzung 2–4 Jahre nach dem Unfall festgestellt werden konnte. In der überwiegenden Mehrzahl der Fälle konnte jedoch ein spon-

Hefte zur Unfallheilkunde, Heft 158
Zusammengestellt von A. Pannike

Tabelle 1. Literaturangaben über die Häufigkeit von Rotationsfehlern nach Oberschenkelschaftfrakturen bei Kindern (UUK Frankfurt)

Autor		Zahl d. n. u. Pat.	NU (Jahre)	AT Wink. 5° (%)	Spontane Korrektur (%)
Vontobel	1961	62	1–20	28	
Hupfauer	1971	66	2–12	60	
Best	1972	48	2– 7	40	
Klapp	1974	23	2–14	30	
Jano	1975	31	1/4– 6	60	
Herzog	1976	26	8–15	30	
Verbeck	1976	62	1– 6	60	
Engels	1977	73	2–11	25	
v. Lear	1978	143	5–15	21	67 korr.
Denuin	1979	52	5–13	20	
Verbeek	1979	65	1–14	30	70 korr.
Oberhammer	1980	124	2–13	29	40 korr.
eigene Us.	1981	25	2– 4	47	65 korr.

Tabelle 2. Alter, Behandlungsart und Unfallursachen aller im Zeitraum vom 1.1.75 bis 31.12.1980 behandelten Kinder mit Oberschenkelschaftfrakturen (UUK Frankfurt)

Behandlungsart	n	Alter	n	Unfallursachen	n
Weberbock	36	0– 3 J.	11	Verkehr	61
Schiene + Extension	33	4– 6 J.	30	Sport	16
Overhead	9	7– 9 J.	24	Abgestürzt	12
Beckengips	10	10–12 J.	20	Sonstige	5
Osteosynthese	6	13–14 J.	9		

Gesamt: 94 davon 33 Mehrfachverletzte

Tabelle 3. Ergebnisse der Antetorsionswinkelbestimmung nach Rippstein-Dunn (UUK Frankfurt)

1. Bei Behandlungsende: von 43 Kindern 20 Pat. (47%) AT ∡ $> 5^{o}$, davon
   13 Kinder AT ∡ vermehrt
   7 Kinder AT ∡ vermindert

2. NU (bis 2 Jahre nach dem Unfall) n = 25		2. NU (bis 4 Jahre nach dem Unfall) n = 15	
AT ∡ $< 5^{o}$	9	AT ∡ $< 5^{o}$	9
$> 5^{o} \pm 10^{o}$	1	$> 5^{o} \pm 10^{o}$	5
$+ 10^{o}$ und mehr	5	$+ 10^{o}$ und mehr	0
$- 5^{o}–10^{o}$	3	$- 5^{o}–10^{o}$	0
$- 10^{o}$ und mehr	7	$- 10^{o}$ und mehr	1

Tabelle 4. Einzelergebnisse der Antetorsionswinkelbestimmung von 15 mehrmals nachuntersuchten Kindern. *Op.* = Osteosynthese, *WB* = Weber-Bock-Behandlung, *Ext.* = Extensions- und Gipsbehandlung

Pat.	Alter b. Unf.	Beh.-art	Alter (Jahr)	1. NU AT W (°)	Diff. (°)	Alter (J)	2. NU AT W (°)	Diff. (°)	Ausmaß der Korrektur (°)	
S.T.	2	Op.	4	22/40	+ 18	7	26/30	+ 4	14	x
S.M.	6	WB	7 3/4	35/25	+ 10	10	24/17	+ 7	3	
K.M.	6	WB	8	32/41	+ 9	9 1/2	27/34	+ 7	2	
Ö.T.	9	Ext.	11	20/25	+ 5	13	20/18	− 2	7	x
K.S.	13	Op.	14 1/2	16/22	− 6	16	16/20	− 4	2	x
C.N.	9	WB	11	31/20	+ 11	13	24/17	+ 7	4	
D.J.	3	WB	14 1/2	29/20	+ 9	6 1/2	22/27	+ 1	8	x
S.G.	6	WB	8	30/17	− 13	9 3/4	18/16	− 2	11	x
D.N.	9	WB	11	7/20	− 13	13	17/14	+ 3	16	x
R.T.	10	Ext.	11 1/2	20/25	+ 5	14	22/30	+ 8	3	
R.S.	6	WB	8	22/42	+ 20	11	26/30	+ 4	16	x
G.C.	3	WB	5 1/2	44/45	+ 10	7 1/2	32/31	− 1	2	x
S.S.	7	WB	9	24/16	− 8	11 1/2	22/24	+ 2	10	x
B.W.	13	Ext.	14 1/2	7/13	+ 5	16	7/13	+ 5	0	
R.M.	7	WB	9	7/32	− 25	12	5/22	− 17	8	

Tabelle 5. Ergebnisse der Beinlängenmessungen zu den einzelnen Nachuntersuchungszeitpunkten

Behandlungsabschluß (n = 78)				1. NU (n = 25)			2. NU (n = 15)		
BLD:	0	0,5–1 cm	> 1 cm	0	0,5–1 cm	> 1 cm	0	0,5–1 cm	> 1 cm
WB n = 35	8	20 (3)	7	3	7 (2)	4	3	5 (1)	2
Ost. n = 6	0	4 (1)	2	0	3 (1)	1	0	1	2
Ext. n = 28	19	16 (7)	3	2	1 (1)	1	0	1 (1)	1
BG. n = 9	2	6	1	1	2	0	–	–	–
n = 78	26	46	12	6	13	6	3	7	5

Bei 3 von 11 Patienten mit Verkürzung des verletzten Beines konnte nach 2–4 Jahren ein Ausgleich der Verkürzung festgestellt werden

taner Längenausgleich nicht gefunden werden. Aufgrund unserer Nachuntersuchungsbefunde wie auch der Mitteilungen anderer Autoren ist eine spontane Korrektur einer Antetorsionsfehlstellung im Wachstumsalter möglich. Je jünger das Kind beim Unfall war, desto größer ist die Wahrscheinlichkeit eines Ausgleichs während des weiteren Wachstums. Trotz bestehender AT-Winkeldifferenz konnten bei den von uns behandelten Kindern bislang keine funktionelle Behinderung festgestellt werden. Inwieweit fortbestehende Rotationsfehlstellungen zur Arthrose im Hüftgelenk führen, ist bislang nicht eindeutig geklärt worden. Beinlängendifferenzen werden selten spontan ausgeglichen, lassen sich durch keine Maßnahmen während der Frakturheilung sicher verhindern und sind behandlungswürdig, wenn die Differenz 0,5 cm übersteigt. Unbehandelte Beinlängendifferenzen führen zu Gelenkveränderungen im Becken-Wirbelsäulen- und Kniegelenkbereich und sind deshalb zu den *wesentlichen* Komplikationen nach Oberschenkelschaftfrakturen im Kindesalter zu rechnen.

Literatur

Best PNB, Verhage CCH, Beertema JA (1972) De torsie-dislocatie in femurschaftfracturen bij Kinderen. Ned Tijdschr Geweesk 116:772

Benuin P, Ertresvag K, Hoiseth K (1979) Torsion deformities after traction treatment of femoral fractures in children. Acta Orthop Scand 50:87–91

Engels M, Lassing J, Manzl M (1977) Die konservative Behandlung der Oberschenkelfraktur. Z Kinderchir 20:79

Herzog B, Affolter P, Jani L (1976) Spätbefunde nach Marknagelung kindlicher Femurfrakturen. Z Kinderchir 19:74

Hupfauer W, Balau J (1971) Die konservative Behandlung kindlicher Oberschenkelfrakturen und ihrer Ergebnisse. Mschr Unfallheilkunde 74:441

Klapp F, Hertel P, Schweiberer L: Umbauvorgänge nach konservativer Behandlung kindlicher Schaftfrakturen

v. Laer L (1977) Beinlängendifferenzen und Rotationsfehler nach Oberschenkelschaftfrakturen im Kindesalter. Arch Orthop Unfallchir 89:124

Oberhammer J (1980) Degree and frequency of rotational deformities after infant femoral fracturs and their spontaneous correction. Arch Orthop Traumat Surg 97:249
Vontobel V, Genton N, Schmid R (1961) Die Spätergebnisse der kindlichen dislozierten Femurschaftfraktur. Helvet Chir Acta 28:655
Verbeek HOF (1979) Does correction of rotation deformity occur during growth? Reconstr Surg Traumat 17:75
Jano S, Sawada M (1975) Rotationsfehler nach kindlichen Femurschaftfrakturen. Z Orthop 113:119

Entstehung und Behandlung von Drehfehlern nach Oberschenkelschaftfrakturen

E. Keller, U. Pfister und A. Wentzensen

Berufsgenossenschaftliche Unfallklinik (Ärztlicher Direktor: Prof. Dr. S. Weller), Rosenauer Weg 95, D-7400 Tübingen

Nach Oberschenkelschaftfrakturen lassen sich Fehlstellungen in der Sagittal- und Frontalebene leicht durch den klinischen Befund oder das Röntgenbild erkennen.

Rotationsfehler werden dagegen häufig erst bei gutachterlichen Untersuchungen oder konsekutiven Knie- oder Hüftgelenksbeschwerden entdeckt.

Innenrotationsfehler machen sich beim Patienten eher bemerkbar, da sie den Bewegungsablauf beim Gehen mehr beeinträchtigen als Außendrehfehler.

Am Oberschenkel sind Außenrotationsfehler häufiger, sie führen jedoch erst bei stärkerer Ausprägung zu Beschwerden. Bei einem Außendrehfehler des Oberschenkels kommt es bei Mittelstellung des Kniegelenkes zur Retrotorsionsstellung des Schenkelhalses. Bei der klinischen Untersuchung ist die Innendrehfähigkeit des Hüftgelenkes eingeschränkt. Ab 15°–20° Fehlstellung kommt es zur dauerhaften Fehlbelastung des Kniegelenkes mit Schmerzen am Gelenkspalt und Bandapparat.

Eine relativ genaue Bestimmung des Rotationsfehlers läßt sich röntgenologisch mit der Methode nach Rippstein durchführen. Die mangelhafte Beachtung der Rotationsstellung des Beines kann gleichermaßen bei operativer wie konservativer Behandlung zu Drehfehlern führen.

Drehfehler nach Marknagelosteosynthesen entstehen meist durch fehlerhafte Lagerung auf dem Extensionstisch. Bei der Marknagelung beginnt der Eingriff nicht mit dem Hautschnitt, sondern mit der exakten Lagerung der betroffenen Extremität.

Im geringerem Ausmaß resultieren Drehfehler nach Marknagelungen durch mangelnde postoperative Rotationsstabilität, verursacht durch die Verwendung zu dünner Nägel oder die Nagelung gelenknaher Frakturen.

Die Indikation zur Korrekturoperation ergibt sich aus dem Ausmaß der Fehlstellung und dem Grad der Beschwerden des Patienten.

Annähernde Richtwerte für die Indikation zru Derotationsosteotomie sind aufgrund klinischer Erfahrung Innendrehfehler ab 10° und Außendrehfehler ab 15°–20°.

Hefte zur Unfallheilkunde, Heft 158
Zusammengestellt von A. Pannike

Tabelle 1. Rotationsfehler nach Oberschenkelschaftfrakturen 1974–1980 (n = 29)

Art der primären Versorgung:	
Marknagelung	22
Plattenosteosynthese	3
Konservativ	4

Tabelle 2. Rotationsfehler nach Oberschenkelschaftfrakturen 1974–1980 (n = 29)

Intervall primäre Versorgung – Korrekturosteotomie
6 Monate bis 12 Jahre
Im Mittel: 45 Monate

Tabelle 3. Rotationsfehler nach Oberschenkelschaftfrakturen 1974–1980 (n = 29)

Ausmaß der Rotationsfehlstellung	Innenrotationsfehler	Außenrotationsfehler
-10°	0	0
-20°	2	3
-30°	4	6
-40°	0	7
-50°	0	5
50°	0	2

Tabelle 4. Rotationsfehler nach Oberschenkelschaftfrakturen 1974–1980 (n = 29)

Zusätzliche Fehlstellungen	
Valgus	1
Varus	3
Antekurvation	1
Verkürzung 1,5 cm	8

Tabelle 5. Rotationsfehler nach Oberschenkelschaftfrakturen 1974–1980 (n = 29)

Lokalisation der Korrekturosteotomie	
Intertrochantär	11
Subtrochantär	7
Supracondylär	9
Im ehem. Frakturbereich	2

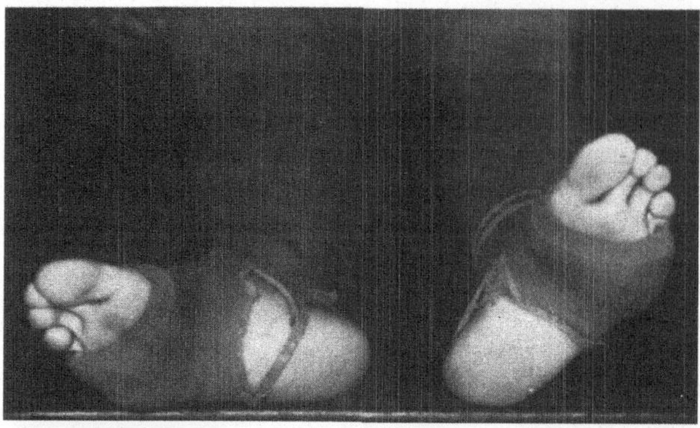

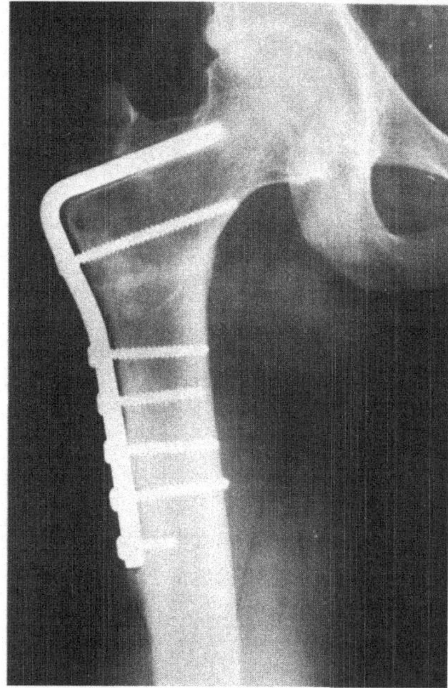

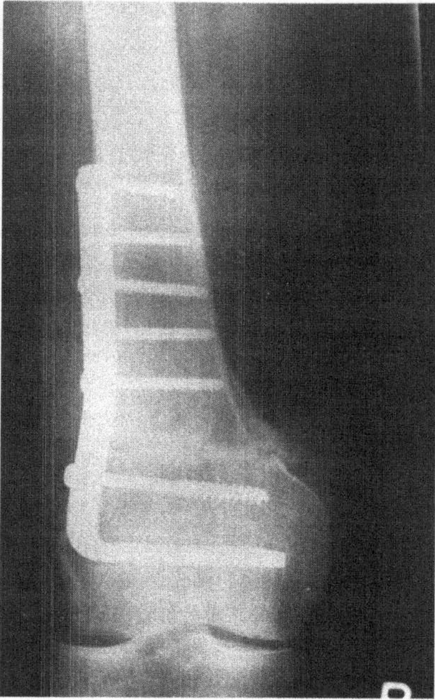

Abb. 1. Rotationsfehler im Oberschenkelschaftbereich und intertrochantäre oder supracondyläre Korrekturosteotomie

Die Korrekturosteotomie wird im intertrochantären, subtrochantären oder supracondylären Bereich durchgeführt. Die Osteosynthese erfolgt mit Condylen- bzw. Osteotomieplatten und axialer Kompression.

Die Höhe der ehemaligen Fraktur bestimmt die Lokalisation der Osteotomie.

Bei Drehfehlern von mehr als 30° sollte man subtrochantär osteotomieren, um den Spannungszustand der am Trochanter minor ansetzenden Muskulatur nicht zu ändern.

Eine Osteotomie im Schaftbereich versuchen wir zu vermeiden, da die Heilung hier häufig verzögert ist.

An der Berufsgenossenschaftlichen Unfallklinik Tübingen wurden von 1974–1980 29 Drehfehler nach Oberschenkelschaftfrakturen operativ korrigiert.

Das Alter der Patienten lag zwischen 3 und 61 Jahren, im Mittel bei 29,7 Jahren.

Das Intervall zwischen primärer Versorgung und Korrekturoperation lag zwischen 6 Monaten und 12 Jahren, im Mittel bei 45 Monaten.

Bei 8 Patienten waren mehr als 5 Jahre bis zur Korrekturosteotomie vergangen.

22 Patienten waren primär mit Marknägeln versorgt worden, bei 4 Patienten war eine konservative Therapie, bei 3 Patienten eine Plattenosteosynthese durchgeführt worden.

Dabei fand sich 6mal ein Innendrehfehler zwischen 20° und 30°, 23mal ein Außendrehfehler zwischen 20° und mehr als 50°, wobei 7 Patienten einen Drehfehler von mehr als 40° hatten. Zusätzliche Achsenfehler fanden sich 5mal, in 8 Fällen lag eine Beinverkürzung von mehr als 1,5 cm vor.

18mal wurde eine inter- oder subtrochantäre und 9mal eine supracondyläre Osteotomie durchgeführt, 2mal erfolgte die Osteotomie im ehemaligen Frakturbereich, dabei wurde in einem Fall eine Marknagelosteosynthese vorgenommen.

In allen anderen Fällen erfolgte die Osteosynthese mittels Condylen-, bzw. Osteotomieplatten.

Alle Osteotomien konnten komplikationslos zur Ausheilung gebracht werden.

Die Ursache der Drehfehler nach Oberschenkelschaftfrakturen liegen also sowohl in der mangelnden Beachtung der korrekten Rotation wie auch in den spezifischen Nachteilen der Marknagelung.

Bei Marknagelungen, die bereits präoperativ die Gefahr einer Rotationsinstabilität erkennen lassen, erweitern wir gelegentlich den Eingriff.

Nach erfolgter Nagelung wird die Fraktur sparsam freigelegt und eine kleine 4-Loch-DC-Platte als Antirotationsplatte fixiert.

Dies stellt einen nur kleinen, zusätzlichen Eingriff dar, der sich durchaus bewährt und noch zu keinen zusätzlichen Komplikationen geführt hat.

Literatur

1. Pallesen J (1977) Falsche Indikationen, falsche Technik bei Marknagelungen der unteren Gliedmaßen. Unfallheilkunde 80:107
2. Rehn J, Schramm W, Hierholzer G (1968) Zur Indikation und Technik der Umstellungsosteotomien wegen Fehlstellung nach Frakturen der unteren Gliedmaßen. Arch Orthop Unfallchir 63:9
3. Rippstein J (1955) Zur Bestimmung der Antetorsion des Schenkelhalses mittels zweier Röntgenaufnahmen. Z Orthop 86:345
4. Trentz O, Tscherne H, Oesten HJ (1977) Operationstechnik und Ergebnisse bei distalen Femurfrakturen. Unfallheilkunde 80:441
5. v. Laer L (1977) Beinlängendifferenzen und Rotationsfehler nach Oberschenkelschaftfrakturen im Kindesalter. Arch Orthop Unfallchir 89:212
6. Weber BG (1959) Prophylaxe der Achsenfehlstellungen bei der Behandlung von Beinfrakturen Erwachsener. Z Unf Med Berufskr 1:101
7. Weller S, Renne J (1973) Grundsätzliche Fehler und Komplikationsmöglichkeiten der Marknagelung. Chirurg 44:533
8. Weller S, Kuner E, Schweikert GH (1979) Medullary nailing according to Swiss study group principles. Clin Orthop 138:45
9. Zenker H (1972) Zur Indikation und Technik korrigierender Osteotomien im Schaftbereich langer Röhrenknochen. Arch Orthop Unfallchir 74:205

Erweiterte Indikation zur Marknagelung von Oberschenkelschaftbrüchen durch dynamische und statische Verriegelung

R.O. Bethke, B. Oellers und A. Hummel

Unfallchirurgische Klinik, Klinikum Mannheim der Universität Heidelberg, Theodor-Kutzer-Ufer, D-6800 Mannheim 1

Die Vorteile der belastungsstabilen Marknagelung gegenüber einer nur übungsstabilen Plattenosteosynthese kommen im Bereich der unteren Extremitäten voll zum tragen. Während die extramedulläre Fixation unter Umständen eine langfristige Schonung und Entlastung der Extremitäten erforderlich macht, stellt die Marknagelung keine besonderen Ansprüche an die Kooperation des Verletzten. Da die Patienten mit der Belastungsfähigkeit der Extremität unmittelbar ihre Geh- und Stehfähigkeit wiedererlangen, hängt der Wiedereintritt der Arbeitsfähigkeit nicht mehr bedingungslos vom zeitlichen Ablauf der knöchernen Frakturheilung ab.

Besonders wünschenswert wird eine belastungsstabile Osteosynthese, wenn mit erhöhter Beanspruchung durch pflegerische Maßnahmen gerechnet werden muß, wenn eine genügende Kooperation des Verletzten nicht sichergestellt ist oder wenn Entlastungsprobleme in der Mobilisationsphase vorauszusehen sind (Tabelle 1). Deutliche Vorteile bietet die Marknagelung auch bei Sekundärfrakturen nach Plattenentfernung sowie bei Refrakturen und Plattenbrüchen.

Ein Handikap der Marknagelung blieb, daß sich mit ihr nur Querbrüche und kurze Schrägfrakturen der Diaphyse versorgen ließen. Erst Anfang der Siebzigerjahre konnte der Indikationsbereich durch die von Klemm und Schellmann angegebene Verriegelungstechnik wesentlich erweitert werden. Mit dem Verriegelungsnagel lassen sich nun auch metaphysäre Frakturen und solche Brüche, bei denen eine Dislokation im Sinne der Verkürzung oder der Rotation zu befürchten ist, stabil fixieren (Tabelle 2).

In der Unfallchirurgischen Klinik wurden von 1976 bis 1980 63 Femurfrakturen mit dem Verriegelungsnagel versorgt. Bei 33 Frakturen wurde primär statisch, bei 30 Frakturen primär dynamisch verriegelt. Der Frakturtyp ist aus der folgenden Tabelle ersichtlich (Tabelle 3). Der Zeitpunkt der Dynamisierung bei statischer Verriegelung lag zwischen dem 3. und 6. Monat post operationem. Diesen Zeitraum einzuhalten gelang häufig erst nach persönlichem Anschreiben des Verletzten und nochmaliger Information des ambulant weiterbehandelnden Arztes. Aus gegebenem Anlaß sollte deshalb auf die Notwendigkeit der genauen Aufklärung über die Gefahr der Spongiosierung bei bleibender statischer Verriegelung hingewiesen werden. Das gesamte Metall entfernen wir in der Regel nach zwei Jahren. Für Verletzte mit isolierter Femurfraktur errechnete sich ein primärer Krankenhausaufenthalt von 21 Tagen, bei Polytraumatisierten von 50 Tagen. Spongiosa mußte bei 63 Femur-Verriegelungsnagelungen nur achtmal angelagert werden. Folgende Komplikationen wurden beobachtet:

Einmal kam es zu einem Bruch des proximalen Verriegelungsbolzens, einmal zur Infektion nach offener Fraktur I. Grades. Deformierungen oder Lockerungen der Verriegelungsbolzen traten nicht auf.

Die Verriegelungsnagelung hat sich als ein leistungsfähiges Verfahren bei der Behandlung bisher nicht nagelfähiger Frakturen bewährt.

Hefte zur Unfallheilkunde, Heft 158
Zusammengestellt von A. Pannike

Tabelle 1. Allgemeine Indikation zur Marknagelung von Femurfrakturen

1. Erhöhte Belastung durch pflegerische Maßnahmen
   a) Polytraumatisierte Patienten
   b) Bewußtlose Patienten
   c) Querschnittsgelähmte Patienten
2. Reduzierte Kooperation
   a) Schädel-Hirn-Trauma
   b) Cerebralsklerose
   c) Mangelnde Einsicht
3. Voraussehbare Entlastungsprobleme in der Mobilisationsphase
   a) Belastungsfähigkeit des anderen Beines
   b) Belastungsfähigkeit der oberen Extremitäten
   c) Körperliche Schwäche, Dyspnoe, Gleichgewichtsstörungen

Tabelle 2. Erweiterte Indikation zur Marknagelung des Femur durch Anwendung der Verriegelungstechnik

1. Metaphysäre Frakturen
2. Mehretagenfrakturen
3. Trümmerfrakturen
4. Frakturen mit Fragmentdefekten
5. Pathologische Frakturen

Tabelle 3. Verriegelungsnagelungen bei Frakturen des Femur Klinikum Mannheim 1976–1980

Metaphysäre Frakturen	23
Trümmerfrakturen	28
Frakturen mit Defekten	5
Pathologische Frakturen	7
Summe	63

Zusammenfassung

Die Verriegelungstechnik hat den Indikationsbereich der Marknagelung erheblich erweitert. Insbesondere metaphysäre Brüche und Stückfrakturen des Femurschaftes gelingt es, belastungsstabil zu versorgen. Über die Indikation zur Verriegelungsnagelung und über eigene Ergebnisse wird berichtet.

Literatur

Ansorge D, Hinze M (1977) Indikation und Technik der Verriegelungsnagelung. Zbl Chir 102:394–403

Ecke H, Neubert Chr, Neeb W (1980) Analyse der Behandlungsergebnisse von 1 127 Patienten mit Oberschenkelfrakturen aus der Bundesrepublik Deutschland und der Schweiz. Unfallchir 6:38–43 (Nr. 1)

Hempel D (1973) Die Marknagelung frischer Frakturen. Chirurg 44:539–541
Klemm K, Schellmann WD (1972) Dynamische und statische Verriegelung des Marknagels. Mschr Unfallheilkunde 75:568–575
Klemm K, Schellmann WD, Vittali HP (1974) Die Verriegelungsnagelung des Unterschenkels. Hefte Unfallheilkd 117:112–114
Mockwitz J, Klemm K (1974) Der Verriegelungsnagel – eine Bereicherung der intramedullären Osteosyntheseverfahren. Klinikarzt 11:319–321
Weller S, Knapp U (1975 Die Marknagelung – gute und relative Indikationen, Ergebnisse. Chirurg 46:152–154
Weller S, Renne J (1973) Grundsätzliche Fehler und Komplikationsmöglichkeiten der Marknagelung. Chirurg 44:533–538
Vecsei V, Hertz H (1977) Erfahrungen mit der Verriegelungsnagelung. Arch Orthop Unfallchir 89:191–189

Kombination von Schaftfrakturen und gelenknahen Frakturen am Femur: Therapiemöglichkeiten und Ergebnisse

N. Haas, G. Muhr und H. Tscherne

Unfallchirurgische Klinik der Medizinischen Hochschule, Karl-Wiechert-Allee 9, D-3000 Hannover 61

Die Kombinationsverletzungen von Schaftbrüchen und gelenknahen Brüchen am Femur haben in den letzten Jahren eine deutliche Zunahme erfahren, wie aus dem eigenen Krankengut und aus den Berichten der Literatur ersichtlich.

Wir selbst können über 41 dieser komplizierten Verletzungen berichten. 27 Patienten hatten Kombinationsfrakturen von Schaft und proximalem Femurende. In elf Fällen bestand eine distale Zweitfraktur. Bei 3 Patienten waren gleichzeitig Femurschaft, proximales und distales Femurende gebrochen (Abb. 1a).

Diese Verletzungen entstehen fast ausschließlich durch schwere Verkehrsunfälle. 22 unserer Patienten verunfallten als Pkw-Insassen, 12 mit Motorrädern, einer mit dem Traktor, 3 wurden als Fußgänger vom Pkw angefahren und 3 zogen sich die Verletzung durch Sturz aus großer Höhe zu.

26 Patienten waren bei der Aufnahme polytraumatisiert. 25 wiesen zusätzliche Frakturen an der gleichen Extremität, 12 auf der contralateralen Seite auf. Bei 10 Patienten war die Schaftfraktur offen.

Am proximalen Femurende sahen wir 11 trochantäre und 19 Schenkelhalsbrüche. Dabei handelte es sich in 5 Fällen um eine mediale und 14mal um eine laterale Fraktur. Am distalen Femur bestanden 3 supracondyläre, 3 bicondyläre und 8 unicondyläre Frakturen, wobei 4mal der mediale und 4mal der laterale Condylus frakturiert war.

Alle Frakturen wurden primär diagnostiziert, durchaus keine Selbstverständlichkeit. Nach der neuesten Literatur werden immer noch bis zu 20% übersehen. Da bei Dominanz der Schaftfraktur der gelenknahe Zweitbruch nicht in Erscheinung tritt, ist daher prinzipiell die radiologische Erfassung der benachbarten Gelenke erforderlich.

Hefte zur Unfallheilkunde, Heft 158
Zusammengestellt von A. Pannike

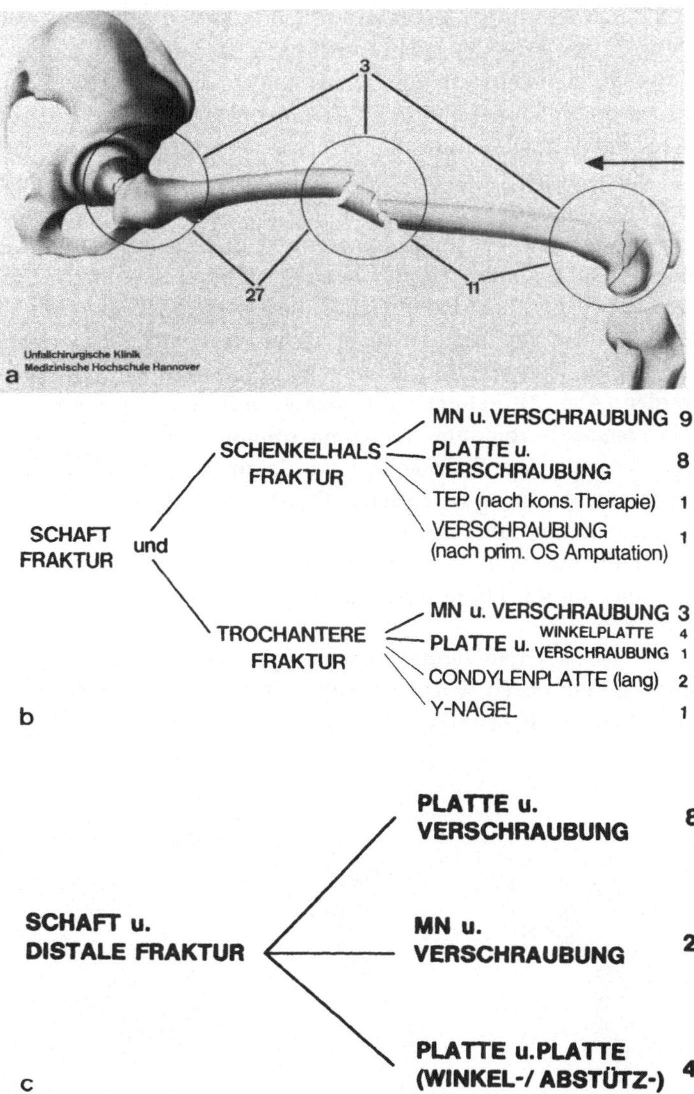

Abb. 1. a Art und Lokalisation der Kombination von Schaftfrakturen und gelenknahen Frakturen am Femur. **b, c** Operationstechniken bei 41 Femurkombinationsfrakturen

Beim therapeutischen Vorgehen sind den konservativen Verfahren sowohl der Gips- als auch der Extensionsbehandlung Grenzen gesetzt, da es nach den übereinstimmenden Berichten der Literatur fast immer zu Achsenfehlstellungen, Frakturheilungsstörungen oder Pseudarthrosenbildung kommt. Halbkonservatives Vorgehen mit der Versorgung von nur einer Fraktur bietet ebenfalls kaum Vorteile und bleibt die Ausnahme, da eine Übungsbehandlung danach nur begrenzt durchgeführt werden kann und die Gefahren längerer Immobilisation bestehen bleiben. Die operative Therapie ist bei der Doppelfraktur des Mittel der Wahl. Nur dadurch ist es möglich, eine achsengerechte Reposition auf Dauer zu erhalten und durch frühzeitige Mobilisation Kontrakturen oder Muskelatrophien zu vermeiden. Die Methode des Verfahrens richtet sich nach Art und Vorkommen der einzelnen Bruchformen.

Bei der Kombination von Schaft- mit trochantärer Fraktur wurde der Schaftbruch 3mal mit einem Marknagel und in 5 Fällen mit einer Platte stabilisiert. Der hüftnahe Bruch wurde zuvor mit Schrauben oder Winkelplatte versorgt. Bei 2 Patienten konnten beide Frakturen mit einer langen Condylenplatte stabilisiert werden. Nur einmal wurde ein Y-Nagel verwendet (Abb. 1b).

Bei Vorliegen von Femurschaft- und Schenkelhalsfraktur führten wir in 9 Fällen eine Marknagelung kombiniert mit einer Verschraubung durch. Diese Technik stellt eine biomechanisch optimale Kombination der intramedullären Stabilisierung und Zugschraubenosteosynthese dar. Die Schrauben lassen sich ohne Schwierigkeiten dorsal vom Marknagel einbringen. Wenn die Möglichkeit besteht, sollte eine Schraube auch von ventral placiert werden (Abb. 2). Bei der meist dichten und festen Spongiosa erreicht man damit eine stabile Fragmentverbindung. Insgesamt sollten 3 Schrauben verwendet werden. Diese Art der Verschraubung am Schenkelhals wurde auch dann beibehalten, wenn infolge diaphysärer Trümmerzonen oder weitoffener Frakturen anstelle der Marknagelung eine Plattenosteosynthese durchgeführt wurde.

Bei der Kombination mit distalen Brüchen wurden die Condylenfrakturen jeweils in Kombination mit Platte oder Marknagel 10mal verschraubt und 4mal durch Platte versorgt (Abb. 1c).

Bei 19 Patienten führten wir eine primäre Osteosynthese durch. 9 Patienten wurden innerhalb der ersten Woche versorgt. Wegen schwererer Zusatzverletzungen wurden bei 12 Patienten die Osteosynthesen erst zwischen dem 8. und 21. Tag durchgeführt.

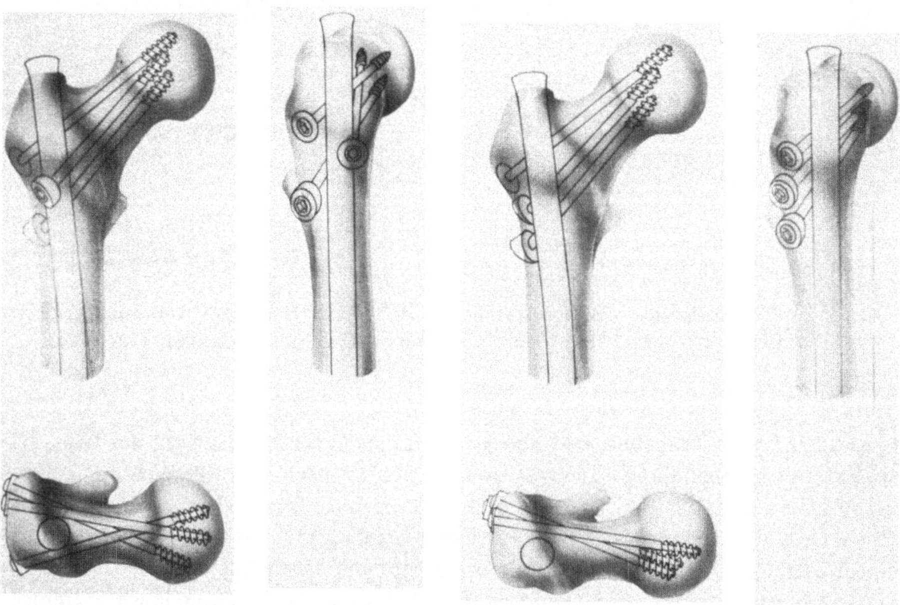

Abb. 2. Schematische Darstellung einer Femurschaftmarknagelung kombiniert mit einer Verschraubung am proximalen Femurende

Drei polytraumatisierte Patienten verstarben. Als Komplikation sahen wir eine Infektion am Femurschaft nach Marknagelung. Debridement, Spül-Saug-Drainage und Reosteosynthese mit Platte führten zur Ausheilung.

Bei einem Polytraumatisierten mit einem psychoorganischen Durchgangssyndrom kam es nach zu früher Vollbelastung zu einem Schraubenbruch und Abgleiten der Schenkelhalsfraktur. Nach Korrektur und Reosteosynthese ungestörter Heilungsverlauf. Bei einem Patienten kam es zur Pseudarthrosenbildung am Schenkelhals nach Verschraubung. Eine Umstellungsosteotomie führte zur knöchernen Konsolidierung.

Von den 38 überlebenden Patienten konnten 35 nachuntersucht werden. Bei 7 Patienten mußten wir eine Gehbehinderung durch die verletzte Extremität feststellen. Diese war jedoch zweimal durch eine deutliche Einschränkung der Kniegelenksfunktion nach zusätzlichen Tibiakopffrakturen bedingt. In 3 weiteren Fällen war ebenfalls im Rahmen der Serienfrakturen komplizierte Unterschenkelbrüche nicht folgenlos ausgeheilt.

Nur bei 2 Patienten war es isoliert durch die Doppelfraktur am proximalen Femurende zu einer Bewegungseinschränkung im Hüftgelenk von mehr als 40° bei der Beugung gekommen. Die übrigen Patienten zeigten eine seitengleiche Funktion.

Zusammenfassend kann gesagt werden:

1. Eine Femurschaftfraktur darf nie versorgt werden bevor nicht klinisch und radiologisch Hüft- und Kniegelenk untersucht wurden.
2. Bei der häufigen Kombination von Schaft mit Schenkelhalsfraktur hat sich in unserer Klinik die Marknagelung und gleichzeitige Verschraubung des Schenkelhalses hervorragend bewährt.

Literatur

1. Casey MJ, Chapmann WM (1979) Ipsilateral concomitant fractures of the hip and femoral shaft. J Bone Joint Surg (Am) 61:503
2. Haas N, Muhr G, Tscherne H (1980) Kombinationsfrakturen von Femurschaft und proximalem Femurende. Unfallheilkunde 83:245
3. Reiler Th, Vecsei V (1981) Zur Problematik der Versorgung ipsilateraler kombinierter Frakturen am koxalen Femurende und Oberschenkelschaft. Akt Traumatol 11:62

Vergleichende Stabilitätsanalyse eines neuen Fixateur-externe-Typs mit den herkömmlichen Fixateur-externe-Montagen

R. Kleining

Berufsgenossenschaftliche Unfallklinik Duisburg-Buchholz (Ärztlicher Direktor: Prof. Dr. G. Hierholzer), Großenbaumer Allee 250, D-4100 Duisburg 28

Die Güte einer Fixateur-externe-Osteosynthese wird vornehmlich daran gemessen, wie stabil sie den Frakturbereich fixieren kann. Die zahlreichen Montageabänderungen und die Ent-

Hefte zur Unfallheilkunde, Heft 158
Zusammengestellt von A. Pannike

wicklung neuer Montagetypen hatten in erster Linie zum Ziel, die Stabilität der Fixateur-externe-Osteosynthese zu erhöhen. Mechanische Überlegungen haben die biologischen Vorgänge nicht angemessen berücksichtigt und die Aufgabe einer externen Fixation außer acht gelassen.

Aus mechanischer Sicht kann der Fixateur-externe Stabilität im Frakturbereich nicht herbeiführen. Jede Fixateur-externe-Osteosynthese ist instabil. Sie soll jedoch die Relativbewegungen der Fragmente untereinander soweit verringern, daß die Aufgabe der Fixateur-externe-Osteosynthese erfüllt werden kann, d.h. die Infektprophylaxe bei offenen Frakturen oder die Beherrschung einer aufgetretenen Infektion. Die externe Fixation soll nicht mit der internen konkurrieren.

Zweifelsfrei stellt ein möglichst kleines Ausmaß an Relativbewegungen zwischen den Fragmenten einen wesentlichen Faktor in der Infektprophylaxe und -therapie dar. Dagegen ist bis heute nicht objektiviert, welches Ausmaß an Relativbewegungen die knöcherne Konsolidierung begünstigt oder verhindert. In diesem Zusammenhang muß nochmal ausdrücklich betont werden, daß die knöcherne Durchbauung auch nicht das Hauptziel der Fixateur-externe-Osteosynthese darstellt.

Zeigt die Klinik, daß mit einer bestimmten Montageform Infektprophylaxe und Infekttherapie möglich sind, ist der Beweis erbracht, daß das Ausmaß der Relativbewegungen zwischen den Fragmenten ausreichend verringert werden konnte. Vergleicht man nun unterschiedliche Montagetypen miteinander, stellt die Größe der Relativbewegung einen objektivierbaren Parameter dar. Dieser Parameter allein erlaubt jedoch noch keine Beurteilung der Güte einer bestimmten Fixateur-externe-Montage. In diese Beurteilung müssen mit eingehen biologische und mechanische Überlegungen sowie die Praktikabilität eines Systems.

Die Dimensionierung und Positionierung von Steinmann-Nägeln und Schanzschen Schrauben dürfen z.B. an den Verankerungsstellen des Osteosynthesematerials im Knochengewebe die Beanspruchbarkeit des Knochenquerschnitts nicht derartig herabsetzen, daß unzulässige Spannungsspitzen infolge von Kerbwirkungen zu Frakturen an diesen Verankerungsstellen führen. Die mechanisch günstige Position von Nägeln und Schrauben ist die, die der neutralen Faser des Knochenquerschnitts entspricht. Wenn möglich, sollten Nägel und Schrauben möglichst kurze Durchtrittsstrecken von Weichteilgewebe, insbesondere von Muskulatur, aufweisen. So sind beispielsweise alle Montageformen am Unterschenkel, die eine Positionierung von transfixierenden Steinmann-Nägeln in der Frontalebene benötigen, belastet durch eine hohe Rate an lokalen Infektionen um den Steinmann-Nagel in der Muskelloge, die nicht selten eine Bohrlochosteomyelitis hervorrufen. Dabei bietet gerade der Unterschenkel mit seiner unmittelbar unter der Haut liegenden Schienbeinvorderfläche die Möglichkeit einer Fixation ohne Irritation der Muskulatur. Bei dem von uns entwickelten dreidimensional verstrebten Fixateur externe am Unterschenkel mit vorgespannten Steinmann-Nägeln ist zu beobachten, daß lokale Infektionen an den Fixationsstellen der von ventral eingebrachten Schanzschen Schrauben signifikant seltener vorkommen.

Was die Praktikabilität angeht, sollte kein Fixateur-externe-Systeme angeboten werden, das wegen des komplizierten Aufbaus nur von einigen Spezialisten angewendet werden kann. Die Zahl der Einzelteile sowie das Gewicht sollten möglichst klein sein.

Wir haben einen Fixateur externe entwickelt, der dem Typ eines Klammerfixateur entspricht und für alle Gliedmaßenabschnitte angewendet werden kann. Es wurde eine spezielle Knochenschraube konstruiert mit einem konischen, selbstschneidenden Gewindeanteil. Auf die Schrauben werden Kugeln aus Kunststoff aufgeschoben, die an einer Stelle geschlitzt sind, um ein Verklemmen zu ermöglichen. Je zwei dieser Knochenschrauben werden für das proximale und distale Hauptfragment benötigt. Die Kugeln werden untereinander über besonders profilierte kohlefaserverstärkte Kunststoffschienen miteinander verbunden. Die kohlefaserverstärkten Kunststoffschienen behindern wegen ihrer Röntgenstrahlendurchlässigkeit nicht die Röntgenbeurteilung der Fraktursituation. Zum Verklemmen der kugeligen Verbindungsstücke werden 6 Schrauben benötigt. Durch Schlitze in den beiden Kunststoffschienen sowie durch die Kugelform der Verbindungsstücke wird eine ausreichende Stellungskorrektur der Fragmente in allen Richtungen gewährleistet. Am Unterschenkel können die Knochenschrauben leicht so positioniert werden, daß sie in der neutralen Faser des Knochenquerschnitts liegen. Die konische Form des Gewindeanteils der Schraube soll ein ambulantes Nachziehen gelockerter Schrauben möglich machen. Die kugeligen Verbindungsteile können aus einem Kunststoff von unterschiedlichem Elastizitätmodul hergestellt werden, so daß durch ebenfalls ambulant durchzuführendes Auswechseln dieser Kugeln die Rigidität des gesamten Systems währen des knöchernen Konsolidierungsprozesses verändert werden kann.

Wir haben diesen neuen Fixateur-Typ mit vier im Handel erhältlichen Montagen für den Unterschenkel getestet: dem Hoffmann-Fixateur-externe, dem Fischer-Fixateur-externe, dem dreidimensional verstrebten Fixateur externe der Arbeitsgemeinschaft für Osteosynthesefragen (AO) und dem Stuhler-Fixateur-externe, einer Imitation des AO-Fixateur-externe. Alle Systeme wurden mit einer weggeregelten Prüfmaschine exzentrisch axial belastet. Der neue Fixateur-Typ zeigte bezüglich der horizontalen Auslenkung der Fragmentenden in der Biegungsebene die kleinsten Wegstrecken, in axialer Richtung waren die Wegstrecken des Prototyps mit denen des AO-Fixateurs und des Stuhler-Fixateurs annähernd gleich. Das Gewicht des Fixateur-externe-Materials für den Unterschenkel der vier im Handel erhältlichen Fixateur-Typen liegt zwischen 1220 g und 2200 g, die Anzahl der Schrauben, die zur Blockierung der Freiheitsgrade nötig sind, schwankt zwischen 14 und 40. Das Gewicht des neuen Prototyps beträgt 580 g, zur Blockierung aller Freiheitsgrade sind lediglich 6 Schrauben nötig.

Weitere vergleichende Untersuchungen werden noch durchgeführt. Insbesondere interessiert die Frage der Beanspruchbarkeit des Knochens an der Verankerungsstelle des konischen Gewindeanteils der Knochenschraube. Nach klinischer Erprobung werden wir über den neuen Fixateur-Typ erneut berichten.

Die Reosteosynthese bei Femurschaftfrakturen

W. Groher und G. Friedebold

Orthopädische Klinik und Poliklinik der Freien Universität Berlin im Oskar-Helene-Heim (Direktor: Prof. Dr. med. G. Friedebold), Clayallee 229, D-1000 Berlin 33

Osteosynthesen der langen Röhrenknochen, so auch bei Frakturen des Femurschaftes sind Maßnahmen von Routinecharakter in traumatologisch arbeitenden Abteilungen. Das gewählte Osteosyntheseverfahren ist abhängig von der Frakturform, der Frakturlokalisation sowie dem Zustand des Patienten. Weiterhin richtet sich das gewählte Verfahren danach, ob offene oder geschlossene Frakturen behandelt werden sowie von der Erfahrung des Operateurs mit dem einen oder anderen Osteosynthesematerial.

Reosteosynthesen nach operativ versorgten Femurschaftfrakturen unterliegen bei der Auswahl des Verfahrens im allgemeinen anderen Kriterien.

Im Vordergrund stehen hier die lokalen Weichteilverhältnisse aber auch der Zustand der Fraktur bzw. der Pseudarthrose. Häufig wird es nicht möglich, aber auch wenig sinnvoll sein, daß ursprünglich angewandte Osteosyntheseverfahren erneut durchzuführen, ein Wechsel des Verfahrens ist somit indiziert. Indikationen zur Reosteosynthese bei Frakturen allgemein und entsprechend bei Femurschaftfrakturen können in frühe oder späte Reosteosynthesen unterteilt werden. Frühe Reosteosynthesen sind diejenigen, die innerhalb des Zeitraums der normalen Knochenbruchheilung durchgeführt werden müssen, späte Reosteosynthesen jene, die jenseits der Grenze von 12 bis 16 Wochen, hier bei Femurschaftfrakturen durchgeführt werden.

Die Ursachen für frühe bzw. späte Reosteosynthesen sind nicht immer identisch.

Gründe für frühe Reosteosynthese sind

1. insuffiziente Erstosteosynthesen,
2. Bruch des Osteosynthesematerials (im allgemeinen bei zu früher Belastung),
3. Infektionen.

Gründe für späte Reosteosynthesen

1. verzögerte Frakturheilung,
2. Pseudarthrosen,
3. Spätinfekte.

Insuffiziente Osteosynthesen entweder in Form eines zu dünnen Nagels bei der intramedullären Schienung oder einer zu kurzen Platte bei extramedullärer Schienung können im allgemeinen mit dem gleichen Verfahren Nagelwechsel bzw. längere Platte reosteosynthetisiert werden. Die Gefahr der Infektion steigt mit zunehmender Zahl der Eingriffe.

Nagel- bzw. Plattenbrüche treten häufig dann auf, wenn zu frühe Belastung der frakturierten Extremitäten durchgeführt wird. Die Tatsache früher Beweglichkeit ist für viele Patienten auch bei entsprechender Aufklärung ein Grund, die Belastung vor Abschluß der Frakturheilung zu forcieren. Hierbei sind Plattenosteosynthesen besonders gefährdet.

Der Wechsel des Osteosyntheseverfahrens ergibt sich in solchen Fällen häufig. Die intramedulläre Stabilisierung nach Plattenbruch gewährleistet für den Patienten häufig das frühere Belasten.

Auch bei postoperativen Infektionen ist ein Wechsel des Osteosyntheseverfahrens fast immer dann erforderlich, wenn es zur Lockerung des Materials gekommen ist. Da sich

Hefte zur Unfallheilkunde, Heft 158
Zusammengestellt von A. Pannike

sowohl die Markraumschienung als auch eine Reosteosynthese mit Platte verbieten, gilt dabei der Fixateur externe als das Osteosyntheseverfahren der Wahl. Stabilisierung ja, aber keine Einbringung von Osteosynthesematerial im Frakturbereich heißt hier die oberste Devise.

Verzögerte Frakturheilung aus welchen Gründen auch immer, macht ebenfalls in vielen Fällen den Wechsel des Operationsverfahrens erforderlich. Da verzögerte Frakturheilungen häufig mit Schrauben- und Plattenlockerungen einhergehen, ist bei entsprechender Frakturlokalisation die intramedulläre Fixation angezeigt. Aufbohren der Markhöhle und absolut stabile Osteosynthese regen die Ossifikation an und führen somit zur Ausheilung der Fraktur.

Auch bei Pseudarthrosen gelten ähnliche Grundsätze. Dabei ist abhängig von der Form der Fraktur und der Art der Pseudarthrose allerdings noch die zusätzliche Verwendung autologer Spongiosa bzw. bei Defektpseudarthrosen die Verwendung corticospongiöser Späne erforderlich.

Die Analyse unserer Reosteosynthesen bei Femurschaftfrakturen ließ erkennen, daß folgende Ursachen in der Reihenfolge ihrer Häufigkeit anzuschuldigen waren:

1. primär falsches oder insuffizient verwandtes Osteosyntheseverfahren, woraus frühe Reosteosynthesen oder Therapie der verzögerten Callusbildung bzw. Pseudarthrose resultierten,
2. zu frühe Belastung der verletzten Extremität,
3. Infektion.

Die Forderung aus dieser Erkenntnis lautet bei Osteosynthesen des Femurschaftes wie auch bei allen anderen Frakturen in der Wahl des Osteosynthesematerials die Frakturform zu berücksichtigen und das jeweils günstigste Verfahren zu wählen.

Berücksichtigt werden muß dabei immer der Gesamtzustand des Menschen, wobei auch die evtl. zu erwartende postoperative Mitarbeit berücksichtigt werden muß.

Die „Pseudarthrose moderne" am Femur nach Plattenosteosynthese

W. Schwarzkopf, P. Kirschner und J. Ahlers

Chirurgische Universitätsklinik, Abteilung für Unfallchirurgie, Langenbeckstraße 1,
D-6500 Mainz 1

Plattenosteosynthesen bei nagelgerechten Frakturen des Oberschenkelschaftes werden in den Fällen durchgeführt, die einer primären Marknagelung entgegenstehen, wie z.B. zweit- und drittgradig offene Frakturen, Frakturen des wachsenden Skelets, zusätzliche schwere Begleitverletzungen und -frakturen sowie zusätzliche nicht nagelgerechte Frakturen am Femurschaft.

In der Mainzer Klinik wurden in den vergangenen zwölf Jahren 112 Plattenosteosynthesen mit gerader Standardplatte am diaphysären Oberschenkel durchgeführt. Es handelte sich um 60 geschlossene und 29 offene Frakturen zweiten und dritten Grades. Außerdem um drei Plattenosteosynthesen bei Pseudarthrosen mit und ohne Spongiosaplastik und

Hefte zur Unfallheilkunde, Heft 158
Zusammengestellt von A. Pannike

sechs Platten bei pathologischen Frakturen als Verbundosteosynthese. Vierzehnmal wurden gerade Platten am wachsenden Skelet verwandt. In 37 Fällen lag eine schwere Begleitverletzung vor, 66 Patienten hatten mindestens eine zusätzliche Fraktur. In 20 Fällen sahen wir Komplikationen, die zu einem Zweiteingriff zwangen. Neben sieben Infekten und zwei Achsenfehlstellungen handelte es sich um sieben Plattenlockerungen und -brüche sowie vier Pseudarthrosen mit verzögerter Callusbildung.

Die wesentliche Ursache dieser Komplikationen sind technisch ungenügende instabile Osteosynthesen. Dabei führen die Mängel in der Biomechanik zur Störung der knöchernen Vitalität und somit zum Ausbleiben der Frakturheilung. Das Bild der „Pseudarthrose moderne" ist letztendlich gekennzeichnet durch den ausgeprägten Callusmangel bei gleichzeitig auftretender Plattenlockerung oder Plattenbruch.

In solchen Fällen, wie dem hier gezeigten Beispiel – zwischen den beiden Röntgenbildern liegt ein Zeitabstand von sechs Monaten – mangelt es an Callusbildung, die fehlende mediale Abstützung führt durch Resorption aus der Instabilität zur Erweiterung des Bruchspaltes, der Knochen verliegt an Stabilität, es kommt zum Plattenbruch. Hier sollte die instabile Osteosynthese so früh wie möglich in eine stabile umgewandelt werden. Dazu ist die Marknagelung besonders geeignet, da sie bei entsprechenden Frakturen nach Lokalisation und Typ immer zum knöchernen Durchbau führt ohne autoplastische Spananlagerung.

Wir bevorzugen daher bei der Behandlung der „Pseudarthrose moderne" die sekundäre Marknagelung, da sie als überlegenes Osteosyntheseverfahren anzusehen ist. Es wird dabei in einer Sitzung das eingebrachte Metall entfernt und anschließend der Marknagel eingebracht. Voraussetzung für eine sekundäre Marknagelung ist, daß kein Infekt vorliegt oder vorgelegen hat.

Bei dieser 29jährigen Patientin war es zu einer Mehrfachfraktur des linken Femur im subtrochanteren und diaphysären Bereich gekommen. Daher erfolgte die Erstversorgung mit einer Condylenplatte und einer Standard-DC-Platte. Während die subtrochantere Fraktur trotz primär nicht optimalen Plattensitzes problemlos heilte, brach die Platte im Schaftbereich infolge fehlender medialer Abstützung aus. Die Marknagelung führte in drei Monaten zur knöchernen Ausheilung.

Beim nächsten Fall wurde aufgrund der Femoralisverletzung die Femurschaftfraktur mit Platte stabilisiert. Bei verzögerter Bruchheilung kam es im Verlauf von sechs Monaten zum Plattenbruch, der die sekundäre Marknagelung erforderlich machte. 14 Monate nach dem Eingriff wurde der Marknagel bei stabilen Verhältnissen entfernt.

Zusammenfassung

Bei ansich nagelgerechten Frakturen des Oberschenkels wird die Indikation zur Plattenosteosynthese durch die Begleit- und Zusatzverletzungen bestimmt. Mängel in der Biomechanik und Störungen der Vitalität sind die Ursache für Komplikationen wie verzögerte Knochenbruchheilung bis hin zur Ausbildung der Pseudarthrose moderne einschließlich Plattenlockerungen und Plattenbrüchen. Das rechtzeitige Wechseln der Osteosynthese auf einen Marknagel sichert nach unseren Erfahrungen immer einen raschen knöchernen Durchbau.

Literatur

1. Kirschner P, Koudsi F, Witzel U (1976) Ergebnisse nach Marknagelung am Femur. Akt Traumatol 6:399–401
2. Knapp U (1976) Marknagelungen bei Schaftpseudarthrosen. Akt Traumatol 6:381–386
3. Knapp U, Weller S (1976) Die Marknagelung bei verzögerter Knochenbruchheilung und pseudarthrosen im Schaftbereich von Femur und Tibia. Unfallheilkunde 79:257–261
4. Rehn J (1972) Pseudarthrosen nach operativer Knochenbruchbehandlung. Mschr Unfallheilkd 75:203–212
5. Sarfert D, Weigand H, Strube H-D (1977) Der Korrektureingriff mit dem Marknagel nach Platten- und Schraubenosteosynthesen an Ober- und Unterschenkel. Akt Traumatol 7:27–34
6. Schwarzkopf W, Kirschner P, Ahlers J (1981) Vergleichende klinische Untersuchungen nach Femurschaftosteosynthesen mit Marknagel oder Platte. Hefte Unfallheilkd 153: 204–205
7. Segmüller G, Cech O, Bekier A (1969) Die osteogene Aktivität im Bereich der Pseudarthrose langer Röhrenknochen. Z. Orthop 106:599–609
8. Willenegger H (1975) Verplattung und Marknagelung bei Femur- und Tibiaschaftfrakturen: Pathophysiologische Grundlagen. Chirurg 46:145–151

Computertomographie bei retroperitonealer Organverletzung

A.R. Fischedick und R.P. Müller

Radiologische Klinik der Universität Münster, Jungeblodtplatz 1, D-4400 Münster

Retroperitoneale Organverletzungen sind häufig schwierig zu diagnostizieren, da selbst geringe und unspezifische klinische Beschwerden mit lebensbedrohlichen Blutungen einhergehen können. Konventionelle radiologische Untersuchungsmethoden ergeben nur bedingt Hinweise auf das Traumaausmaß. Die Computertomographie eignet sich hier, da sie überlagerungsfrei die einzelnen Organstrukturen darstellen kann, als Screeningmethode.

Material und Resultate

Computertomographisch wurden 17 Patienten mit einem retroperitonealen Trauma untersucht. Die Untersuchungen wurden sowohl nativ, als auch nach bolusartiger intravenöser Kontrastmittelgabe durchgeführt. Sofern notwendig, wurde zusätzlich oral Kontrastmittel gegeben.

Computertomographisch fanden sich im *vorderen Pararenalraum,* d.h. zwischen Peritoneum und vorderem Anteil der F. Gerota 6 Pankreasverletzungen. Es handelte sich im einzelnen um 2 Pankreaskontusionen, 1 Ruptur und 3 posttraumatische Pseudocysten. Im *Perirenalraum,* von der F. Gerota beidseits begrenzt, wurden 10 Nierenverletzungen nachgewiesen. Darunter fanden sich 6 Nierenparenchym- und 4 Nierenparenchymkapselver-

Hefte zur Unfallheilkunde, Heft 158
Zusammengestellt von A. Pannike

letzungen. Im organfreien *hinteren Pararenalraum,* zwischen Rückfläche der F. Gerota und F. transversalis, fanden wir ein durch eine Fraktur des Proc. transversus von LWK4 bedingtes Hämatom.

Diskussion

Pankreastraumen bieten computertomographisch meist ein eindeutiges Bild. In der Frühphase der posttraumatischen Pankreatitis zeigt sich, infolge Verletzung von Ästen des Pankreasgangsystems und konsekutiver lokaler Blutung mit Austritt von Pankreasenzymen computertomographisch eine diffuse oder häufiger fokale Organvergrößerung. Aufgrund der peripankreatischen Blut- und Exsudatansammlung stellt sich im Computertomogramm eine Konturobliteration des Organs dar [1, 2].

Die Pankreasruptur ist computertomographisch an der Kontinuitätstrennung oder einem partiellen Konturdefekt des Organs diagnostizierbar (Abb. 1). In Ausnahmefällen zeigen sich diese Veränderungen jedoch erst nach Rückbildung der akuten peripankreatischen Reaktionen.

Posttraumatische Pseudocysten stellen sich im CT als glatt konturierte Areale mit niedrigen Densitätswerten dar. Als differentialdiagnostischer Hinweis gegenüber entzündlich bedingten Pseudocysten kann ihre homogene, klare Flüssigkeitsdichte und dünne kaum abgrenzbare Wand gewertet werden. Sie zeigt nach Kontrastmittelinjektion häufig kein oder nur ein geringes Enhancement.

Nierenparenchymrupturen mit erhaltener Capsula adiposa zeigten eine Volumenzunahme des Organs mit inhomogener Parenchymdichte infolge des posttraumatischen Ödems und Hämatoms. Aufgrund der Inelastizität der Nierenkapsel führte das resultierende subcapsuläre Hämatom zu einer konkaven Organdeformität.

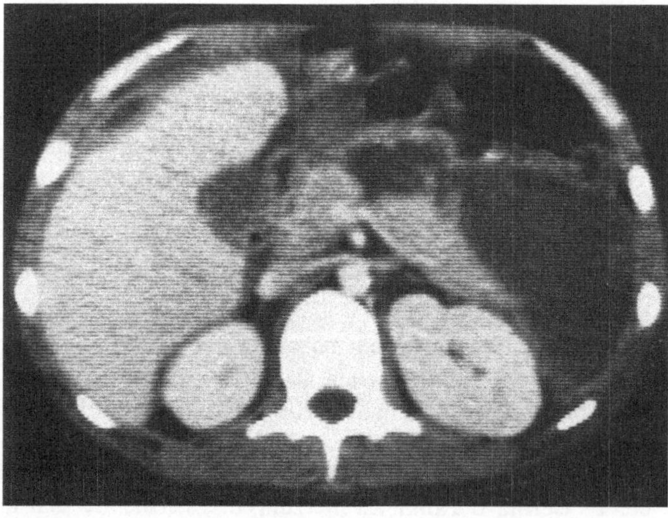

Abb. 1. Pankreasruptur. Ruptur des Pankreas unmittelbar ventral der Wirbelsäule mit Exsudatansammlung im vorderen Pararenalraum und intraabdominell

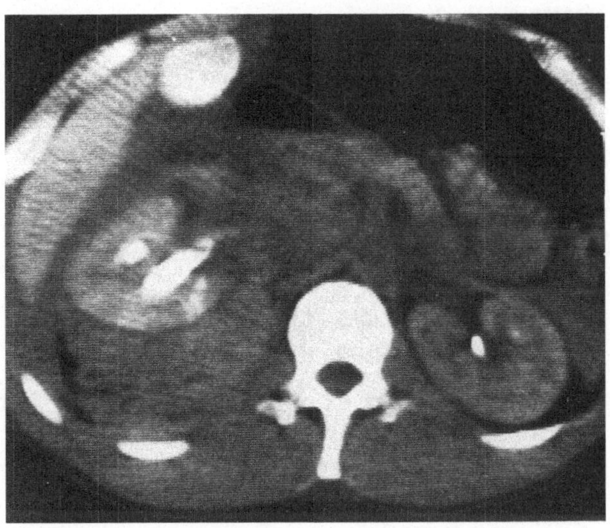

Abb. 2. Nierenruptur. Verlagerung der Niere nach ventral durch ein dorsal gelegenes perirenales Hämatom

Isodense subcapsuläre intrarenale Hämatome sind erst nach Kontrastmittelinjektion gegen das Nierenparenchym und die Rupturstelle abgrenzbar. Dabei kann jedoch gelegentlich zwischen posttraumatisch infarziertem, d.h. nicht kontrastmittelaufnehmendem Gewebe und möglicherweise isodensem Hämatom unterschieden werden [1, 2].

Computertomographisch bestehen bei Nierenparenchymkapselrupturen analoge Verhältnisse mit Volumenzunahme und Inhomogenität des Organs. Das durch die Kapselruptur bedingte perirenale Hämatom ist häufig sehr ausgedehnt, vorwiegend dorsal gelegen und führt daher zu einer Verlagerung der Niere nach ventral und medial.

Inkomplette Nierenrupturen, bei denen es zu einer corticalen Nierenverletzung ohne Einbeziehung des Kelchsystems kommt, sind computertomographisch gegenüber kompletten Organverletzungen gut abgrenzbar. Bei letzteren kann nach Kontrastmittelinjektion ein Kontrastmittelaustritt in das subcapsuläre oder perirenale Hämatom beobachtet werden [1, 2] (Abb. 2).

Traumatische Hämatome im hinteren Parareanalraum entstehen meist durch LWS Frakturen, insbesondere des Proc. transversus. Dabei breitet sich das Hämatom über den M. psoas in diesen Raum aus. Computertomographisch findet man eine Verlagerung der Nieren nach lateral, ventral und cranial, bei erhaltendem perirenalen Fett. Der M. psoas ist durch das Hämatom weitgehend obliteriert.

Zusammenfassend kann festgestellt werden, daß die Computertomographie eine den Patienten wenig belastende Screeningmethode beim retroperitonealen Trauma ist. Die Indikation zur invasiveren radiologischen Diagnostik wird durch sie eingeschränkt.

Literatur

1. Federle M, Goldberg HI, Kaiser J, Moss AA (1981) Evaluation of abdominal trauma by computed tomography. Radiology 138:637–643
2. Haertel M, Fuchs WA (1979) Computertomographie nach stumpfem Abdominaltrauma. Fortschr Röntgenstr 131:487–492

Der Stellenwert der Computer-Tomographie in der Diagnostik von Iliosacralfugensprengungen

R. Oellers[1], E. Wentzel[2] und M. Göpferich[2]

[1] Unfallchirurgische Klinik im Klinikum Mannheim der Universität Heidelberg, Theodor-Kutzer-Ufer, D-6800 Mannheim
[2] Radiologisches Institut im Klinikum Mannhheim der Universität Heidelberg, Theodor-Kutzer-Ufer, D-6800 Mannheim

Während Frakturen und Bandverletzungen im Bereich des vorderen Beckenringes kaum diagnostische Probleme bieten, sind Verletzungen in den schwer darstellbaren dorsalen Regionen durch die einfache röntgenologische Untersuchung der Beckenübersichtsaufnahme schlecht abzuklären.

Da jedoch zusätzliche Verletzungen im Iliosacralfugenbereich für die Stabilität des Beckens und somit das therapeutische Procedere von ausschlaggebender Bedeutung sind, erscheint eine zuverlässige Diagnostik dringend wünschenswert.

Außer der Röntgennativaufnahme sowie der strahlenbelastenden Schichtung stehen zwei weitere radiologische Untersuchungsmethoden zur Verfügung.
1. Die Knochenszintigraphie des Beckens mit Technetium
2. Die Computertomographie.

In einer prospektiven Studie am Klinikum Mannheim wurden 19 Patienten mit röntgenologisch nachgewiesener vorderer Beckenringfraktur oder Symphysensprengung bei klinischem Verdacht auf Iliosacralfugenverletzung szintigraphisch und computertomographisch untersucht. Bei vier Verletzten konnte dadurch eine Beteiligung des dorsalen Beckenrings ausgeschlossen werden.

Die Computertomographie zeigte bei 15 Untersuchten pathologische Befunde. Achtmal konnte eine Iliosacralfugensprenung nachgewiesen werden. Bei 5 Patienten war bereits das Nativröntgenbild positiv. Alle acht Iliosacralfugensprengungen zeigten szintigraphisch eine vermehrte Aktivitätsanreicherung (Tabelle 1).

Computertomographisch wurde bei 7 Verletzten eine iliosacralfugennahe Sacrum- oder Iliumfraktur diagnostiziert. Nur bei einem von ihnen lag ein sicher positiver Röntgenbefund vor. Die genannten Frakturen waren im Frühszintigramm – das bedeutet innerhalb der ersten 48 Std auffällig. Zweimal war bei primär negativem Szintigramm in der Nachunter-

Hefte zur Unfallheilkunde, Heft 158
Zusammengestellt von A. Pannike

Tabelle 1. Treffsicherheit radiologischer Untersuchungsmethoden bei Iliosacralfugensprengungen. Unfallchirurgische Klinik Mannheim (n = 8)

Befund	+	–
Rö	62,5%	37,5%
SZ	100%	–
CT	100%	–

Tabelle 2. Treffsicherheit radiologischer Untersuchungsmethoden bei Sacrumfrakturen. Unfallchirurgische Klinik Mannheim (n = 7)

Befund		+	–
Rö		14,3%	85,7%
SZ	1.	57,1%	42,9%
	2.	85,7%	14,3%
CT		100%	

suchung 10 Tage später ein positiver Befund zu erheben. Ein Verletzter konnte nicht nachuntersucht werden (Tabelle 2).

Zusammenfassend kann festgestellt werden, daß Szintigraphie und Computertomographie bei Iliosacralfugensprengungen eine sehr gute Übereinstimmung zeigen. Die iliosacralfugennahen Frakturen werden durch Computertomographie zuverlässiger erfaßt, da sich die szintigraphischen Befunde als zeitabhängig erweisen.

Das Computertomogramm gestattet somit in allen Verletzungsfällen des hinteren Beckenrings eine definitive Diagnose bei guter räumlischer Orientierung, unabhängig vom Untersuchungszeitpunkt. Die Szintigraphie zeichnet sich bei geringer Spezifität durch eine hohe, allerdings zeitabhängige Sensitivität aus. Sie empfiehlt sich insbesondere als Screening-Methode. Eine Indikation zum Szintigramm oder Computertomogramm ist daher unseres Erachtens gegeben bei

1. vorderer Beckenringfraktur mit Dislokation,
2. Symphysensprengung,
3. vorderer Beckenringfraktur ohne Dislokation, aber mit klinischem Befund.

Die dadurch gewonnene diagnostische Sicherheit ist unerläßliche Voraussetzung für eine der Verletzung angemessene Therapie.

Literatur

Becker W, Dreyer J, Georgi P (1973) Wert der Szintigraphie bei Frakturen und Pseudarthrosen. Hefte Unfallheilkd 117:242–246

Dihlmann W, Gürtler K-F, Heller M (1979) Sakroilikale Computertomographie. Fortschr Röntgenstr 130:659–665

Gilula LA, Murphy WA, Tailor C, RB Patel RB (1979) Computed Tomographiy of the Osseous Pelvis. Radiology 132:107–114

Heller M, Kötter D, Wenzel E (1980) Computertomographische Diagnostik des traumatisierten Beckens. Fortschr Röntgenstr 132:386–391

Rosenthal L, Hill RO, Chuang S (1976) Observation on the Use of ^{99m}Tc-Phosphate Imaging in Peripheral Bone Trauma. Radiology 119:637–641

Vyas K, Eklem M, Seto H, Bobba VR, Brown P, Haines J, Krishnamurthy GT (1981) Quantitative Scintigraphy of Sacroiliac Joints: Effect of Age, Gender and Laterality. AJR 136:589–592

Eine posttraumatische Lähmung des Nervus femoralis und die Klärung der Diagnose durch das axiale Computertomogramm

A. Klußmann, K. Tittel und F. Schauwecker

Chirurgische Klinik, Unfallabteilung (Ltd. Facharzt: Prof. Dr. med. F. Schauwecker), Schwalbacher Straße 62, D-6200 Wiesbaden

Die Computertomographie eröffnet Möglichkeiten der Diagnostik im Weichteilbereich, der bisherigen Verfahren nicht oder nur unzureichend zugänglich war.

Dazu das folgende Beispiel:

Ein 44jähriger Mann, der wegen eines Hinterwandinfarktes unter Anticoagulantien-Behandlung steht, stürzt mit dem Fahrrad und zieht sich eine Knieprellung beidseits zu, Er kann seine Radtour fortsetzen und hat in den nächsten Tagen noch gearbeitet. Wegen zunehmender Schmerzen im rechten Oberschenkel kommt er 5 Tage später zur stationären Aufnahme. Äußerlich fanden sich keine Verletzungszeichen, auf der Innenseite des rechten Oberschenkels wurde ein leichter Druckschmerz angegeben. Das rechte Hüftgelenk war endgradig schmerzhaft in der Beweglichkeit eingeschränkt, Becken und Wirbelsäule unauffällig.

Am 8. Tag nach dem Sturz traten Lähmungserscheinungen im rechten Bein auf mit einem Ausfall der Nervus femoralis – gesteuerten Muskulatur, das Knie konnte nicht mehr aktiv gestreckt werden, der Patellarsehnenreflex rechts war nicht mehr auslösbar. Es wurde über Hypäasthesien auf der Ventralseite des rechten Oberschenkels zur Mitte des Unterschenkels ziehen geklagt.

Nach neurologischer Konsiliaruntersuchung mußte es sich um einen Schaden des Nervus femoralis im Beckenbereich handeln.

Röntgenaufnahmen des Beckens, der Wirbelsäule und des Oberschenkels ergaben keine Hinweise zur Klärung der Diagnose.

Im axialen Computertomogramm des retroperitonealen Beckenraums fand sich die Ursache des Femoralis-Ausfalles.

Sie sehen in der Abzeichnung des CT-Schnittes, wie das schon mit einer Kapsel sich beginnend organisierende Hämatom den Musculus psoas nach vorn und medial abdrängt.

Hier noch weitere Schnittebenen, jeweils etwa 2 cm tiefer liegend als das vorhergehende Bild. Durch die Verlagerung des Muskels wurde der auf dem Psoas liegende Nervus femoralis

Hefte zur Unfallheilkunde, Heft 158
Zusammengestellt von A. Pannike

gedehnt und gegen das Leistenband gedrückt. Eine anatomische Skizze verdeutlicht die Lage des Blutergusses.

Von einem rechtsseitigen Flankenschnitt und retroperitonealem Zugang wurde das kegelförmig zwischen dem Musculus iliacus und Musculus psoas liegende Hämatome ausgeräumt und der Nervus femoralis durch Zurücksinken des Psoas in seine alte Lage dekomprimiert.

Die Wundheilung war regelrecht, zum Zeitpunkt der Entlassung nach 12 Tagen war eine Teilinnervation des Musculus quadriceps und ein Rückgang der sensiblen Ausfälle feststellbar.

Unter weiterer krankengymnastischer Therapie kam es zu einer Restitutio ad integrum.

VII. Gesichtsverletzung (ohne knöcherne Verletzung)

(Vorsitz: H. Contzen, Frankfurt und U. Schmidt-Tintemann, München)

Primäre Versorgung von Weichteilverletzungen

U. Schmidt-Tintemann

Abteilung für Plastische Chirurgie am Klinikum rechts der Isar der Technischen Universität, Ismaninger-Straße 22, D-8000 München 80

Wenn man es genau nimmt dann ist die besondere Problematik der Weichteilverletzungen im Gesichts – also in einer ständig sichtbaren Körperregion – Ursache für das Entstehen einer speziellen Chirurgie im 16. Jahrhundert gewesen, für das Entstehen der plastischen Chirurgie.

Damals war das Gesicht Verletzungen durch die blanke Waffe und den entstellenden Folgen der Lues wahrscheinlich im gleichen Maße ausgesetzt, wie das heute durch Verkehrsunfälle ist.

Die Stigmatisierung durch eine Niederlage im Zweikampf war ebenso ein Kainsmal wie die Folgen einer venerischen Krankheit. Beides gab den Betroffenen der allgemeinen Ächtung preis.

Es war die Zeit einer Para-Wissenschaft, der sogenannten Physiognomik, die 1775 von Lavater systematisiert wurde. Man war davon überzeugt, aus den sichtbaren Körperproportionen oder deren Störung auf Wert oder Unwert eines Menschen schließen zu können.

Das zumindest hat sich inzwischen geändert. Die modernen Kriege haben uns gezwungen, die von ihnen verursachten Entstellungen positiv einzuordnen. Mängel der äußeren Erscheinung diskriminieren nicht mehr so wie früher. Erstaunlicherweise hat diese Tatsache das Problem weder für den Patienten noch für den Arzt verringert, denn inzwischen hat sich auch die Definition dessen gewandelt, was man unter „Gesundheit" versteht. Gesundheit ist heute schließlich auch das Wohlbefinden, das mit der Akzeptanz des eigenen Äußeren zusammenhängt.

Die plastische Chirurgie hat vor allem im Bereich der Weichteilverletzungen vieles an die Chirurgie zurückgeben können, was sie von ihr entlehnt und im Laufe der letzten 300 Jahre fortentwickelt hatte: Zunächst eine Technik, die möglichst schonend durch Verpflanzung oder Verlagerung von Gewebe die Körperform oder die formrelevante Funktion herstellt oder wiederherstellt.

Dann eine Menge von Erkenntnissen über das Verhalten von Gewebe verschiedener Struktur.

Obwohl einige Eingriffe unter ästhetischen Prämissen erst lange nach der Erstbehandlung ausgeführt werden können, sind in den meisten Fällen die Weichen für eine spätere operative Behandlung schon durch die Erstbehandlung endgültig gestellt.

Bei polytraumatisierten Patienten stehen oft andere schwere Verletzungen so sehr im Vordergrund, daß der Zeitaufwand für eine subtile Wundversorgung im Gesicht nicht ge-

Hefte zur Unfallheilkunde, Heft 158
Zusammengestellt von A. Pannike

rechtfertigt erscheint. Dennoch sollten bei guter Assistenz durch den Anästhesisten nicht nur die Knochenverletzungen am Schädel durch dentale Schienenverbände, Drahtnähte oder Plattenosteosynthesen versorgt, sondern auch die Weichteile über den eingerichteten Knochenkonturen etagengerecht rekonstruiert werden. Das entspricht dem Prinzip der Wundversorgung von „innen nach außen". Entgegen mancher Ansicht sind Schleimhautdurchtrennungen sorgfältig zu nähen. Wundhohlräume sind zu vermeiden. Sie fördern die Infektionsgefahr und beeinträchtigten das Oberflächenniveau. Wenn Transport- oder Operationsunfähigkeit besteht, kann nach dem Prinzip der „aufgeschobenen Dringlichkeit" die Weichteilversorgung unter dem Schutz von Antibiotica und mit aseptischen Verbänden bis zu 24 oder sogar 48 Std hinausgeschoben werden. Die besonders gute Durchblutung im Bereich des Gesichtes ist ein Verbündeter des Chirurgen.

Das erste Ziel bei Weichteilverletzungen im Gesicht ist es immer, Form, Funktion und Mimik wiederherzustellen, ohne zu viele und zu auffallende Narben zu hinterlassen. Das reduziert sich bei ausgedehnten Weichteilverletzungen darauf, eine möglichst glatte Wundheilung zu provozieren.

Wo echte Hautdefekte bestehen, werden wir zunächst in einfachster Weise mit freien Hauttransplantaten oder eventuell mit Schwenklappen eine Wunddeckung vornehmen, um der Bildung von Granulationen und unelastischem Narbengewebe zuvorzukommen. Damit schaffen wir weitere und günstige Voraussetzungen für den möglichen späteren Eingriff.

Bei leichten Verletzungen im Gesicht müssen wir berücksichtigen, daß gerade ihre Spuren im Gesicht später zu einer emotionalen Belastung führen können, die dem Patienten mehr Beschwerden machen als die ursprüngliche Verletzung.

Nun zu einigen Beispielen

Schürfverletzungen

Das Verletzungsgebiet mit milder, nicht irritierender Seifenlösung reinigen. Augenregion mit Öl benetzen. Die Wundflächen am besten unbedeckt lassen. Falls Schmerzen auftreten, mit Fettgaze belegen. Die Heilung verläuft meist glatt und ohne auffallende Narben. Voraussetzung ist natürlich eine Primärheilung.

Schmutztätowierungen

Auch die kleinsten Ruß-, Asphalt-, Lack- oder Schmutzpartikel müssen aus der Wundfläche entfernt werden, bevor sie sich im Gewebe verankern, das heißt, innerhalb der ersten zwölf Stunden. Bei Verschmutzungen mit Schmierfetten und Ölen mit Fettlösern nachhelfen, in der Tiefe mit dem Skalpell nachschneiden, dennoch aber nicht die tieferen Hautschichten verletzen, weil das eine auffallende Narbenbildung fördert.

Nicht vollständig entfernte Schmutzeinlagerungen verbleiben als ständig auffällige Farbveränderungen in der Haut.

Hautdurchtrennung

Liegt eine gatte Hautdurchtrennung im Gesicht vor, sind die Wundränder „atraumatisch" wie nach einer chirurgisch gesetzten Incision ohne avitale Randzonen. Dann können wir ohne Nachexcision die Hautnähte legen.

Traumatisierte Wunden

Anders verfahren wir bei traumatisierten Wunden. Bei gequetschten, zerfetzten und verschmutzten Wundlinien excidieren wir den Wundrand und entfernen alles devitalisierte Gewebe.

Bei eng parallel laufenden Schnittwunden sollten wir versuchen, sie durch Herausnahme der Hautstücke in eine einzige Wundlinie umzuwandeln.

Flächenhaft unterminierte Hautlappen

Ein besonderes Problem ist der abgehobene flächenhaft unterminierte Hautlappen. Das im Gesicht sehr enge Netz des Lymph-Abfluß-Systems ist dabei unterbrochen und gestaut. Das zunehmende lokale Ödem bedeutet eine übermäßige Vermehrung von Fibrocyten. Das Narbengewebe des aufgebläht aussehenden Lappen verhindert später eine freie Blut- und Lymph-Zirkulation mit benachbartem Gewebe und das wiederum führt zu einem Niveauunterschied mit deutlich eingesunkener Narbenlinie.

Ist der Hautlappen klein und entbehrlich, sollte er abgetragen werden. Im Stirn- und Wangenbereich erzielt man durch eine ellipsenförmige Excision und eine Unterminierung der Wundränger eine strichförmige Narbe. Ist der Hautlappen groß, müssen wir ihn erhalten und die meist halbkreisförmige Wundlinie in einzelne gerade Wundlinien umwandeln, die sich dann wenigstens abschnittweise den mimischen Faltenlinien oder Hautspannungslinien besser anpassen.

Bei großen Wundhöhlen oder bei Speicheldrüsenverletzungen legt man Saugdrainagen.

Druckverbände spielen gerade bei Ablederungsverletzungen, aber auch bei ausgedehnten Hämatomen eine große Rolle. Sie sollten über Tage, sogar über Wochen angewandt werden, um Hohlräume oder venösen und lymphatischen Stau, und damit überschießende Narbenbildung, zu verhindern.

Nun zu den Gesichtsregionen einige Stichworte

Niemals *Augenbrauen* abrasieren. Sie sind wichtige Orientierungspunkte. Eine falsch zusammengesetzte Augenbraue ist schwer zu korrigieren. Muskeldurchtrennungen, zum Beispiel unter der Braue, nähen, um einsinkende Narbenlinien zu vermeiden. Supraorbitalbogen und Stirnbein abtasten. Bei Routine-Röntgenaufnahmen des Schädels werden Frakturen leicht übersehen. Stirnhautwunden, wo immer möglich, waagrecht in den Verlauf der Stirnfalten umlegen.

An der *Ohrmuschel* unbedingt eine primäre Rekonstruktion anstreben! Sekundäreingriffe sind schwierig und bringen selten gute Resultate.

Wir sind immer bemüht so viel Gewebe zu erhalten wie möglich. Die cutane Blutversorgung ist so gut, daß gestielte Ohrmuschelanteile und sogar abgetrennte Teile überleben, wenn sie anatomisch korrekt zusammengesetzt werden. Wenn die Haut zerstört ist, aber Knorpelanteile erhalten sind, dann entfernen wir auch den Rest der Haut und nähen den Knorpel retroauriculär subcutan ein. So erhalten, kann er bei einer späteren Rekonstruktion wieder verwendet werden. Besonders unangenehm sind Hämatome in der Ohrmuschel. Bis 14 Tage nach dem Unfall sollte man noch versuchen sie anzupunktieren, sonst kann es zu dem häßlich aussehenden „Blumenkohlohr" kommen.

Weichteilverletzungen an der Nase heilen – falls die Knochenstrukturen korrekt zusammengesetzt sind – im wesentlichen komplikationslos. Bei partieller oder totaler Amputation sollte eine sofortige Revascularisation versucht werden. Falls das nicht möglich ist, empfiehlt sich eine Spalthautdeckung um vorläufigen Wundschluß, um Narbenkontrakturen mit Verformungen der restlichen Anteile zu vermeiden bis eine spätere Rekonstruktion aus gestielten Hautlappen erfolgt.

Bei der Wundversorgung im Bereich der Wange sollte unbedingt eine Lupenbrille verwendet werden. Wenn der Nervus facialis glatt durchtrennt ist, muß er sofort anastomosiert werden.

Bei starken Gewebezerstörungen sind wenigstens die Nervenenden für die spätere Rekonstruktion zu markieren.

Ebenso gefährdet sind die Parotisdrüse und ihr Ausführungsgang. Der Verdacht einer Verletzung besteht immer, wenn aus einer Wunde im hinteren Wangenbereich klare Flüssigkeit austritt. Die Drüse selbst muß nicht genäht werden, aber die Durchgängigkeit des Ausführungsgangs sollte überprüft werden, notfals wird er drainiert und anastomosiert. Ist der Gang mehrfach verletzt oder vollständig zerstört, dann ligieren wir den proximalen Abschnitt, um die Drüse zum Atrophieren zu bringen.

Auf die Gefahr hin bis an den Rand des Erträglichen zu vereinfachen, möchte ich nun eine Check-Liste für Weichteilverletzungen im Gesicht vorschlagen:

1. Die meisten Weichteilverletzungen im Gesicht können in lokaler Betäubung versorgt werden. Mit einer Infusion halten wir einen intravenösen Zugang offen, um bei Bedarf mit Sedativa zu unterstützen.
2. Sorgfältige Inspektion der Verletzungsstelle und der Umgebung, Wunden und Wundflächen schließen. Sekundärheilungen führen zu unansehlichen Narben und im Gesicht zu Verziehungen an Lidern, Lippen und Naseneingang. Je spannungsfreier die Hautränder adaptiert und die Hautnähte gelegt sind, desto besser die spätere Narbe. Mißachtete Versorgungen eines verletzten Nerven, Tränengangs oder der Speicheldrüse führen zu langwierigen Nachbehandlungen.
3. Verlegen des Nahtverlaufs in die Nähe oder in die Richtung der Hautlinien. Langgezogene Narbenlinien versuchen wir durch eine Stufe zu unterbrechen, oder gegebenenfalls eine W-Plastik einzubauen.

   Z-Plastiken werden für den Arzt oft durch schmerzliche und für den Patienten unerträgliche Rückschläge erkauft und sollten nur von einem erfahrenen Chirurgen bei der Primärversorgung angewandt werden. Ähnliche Beobachtungen haben wir mit gestielten Lappen-Plastiken bei der Erstversorgung gemacht. Im ungünstigsten Fall werden solche Maßnahmen keine Rekonstruktion, sondern es werden neue Defekte in einer von dem Unfall nicht betroffenen Region geschaffen.
4. Atraumatische Nadel mit angeschweißtem Faden verwenden. Der Wundschluß mit Auswahl von Nahtmaterial und Nahttechnik setzt Kenntnisse über physiologische und patho-

logische Vorgänge der Wundheilung voraus. Zu festes Knoten führt zu Druck und zu Zugzonen mit Durchblutungsstörungen in den Wundrändern. Zu lose geknüpfte Nähte fördern die Wundinfektion und führen zu verbreiterten Narbenzonen. Für die Gesichtshaut verwenden wir Einzelknopfnähte in Rückstichweise aus Polyester oder Polyamid der Stärke Metril 2–0,7 oder die fortlaufende im Dermisbereich liegende meanderförmige Ausziehnaht, die nur an den Enden durch die Epidermis nach außen geführt wird. Versenkte Nähte aus organischem oder synthetischem ee- bzw. absorbierbaren Material in der subdermalen Schicht helfen die Hautspannung zu mindern. Bei traumatisierten Wundrändern können resorbierbare versenkte Nähte als Fremdkörper wirken und Entzündungen begünstigen.

Lassen Sie mich gerade hier in Berlin mit einem Wort von unserem großen Lehrer Dieffenbach schließen, der 1829 schrieb: „Die Wiederherstellung und Verbesserung verstümmelter Teile des Körpers, besonders des menschlichen Angesichts, sind von solcher Bedeutsamkeit sowohl für den verstümmelten selbst, als auch für die menschliche Gesellschaft überhaupt, daß auch die geringste Förderung der Kunst in dieser Beziehung der Bekanntmachung wert ist".

Literatur

Schultz RC: Facial Injuries. Year Book Medical Publishers, Chicago
McGregor JA: Fundamental Techniques of Plastic Surgery. Churchill Livingstone, Edinburgh New York

Akute Lid- und Bulbusverletzungen

O.-E. Lund

Universitäts-Augenklinik, Mathildenstraße, D-8000 München 2

Nicht selten ist bei Gesichtsverletzungen zu beobachten, daß eine unzureichende oder mangelhafte Versorgung der betroffenen Orbita und Periorbita zu verzeichnen ist, oder aber, daß Patienten nach Polytrauma mit Gesichtsverletzung relativ spät einer fachärztlichen Untersuchung zugeführt werden und erst dann durch den Ophthalmologen Bulbusverletzungen, Irisprolaps, Luxation der Linse oder gar Endophthalmie mit Erblindung erkannt werden. Diese Beobachtungen sind zum Anlaß zu nehmen, auf die Notwendigkeit ophthalmo-chirurgischer Sofortmaßnahmen in Zusammenarbeit mit der Unfallchirurgie hinzuweisen und eine eigene Ophthalmo-Traumatologie zu fordern.

Entscheidend sind die Besonderheiten der Anatomie von Lid, Orbita und Bulbus, ferner die differenzierte Funktion von Lid und Auge und schließlich die spezielle Untersuchungssituation des Auges, die ophthalmologische Kenntnis zur unbedingten Voraussetzung macht.

Hefte zur Unfallheilkunde, Heft 158
Zusammengestellt von A. Pannike

Unumgänglich ist nämlich mit der Erstversorgung bei Kopfverletzung auch die gleichzeitige Prüfung von Vitalfunktionen des Auges wie Sehvermögen, Motilität, Stauungspapille, etc.

A. Bulbusverletzungen

Häufiger bleibt angesichts des Polytraumas die Augenverletzung unerkannt, vor allen Dingen bei ausgeprägter Lidschwellung und bei Bewußtlosigkeit des Patienten. Es kann zur *Prellung des Auges* kommen, die zu Schäden im Bereich der Netzhaut führt, oder aber durch Scherbewegungen auch zur Linsenluxation in das Auge und konsekutivem Glaukom. Eine Bulbusruptur ist nicht selten nur über die Bindehautchemosis und Bindehautblutung erkennbar. Die Sofortversorgung ist ein absolutes Muß.

Die *perforierende Verletzung* kann gleichfalls zunächst nicht sofort erkannt werden; so, wenn sie gedeckt erfolgt ist, im Bereich der Sklera liegt und nur durch eine stärkere subconjunctivale Blutung sich bemerkbar macht. Die Palpation ergibt bereits eine starke Herabsetzung des intraocularen Druckes (Hypotonie). Für Schnittverletzungen, Stichverletzungen und schließlich auch die Vorverlagerung des Augeninhaltes in Form des *Uvea-Prolapses* oder auch des Verlustes der Linse gilt es, die *Sofort-Operation* anzustreben; die Infektion des Auges kann in nur wenigen Stunden erfolgen. Gegebenenfalls ist bei schweren Schnittverletzungen der Hornhaut die *sofortige Keratoplastik* notwendig; gegebenenfalls auch die *Sofort-Vitrektomie,* d.h. Entfernung und Austausch des eingebluteten Glaskörpers, um spätere Traktionen im Bereich der Netzhaut mit Netzhautablösungen zu vermeiden.

B. Periorbita-Verletzungen

Periorbita-Verletzungen betreffen vorwiegend den Bereich der Augenlider. Für die Versorgung gilt, daß *nur* bei *stark verschmutzten* zerfetzten Wundrändern eine *Friedrichsche Wundausschneidung* notwendig ist. Infekte sehen wir sehr selten, wohl aufgrund der vorzüglichen Vascularisierung dieser Region. Zu beachten ist eine möglichst funktionsgerechte Wiederherstellung der Lider, auch bei Lidabriß, unter sorgfältigem, etagenweisem *Vernähen der einzelnen Funktionsabschnitte* der Lider. Dies gilt vorwiegend für den Tarsus, den M. levator palpebrae, den M orbicularis oculi. Kommt es zu größeren Defekten, sollte man nicht zögern, eine sofortige *Verschiebeplastik* zu den Seiten oder vom Stirnbereich her vorzunehmen. Selbst die kleine *Lidkantenverletzung* muß gut adaptiert werden, gegebenenfalls unter Begradigung der Schnittfläche, wobei eine Naht im allgemeinen nicht genügt, besser sind zwei oder drei Nähte im Bereich der Lidkanten. Achten Sie bitte auf eine gute Wiederherstellung des Canaliculus vom Tränenpünktchen aus. Einlegen einer Dauersonde oder Einziehen eines feinen Plastikröhrchens vom oberen zum unteren Tränenpünktchen durch den Saccus lacrimalis. Gerade bei Windschutzscheibenverletzungen finden sich sowohl im Bereich der Periorbita als auch der Orbita häufig Glassplitter, die nach Möglichkeit vollständig entfernt werden sollten.

C. Orbita-Verletzungen

Über die Prellung des Auges kommt es nicht selten zur *blow-out-fracture,* die sich über die Tieferlagerung des Auges und über die Einschränkung von Hebung und Senkung sehr deutlich bemerkbar macht. Als erstes fällt eine Differenz der Lidspalte auf. Die blow-out-fracture kann kombiniert sein mit einer Blutung in der Orbita, die uns zunächst diese Fraktur nicht zur Darstellung kommen läßt. Zu empfehlen ist in diesen Fällen die spezielle Röntgenaufnahme nach *Waters,* die uns den Orbitaboden gut darstellt und gleichzeitig auch die Beurteilung eines Prolaps in der Kieferhöhle erlaubt. Keine operative *Sofortversorgung* des Orbitabodens. Hiermit sollte man 8 bis 10 Tage warten; es sei denn, es besteht ein erhebliches Orbitahämatom mit kompletter Einschränkung der Motilität. Die Versorgung der blow-out-fracture soll primär ophthalmo-chirurgisch unter Assistenz durch die HNO-Klinik erfolgen. Das Orbitahämatom kann in seltenen Fällen zu einem Verschluß der A. ophthalmica durch Kompression führen. In diesen Fällen muß über eine seitliche Canthotomie entlastet werden. Sorgfältige Spiegelungen des Augenhintergrundes zur Beurteilung der Durchgängigkeit der Zentralarterien sind unumgänglich und notwendig. Gefürchtet ist die Pfählungsverletzung, die nicht selten unentdeckt bleibt, da nur ein kleiner Stichkanal erkennbar wird, vor allem dann, wenn sie durch die Bindehaut und nicht durch die Lider erfolgt ist. *Die Pfählung kann bis in den Bereich der vorderen oder mittleren* Schädelgrube reichen.

D. Diagnostik

An diagnostischen Maßnahmen bedarf es *stets* der Röntgenaufnahme, um einen intraocularen Splitter auszuschließen, auch wenn die Anamnese nicht typisch ist. Wesentlich sind ferner: Funktionskontrolle, Spaltlampen-Untersuchung, Ophthalmoskopie, Messung des intraocularen Druckes.

E. Nachbehandlung

Wie steht es mit der *antibiotischen Prophylaxe* und Nachbehandlung? Bei verschmutzten Wunden sollte zumindest für die Dauer von *drei Tagen* ein Antibioticum systemisch gegeben werden.

Erster Verbandwechsel? Noch am *gleichen Tag* oder am *Morgen* nach der nächtlichen Versorgung muß eine Inspektion des Auges erfolgen, um eine sekundäre Einblutung in das Operationsgebiet, vor allem in die Orbita zu erkennen und einer *möglichen Ischämie* des Auges vorzubeugen, die innerhalb kurzer Zeit zur *Erblindung* führt. Da das Auge sehr schnell einem intraocularen Infekt erliegt, – es ist ein optimaler Nährboden für bakterielles Wachstum –, muß auch aus diesem Grund die perforierende Augenverletzung kurzfristig, d.h. wenige Stunden nach der Versorgung bereits ein erstes Mal kontrolliert werden. Analoges gilt für die *Augapfelprellung,* da es hier durch Linsenluxation und Einrissen im Bereich des Kammerwinkels zum *Glaukom* kommt.

Lid- und Bulbusverletzungen, als Wichtigstes gilt es hierzu zu sagen, daß das *„Darandenken"* durch den erstversorgenden Chirurgen gerade bei Bulbusverletzungen die *entscheidende Voraussetzung* für die Prognose ist. Ziehen Sie stets und sofort zur ocularen

Diagnostik und auch zur ophthalmoneurologischen Abklärung einen *Augenarzt* hinzu. Haftungsverfahren geben hierüber ein beredtes Zeugnis. Die Sofortversorgung des Auges ist ein entscheidendes Primat auch bei der Versorgung des polytraumatisierten Patienten. Selbst *kleinste oculäre Verletzungen* können in wenigen Stunden zum Verlust des Sehens führen. Lid- und Orbita-Verletzungen bedürfen einer *funktionsgerechten*, operativen Versorgung.

Defektverletzungen der Lippen – Primärversorgung oder sekundäre Rekonstruktion?

W.-J. Höltje, G. Pfeiffer und V. Schwipper

Nordwestdeutsche Kieferklinik, Martinistraße 52, D-2000 Hamburg 20

Defekte der Lippen entstehen durch Bißverletzungen, Arbeits-, Verkehrs- oder Spielunfälle und durch Verbrennungen. Das Ausmaß der Läsion reicht von der oberflächlichen Ablederung der äußeren Haut bis zum Totalverlust aller Schichten. Ziel der chirurgischen Behandlung ist der möglichst sofortige Defektverschluß mit funktionell und ästhetisch vollwertiger Wiederherstellung der verletzten Region. Lippenrot, Lippenweiß und Muskulatur können – je nach Ausmaß der Verletzung – entweder isoliert oder gemeinsam durch das Trauma verlorengegangen sein. Das gesteckte Ziel einer vollwertigen Wiederherstellung kann immer nur dann wirklich erreicht werden, wenn es gelingt, im Defektareal Kontinuität, Symmetrie und Funktion durch geeignete rekonstruktive Maßnahmen zurückzugewinnen.

Bei der Versorgung von Lippenverletzungen dürfen die klassischen Regeln chirurgischer Wundversorgung – wie im Gesicht überhaupt – wegen der hervorragenden Vascularisation und der daraus resultierenden guten Heilungstendenz abgewandelt werden (Pfeifer 1968; Becker 1974). Die gründliche mechanische Wundreinigung, u.U. auch unter Zuhilfenahme der chirurgischen Handwaschbürste, ist bei starker Schmutzimprägnation dringend erforderlich (Pfeifer et al 1974). Nur bei der Erstversorgung kann durch gründliche mechanische Reinigung für die restlose Entfernung von Schmutzpartikeln gesorgt werden (Abb. 1a, b). Später imponiert zurückgelassener Schmutz als lästige bläuliche Tätowierung. Sie ist nur durch eine Excision zu beseitigen (Rehrmann 1969).

Devitalisiertes Gewebe an den Wundrändern wird mit großer Sparsamkeit excidiert. Diese Maßnahme wird nur bei ausgedehnten Zerreißungen oder bei drittgradigen Verbrennungen überhaupt erforderlich. Gründliche Reinigung und gute Gefäßversorgung erlauben darüber hinaus eine Primärversorgung auch noch 16 bis 24 Std nach dem Trauma. Auch an eine verspätete Primärversorgung nach mehreren Tagen kann gedacht werden, wenn die Infektionszeichen gering sind und wenn nach Abnahme einer bakteriologischen Kultur gründlich gereinigt und postoperativ antibiotisch abgedeckt wird.

Ist der Defekt auf das Lippenrot beschränkt, so sind Rotations-, Transpositions- oder Verschiebelappen aus dem Mundvorhof oder von der Innenfläche der verletzten Lippe zum Defektverschluß geeignet. Falls der Lippenrotdefekt ausgedehnt ist, kommen zusätzlich

Hefte zur Unfallheilkunde, Heft 158
Zusammengestellt von A. Pannike

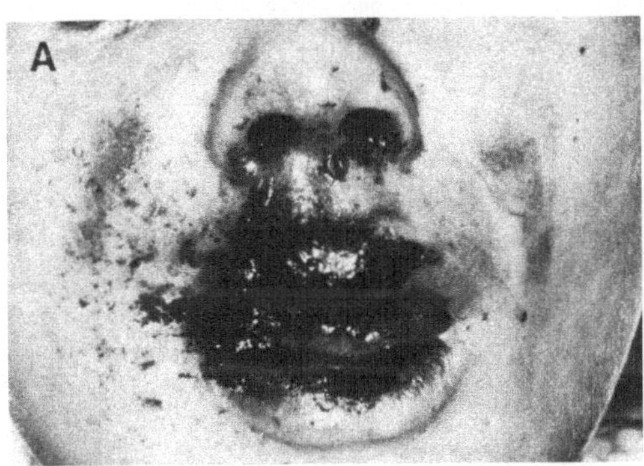

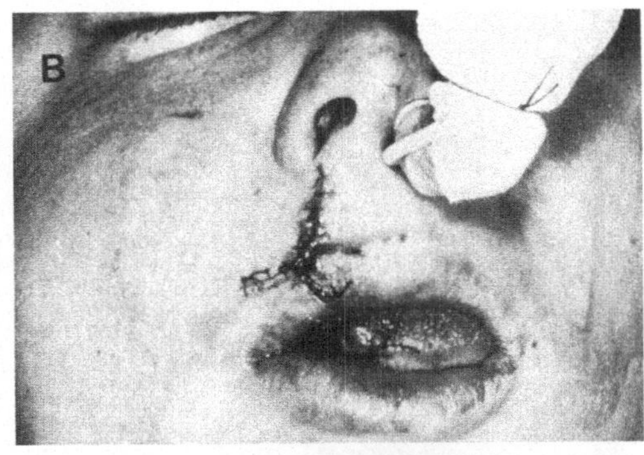

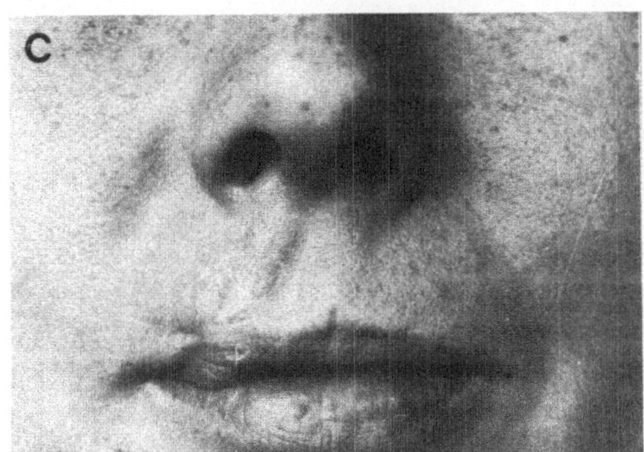

Abb. 1. a Defektverletzung der Oberlippe durch einen Nahschuß mit einer antiken Schwarzpulverpistole. Das Verletzungsareal ist intensiv mit Schwarzpulverpartikeln imprägniert. **b** Das Verletzungsareal nach gründlicher mechanischer Reinigung und unmittelbar nach Primärversorgung. **c** Situation 1 Jahre nach der Primärversorgung. Durch die Größe des Defektes ist es zu einer Verziehung des Philtrums zur verletzten Seite gekommen

Stiellappen von der Innenseite der Gegenlippe in Frage oder Zungenlappen von der Unterseite der Zunge (Abb. 2). In beiden vorgenannten Fällen muß nach Einheilung der Lappen 3 bis 4 Wochen später in einem zweiten Eingriff der Lappenstiel abgetrennt und in das Verletzungsareal endgültig eingelagert werden. In der Zwischenzeit besteht eine Funktionsbeeinträchtigung der Mundspalte. Auch die freie Transplantation von Vollhauttransplantaten aus der Interkalarregion der Wange kann in Erwägung gezogen werden, wenn der Lippenrotdefekt oberflächlich ist und der Substanzverlust in der Muskulatur gering. Von freien Spalthauttransplantaten der Mundschleimhaut ist hingegen wegen ihrer erheblichen Schrumpfungstendenz abzuraten.

Bei Lippendefektverletzungen, bei denen sowohl Lippenrot wie auch Lippenweiß dem Trauma zum Opfer gefallen sind, gewinnt die Wiederherstellung der Grenze zwischen Lippenrot und Lippenweiß besondere Bedeutung, weil diese Zone für die Ästhetik und Symmetrie der Lippe besonders wichtig ist. Die einfachste Maßnahme in dieser Situation ist die Keilexcision im Defektareal und die Naht aller Schichten unter exakter stufenloser Vereinigung der Lippenrotweißgrenze. Dieses Vorgehen ist bei Lippenrotweißdefekten im seitlichen Bereich der Oberlippe und an der Unterlippe angezeigt, wenn der Defekt nicht größer als ein Fünftel bis maximal ein Viertel der gesamten Lippenlänge ist. Verwendet man diese Keilexcision bei größeren Defekten, so führt dieses Vorgehen zu einer dauerhaften Asymmetrie (Abb. 1c) oder zu einer Verschmälerung der Mundspalte. Zweckmäßiger ist es dann, den Lippenrotanteil mit den schon angesprochenen Methoden zu ersetzen und für den Defektersatz im Lippenweiß Nahlappenkonzepte zu verwenden, die in ihrer Retraktionstendenz entgegen derjenigen der Lippenrotrekonstruktion wirken. Auch auf diesem

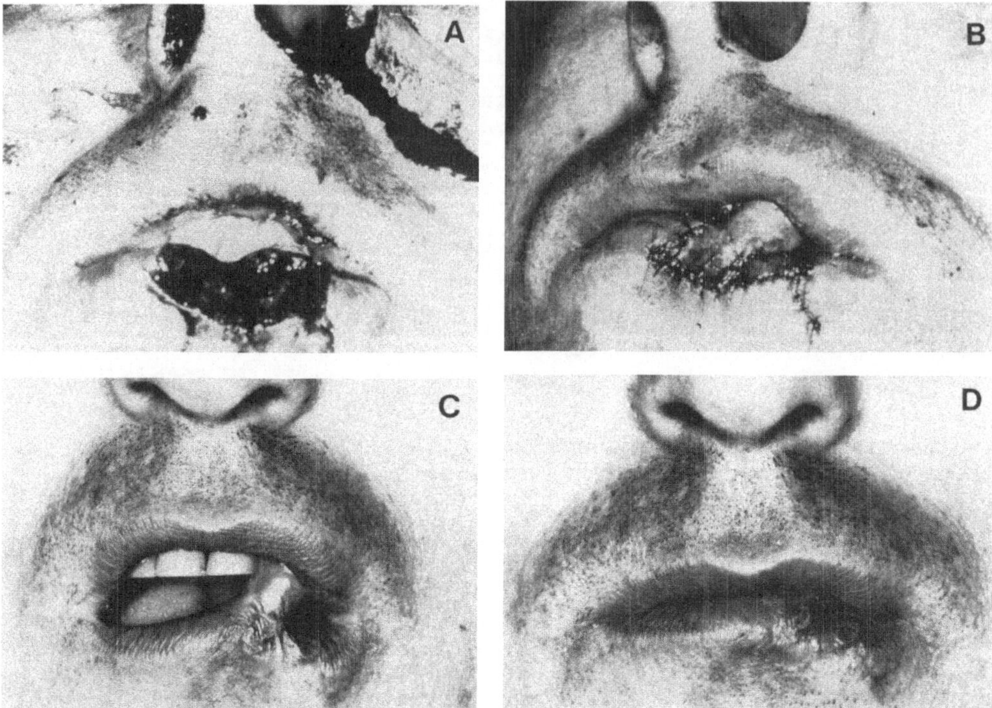

Abb. 2. **a** Bißverletzung der Unterlippe mit ausgedehntem Defekt des Unterlippenrotanteiles. **b** Deckung des Unterlippenrotdefektes durch einen zum Rundstiel geformten Schleimhautlappen aus dem seitlichen Vestibulum der Oberlippe unmittelbar nach der Versorgung. **c** Situation nach Einheilung des Vestibulumrundstiellappens aus der Oberlippe

Wege läßt sich eine harmonische Form der Lippe und eine Wiederherstellung der Rotweißgrenze erreichen (Abb. 4). Darüber hinaus kann die Replantation eines Lippenrotweißareales als freies Vollhauttransplantat erfolgreich sein, wenn das Amputat nicht allzu dick ausgefallen ist und beim Unfall nicht verloren wurde (Abb. 3). Außerdem sind zum Ersatz des Lippenweißes Vollhauttransplantate aus der Retroauricularregion oder vom Hals verwendbar.

Übersteigt der Defekt unter Verlust aller Schichten 25% und reicht er bis zu einem Drittel der Gesamtlänge, so kommt in den mittleren Arealen ein an der Arteria labialis gestielter Drehlappen aus der Gegenlippe nach Abbe (1898) in Betracht, der ein Viertel der Gesamtlänge der Gegenlippe betragen kann. Nach drei Wochen muß in einem zweiten Eingriff die Abtrennung des Stieles und die endgültige Einlagerung des Abbe-Lappens in den Defekt durchgeführt werden. In der Mundwinkelregion ist der Verschluß von ähnlich großen Defekten durch einen Drehlappen nach Estlander (1872) angezeigt. Auch durch den Estlander-Lappen gelingt eine Defektrekonstruktion bis zu einem Drittel und die vollständige Wiederherstellung der Funktion des Musculus orbicularis oris (Abb. 5).

Hat das Trauma große Teile der Lippen von mehr als der Hälfte bis zum Totaldefekt zerstört, so kommen Rekonstruktionsverfahren in Betracht, wie sie auch nach Tumor-

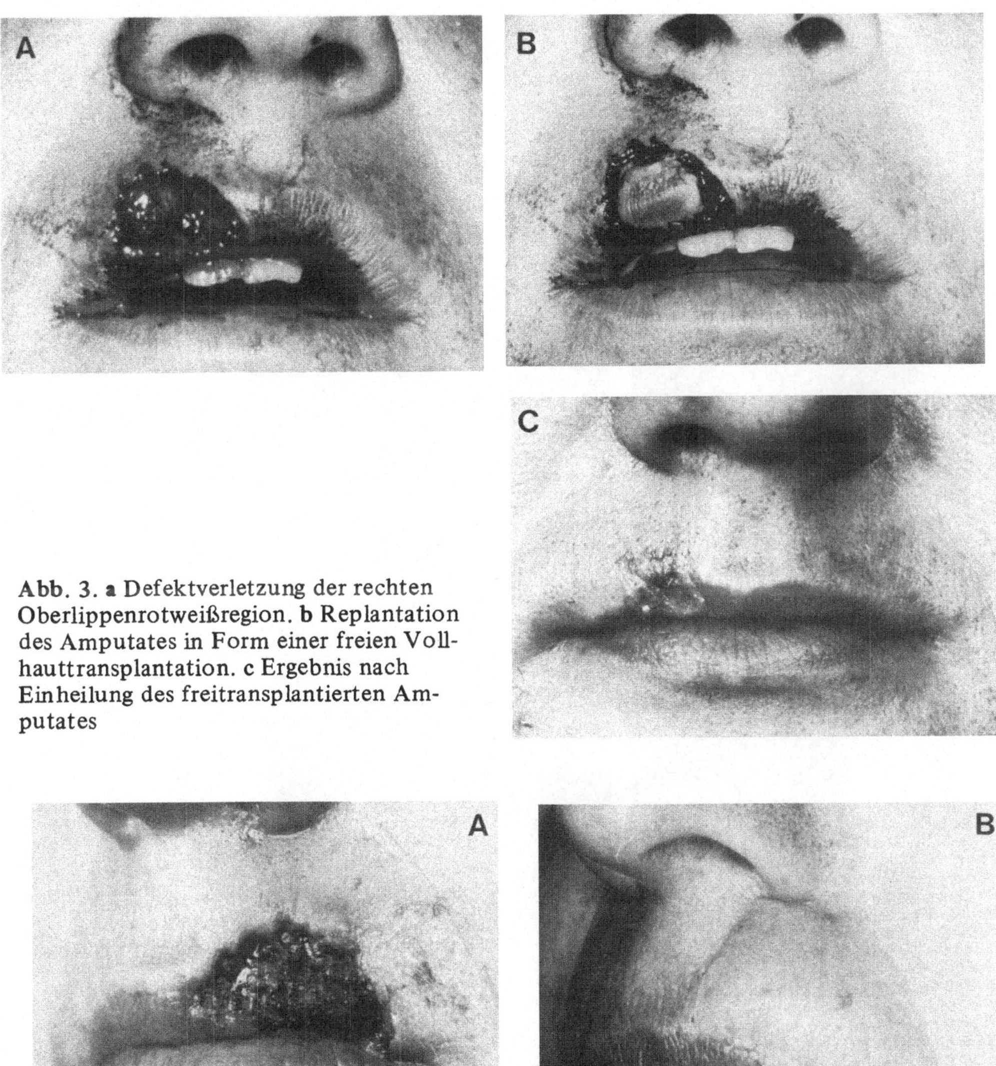

Abb. 3. a Defektverletzung der rechten Oberlippenrotweißregion. b Replantation des Amputates in Form einer freien Vollhauttransplantation. c Ergebnis nach Einheilung des freitransplantierten Amputates

Abb. 4. a Defektverletzung der linken Oberlippenrotweißregion. b Wiederherstellung des Lippenrotanteils durch Lappenverschiebung aus dem Oberlippenvestibulum. Defektverschluß des Lippenweißanteils durch Lappenverschiebung aus der Nasolabialregion. Die Harmonie der Oberlippe und der Lippenrotweißgrenze ist symmetrisch wiederhergestellt

resektionen Anwendung finden. Für die Oberlippe sind dies nasolabiale Schwenklappen nach v. Bruns (1859) oder nach Fan-flap nach Gillies (1957).

Die Rekonstruktionskonzepte für große Unterlippendefekte fußen auf Verfahren von Bernard (1851), Dieffenbach (1845), Grimm (1966) und Fries (1971). Sie beruhen alle

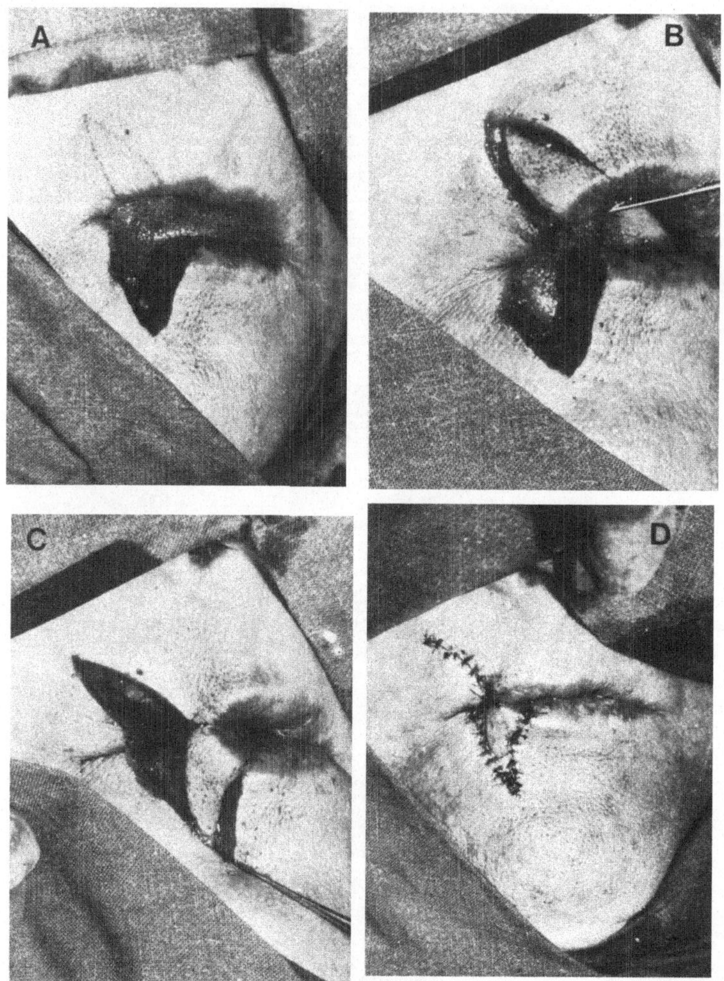

Abb. 5. a Keilförmiger Defekt der rechten Unterlippe mit aufgezeichnetem Drehlappen nach Estlander. **b** Der Estlander-Lappen ist umschnitten zur Drehung in den Unterlippendefekt. **c** Positionierung des Lappens in den Defekt und Nahtverschluß

auf dem Konzept der Lappenverschiebung oder -schwenkung aus einer oder beiden Wangen. Alle diese Techniken können bei routinierter Ausführung ästhetisch befriedigende bis gute Resultate erbringen. Funktionell bleiben jedoch Wünsche offen, weil bei subtotalen oder totalen Defektrekonstruktionen eine komplette Wiederherstellung des Mundringmuskels nicht gelingen kann.

Treffen wir ausgedehnte Zerstörungen der Mundspalte und ihrer Umgebung durch Schußverletzungen oder die Ablederung aller Gesichtsweichteile an, kann es primär nur um die Wundversorgung unter teilweiser Belassung des Defektes gehen. Erst Monate später sollte in diesen ausgedehnten Fällen mit der Defektrekonstruktion begonnen werden, meist unter Verwendung von Fernlappenmaterial (Abb. 6).

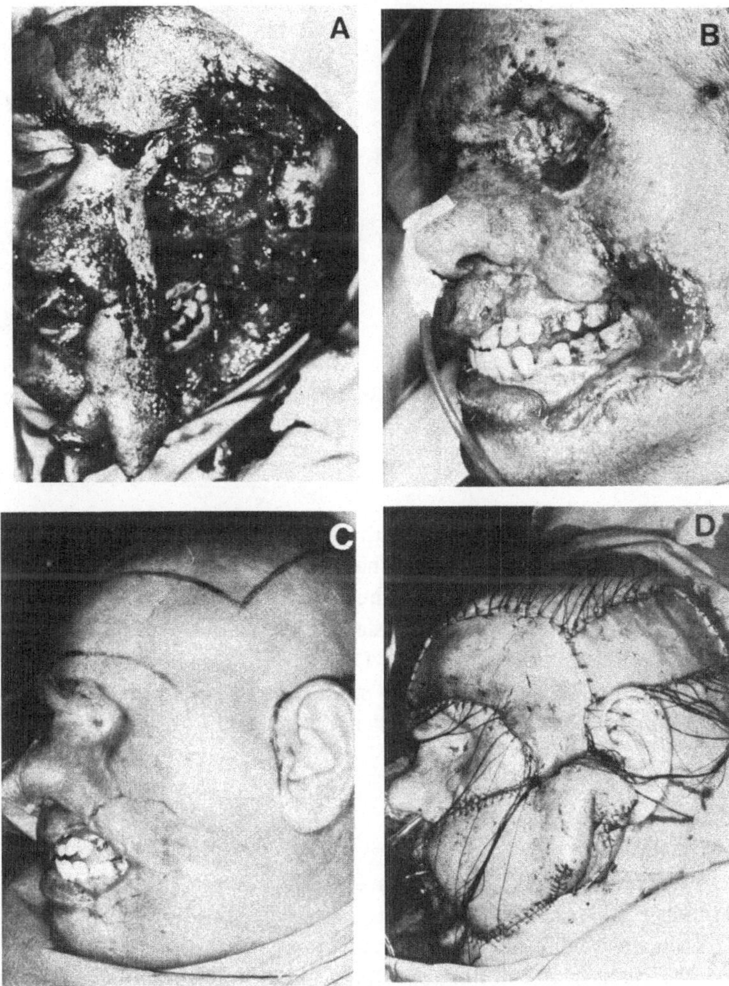

Abb. 6. a Ausgedehnte Weichteilabscherung der linken Gesichtsweichteile nach einem Arbeitsunfall mit Defektsetzung. **b** In Abheilung begriffenes Defektareal. **c** Rekonstruktionskonzept zur Wiederherstellung der Wangeninnenschicht und der äußeren Wangenweichteile. **d** Situation unmittelbar nach Lappenrekonstruktion

In jüngster Zeit hat auch die Mikrogefäßchirurgie für die Replantation von Lippenamputaten Bedeutung erlangt. James (1976) berichtet erstmals 1976 über die weitgehend erfolgreiche Replantation einer Oberlippe bei einem sechsjährigen Mädchen nach einem Hundebiß. Reuther (1978) führte eine subtotale Amputation der rechten Unterlippe und Wange im Jahre 1979 durch. An der Nordwestdeutschen Kieferklinik gelang uns vor Jahresfrist die mikrochirurgische Replantation einer in ihrer Gesamtheit amputierten Oberlippe nach einem Arbeitsunfall (Abb. 7).

Stellt man die Schwierigkeiten in Rechnung, die bei der Rekonstruktion eines totalen Oberlippendefektes zu überwinden sind und hält sich das trotz aller Mühe nicht voll be-

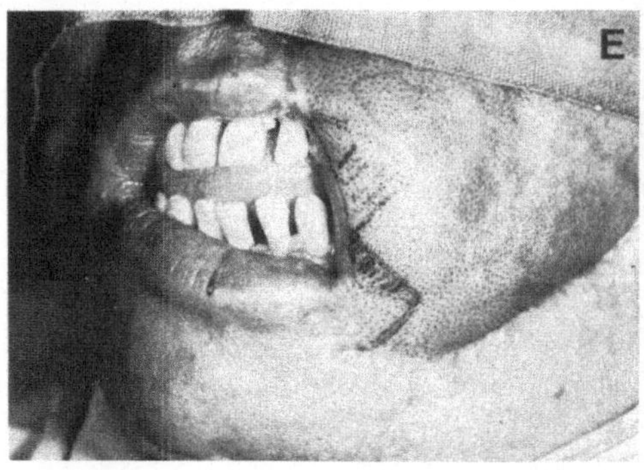

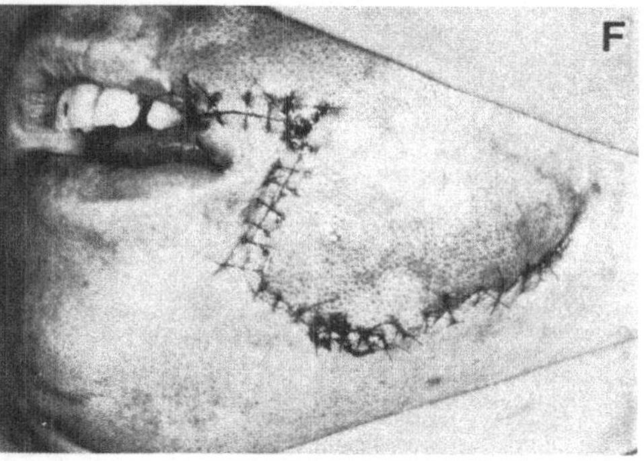

Abb. 6. e, f Abschließende Maßnahmen nach Rückverlagerung der Lappenstiele und letzte Maßnahmen zur Wiederherstellung der Mundspalte

friedigende funktionelle und ästhetische Resultat vor Augen, so sollte keine Mühe gescheut werden, um den Transport eines Verletzten gemeinsam mit dem adäquat asservierten Amputat in eine Fachklinik sicherzustellen, in der die mikrochirurgische Replantation ausgeführt werden kann. Diese Forderung gilt nicht nur für Replantationsfälle, sondern für alle ausgedehnten Verletzungen der Lippen und des Gesichtes. Die Frage, ob Primärversorgung oder sekundäre Rekonstruktion stellt sich zu einem nicht geringen Teil als Aufgabe an die Erfahrung und das Können des versorgenden Chirurgen.

Zusammenfassung

Defektverletzungen der Lippen entstehen durch Bißverletzungen, Unfälle oder Verbrennungen. Das Ausmaß der Verletzung reicht von der oberflächlichen Schürfwunde bis zum Totalverlust. Ziel der chirurgischen Behandlung ist die funktionelle und ästhetische Wiederherstellung der verletzten Region. Dies bedeutet bei Defektverletzungen der Lippen eine Rekonstruktion der Muskelschlinge des Orbiculàris oris sowie den Ersatz von Lippenrot und Lippenweiß mit stufenloser Vereinigung der Lippenrot-weiß-Grenze.

Bei der Versorgung von Lippenverletzungen können die klassischen Regeln chirurgischer Wundversorgung – wie im Gesicht überhaupt – wegen der guten Vascularisation modifiziert werden. Nach gründlicher mechanischer Reinigung des Wundgebietes bleibt die Excision an den Wundrändern auf sparsames Entfernen von nekrotischem Gewebe beschränkt. Unter Einhaltung dieser Kriterien ist die Versorgung von Lippenverletzungen auch noch viele Stunden nach dem Unfallereignis primär möglich.

Bei Defektverletzungen bis zu maximal 25% der Gesamtlänge aller Lippen, ist die Keilexcision und End-zu-Endvereinigung unter Beachtung der Lippenrot-weiß-Grenze möglich. Bei größeren Defekten finden gestielte Nahlappen in Form von Verschiebe- oder Rotationslappen Verwendung. Bei Totalverlusten finden Konzepte der rekonstruktiven Tumorchirurgie Verwendung oder die mikrochirurgische Replantation.

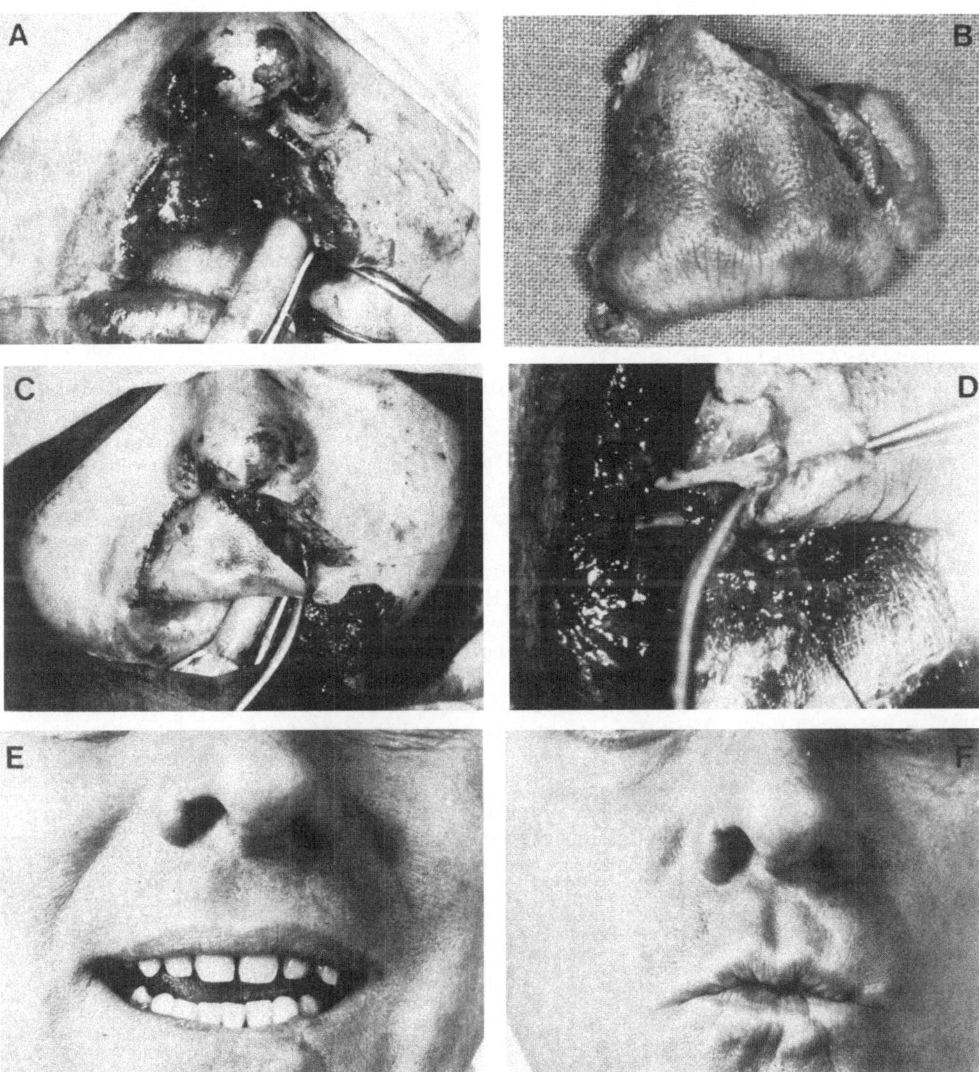

Abb. 7. a Subtotale Oberlippenamputation nach Betriebsunfall. **b** Von Schmutz gereinigtes Amputat. **c** Mikrovascularchirurgische Anastomose der Arteria labialis. **d** Oberlippenamputat während der mikrochirurgischen Replantation. **e, f** Situation 1 Jahr nach Replantation ohne weitere korrigierende Eingriffe mit bereits wiederkehrender sensibler und motorischer Innervation

Literatur

Abbe R (1898) A new plastic operation for the relief of deformity due to double hair lip. Med Rec 53:53

Becker R (1974) Primärversorgung von Verletzungen der Lippen und Wangen durch direkte Naht. In: Naumann HH, Kastenbauer RE (Hrsg) Plastisch-chirurgische Maßnahmen nach frischen Verletzungen. Thieme, Stuttgart, S 126

Bernard C (1851–53) Cancer de la levre inferieure; restauration a l'aide de lambeaux quadrilatoires-latereaux querison. Scalpel, Liege 5:162

v. Bruns V (1859) Handbuch der praktischen Chirurgie. Laup, Tübingen

Dieffenbach JF (1845–48) Die operative Chirurgie. Brockhaus, Leipzig

Estlander JA (1872) Eine Methode, aus der einen Lippe Substanzverluste der anderen zu ersetzen. Arch Klin Chir 14:622

Fries R (1971) Vorzug der Bernardschen Operation als Universalverfahren zur Rekonstruktion der Unterlippe nach Carcinomresektion. Chir Plastica (Berlin) 1:45

Gillies HD, Millard DR (1957) Principles and Art of Plastic Surgery. Little Brown, Boston

Grimm G (1966) Eine neue Methode der Nahlappenplastik zum Ersatz tumorbedingter totaler Unterlippendefekte. Zbl Chir 91:1621

James NJ (1976) Survival of large replanted segment of upper lip and nose. Plast Reconstr Surg 58:623

Pfeifer G (1968) Weichteilverletzungen, Frakturen und Luxationen im Mund-, Kiefer-, Gesichtsbereich. In: Opitz H, Schmid F (Hrsg) Handbuch der Kinderheilkunde. Springer, Berlin Heidelberg, S 462

Pfeifer G, Lentrodt J (1974) Die Versorgung frischer Defektverletzungen der Lippen und Wangen. In: Naumann HH, Kastenbauer RE (Hrsg) Plastisch-chirurgische Maßnahmen nach frischen Verletzungen. Thieme, Stuttgart, S 131

Rehrmann A (1969) Plastische und wiederherstellende Maßnahmen nach Gesichtsverletzungen. In: Reichenbach F (Hrsg) Traumatologie im Kiefer-Gesichtsbereich. Barth Verlag, München, S 417

Reuther J, Hausamen JE (1978) Replantation von Ober- und Unterlippe sowie Kinnregion mit mikrochirurgischen Gefäßanastomosen. In: Schuchardt K, Schilli W (Hrsg) Fortschritte der Kiefer- und Gesichtschirurgie, Bd XXIII. Thieme, Stuttgart, S 16

Diskussion zum Hauptthema VII

Vorsitz: H. Contzen, Frankfurt und U. Schmidt-Tintemann, München

Schmidt-Tintemann, München: Es tut mir sehr leid, daß die Zeit schon so weit fortgeschritten ist. Ich möchte trotzdem die Diskussion eröffnen. Ich bitte Sie um Wortmeldungen zunächst zu meinem Vortrag über die primäre Versorgung von Weichteilverletzungen im Gesicht. Gibt es dazu Fragen?

Zellner, Ludwigshafen: Wir gehen so vor, daß wir bei primären Defektverletzungen zum Beispiel im Bereich der Lippe nach Hundebißverletzungen versuchen, die Abbe-Plastik, wenn erforderlich, primär durchzuführen. Machen Sie das auch, oder sagen Sie: erst einmal konservativ, später die Rekonstruktion?

Schmidt-Tintemann, München: Erstaunlicherweise ist ja an der Lippe ein relativ großer Substanzverlust erträglich. Man kann sagen: Bis zu einem Drittel der Lippenbreite können verlorengehen, und durch Excision können die Wundränder verschlossen werden, ohne daß ein Funktionsausfall oder ein ästhetischer Verlust größeren Ausmaßes vorhanden ist. Wenn der Defekt über ein Drittel der Breite hinausgeht, würde ich auch dem erfahrenen Chirurgen – ich betone: dem erfahrenen Chirurgen – empfehlen, gleich primär die Abbe-Plastik zu machen. Das ist richtig.

Müller, Bochum: Ich möchte mir an dieser Stelle zwei generelle Bemerkungen erlauben. Ich glaube, das, was wir heute hier gesehen haben, läßt doch erkennen – ich darf an die einführenden Worte von Herrn Contzen erinnern –, daß nicht der jüngste Assistent die Versorgung der Verletzungen dieser Art durchführen sollte, wie es sehr häufig in der Poliklinik üblich ist. Es wird auf lange Zeit noch so bleiben, daß nicht alle Gesichtsverletzungen in Spezialabteilungen kommen.

Was ist zu tun? Die Lehre der atraumatischen Nahttechnik muß auch der Allgemeinchirurg in sein Repertoire aufnehmen und an den jüngsten Assistenten, der an der Poliklinik tätig ist, weitergeben. Es sollte so etwas besser von erfahrenen Chirurgen durchgeführt werden.

Besonders an dem Vortrag von Herrn Lund war die Notwendigkeit der interdisziplinären Zusammenarbeit erkennbar, daß auch unsere Unfallkliniken interdisziplinär noch besser ausgestattet sein müssen. In eine Unfallklinik gehört eben der Ophthalmologe, der Neurochirurg, der Gefäßchirurg. Es darf nicht zu einseitig auf bestimmte Aspekte der Unfallchirurgie abgestimmt werden.

Schmidt-Tintemann, München: Ich glaube, das ist im Zuge der heutigen Sparmaßnahmen schwer zu realisieren. Aber es ist ein sehr richtiger Vorschlag.

Ich darf gleich übergehen zu Herrn Lund. In der Literatur ist ja bekannt, daß bei Gesichtsverletzungen 50% der Augen- und Augenumgebungsverletzungen übersehen werden. Damit wird die Wichtigkeit unterstrichen, die uns Herr Lund in seinem Vortrag darlegte. Gibt es zu diesem Vortrag Wortmeldungen? – Das ist nicht der Fall. Dann komme ich zu dem Vortrag von Herrn Müller. Gibt es da Fragen? – Ich möchte ganz kurz folgendes anschneiden. Herr Müller, ich weiß nicht, ob das richtig zum Ausdruck kam: Wann soll man operieren? Wie schnell soll man sich entschließen? Es gab einige Beispiele, bei denen Sie sagten: im Bereich des Munds eher noch Zurückhaltung. Sonst aber wann? Wann sollte die primäre Excision durchgeführt werden?

Müller, Bochum: Das wird sich vielleicht nicht ganz generell beantworten lassen, weil die Gesichtsverbrennung häufig ein Teil einer sehr extensiven Verbrennung ist. Wenn der Patient zu 50%, 60% oder gar 70% verbrannt ist, wird er vielleicht nicht gleich primär operiert werden können. Aber man sollte das Gesicht wie die Hände in die Prioritäten einbeziehen. Wenn man ganz sicher ist, daß es drittgradig ist und eine Spontanheilung nicht zu erwarten ist, sollte man es möglichst früh machen, also in die ersten Operationen mit einbeziehen und die oft geringen Hautreserven dafür verwenden.

Wir haben früher länger zugewartet. Die kritischen Fälle sind eigentlich die zweitgradigen Verbrennungen, bei denen es häufig zu Spontanabheilungen kommt, aber eben mit diesen sehr häßlichen hypertrophen Narben. Ich glaube, daß mancher dieser Patienten durch eine primäre Hauttransplantation besser versorgt worden wäre.

Schmidt-Tintemann, München: Sind weitere Fragen? – Dann kommen wir zu dem Vortrag von Herrn Zellner. Ich möchte eine sehr praktische Frage stellen: Wann, Herr Zellner, soll man eine Narbe korrigieren, wie lange nach dem Unfall?

Zellner, Ludwigshafen: Wenn es eine Narbe ist, die nicht mit einer Defektbildung verbunden ist, die keine Verziehung des Lippenrots oder der Lider herbeiführt, sondern lediglich eine gerötete, nicht zu breite Narbe ist, würde ich zunächst zuwarten. Ich habe das in meinem ersten Dia gezeigt. Es lagen anderhalb Jahre dazwischen. Dann ist die Operation nicht erforderlich. Solange würde ich warten, denn ich glaube, aufgrund meiner Erfahrungen sagen zu können: Hier wird es zu einer Ausreifung der Narbe und Abblassen kommen, vorausgesetzt, es sind keine Verziehungen da. Sind anatomische Strukturen verzogen, würde ich die Operation immer früh durchführen. Wenn Sie die Frage stellen „Wann?", antworte ich: Wenn die Narbe nicht mehr hart ist, würde ich sofort herangehen, um die Verziehungen zu korrigieren, entweder mit kleinen lokalen Lappen, mit der Z-Plastik oder mit freier Hauttransplantation oder gestielter Transplantation. Dann würden wir nicht solange warten. Bei dem jungen Mann mit den vielen parallelen Narben an der Stirn weiß man von vornherein: Das wird sich spontan nie wieder so regenerieren, daß es akzeptabel ist. Da würden wir auch frühzeitig vorgehen.

Schmidt-Tintemann, München: Das ist ja immer die Frage gegenüber den Versicherungsträgern, die die Patienten gern abfinden möchten und auf eine schnelle Behandlung drängen. Ich glaube, man sollte verständnisvoll darauf hinweisen, daß sehr viele Spontanremissionen eintreten und oftmals eine Narbenkorrektur gar nicht erforderlich wird.

Gibt es Fragen zu dem Vortrag von Herrn Höltje? – Das ist nicht der Fall.

Damit ist die Sitzung geschlossen. Ich danke Ihnen für Ihre Aufmerksamkeit.

VIII. Ischämie und Anoxämie der traumatisierten Extremität

(Vorsitz: K.P. Schmit-Neuerburg, Essen und M. Trede, Mannheim)

Pathophysiologische Folgen der Extremitätenischämie und Indikation zur Amputation

B. Koch[1], R. Krüger[1] und L. Schweiberer[2]

[1] Chirurgische Universitätsklinik, Abteilung Allgemeine Chirurgie, D-6650 Homburg/Saar
[2] Universitätsklinik Innenstadt, Nußbaumstraße 20, D-8000 München 2

Einleitung

Die traumatisch ausgelöste Stagnation des Blutflusses in der Extremitätenmuskulatur löst durch die ischämische Anoxie eine Reihe klinisch, morphologisch und metabolisch faßbarer Veränderungen aus.

Ischämische Extremität

Lokale Veränderungen

Klinik

Die Haut der ischämischen Extremität ist kalt, blaß, marmoriert und zeigt bei kompletter Ischämie den Verlust sensibler und motorischer Qualitäten. Besonders bemerkenswert ist die früh einsetzende Rigidität der Muskulatur [7]. Meist klagen die Patienten über quälende viscerale Tiefenschmerzen, die durch jede Untersuchung verschlimmert werden.

Morphologie

Die Muskulatur ist in den ersten Stunden blaß und mäßig aufgetrieben. Nach 20–40 Std ist sie fischfleischfarben verändert. Das mikroskopische Korrelat in der frühe Phase ist eine Entzündungsreaktion, später eine grobschollige-vacuoläre Degeneration des Cytoplasmas und innerhalb von 48 Std kommt es zur Auflösung der Muskelstruktur [8, 9].

Metabolismus

Sämtliche metabolischen Veränderungen in der ischämischen Extremität sind gekennzeichnet durch den Zwang zur Energiebereitstellung für die rasche Resynthese von ATP,

Hefte zur Unfallheilkunde, Heft 158
Zusammengestellt von A. Pannike

denn nur die durch den Zerfall von ATP frei werdende Energie kann der Muskel direkt nutzen.

Bei der Umschaltung auf die anaerobe Phase steht dem Muskel zunächst eine schnell verfügbare Energiereserve zur Verfügung, das Kreatinphosphat, dessen energiereiche Phosphatbindung auf ADP zur Resynthese von ATP übertragen werden kann. Nachteilig wirkt sich die quantitativ schnelle Erschöpfbarkeit des Kreatinphosphats und die Vergrößerung der O_2-Schuld aus [10].

Besteht die Ischämie länger, wird zur Deckung des Energiebedarfs Glykogen anaerob bis zur Stude der Brenztraubensäure abgebaut. Dies führt zur Anhäufung von Brenztraubensäure mit konsekutiver Gewebsacidose. Der weitere Abbau mit Energiegewinn im Zitronensäurecyclus bis zum CO_2 und H_2O ist ohne die Verfügbarkeit von Sauerstoff nicht möglich. Der Energiegewinn durch die anaerobe Glykolyse beträgt nur 1/18 gegenüber der aeroben [23].

Wenn in dieser Phase die Ischämie nicht beendet wird, kommt es zur quantitativ bedeutsamen Reduktion der Brenztraubensäure zu Milchsäure (Abb. 1). Diese Reduktion bedeutet eine Ausschöpfung letzter cellulär verfügbarer Energiereserven in der Ischämie. Der Preis dafür ist ein erheblicher Lactatanstieg mit schnell abfallendem Gewebs-pH auf unter 6,0. Dieser Wert korreliert mit einer Lactatkonzentration von über 11 mmol/l und bedeutet den sicheren Zelltod [12].

Der relative Lactatanstieg ist ein Maß für die O_2-Schuld des Gewebes. So liegt der Lactat-Pyruvat-Quotient unter Normalbedingungen bei 5–10 und kann unter akuten Ischämiebedingungen auf das 7–14fache ansteigen [13].

Die Ischämie verursacht durch den Verlust der Temperaturisothermen einen Temperaturabfall. Auskühlung und Acidose blockieren die Enzymaktivität, zerstören die selektive, energieabhängige Zellpermeabilität und führen zum Muskeluntergang [19]. Meßbare Folgen sind der extracelluläre Kaliumanstieg, die Freisetzung muskelspezifischer cytoplasmatischer Enzyme wie LDH, SGOT und CPK. Gleichzeitig mit der ischämischen Zerstörung der Muskelzelle wird Myoglobin freigesetzt, das quantitativ mit dem Schweregrad der Acidose und der unter Umständen zusätzlich mechanisch-traumatisch zerstörten Muskulatur korreliert. In Tierversuchen konnte der Beweis für die klinische Beobachtung erbracht werden, daß unter dem Einfluß externer Hypothermie die Anhäufung schädigender Stoffwechselmetabolithen und Zelltrümmer stark verzögert wird [12, 19].

Revascularisationsphase

Lokale Veränderungen

Klinik

Unmittelbar nach Wiederherstellung der Strombahn kommt es in der Extremität zur reaktiven Hyperämie und Hyperthermie. Nach Untersuchungen von Stock u.a. [26] nimmt bei Ratten nach einer dreistündigen Ischämie das Extremitätenvolumen um 70% und in Hundehinterläufen um 30% zu (Abb. 2). Diese Ödembildung kann Ausmaße erreichen, die eine Differentialdiagnose zur Phlegmasia coerulea dolens erschwert, zumal sich auf der Haut Spannungsblasen und Nekrosen ausbilden können [28].

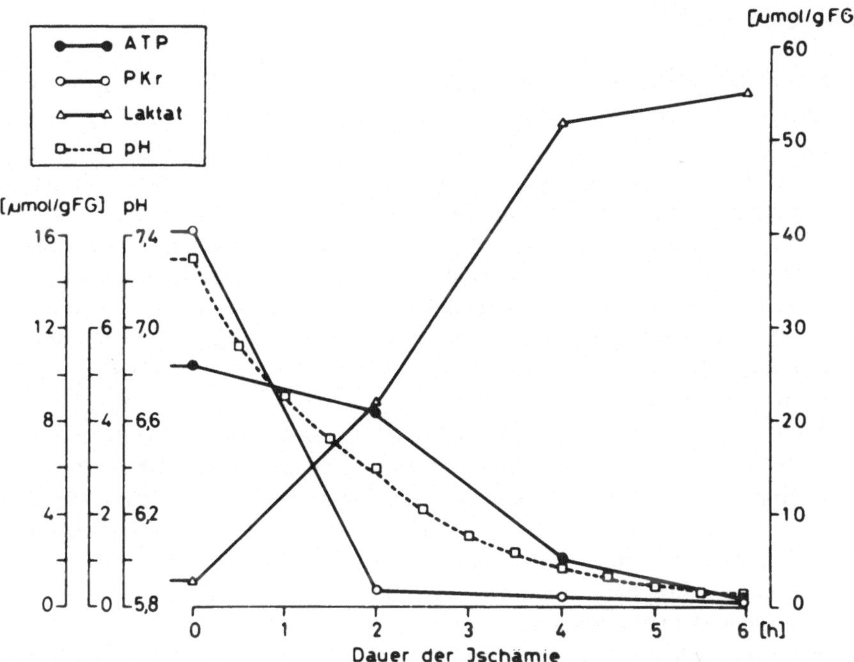

Abb. 1. Metabolische Veränderungen in ischämischer Muskulatur. Verhalten von Adenosintriphosphat (*ATP*), Phosphokreatin (*PKR*), Lactat sowie des Gewebe-pH im M. gastrocnemius des Hundes während einer bis zu 6 Std dauernden Ischämie [26]

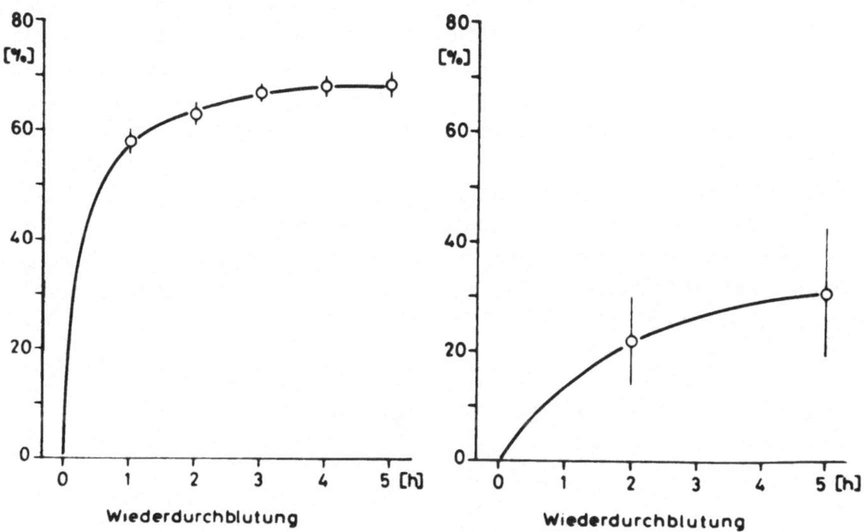

Abb. 2. Relative Volumenzunahme in der Rattenextremität (*links*) und im Hundegastrocnemius (*rechts*) nach fünfstündiger Ischämie [26]

Pathophysiologie

Nach Wiedereröffnung der Strombahn stehen der Isotonie des einströmenden Bluts die hypertonen Abschnitte der ischämischen Extremität gegenüber. Dieses osmotische Druckgefälle führt zwangsläufig zu einer Massenverschiebung von Wasser im Sinne einer Ödembildung. Der Proteingehalt dieser Ödeme liegt mit 42 mg/ml etwas niedriger als im Serum bei qualitativ identischen Eiweißfraktionen. In Tierversuchen mit Ratten konnte nach dreistündiger Ischämie im M. gastrocnemius ein osmotischer Druckanstieg um ca. 100 mosm/kg Körpergewicht nachgewiesen werden. Mikrokryoskopische Untersuchungen bestätigten, daß der Druckanstieg primär intracellulär erfolgt, d.h., daß in einer ersten kurzdauernden Phase das Ödem auf einem osmotischen, intracelluären Wassereinstrom beruht. Die weitere Volumenzunahme erfolgt dann ausschließlich über eine interstitielle Wassereinlagerung durch reine Filtration [4, 5, 25, 26].

Nach Aufheben tierexperimenteller Extremitätentourniquets kommt es zu einer Steigerung der Blutflußrate in der ischämischen Extremität, wie mit Krypton^{85}-Clearance-Bestimmungen nachgewiesen werden konnte. Dieser erhöhte Fluß ist verantwortlich für die klinisch nachweisbare Hyperämie und Hyperthermie, für die ursächlich die metabolische Acidose, vasodilatierende Metaboliten, die Hypoxie und Hyperkapnie, sowie der Verlust energiereicher Phosphate in der Gefäßwand verantwortlich gemacht werden. Innerhalb von 4 Std kommt es zu einer Normalisierung des erhöhten Blutflusses [26].

Mikroskopisch zeigt die Extremitätenmuskulatur nach der Revascularisation ein erhebliches interstitielles Ödem, dem später eine Leukocyten- und Makrophageninfiltration folgt. Der Grad der Veränderungen in der Revascularisationsphase ist abhängig vom Ausmaß des ischämischen Vorschadens (Abb. 3). Irreversibel geschädigte Muskulatur kann von erholungsfähigen Arealen durch Reizung mit Schrittmacherlektroden abgegrenzt werden. So können unnötige Muskelexcisionen vermieden werden [7, 9, 19, 28].

Durch externe Kühlung ischämischer Hundeextremitäten konnte der ansonsten nach 4 Std tödliche Ausgang eines beidseitigen Hinterlauftourniquets bei Abkühlung auf eine Temperatur von 10°C auf 13 Std ausgedehnt werden. In Einzelfällen gelang dies bei Temperatur von 2°C auch bis 21 Std [19]. Dagegen konnte mit anderen theoretisch einleuchtenden Versuchsanordnungen, in denen die ischämische Extremität bis zur Rekonstruktion mit Heparin-Ringer-Lösung oder niedermolekularem Dextran durchspült wurde, in der Absicht toxische Metaboliten zu eliminieren, keine Erfolge erzielt werden [19].

Während der Ischämie und unmittelbar nach der Revascularisation können, bedingt durch den Gewebsuntergang, in der betroffenen Extremität unterschiedlich große Mengen gerinnungsaktiver Substanzen freigesetzt und über arteriovenöse Anastomosen nach zentral verschleppt werden [7, 11].

Systemische Veränderungen nach Revascularisation

Kurze Ischämiezeit (bis dreieinhalb Stunden)

Nach jeder Rekonstruktion kurzfristig ischämischer Extremitäten kommt es zu einer Reihe metabolisch ausgelöster Veränderungen. Alle dieser Veränderungen sind nach 90 min voll ausgeglichen [4, 22].

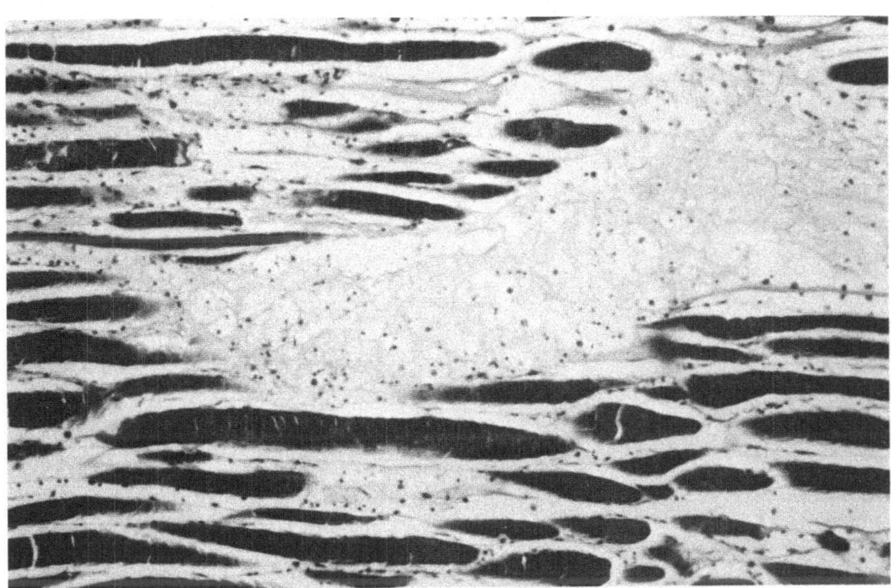

Abb. 3. Quergestreifte Muskulatur nach Revascularisation mit großem Ödemsee und discoidem Zerfall der Muskelfasern; teilweise leere Sarkolemmschläuche. Masson-Goldner 100 x

Lange Ischämiezeit (über dreieinhalb Stunden)

Nach längeren Ischämiezeiten wird das Problem komplexer durch die Einschwemmung toxischer Stoffwechselprodukte. So besteht nach einer dreieinhalbstündigen kompletten Ischämie oder nach einer sechsstündigen inkompletten Ischämie immer das Risiko des nach den Erstbeschreibern benannten Haimovici-Legrain-Cormier-Syndroms oder visceralen Projektionssyndroms, wie es Winninger [28] treffend nannte [3, 4, 6, 14, 17, 28].

Haimovici [6] hat 1960 diesem Syndrom einen gemeinsamen Nenner gegeben: Die Rhabdomyolyse (Abb. 4).

Demnach steuert die Gesamtmasse der in ischämisch geschädigter Muskulatur freigesetzten Substanzen die Veränderungen des Gesamtorganismus. Im einzelnen sind dies: Kalium, Lactat, Myoglobin und toxische Faktoren (?). Inwieweit den von Lapchinsky [16] vermuteten, immer wieder geforderten, nie aber nachgewiesenen toxischen Faktoren Krankheitswert zukommt, ist bis heute unklar. Bisher blieben Plasmatransfusionen schwer ischämisch geschädigter Hunde auf gesunde Hunde ohne nachteilige Folgen. Einige Autoren vermuten als Quelle dieser hypothetischen toxischen Faktoren einen bakteriellen Infekt in den verspätet revascularisierten ischämischen Extremitäten [27].

Die unmittelbaren Folgen der Revascularisation auf den Gesamtorganismus sind im wesentlichen auf 3 Organsysteme zu erwarten.

Herz-Kreislaufsystem: In Hundeversuchen von Harmann [8] trat nach einem vierstündigen Tourniquet an beiden Hinterläufen regelmäßig der Tod durch Volumenmangelschock ein. Als Ursache für den Volumenmangel fand er eine relative Volumenzunahme beider Hinter-

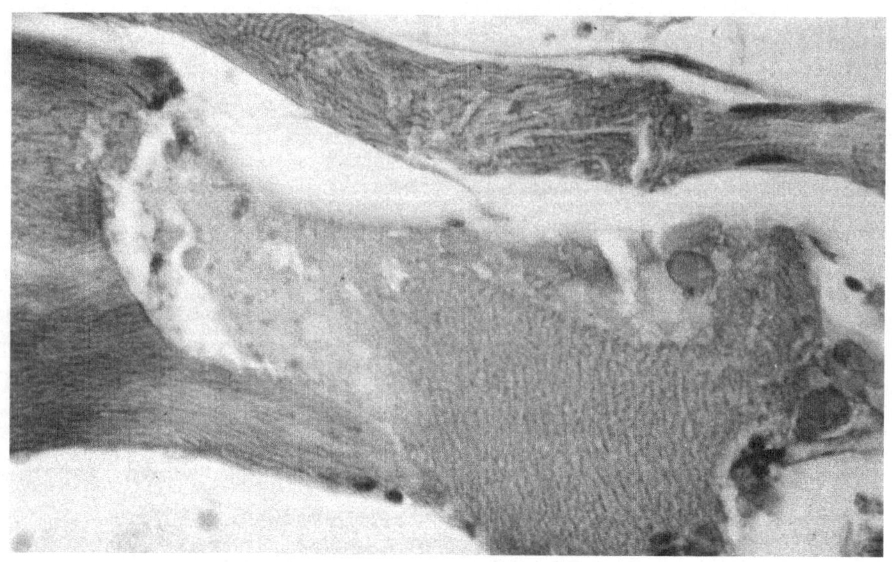

Abb. 4. Rhabdomyolyse: grobschollig-vacuolärer Zerfall. v. Gieson 640 x

läufe um 30%–50%. Gleichzeitig mit dem Volumenverlust durch Extravasation von Plasma stieg der Hämatokrit im Gesamtkreislauf auf 50%–70% an. Demnach müssen sich die aus der ischämischen Extremität eingeschwemmten toxischen Metaboliten auf ein kleines zirkulierendes intravasales Restvolumen verteilen und der erwartete Verdünnungseffekt bleibt aus [12]. Die postrekonstruktive Hypovolämie wird ursächlich in erster Linie auf die metabolische Acidose mit der konsekutiven, an sich wünschenswerten Weitstellung der Gefäße im Ischämiegebiet erklärt. Pantesco et al. [21] konnten in Tierversuchen in den Gefäßwänden unterhalb der Gefäßverletzung eine gesteigerte anaerobe Glykolyse mit Lactatanstieg und Acidose als Voraussetzung für die Gefäßweitstellung nachweisen. Im Rahmen der zusätzlichen metabolischen Systemacidose ist unter diesen Voraussetzungen zu erwarten, daß große Gefäßbezirke der Skeletmuskulatur weitgestellt werden und eine irreversible Kreislaufdepression hervorrufen können.

Die O_2-Mangelversorgung des Myokards führt dazu, daß das kontinuierlich anflutende Lactat nicht direkt verstoffwechselt werden kann [15, 23]. Der O_2-Mangel führt darüber hinaus zu frischen hypoxischen Myokardschädigungen. Mit der LIE-Färbung gelingt es durch die „Fuchsinophilie", diese frischen hypoxischen Schädigungen direkt nachzuweisen (Abb. 5). Die „Fuchsinophilie" beruht auf der Gegenwart eines instabilen Proteinkomplexes während der akuten Phase der Muskelischämie [18, 24].

Die zweite kardiale Gefährdung resultiert aus der durch den Zerfall entstandenen Hyperkaliämie, die zu schweren Herzrhythmusstörungen mit typischen Veränderungen im EKG und zum Herzstillstand führen kann. Dieser negative Effekt der Hyperkaliämie wird prolongiert durch die Unfähigkeit der Niere, in der Acidose bei gleichzeitigem Volumenmangel, Kalium in ausreichender Menge auszuscheiden [14].

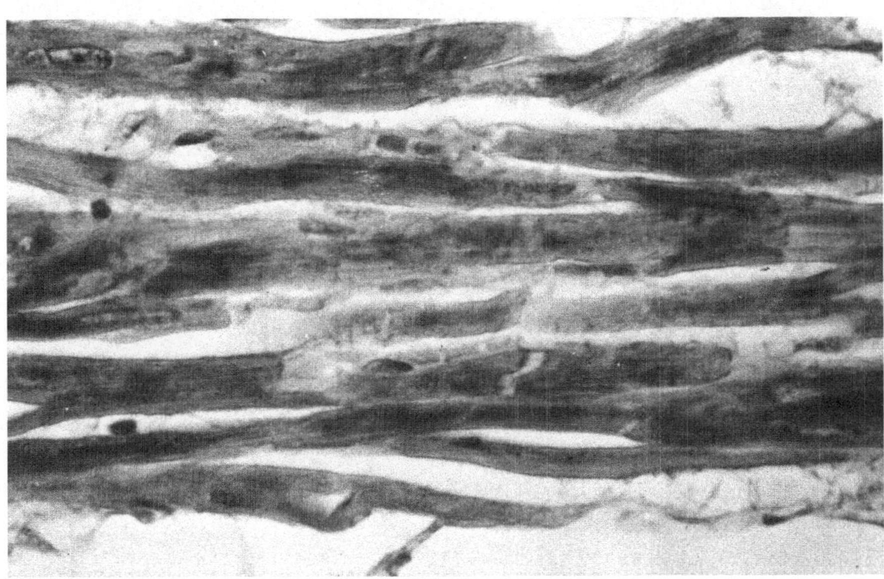

Abb. 5. Herzmuskel: Die fleckige Rotfärbung („*Fuchsinophilie*") ist Ausdruck der frischen hypoxämischen Schädigung. LIE 640 x

Lunge: Hirsch et al. [11] konnte 1964 nachweisen, daß eine Ischämie zu einer Aggregation emboliefähiger cellulärer Bestandteile des Blutes führt, die zusammen mit einer möglichen schockbedingten Verbrauchscoagulopathie zusätzlich die Mikrozirkulation beeinträchtigen können. Histologisch bestehen die Aggregate im wesentlichen aus Plättchen, Erythrocyten und Fibrin (Abb. 6). Da sie bereits vor der Revascularisation in der ischämisch geschädigten Extremität vorgebildet sein können, ist nach der Rekonstruktion eine Verschleppung über arteriovenöse Anastomosen nach zentral, vorwiegend in die Lunge, aber auch in andere Organe möglich. Dadurch können bereits vorhandene Atemfunktionsstörungen verstärkt werden [2, 7, 14].

Niere: Besonders gefährdet sind Patienten, bei denen eine ernsthafte Komorbidität der wesentlichen visceralen Zielorgane oder deren zusätzliche traumatische Schädigung durch den schädigenden Einfluß der erwarteten toxischen Metaboliten aus der ischämischen Extremität zur Dekompensation der Organfunktion führen kann [1].

Das gilt besonders für polytraumatisierte Patienten, die zusätzlich in aller Regel zu den ischämischen Schädigungen noch schwere Quetschungen der Weichteile, insbesondere der Muskulatur, aufweisen können. Dadurch wurde die Rhabdomyolyse, die Haimovici [7] als Grundvoraussetzung für das viscerale Projektionssyndrom bezeichnet, verstärkt. Als Maß für die Muskelschädigung können alle cytoplasmatischen Enzyme, die eine Beziehung zur quergestreiften Muskulatur haben, wie SGOT, LDH und vor allem CPK, erhöht sein. Vor allem sind erhöhte CPK-Werte ein direkter Spiegel der geschädigten quergestreiften Muskulatur und zeigen die Muskelnekrosen an [4, 6, 7, 17, 22, 28]. Wenn mehr als 200 g Muskelgewebe zerstört worden sind, entwickeln alle Patienten innerhalb von 2–4 Std eine Myo-

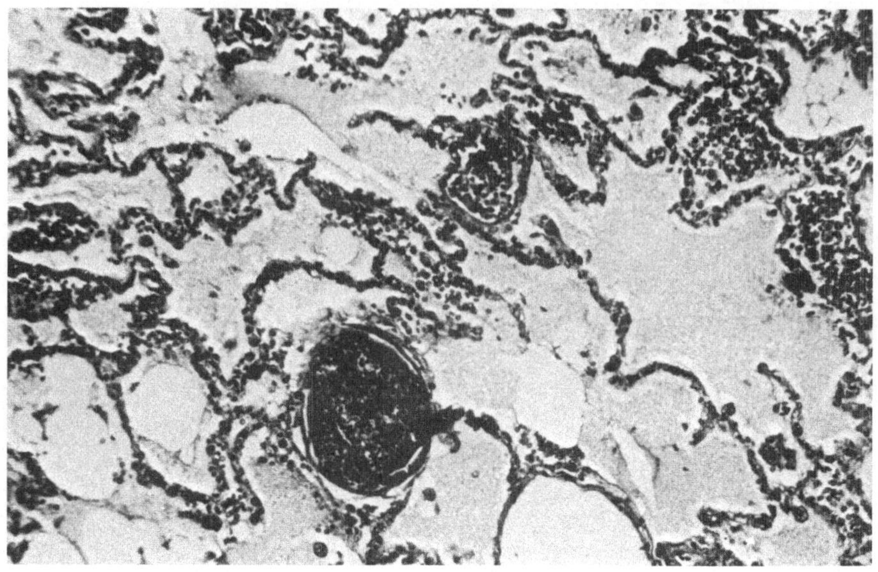

Abb. 6. Mikroembolus in einem peripheren Pulmonalarterienast. Masson-Goldner 160 x

globinämie und innerhalb von 2–12 Std eine Myoglobinurie. Dauer und Intensität der Myoglobinämie sind variabel in Abhängigkeit von der Schwere der Verletzungen. Sie kann 12 Tage und länger persistieren, manchmal bis zur Amputation der Extremität. Makroskopisch ist die Myoglobinurie erkennbar an der rotbraunen Farbe. Kritisch für die Nierenfunktion wird diese Tatsache, wenn Myoglobin bereits in den Nierentubuli ausfällt (Abb. 7). Wesentlicher Katalysator für die Ausfällung ist die metabolische Acidose [1, 4, 7, 17, 20, 24, 28]. Dies ist umso problematischer, als die Nierenfunktion nach Zimmermann [29] bei einem pH von 7,2 bereits um 50% abfällt. Der dritte renale Schädigungsfaktor ist der unterschiedlich stark ausgeprägte Volumenmangel.

Ergebnisse

Von 1976 bis Juni 1981 wurden in der Chirurgischen Universitätsklinik Homburg 74 Patienten mit traumatischer Extremitätenischämie operativ versorgt. Betroffen waren 67 (90,5%) Männer und 7 (9,5%) Frauen. Das Durchschnittsalter lag bei 37,7 Jahren.

Auffällig war die Häufung von Verletzungen im Bereich der A. poplitea durch kniegelenksnahe Frakturen, Luxationen oder direkte Kniekehlenverletzungen bei 24 (31,4%) Patienten und Verletzungen der A. brachialis bzw. A. cubitalis nach ellbogengelenknahen Frakturen, Luxationen und Schnittverletzungen bei 16 (21,6%) Patienten.

Ursache der Arterienverletzungen waren am häufigsten Arbeitsunfälle in 32,8% (n = 25) und Verkehrsunfälle in 40,5% (n = 30) der Fälle. Erstaunlicherweise waren 83% (n = 25) der Verkehrsunfälle durch Motorräder und Mopeds entstanden.

Die durchschnittliche Ischämiezeit betrug für 38 (51,4%) Patienten 1–3 Std für 21 (28,4%) Patienten 4–6 Std und für 6 (8,1%) Patienten 6–10 Std. Bei 9 Patienten (12,1%)

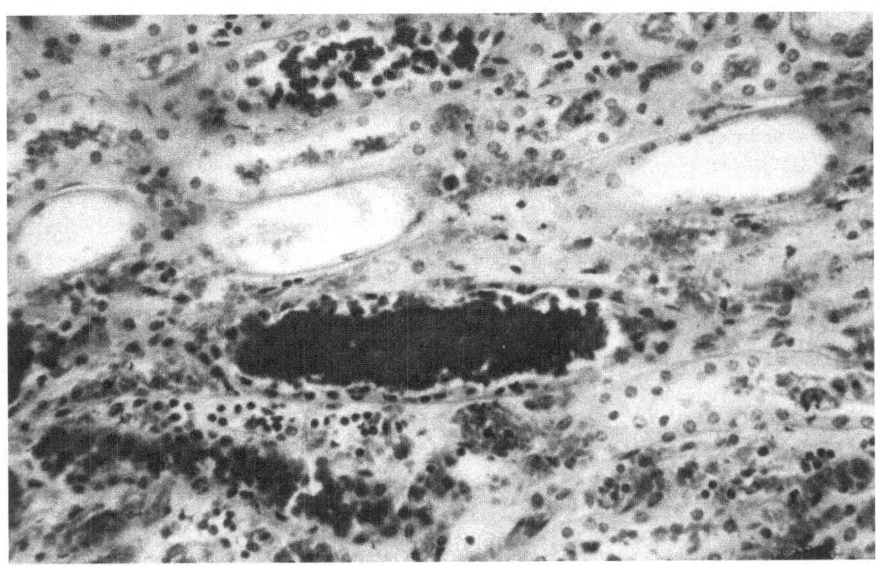

Abb. 7. Distaler Nierentubulus mit kompaktem Myoglobinzylinder und Zerfall des Epithels. Lepehne 160 x

lag die Ischämiezeit zwischen 10 Std und bei einigen inkompletten Ischämieformen bis 43 Tage.

19 (25,7%) der Patienten hatten eine reine Arterienverletzung, 38 (51,4%) Patienten hatten zusätzliche Frakturen, Nerven- und Venendurchtrennungen bzw. schwere Quetschungen der betroffenen oder anderer Extremitäten. 17 (22,9%) der Patienten waren polytraumatisiert.

Insgesamt wurden neun (12,2%) der Fälle primär amputiert (viermal Oberschenkel, dreimal Unterschenkel, einmal Oberarm, einmal Unterarm). Alle diese primären Amputationen waren notwendig wegen höheren Lebensalters der Patienten mit zusätzlicher wesentlicher Komorbidität, schwerster zusätzlicher Weichteilschädigungen, gleichzeitigem schwerem Schockzustand oder zusätzlicher Traumatisierung anderer Organe mit quoad vitam – dringlicher Operationsindikation.

Sekundäre Amputationen mußten wir bei 8 (10,8%) Patienten zwischen dem 1.-9. Tag durchführen (fünfmal Oberschenkel, zweimal Unterschenkel, einmal Oberarm) (Tabelle 1). In allen diesen Fällen betrug die Ischämiezeit länger als 4 Std. Bei 6 Patienten war die sekundäre Amputation notwendig wegen eines toxisch-septischen Zustandes bei bakteriologisch nachgewiesenem schweren Weichteilinfekt in der rekonstruierten Extremität, cerebraler Eintrübung, Oligurie, Atemfunktionsstörungen, Tachykardie, Leukocytose. Bis auf 2 Patienten, die – nicht zuletzt wegen ihrer zusätzlichen Verletzungen (Thorax, Abdomen, Extremitäten) – trotz dieser verzweifelten Maßnahme verstarben, kam es bei den restlichen 4 zu einer dramatischen Besserung des Allgemeinzustandes. Diese Verläufe repräsentieren einen Mischzustand zwischen nachgewiesener progredienter Infektion in der ischämischen Extremität und der Einschwemmung ischämisch und toxisch bedingter Substanzen aus der revascularisierten Extremität.

Tabelle 1. Indikation zur sekundären Extremitätenamputation bei 74 traumatischen Arterienverschlüssen (n = 8, 10,8%)

A n = 6

1. Toxisch-septischer Zustand bei nachgewiesenem bakteriellen Infekt in der Extremität
2. Reverschlüsse
3. Beginnende bzw. manifeste Funktionseinschränkung anderer Organe

B n = 2

– Haimovici-Legrain-Cormier-Syndrom bzw. viscerales Projektionssyndrom (Winninger)

Aus diesem Rahmen fielen 2 Patienten, der eine 19, der andere 24 Jahre alt, die am 3. und 4. Tag nach der Rekonstruktion sekundär amputiert werden mußten bei noch erhaltener Vascularisation. Die retrospektive Analyse ergab eine Reihe von Gemeinsamkeiten. Bei beiden Patienten war eine Ischämiezeit von länger als 10 Std bei proximalen Femoralarterien- und Venenverschlüssen nachweisbar. Außerdem bestanden bei beiden Patienten zusätzlich am gleichen Bein geschlossene Oberschenkelschaftfrakturen, bei dem 19jährigen zusätzlich eine Unterschenkelfraktur am 2. Bein und bei dem 24jährigen eine Oberarmschaftfraktur. Zum Zeitpunkt der stationären Aufnahme zeigten beide Patienten eine Kreislaufzentralisation mit Tachykardien zwischen 120 und 150/min. In beiden Fällen wurde arterielle Strombahn durch Interposition der an der Gegenseite entnommenen Vena saphena magna im proximalen Oberschenkelabschnitt wiederhergestellt. Die traumatisch verschlossenen Femoralvenen konnten durch direkte Naht rekonstruiert werden. In gleicher Sitzung wurde die Fasciotomie durchgeführt. Unmittelbar postoperativ waren die Fußpulse tastbar. Die Frakturen wurden zunächst konservativ behandelt. Nach der Rekonstruktion kam es zu einer erheblichen Schwellung des gesamten Ober- und Unterschenkels und die arteriellen Astrup-Werte zeigten immer wieder eine schwer beeinflußbare metabolische Acidose. Die Serum-Kalium-Werte waren konstant erhöht auf Werte bis 7,1 mval/ml mit den typischen EKG-Veränderungen. Beide Patienten entwickelten eine zunehmende Oligurie mit Kreatininerhöhungen bis 6,4 mg%. Beide Patienten hatten einen braunrot gefärbten Urin, ohne daß zunächst ein korrelierender Bilirubinanstieg gemessen werden konnte, während die muskelspezifischen Enzyme SGOT (bis 190 mU/ml), LDH (bis 310 mU/ml) und vor allem CPK (bis 900 mU/ml) deutlich erhöht waren. In beiden Fällen konnte als Ursache für die schwer beeinflußbare metabolische Acidose erhöhte Lactatwerte bis 48,3 mg% nachgewiesen werden und in beiden Fällen war Myoglobin im Urin positiv.

Wegen des rapide zunehmenden Verfalls beider Patienten bei noch intakter Vascularisation beider Extremitäten wurde am 3. bzw. 4. Tag die sekundäre Oberschenkelamputation durchgeführt. Beide Fälle wurden als Haimovici-Legrain-Cormier-Syndrom bzw. viscerales Projektionssyndrom nach Winninger interpretiert und die schlagartige Besserung des Allgemeinzustandes der Patienten innerhalb von 24 Std bestätigte die Richtigkeit der Maßnahme.

Schlußfolgerungen

1. Nach Revascularisationen langfristig (über 6 Std) ischämischer Extremitäten, besonders in Kombination mit Venenverschlüssen, muß man mit dem Haimovici-Legrain-Cormier-Syndrom bzw. visceralen Projektionssyndrom nach Winninger rechnen.
2. Voraussetzung ist die komplette Ischämie einer großen Muskelmasse, vor allem bei jungen Patienten ohne primäres Gefäßleiden und eine erfolgreiche Revascularisation.
3. Besonders gefährdet sind Patienten mit zusätzlicher Vorschädigung der Niere, des Herzens und der Lunge. Begünstigend wirkt sich eine zusätzliche traumatische Läsion der Muskulatur oder ein zusätzlicher hämorrhagischer Schockzustand aus.
4. Die Myoglobinurie und die Hyperlactatämie bei metabolischer Acidose sind ernste Hinweiszeichen.
5. Gibt es unter den genannten Voraussetzungen keine andere Erklärung für eine Verschlechterung des Allgemeinzustandes oder progrediente Organausfälle, so ist in Einzelfällen auch oder gerade wegen der intakten Durchblutung der revascularisierten Extremität die Amputation der einzige Ausweg, den beschriebenen deletären metabolischen Circulus vitiosus zu durchbrechen.

Literatur

1. Biglioli P, Santa A, Ferrozzi F, Bandera A, Clerici U (1973) Renal function after revascularization. J Cardiovasc Surg 14:578
2. Blaisdell FW, Lim RC, Amberg JR, Choy SH, Hall AD, Thomas AN (1966) Pulmonary microembolism. A cause of morbidity and death after major vascular surgery. Arch Surg 93:776
3. Cormier JM, Legrain M (1962) L'hyperkaliemie, complication tres grave des syndromes d'ischemie aigue des membres. J Chir (Paris) 83:473
4. Eigler FW (1975) Das Tournique-Syndrom. Pathophysiologie und Klinik. In: Neue Aspekte der Trasylol-Therapie. Schattauer, Stuttgart
5. Gebert G, Schnizer W, Piechowiak H, Nguyen-Duong H, Schiebe M (1975) Mechanismus der Ödembildung im Skelettmuskel nach Ischämie. In: Neue Aspekte der Trasylol-Therapie. Schattauer, Stuttgart
6. Haimovici H (1960) Arterial embolism with acute massive ischemic myopathy and myoglobinuria. Surgery 47:739
7. Haimovici H (1973) Myopathic-nephrotic-metabolic syndrome associated with massive acute aterial occlusions. J Cardiovasc Surg 14:589
8. Harmann JW (1949) The recovery of skeletal muscle fibers from acute ischemia as determined by histological and chemical methods. Am J Path 25:741
9. Heppenstahl RB, Balderston R, Goodwin C (1979) Pathophysiologic effects distal to a tourniquet in the dog. J Trauma 19:234
10. Hild R, Brecht Th, Zolg H (1966) Das Lactat/Pyruvat-System als Indikator des Ruhestoffwechsels bei arterieller Verschlußkrankheit der Gliedmaßen. Klin Wschr 44:44
11. Hirsch H, Beneicke U, Gaethgens P (1964) Über die Entstehung von Thromboaggregaten bei Durchblutungsstop von Gehirn, Niere, Extremitäten und bei Atemstillstand. Pflügers Arch Ges Physiol 281:44
12. Hofmann KTh (1969) Zur Pathophysiologie der Extremitätenischämie und des Tourniquet-Schocks. Ann Univ Sarav 16:1
13. Huckabee WE (1959) Relationships of pyruvate und lactate during anaerobic metabolism II. Exercise and formation of O_2-debt. J Clin Invest 37:255

14. Kontaxis AN, Skalkeas Gr, Sechas M, Georgiadou D, Arealis E (1973) Effect of acute arterial ischemia of the extremities on cardiac and pulmonary functions. J Cardiovasc Surg 14:605
15. Krasnow N, Neill WA, Messer JV, Gorlin R (1962) Myocardial lactate and pyruvate metabolism. J Clin Invest 41:2075
16. Lapchinsky AG (1960) Resent results of experimental transplantation of preserved limbs and kidneys and possible use of technique in clinical practice. Ann NY Acad Sci 64:539
17. Larcan A, Mathieu P, Helmer J, Fieve G (1973) Severe metabolic changes following delayed revascularization: Legrain-Cormier-Syndrome. J Cardiovasc Surg 14:609
18. Lie JT, Holley Ke, Kampa WR, Titus JL (1971) New histochemical method for morphologic diagnosis of early stages of myocardial ischemia. Myao Clin Proc 46:319
19. Mehl RL, Paul HA, Schorey W, Schneewind J, Beattie EJ (1964) Treatment of toxemia after extremity replantation. Arch Surg 89:871
20. Montagnani CA, Simeone FA (1953) Observations on the liberation and elimination of myo-hemoglobin and of Hemoglobin after release of muscle ischemia. Surgery 34:169
21. Patensco V, Kempf E, Catgagno HM, Bollack C, Fontaine R (1963) Influence d'une ligature sur le metabolisme de la paroi vasculaire arterielle et veineuse. Press Med 71: 1461
22. Rudolph P, Bartoschek M, Sperling M (1974) Säure-Basen-Status und anaerober Energiestoffwechsel der unteren Extremität nach begrenzter Ischämie. Folia Angiol 22:206
23. Silbernagel S, Despopoulos A (1979) Taschenatlas der Physiologie. Thieme, Stuttgart
24. Schmidt RE, Vogel J, Gulotta F, Vogel F, Bechtelsheimer H (1981) Toxische Rhabdomyolyse mit Myokardbeteiligung – familiäre Disposition. DMW 106:1458
25. Stock W, Bohn HJ, Eigler FW, Isselhard W (1973) Tourniquet-Syndrom: Ödem, Ödembeeinflussung und Energiestoffwechsel nach langfristiger Ischämie der Rattenextremität. In: Probleme des geschwollenen Beins. Huber, Bern
26. Stock W, Welter H, Hermann G, Lauterjung K, Geppert E, Schnitzer W, Isselhard W (1975) Tierexperimentelle Untersuchungen zur Pathophysiologie des postischämischen Extremitätenödems. In: Neue Aspekte der Trasylol-Therapie. Schattauer, Stuttgart
27. Strunk I (1971) Die Bedeutung der Ischämie der hinteren Hundeextremität durch Unterbindung der A. femoralis im hämorrhagischen Schock. Inauguraldiss., Bonn
28. Winninger AL (1973) Biopathological disturbances in the revascularization stage of ischemic limbs. J Cardiovasc Surg 14:640
29. Zimmermann WE (1965) Diskussionsbeitrag in: Genese und Therapie des hämorrhagischen Schocks. Thieme, Stuttgart

Akute Diagnostik und Therapie der gedeckten Gefäßverletzung

H. Thiele

Chirurgische Universitätsklinik, Klinikum Mannheim der Universität Heidelberg (Direktor: Prof. Dr. M. Trede), Theodor-Kutzer-Ufer, 6800 Mannheim

Einleitung

Die gedeckte Gefäßverletzung im Gegensatz zur scharfen Läsion ist Folge einer stumpfen Gewalteinwirkung, die sich direkt als Kontusion oder Quetschung abspielen kann, jedoch

Hefte zur Unfallheilkunde, Heft 158
Zusammengestellt von A. Pannike

auch indirekt als Folge einer Überdehnung, bzw. Zerrung des Gefäßes. Je nach Schweregrad unterscheiden wir verschiedene morphologische Stadien.

Morphologische Stadieneinteilung des stumpfen Gefäßtraumas

Keine eigentliche Läsion, sondern nur einen reversiblen Folgezustand als Folge einer äußeren Gewalteinwirkung stellt der sog. Arteriospasmus dar. Hier ist allerdings äußerste Vorsicht geboten. Die Diagnose wird sicherlich im klinischen Alltag zu oft gestellt. Es gilt die Regel, daß man nur dann vom Gefäßspasmus sprechen darf, wenn entweder durch operative Revision oder durch suffiziente klinische Kontrollen – Angiographie des betroffenen Abschnittes – ein Intimaschaden sicher ausgeschlossen ist. Im eigenen Patientengut erlebten wir einmal einen eindeutigen Arteriospasmus der Arteria poplitea nach Stoßstangenverletzung der Kniekehle. Nach vorübergehendem Fehlen der Fußpulse kehrten diese binnen 12 Std zurück. Die erneute Angiographie zeigte nun ein völlig unauffälliges Gefäßbild. Der Patient wird seit 6 Jahren kontrolliert. Er hat keinerlei krankhafte Veränderungen im Bereich seiner Knie- und Unterschenkelgefäße.

In der Regel bleibt jedoch als Folge der stumpfen Gewalteinwirkung ein Intimaschaden zurück, der im allgemeinen zum thrombotischen Verschluß des Gefäßes führt. Wir erlebten jedoch auch Fälle, wo sich dann nach einigen Wochen oder Monaten bei primär nicht erkannter Intimaruptur eine Gefäßstenose ausbildete.

Bei stärkerer Gewalteinwirkung kommt es zur totalen Ruptur des Gefäßes. Es bleibt lediglich noch die Adventitia erhalten.

Schließlich kennen wir auch die Totalruptur, die jedoch nicht unbedingt zur Massivblutung führen muß, da es durch Einrollen der Gefäßwand und Thrombosierung in diesem Bezirk zur spontanen Blutstillung kommen kann.

Typische Vergleitverletzungen

Es handelt sich beim stumpfen Gefäßtrauma in der Regel um Kombinationsverletzungen, d.h. wir kennen typische Begleitläsionen, die oft schon den diagnostischen Weg in Richtung Gefäßtrauma lenken. Luxationen im Ellenbogen und Kniegelenk können zu Verletzungen der hier eng benachbart verlaufenden Gefäße führen, jedoch auch die diesen Gelenken benachbarten Frakturen, aber auch Schaftfrakturen im Humerus- und Femurbereich gehen mit Gefäßverletzungen einher.

Gelegentlich läßt auch der Verletzungsmechanismus schon den Verdacht auf eine Gefäßläsion aufkommen. So behandelten wir eine Patientin, die bei einem Frontalzusammenstoß eine sicherheitsgurtbedingte Imtimaruptur der Arteria subclavia erlitt. Hier fand sich ein massives Hämatom im Bereich des Gurtverlaufes, besonders an der Stelle, wo dieser das Schlüsselbein überkreuzt. Bei gleichzeitig fehlenden Radialis-Pulsen wiesen hier die äußeren Verletzungszeichen bereits den diagnostischen Weg in die richtige Richtung.

Diagnostik

Es sei zunächst nochmals an die Sofortmaßnahmen am Unfallort erinnert (Tabelle 1). Blutungen werden durch manuelle oder pneumatische Kompression gestillt. Abschnürende Verbände bzw. Tourniquets sind überholt.

Bei der Beurteilung des Verletzten in der Klinik ist eine Ischämie zunächst nicht immer eindeutig. Die erste Untersuchung muß auf Hautfarbe und Hauttemperatur, auf die Venenfüllung und den Pulsstatus achten. Liegen äußere oder innere Blutungen vor, typische Begleitverletzungen, gibt der Patient Schmerzen an, so läßt sich oft schon der dringende Verdacht auf die Gefäßverletzung aussprechen. Die allseits bekannte 6-Stunden-Grenze muß sicherlich variabel gehandhabt werden, dann sie wird vom aktuellen Schockzustand, der Topographie des verletzten Gefäßes, evtl. vorhandenen Kollateralen, sowie der Außentemperatur in beide Richtungen beeinfußt.

Besteht der Verdacht auf eine Gefäßverletzung, so sieht sich der Chirurg spätestens hier vor die Frage gestellt: Angiographie ja oder nein. Wie bereits aus dem Vorangegangenen hervorgeht, gibt es genügend Situationen, wo die Entscheidung zur operativen Revision auch ohne die Angiographie gefällt werden kann, ja sogar gefällt werden muß. Zusätzlich besitzen wir in der Methode der Ultraschall-Dopplersonographie die Möglichkeit, bereits bei der Aufnahme, etwa im Schockraum, die Frage der traumabedingten Ischämie weitgehend zu klären. Insbesondere unter Berücksichtigung der klinischen Situation kann mit dieser Methode kurz und mit ausreichender Sicherheit einmal die Frage der Läsion überhaupt und zum anderen auch in Verbindung mit den sonstigen klinischen Befunden die Lokalisation der Verletzung geklärt werden. So konnten wir beispielsweise einen Patienten mit ausgedehnter Oberschenkel- und Unterschenkel-Trümmerfraktur nach alleiniger dopplersonographischer Untersuchung problemlos versorgen. Im Anschluß an die notfallmäßige Osteosynthese wurde die subtotale Ruptur der Arteria poplitea durch sparsame Resektion mit End-zu-End-Naht und Venenpatcherweiterung versorgt.

Die Möglichkeit der dopplersonographischen Untersuchung erlaubt uns also, die Indikation zur präoperativen Angiographie auf einen relativ engen Patientenkreis zu beschränken. Es soll betont werden, daß dies ausschließlich für die Fälle gilt, wo durch das Vorliegen einer kompletten Ischämie ein erheblicher Zeitdruck besteht. Wir angiographieren, wenn möglich, Patienten mit Verdacht auf eine Subclavia-Läsion, besonders zur Klärung der Frage des operativen Zugangsweges, nämlich ob man extra- oder intrathorakal vorgehen muß. Auch bei Verdacht auf Läsion der Unterschenkelarterien sollte wegen der hier doch schwierigen Topographie auf die Angiographie möglichst nicht verzichtet werden. Schließlich sollten auch Patienten, bei denen bereits eine Arteriosklerose besteht, angiographiert werden, da hier durch die Vorschädigung der Gefäße doch eine Rekonstruktion erheblich kompliziert werden kann (Tabelle 2).

Tabelle 1. Sofortmaßnahmen bei peripherer Gefäßverletzung

1. Blutstillung	– *Kompressionsverband* (keine „Abbindung")
2. Schocktherapie	– Infusion Blutersatz
3. Ischämiebekämpfung	– Gliedmaße tieflagern und polstern
4. Rasche Klinikeinweisung	

Tabelle 2

Angiographie bei
Verdacht auf Läsion der Arteria subclavia
Verdacht auf Läsion der Unterschenkel-Arterien
Gefäßverletzung und bestehender Arteriosklerose

Therapie

Die definitive Versorgung erfolgt in der Regel so, daß zunächst durch eine Minimal-Osteosynthese begleitende Frakturen stabilisiert werden. Bei Zeitdruck genügt hier auch die provisorische Reposition und Fixation. Bei evtl. Venenverletzung wird zunächst die Vene rekonstruiert und schließlich erfolgt die Wiederherstellung der arteriellen Strombahn. In diesem Zusammenhang soll besonders an die Möglichkeit des intraluminalen Shunts erinnert werden. In den Fällen, wo bereits eine überlange Ischämie vorliegt, oder wo die Versorgung der begleitenden Fraktur und einer Venenverletzung zeitlich aufwendiger ist, kann auf diese Art und Weise bereits eine provisorische Rekanalisation des ischämischen Stromgebietes durchgeführt werden. Dies wird anhand einer typischen Verletzung der Arteria femoralis communis demonstriert.

Die operative Wiederherstellung der arteriellen Strombahn richtet sich nach der Ausdehnung der Verletzung. Alleinige Intimarisse können gelegentlich durch Annaht fixiert werden, meistens ist jedoch beim stumpfen Trauma die mehr oder weniger ausgedehnte Resektion des betroffenen Gefäßabschnittes notwendig. Nur in Einzelfällen kann die Wiederherstellung durch End-zu-End Naht mit Venenpatch gelingen, meistens muß autologe Vene entweder interponiert oder als Bypass den geschädigten Bezirk überbrücken. Die Verwendung von Kunststoffimplantaten sollte im Bereich der Gefäßtraumatologie tunlichst unterbleiben, da es sich hier doch im allgemeinen um jüngere Patienten mit gesunden Gefäßen und entsprechend langer Lebenserwartung handelt und zudem die Gefahr des Infektes bei diesen Implantaten immer besonders groß ist (Tabelle 3).

Zusammenfassung

Aus dem bisher Gesagten geht hervor, daß die definitive Versorgung einer Schlagaderverletzung nur durch den gefäßchirurgisch geschulten Operateur erfolgen sollte. Es ergibt sich von selbst, daß nicht jede Klinik hierzu in der Lage sein kann. Die Diagnosestellung einer

Tabelle 3. Arterielle Rekonstruktion

Intimanaht
End-zu-End-Naht mit Venenpatch
Interposition mit autologer Vene
Bypass mit autologer Vene
Kein Fremdmaterial!

Tabelle 4. Gefäßverletzungen 1.1.1973–30.9.1981 (Chirurgische Universitätsklinik Mannheim. Direktor: Prof. Dr. M. Trede)

Von auswärts zugewiesen	38
In auswärtiger Klinik operiert	5
Primärversorgung Klinikum Mannheim	128
Gesamt	171

arteriellen Verletzung jedoch muß von jedem Chirurgen verlangt werden, der traumatologisch tätig ist. Besteht der Verdacht, so sollte im Interesse und aus Verantwortung unseren Patienten gegenüber nicht gezögert werden, die Verlegung in die nächst gefäßchirurgisch orientierte Klinik durchzuführen. Aber auch wenn der Patient bereits auf dem Tisch liegt und erst dann der Schaden festgestellt wird, besteht sicherlich oft die Möglichkeit, einen entsprechenden Operateur aus der Klinik, mit der man auch sonst zusammenarbeitet, herbeizuholen. Voraussetzung ist, man hat sich mit diesem Problem organisatorisch beschäftigt bevor der Ernstfall eintritt. Hierauf hat auch Müller-Wiefel beim letzten Deutschen Chirurgen-Kongreß ausdrücklich hingewiesen. An seiner Klinik besteht ein 3-Stufen-Plan, der in Zusammenarbeit mit den benachbarten Häusern aufgestellt wurde [4]. Auch an der Mannheimer Klinik, an der wir in den letzten 8 Jahren 171 Gefäßverletzungen beobachtet haben, besteht eine gute Zusammenarbeit mit den benachbarten Häusern, was sich darin ausdrückt, daß etwa 20% unserer Patienten von auswärts mit der Verdachtsdiagnose zu uns geschickt wurden. In 5 Fällen waren auch schon Operateure unserer Klinik notfallmäßig in Nachbarkliniken gerufen worden, um dort die Versorgung eines verletzten Gefäßes durchzuführen (Tabelle 4).

Während im Zweiten Weltkrieg noch jeder zweite Schlagaderverletzte amputiert werden mußte, konnte im Vietnam-Krieg die Amputationsrate bereits auf 13,9% gesenkt werden. Unter zivilen Verhältnissen liegt die Amputationsrate heute zwischen 5% und 7% (Tabelle 5). Diese, sicherlich immer noch recht hohe Rate kann nur verbessert werden, wenn wir alle immer an die Gefäßverletzung denken und zwar nicht nur bei der Aufnahme der in Frage kommenden Patienten, sondern auch während des stationären Verlaufes, besonders bei den postoperativen Kontrollen. Der Verlust einer Extremität als Folge einer übersehenen, oder zu spät erkannten Gefäßverletzung ist für den Patienten schmerzlich, für den Chirurgen oft verhängnisvoll und für die Boulevard-Presse leider immer wieder ein gefundenes Fressen.

Tabelle 5. Amputationsraten nach Verletzungen von Extremitätenarterien

Autor	Jahr	Fallzahl	Amputationsrate
De Bakey (2. Weltkrieg)	1946	1 216	50%
Rich (Vietnamkrieg)	1970	919	13,9%
Drapanas	1970	181	5,5%
Eigenes Patientengut	1981	91	6%

Literatur

1. Boettcher I, Löhr E, Löhnert J (1972) Diagnostik und Therapie bei der Sofortversorgung offener und gedeckter Arterienverletzungen. Bruns Beitr klin Chir 219, 4:303–312
2. Buri P: Traumatologie der Blutgefäße. Huber, Bern Stuttgart Wien
3. Goertler U, Schlosser V, Dlümel J (1971) Der Beitrag der Angiographie zur Diagnostik und Therapie peripherer Arterienverletzungen. Bruns Beitr klin Chir 219, 2:129–137
4. Müller-Wiefel H (1981) Gefäßchirurgische Akutsituationen. Langenbecks Arch Chir 355: 373–377
5. Rees R, Bonneval M, Batson R, Hollier L (1978) Angiography in Extremity Trauma: A Prospective Study. Am Surg 661–663
6. Rich NM, Spencer FC (1978) Vascular Trauma. Saunders Comp., Philadelphia London Toronto
7. Sturm JT, Bodily KC, Rothenberger DA, Perry JF (1980) Arterial Injuries of the Extremities Following Blunt Trauma. J Trauma 20, 11:933–936
8. Turcutte JK, Towne JB, Bernhard VW (1978) Is arteriography necessary in the management of vascular trauma of the extremities? Surgery 557–562
9. Vogt B: Gefäßverletzungen mit besonderer Berücksichtigung der peripheren Arterientraumatologie. Huber, Bern Stuttgart Wien

Therapeutische Möglichkeiten bei der offenen Gefäßverletzung

L. Zwank

Akademisches Lehrkrankenhaus Winterberg, Chirurgische Abteilung, D-6600 Saarbrücken

Offene Gefäßverletzungen sind in Mitteleuropa zur Zeit am häufigsten durch Verkehrsunfälle verursacht. Sie sind daher meisten mit Knochenverletzungen kombiniert. Als Ursachen folgen: Arbeitsunfälle (Trennscheiben, Metzgermesser, Sägen), Messerverletzungen, Schußverletzungen und Sportunfälle (Tabelle 1).

Die Diagnostik bereitet bei den offenen Gefäßverletzungen im allgemeinen weniger Probleme als bei den geschlossenen. Eine Ausnahme stellen vielleicht die Schußverletzungen dar. Je weiter offen die gefäßverletzte Extremität ist, desto rascher ist eine sichere Diagnose möglich.

Die therapeutischen Möglichkeiten werden jedoch mit der Zunahme der Gewebsstörung erschwert.

Von einer offenen Gefäßverletzung spricht man, wenn noch über ein Viertel des Weichteilmantels erhalten ist. Die Therapie wird als „Revascularisation" bezeichnet.

Sind mehr als drei Viertel des Weichteilmantels durchtrennt, und beinhaltet die Durchtrennung die wichtigsten funktionellen Strukturen, bzw. liegt eine komplette Anoxämie vor, spricht man von einer „subtotalen Amputation".

Eine „totale Amputation" liegt vor, wenn keinerlei Gewebsverbindung zwischen Amputat und Amputationsstumpf mehr besteht (Tabelle 2).

Hefte zur Unfallheilkunde, Heft 158
Zusammengestellt von A. Pannike

Tabelle 1. Ursachen offener Gefäßverletzungen

Verkehrsunfälle	50%
Arbeitsunfälle	25%
Stich- und Schußverletzungen	20%
Sportverletzungen	5%

Tabelle 2. Definitionen: Offene Gefäßverletzung, Amputation

Offene Gefäßverletzung:	> 1/4 des Weichteilmantels erhalten
Subtotale Amputation:	< 1/4 des Weichteilmantels erhalten
Totale Amputation:	Keinerlei Gewebsverbindung zwischen Amputat und Amputationsstumpf

Während in der Diskussion um die Therapie geschlossener Gefäßverletzungen noch immer auf die Tabellen von De Bakey und Simeone [2] hingewiesen wird, die in einer retrospektiven Studie fanden, daß in einem relativ hohen Prozentsatz von Gefäßverletzungen die Extremitäten überleben können (Tabelle 3), wird bei offenen Gefäßverletzungen wohl kaum noch die Notwendigkeit der operativen Gefäßrekonstruktion in Zweifel gezogen. In der Untersuchung von De Bakey und Simeone handelt es sich ausschließlich um isolierte Gefäßverletzungen durch Stich oder Schuß. Bei zusätzlichen Knochenverletzungen mit entsprechender Weichteilzertrümmerung ist die Überlebensrate der Extremitäten höchstens halb so hoch anzusetzen, da durch Ödem- und Hämatombildung sowie Gewebszertrümmerung eine Störung der Collateraldurchblutung auftritt [6]. Weiterhin muß bemerkt werden, daß eine überlebende Extremität, die auf einen Collateralkreislauf angewiesen ist, selten wieder eine gute Muskelfunktion erreicht. Häufig kommt es auch im weiteren Verlauf nach Tagen durch Ödem- und Hämatombildung zu Störungen des Collateralkreislaufs und die primäre partielle Anoxämie wird zu einer totalen (Abb. 1a–d).

Jede Weichteilwunde, die den Verlauf eines größeren Gefäßes tangiert, muß revidiert werden. Bestehen die geringsten Anzeichen einer Durchblutungsstörung, wird das Gefäß im Verletzungsbereich freigelegt. Es darf nicht erwartet werden, aus dem arteriellen Gefäßstumpf eine spritzende Blutung zu sehen. Die Gefäßstümpfe ziehen sich häufig weit zurück und rollen sich ein, am Gefäßende bildet sich ein Thrombus.

Tabelle 3. Überlebensrate gefäßverletzter Extremitäten nach De Bakey und Simeone

Obere Extremitäten können überleben:

In 80% nach Arteria-Subclavia-Unterbindung
In 57% nach Arteria-Axillaris-Unterbindung
In 44% nach Arteria-Brachialis-Unterbindung

Untere Extremitäten können überleben:

In 19% nach Arteria-Femoralis-Unterbindung
In 28% nach Arteria-Poplitea-Unterbindung
In 90% nach Unterbindung einer Unterschenkelarterie

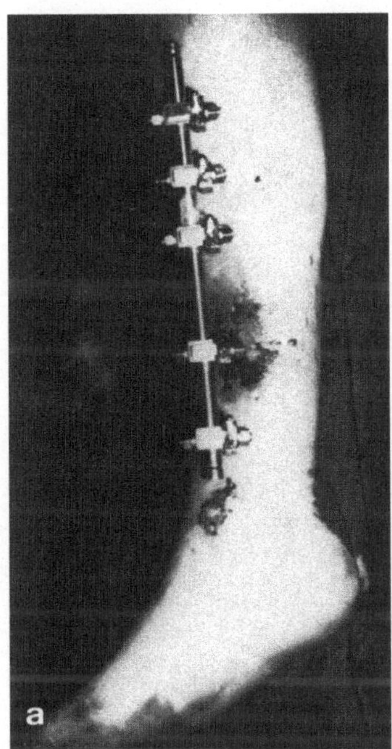

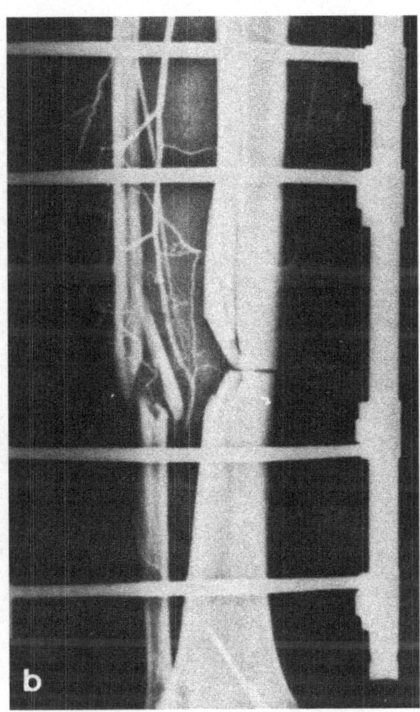

Abb. 1a, b. Klinisches Bild bzw. Angiographie einer drei Wochen zuvor mit äußerem Spanner versorgten offenen Unterschenkelfraktur mit anfänglich inkompletter Ischämie des distalen Unterschenkels, danach zunehmenden ischämischen Schmerzen und bereits beginnender Vorfußnekrose

Eine rekonstruktive Therapie ist natürlich nicht in allen Fällen möglich.

Wie bereits aus dem ersten Referat der Sitzung hervorgeht, spielt für die Indikation zur Revascularisation oder zur Replantation die Anoxämiezeit eine zentrale Rolle.

Als tolerable Anoxämiezeit werden in der Literatur sehr unterschiedliche Zeitspannen angegeben [4]. Sie beziehen sich auf klinische Erfahrungen. In Wirklichkeit ist die tolerable Zeitspanne zwischen Gefäßverletzungen und Versorgung auch sehr variabel und eigentlich bei jeder Extremitätenverletzung individuell verschieden. Sie ist prospektiv nicht sicher festzulegen. Erst retrospektiv kann man sagen, ob sie überschritten wurde oder nicht. Das liegt daran, daß Collateralkreisläufe sehr unterschiedlich ausgebildet sind, abhängig von vorgegebenen, individuellen anatomischen Gegebenheiten oder Verletzungen des umgebenden Gewebes. Hierzu kommt, daß eine Extremität nach der Verletzung zunächst noch minimal arteriell versorgt sein kann, durch zunehmende posttraumatische Schwellung und Thrombosierung jedoch sekundär eine totale Anoxämie auftritt. Sicher kann man sagen, daß eine totale Anoxämie bei ungekühlter Extremität maximal sechs Stunden ohne irreversible Muskelschäden toleriert wird. Das bedeutet, daß zwischen dem Zeitpunkt, da eine totale Anoxämie sicher feststeht und Wiederherstellung der arteriellen Strombahn, nicht mehr als sechs Stunden vergehen dürfen, und daß in jedem Fall eine möglichst rasche Gefäßversorgung anzustreben ist. Die Sechs-Stunden-Grenze gilt natürlich ganz eindeutig für die Extremitätenamputation. Zahlreiche experimentelle Arbeiten und klinische Beobachtungen konnten belegen, daß nach Überschreiten dieser Zeit, sowohl für die versorgte Extremität als auch für den Organismus, erhebliche Gefahren auftreten [3, 4, 5, 8].

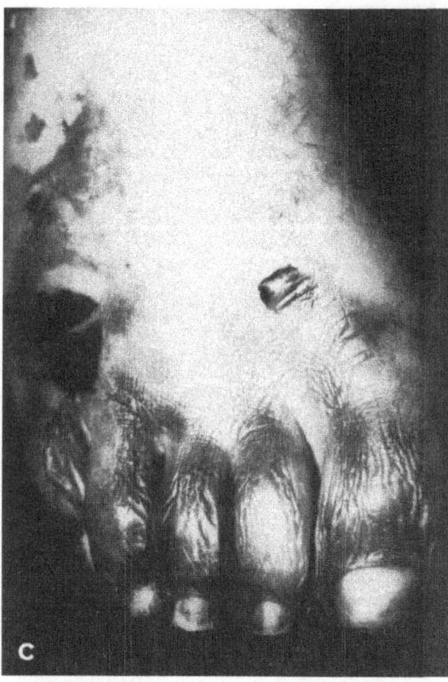

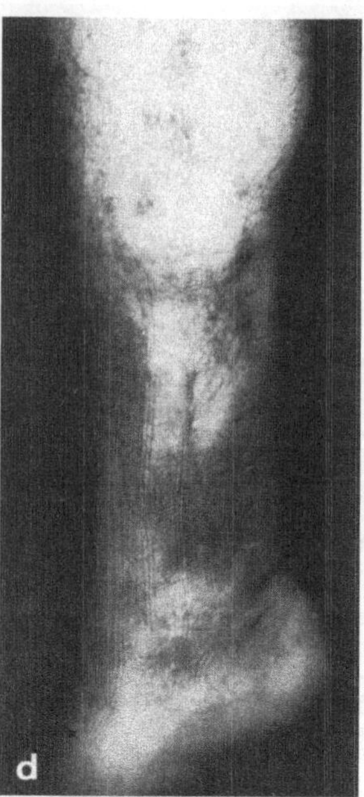

Abb. 1. **c** Klinisches Bild der bestehenden Vorfußnekrose nach drei Wochen. **d** Der gleiche Unterschenkel, eineinhalb Jahre nach verspäteter Revascularisation der Arteria tibialis posterior durch ein Veneninterponat: Der bereits nekrotisierte Vorfuß mußte amputiert werden, der Verletzte läuft nahezu beschwerdefrei mit orthopädischem Schuhwerk. Die Ischämieschmerzen ließen sofort nach der Revascularisation nach

Über die mögliche kalte Anoxämiezeit sind experimentelle und klinische Aussagen noch unsicherer [4, 5]. Die Chinesen berichten über die erfolgreiche Replantation eines über dreißig Stunden lang abgetrennten Unterarmes [1].

Sicher ist, daß im Abtrennungsbereich ab Operationsbeginn mit einer warmen Anoxämiezeit zu rechnen ist, da eventuelle Eispackungen nicht bis in den Operationsbereich hineinreichen können. Versuche, die gefäßverletzte oder abgetrennte Extremität mit stromafreien Hämoglobinlösungen zu perfundieren und den Stoffwechsel im äroben Bereich zu unterhalten, konnten bisher in der Praxis kaum angewandt werden, könnten aber in Zukunft eine Bedeutung erlangen [7].

Andere Faktoren, die eine Revascularisation oder Replantation problematisch machen, sind:

Fortgeschrittenes Alter, schwere Zusatzverletzungen und reduzierter Allgemeinzustand

Bei über 60jährigen sollten Rekonstruktionen wegen der allgemeinen operativen und postoperativen Risiken und der erschwerten Funktionswiederkehr nur in Ausnahmefällen durchgeführt werden. Arteriolosklerose sowie vorbestehenden renale, pulmonale und kardiale Schäden schränken die Indikation auch bei jüngeren Verletzten ein. Schwere Schädel-Hirn-Traumen, Thorax- und Bauchtraumen machen, vor allem, wenn sie einer vordergrün-

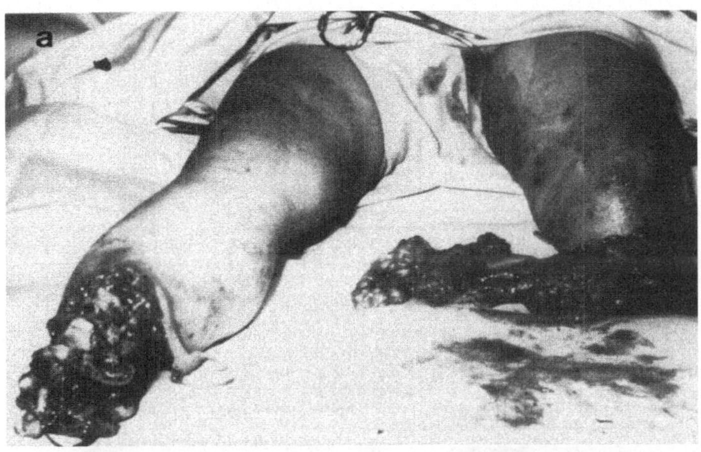

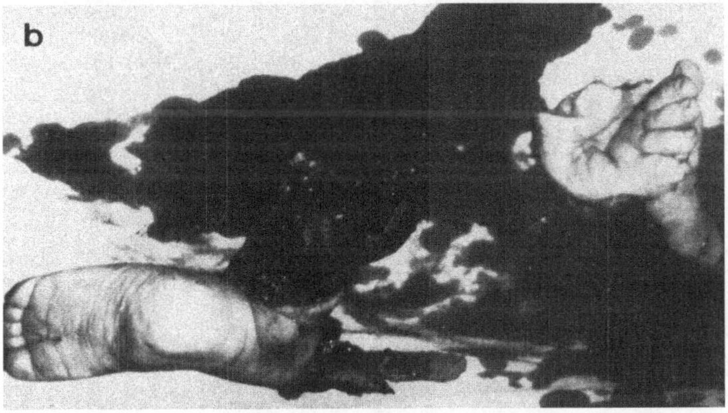

Abb. 2. a Beidseitige Unterschenkelamputation eines 18 Monate alten Jungen, der in einem Kinderwagen liegend, von einem fahrenden Zug überrollt wurde. **b** Die erheblich zerstümmelten Amputate

digen operativen Versorgung bedürfen, eine operative Extremitäten-Rekonstruktion häufig unmöglich.

Erhebliche Gewebszerstörung

Völlig zerquetschtes Gewebe muß reseziert werden. Wenn eine zu ausgedehnte Kürzung der Extremität resultiert, kann dies besonders an der unteren Extremität eine Rekonstruktion sinnlos machen. Gequetschte Muskulatur toleriert eine noch geringere Anoxämiezeit als unverletzte. Junge Menschen, besonders Kinder, können auch mit erheblich zerstümmelten Extremitäten noch eine gute Funktion erlernen. Besonders betreffs der Reinervation ist bei Jugendlichen wesentlich mehr zu erwarten als bei Erwachsenen (Abb. 2a–e).

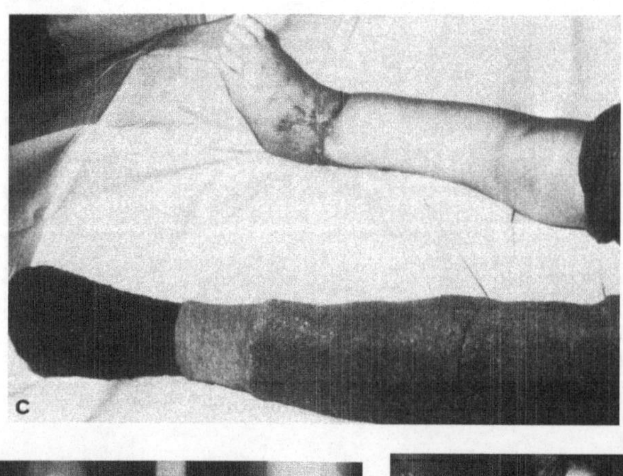

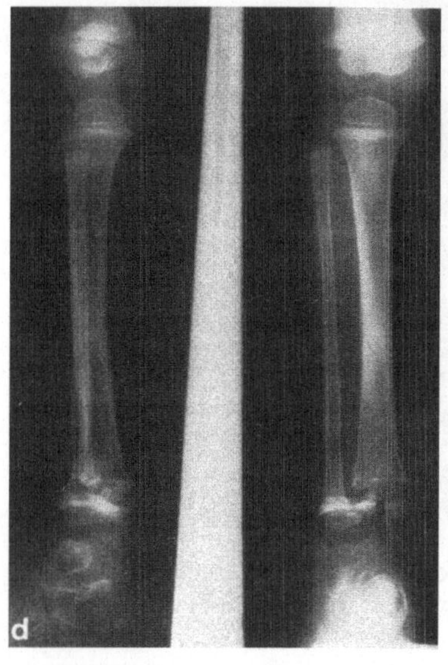

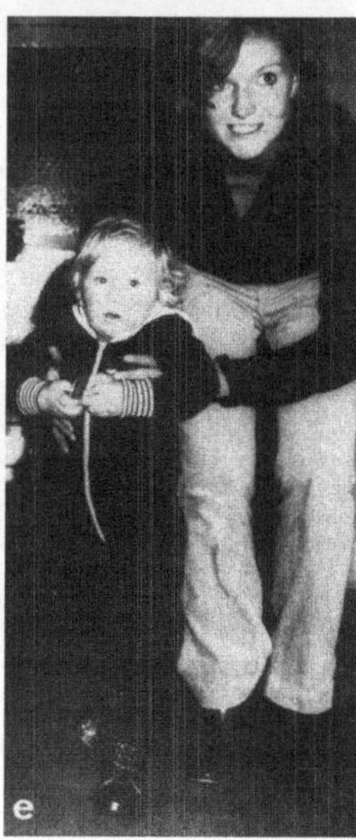

Abb. 2c, d. Klinisches Bild bzw. Röntgenbild drei Monate nach Replantation bzw. Transplantation des linken Fußes und rechts unter Verwendung von Nerven-, Arterien- und Veneninterponaten aus dem rechtsseitigen Amputat. Der Unterschenkel ist mit einer Prothese versorgt, eine beidseitige Replantation war wegen der erheblich verstümmelten Amputate und der erheblichen Quetschung der Amputationsstümpfe nicht möglich. **e** Vier Monate nach Replantation lernt der inzwischen einundzwanzig Monate alte Junge wieder gehen

Operationstaktik bei Revascularisation

In der Reihenfolge des therapeutischen Vorgehens hat die Arterienversorgung Vorrang, da die tolerable Anoxämiezeit begrenzt ist. Bei völlig instabilen, erheblich dislocierten Frakturen ist es jedoch vorteilhaft, zuerst den Knochen zu stabilisieren, damit die Gefäßlänge exakt eingeschätzt werden kann und die Anastomosen vor Reiß- und Scherkräften verschont bleiben. Als schnellstes Osteosyntheseverfahren haben sich Verplattung und äußerer Spanner bewährt. Bei der Platte müssen zunächst nur zwei Bohrlöcher jederseits der Fraktur besetzt werden. Beim äußeren Spanner genügt die Fixation der dem Operationssitus gegenüberliegenden Rohrstange [8].

Mitverletzte Venen sollten rekonstruiert werden, wenn es der Allgemeinzustand des Verletzten zuläßt und die übrige Venen-Drainage insuffizient ist. Die retrahierten Stümpfe der durchtrennten Vene werden oft erst nach Wiederherstellung der arteriellen Strombahn an der Rückstromblutung erkannt. Vena femoralis am Bein und Vena axillaris am Arm sollten auf alle Fälle rekonstruiert werden. Die Vena saphena ist als Interponat of zu dünn, und es muß ein großlumiges Interponat angefertigt werden, indem zwei Vena saphena-Stücke längsgespalten und aneinandergenäht werden. In den übrigen Venenabschnitten wird der venöse Abfluß durch Collateralen genügend gewährleistet. Bei zirkulärer Gewebsquetschung sollte jedoch auch hier zumindest eine große Vene rekonstruiert werden. Notfalls können oberflächliche distale Venen, die einen guten Rückstrom aufweisen, mit tiefen proximalen Venen anastomosiert werden. Allgemein gilt, daß durchtrennte oder verletzte tiefe Venen, die ohne Interponat leicht rekonstruiert werden können, rekonstruiert werden sollten. Je vollkommener die venöse Drainage wiederhergestellt ist, desto geringer ist die postoperative Schwellung, die z.B. eine einzelne Venenanastomose mechanisch verschließen kann (Abb. 3a, b).

Operationstaktik bei Replantationen

Die abgetrennte Gliedmaße wird so bald wie möglich mit Kryogelbeuteln bzw. Eis gekühlt. Nach Wundreinigung und Debridement wird eine Osteosynthese durch Platte oder äußeren Spanner durchgeführt, die Knochenenden werden gekürzt, wenn dadurch eine größere Stabilität zu erreichen ist. Nach Knochenstabilisation erfolgt die Anastomose der wichtigsten Arterie, evtl. mit Interponat der Vena saphena. Die Anastomose wird mit Einzelknopfnähten durchgeführt, proximal des Ellbogens- oder Kniegelenks mit 5 x 0 Nähten, distal davon mit 6 bis 7 x 0 Nähten. Vor Beendigung der Anastomose wird nach distal- und proximal hin ein Fogarty-Manöver durchgeführt. Bei Ablaufen der Toleranzzeit der Anoxämie wird die arterielle Strombahn vor der Osteosynthese wiederhergestellt. Anschließend werden möglichst zwei Venen anastomosiert, deren periphere Stümpfe guten Rückfluß aufweisen. Dann erfolgt die Anastomose der durchtrennten Nerven, zuletzt Versorgung der Muskeln und Sehnen. Es ist darauf zu achten, daß keine Hohlräume entstehen, Fascienlogen und Muskulatur werden gespalten, ebenso die Sehnenretinacula und der Carpaltunnel. Der Hautverschluß ist bei erheblicher Weichteilquetschung grob adaptierend, Gefäße, Nerven, Sehnen, Knochen und Osteosynthesematerial werden gedeckt. Nach Abdeckung mit sterilen Kompressen wird die ganze Extremität in synthetische Watte eingepackt, um Gewebeschäden durch den Auflagedruck zu vermeiden. Postoperativ ist eine exakte klinische Beobachtung erforderlich, um Zeichen eines Tourniquet-Syndroms frühzeitig zu erfassen [8].

Ein Phänomen, das in der präoperativen Diagnostik häufig verschleiernd wirkt, in der postoperativen Beobachtung den optimistischen Operateur immer wieder täuscht, ist der Spasmus. Echte Spasmen, die über mehrere Stunden anhielten, habe ich nie gesehen. Alle Fälle, bei denen durch einen „sogenannten Spasmus" eine Minderdurchblutung vorlag, hatten in der präoperativen diagnostischen Phase einen mechanischen Gefäßschaden, in der postoperativen Beobachtungsphase eine Anastomosenstörung.

Ich kann deshalb nur dringend raten, sich niemals auf dieses Phänomen zu verlassen.

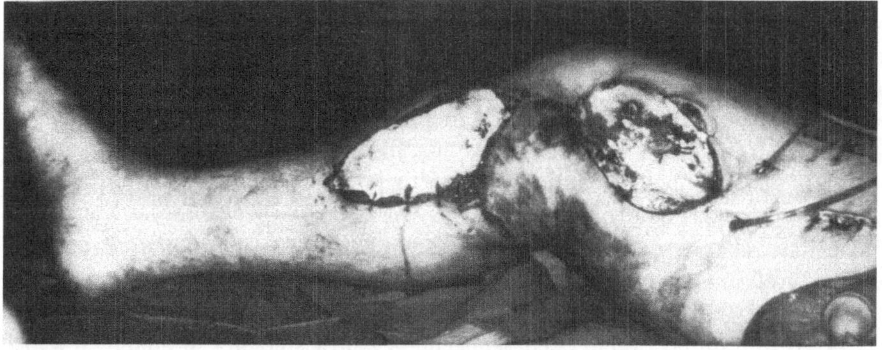

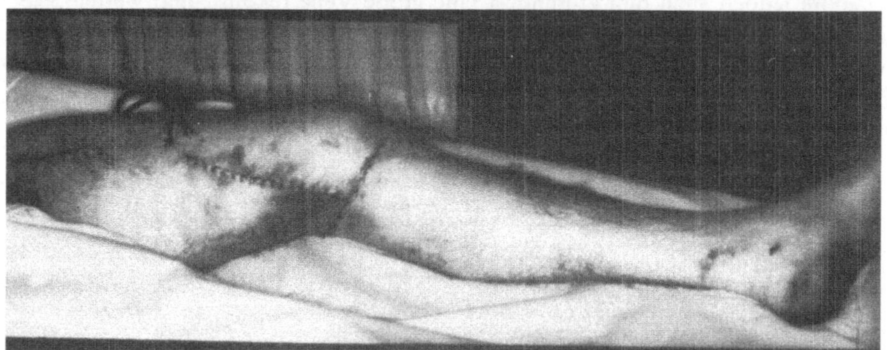

Abb. 3. a Klinisches postoperatives Bild einer verspätet revascularisierten unteren Extremität: Erhebliche Schwellung, kein primärer Hautverschluß möglich, Kompartment-Syndrom. Als knöcherne Verletzung lag vor: Erstgradig offene supracondyläre Oberschenkelfraktur. Die Revascularisation erfolgte sekundär, nachdem bereits im vorbehandelnden Krankenhaus eine Osteosynthese durchgeführt worden war. **b** Postoperatives klinisches Bild einer revascularisierten unteren Extremität, bei der die Revascularisation innerhalb der Sechs-Stunden-Grenze erfolgte: Keine wesentliche Schwellung, gute Durchblutung und gute venöse Drainage. Die verletzten tiefen Venen waren ebenfalls anatomosiert worden. Als knöcherne Verletzungen lagen vor: Pertrochantäre und subtrochantäre Oberschenkelfraktur, supracondyläre Oberschenkelfraktur, erstgradig offen, knöcherne Ausrisse des medialen Seitenbandes und vorderen Kreuzbandes am Kniegelenk, zweitgradig offen. Der Verletzte erreichte innerhalb von vier Monaten eine gute Beinfunktion

Literatur

1. Chen ChW, Quian YQ, Yu ZJ (1978) Extremity Replantation. World J Surg 2:513
2. De Bakey ME, Simeone FM (1946) Battle injuries of the arteries in World War II. Am Surg 123:534
3. Guidicelli H et al. (1977) Bilan de 81 lesions vasculaires traumatiques des membres. J Chir 113:479
4. McNeill JF, Wilson JSP (1970) The problems of limb replacement. Brit H Surg 57:365
5. Mehl RL, Paul HA, Shorey W, Schneewind J, Beattie EJ (1964) Treatment of toxemia after extremity replantation. Arch Surg 89:871
6. Schildberg FW, Larena A (1971) Verletzungen der Extremitäten im Zusammenhang mit Knochenbrüchen. Monatsschr Unfallheilkunde 74:301

7. Steinau U, Elert O (1980) Prolongation of the ischemia tolerance of amputated extremities by a stromafree hemoglobin solution. Vortr 9, Annual Meeting 1980, Bad Nauheim
8. Zwank L, Hertel P, Schweiberer L (1980) Replantationen – Funktion und soziale Aspekte. Deutsches Ärzteblatt 45:2657

Das Kompartment-Syndrom der oberen Extremitäten

U. Lanz

Chirurgische Universitäts-Klinik und Poliklinik, Josef-Schneider-Straße 2, D-8700 Würzburg

Genau in einem Monat jährt sich zum hundertstenmal, daß Richard von Volkmann seinen Aufsatz über die ischämischen Muskellähmungen und Kontrakturen im Centralblatt für Chirurgie veröffentlicht hat. Das dort beschriebene Krankheitsbild ist in der Folge unter dem Begriff *Volkmannsche Kontraktur* bekannt geworden.

An der oberen Extremität ist die Volkmannsche Kontraktur vor allem mit Befall der Beugeseite des Unterarmes geläufig: das Handgelenk ist in Beugestellung kontrakt, die Finger stehen in Krallenstellung, bedingt teils durch die Kontraktur der langen Fingerbeuger, teils durch Lähmung der Handbinnenmuskeln. Die Finger sind gefühllos. Als Ursache findet sich eine Nekrose der Muskulatur von typischer gelber Farbe, die später durch Narbe ersetzt wird. Gleichfalls sind die Nerven betroffen, die mit der Muskulatur verlaufen. Sie weisen Kaliberschwankungen auf, ihre Achsenzylinder sind im Bereich der Nekrose verlorengegangen. Das Nervenbindegewebe bleibt jedoch im Allgemeinen erhalten.

Das Krankheitsbild ist an osteofibröse Muskellogen – angelsächsich „Compartments" – gebunden. Am Unterarm sind dies die Logen der Beuger, der Strecker und der Radialextensoren (Abb. 1). Auch die Handbinnenmuskeln liegen in osteofibrösen Logen (Abb. 2).

An zentraler Stelle in der *Pathophysiologie* des Kompartment-Syndroms steht die Erhöhung des Druckes in der Fascienloge. Tierexperimentelle Untersuchungen zeigten den ebenso einfachen wie logischen linearen Zusammenhang zwischen dem arterio-venösen Druckgradienten und der Muskeldurchblutung (Abb. 3). In gleicher Weise wie der venöse Druck ist der Druck in der Muskelloge hämodynamisch wirksam, woraus geschlossen werden kann, daß die Druckerhöhung im Kompartment eine venöse Stauung verursacht. Aus Kenntnis dieser hämodynamischen Beziehung wird die Pathogenese des Kompartment-Syndroms verständlich (Abb. 4): der erhöhte Druck in der Fascienloge kann entweder durch Druck von innen durch Hämatom, Ödem oder auch Entzündung oder durch Druck von außen, z.B. durch einen zu engen Verband erfolgen. Eine Venenverletzung führt durch Stauung ebenso zur Erniedrigung des hämodynamisch wirksamen arterio-venösen Druckgefälles, wie eine Erniedrigung des arteriellen Mitteldrucks in Schock oder bei einer Arterienverletzung. Besteht die hieraus resultierende Ischämie lange genug, so wird durch den hypoxischen Capillarschaden ein Circulus vitiosus eingeleitet, in welchem über vermehrte Ödembildung der Logendruck weiter steigt. Die Nekrose der Muskulatur muß die Folge

Hefte zur Unfallheilkunde, Heft 158
Zusammengestellt von A. Pannike

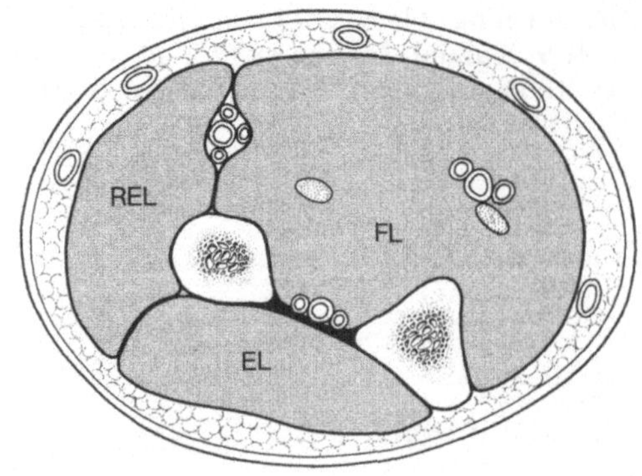

Abb. 1. Fascienräume am Unterarm. *FL* = Flexorenloge; *EL* = Extensorenloge; *REL* = Radialextensorenloge

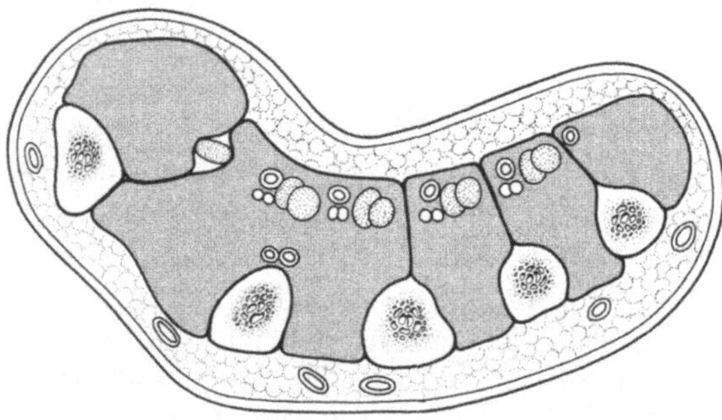

Abb. 2. Fascienräume an der Hand

sein, wenn nicht rechtzeitig der Teufelskreis durch Druckentlastung in Form einer Fascienspaltung durchbrochen wird.

Eine typische und bedauerlicherweise noch nicht ausgestorbene Ursache der ischämischen Muskelnekrose ist *Druck von außen* durch einen zu engen Verband, nicht selten sind auch Ulcera der Haut in dem Bereich, wo der Verband drückt. Die häufig dieser Form zugrunde liegende supracondyläre Humerusfraktur kann allein durch die erhebliche Ödem- und Hämatombildung in der Ellenbeuge ein Kompartment-Syndrom bewirken durch eine Drosselung des venösen Rückstromes. Man kann jedoch auch eine direkte Schädigung der Gefäße bei dieser Frakturform finden. In einem Fall fanden wir die Arteria brachialis in den Bruchspalt eingeklemmt und die Vena brachialis hinter einer Knochenzacke verhakt.

Diagnostische Probleme kann die direkte Druckeinwirkung auf die Hand bereiten. Bei einer Patientin, welche einer Barbituratintoxikation längere Zeit auf ihrer rechten Hand gelegen war, war die Haut in Blasen abgehoben, sie schaute eher wie bei einer zweitgradigen Verbrennung aus. Wochen später kam jedoch der wahre Charakter der Veränderung zum Vorschein: der Daumen stand in einer Adduktionskontraktur, der zweite und dritte Finger wies eine Intrinsic-Plus-Stellung auf. Bei der Operation fand man erwartungsgemäß einen vollständig durch Narbe ersetzten Adduktor pollicis. Die Excision des vernarbten Muskels ergab eine freie Fingerbeweglichkeit.

Druck von innen durch Hämatom- und Ödembildung ist die häufige Ursache eines Kompartment-Syndroms und später eine Muskelnekrose, ohne daß jemals ein Verband angelegt gewesen wäre. Bei einer Patientin mit schwerer Quetschverletzung der rechten Hand er-

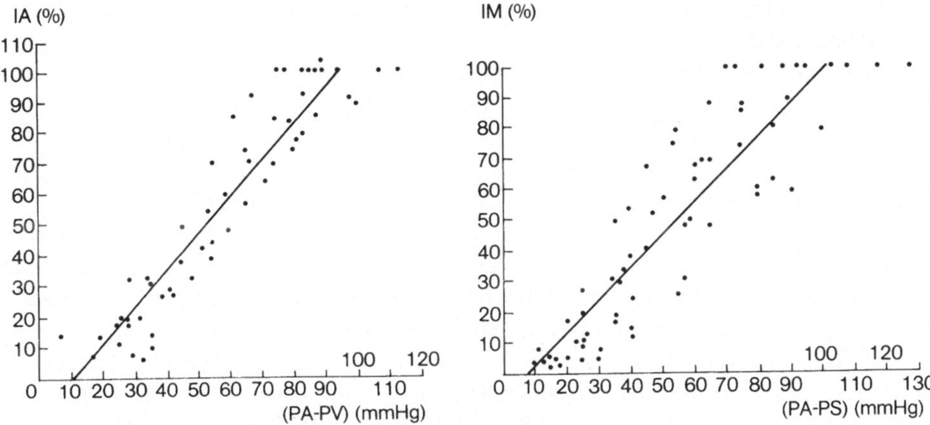

Abb. 3. Druck-Flußdiagramme. *Links:* Fluß in der Arteria brachialis als Funktion des arterio-venösen Druckgradienten bei venöser Stauung. *Rechts:* Fluß in der Muskulatur als Funktion des arterio-subfascialen Druckunterschiedes. Die Flußwerte sind in Prozent des Ausgangsflußes relativiert

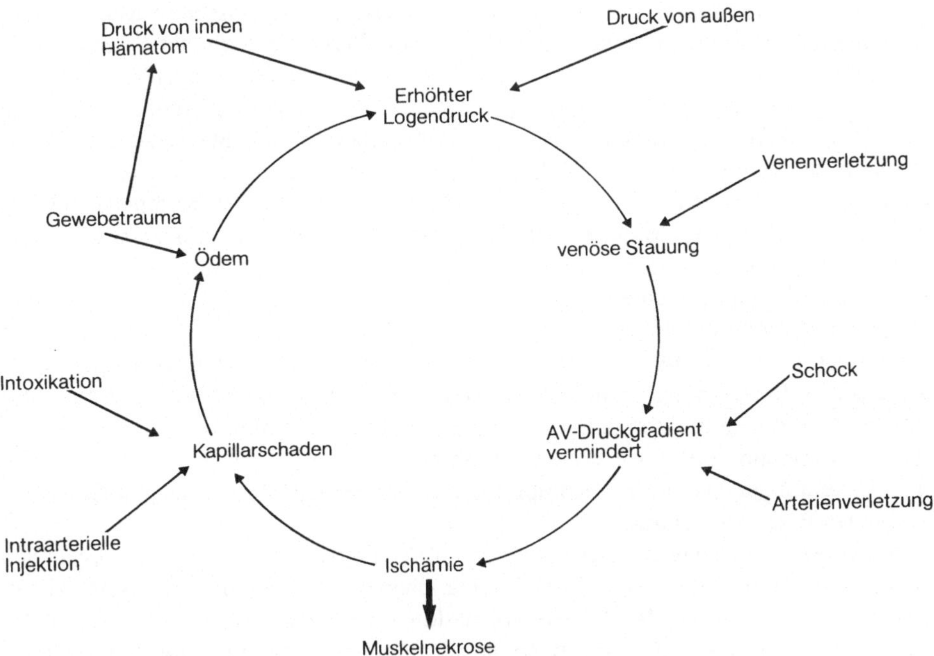

Abb. 4. Schema der Pathophysiologie der ischämischen Muskelnekrose

folgte die Dekompression durch Excision der Palmaraponeurose bei gleichzeitiger Eröffnung des Karpalkanals.

Längere Gewebsischämie bei *Gefäßverletzungen* bewirkt unweigerlich ein Kompartment-Syndrom durch eine starke Schwellung der Muskulatur nach dem Wiederanschluß an die Zirkulation. Bei einem Fall einer fast vollständigen Exartikulationsamputation im Bereich des Ellenbogengelenkes war deshalb nach der Stabilisierung des Knochens eine ausgedehnte Fascienspaltung nötig, um die Muskulatur vor dem Untergang zu retten.

In seltenen Fällen kann ein *toxischer Capillarschaden* das Kompartment-Syndrom auslösen: Bei einem Patienten war zum Legen einer intravenösen Regionalanästhesie das Lokalanästheticum versehentlich statt mit physiologischer mit 25%iger Kochsalzlösung verdünnt worden. Diese Mischung verblieb für die Dauer einer etwa 1stündigen Operation im Gefäßsystem. Nach Lösen der Blutleere kam es zu einer erheblichen Schwellung von Unterarm und Hand, die am folgenden Tag so zunahm, daß die Hand nicht mehr durchblutet erschien. Nach ausgiebiger Dekompression aller Muskellogen, beugeseitig wie auch streckseitig und an der Hand, kam die Durchblutung der Finger wieder in Gang; lediglich für Teile der Handbinnenmuskeln kam die Rettung zu spät. Sie waren bereits nekrotisch und mußten später excidiert werden. Der Patient machte zwischen dem 3. und 7. Tag eine toxische Krise durch, danach erholte er sich rasch. Die Defekte konnten mit Meshgrafttransplantaten gedeckt werden. Der Dauerschaden an der Hand blieb durch die ausgiebige Dekompression der Muskellogen gering.

Die drohende Muskelischämie, das Kompartment-Syndrom ist im Allgemeinen leicht zu *diagnostizieren,* wenn man nur daran denkt. An allererster Stelle der Symptomatik steht der Schmerz, der besonders deutlich durch Dehnung der betroffenen Muskulatur auszulösen ist. Daneben finden sich Parästhesien oder Anästhesien und Paresen im Ausbreitungsgebiet der Nerven, die durch die Muskellogen verlaufen. Die Bläße der Extremität oder fehlende periphere Pulse sind Spätsymptome. Wartet man bis sie auftreten, ist es für die Muskulatur vielleicht schon zu spät. Bei jedem Verdacht auf ein Kompartment-Syndrom müssen alle Verbände sofort vollständig abgenommen werden. Findet sich darunter die Muskulatur in einer Fascienloge hart und druckschmerzhaft muß sofort eine Fascienspaltung durchgeführt werden.

Bis jetzt konnten wir die Diagnose eines Kompartment-Syndroms immer klinisch stellen. Eine Vorrichtung zum *Messen des Druckes* in einem Kompartment steht bei uns zwar seit 6 Jahren bereit, wurde klinisch jedoch noch nie verwendet. Die Druckmessung gibt ja auch nur indirekten Aufschluß über die Muskeldurchblutung. Sie könnte bei einer Arterienverletzung mit lokal erniedrigtem arteriellen Druck zu falschen Schlüssen führen, da hier schon ein geringerer Kompartmentdruck genügt, den Druckgradienten in einen kritischen Bereich zu senken.

Diagnostische Schwierigkeiten können solche Patienten bereiten, bei denen Schmerzreaktionen durch ein Schädel-Hirn-Trauma oder durch Nervenverletzungen fehlen, oder bei denen sie aufgrund der Allgemeinsituation nicht verwertet werden können, etwa bei kleinen Kindern oder bei geistig Behinderten. Bei einem Patienten von uns bestand neben einer Zerreißung der Arteria subclavia auch ein Plexusausriß. Der Patient hatte deshalb trotz drohender Muskelischämie am Unterarm nach distaler Unterarmfraktur keine Schmerzen. Bei bewußtlosen Patienten oder bei Nervenverletzungen muß deshalb besonders sorgfältig auf drohende Muskelischämien geachtet werden.

Differentialdiagnostisch abzugrenzen von echten Muskelischämien sind Kontrakturen bedingt durch Verwachsungen der Muskulatur, wie wir sie bei einem Patienten nach Unterarmfraktur sahen, bei welchem die langen Fingerbeuger am Radius verwachsen waren. Sensibilitätsstörungen fehlen hier. Reine Nervenverletzungen können durch das Fehlen des Schmerzes vom Kompartment-Syndrom abgegrenzt werden.

Viel zu wenig beachtet wurde bisher der Zusammenhang zwischen dem *Kompartment-Syndrom* und einer *Infektion.* Es ist aber verständlich, daß minderdurchblutete Muskulatur viel anfälliger für Infekte ist. Umgekehrt ist gut durchblutetes Gewebe der beste Schutz vor einem Wundinfekt. Bei einer Patientin mit Monteggiafraktur und einer zusätzlichen distalen Radiusfraktur waren mehrere Abscesse am Unterarm incidiert worden. Trotzdem persistierte eine Fistel. Die breite Freilegung des Unterarmes ergab eine zentrale abscedierende Muskelnekrose. Erst nach Excision der Nekrose klang die Entzündung ab. Leider war den Incisionen der Nervus medianus zum Opfer gefallen.

Auf den Zusammenhang zwischen *Kompartment-Syndrom* und *Gasbrand* soll besonders hingewiesen werden. Geschädigte Muskulatur ist bekanntermaßen ein idealer Nährboden für Clostridium perfringens. In unserem großen Krankengut von Gasödempatienten sind zahlreiche Fälle, bei denen die ersten Anzeichen der Erkrankung mit einem Kompartment-Syndrom identisch waren. Bei einer Patientin, die eine Woche nach einer Unterarmfraktur in Schaftmitte zu uns kam, waren die Frakturen durch Rushpins versorgt worden. Starke Schmerzen und Bewegungsunfähigkeit der Finger waren vorausgegangen. Die chirurgische Revision zeigte die gesamte Muskulatur des Unterarmes vom Gasödem befallen. Zentral war noch die typische gelbe Farbe der ischämischen Muskelnekrose nachweisbar. Dieser Fall endete tragisch mit einer Amputation des Unterarmes. Bei einem anderen Fall, einem 5jährigen Buben, lag eine erstgradig offene Unterarmfraktur vor, die mit Kirschner-Drähten fixiert worden war. 48 Std lang hatte der Patient stark Schmerzen, erst dann wurde der Verband abgenommen. Zu diesem Zeitpunkt war auch schon Gasbildung nachweisbar. Bei der Revision mußte die gesamte Unterarmmuskulatur ausgeräumt werden. In diesem Fall wurde der Arm in mehreren Schritten rekonstruiert: Die Knochenstabilisierung erfolgte durch Schaffung einer radio-ulnaren Synostose. Der Nervus medianus wurde durch eine gestielte Nervenplastik repariert. Schließlich wurden die Fingerbeuger durch eine freie Muskeltransplantation – zur Verwendung kam der Musculus gracilis – ersetzt.

Mehr und mehr beschäftigen sich auch Gerichte mit den Folgen nicht rechtzeitig erkannter Kompartment-Syndrome. Es erhebt sich die Frage, ob heute, 100 Jahre nach der Publikation von Richard von Volkmann, tatsächlich übersehene Kompartment-Syndrome noch entschuldbar sind. Sollte ein Jahrhundert nicht genug sein, die Diagnostik und Therapie eines nicht seltenen und wichtigen Krankheitsbildes bei der Ärzteschaft bekannt zu machen?

Literatur

Lanz U (1979) Ischämische Muskelnekrosen. Hefte Unfallheilkunde 139. Springer, Berlin Heidelberg New York

Lanz U, Keller HP (1981) Ischämische Muskelnekrosen. Diagnostik 14:55–59

Volkmann R v (1881) Die ischämischen Muskellähmungen und Kontrakturen. Zbl Chir 8:801

Die Abbildungen 1, 2 und 3 sind entnommen: Lanz U (1979) Ischämische Muskelnekrosen. Springer Verlag

Das Kompartment-Syndrom der unteren Extremität

G. Muhr und V. Echtermeyer

Unfallchirurgische Klinik der Medizinischen Hochschule, Karl-Wiechert-Alle 9, D-3000 Hannover 61

Das Kompartment-Syndrom an der unteren Extremität ist nach der Thrombose die häufigste Komplikation von Frakturen, die Großzahl funktioneller Spätschäden läßt sich darauf zurückführen.

Die *Symptomatik* wird vom Ischämiegrad bestimmt. Nach einem freien Intervall, jener Phase zwischen Primärinsult und Manifestation, kommt es nach vorübergehendem Abklingen zu zunehmenden, heftigen Schmerzen, die nur durch massive Analgeticagabe gelindert werden können. Gefühlsstörungen und ein progredienter Funktionsverlust sind immer vorhanden.

Aus dem *Röntgenbild* ist die Schwere des direkten Traumas ersichtlich. Zersplitterte oder stark dislocierte Fragmente, Wadenbeinstückbrüche, höhenidentische, seitverschobene Frakturen von Tibia und Fibula sind pathognomonisch (Abb. 1).

Die *Inspektion* zeigt eine gespannte, glänzende Haut mit verminderter Capillardurchblutung, gelegentlich finden sich Spannungsblasen. Palpatorisch ist die Muskulatur fest bis steinhart. Die peripheren Pulse sind, ausgenommen im Spätstadium, erhalten, sofern keine arterielle Verletzung vorliegt.

Neurologisch finden sich zunächst Dysaesthesien im Bereich der segmentalen Hautnerven, später eine Gefühllosigkeit. Verlust der Zweipunktdiskriminierung und Muskelfunktionsstörungen sind weitere typische Symptome der Frühphase, die bereits nach 30minütiger Ischämiezeit auftreten! Charakteristisch ist der Muskeldehnungsschmerz. Die passive Spannung führt zur Druckerhöhung mit konsekutiver Schmerzzunahme.

Ein absolut sicheres Kriterium vor allem beim bewußtlosen oder mehrfach verletzten Patienten ist die *Gewebsdruckmessung.* Durch einfache Nadelpunktion läßt sich der subfasciale Druck kontrollieren, bei Anstieg auf 30–40 mm Quecksilber muß therapeutisch eingeschritten werden. Nicht invasive Meßtechniken sollten hier vorrangig entwickelt werden.

Eine besondere Labordiagnostik ist nicht möglich, da der Enzymanstieg nach Trauma oder Operation unspezifisch ist.

Angiographiert wird nur bei Verdacht auf Verletzung der Stammarterien. Beim manifesten Kompartment-Syndrom (KS) zeigen sich Gefäßabbrüche und Spasmen, als Standarddiagnostikum ist diese Untersuchung jedoch bedeutungslos.

Je nach Symptomatik unterscheidet man zwischen dem drohenden und dem manifesten Kompartment-Syndrom.

Beim *drohenden KS* ist die Mikrozirkulation gerade noch suffizient, neurologische Störungen fehlen oder sind dezent vorhanden, die Druckmessung ergibt Werte an der oberen Normgrenze. Subjektiv klagt der Patient über Schmerzen, die nicht allein durch die Verletzung erklärbar sind.

Das *manifeste KS* ist durch ein ausgeprägtes Perfusionsdefizit charakterisiert, es zeigen sich zunehmende neurologische Störungen mit musculärem Funktionsausfall, starke Schmerzen und ein deutlich erhöhter Gewebedruck.

Hefte zur Unfallheilkunde, Heft 158
Zusammengestellt von A. Pannike

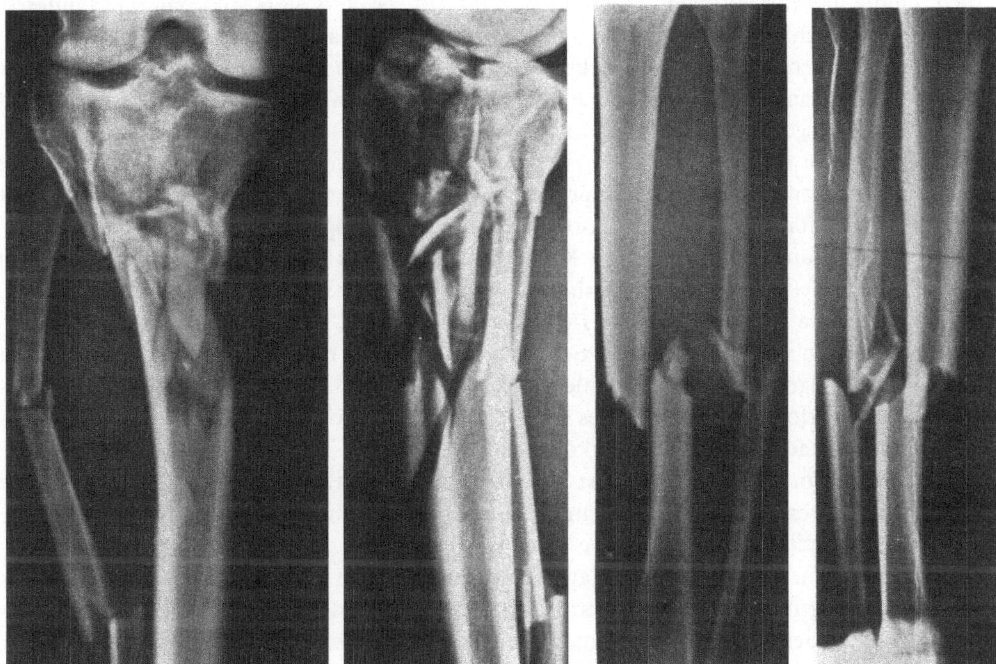

Abb. 1. Typische Röntgenbefunde bei posttraumatischen KS am Unterschenkel: Wadenbeinstückbruch, Schienbeintrümmerbruch, Unterschenkelbruch mit starker Seitverschiebung bei höhenidentischer Fraktur von Tibia und Fibula

Häufigste *Fehlinterpretation* ist das Verletzungsödem. Die posttraumatische Funktionsstörungen, die nach jedem Knochenbruch auftreten, bilden sich jedoch nach Reposition und Retention rasch zurück. Weiterbestehende starke oder gar zunehmende Beschwerden weisen auf ein KS hin. Schwierig kann die Differenzierung zum massiven tiefen Venenverschluß sein, hier fehlt jedoch der progrediente, schwere Schmerzcharakter. Die Infektion ist durch die lokalisierte Rötung und den Druckschmerz gekennzeichnet, Kompartment-bezogene Symptome, wie isolierte Nervenausfälle oder Muskelfunktionsstörungen sind nicht vorhanden. Posttraumatische Nervenlähmung sind schmerzfrei, der Muskeldehnungsschmerz fehlt.

Therapeutisch werden beim drohenden KS zunächst alle zirkulären Verbände entfernt und antiphlogistische Medikamente verabreicht. Die Hochlagerung darf das Vorhofniveau nicht überschreiten, da extreme Elevation zum Absinken der arterio-venösen Druckdifferenz mit Verschlechterung der musculären Perfusion führt. Tritt durch diese Maßnahmen keine Besserung ein, wird *prophylaktisch fasciotomiert.* Dazu werden kleine Hautschnitte angelegt, durch die die Fascie halb gedeckt, nach proximal und distal incidiert werden kann. Die Hautincisionen werden später wieder verschlossen.

Beim manifesten KS besteht die einzig erfolgversprechende Therapie in der *rechtzeitigen und vollständigen Entlastung* der Muskelloge. Nicht allein die Fascie, sondern auch die Haut kann das beengende Deckgewebe sein. Die Indikation zur Dekompression ist dringlich, da die musculäre Ischämietoleranz begrenzt ist. Nach 4 bis 6 Std kommt es immer zu permanenten Schäden, jenseits der 12-Stunden-Grenze ist das Amputationsrisiko hoch.

Beim manifesten KS ist die gedeckte Fasciotomie seltene Ausnahme. Die *Dekompression* erfolgt durch lange Incisionen ohne Rücksicht auf die Kosmetik. Um die Ischämiezeit nicht zu verlängern wird ohne Blutsperre operiert. Die unter hohem Druck stehenden Muskeln werden revidiert, avitale Bezirke und Blutcoagel entfernt. Nekrotische Muskulatur läßt die Infektionsrate drastisch emporschnellen. Die besten Hinweise auf Gewebevitalität sind Kontraktilität, Konsistenz, Colorid- und Capillarblutung. Gesunder Muskel kontrahiert sich bei Berührung, er hat normale Konsistenz, die Farbe ist rotbraun und er blutet bei Incision. Bei zweifelhaftem Vitalitätsbefund wird nur sicher nekrotisches Gewebe excidiert, da die Regenerationsfähigkeit des ischämischen Muskels, vor allem beim polytraumatisierten Patienten mit protrahiertem Schock unbekannt ist. Nach der Dekompression sollen sich die Muskelgruppen weich anfühlen und gut durchblutet sein. Da immer offen fasciotomiert wird, erfolgt im Rahmen des sekundären Hautverschlusses ein „second look", bei dem Nekrosen nachreseziert werden können.

Vor primärem Wundverschluß ist zu warnen! Postischämische und posttraumatische Schwellung führen nach 6–12 Std zur erneuten Volumenzunahme. Bei weiterbestehender Spannung, beispielsweise durch eine Hautnaht, kann ein *„Rebound-Kompartment-Syndrom"* entstehen. Die Wunden werden durch synthetischen Hautersatz verschlossen, wenn das darunterliegende Gewebe vital ist, keine potentielle Infektion besteht und kein Totraum zwischen deckendem Transplantat und Weichgewebe zu erwarten ist. In allen anderen Fällen bleibt die Wunde offen und wird mit feuchten antiseptischen Verbänden bedeckt. Nach Rückbildung des Ödems erfolgt die Sekundärnaht, verbleibende Hautdefekte werden durch Mesh-graft verschlossen.

Wird eine primär geschlossene Fraktur durch die therapeutische Fasciotomie zur sekundär offenen, sollte eine stabile Osteosynthese durchgeführt werden. Durch breite Incision des Deckgewebes entfällt die Stabilitätsfunktion des Weichteilmantesl, die Durchblutung wird vermindert. Bei konservativer Frakturbehandlung muß in hohem Maße mit Bruchheilungsstörungen gerechnet werden.

Entlastungsschnitte

Die Incisionen zur Entlastung der *Gesäßmuskulatur* liegen außerhalb kontusionierter Bezirke. Entweder verläuft der Zugang parallel und distal zur Crista iliaca oder dorsolateral am Vorderrand des M. glutaeus maximus (Abb. 2). Die Fascie dieses Muskels ist zerrissen, entscheidend ist die Dekompression der Mm. glutaei medius und minimus, die zwischen Darmbein und straffer Deckfascie in einem osteofibrösen Köcher stecken. Sie sind meist stark zerstört, es finden sich massive Einblutungen.

Der *Oberschenkel* wird durch einen dorsolateralen Zugang mit Spaltung der Fascia lata in typischer Weise entlastet, die Beugerloge unter dem Septum intermusculare eröffnet. Muß das mediale Gefäßnervenbündel exploriert werden, lassen sich Beuge- und Streckmuskulatur vom selben Zugang aus eröffnen (Abb. 3).

Am *Unterschenkel* finden sich 4 Kompartments, das vordere mit der Streckgruppe, das laterale mit der fibularen Muskulatur, das oberflächliche dorsale mit dem M. triceps surae und das oft vergessene, tiefe, dorsale Kompartment, das die tiefen Beuger enthält. Dieses letztere ist besonders bedeutungsvoll, da es von einer osteofibrösen Manschette, bestehend

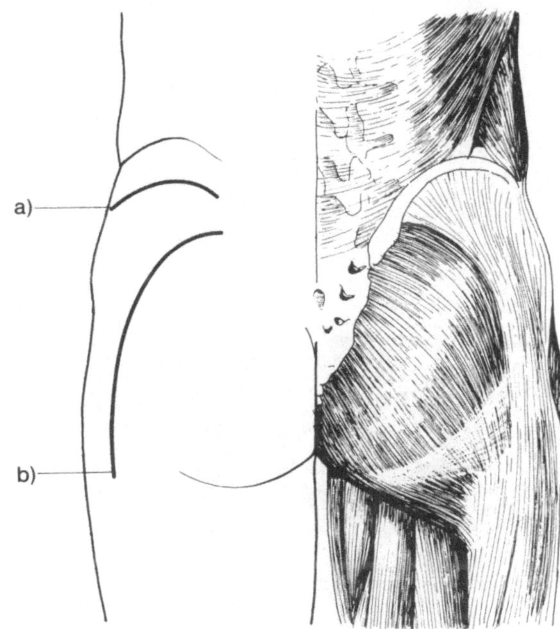

Abb. 2. Dekompressionsincisionen im Glutaealbereich

aus Schien- und Wadenbein, Membrana interossea und Fascia cruris profunda begrenzt wird. Es ist bei Frakturen der unteren Tibiahälfte besonders häufig betroffen, die als Dystrophie gedeuteten Spätfolgen wie der kontrakte Spitzfuß sind Relikte der posttraumatischen Ischämie.

Die Unterschenkelkompartments können durch 4 Techniken eröffent werden:

Ist nur ein Kompartment isoliert betroffen, wie beispielsweise beim Tibialis anterior-Syndrom, genügt bei prophylaktischer Fasciotomie die Spaltung dieser Loge.

Alle 4 Kompartments können durch bilaterale Incisionen dekomprimiert werden (Abb. 4). Zur Eröffnung der vorderen und seitlichen Loge wird eine antero-laterale Hautincision

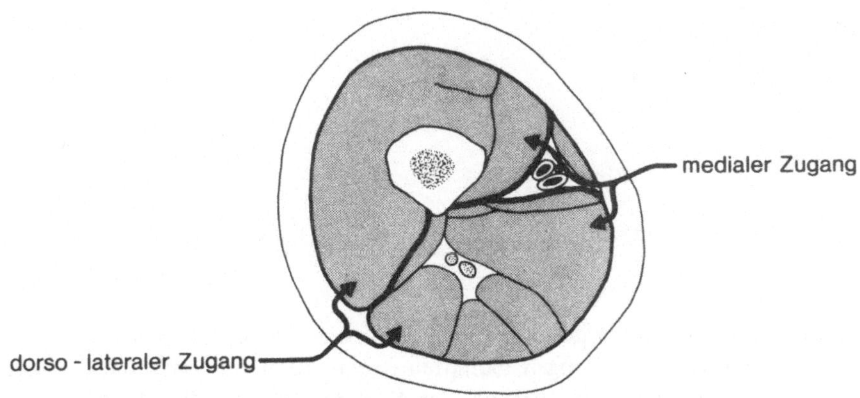

Abb. 3. Entlastungsschnitte am Femur

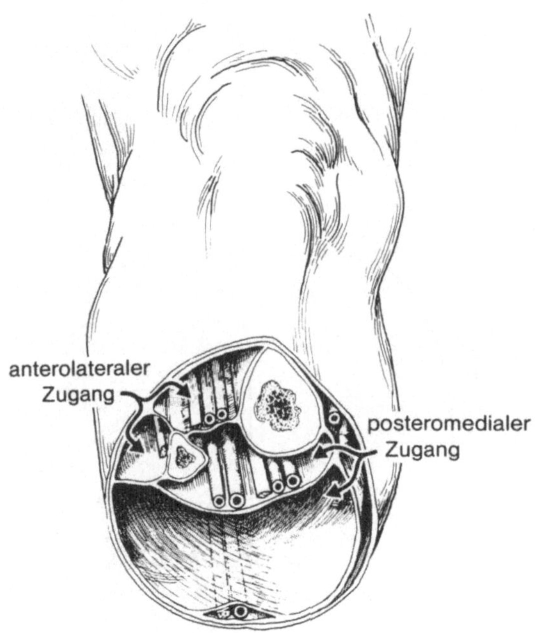

Abb. 4. Bilateraler Zugang zur Spaltung der Unterschenkelkompartments

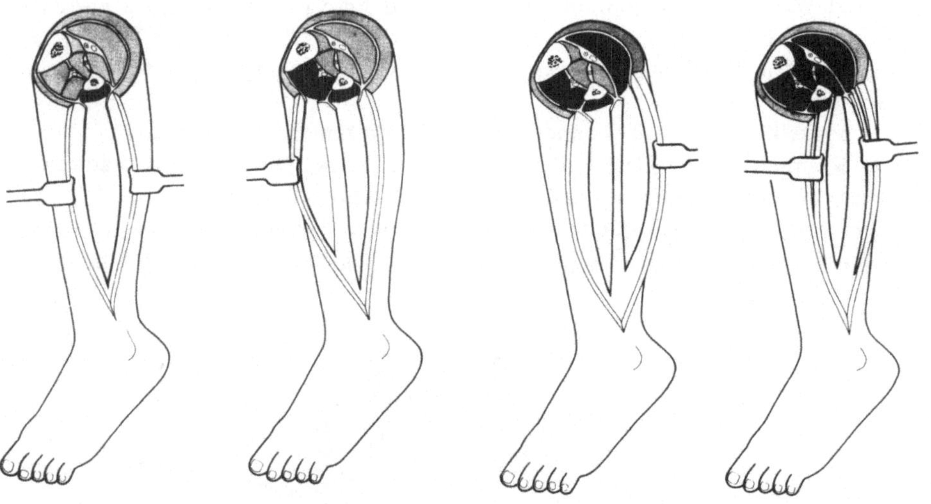

Abb. 5. Parafibulare Dekompression aller 4 Unterschenkelkompartments nach Matsen

2 cm ventral der Fibula durchgeführt. Die Fascien beider Kompartments werden getrennt incidiert und mit einer langen stumpfen Schere nach proximal und distal gespalten. Das Lig. transversum muß durchtrennt, der N. peronaeus superficialis geschont werden. Die dorsalen Beuger-Kompartments werden durch eine gemeinsame postero-mediale Hautincision, 2 cm hinter der tastbaren Schienbeinkante eröffnet. Nachteil dieses Schnittes ist der Stabilitätsverlust der Unterschenkelweichteile.

Derzeitige Standardtechnik ist die parafibulare Dekompression, von Matsen 1980 beschrieben (Abb. 5). Sie wird von einer Hautincision ausgeführt, die über die gesamte Wadenbeinlänge zieht. Unter der Incision kann die Peronaeusloge gespalten werden, die Streckloge durch Weghalten der Haut nach ventral. Nach Ablösen des lateralen Kompartments von der dorsalen Fascie werden die Mm. peronei nach vorne und der M. triceps surae nach dorsal weggehalten. Dadurch spannt sich die Fascie cruris profunda an, das tiefe dorsale Kompartment wird entlastet.

Die Fibularesektion gestattet ebenfalls die Eröffnung aller 4 Kompartments von einem Zugang aus. Bei diesem Eingriff, der nicht mehr praktiziert werden sollte, sind Stabilitätsverlust und Risiko der Nervenverletzung zu hoch.

Bei offenen Unterschenkelbrüchen können die Fascienspaltungen von atypischen Zugängen, die durch die Hautwunden vorgegeben sind, durchgeführt werden.

Am *Fuß* besteht das Problem der Entlastung nicht in der Eröffnung der Muskellogen, sondern in der Dekompression der Haut. Die Druckkonstruktion der Planta pedis bewirkt, daß sich Blut und Lymphe vorwiegend in Dorsum pedis ablagern. Die Indikation besteht bei schweren Fußquetschungen mit oder ohne Knochenverletzungen, aber auch bei fortgeleitetem Unterschenkel-KS.

Der laterale Zugang beginnt vor der Außenknöchelspitze unter Durchtrennung des Retinaculums und zieht über den 5. Strahl zum Fußrücken hin. In seltenen Fällen muß auch die Plantaraponeurose quer durchtrennt werden.

1979 und 1980 wurden an der Unfallchirurgischen Klinik in Hannover 2 576 Frakturen behandelt, 1 644 davon stationär. In 84 Fällen entwickelte sich ein Kompartment-Syndrom, 7mal am Oberarm, 6mal am Unterarm, 14mal im Glutaeal- und Oberschenkelbereich, 57mal am Unterschenkel und Fuß. In 52 Fällen mußte notfallmäßig eine Dekompression durchgeführt werden, 21mal klang das KS nach konservativer Behandlung ab. Elf Patienten wurden wegen Sekundärübernahme erst nach der 12-Stunden-Grenze versorgt, hier mußten in 7 Fällen Amputationen vorgenommen werden, 4mal lagen dabei arterielle Gefäßverletzungen vor.

Das Kompartment-Syndrom ist häufig. Es tritt meist nach direkten Traumen auf, der Unterschenkel steht weit an der Spitze. Grad und Dauer der Ischämie bestimmten Symptome und Prognose. Chirurgisches Eingreifen ist zur Rettung der funktionellen Integrität unumgänglich. Die hier empfohlenen Therapierichtlinien stellen eine Zwischenbilanz des derzeitgen Standes von Forschung und Erfahrung dar, eines Wissenstandes der aber ausreicht, um diese häufig und dennoch zu wenig bekannte Komplikation suffizient zu behandeln.

Literatur

1. Dee Lee JC, Stiehl JB (1981) Open Tibia Fracture with Compartmental Syndrome. Clin Orthop 160:175
2. Echtermeyer V, Muhr G, Oestern H-J, Tscherne H (in Druck) Chirurgische Behandlung des Kompartment-Syndroms. Unfallheilkd
3. Gaspards DJ, Kohl RD (1975) Compartmental Syndrome in which the skin is the limiting boundary. Clin Orthop 113:65
4. Matsen III FA (1980) Compartmental Syndromes. Grune & Stratton, New York

Ergebnisse posttraumatischer und postoperativer Gewebedruckmessungen mit Drucksonden

K. Tittel, R. Gerhard und F. Schauwecker

Kliniken der Landeshauptstadt, Unfallchirurgische Abteilung, Schwalbacher Straße 62, D-6200 Wiesbaden

Der pathogenetische Faktor aller akuten Kompartmentsyndrome ist der hohe Gewebedruck. Da die einzelnen Skeletmuskeln in relativ straffen Fascien liegen, führt jede posttraumatische oder postischämische Volumenzunahme zu einem Druckanstieg in diesen Logen. In Abhängigkeit von der Höhe dieses Druckes wird der Capillarflow verringert.

Für die Flüssigkeitsverteilung zwischen intra- und extravasalem Raum ist der Filtrationsdruck eine entscheidende Größe. Er stellt die Differenz zwischen hydrostatischem Capillardruck – ca. 25 mm Hg – und umgebendem Gewebedruck dar.

Bei einem Gewebedruck über 25 mm Hg würde die transcapillare Filtration gleich Null, wenn nicht über kleinste Arterien und Arteriolen eine kurzzeitige Kompensationsmöglichkeit bis in Höhe des Arteriolendruckes von ca. 70–80 Torr bestünde.

So beobachtete Ashton [1] ein Sistieren der Mikrozirkulation in der Wadenmuskulatur erst bei einem Gewebedruck von 55 mm Hg.

Wir sahen kurzzeitige Druckanstiege bis nahe 100 mm Hg, ohne daß es zu klinisch faßbaren Ischämieschäden gekommen wäre.

Da alle Zellen eine Sauerstoffschuld für eine gewisse Zeit eingehen können, sind die Übergänge zwischen Zellhypoxie und Zelluntergang in einem Kompartment fließend. Erst wenn zirkulationswirksame Drucke über die Toleranzzeiten hinaus fortbestehen, kommt es zu irreparablen Schäden.

Mubarak [2] wies Muskelnekrosen in den Hinterläufen von Hunden nach, wenn der den Gewebedruck über 8 Std bei 30 mm Hg hielt.

In Schockexperimenten konnte er zeigen, daß schon bei Logendrucken um 20 mm Hg und einer Einwirkzeit von 6 Std Zellnekrosen entstehen.

Er schreibt in der Legende zu dieser Skizze, daß es sicher nicht zur Ischämie von Muskel- und Nervenzellen kommt, wenn der Druck nicht Werte von 30 mm Hg übersteigt (Abb. 1).

Bei höheren Drucken wird die Mikrozirkulation nur dann aufrechterhalten, wenn gleichzeitig die intracapillaren Drucke ansteigen. Dieser Kompensationsmechanismus wird unter anderem gestört bei Patienten im Schockzustand und bei stark hochgelagerter Extremität.

Der Beginn eines Kompartmentsyndromes liegt also bei 30 mm Hg. Das Zeitintervall zwischen der Verletzung und dem Überschreiten der Marke von 30 Torr beträgt etwa 6 Std. In der Literatur werden aber auch 36 Std und mehr angegeben.

Die Indikation zur Druckmessung ist dann gegeben, wenn bei konservativer Frakturbehandlung oder Weichteilkontusion eines der Kompartmentsymptome positiv ist:
- Schwellung,
- Schmerz,
- Sensibilitätsstörungen,
- Muskelfunktionseinbuße,
- Muskeldehnungschmerz.

Hefte zur Unfallheilkunde, Heft 158
Zusammengestellt von A. Pannike

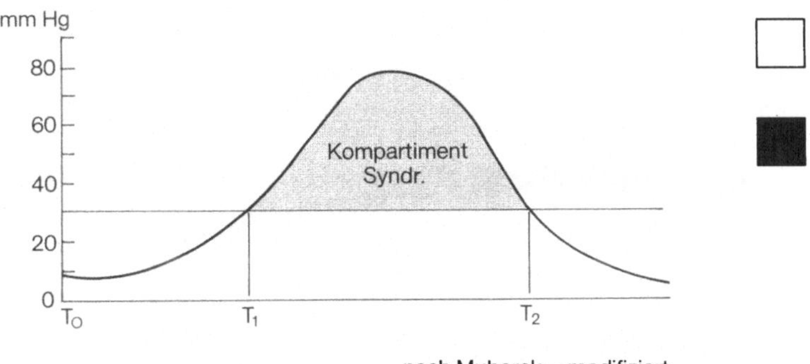

Abb. 1

Aber auch bei komatösen Patienten mit entsprechender Extremitätenverletzung sollte die Drucküberwachung durchgeführt werden und in der Zeit zwischen T_0 und T_1 beginnen.

Zur Druckmessung führen wir eine mit steriler Ringer-Lösung gefüllte Kunststoffkanüle in die zu untersuchende Muskelloge ein und schließen sie über einem Lueradapter an einen sterilen Druckdom an. Eine Membran überträgt den Druck auf einen Druckwandler, dieser setzt ihn in elektrische Impulse um. Druckdom und Wandler sind galvanisch voneinander getrennt, so daß eine Gefährdung des Patienten ausgeschlossen ist.

Ein Elektromanometer gibt die Mittelwerte auf der Digitalanzeige wieder, während die absoluten Werte als Kurve aufgezeichnet werden.

Um möglichst genaue Daten zu erhalten, ist es wichtig, daß sich beim Abgleichen der Elektronik der Druckdom auf Höhe des zu untersuchenden Kompartments befindet und die Flüssigkeitssäule gasfrei ist.

Diese Methode der Druckmessung hat zwei wesentliche Vorteile:

Erstens kann direkt und kontinuierlich gemessen werden; die Werte sind genau, und es muß nicht wie nach der kompensativen Methode nach Whiteside [3] immer wieder eine neue Kanüle perkutan eingestochen werden.

Zum zweiten liegt die Zeitkonstante im Katheter bei 0,2 sec im Gegensatz zu etwa 15 sec bei dem Wickkatheter.

Diese kleine Zeitkonstante ermöglicht es, zum Beispiel kurzzeitige Druckschwankungen, wie sie durch Muskelkontrationen oder Lageänderungen der Extremität ausgelöst werden, direkt und unverfälscht mitzuschreiben.

In der Abb. 2a ist ein typischer Kurvenverlauf bei zunächst konservativ behandelter Pilon tibiale Fraktur dargestellt. Der Druck steigt kontinuierlich an und fällt ab der 13 Std wieder ab.

Abb. 2b zeigt den postoperativen Druckverlauf nach Unterschenkelmarknagelung. Infolge des Hämatoms ist es zu einem Druckanstieg bis zu 60 mm Hg gekommen. Dieser fällt aber ab der 4. postoperativen Stunde kontinuierlich wieder ab, so daß keine Weichteilschäden entstanden sind.

Die Druckmessung kann bei entsprechender Indikation hilfreich sein bei der Entscheidung zur Fasciotomie. Sie ist immer in Verbindung mit der Klinik zu beurteilen.

Wichtiger als die absoluten Werte ist nach unserer Meinung der Kurvenverlauf.

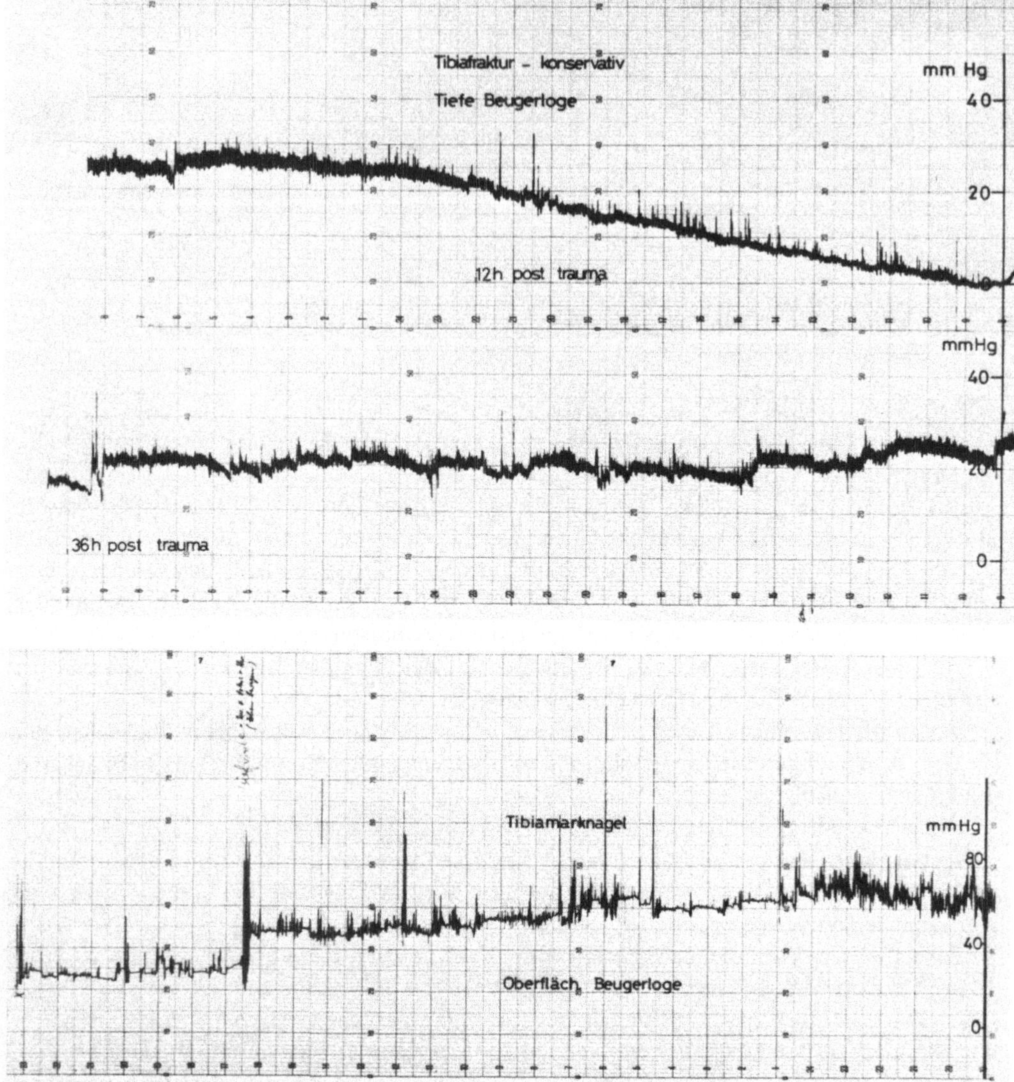

Abb. 2a, b

Zusammenfassung

Indikationen zur Gewebedruckmessung sind vor allem gegeben bei konservativer Frakturbehandlung in Verbindung mit einem positiven Kompartmentsymptom und bei komatösen Patienten.

Die Drucke sollten direkt gemessen und fortlaufend registriert werden.

Nach vorliegenden Erfahrungen sind nicht die absoluten Druckwerte, sondern der Kurvenverlauf in Verbindung mit der Klinik die Entscheidungshilfen zur Fasciotomie.

Literatur

1. Ashton H (1975) The Effect of Increased Tissue Pressure on Blood Flow. Clin Orthop 113:15–26
2. Mubarak SJ, Hargens AR (1981) Compartment Syndromes and Volkmann's Contracture. Volume III. Saunders Monogr Clin Orthop, Philadelphia London Toronto Sydney
3. Whitesides TE, Haney TC, Harada H, Morimoto K (1975) Tissue Pressure Measurements as a Determinant for the Need of Fasciotomy. Chir Orthop 113:43

Die operative Behandlung von Spätzuständen der ischämischen Kontraktur an der oberen Extremität

P. Reill

Berufsgenossenschaftliche Unfallklinik, Handchirurgische Abteilung (Ärztlicher Direktor: Professor Dr. med. S. Weller), Rosenauer Weg 95, D-7400 Tübingen

Das sogenannte Kompartment-Syndrom betrifft an den oberen Extremitäten vorwiegend die Unterarmbeuge-, weniger die Streckmuskulatur. Wird dies rechtzeitig erkannt und sofort operativ angegangen, so kann eine restitutio ad integrum erfolgen. Wird jedoch der günstigste Zeitpunkt versäumt, so bilden sich innerhalb der ersten Stunden ausgeprägte irreversible Nekrosen wichtiger Muskeln und schwere Schädigungen der zugeordneten Nerven aus. Vorwiegend betroffen sind die tiefen Beugemuskeln sowie der Daumenbeuger. Meist ist nicht die gesamte Muskulatur nekrotisch geworden, es gibt partielle Nekrosen, die an den Randzonen noch erhaltene Muskulatur aufweisen. Der typische Aspekt einer ausgebildeten ischämischen Kontraktur zeigt eine fixierte Pronationsstellung des Unterarmes und eine Flexionskontraktur des Handgelenkes und der Finger.

In einzelnen Fällen kann auch eine lokale ischämische Kontraktur der Handbinnenmuskulatur auftreten, die z.B. nur den Daumen betrifft und dann die fixierte Adduktionskontraktur verursacht, oder eine Kontraktur der Intrinsic-Muskulatur, die zur sogenannten intrinsic plus-Stellung führt: Das heißt, bei gestrecktem Grundgelenk ist eine Beugung im Mittel- und Endgelenk nicht möglich. Bei Beugung des Grundgelenkes kann das Mittel- und Endgelenk passiv bewegt werden.

Die *konservative* Therapie bei einer ausgeprägten ischämischen Kontraktur ist sinnlos.

Zur *operativen* Therapie stehen Eingriffe an Muskeln, Sehnen und Nerven im Vordergrund. Die früher beschriebenen Operationen mit Verkürzung der Unterarmknochen oder Entfernung von einem oder zwei Carpalreihen sind verlassen.

Folgende Operationsmöglichkeiten stehen zur Verfügung:
Neurolyse,
Ersatzoperation zur Wiederherstellung der ausgefallenen Muskelfunktionen,
Beseitigung der Kontrakturen.

Hefte zur Unfallheilkunde, Heft 158
Zusammengestellt von A. Pannike

Zur Behandlung der Nervenschädigung

Bei der ausgeprägten ischämischen Kontraktur finden sich stark komprimierte Nerven in einer umgebenden Nekrose. In vielen Fällen ist es zu keiner vollkommenen Destruktion des Nerven mit totaler Unterbrechung der Faszikelstruktur gekommen. Die Achsenzylinder sind stark beschädigt, nach Befreiung aus den Verwachsungen kann jedoch wieder eine Aussprossung erfolgen. Die peripheren Nerven sind erstaunlich regenerationsfähig und die bei der Operation notwendige langsteckige Freilegung der Nerven und damit die Abtrennung von der noch bestehenden minimalen Blutversorgung ist offensichtlich kein Hindernis für eine Regeneration. Die Neurolyse muß häufig unter dem Mikroskop erfolgen, da das verdickte, glatte Epineurium äußerlich eine Unversehrtheit vorspiegeln kann. Allerdings ist vor zu ausgedehnten Neurolysen zu warnen. Ist es aufgrund der Ischämie, der Narbenbildung bzw. durch Folgeerscheinungen und ausgedehnten Infektionen zur völligen Destruktion der Nerven gekommen so lohnen auch langstreckige Nerventransplantate.

Zur Wiederherstellung der Funktion der zerstörten Muskulatur kommen zur Anwendung:
Excision der Nekrosen,
Sehnenverlängerung,
Desinsertion,
Freie Muskelverpflanzung.

Umschriebene Excisionen von Nekrosen werden in seltenen Fällen in Frage kommen, nämlich bei ovalärer oberflächlicher Nekrose der oberflächlichen Muskelbeuge.

Die Sehnenverlängerung oder die Umstrukturierung verschiedener Sehnen-Muskeleinheiten ist die Methode der Wahl. Die Sehnenverlängerung kommt dann zur Anwendung, wenn nach der Excision noch genügend kontraktile Substanzen vorhanden sind, die als Motor verwendet werden können. Am Unterarm kann durch eine Durchtrennung der Sehnen in unterschiedlicher Höhe eine Vereinigung von oberflächlicher und tiefer Beugesehne durchgeführt werden und damit eine Verlängerung bei gleichzeitigem Wiederanschluß an einen funktionstüchtigen Muskel. In der Regel werden bei diesen Sehnenverlängerungseingriffen nicht nur die Beuger der Langfinger und des Daumens operiert werden müssen, sondern auch die Handgelenksbeuger.

Zur Desinsertion der Muskelansätze

Diese Methode ist in die Literatur unter dem Namen Scaglietti-Operation eingegangen. Das Prinzip dabei ist, die gesamten Beugemuskeln am Ansatz vom distalen Oberarm loszulösen und nach distal zu verlagern. Diese Methode wird häufig mit anderen Operationsmethoden z.B. einer Sehnenverlängerung kombiniert. Es muß also eine weite Ablösung durchgeführt werden unter Abtragung des Epicondylus ulnaris und Verlagerung des Nervus ulnaris. Pronator teres und Pronator quadratus müssen ebenfalls desinseriert werden. In idealen Fällen gleitet dann die abgelöste Muskulatur nach distal bei Streckung der Finger.

Sehnenumlagerungen

In ausgedehnten Fällen wird man dazu gezwungen sein, einen neuen Motor auf die völlig zerstörte Beugeseite des Unterarmes zu bringen. Diese Sehnenumlagerungen, die in vielen

Modifikationen angegeben werden sollten erst nach Entfernung der Nekrosen durchgeführt werden. Typisches Beispiel einer Sehnenumlagerung ist die Verlagerung des Extensor carpi radialis auf die Beugeseite. Diese Muskel-Sehnenumlagerung ist von der Muskelphysiologie her ideal geeignet, da die Kraft des transportierten Muskels verstärkt wird durch die synergistisch wirkende Extensor carpi radialis brevis-Sehne. In jüngster Zeit sind im Rahmen der Verfeinerung der mikrochirurgischen Technik mehrfach freie Haut-Muskellappen gezeigt worden. Einzelne Fälle wurden vorgestellt bei denen nach freien Haut-Muskel-Verpflanzungen mit mikrovasculärem Anschluß und direktem Anschluß an motorische Medianusäste gute Ergebnisse erzielt werden konnten. Langzeitergebnisse stehen dabei noch aus.

Zur Beseitigung von Kontrakturen an den Fingern hat sich die sogenannte Operation nach Littler bewährt. Dabei werden die schrägen Fasern der Streckaponeurose im Bereich des Grundgliedes dreieckförmig excidiert. Die Ergebnisse sind gut.

Zwei klinische Fälle sollen die Möglichkeiten der operativen Wiederherstellung demonstrieren:

Fall I: Monteggia-Fraktur bei einem 5jährigen Kind. Nach dem Unfall erfolgte Reposition und Ruhigstellung im Oberarmgips. In der Nacht nach dem Unfall stärkere Schmerzen, die Finger waren bläulich verfärbt und geschwollen. Dies hielt auch am 3. Tag noch an nachdem der Gipsverband gewechselt wurde, am 4. Tag zeigten sich Blasen und nekrotische Hautbezirke. Es wurde eine Revision der Nekrosen in der Ellenbeuge vorgenommen, die am 5. Tag wegen einer Nachblutung nochmals wiederholt werden mußte. Anschließend bildete sich ein septisches Zustandsbild aus, das zu einem subtotalen Ulna-Defekt führte mit Defekt des Nervus medianus und ulnaris und Verlust der Finger IV + V. In der Folgezeit mehrfach Hauttransplantate. Die Behandlung in der Handchirurgischen Abteilung in Tübingen bestand zur Wiederherstellung im Anlegen eines Leistenlappens in die Hohlhand, um ein gutes Bett für die Sehnen und Nerven zu erzeugen. Anschließend wurde eine zweizeitige Beugesehnentransplantation für den Daumen und den Zeigefinger durchgeführt sowie Nerventransplantate.

Durch diese Maßnahmen konnte zumindest wieder eine gewisse Greiffähigkeit und eine ausreichende Sensibilität erzielt werden (Abb. 1 u. 2).

Fall II: Der 16jährige Patient wurde wegen einer „Muskelhernie" am Unterarm operiert. Postoperativ sofort starke Schmerzen und Schwellung der Finger. Erneute Eröffnung der Operationswunde 5 Tage nach der Operation. Ausbildung einer ausgeprägten ischämischen Kontraktur mit komplettem Verlust der motorischen, sensiblen und vegetativen Funktionen des Nervus medianus und Nervus ulnaris (Abb. 3 u. 4).

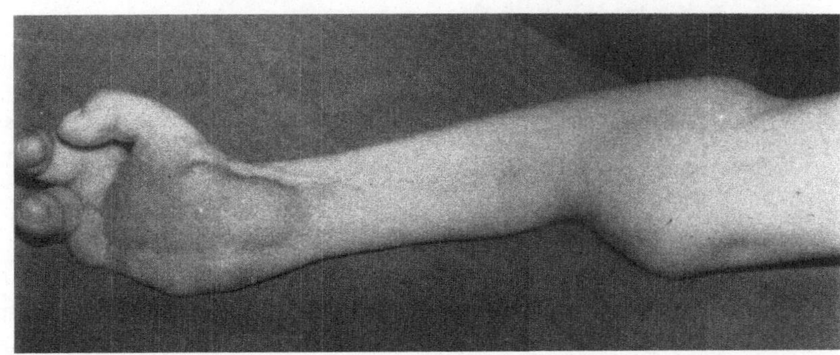

Abb. 1. Endzustand nach schwerer ischämischer Kontraktur mit nachfolgender Korrekturoperation

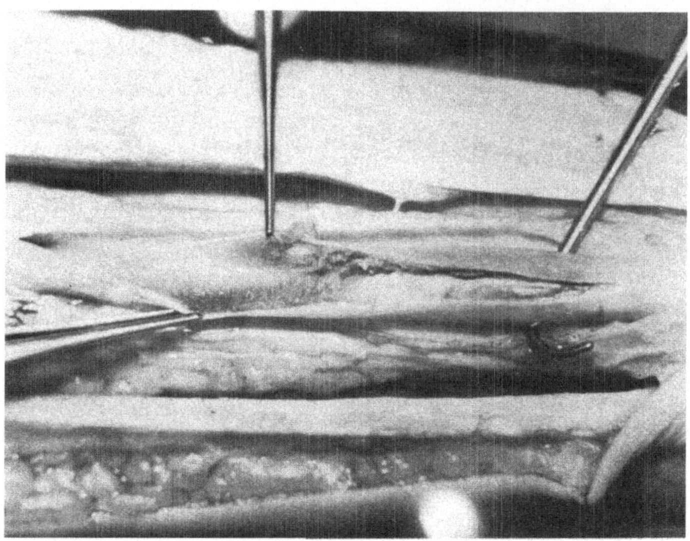

Abb. 2. Ischämische Nekrosen am Unterarm

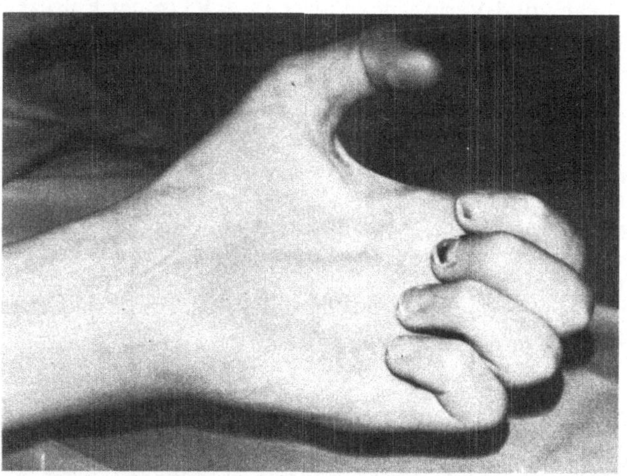

Abb. 3. Typische Fehlstellung bei ausgeprägter ischämischer Kontraktur des gesamten Unterarmes

Operation der ischämischen Kontraktur mit Entfernung der Nekrosen und Verlagerung der noch intakten Muskulatur nach distal (Scaglietti), weiterhin Transposition der oberflächlichen Beugesehnen auf die tiefen Beugesehnen. Langstreckige Neurolysen des Nervus ulnaris und des Nervus medianus. Anschließend langsame Erholung der Sensibilität und Wiederherstellung einer relativ guten Greiffunktion. Einschränkung der Umwendebewegung des Unterarmes durch fixierte Innendrehung von 0/0/70 Grad. Deshalb nach einem Jahr

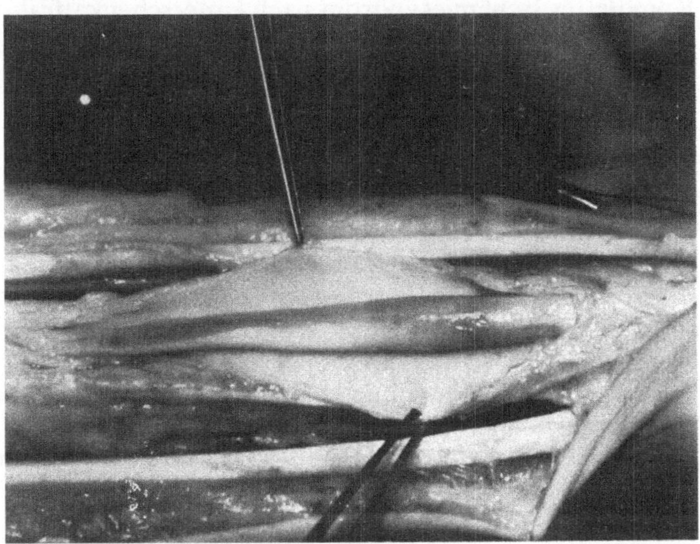

Abb. 4. Intraoperativer Befund mit Zerstörung des gesamten Muskelbauches

nach der Sehnen- und Muskelumlagerung erneut operative Behandlung am Unterarm mit Durchtrennung der gesamten Membrana interossea, wobei es gelang die Pronationsfehlstellung noch zu beseitigen. Bei einer Untersuchung 6 Monate nach dem Zweiteingriff betrug die Pro- und Supinationsbewegung am Unterarm 70/0/60 Grad. Es zeigte sich weiterhin eine gute Besserung der Funktionsgriffe der Hand und eine deutliche Zunahme der Sensibilität. Bei der letzten Vorstellung zwei Jahre nach der Erstoperation war die 2-Punkte-Diskriminierung mit Werten von 6–8 mm nahezu am Normalwert.

Zusammenfassung

Es wird, nach einer Darstellung des klinischen Bildes der ischämischen Kontraktur, auf die Möglichkeiten der operativen Behandlung der Spätfälle eingegangen. Insbesondere wird die Wertigkeit der Neurolyse hervorgehoben sowie der funktionsverbessernden Eingriffe durch Sehnenverlängerungen und Sehnen-Muskelumlagerungen.

Von besonderer Wichtigkeit ist nochmals der Hinweis, daß die ischämische Kontraktur in den Frühstadien wesentlich besser operativ behandelt werden kann. Die frühzeitige Erkennung des drohenden Krankheitsbildes ist deshalb von besonderer Wichtigkeit.

Komplettes Ischämiesyndrom nach Unterschenkelfraktur

S. Gutschi, R. Reschauer und H. Koter

Department für Gefäßchirurgie, Auenbruggerplatz, A-8036 Graz

Stumpfe Gefäßverletzungen der cruralen Arterien treten meist bei ausgedehnter Traumatisierung von Knochen und Weichteilen des Unterschenkels auf. Besonders beim jugendlichen Patienten kommt es bei Läsionen von Arterien dieses Kalibers durch die Gefäßkontraktur zur spontanen Blutstillung, sodaß massive Blutungszeichnen als diagnostischer Hinweis für eine Gefäßverletzung meist fehlen. die möglichst frühe Diagnosestellung durch Inspektion und Palpation der Fußarterienpulse ist mitentscheidend für das spätere Ergebnis der Revascularisation. Schwerwiegende Begleitverletzungen, der Schockzustand des Patienten, können zu Fehldiagnosen und damit zur Verzögerung der Definitivversorgung führen [4].

In den Jahren 1975–1980 wurden an der Univ.-Klinik für Chirurgie in Graz 21 Patienten mit offenen Unterschenkelfrakturen versorgt, bei welchen an der verletzten Extremität Zeichen eines kompletten Ischämiesyndroms bestanden. Es handelt sich durchwegs um jüngere Männer, das Durchschnittsalter der Verletzten betrug 28 Jahre. Das Gros der Verletzungen entstand bei Verkehrsunfällen, wobei Mopedunfälle überwogen. Bei 19 Patienten bestanden drittgradig offene Frakturen mit zum Teil ausgedehnten Weichteildefekten, bei 2 Patienten wurde nach traumatischer Amputation des Unterschenkels die Replantation durchgeführt. Eine Replantation gelang, beim zweiten Patienten mußte am 3. postoperativen Tag wegen eines Crush-Syndroms bei intakter Gefäßrekonstruktion die Amputation durchgeführt werden [6]. Bei 3 Patienten wurden die Arteria tibialis anterior und posterior rekonstruiert, bei 17 Patienten wurde nur eine Unterschenkelarterie rekonstruiert. Zur Prophylaxe einer anäroben Infektion führten wir bei 6 Verunfallten mit großflächig verschmutzten Weichteilverletzungen die hyperbare Oygenation durch [2]. Bei diesen Fällen waren oftmalige Nekrotomien, Spalthauttransplantationen bis zur endgültigen Heilung erforderlich. Insgesamt waren wir 4mal sekundär zur Amputation gezwungen.

Der Entschluß zur Rekonstruktion und Erhaltung der Extremität wurde bei diesen Verletzungen vom Gefäßchirurgen gemeinsam mit den Unfallchirurgen gestellt. Das operative Vorgehen wurde von folgenden Faktoren abhängig gemacht:

1. Allgemeinzustand des Patienten (Schock, Begleitverletzungen)
2. Ausmaß der Weichteil- und Knochenzerstörung
3. Ischämiedauer.

Am häufigsten stellt die Gewebszerstörung mit Haut- und Knochendefekten den limitierenden Faktor zum Erhaltungsversuch dar. Die 4 Amputationen erfolgten sämtlich bei intakter Gefäßrekonstruktion [1]. Infektionen des Knochens sowie Haut- und Muskelnekrosen zwangen sekundär zum Absetzen der Extremität. Die lange Ischämiezeit im Zusammenhang mit dem Gewebstrauma führte bei unseren Patienten in 2/3 der Fälle zum Kompartment-Syndrom. Wir führten daher bei diesen Risikofällen die primäre Fascienspaltung durch. Um die Ischämiezeit nicht zusätzlich zu verlängern, wurde in den meisten Fällen die Gefäßrekonstruktion vor der Osteosynthese durchgeführt. Da bei diesen Verletzungen die Stabilisierung der Trümmerfraktur meist durch einen Fixateur externe erforderlich ist, ist die primäre Gefäßrekonstruktion auch technisch einfacher. Wir konnten

Hefte zur Unfallheilkunde, Heft 158
Zusammengestellt von A. Pannike

die Wiederherstellung der Gefäßkontinuität in den meisten Fällen durch einfache End/End/Anatomosierung erzielen. Lediglich 2mal war die Interposition eines Saphenatransplantates erforderlich. Die ruptierten Arterien lagen durch das Trauma langstreckig mobilisiert zwischen den zerstörten Muskelabschnitten. Dadurch war die Anastomosierung ohne langwierige Präparation spannungsfrei möglich und erforderte nur einen geringen Zeitaufwand. Stets mußten die zentralen peripheren Arterienabschnitte mit dem Fogartykatheter ausgetastet werden, da sich regelmäßig ausgedehnte ascendierende und descendierende Stagnationsthromben gebildet hatten [5]. Die Arterien wiesen bei den jugendlichen Patienten keinerlei arteriosklerotische Veränderungen auf. Postoperativ kam es zu keinem Rezidivverschluß. Die Problematik bei diesen Verletzten lag in der Behandlung der schwerwiegenden Weichteil- und Knochenverletzungen, der ausgedehnten Verschmutzung der Wundflächen und nicht zuletzt in der Überschreitung der kritischen Ischämiedauer. Bei diesen Risikopatienten versuchten wir durch die primäre Fascienspaltung das Entstehen des Kompartment-Syndroms zu verhindern. Rechtzeitig angewandt, kann so die Entstehung von Muskelnekrosen verhindert werden. Sowohl schlechte funktionelle Spätergebnisse, aber auch eine unmittelbare Bedrohung des Lebens der Patienten können vermieden werden.

Bei der gefäßchirurgischen Versorgung der verletzten Unterschenkelarterien standen operationstechnische Probleme im Hintergrund. Von wesentlicher Bedeutung war es, so rasch wie möglich die Gefäßkontinuität wiederherzustellen.

Bei diesen schwersten Kombinationsverletzungen muß mit monatelangem Krankenhausaufenthalt gerechnet werden. Postoperative Komplikationen können diese Patienten gefährden. Eine rasche primäre Amputation kann in manchen Fällen lebensrettend sein. Der Entschluß zur Erhaltung der Extremität ist verantwortungsvoll und sollte vom Unfallchirurgen zusammen mit dem Gefäßchirurgen gestellt werden.

Zusammenfassung

Bei 21 Patienten mit Unterschenkelfrakturen bestand ein komplettes Ischämiesyndrom der verletzten Extremität.

Es handelte sich um drittgradig offene Frakturen sowie um 2 Replantationen bei subtotaler Amputation.

Die Gefäßrekonstruktion wurde prinzipiell der Frakturstabilisierung vorgezogen.

Die postoperative Problematik ergab sich aus der Ischämiedauer und der ausgedehnten Weichteiltraumatisierung. Diese Faktoren führten häufig zum Auftreten eines Kompartment-Syndroms sowie zum Infekt. Insgesamt mußte bei 4 Patienten sekundär eine Amputation durchgeführt wurden. Die Bedeutung einer strengen Indikationsstellung zur Rekonstruktion durch ein gefäß- und unfallchirurgisches Team wird besprochen.

Literatur

1. Buri P, Vogt EP (1978) Traumatische Amputation durch Gliedmaßenverletzungen. VASA 7:2177–2179
2. Monies Chass I, Hashomonai M, Hörer D (1977) Hyperbaric Oxygen Treatment as an Adjuvant to Reconstructive Vascular Surgery in Trauma Injury. England 8/4:274–277
3. Stark WA (1969) Anterior Compartment Syndrome. Clin Orth 62:180

4. Tackett AP, Sale WG (1977) Vascular Injuries for the Extremities. Am Surg 43/8: 488–499
5. Vollmar J (1974) Rekonstruktive Chirurgie der Arterien. Thieme, Stuttgart
6. Weeks S (1968) The Crush Syndrome. Surg Gynec Obstet 127:369

Prophylaxe und Therapie der Kompartment-Ischämie des Unterschenkels nach proximal gelegener arterieller Gefäßverletzung

H. Wissing und F. Schmülling

Universitätsklinikum der Gesamthochschule, Abteilung für Unfallchirurgie (Direktor: Prof. Dr. K.P. Schmit-Neuerburg), Hufelandstraße 55, D-4300 Essen 1

Durch das heute gültige Konzept zur Behandlung von Gefäßverletzungen, vorwiegend entwickelt während der Kriege in Korea und Vietnam, konnte die im 2. Weltkrieg noch bis zu 80% betragene Amputationsrate dort auf ca. 13% gesenkt werden [5].

Reine Gefäßverletzungen führen heute in unter 4% zur Amputation, begleitende knöcherne Verletzungen lassen aber auch heute noch die Amputationsrate auf 25% ansteigen [2, 6, 7].

Neben der lokalen Gewebszerstörung entscheidet die Ischämiezeit über Erfolg und Mißerfolg. Während innerhalb der ersten 6 Std nach Unfall die Revascularisation in über 90% der Fälle gelingt, fällt die Erfolgsquote bis 10 Std nach dem Unfall auf unter 50% und danach nochmals steil ab [3].

In den Muskellogen des Unterschenkels bewirkt die postischämische Gewebsschwellung einen Perfusionsstop durch Erhöhung des Gewebedruckes über den Stagnationsdruck der Mikrozirkulation in Abhängigkeit von der Höhe des arteriellen Blutdrucks. Unentlastet verfällt das Gewebe der Nekrose und fibrösen Umwandlung. Kommt die Zirkulation wieder in Gang (Dekompression durch Spalten der Fascien) lösen Muskelzerfallsprodukte über Herz-Kreislaufstörungen und Nierenversagen das lebensgefährliche Tourniquet-Syndrom aus.

Schnellstmögliche Unfallrettung, Diagnostik und nachfolgende Rekonstruktion sind die entscheidenden prophylaktischen Maßnahmen für eine erfolgreiche Wiederherstellung der Extremität.

Bei Mehrfachverletzten im Schock und bei Bewußtlosen werden Blässe, Pulslosigkeit, Schmerzen, motorischer und sensibler Leistungsausfall als Zeichen der Gefäßverletzung übersehen oder fehlgedeutet. Den schnellsten Hinweis auf das Vorhandensein peripherer arterieller Pulse bietet heute die Doppler-Sonographie [1]. Drängt bei länger bestehender Ischämie die Zeit, ist die Notfall-Angiographie intabula mit Hilfe des Röntgenbildverstärkers oder die Probefreilegung einer zusätzlich zeitkostenden Serienangiographie vorzuziehen.

Knöcherne Begleitverletzungen auf Höhe der Gefäßverletzung sollten vor einer Gefäßrekonstruktion beseitigt werden. Dem Verfahren mit dem geringstem Aufwand ist dabei der Vorzug zu geben, auch unter Inkaufnahme unzureichender Übungsstabilität und

Hefte zur Unfallheilkunde, Heft 158
Zusammengestellt von A. Pannike

Achsenfehler. Nach gelungener Revascularisation sind diese Unzulänglichkeiten im Intervall leicht zu korrigieren. Die Kontinuität sollte nur bei Defekten bis 1 cm Länge durch direkte Naht, in allen anderen Fällen vorzugsweise durch eine autologe Saphenainterposition wiederhergestellt werden. Nur bei Mangel an autologem Material haben Gefäßprothesen ihre Berechtigung [1].

Gelingt die Revascularisation innerhalb von 6 Std, ist kaum mit schwerwiegenden Ischämiereaktionen zu rechnen. Auf die Fasciotomie kann dann verzichtet werden.

Signalisiert eine Volumenzunahme, zunehmende Spannung und Härte der Weichteile die einsetzende ischämische Schwellung, hängt das Schicksal der Extremität von der ausreichenden Dekompression aller Kompartments ab. Zu empfehlen ist nach einem Vorschlag von Matsen das Spalten aller 4 Unterschenkelkompartments von einem lateralen Hautschnitt aus [4]. Alleinige subcutane Fasciotomien durch kleine Hautincisionen sind unzureichend.

Ein 28jähriger Polytraumatisierter erlitt bei einem Motorradsturz neben einer intraabdominellen Blutung durch Mesenterialeinriß eine Lungencontusion, an der re. Extremität einen Hüftverrenkungsbruch und einen Kniebandschaden. An der li. unteren Extremität eine drittgradig offene tibiakopffraktur mit Knieinstabilität und Zerreißung der Arteria poplitea. Nach Stillung der abdominalen Blutung durch Laparotomie und Umstechen der blutenden Gefäße auf dem Operationstisch angiographischer Nachweis der vermuteten arteriellen Gefäßverletzung. Stabilisation der Fraktur über einen Fixateur externe und komplette laterale Fasciotomie mit Teilverschluß des Hautmantels. Danach Freilegen der Arterie poplitea und Überbrücken der 3 cm langen Defektstrecke durch ein autologes Saphenainterponat. Die Freigabe des Blutstroms erfolgte 7 Std nach Unfall. Die Tibiakopffraktur wird nach gelungener Revascularisation und Abheilen der Weichteilschäden unter Korrektur der Achsenfehler mit Hilfe einer autologen Spongiosaplastik stabilisiert. Gleichzeitig wird der Kniebandapparat rekonstruiert. Zur Zeit befindet sich der Patient noch in der Rehabilitation.

Von 20 Patienten der Jahre 1975–1981 mußten im eigenen Krankengut 7 Extremitäten nach primär erfolgreicher Gefäßnaht abgesetzt werden, 2 davon wegen einsetzender Tourniquet-Symptomatik, 7 wegen unzureichender Revascularisation und nachfolgender Infektion des nekrotischen Gewebes. Bei allen amputierten Gliedmaßen lag eine schwere knöcherne Begleitverletzung vor (Tabelle 1). In keinem dieser Fälle gelang die Revascularisation unter 10 Std nach dem Trauma (Tabelle 2).

Verspätete Zuweisung, ausgedehnte Diagnostik, zu perfekte Frakturversorgung und unzulängliche primäre Weichteildekompression waren zu gleichen Teilen für die Mißerfolge verantwortlich.

Tabelle 1. Gefäßverletzung Oberschenkelregion (1975–1981)

Knöcherne Begleitverletzung	Ohne Wiederherst.	Amputation	Mit Wiederherst.	Amputation
Art. iliaca	3	ϕ	ϕ	ϕ
Art. femoralis	2	ϕ	2	6
Art. poplitea	1	ϕ	5	1

Tabelle 2. Gefäßverletzungen Oberschenkelregion (1975–1981)

Ischämiedauer	<6 h	<8 h	<10 h	>10 h
Wiederherstellung	7	1	2	
Restschaden				3
Unterschenkelamputation				3
Oberschenkelamputation				4

Bei allen diagnostischen und therapeutischen Bemühungen um einen Gefäßverletzten bestimmt die Dauer der Ischämie die Prognose. Bei kritischer Zeitspanne bis zur Revascularisation retet die Dekompression der ischämischen Kompartments – möglicherweise prophylaktisch vor Rekonstruktion der Arterie – in vielen Fällen die Extremität.

Literatur

1. Buri O (1973) Traumatologie der Blutgefäße. Huber, Berlin Stuttgart Wien
2. Gaudernak T (1977) Periphere Gefäßverletzungen. Unfallheilkunde 80:515
3. Hoffmeister HE (1978) Die Versorgung offener Gefäßverletzungen. Hefte Unfallheilkd 138. Springer, Berlin Heidelberg New York, S 73
4. Matsen FA III, Winquist RA, Krugmire RB (1980) Diagnosis and Management of Compartmental-Syndromes. J Bone Joint Surg 62-A 2:286
5. McNamara J, Brief DU, Beasley W (1973) Vascular injury in Vietnam combat casualties. Results of treatment at the 24th evacuation hospital. 1 July 1967 to 12 August 1969. Am Surg 178:143
6. Sampliner JE, Vlastov C (1977) Peripheral vascular trauma, a civilian experience. Am Surg 43/7:438
7. Vollmar J, Jung M (1976) Kombinierte Gefäß- und Knochenverletzung. Akt Traumatol 6:309

Diskussion zum Hauptthema VIII

Vorsitz: K.-P. Schmit-Neuerburg, Essen und M. Trede, Mannheim

Trede, Mannheim: Wir kommen zur Diskussion über die Vorträge der ersten fünf Referenten. Zunächst kommen wir zu dem Vortrag von Herrn Koch.

Weller, Tübingen: Ich möchte mir eine grundsätzliche Bemerkung erlauben. Ich habe das Gefühl, daß heute morgen die arterielle Seite besser weggekommen ist als die venöse Seite. Die schweren Spätschäden nach dem Ischämie-Syndrom sind in der Mehrzahl der Fälle nicht so sehr bei den schweren arteriellen Verletzungen zu verzeichnen, die ohnehin eine große Aufmerksamkeit haben, sondern mehr durch den venösen Rückfluß und die Rückflußstauung bedingt. Ich meine, wir müßten noch einmal ganz ausdrücklich darauf hinweisen, daß ein ganz wesentlicher Punkt ist, daß die Logen ausreichend weit gespalten werden müssen und daß auch dem Rückfluß durch frühzeitige Hochlagerung und Beweglichkeit eine günstige Ausgangssituation geschaffen wird.

Muhr, Hannover: Ich muß gestehen, daß der Primärschaden immer wieder unterschätzt wird. Es wird immer noch zu viel zugenäht und zu wenig ausreichend gespalten. Ich glaube, aus diesem Grunde ist es ganz wichtig, daß Sie das noch einmal so stark betont haben.

Schmit-Neuerburg, Essen: Ich möchte auf die grundlegenden Untersuchungen von Herrn Lanz hinweisen, der wirklich die venöse Komponente herausgestellt und vor allem mit dem Irrtun aufgeräumt hat, der lange in der internationalen Literatur bestand, daß ein arterieller Spasmus als auslösende Ursache für das Kompartment im Vordergrund stünde. Die venöse Blockierung ist, glaube ich, das wesentliche.

Lanz, Würzburg: Ich glaube, das ist absolut richtig. Es ist erstaunlich, wie lange sich einseitige Meinungen, wenn ich es einmal so bezeichnen darf, in der Literatur und auch in der Anschauung der Chirurgen gehalten haben, daß es entweder die arterielle oder die venöse Seite sei oder daß irgendwelche geheimnisvollen Spasmen eine Rolle spielen. Wenn man die arterio-venöse Druckdifferenz als hämodynamisch wirksame Kraft ansieht und erkennt, lösen sich plötzlich alle diese Widersprüche.

Ich darf noch etwas hinzufügen. Es ist sehr richtig: Die ausgiebige Dekompression ist sicherlich von ganz entscheidender Bedeutung. Man sieht es aber immer noch, daß nach einer ausgedehnten Osteosynthese versucht wird, die Fascie wieder zu verschließen. Es mag sein, daß hiermit nicht der Druck in der Fascienloge erreicht wird, der ausreicht, eine Muskelischämie zu produzieren. Aber die Durchblutung ist sicher in der Muskulatur erheblich schlechter, als wenn man die Fascie offen läßt. Das bedeutet für den Patienten mehr Schmerz. Es bedeutet auch eine Minderdurchblutung und damit eine Infektionsgefährdung. Vielleicht ist ein Teil der posttraumatischen Infektionen durch einen zu engen Verschluß der Fascie bedingt. Wir sind dafür, die Fascie weit offen zu lassen.

Muhr, Hannover: Herr Lanz, wir haben gesehen, daß in extensiven manifesten Kompartment-Syndromen nicht nur die Fascie, sondern auch die Haut die Loge komprimiert. Wir haben zunächst die Meinung, die Fascie gespalten und damit etwas Gutes getan zu haben. Aber daß sich dann sekundär aus dem Trauma und durch die Operation, wenn wir noch in Blutsperre operieren, ein Rebound-Effekt ergibt und die Hautnaht der limitierende Faktor ist, müssen wir auch beachten.

Lanz, Würzburg: Vielleicht können wir es so formulieren: Mut zur Lücke; nur offenlassen.

Tittel, Wiesbaden: Zum Hochlagern ist zu sagen: Wenn wir einen erhöhten Logendruck haben, sind die Venen komprimiert. Lagern wir jetzt extrem hoch unter der Vorstellung, den venösen Rückfluß zu fördern, so geht das nicht, weil ja der Gewebedruck weiter auf den Venen lastet. Es ist wichtiger, den arteriellen kompensierenden Druck, der über die Arteriolen gesteuert wird, zu erhalten. Wir können ihn nur dadurch erhalten, daß wir nicht extrem hochlagern, sondern, wie Herr Muhr andeutete, bis auf Vorhofhöhe oder gerade eben so hoch lagern, aber nur nicht sehr hoch. Wenn man 50 cm hoch lagert, minimiert man den arteriellen Druck um etwa 37 mm/Hg. Das sollte man sich vor Augen halten. Ist der Druck um 37 mm/Hg angestiegen, braucht man diesen Kompensationsdruck, um die arteriovenöse Differenz wieder herzustellen und den Durchfluß zu gewährleisten.

Fragesteller: Ich habe eine Frage an Herrn Muhr. Er hat in seinem vorzüglichen Vortrag darauf hingewiesen, daß wir ein drohendes und ein manifestes Kompartment-Syndrom kennen. Wenn ich es recht in Erinnerung habe, sahen wir 21 Fälle, die konservativ behandelt werden konnten.

Ich möchte an Herrn Muhr die Frage richten: Was ist aus diesen 21 Fällen geworden? Hat sich das Ischämie-Syndrom durch die konservative Behandlung gebessert? Mußte zu einem späteren Zeitpunkt noch ein operativer Eingriff durchgeführt werden, oder war das nicht notwendig?

Ich nehme an, daß es ein drohendes Kompartment-Syndrom bei diesen 21 Fällen gewesen ist.

Muhr, Hannover: Sie haben exzellent die Schwachstelle erkannt. Diese Zahl spiegelt unseren eigenen Lernprozeß wieder. Diese 21 Fälle sind nicht operiert worden. Sie sind aber nicht alle ohne Funktionsstörung ausgeheilt.

Bühringer: Ich möchte zur Therapie bei der traumatischen Gefäßverletzung etwas Grundsätzliches anregen. Es wird immer auf den Zeitfaktor hingewiesen. Gerade der Zeitfaktor ist einer der wesentlichsten Punkte überhaupt. Je früher wir ein Gefäß rekonstruieren, desto größer sind die Chancen. Das weiß man.

Wir glauben deshalb, daß es bei der Rekonstruktion von Knochenbrüchen, kombiniert mit Gefäßverletzungen, von besonderere Bedeutung ist, daß man erst das Gefäß rekonstruiert und dann den Knochen, daß man sich nicht lange auf rekonstruktive Maßnahmen einlassen soll. Das Gefäß muß als erstes rekonstruiert werden, dann der Knochen.

Trede, Mannheim: Es ist ein Umdenken in diese Richtung auch im amerikanischen Schrifttum vollzogen worden.

Thiele, Mannheim: Ich darf auf die Möglichkeit des intraluminalen Shunts hinweisen, von Maurer angegeben. Das erlaubt, Zeit zu haben für zumindest eine provisorische Stabilisierung der Fraktur. Wenn man es ganz außer acht läßt, besteht sicherlich das Risiko, daß man anschließend die gerade erfolgte Gefäßrekonstruktion wieder zunichte macht.

Schmit-Neuerburg, Essen: Ich kann mir nicht vorstellen, daß man eine Fraktur nicht in wenigen Minuten mit einer simplen Platte rasch stabilisieren kann. Es ist ein ganz wesentlicher Vorteil: Man kann den Knochen dabei etwas kürzen. Der Zeitverlust durch eine Osteosynthese kann nur dann eintreten, wenn diese in einer unangemessenen Ausführlichkeit durchgeführt wird.

Tscherne, Hannover: Aufgrund meiner Erfahrungen muß ich Herrn Bühringer zustimmen. Wir müssen von traumatologischer Seite aus ein bißchen umdenken. Diese Osteosynthesen sind nicht in wenigen Minuten gemacht.

Wenn es geht, sie rasch durchzuführen, kann man das unter Umständen mit der Venenentnahme verbinden. Ich glaube, noch wichtiger, als an das Gefäß heranzugehen, ist es, möglichst rasch die Fasciotomie zu machen, als ersten Schritt. Die Gliedmassenerhaltung ist für mich nicht gleichbedeutend mit Funktionserhaltung. Viele erhaltene Gliedmaße sind weitgehend funktionslos, eben wegen des Kompartment-Syndroms.

Muhr, Hannover: Vielleicht darf ich meinen Chef dahingehend ergänzen: Man sollte eine Osteosynthese dann durchführen, wenn ab dem Unfallzeitpunkt innerhalb der Gefäßrekonstruktionszeit rasch die Osteosynthese durchführbar ist. Ist absehbar, daß es nicht der Fall ist, muß das Gefäß zunächst rekonstruiert werden.

Fragesteller: Ich glaube nicht, daß man das so apodiktisch sehen darf. Man muß hier sicher variabel sein. Wenn noch Zeit ist, ist es sicher günstig, zunächst den Knochen zu stabilisieren. Häufig müssen wir den Knochen kürzen. Dann brauchen Sie eventuell deswegen kein Interponat. Das Anbringen eines Interponats dauert im allgemeinen wesentlich länger als die Osteosynthese, bei den meisten Operateuren.

Der Faktor Zeit ist nach wie vor das allerwichtigste. Ich glaube, diese Operationen gelingen deswegen so wenig, weil unsere Kliniken häufig nicht in der Lage sind, organisatorisch schnell diese Verletzungen zu versorgen. Gerade große Kliniken verlieren oft viel Zeit durch personelle Umstände, weil herumgeschoben und gewartet wird. Ich glaube, hier muß vom Transport bis zur Operation eine lückenlose Kette der Schnelligkeit aufgebaut werden. Wir haben immer wieder gesehen: Wenn das klappt – es muß jemand dahinterstehen, der das vorantreibt, der sich irgendwelchen organisatorischen Schwierigkeiten in den großen Kliniken widersetzt, die wir alle kennen –, wenn mit Engagement diese Dinge beseitigt werden, gibt es überhaupt kein Problem, ob man zuerst den Knochen oder das Gefäß behandelt. Man wird immer noch Zeit haben, den Knochen zumindest einigermaßen sicher zu stabilisieren. Man kann später, wenn die Gefäße rekonstruiert sind, sogar die Platte wechseln und hat dann den Vorteil, daß man eine bessere Form der ganzen Extremität hat. Wenn man sieht, wie zerstört die Extremitäten oft sind, weiß man nicht, in welche Länge das Gefäß gebracht werden soll, wenn man nicht vorher den Knochen wenigstens in eine gewisse Richtung bringt.

Ich glaube nicht, daß man jetzt fordern sollte: zunächst das Gefäß, dann der Knochen. Das führt sicherlich zu keinen besseren Ergebnissen.

Szyskowitz, Graz: Es ist gerade bei der Plattenosteosynthese oft so, daß am Unterschenkel die Fascie mit gespalten wird und offen bleibt. Da gibt es die Gefahr, daß bei einer gedeckten Marknagelung – vor allem am Unterschenkel – eventuell ein zusätzliches Kompartment-Syndrom nicht erkannt wird.

Muhr, Hannover: In der Literatur hat sich herausgestellt, daß gerade die markgenagelten Unterschenkel die höchste Zahl von Kompartment-Syndromen aufweisen. Das kommt aber in erster Linie daher, daß es sich um relativ radiologisch einfache Bruchformen handelt – das sind ja diese höhenidentischen Querbrüche von Schien- und Wadenbein im mittleren und unteren Drittel –, die eine gute Indikation für die Marknagelung darstellen und die dann gedeckt genagelt werden. Aus diesem Grund wird fälschlicherweise die Marknagelung als ein Mitfaktor betrachtet. Wenn wir aber realisieren, daß ja die Membrana interossea zerrissen ist, das ganze Hämatom in die tiefe Beugeloge hineinkommt und dort zu den Durchblutungsstörungen, zur Druckerhöhung usw. führt, ist es eigentlich weniger die Osteosynthese als die nicht suffiziente Weichteilbehandlung, die letztlich das ganze ausgelöst hat.

Schmit-Neuerburg, Essen: Ich möchte ergänzend zu Herrn Muhr noch sagen, daß eine amerikanische Untersuchung gezeigt hat, daß nach konservativer, also gedeckter Behandlung von Unterschenkelfrakturen und auch nach gedeckter Marknagelung die Restfolgen infolge abgelaufener Ischämie-Syndrome 33% betrugen, also schwere Funktionseinschränkungen durch abgelaufene Syndrome mit bestehenden Kontrakturen zu verzeichnen waren.

Fragesteller: Ich habe eine Frage an Herrn Lanz betreffend der Technik der Dekompression an der oberen Extremität. In Ihrem Dia haben Sie den Hautschnitt gezeigt und die Spaltung der oberflächlichen Fascie. Reicht das aus, oder soll man die tiefen Beuger isoliert entlasten?

Lanz, Würzburg: Auch da gibt es wohl keine feste Regel. Im allgemeinen reicht auf der Beugeseite des Unterarms die Spaltung von Haut und Fascie aus. Aber es gibt durchaus Situationen, in denen man die tiefe Fascie, also um die Profundus-Muskulatur herum, spalten muß. Ich glaube, das muß man von Fall zu Fall entscheiden.

An der Hand ist die Druckentlastung ein bißchen schwierig. Man muß die einzelnen Interosseus-Räume durch Fascienspaltung eröffnen. Wir haben gesehen, daß in milderen Kompressionsformen die palmarseitige Entlastung durch Excision der Palmaraponeurose sehr wirksam ist. Das kann man sehr gut von einem mercedessternförmigen Schnitt aus tun wie zu einer Dupuytrenschen Kontraktur. Man entlastet dabei nämlich auch die Gefäßnervenbündel, was hämodynamisch sicher sehr günstig ist. Außerdem kommt man an die Thenar-Muskulatur und die Hypothenar-Muskulatur ganz ordentlich heran.

Trede, Mannheim: Ich möchte allen Diskutanten und allen Rednern danken. Nur ein kurzes Schlußwort: Die Zeitfrage ist betont worden, die Wichtigkeit der Reihenfolge, wobei man im Einzelfall nicht zu apodiktisch sein darf. Schließlich scheint mir diese Verletzungsart ein Modellfall für eine gute interdisziplinäre Zusammenarbeit und Organisation zu sein, die man vor dem Ernstfall proben sollte.

Verkehrsunfallforschung – Eine wichtige Aufgabe der Unfallchirurgie

H. Tscherne und E.G. Suren

Medizinische Hochschule, Unfallchirurgische Klinik (Direktor: Prof. Dr. H. Tscherne), Karl-Wiechert-Allee 9, D-3000 Hannover 61

Straßen und Verkehrsmittel gehören zu unserem Alltag. Als unverzichtbares Bestandteil der Infrastruktur jedes Staates sind sie uns Menschen zu einer Selbstverständlichkeit, längst aber auch zum Ärgernis geworden – zu einem Ärgernis, das wir bezogen auf den Verkehrsunfall gern als typische Begleiterscheinung unseres hektischen Jahrhunderts bezeichnen. Wir vergessen dabei, daß wir hier am Endpunkt einer sehr langen, kontinuierlichen Entwicklung stehen.

Als die ersten Menschen auf der Suche nach Nahrung und fruchtbarem Boden den Umkreis ihrer Höhlen verließen, bahnten sie mühsam Trampelpfade durch die Wildnis. Sie bauten Siedlungen und Städte und begannen Waren zu tauschen und Handel zu treiben. Sie lernten Tiere als Transportmittel zu benutzen, und sie erfanden das Boot, das Rad und den Wagen. Sie verbreiterten ihre Pfade, befestigten die Wege und bauten im Laufe der Zeit dieses dünnmaschige Netz der Kommunikation zu Straßen aus.

Auf diesen Straßen erschlossen und eroberten unsere Vorfahren Märkte, Länder und Kontinente, sie transportierten Seide, Salz und Edelmetalle, sie trugen den Fortschritt – und nur zu oft auch das Verderben – zu ihren Mitmenschen. Am Ende dieser Entwicklung steht das Automobil, jene Erfindung des 19. Jahrhunderts, die, wie kaum eine andere, das Verkehrswesen unserer Zeit, die Wirtschaft und die Sozialverhältnisse unserer modernen Industriestaaten geprägt hat.

Vor nahezu 100 Jahren – 1885 – entwickelte Carl Benz seinen „Motorwagen". Elf Jahre später – 1896 – baute Henry Ford sein Quadricycle bereits serienmäßig. Noch im selben Jahr wurde der erste Autounfall aus New York gemeldet und in eben dieser Stadt registrierte man am 13. September 1899 den ersten tödlichen Automobilunfall [5].

Der 68jährige Henry Bliss, Börsenmakler an der Wall-Street, wurde von einer eigenartigen, pferdefreien neuen Erfindung an der Kreuzung der 74. Straße und der 8th Avenue in Manhatten überfahren, wie es im Polizeibericht heißt. Wer konnte zu diesem Zeitpunkt in den Vereinigten Staaten ahnen, daß dieses Land in allen Kriegen seiner 200jährigen Geschichte zwar 650 000 seiner Söhne, aber in den 75 Jahren nach dem Unfalltod des Henry Bliss 2,1 Millionen seiner Bürger auf einem anderen Schlachtfeld – der Straße – verlieren würde.

„Verkehrsunfälle, ein tragischer Tribut des Menschen an den Triumpf der Technik?" [3]

Uns alle in der Bundesrepublik mahnen Jahr für Jahr 13 000 Verkehrstote und eine halbe Million Verletzte [26]. 160 000 Menschen – die Einwohnerzahl von Freiburg – starben in den letzten 10 Jahren auf Deutschlands Straßen, 5,5 Millionen wurden verletzt – entsprechend der Einwohnerzahl von Berlin und Hamburg zusammen. Jede Minute wird ein Mensch im Straßenverkehr verletzt, alle 40 Minuten stirbt ein Mensch auf der Straße.

Hefte zur Unfallheilkunde, Heft 158
Zusammengestellt von A. Pannike

K.H. Bauer – Mitbegründer der Verkehrsmedizin, Präsident und Ehrenmitglied unserer Gesellschaft – bemerkte schon 1957:

„Würde in einem Staat mit 50 Millionen Einwohnern plötzlich eine Krankheit ausbrechen, die täglich 1 000 Kranke und 35 Tote fordert, die Welt hielte den Atem an, alles riefe nach Hilfe. Aber daß es in Westdeutschland täglich 1 000 Verletzte und 35 Tode durch Verkehrsunfälle gibt, darüber regt sich kaum jemand mehr auf, weil es buchstäblich etwas Alltägliches geworden ist.“ [3]

Heute, ein Vierteljahrhundert später, können und dürfen wir trotz unveränderter Situation vor dieser Tatsache nicht resignieren. Im Gegenteil. Angesichts der Zahl der Verkehrsunfallopfer ist es Pflicht und Augabe der Unfallchirurgie, alle Möglichkeiten zu entfalten, um Häufigkeit, Schwere und Folgen von Unfallverletzungen zu vermindern. Gögler [10] hat im Handbuch der Verkehrsmedizin die Doppelrolle der Chirurgie für die Unfall- und Unfallfolgenprophylaxe beschrieben:

„Der Chirurg ist Experte für die Unfallopfer, ebenso sehr aber auch der Sachverwalter der Bewahrung vor Verletzung und Tod“.

Daraus ergeben sich für unsere Unfallchirurgen zwei wichtige Aufgabenbereiche im Rahmen der Verkehrsunfallforschung (Abb. 1):

1. Wir müssen unsere klinischen Erfahrungen und Ergebnisse, die das gesamte Spektrum der Rettungskette von der ersten Hilfe bis zur Rehabilitation und Begutachtung betreffen, in die Unfallforschung einbringen und die daraus gewonnen Erkenntnisse im Zuge von Aus-, Weiter- und Fortbildung vermitteln.
2. Wir müssen aktiv an interdisziplinären Verkehrsunfallforschungsprojekten mitarbeiten. Die dabei erbrachten Fakten, seien sie dokumentativ-statistischer, realer oder experimenteller Art, sind Grundlage für Maßnahmen zur Unfallverhütung, Minderung der Unfallfolgen, Beurteilung aktiver und besonders passiver Sicherheitsmaßnahmen an Fahrzeugen sowie zur Verbesserung forensischer und gutachterlicher Aspekte. Wir müssen unsere Forschungsergebnisse formulieren und an entsprechende Institutionen weitergeben: an Gesetzgeber, Fahrzeugkonstrukteure, Hersteller von Schutzeinrichtungen, Verkehrsplaner und an die Verkehrsteilnehmer selbst.

Aus beiden Aufgabenstellungen – der klinisch-/unfallchirurgischen Fortentwicklung und der Verkehrsunfallforschung – können wechselseitig Vorteile und Erkenntnisse gezogen und weitergegeben werden.

Bereits in der Frühzeit der Motorisierung, als die Euphorie über die neuerworbene technische Errungenschaft dessen Schattenseite noch überdeckte, war der Verkehrsunfall Gegenstand meist medizinischer Untersuchungen. Einige Beispiele sollen dies erläutern:
Strassmann versuchte 1912 aus dem Verletzungsspektrum zwischen Anfahren und Überfahren eines Verunfallten zu differenzieren [19].
Breton beschrieb 1927 die Hüftluxation als typische Anprallverletzung von Autoinsassen [6].
Remund teilte 1931 den Automobil-Fußgängerunfall in einzelne Kollisionsphasen ein [18].

Die mit der Motorisierungswelle in den 50iger Jahren einsetzende breit gefächerte Verkehrsunfallforschung wurde vielfach von Chirurgen getragen und intensiviert.

In Fortsetzung der Pionierarbeiten von Martin Kirschner [13] in Heidelberg, der sich frühzeitig dem Massenproblem Verkehrsunfall zuwandte und seine Bewältigung zu einer vordringlichen chirurgischen Aufgabe erklärte, sah K.H. Bauer in ständiger Konfrontation mit Unfallopfern seine Aufgabe nicht allein in der Behandlung der Verletzungen sondern

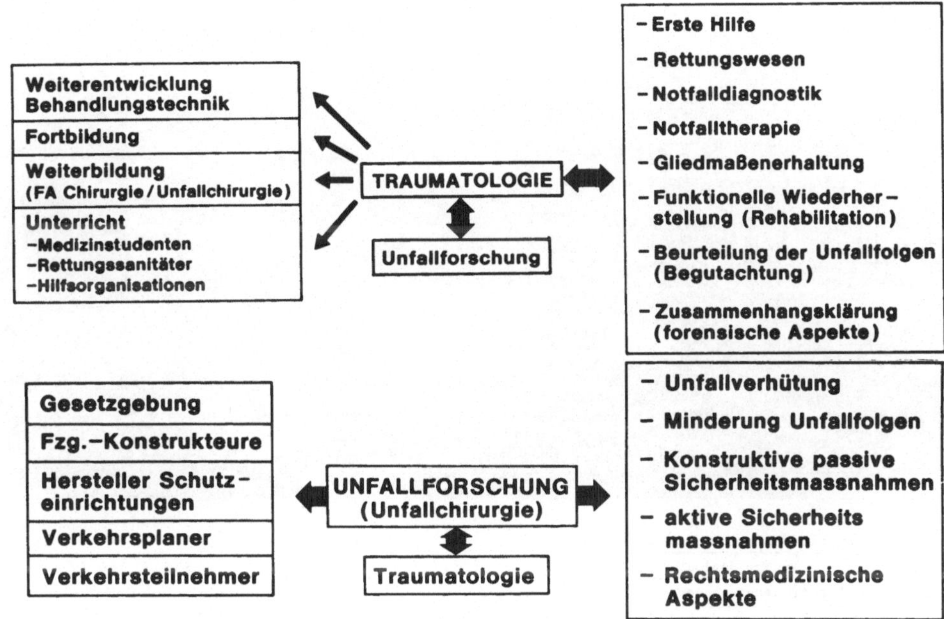

Abb. 1. Beziehungen zwischen Unfallchirurgie und Verkehrsunfallforschung

auch in der Aufdeckung der Verletzungsursachen, um so zur Minderung der Unfallgefährdung beizutragen.

Während vor allem in den U.S.A., aber auch in England und Frankreich die Verkehrsunfallforschung durch die Gründung interdisziplinärer Forschungsteams und Einrichtungen spezieller Forschungs-Institute eine breite wissenschaftliche Basis erhielt, blieb in Deutschland, das die meisten Verkehrsunfälle aufwies, die Forschung lange Zeit zersplittert und ohne Gesamtkomzeption. Es muß aber erwähnt werden, daß an einigen Stellen hervorragende Arbeit geleistet wurde – es sei hier nur an Gögler [9, 10] von chirurgisch-verkehrsmedizinischer und an Fiala [8] von technischer Seite erinnert.

Heutige Möglichkeiten und Grenzen der Erfassung und Analyse von Unfalldaten

Das multifaktorielle Geschehen eines Unfallablaufes und die Unfallfolgen können durch verschiedene Methoden der Datenaufnahme unter differenzierten Zielsetzungen erfaßt und analysiert werden [23].

Die *amtliche Verkehrsunfallstatistik* basiert auf der polizeilichen Unfallbearbeitung anhand der Verkehrsunfallanzeige. Sie dient vorwiegend der Tatbestandsicherung und der überregionalen Erfassung von Verkehrsunfällen.

Dieses Bild ist dem Unfallrapport der Züricher Polizei vom 25. Juni 1917 entnommen, in dem es unter anderem heißt (Abb. 2):

„*Es handelt sich um das bekannte Manöver, wo der Automobilführer glaubt, er müsse noch schnell zwischen zwei sich kreuzenden Trams hindurchfahren. Der Chauffeur hatte*

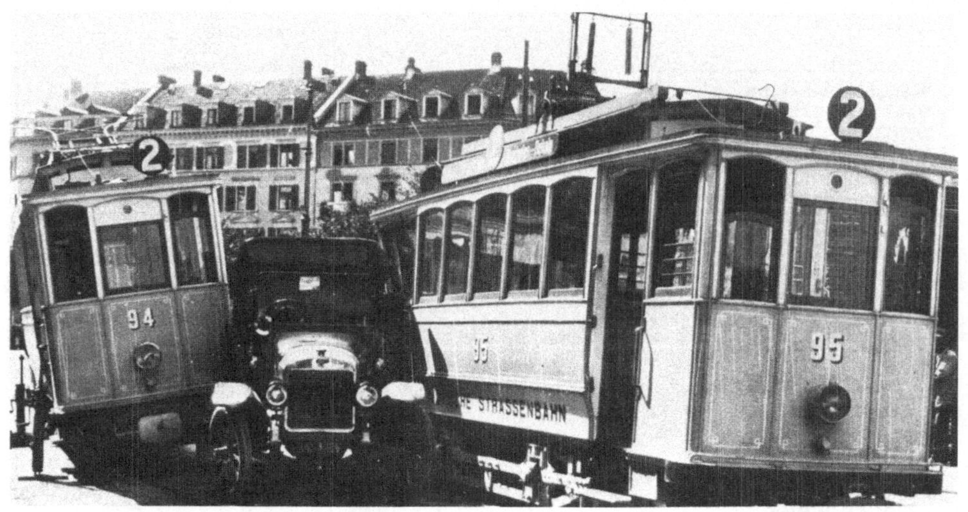

Automobil - und Tramzusammenstoss
am 25. Juni 1917
auf der Badenerstrasse in Zürich 4.

1.

Es handelt sich um das bekannte Manöver wo der Automobilführer glaubt, er müsse noch schnell zwischen zwei sich kreuzenden Trams hindurch fahren. Gewöhnlich rechnet der Chauffeur nur mit der Distanz zwischen beiden Trams und mit der Geschwindigkeit desjenigen Trams, das er überholen will, dabei übersieht er, dass beide Trams sich in voller Fahrt befinden und er je nach der Distanz der beiden Trams mit der doppelten Geschwindigkeit rechnen sollte.

René Zürcher hatte die Heimfahrt nach dem Kt. Neuenburg angetreten mit einem neuen, von den Automobilwerken "Franz" gekauften 30 P.S. 2 ½ Tonnen Lastwagen. Kaum 500 Meter von der Fabrik entfernt, erfolgte der Zusammenstoss. Ueber die Details liegt ein Gutachten vor.

Zürich, den 12. Januar 1918.

Abb. 2. Auszug aus dem Züricher Unfallrapport von 1917

die Heimfahrt mit einem neuen, eben gekauften Lastwagen angetreten. Kaum 500 m von der Fabrik entfernt erfolgte der Zusammenstoß.“

Zu einer Zeit, da es in Zürich schon 80 Automobile gab, soll ein Zürcher auf die Frage, warum er sich kein Automobil anschaffe, geantwortet haben [5]:

„Niemals, mit solch einem Karren ist man stets mit einem Bein im Spital und mit dem anderen im Zuchthaus“.

Die Daten des *Statistischen Bundesamtes,* denen die polizeilichen Unfallberichte mit nur 50 bis 200 Parametern zugrunde liegen, können daher allenfalls vereinfachte Überblicksergebnisse liefern, relevante und wichtige verletzungsspezifische Daten sind daraus nicht zu ermitteln. Als Beispiel sei die Angabe für die Verletzungsschwere genannt, deren Klassifikation nur sehr grobmaschig in 3 Gruppen erfolgt:

„Leichtverletzt" – Kriterium: ambulante Behandlung.
„Schwerverletzt" – Kriterium: stationäre Behandlung.
„Tödlich verletzt" – Kriterium: Tod an der Unfallstelle einschließlich Tod an den Verletzungsfolgen innerhalb von 30 Tagen.

Einen weitaus informativeren Einblick in Teilbereiche des Verkehrsunfallgeschehens ermöglichen *retrospektive Großzahlenuntersuchungen,* wie die koordinierte Auswertung von Verkehrsunfalldaten aus Versicherungsakten des HUK-Verbandes [7]. Die vorhandene Datenstruktur schränkt die Aussagekraft jedoch erheblich ein.

Im Rahmen von prospektiven *interdisziplinären Unfallforschungsprojekten* (sog. „örtlichen Unfallerhebungen") werden reale Unfälle am Ort des Geschehens untersucht [22, 24]. Durch eine umfangreiche Datenkollektion, die technische, medizinische und verkehrspsychologische Unfallaspekte berücksichtigt, erfolgt eine genaue Erfassung, Analyse und Rekonstruktion aller Phasen eines Unfalles.

Ein interdisziplinäres und speziell geschultes Team aus Unfallchirurgen, Technikern und Psychologen beginnt nach Alarmierung bei Meldung eines Unfalles mit Personenschaden an der Unfallstelle unverzüglich mit der Aufnahme und Dokumentation. Fortgesetzt wird sie von medizinischer Seite im Krankenhaus, bei tödlich Verletzten in der Gerichtsmedizin, von technischer Seite am Fahrzeug und an Ausrüstungsgegenständen, z.B. Helm oder Gurte, und von psychologischer Seite durch Befragung auch indirekt Betroffener. Im Durchschnitt werden von einem Unfall 2500 Daten erfaßt (Abb. 3, 4).

Forschungsprojekte auf der methodischen Basis von „örtlichen Unfallerhebungen" unterliegen allerdings zeitlichen, örtlichen und konzeptionellen Einschränkungen. Ihre Ergebnisse sind jedoch aufgrund der hohen Aussagequalität und Objektivität für folgende Untersuchungen unentbehrlich [23]:

– Erkennung regionaler Unfallschwerpunkte und typischer Fehlverhaltensweisen von Verkehrsteilnehmern.
– Darstellung charakteristischer Bewegungsabläufe, sog. Unfallkinematik.
– Beschreibung typischer Verletzungsursachen, -muster und -arten.
– Exakte Bestimmung verletzungsverursachender Fahrzeugteile.
– Überprüfung und Verbesserung von Unfallrekonstruktionsverfahren für das Gutachterwesen bzw. forensische Ermittlungen.
– Experimentelle Nachfahrversuche typischer Unfallsituationen mit anthropometrischen Puppen, sog. Dummies.

Aus der Beteiligungsrate an Straßenverkehrsunfällen mit Personenschäden ergeben sich die Zielgruppen der Forschung (Tabelle 1):
Pkw-Unfälle,
Zweirad-Unfälle,
Fußgänger-Unfälle.
Im Folgenden sollen einige spezielle Gesichtspunkte zu diesen Unfallarten aus überwiegend verkehrsmedizinisch-traumatologischer Sicht dargestellt werden.

Pkw-Unfälle

Die Insassensicherheit eines Pkw ist von 2 Komponenten abhängig: den aktiven, unfallverhütenden sowie den passiven unfall- und verletzungsmindernden Eigenschaften. Häufigkeit,

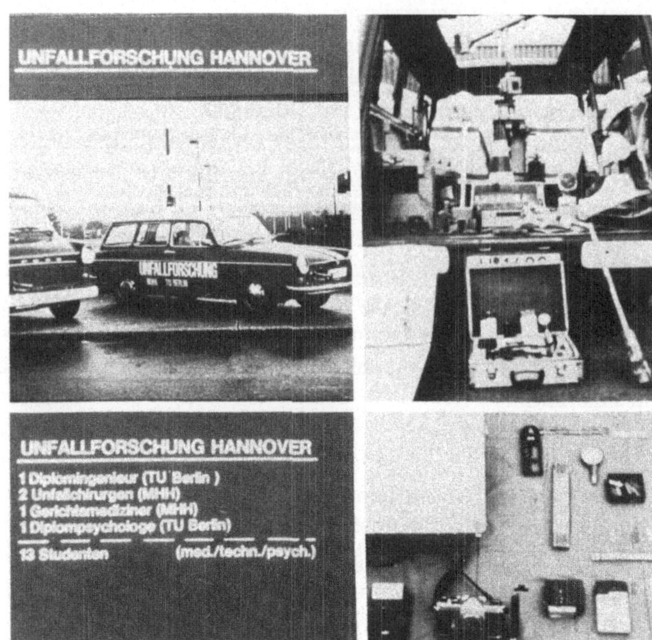

Abb. 3. Personelle, apparative und Fahrzeugausstattung der Verkehrsunfallforschung Hannover

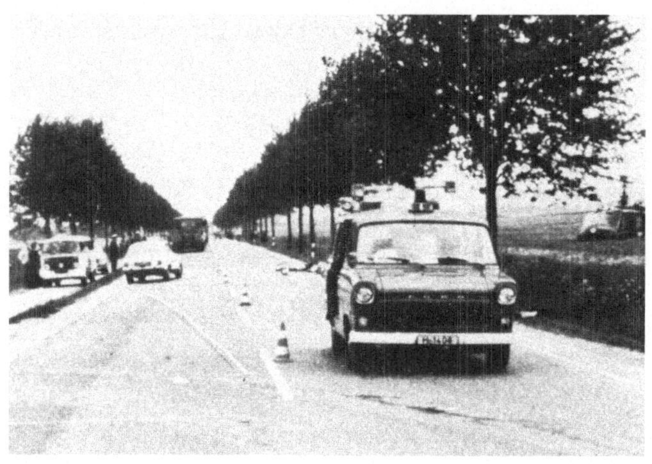

Vorhandene Daten je Unfall	
Polizei	ca. 200
Versicherungsstudien	ca. 500
Unfallforschung	ca. 2 500

Abb. 4. Spurensicherung, fotografische Dokumentation der Unfallsituation mit Stereomeßkamera und Datenkollektion durch die Verkehrsunfallforschung Hannover

Tabelle 1. Häufigkeitsverteilung von Verkehrsunfällen mit Personenschäden 1980 – differenziert nach Art der Verkehrsteilnahme

Pkw	>	Zweiräder	>	Fußgänger	>	Lkw
63,5%		20,8%		8,6%		4,8%

Schwere und Lokalisation der Verletzungen von Frontinsassen werden beim Frontalanprall überwiegend bestimmt vom Knie-Armaturenbrettabstand, Verhalten der Lenkanlage, Festigkeit des Sitzes sowie Größe und Sitzposition des Insassen (Abb. 5).

Als wesentliche Maßnahmen der Verletzungsminderung bei Pkw-Insassen müssen daher geeignete Rückhaltesysteme, Sicherheitslenkung, energieabsorbierende Innenraumstrukturen und Verbundsicherheitsglas genannt werden.

Die besondere *Schutzwirkung des Sicherheitsgurtes* beim Frontalaufprall ließ sich an einem Kollektiv von 1 340 verunfallten Pkw-Insassen nachweisen: es blieben 10% mehr Fahrer und 20% mehr Beifahrer bei Gurtbenutzung unverletzt. Unangeschnallt erlitten 5% der Beifahrer, angeschnallt nur 1% tödliche Verletzungen. Insgesamt konnte bei Sicherheitsgutbenutzung eine Verschiebung von den schweren zu leichteren Verletzungen festgestellt werden. Literaturmäßig belegt ist die gurtspezifische Reduktion von leichten Verletzungen um 50% und schweren Verletzungen um 75% [15]. In Verbindung mit der Knautschzone des Vorderwagens und einer steifen Fahrgastzelle ergibt der Dreipunktautomatikgurt nach heutigen Erkenntnissen den besten Verletzungsschutz beim Frontalaufprall [2].

Als Verletzungsschwerpunkte der Frontinsassen beim Frontalaufprall lassen sich ohne Gurtbenutzung Kopf, untere Extremitäten und Thorax hinsichtlich Häufigkeit und Verletzungsschwere bestimmen. Bei Gurtsicherung ergeben sich häufiger vorwiegend leichte Weichteilverletzungen im Schulter-, Thorax- und Beckenbereich.

Beispiel: Frontalanprall gegen Mauer. Mittlere Deformation des Vorderwagens ohne Intrusion der Fahrgastzelle. Der angeschnallte Fahrer leicht verletzt mit Gurtprellmarken am Thorax (Abb. 6a).

Die nichtangeschnallte Beifahrerin schwerverletzt (Abb. 6b): typischer Knieanprall an der ungepolsterten Armaturenbrettkante, gravierende Gesichtsschnittwunden durch scharfkantige Krümelränder der Frontscheibe aus Einscheibensicherheitsglas.

Zum Vergleich Dauer und Kosten der Behandlung mit und ohne Gurtbenutzung:

96,-- DM,	1 Tag ambulante Behandlung des Fahrers
23.925,-- DM	110 Tage stationäre und 45 Tage ambulante Behandlung des Beifahrers, Behandlung dauert an.

Die in der Anfangsphase der Gurtdiskussion von den Gurtgegnern – leider auch von Chirurgen – angeführten angeblich gurtbedingten schweren Verletzungen konnten anhand einer detaillierten Untersuchung unserer Forschungsgruppe ausschließlich als technisch-/konstruktive- oder Handhabungsfehler des Rückhaltesystems eruiert werden [2, 4, 21].

Zu den technisch-konstruktiven Fehlfunktionen des Systems Gurt – Sitz – Fahrzeugzelle – Mensch zählen unter anderem falsche Gurtankerpunkte und -peitschenlänge, mangelhafte Sitzbefestigung, hohe Geschwindigkeits- und Energieeinwirkungen mit Intrusion

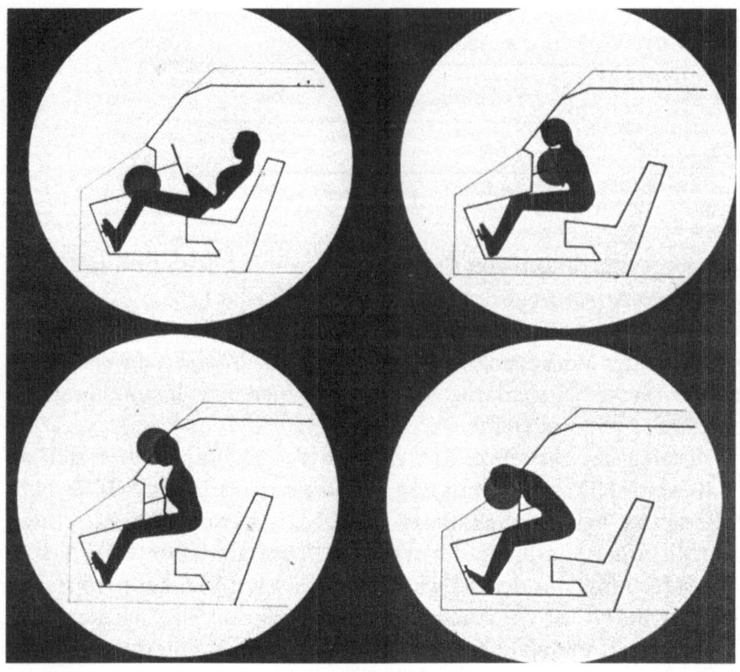

Abb. 5. Bewegungsablauf eines Fahrers ohne Gurtsicherung beim Frontalanprall, Verletzungsschwerpunkt und Verletzungsursachen

und Deformation des Fahrgastraumes, Wegreißen der Ankerpunkte bei Fahrzeugzertrümmerungen und Ladungsverschiebungen von den Rücksitzen nach vorn.

Beispiel: Frontalaufprall bei hoher Geschwindigkeit. Es können 3 technisch-konstruktive Fehlfunktionen des Rückhaltesystems beobachtet werden (Abb. 7):

1. Intrusion der Fahrgastzelle einschließlich Lenkung.
2. Bruch der Sitzverankerung.
3. Nachgeben der weichen Sitzvorderkante.

Hierdurch Untertauchen des Fahrers im Gurt (sog. Submarining) mit Dünndarm- und Mesenterialwurzelruptur. Zusätzliche typische Knieanprallverletzungen an der Armaturenbrettunterkante: offene Tibiakopf- und distale Oberschenkeltrümmerfraktur, Abscherfraktur des Schenkelhalses.

Es erscheint selbstverständlich, daß diese Verletzungen nicht dem Sicherheitsgurt negativ angelastet werden dürfen – vielmehr ohne diesen schwerer ausgefallen wären.

Für die Klinik wesentlicher sind Handhabungsfehler des Rückhaltesystems, wodurch es zu spezifischen Verletzungsbildern kommen kann. Die wichtigsten Fehler sind falsche Sitzposition und falsche Sitzneigung, zu große Gurtlose aus Bequemlichkeitsgründen, bei Adipositas oder durch dicke Kleidungsstücke sowie falsche Gurtanlage mit hochliegendem Beckengurt über dem Abdomen statt über den Beckenschaufeln.

Beispiel (ohne Abbildung): Schrägseitanprall mit hoher Geschwindigkeit. Gurtfehlfunktion wegen großer Gurtlose und fehlerhafter Gurtanlage bei Adipositas. Ausgeprägte Gurt-

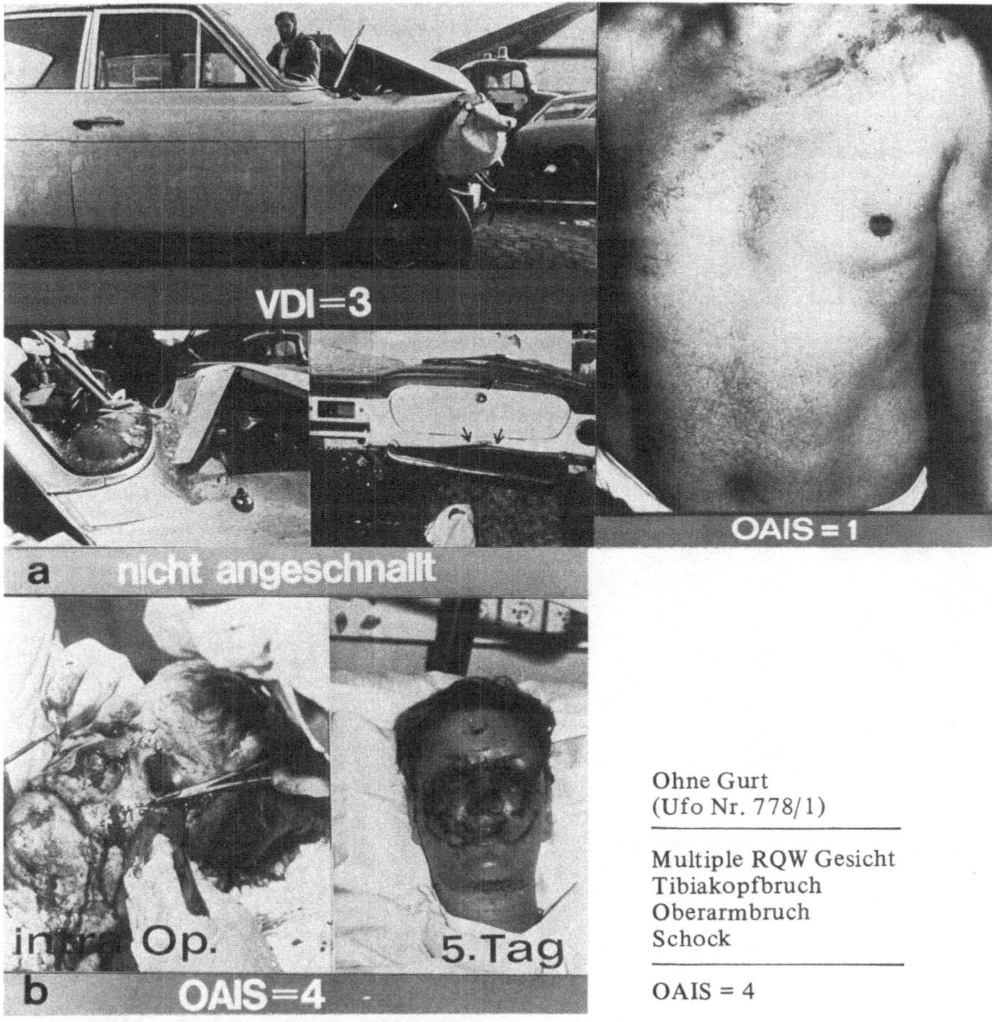

Ohne Gurt
(Ufo Nr. 778/1)

Multiple RQW Gesicht
Tibiakopfbruch
Oberarmbruch
Schock

OAIS = 4

Abb. 6. **a** Fahrzeugdeformation nach Frontalaufprall. Zerstörung der Frontscheibe aus Einscheibensicherheitsglas (ESG). Deformierung der Armaturenbrettunterkante nach Knieanprall der nicht angeschnallten Beifahrerin. Prellmarken am Thorax des Fahrers durch Sicherheitsgurt. (VDI = Vehicle Deformation Index, OAIS = Over All Abbreviated Injury Scale) **b** Verletzungen der nicht angeschnallten Beifahrerin

prellmarken am Rumpf durch hohe Massenkraftableitung über das Gurtsystem. Autoptisch Zerreißung von Leber, Milz, Zwerchfell, Dünndarm und Arteria mesenterica superior. Infolge des hohen Reibwiderstandes deutlich sichtbare Gurtdehnung am oberen Umlenkpunkt.

Insgesamt konnten in der Untersuchungsgruppe frontaler Sicherheitsgurtunfälle ohne Fehlfunktion keine tödlichen oder schwerverletzten Gurtbenutzer gefunden werden, dagegen in der Gruppe mit Fehlfunktion ausschließlich verletzte Insassen mit vorwiegend schweren und tödlichen Läsionen.

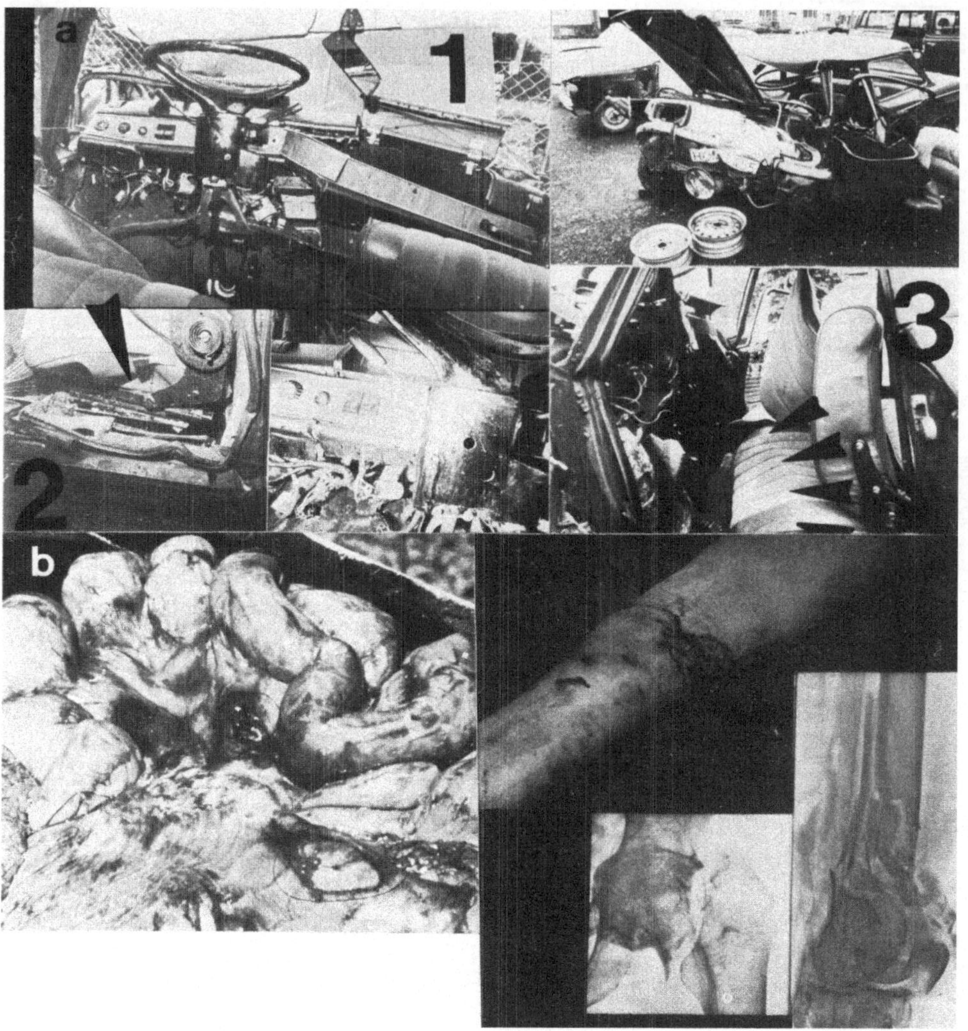

Abb. 7. a Frontalanprall mit hoher Geschwindigkeit. Drei typische Gurtfehlfunktionen (s. Text). **b** Verletzungen des Fahrers: Dünndarm- und Mesenterialwurzelruptur infolge „Submarining"-Effektes. Typische Dash-board-Verletzung mit Kettenfrakturen der linken unteren Extremität

Aus klinischen Aspekten sei die *traumatische Aortenruptur* erwähnt, die bei unseren Pkw-Insassen niemals bei Gurtbenutzern auftrat.

Die Rekonstruktion und Analyse von 26 Unfällen mit Aortenruptur ergab, daß die Gewalteinwirkung von ventral auf den Thorax eintrifft und sich in diagonaler Richtung fortsetzt [11].

Vorherrschend ist folgender Rupturmechanismus: durch von rechts-ventral-caudal ausgehende und nach links-cranial-dorsal in Richtung des Aortenbogens wirkende Kompressionskräfte kommt es zu einer entsprechenden Thoraxwandimpression und im Sinne von

Voigt [25] beschriebenen Schaufeleffektes zur Verlagerung und Hineinpressen mediastinaler Strukturen in den Aortenbogen. Dieser wird dabei nach cranial verschoben, deflektiert, komprimiert und torquiert. Am Übergang vom Bogen in die fixierte Pars descendens kommt es dabei von der ventralen Aortenkonkavität ausgehend, dem Ort der größten Zug- und Scherspannung, zur Ruptur (Abb. 8).

Der *Fahrzeugseitenanprall* erweist sich als zweithäufigster Pkw-Kollisionstyp nach dem Frontalanprall. Durch die konstruktionsbedingte stärkere Deformationsmöglichkeit der seitlichen Fahrgastzellen-Strukturen finden sich schwerste Verletzungen. Lediglich 20% der Insassen blieben beim Seitanprall unverletzt, über 25% wurden schwer oder sogar tödlich verletzt [20]. Der stoßseitig sitzende Insasse wird deutlich schwerer als der stoßabgewandt Sitzende verletzt. Der Primäranprall verursacht fast doppelt so hohe Verletzungsschweregrade wie der Sekundäranprall an Gegenstände im Innenraum oder gegen den Beifahrer. Bei exakt seitlichem Anprall können Sicherheitsgurte das Verletzungsrisiko nur unwesentlich mindern. Infolge zusätzlicher Rotations- und Translationsbeschleunigungen beim Schrägseitanprall ergibt sich jedoch eine deutliche Schutzfunktion des Sicherheitsgurtes.

Beispiel (ohne Abbildung): Anprall einer Straßenbahn in die Fahrerseite eines Pkw. Deutliche Intrusion der Fahrgastzelle linksseitig. Typisches Verletzungsspektrum des Fahrers mit SHT, Serienrippenfrakturen links, Pneumothorax links, Lungenkontusion links, Becken- und Unterarmfraktur ebenfalls linksseitig.

Einen wesentlichen Teilaspekt der Insassenverletzungen stellt die sog. *Kompatibilität der Fahrzeuge* dar [1]. An einem Beispiel soll verdeutlicht werden, daß trotz optimaler passiver Sicherheitsmaßnahmen im Fahrzeuginnenraum die Verletzungsschwere wesentlich von der Fahrzeugkonstruktur hinsichtlich Masse, Bauweise, Größe und Steifigkeitsverhalten abhängt.

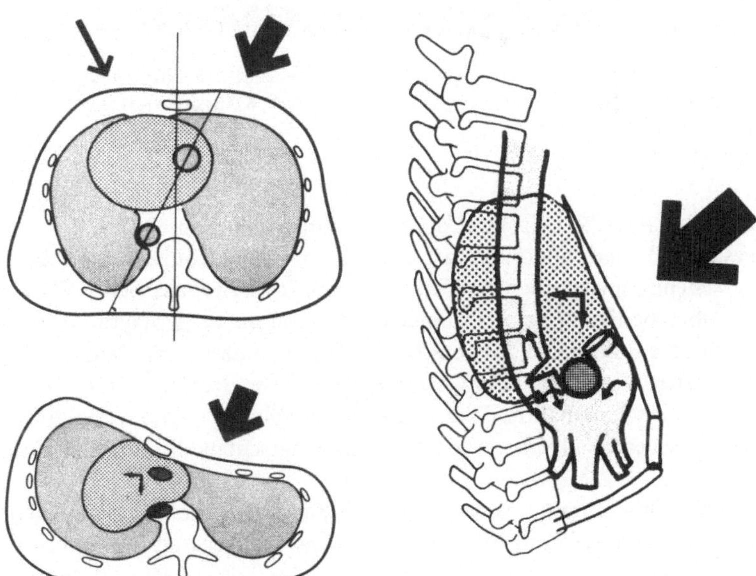

Abb. 8. Thoraxdeformation und Biomechanik der Aortenruptur bei den hauptsächlich von rechts-caudal einwirkenden Stoßkräften [11]

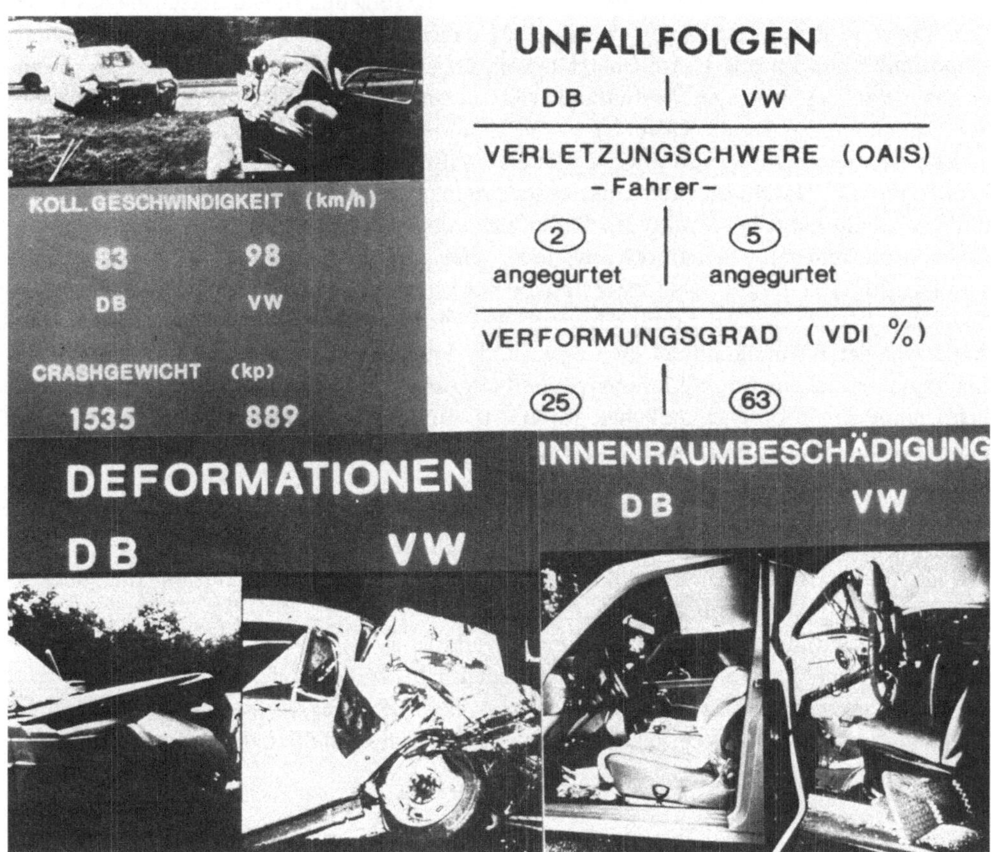

Abb. 9. Frontalzusammenstoß. Unterschiedliche Kompatibilitätsverhalten bedingt starke Außen- und Innendeformation des „kleinen" Kollisionspartners mit entsprechend schweren Insassenverletzungen

Beispiel (Abb. 9): Frontalkollision Daimler-Benz mit VW-Käfer bei ähnlicher Kollisionsgeschwindigkeit, allerdings fast doppelt so hohem Kollisionsgewicht des Daimler-Benz. Entsprechend hochgradige Verformung des Vorderwagens beim VW-Käfer. Fehlende Innenraumbeschädigung beim Daimler-Benz, dagegen ausgeprägte Intrusion des VW-Käfer, insbesondere Eindringen des Lenkrades in den Fahrgastraum. Beide Fahrer angegurtet, dennoch deutlicher Unterschied der Gesamtverletzungsschwere:

Daimler-Benz-Fahrer leichtverletzt, lediglich Weichteilverletzungen als Gurtprellmarke sowie Knieanprallverletzung links mit Oberschenkelfraktur links infolge schlechter Sitzposition.

Die VW-Fahrerin mit schweren intraabdominellen Verletzungen, u.a. multiple Dünndarmrupturen infolge Intrusion des Lenkradkreuzes und Rippenfrakturen.

OHNE HELM: OAIS = 6
SHT 3. Grades
Subduralhämatom
UK.–Frakt.
Claviculafrakt.
DACHKANTE
Lungenkontusion
B-PFOSTEN
Leberruptur
B-PFOSTEN
Ufo Hann. 427

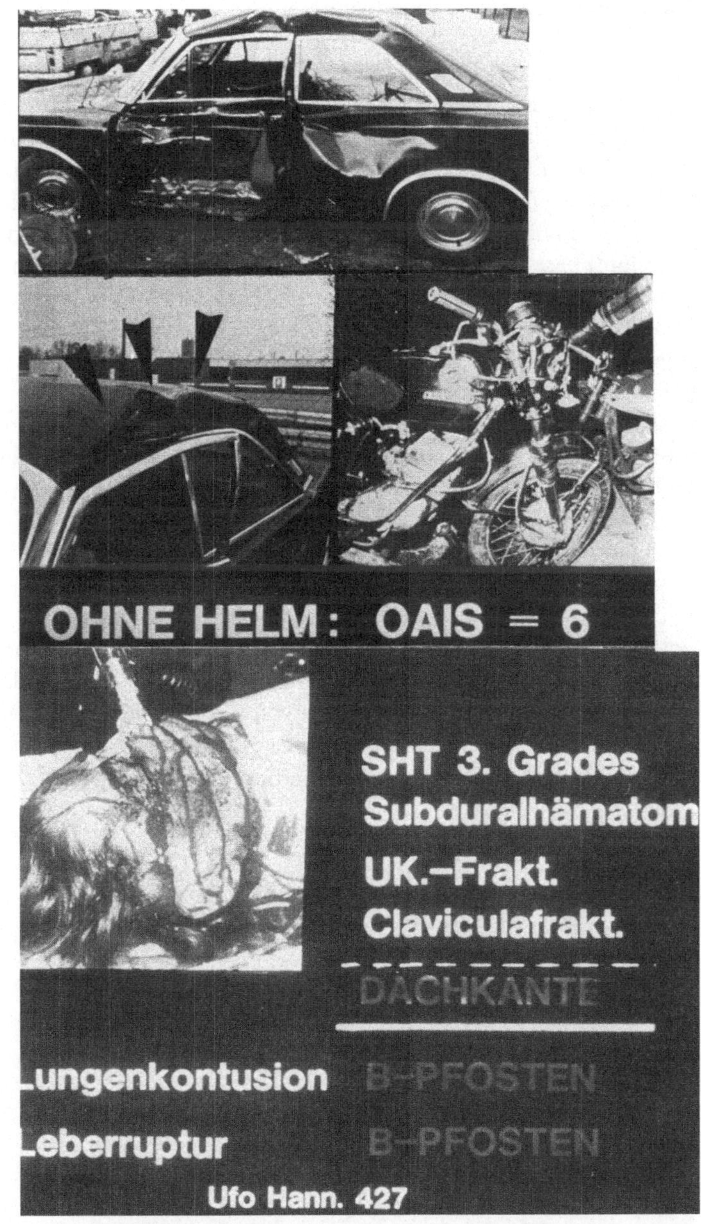

Abb. 10. Frontale Motorradkollision mit Pkw-Seite, keine Helmbenutzung. Deformationsbild der Fahrzeuge, Verletzungsmuster und Verletzungsursachen

Unfälle motorisierter Zweiradbenutzer

Motorisierte Zweiradbenutzer weisen das höchste Unfallrisiko auf. Bei einem Anteil von 9% am gesamten Kraftfahrzeugbestand sind sie an 15% aller Verkehrsunfälle beteiligt. Das Risiko, einen Unfall mit Verletzungsfolgen zu erleiden, ist für Motorradbenutzer 6mal höher als für Pkw-Insassen. Aufgrund experimenteller Nachfahrversuche realer Unfallsituationen motorisierter Zweiradbenutzer, die von der Verkehrsunfallforschung Hannover rekonstruiert wurden, konnten chrakteristische Bewegungsabläufe des Zweiradbenutzers in der Kollisionsphase dargestellt und typische Verletzungsmuster ermittelt werden [17, 23].

Beim folgenschwersten Kollisionstyp Motorradfront gegen Pkw-Seite entstehen besonders schwere Kopf- und Thoraxverletzungen beim Anprall mit der oberen Körperhälfte gegen die Dachkante.

Beispiel (Abb. 10): Motorradanprall gegen die Pkw-Seite, keine Helmbenutzung. Durch Anprall an die Dachkante tödliches Schädelhirntrauma, Unterkieferfraktur und Quetschung der Halsweichteile. Durch Anprall am Seitenpfosten Lungenkontusion und Leberruptur.

Fußgängerunfälle

Fußgänger sind die am wenigsten geschützten Verkehrsteilnehmer, auf die erhebliche Deformationskräfte ohne Zwischenschaltung energieabsorbierender Schutzsysteme bei einer Fahrzeugkollision einwirken. Daher ihr hoher Anteil von 25% der Verkehrstoten. Schwerpunkthöhe des Fußgängers und Fahrzeugkontur bestimmen neben der Kollisionsgeschwindigkeit und dem Alterseinfluß wesentliche Verletzungsmuster und -schwere. So konnten

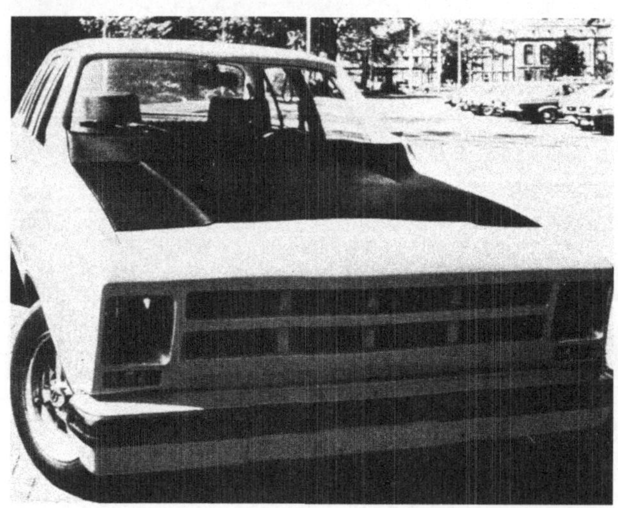

Abb. 11. Form und Steifigkeitsveränderungen am Fahrzeug zur Senkung der Verletzungsaggressivität gegenüber Fußgängern und Zweiradbenutzern. *Unten:* vom Institut für Fahrzeugtechnik der TU Berlin vorgestelltes Sicherheitsfahrzeug für Fußgänger (SFF)

aus Detailergebnissen unserer Projektgruppe zum Fußgängerunfall für Erwachsene und Kinder differente Bewegungsabläufe rekonstruiert werden [2, 12]:

Kinder werden wegen der niedrigen Schwerpunkthöhe lediglich durch keilförmige Fahrzeuge aufgeschöpft, durch ponton- und kastenförmige Fahrzeuge dagegen weggeschleudert, was für Erwachsene durch die höhere Schwerpunktlage nur für Kastenfahrzeuge gilt.

Daraus ergeben sich typische Gefährdungsbereiche am Pkw:

Pontonform: Stoßstange, Haubenvorderkante, vordere Fronthaube.
Keilform: Stoßstange, Scheibenunterkante, hintere Fronthaube.
Kastenform: Stoßstange und Frontverkleidung.

Die Erkenntnisse führten zu konstruktiven Überlegungen am Institut für Fahrzeugtechnik der TU Berlin (Abb. 11), wie durch Formvarianten (links) und Steifigkeitsveränderungen (rechts) die Fahrzeugaggresivität gegenüber Fußgängern reduziert werden kann [16].

Als Resultat [14] wurde ein Sicherheitsfahrzeug für Fußgänger vorgestellt (Abb. 12), das aufgrund eigener Untersuchungen auch eine effiziente Sicherheitskonzeption beim frontalen Zweiradunfall darstellt [23].

Der Verkehrsunfallverletzte ist der häufigste und meist am schwersten traumatisierte Notfallpatient. Ständig mit solchen Patienten konfrontiert, ergibt sich für uns die Notwendigkeit eingehende Informationen über Unfallhergang und Traumatisierungsspektrum, über Unfall- und Verletzungsmechanik einschließlich ihrer wichtigsten Einflußgrößen bei verschiedenen Unfallarten zu erwerben.

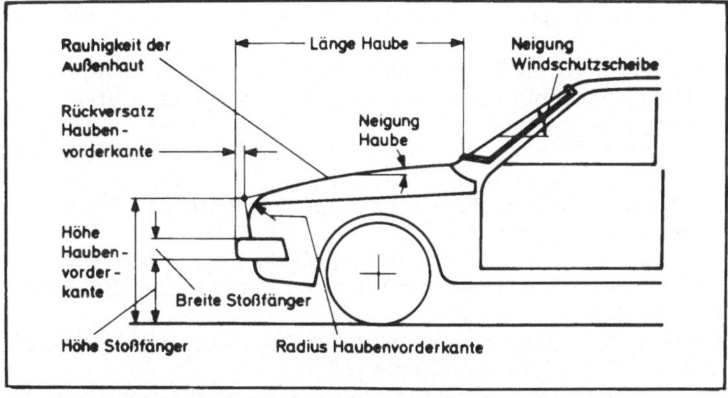

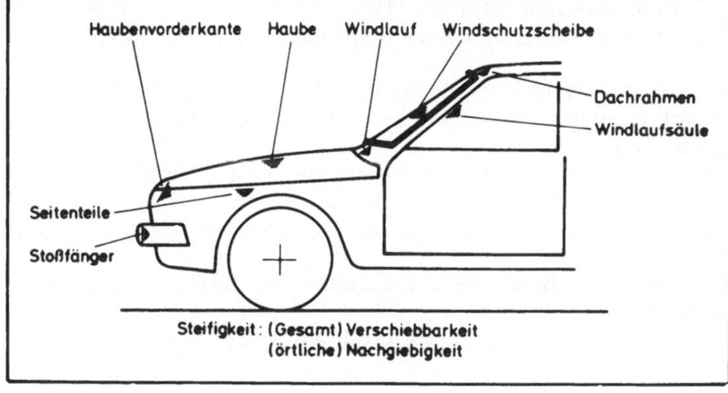

Abb. 12

Verkehrsunfälle stellen ein multifaktorielles Versagen durch und im Umgang mit der Technik dar. Die Erforschung der Versagensursachen ist daher ein fundamentaler Schritt für eine wirkungsvolle Prophylaxe.

Ursache und Wirkung, beide zusammen machen das unteilbare Phönomen
(J.W. von Goethe).

Wir Unfallchirurgen müssen das Vermächtnis eines Martin Kirschner [13], K.H. Bauer [3] und anderer Pioniere der Unfallforschung verwalten. Gemeinsames Ziel und Aufgabe von Unfallchirurgie und Unfallmedizin muß es sein, eine Minderung der Häufigkeit, Schwere und Folgen von Verkehrsunfällen herbeizuführen. Dazu sind wir alle aufgerufen.

Literatur

1. Appel H (1973) Aggressivität von Fahrzeugen als Teilproblem der passiven Sicherheit. Automobiltech Zschr 75:427–432
2. Appel H, Gontzen L (1977) Verletzungsursachen, Verletzungsmechanik und Verletzungsmuster bei verschiedenen Unfallbedingungen. H Unfallheilkunde 132:15–23
3. Bauer KH (1957) Verkehrsunfälle – Ein tragischer Tribut an den Triumpf der Technik. CIBA-Symposium 5:148–161
4. Behrens S (1978) Analyse von realen Verkehrsunfällen mit sicherheitsgurttragenden Pkw-Insassen. Med Habilitationsschrift, Hannover
5. Billian O (1976) Beherrsche den Verkehr. JC Müller AG, Zürich
6. Breton M, Blondeau A (1927) Une varieté de luxation de la hanche avec facture du sourcil cotyloidien, observeé après certains accidens d'automobile. J Radiol Electrol 11:430–434
7. Danner M (1977) Methode und Ergebnisbereiche der retrospektiven Untersuchung von realen Unfällen in der Unfallforschung der deutschen Autoversicherer. Unfall- und Sicherheitsforschung Straßenverkehr 14:41–62
8. Fiala E (1967) Versuche zur Rekonstruktion von Verkehrsunfällen. Der Verkehrsunfall 50:3
9. Gögler E (1962) Unfallopfer im Straßenverkehr – Chirurgischer Beitrag zur Verkehrsmedizin. Documenta Geigy, Series Chirurgica 5
10. Gögler E (1968) Chirurgie und Verkehrsmedizin. Klinik, Mechanik und Biomechanik des Unfalles. In: Wagner K, Wagner H-J (Hrsg) Handbuch der Verkehrsmedizin. Springer, Berlin Heidelberg New York
11. Gotzen L, Flory PJ, Otte D (1980) Biomechanics of aortic rupture at classical location in traffic accidents. Thorax Cardiovasc Surgeon 28:64–68
12. Gotzen L, Flory PJ, Otte D (1980) Der Fußgängerunfall – Seine Verletzungssituation und Kollisionsmechanik. Unfallheilkunde 83:306–314
13. Kirschner M (1938) Der Verkehrsunfall und seine erste Behandlung. Arch Klin Chir 193:230–302
14. Kühnel A, Jaeschke N (1980) Mehr Schutz für Fußgänger. Bayer-Berichte 44:17–22
15. Langwieder K (1975) Aspekte der Fahrzeugsicherheit anhand einer Untersuchung von realen Unfällen. Techn Diss, Berlin
16. N.N. (1977) Entwicklungslinien in der Kraftfahrzeugtechnik. Verlag TÜV-Rheinland, Köln
17. Otte D (1980) A review of different kinematic forms in two-wheel-accidents. Proc Stapp Car Crash Conf 24:561–605
18. Remund MH (1931) Gerichtlich-medizinische Erfahrungen und Probleme bei Automobilunfällen. Schwabe, Basel
19. Strassmann K (1972) Die tödlichen Verletzungen durch Automobile. Vschr Gerichtl Med 43/44

20. Suren EG, Behrens S, Gontzen L, Stürtz G, Richter K (1975) Verletzungsbild, -ursache und -mechanik beim Fahrzeugseitenanprall. Langenbecks Arch Chir (Suppl) 351–355
21. Suren EG, Stürtz G, Tscherne H, Behrens S, Gontzen L (1977) Untersuchungen zu Verletzungsmuster und -ursachen gurtgeschützter Pkw-Insassen. Langenbecks Arch Chir (Suppl) 114–118
22. Suren EG, Behrens S, Gotzen L, Stürtz G (1978) Interdisziplinäre Verkehrsunfallforschung Hannover. Sicherheitsreport 3:11–15
23. Suren EG (1981) Verkehrsmedizinische Analyse zum Unfallgeschehen motorisierter Zweiradbenutzer – Ergebnisse aus Erhebungen realer Verkehrsunfälle. Med Habilitationsschrift, Hannover
24. Tscherne H, Gotzen L (1980) Die Bedeutung der Verkehrsunfallforschung aus unfallmedizinischer Sicht. Unfallheilkunde 83:281–283
25. Voigt EG (1968) Die Biomechanik stumpfer Brustverletzungen, besonders von Thorax, Aorta und Herz. Hefte Unfallheilkd 96:146–152
26. Vorholz H-J (1981) Verkehrs- und Unfallentwicklung in der Bundesrepublik Deutschland 1970 bis 1980. ADAC-Zentrale, Abtt. Verkehrstechnik, München

Abschluß des Kongresses

Präsident Schweiberer:

Meine Damen und Herren, es obliegt jetzt dem Präsidenten, den Kongreß zu beschließen. Sie haben sehr lange ausgehalten; ich danke Ihnen dafür.

Ich möchte an dieser Stelle aber ganz besonders allen Referenten, allen Vorsitzenden, allen Rednern für das danken, was sie uns geboten haben, auch für die Disziplin bei der Einhaltung der Redezeit. Manchmal hätten wir mehr an Diskussion gebraucht. Dieses ist der Fehler der Vorplanung gewesen. Vielleicht haben wir zuviel Vorträge aufgenommen.

Ganz besonders, meine Damen und Herren, möchte ich aber Frau Vopel von unserem Sekretariat hier in Berlin danken. Ich habe es schon ein paarmal erwähnt. Ihr gilt mein ganz besonderer Dank. Die Vorbereitung des Kongresses wäre undenkbar ohne ihre Hilfe. Sie ist mit ein Grund, weshalb wir niemals Berlin verlassen sollten. Das Sekretariat hier in Berlin ist soviel wert; man kann es erst erspüren und mitempfinden, wenn man selbst einen Kongreß vorbereitet.

Dasselbe gilt für Herrn Dr. Dorka, der immer bereit ist, neue Wege zu suchen, der immer bereit ist, einem zu helfen. Er kennt die Szenerie in Berlin so ausgezeichnet, daß ich nur hoffen und wünschen möchte, daß er lange unser Schatzmeister bleibt. Seine Funktion geht weit über die eines Schatzmeisters hinaus. Er ist Organisator hier in Berlin.

Danken möchte ich auch der AMK, dem AMK-Büro hier im ICC Berlin, allen voran Frau Kuczera, die sich ungeheure Mühe gegeben hat, um diesen Kongreß durchzuführen. Bei allen anfänglichen Schwierigkeiten, die wir mit dem Umzug, bedingt durch den Einsturz der Kongreßhalle, hatten, haben Sie und die AMK es ermöglicht, daß wir hier einziehen und diesen Kongreß durchführen konnten.

Dasselbe gilt auch für die Technik dieses Hauses, die hervorragend ist. Mein Dank gilt allen voran Herrn Weigand, dem ich hier sehr herzlich danken möchte.

Dann danke ich unseren Damen im Kongreßsekretariat, die jedes Jahr bereit sind, aus Frankfurt und anderen Städten zu kommen, um uns zu helfen. Ganz besonders danken möchte ich meiner Sekretärin aus Homburg, Frau Siebert, die einen großen Teil der Vorbereitungslast zu tragen hatte, die auch bereit war, hierher zu kommen, um an der Durchführung dieses Kongresses mitzuwirken.

Dann danke ich allen meinen Mitarbeitern aus Homburg und jetzt aus München, daß sie so intensiv an der Vorbereitung und an der Durchführung dieses Kongresses mitgewirkt haben. Ich hatte die große Freude, meine neuen Mitarbeiter in München jetzt hier schon zu sehen, wie sehr sie sich bemüht und mitgewirkt haben, damit alles gut lief.

Unter den Mitarbeitern möchte ich ganz besonders noch Herrn Privatdozent Eitel erwähnen, der für die Organisation des Teams verantwortlich war und der in der Vorbereitung dieses Kongresses enorme Lasten übernommen hat.

Nicht erwähnen möchte ich meine Frau, weil sie mir untersagt hat, sie zu erwähnen; deshalb tue ich es nicht.

Ich möchte aber auch der Presse danken, insbesondere Herrn Girstenbrei, die sich sehr für diesen Kongreß interessiert hat. Durch die Arbeit von Herrn Girstenbrei konnte eine breite Öffentlichkeitsarbeit betrieben werden.

Ich möchte auch unseren Ausstellern danken, daß sie gekommen sind und die teure Miete hier im ICC auf sich genommen haben, daß sie uns die Treue gehalten haben. Auch dafür mein herzlicher Dank.

Ihnen allen, meine Damen und Herren, danke ich, daß Sie da waren, daß Sie sich so für die Thematik interessiert haben, daß Sie mitdiskutiert und so lange ausgehalten haben.

Ich wünsche Ihnen eine gute Heimreise und ein Wiedersehen im nächsten Jahr.

J. Probst, Murnau, zweiter stellvertret. Präsident:

Meine sehr verehrten Damen und Herren, diese 45. Jahrestagung kann nicht zuende gehen, ohne unserem Präsidenten, unserem lieben Leonhard Schweiberer, ganz herzlich zu danken.

Ich möchte hier drei Dinge sagen, die mich bei diesem Abschied besonders bewegen. Zum einen war es seine Entscheidung, in das ICC zu gehen. Er hat eben schon gesagt, daß wir damit in Berlin bleiben. Ich glaube, gerade in dieser Zeit, heute mehr als zur Zeit der Entscheidung im vorigen Jahre, haben wir eine über die Unfallmedizin hinausgehende Entscheidung für Berlin getroffen.

Der zweite Punkt: Er hat mit seinem Programm die Reichweite der Unfallchirurgie deutlich gemacht. Für Ausbildung, Weiterbildung und Fortbildung, für Praxis, Klinik und Forschung ist hier unendlich viel gesagt worden.

Der dritte Punkt – das ist vielleicht das Schönste –: Wir hatten einen besonders fröhlichen Präsidenten. So rufe ich ihm jetzt zu: Wenn er nun wirklich in München auf dem berühmten Lehrstuhl von Lexer anfangen kann, möge er seine Straße fröhlich ziehen.

Bericht über die Mitgliederversammlung der Deutschen Gesellschaft für Unfallheilkunde e.V. am 24. November 1981 im Internationalen Congress-Centrum (ICC) Berlin

Der Präsident der Deutschen Gesellschaft für Unfallheilkunde e.V. für 1981, Herr Prof. Dr. med. L. Schweiberer, München, eröffnete die Mitgliederversammlung wegen der verzögert eintreffenden Mitglieder mit leichter Verspätung.

Anschließend begrüßte er 93 im Saal anwesende Mitglieder, vermerkte, daß die Mitgliederversammlung ordnungsgemäß und termingerecht einberufen worden war und stellte Beschlußfähigkeit der Versammlung entsprechend § 8 (5) der Satzung fest.

Da aus dem Kreis der Mitglieder keine Anträge zur Änderung oder Ergänzung der Tagesordnung (§ 8/3) eingegangen waren und auch in der Versammlung keine Zusatzanträge eingebracht wurden, galt die mit der Einladung mitgeteilte Tagesordnung als angenommen.

Bei der Totenehrung gedachte der Präsident insbesondere hervorhebend Herrn Prof. Dr. med. Heinrich Jungmichel, Göttingen, der mehr als 30 Jahre aktives Mitglied unserer Gesellschaft und 1955 Präsident der 19. Jahrestagung in Goslar war. Die Versammlung erhob sich zu Ehren der seit der letzten Jahrestagung verstorbenen Mitglieder.

Verstorben sind:

Dr. med. habil. Remmer Andreesen, Hamm, † 10.12.1980
Prof. Dr. med. Otto Boos, Bad Abbach, † 13.6.1981
Dr. med. Jürgen Fischer, Hamburg, † 2.1.1981
Prof. Dr. med. Josef Franzen, † 13.2.1981
Dr. med. Bruno Grobert, Berlin, † 17.1.1981
Dr. med. Bodo Grünitz, Bremen, † 7.1.1981
Dr. med. Rudolf Heep, Frankfurt a.M., † 10.6.1981
Dr. med. Heinrich Herfarth, Ulm, † 10.6.1981
Prof. Dr. med. Alfons Isfort, Hamm
Prof. Dr. med. Gottfried Jungmichel, Göttingen, † 2.2.1981
Dr. med. Heinrich Meffert, Koblenz, † 19.4.1981
Prof. Dr. med. Heinrich Meyer-Borstel, Braunschweig, † 25.10.1980
Prof. Dr. med. Wilhelm Pfister, Krefeld, † 20.7.1981
Dr. med. Hans Reimer, Berlin, † 21.5.1981
Dr. med. Werner Riechers, Wunstorf, † 17.9.1980
Dr. med. Franz A. Schiechel, Bückeburg
Dr. med. Paul-Werner Springorum, Gelsenkirchen, † 27.11.1980
Dr. med Robert Stieve, Neustadt, † 1.1.1981
Dr. med. Hans Stratmann, Oberhausen, † 19.1.1981
Prof. Dr. med. habil. C.L. Paul Trüb, Bochum
Dr. med. Hubert Waldmann, Karlsruhe, † 29.1.1981.

Zum Jahresbericht verwies Präsident Schweiberer auf die *Mitteilungen* und *Nachrichten* Nr. 4 und 5 der Gesellschaft sowie auf den nachfolgenden Geschäftsbericht.

Der Generalsekretär unterrichtete die Mitgliederversammlung im Geschäftsbericht über die wesentlichen Geschäftsvorfälle seit der Mitgliederversammlung 1980.

Zunächst galt sein Dank seinem Vorgänger im Amt und gewählten Präsidenten für das Jahr 1982, Herrn Prof. Dr. J. Probst, Murnau, für seinen steten, immer kenntnisreichen und hilfreichen Beistand im vergangenen Jahr. In diesen Dank eingeschlossen wurde die Arbeit

Hefte zur Unfallheilkunde, Heft 158
Zusammengestellt von A. Pannike

an dem unter Federführung von Probst gemeinsam erstellten Kongreß-Bericht über die 44. Jahrestagung, der den Mitgliedern im Laufe des Oktober zugestellt werden konnte.

Auch im Berichtsjahr war die Deutsche Gesellschaft für Unfallheilkunde durch den Generalsekretär vor allem an den Sitzungen der Akademie der Fachärzte bei der Bundesärztekammer und die Arbeitsgemeinschaft Wissenschaftlich-Medizinischer Fachgesellschaften (AWMF) beteiligt.

Wesentliche Gegenstände der Beratungen waren 1981 vor allem die Gewährleistung der unverzichtbaren Mindestvoraussetzungen bzw. die Sicherstellung vertrauensbildender Qualifikationsnormen für die Ausbildung in der Medizin sowie die vom Bundesminister für Arbeit und Soziales (BMAS) vorgeblich mit dem Ziel der Kostendämpfung im Gesundheitswesen im Eilverfahren angestrebte, angeblich kostenneutrale Neugestaltung der Gebührenordnung (GOÄ).

Des weiteren war die Gesellschaft beteiligt bei den Bemühungen der AWMF und der Bundesärztekammer zur Qualitätssicherung ärztlicher Arbeit. Diese Bemühungen wurden unterstützt durch die vom Präsidium unserer Gesellschaft beschlossene Einsetzung einer ständigen Kommission „ Qualitätssicherung", welcher der Generalsekretär sowie derzeit die Präsidiumsmitglieder Daßbach, Muhr und Gerchow angehören;

Zur Mitgliederbewegung konnte berichtet werden, daß die Gesellschaft am 15.11.1981 1 148 Mitglieder umfaßte. Die Gesellschaft trauert um 21 Mitglieder, die seit der letzten Jahrestagung verstorben sind und bedauert den Verlust von 16 aus Alters- oder Krankheitsgründen ausgeschiedenen Mitgliedern.

Die Gesellschaft vermerkt demgegenüber für das Berichtsjahr 76 Anträge auf ordentliche Mitgliedschaft.

Die Namen der in den Rundschreiben 4 und 5 noch nicht genannten Antragsteller wurden verlesen. Der Bitte des Generalsekretärs, den Aufnahmeanträgen zuzustimmen, entsprach die Mitgliederversammlung ohne Gegenstimme.

Derzeit hat die Gesellschaft 16 Mitglieder durch Ehrenmitgliedschaft und 14 Mitglieder durch die korrespondierende Mitgliedschaft geehrt.

297 Mitglieder sind entsprechend § 6 (2/3) der Satzung beitragsfrei.

Anschließend gab der Schatzmeister, Dr. med. G. Dorka, Berlin, seinen Bericht über den Haushalt 1980.

Buchführung und Abschluß 1980 waren vom Steuerberater und Wirtschaftsprüfer der Gesellschaft, Herrn Dipl.-Kaufmann Färber, Berlin, überprüft worden. Im Prüfungsbericht wurde bestätigt, daß Buchführung und Abschluß den Grundsätzen ordnungsgemäßer Rechnungslegung entsprachen. Satzungsgemäß erfolgte die Kassenprüfung durch die gewählten Kassenprüfer für das Jahr 1980, Herrn Dr. Günther, Wolfsburg und Herrn Dr. Rudolph, Rotenburg/Wümme. Das Vermögen der Gesellschaft betrug am 1.1.1980 DM 63 959,79, der Kassenbestand am 31.12.1980 wurde mit DM 91 523,92 beziffert. Die Gesellschaft hat keine Verpflichtungen. Auf Empfehlung der gewählten Kassenprüfer erteilte die Mitgliederversammlung Schatzmeister und Vorstand ohne Gegenstimme Entlastung.

Der Präsident dankte dem Schatzmeister, Herrn Dr. Dorka, für seine unermügliche und erfolgreiche Tätigkeit im Dienst der Gesellschaft; die Mitgliederversammlung schloß sich diesem Dank durch nachdrücklichen Beifall an.

Zu Beginn der Wahlen ließ der Wahlleiter für 1981, Herr Dr. Hofmann/Murnau, die Saaltüren schließen und stellte die Anwesenheit von 93 stimmberechtigten Mitgliedern fest. Für die Wahl zum 2. stellvertretenden Präsidenten, d.i. Präsidenten für die deutsch-österreichischschweizerische Gemeinschaftstagung 1983 in Lausanne, war Herr Prof. Dr. Caius Burri, Direktor der Klinik für Unfallchirurgie, Plastische und Wiederherstellungschirurgie der Universität Ulm, vorgeschlagen worden. Die Auszählung der in geheimer Wahl abgegebenen Stimmen ergab 87 Ja-Stimmen, 5 Nein-Stimmen und 1 Enthaltung für den Vorgeschlagenen.

Prof. Burri nahm die Wahl mit Worten des Dankes an und erbat Hilfe und Unterstützung der Mitglieder für die Jahrestagung 1983.

Für die 3 satzungsgemäß ausscheidenden Mitglieder sowie für den z.Z. stellvertretenden Präsidenten gewählten C. Burri wurden im Anschluß die Mitglieder Prof. Dr. Havemann, Kiel, Priv.-Dozent Dr. Holz, Tübingen, Direktor Ass. F. Seidler, Mainz und Priv.-Dozent Dr. Wolter, Hamburg, für die Periode 1982 bis 1984 in geheimer Abstimmung in den nichtständigen Beirat gewählt.

Abschließend wurden die Kassenprüfer für das Jahr 1981 durch Wahl bestimmt. Die vom Präsidium in Vorschlag gebrachten Mitglieder Dr. Lechner, Garmisch-Partenkirchen und Dr. Schellmann, Peine wurden ohne Gegenstimme durch die Mitgliederversammlung bestätigt und nahmen die Wahl an.

Im Anschluß an die Wahl dankte Präsident Schweiberer den ausscheidenden Mitgliedern Daßbach, Rüter und Schink für ihre Mitarbeit im Präsidium der Gesellschaft und gab der Mitgliederversammlung davon Kenntnis, daß Herr Direktor Daßbach durch Präsidiumsbeschluß gemäß § 9 der Satzung in die Kommission „Qualitätssicherung" berufen wurde.

Mit persönlicher Freude konnte der Präsident anschließend den Preis für die wissenschaftliche Ausstellung bei der 45. Jahrestagung für den Beitrag „Die Navicularepseudarthrose – Diagnostik, differenzierte Therapie und Ergebnisse" an die Mitglieder Dr. C.H. Feldmeier und Prof. Dr. K. Wilhelm, beide Mitarbeiter an der neuen Wirkungsstätte des Präsidenten in München, überreichen.

Da keine Anträge zum Tagesordnungspunkt *Verschiedenes* vorlagen, konnte Präsident Schweiberer die Versammlung fristgemäß schließen.

Prof. Dr. A. Pannike
Generalsekretär

Prof. Dr. L. Schweiberer
Präsident für 1981

IX. Sachverzeichnis

Hefte zur Unfallheilkunde

Beihefte zur Zeitschrift „Unfallheilkunde/Traumatology“
Herausgeber: J. Rehn, L. Schweiberer

135. Heft: M. Weinreich
Der Verkehrsunfall des Fußgängers
Ergebnisse einer Analyse von 2000 Unfällen
1979. 38 Abbildungen, 4 Tabellen. VII, 62 Seiten
DM 36,–. ISBN 3-540-09217-X

136. Heft: F. E. Müller
Die Infektion der Brandwunde
1979. 18 Abbildungen, 12 Tabellen. IX, 57 Seiten
DM 32,–. ISBN 3-540-09354-0

137. Heft: H. Jahna, H. Wittich, H. Hartenstein
Der distale Stauchungsbruch der Tibia
Ergebnisse von 583 frischen Fällen
1979. 106 Abbildungen, 46 Tabellen.
VIII, 136 Seiten
DM 58,–. ISBN 3-540-09435-0

138. Heft:
42. Jahrestagung der Deutschen Gesellschaft für Unfallheilkunde e.V.
23. bis 25. November 1978, Berlin
Kongreßthemen: Offene Verletzungen - Infektionen nach offenen Verletzungen - Begleitbehandlung von Verletzungen in der Früh- und Spätphase - Experimentelle Unfallchirurgie
Kongreßbericht im Auftrag des Vorstandes zusammengestellt von J. Probst
1979. 143 Abbildungen, 62 Tabellen.
XXI, 397 Seiten
DM 98,–. ISBN 3-540-09494-6

139. Heft: U. Lanz
Ischämische Muskelnekrosen
1979. 34 Abbildungen, 11 Tabellen.
VII, 72 Seiten
DM 38,–. ISBN 3-540-09436-9

140. Heft:
Frakturen und Luxationen im Beckenbereich
12. Reisensburger Workshop zu Ehren von A. N. Witt, 15.–17. Februar 1979
Herausgeber: C. Burri, A. Rüter
Unter Mitarbeit zahlreicher Fachwissenschaftler
1979. 1 Porträt, 136 Abbildungen, 87 Tabellen.
XIII, 262 Seiten
DM 58,–. ISBN 3-540-09647-7

141. Heft:
14. Tagung der Österreichischen Gesellschaft für Unfallchirurgie
6. bis 7. Oktober 1978, Salzburg
Kongreßbericht im Auftrag des Vorstandes zusammengestellt von A. Titze
1980. 281 Abbildungen, 74 Tabellen.
XVII, 319 Seiten
DM 108,–. ISBN 3-540-09878-X

142. Heft: P. Hertel
Verletzungen und Spannung von Kniebändern
Experimentelle Studie
1980. 61 Abbildungen, 25 Tabellen.
VII, 94 Seiten
DM 40,–. ISBN 3-540-09847-X

143. Heft:
Antibiotica-Prophylaxe in der Traumatologie
Von D. Stolle, P. Naumann, K. Kremer, D. A. Loose
1980. 1 Abbildung, 7 Tabellen. IX, 55 Seiten
DM 23,–. ISBN 3-540-09851-8

144. Heft: J. Harms, E. Mäusle
Biokompatibilität von Implantaten in der Orthopädie
1980. 63 Abbildungen, 12 Tabellen.
IX, 119 Seiten
DM 54,–. ISBN 3-540-09852-6

145. Heft: G. Lob
Chronische posttraumatische Osteomyelitis
Tierexperimentelle und klinische Untersuchungen zu einer oralen antibakteriellen Vaccination
1980. 19 Abbildungen, 23 Tabellen.
IX, 108 Seiten
DM 48,–. ISBN 3-540-09946-8

146. Heft: J. Rehn, H. P. Harrfeldt
Behandlungsfehler und Haftpflichtschäden in der Unfallchirurgie
1980. V, 40 Seiten
DM 15,–. ISBN 3-540-09896-8

147. Heft: L.-J. Lugger
Der Wadenbeinschaft
1981. 69 Abbildungen, 10 Tabellen.
VIII, 100 Seiten
DM 38,–. ISBN 3-540-10421-6

Springer-Verlag
Berlin Heidelberg New York